Minimally Invasive Approaches to Colon and Rectal Disease Techigue and Best Practices

微创结直肠手术策略与临床实践

原著主编 （美）霍华德 · M.罗斯（Howard M. Ross）
（美）桑 · W.李（Sang W.Lee）
（美）马修 · G.穆奇（Matthew G.Mutch）
（美）大卫 · E.里瓦迪内拉（David E. Rivadeneira）
（美）斯科特 · R.斯蒂尔（Scott R.Steele）
主　审　汪建平
主　译　王天宝

SPM 南方传媒
广东科技出版社
全国优秀出版社
· 广州 ·

图书在版编目（CIP）数据

微创结直肠手术策略与临床实践 /（美）霍华德·M. 罗斯（Howard M. Ross）等主编；王天宝主译. — 广州：广东科技出版社，2024.1

书名原文：minimally invasive approaches to colon and rectal disease technique and best practices

ISBN 978-7-5359-8053-3

Ⅰ.①微… Ⅱ.①霍… ②王… Ⅲ.①结肠疾病—显微外科手术 ②直肠疾病—显微外科手术 Ⅳ.①R656.9 ②R657.1

中国国家版本馆CIP数据核字（2023）第013843号

微创结直肠手术策略与临床实践
Weichuang Jiezhichang Shoushu Celüe Yu Linchuang Shijian

出 版 人：严奉强
责任编辑：丁嘉凌
装帧设计：友间文化
责任校对：李云柯　于强强
责任印制：彭海波
出版发行：广东科技出版社
（广州市环市东路水荫路 11 号　邮政编码：510075）
销售热线：020-37607413
https: //www.gdstp.com.cn
E-mail：gdkjbw@nfcb.com.cn
经　　销：广东新华发行集团股份有限公司
印　　刷：广州一龙印刷有限公司
（广州市增城区荔新九路 43 号）
规　　格：889 mm × 1194 mm　1/16　印张 31.25　字数 750 千
版　　次：2024 年 1 月第 1 版
2024 年 1 月第 1 次印刷
定　　价：310.00 元

原著主编:

Howard M. Ross, MD, FACS, FASCRS
Division of Colon and Rectal Surgery
Department of Surgery
Temple University Health System
Philadelphia , PA , USA

Sang W. Lee, MD, FACS, FASCRS
Division of Colon and Rectal Surgery
Department of Surgery
Weill-Cornell Medical College
New York Presbyterian Hospital
New York , NY , USA

Matthew G. Mutch, MD, FACS, FASCRS
Department of Surgery
Washington University School of Medicine
St. Louis , MO , USA

David E. Rivadeneira, MD, MBA, FACS,FASCRS
North Shore-LIJ Health System, Huntington Hospital
Hofstra University School of Medicine
Huntington , NY , USA

Scott R. Steele, MD, FACS, FASCRS
Department of Colon and Rectal Surgery
Madigan Army Medical Center
Olympia , WA , USA

Videos to this book can be accessed at http://www.springerimages.com/videos/978-1-4939-1580-4

ISBN 978-1-4939-1580-4 ISBN 978-1-4939-1581-1 (eBook)
DOI 10.1007/978-1-4939-1581-1
Springer New York Heidelberg Dordrecht London
Library of Congress Control Number: 2014951878

Printed on acid-free paper
Springer is part of Springer Science+Business Media (www.springer.com)

主译简介

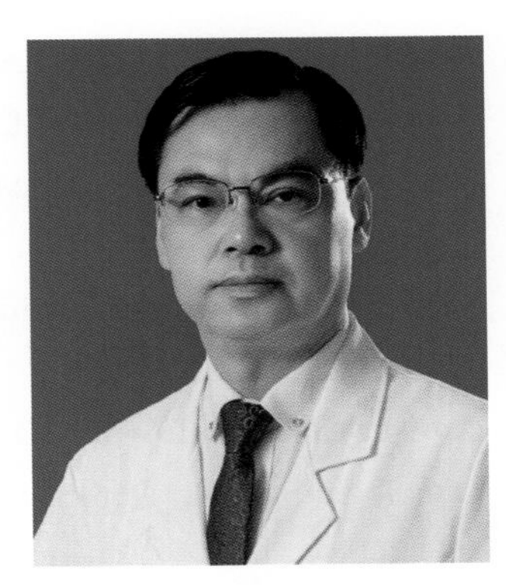

王天宝，深圳大学附属华南医院副院长，胃肠外科主任兼学科带头人，主任医师，医学博士，博士后研究员，博士后合作导师，岭南名医，深圳市实用型临床医学人才，新疆生产建设兵团高层次人才，从事胃肠外科临床工作近30年。2002年7月获山东大学医学博士学位，得到著名胃肠外科专家李兆亭教授的悉心指导；2002年9月至2004年10月，于中山大学附属第一医院胃肠外科从事博士后研究工作，师从著名结直肠外科专家汪建平教授；2014年，于中山大学附属第一医院被评聘为主任医师。

秉承着仁心仁术、与时俱进、自强不息的行医理念，他致力于胃癌、胃肠间质瘤、结直肠癌及腹腔恶性肿瘤的诊治研究，开展的特色技术包括：腹腔镜胃癌根治性术、腹部无切口的经肛门或经阴道取出标本腹腔镜结直肠癌根治术、经肛门直肠癌切除术、低位直肠癌保功能手术及双镜联合手术等。接诊患者来自美国以及中国香港、新疆、内蒙古等地，得到广大患者及其家属的一致好评。

主持或参与课题14项，发表论文80余篇，其中多篇论文被《科学引文索引》（SCI）收录；主编专著5部：《胃肠手术策略与操作图解》《实用胃肠恶性肿瘤诊疗学》《盆腔外科手术与图谱》《实用代谢疾病诊断与治疗》《消化系统内镜解剖与诊断图谱》等；主译专著7部：《胃癌手术操作全真图谱》《Chassin结直肠肛门手术策略与操作图解》《消化道手术复杂并发症防治策略》《结直肠肛门疾病临床实践指南（第三版）》《当代腹膜后肉瘤诊治策略》《胃癌外科学》《胰腺微创外科学》等；参编专著5部：《中华结直肠肛门外科学》《胃肠外科手术并发症》《直肠癌保肛手术》《临床肛肠外科学》《围手术期病理生理与临床》等；获实用新型专利1项。

社会兼职：深圳市医师协会胃肠肿瘤专业委员会会长、中国医师协会结直肠肿瘤专业委员会早诊早治委员会副主任委员、中国医师协会外科医师分会肛肠外科医师委员会常委、中国抗癌协会康复会学术指导委员会（胃肠外科）常委、深圳市医学会胃肠外科专业委员会副主任委员、《中华胃肠外科杂志》编委、《中华结直肠疾病电子杂志》编委、《中华肿瘤防治杂志》编委。

著者名单

Matthew R. Albert, MD, FACS, FASCRS Department of Colorectal Surgery, Center for Colon and Rectal Surgery , Orlando , FL , USA

Marco E. Allaix, MD Department of Surgery , University of Pritzker School of Medicine Chicago , Chicago , IL , USA

Melissa M. Alvarez-Downing, MD Department of Colorectal Surgery , Cleveland Clinic Florida , Weston , FL , USA

Andrea Chao Bafford, MD, FACS Section of Colon and Rectal Surgery, Division of General and Oncologic Surgery, Department of Surgery , University of Maryland School of Medicine , Baltimore , MD , USA

Joshua I. S. Bleier, MD, FACS, FASCRS Division of Colon and Rectal Surgery, Pennsylvania Hospital , University of Pennsylvania , Philadelphia , PA , USA

Jennifer S. Davids, MD Division of Colorectal Surgery of Colon and Rectal Surgery , University of Massachusetts Memorial Hospital Center , Worcester , MA , USA

Bradley R. Davis, MD Department of Surgery , University of Cincinnati Medical Center, Cincinnati , OH , USA

Mia DeBarros, MD Department of Surgery , Madigan Army Medical Center , Fort Lewis , WA ,USA

Eric J. Dozois, MD Division of Colon & Rectal Surgery, Department of Surgery , Mayo Clinic , Rochester , MN , USA

Brian R. Englum, MD Department of Surgery , Duke University Medical Center , Durham, NC , USA

David A. Etzioni, MD, MSHS Division of Colon and Rectal Surgery , Mayo Clinic College of Medicine , Phoenix , AZ , USA

Daniel L. Feingold, MD Department of Surgery , New York Presbyterian Hospital, Columbia University , New York , NY , USA

Seth I. Felder, MD Department of Colon and Rectal Surgery, Cedars-Sinai Medical Center ,Los Angeles , CA , USA

Alessandro Fichera, MD Department of Surgery , University of Washington Medical Center , Seattle, WA , USA

Phillip Fleshner, MD Department of Colon and Rectal Surgery , Cedars-Sinai Medical Center,Los

Angeles , CA , USA

Todd D. Francone, MD, MPH Department of Colon and Rectal Surgery, Lahey Health and Medical Center, Lahey Hospital and Medical Center , Tufts University Medical Center, Burlington , MA , USA

Kelly A. Garrett, MD, FACS, FASCRS Section of Colon and Rectal Surgery, Department of General Surgery, New York Presbyterian Hospital , Weill Cornell Medical College , New York , NY , USA

Virgilio George, MD Associate Professor of Surgery, Indiana University School of Medicine, Department of Surgery , Richard L. Roudebush VA Medical, Center , Indianapolis , IN, USA

Emre Gorgun, MD, FACS, FASCRS Department of Colon and Rectal Surgery, Digestive Disease Institute , Cleveland Clinic , Cleveland , OH , USA

Eric M.Haas, MD, FACS, FASCRS Division of Minimally Invasive Colon and Rectal Surgery, Department of Surgery , The University of Texas Medical School at Houston, Houston , TX , USA

Amanda V. Hayman, MD, MPH Division of Colon & Rectal Surgery, Department of Surgery , Mayo Clinic , Rochester , MN , USA

M. Benjamin Hopkins, MD Department of Surgery , Duke Raleigh Hospital , Raleigh , NC , USA

Steven Robert Hunt, MD Department of Surgery , Barnes-Jewish Hospital , St. Louis, MO , USA

Mehraneh Dorna Jafari, MD Department of Surgery, University of California , Irvine School of Medicine , Orange , CA , USA

Eric K. Johnson, MD, FACS, FASCRS Associate Professor of Surgery , Uniformed Services University of the Health Sciences and Madigan Army Medical Center , Joint Base LewisMcChord , WA , USA

Brian R. Kann, MD, FACS, FASCRS Division of Colon and Rectal Surgery , Pennsylvania Hospital, University of Pennsylvania , Philadelphia , PA , USA

Eric J. Krebill, MD Department of General Surgery Residency , Michigan State University,Grand Rapids , MI , USA

Charlotte Kvasnovsky, MD, MPH Department of Colorectal Surgery, King's College Hospital , University of Maryland School of Medicine , Baltimore , MD , USA

Ron G. Landmann, MD, FACS, FASCRS Department of Colon and Rectal Surgery, Mayo Clinic , Jacksonville , FL , USA

Jennifer Leahy, BA, MS Department of Colon and Rectal Surgery , Lahey Clinic , Burlington , MA , USA

Sang W. Lee, MD, FACS, FASCRS Division of Colon and Rectal Surgery, Department of Surgery , Weill-Cornell Medical College, New York Presbyterian Hospital , New York, NY, USA

Steven Lee-Kong, MD Department of Surgery , New York Presbyterian Hospital, Columbia University , New York , NY , USA

Kirk A. Ludwig, MD Division of Colorectal Surgery, Department of Surgery , Medical College of Wisconsin , Milwaukee , WI , USA

David J. Maron, MD, MBA Department of Colorectal Surgery , Cleveland Clinic Florida, Weston , FL , USA

Justin A. Maykel, MD Division of Colorectal Surgery of Colon and Rectal Surgery , University of

Massachusetts Memorial Hospital Center , Worcester , MA , USA

M. Shane McNevin, MD Sacred Heart Hospital , Spokane , WA , USA

John Migaly, MD Department of Surgery , Duke University Medical Center , Durham , NC,USA

Steven Mills, MD Department of Surgery, Division of Colorectal Surgery , University of California, Irvine School of Medicine , Orange , CA , USA

Jeffrey Milsom, MD Center for Advanced Digestive Care, New York Presbyterian Hospital/Cornell , Weill Cornell Medical College , New York , NY , USA

Tsunekazu Mizushima, MD, PhD Department of Gastroenterological Surgery , Osaka University Graduate School of Medicine , Suita , Osaka , Japan

Zuri Murrell, MD Department of Colon and Rectal Surgery , Cedars-Sinai Medical Center, Los Angeles, CA, USA

Mathew G. Mutch, MD, FACS, FASCRS Section of Colon and Rectal Surgery, Barnes-Jewish Hospital , Washington University of Medicine , St. Louis , MO , USA

Kiyokazu Nakajima, MD, FACS Department of Gastroenterological Surgery , Osaka University Graduate School of Medicine, Suita , Osaka , Japan

Govind Nandakumar, MD Division of Colon and Rectal Surgery, Department of Surgery, Weill Cornell Medical School , New York , NY , USA

Riichiro Nezu, MD, PhD Department of Surgery , Nishinomiya Municipal Central Hospital, Nishinomiya , Hyogo , Japan

Rodrigo Pedraza, MD Division of Minimally Invasive Colon and Rectal Surgery, Department of Surgery , The University of Texas Medical School at Houston , Houston , TX, USA

Matthew Miller Philp, MD Division of Colon and Rectal Surgery, Department of Surgery, Temple University Hospital , Philadelphia , PA , USA

Alessio Pigazzi, MD, PhD Colorectal Surgery, University of California, Irvine Medical Center , Orange , CA , USA

Francisco Quinteros, MD Department of Colorectal Surgery , Center for Colon and Rectal Surgery , Orlando , FL , USA

Rocco Ricciardi, MD, MPH Department of Colon and Rectal Surgery , Lahey Clinic, Burlington , MA , USA

Timothy Ridolfi, MD Division of Colorectal Surgery, Department of Surgery , Medical College of Wisconsin , Milwaukee , WI , USA

David E. Rivadeneira, MD, MBA, FACS, FASCRS North Shore-LIJ Health System, Huntington Hospital, Hofstra University School of Medicine , Huntington , NY , USA

Daniel J. Robertson, MD Department of Pediatric Surgery , Helen Devos Children's Hospital, Grand Rapids , MI , USA

Howard M. Ross, MD, FACS, FASCRS Division of Colon and Rectal Surgery, Department of Surgery , Temple University Health System , Philadelphia , PA , USA

Anthony J. Senagore, MD, MS, MBA Department of Surgery , Central Michigan University, School of Medicine , Saginaw , MI , USA

Arida Siripong, MD Department of Colon and Rectal Surgery , Ochsner Clinic , New Orleans, LA ,

USA

Toyooki Sonoda, MD Section of Colon and Rectal Surgery, New York Presbyterian Hospital, Weill College of Cornell University , New York , NY , USA

Michael J. Stamos, MD Department of Surgery, Division of Colorectal Surgery , University of California, Irvine School of Medicine , Orange , CA , USA

Scott R. Steele, MD, FACS, FASCRS University of Washington , Seattle , WA , USA; Department of Surgery, Madigan Army Medical Center , Fort Lewis , WA , USA

Kumaran Thiruppathy, FRCS, MBBS, MPhil, BSc Department of Colorectal Surgery, Center for Colon and Rectal Surgery , Florida Hospital Orlando , Orlando , FL , USA Department of Colorectal Surgery, Colchester General Hospital, UK

Joshua A. Tyler, MD Chief, Colon and Rectal Surgery , Department of General Surgery, Keesler Medical Center , MS , USA

H. David Vargas, MD, FACS, FASCRS Department of Colon and Rectal Surgery , Ochsner Clinic , New Orleans , LA , USA

Martin R. Weiser, MD Department of Surgery, Memorial Sloan Kettering Cancer Center, Cornell Weill Medical College, Cornell University , New York , NY , USA

Mark H. Whiteford, MD, FACS, FASCRS Gastrointestinal and Minimally Invasive Surgery Division , The Oregon Clinic , Portland , OR , USA; Providence Cancer Center, Portland, OR, USA; Oregon Health & Science University, Portland, OR, USA

Tonia M. Young-Fadok, MD, MS, FACS, FASCRS Division of Colon and Rectal Surgery, Mayo Clinic College of Medicine , Phoenix , AZ , USA

Chang Sik Yu, MD, PhD Department of Colon & Rectal Surgery , Asan Medical Center, University of Ulsan College of Medicine , Seoul , South Korea

序　言

目前，外科医生迫切需要一本探讨各种最新微创结直肠手术策略的权威专著。本书由在此领域颇负盛名的美国领军人物和来自日本及欧洲的著名专家共同编写。本书由Ross、Lee、Mutch、Rivadeneira及Steele组成专家团队，负责主编和组稿事宜，他们本身即为结直肠外科医生中的佼佼者，致力于改善全世界患者的临床结局，令人敬佩！

本书重点关注外科医生的临床实践，每章探讨一个独立问题，讲述重要的技术策略细节，提供精准的手术图片，总结手术技巧，以便使读者更好地理解、掌握并成功实施各种常规和复杂的手术，减少并发症，从而帮助患者尽快康复。

一些重要的、尚存争议的手术，如机器人和单孔腹腔镜手术，由该领域的开拓者撰写；标准的腹腔镜手术则由具有几百例手术经验的著名专家编写。

该书的作者在他们各自的领域从事临床工作多年，阅读本书即可学习他们的智慧和经验，许多微创结直肠手术难题或许可迎刃而解。

本书将成为全世界结直肠微创外科医生书架上必不可少的工具书，再版指日可待，相信届时会有更多的先进技术和理念呈现在我们面前。

Jeffrey Milsom　医学博士

美国纽约

前　　言

改变与挑战是有志者走向成功的良机！　——H.G. Wells

时间之钟永不停息，外科手术发展也是如此，大切口已为小切口所取代，肠管抓钳代替了术者双手。术者发现自己距离手术台越来越远，开放手术已逐步为腹腔镜或机器人手术所替代，传统的肛肠外科手术也迎来了微创手术时代，但并不是说所有的改变都是必需的，当然也不一定都受欢迎。然而，微创结直肠手术确实可以最大限度地降低并发症发生率并改善患者的临床结局。革新往往带有挑战性，微创结直肠手术更是如此。本书将深入探讨微创手术策略与临床实践的各个方面，包括全面评估、存在不足及远期进展，以更好地评价及管理各种结直肠微创手术的临床结局。

对读者而言，阅读本书可增加对结直肠微创手术的新认识，也是学习手术技巧的绝佳途径，对于某些特殊术式更是如此，有可能改变他们常规手术的一些处置方法。对于那些已完全掌握了微创结直肠手术的读者而言，参阅本书可提高他们关于术前评估、围术期方案制订、术后并发症处理等的综合能力，从而尽可能地改善患者的临床预后。不管你处于哪一个阶段，阅读本书均会有所获益。本书最大的目的在于提供实用的手术策略，使读者易于解决各种复杂的微创结直肠手术问题，从而尽快成为优秀的微创结直肠外科医生。

我们的作者团队均具有极其丰富的微创结直肠手术经验，很多是该领域的开拓者。许多外科医生尽管接受了大量培训，拥有一定的临床实践，因患者数量有限而不能熟练掌握微创技术，经验有待积累，对于某些特殊术式，更是如此。本书将提供中肯、实用且独一无二的临床实践指南，包括患者评估、手术技巧、翔实的处置策略。每章还提供战胜各种手术挑战的“武功秘籍”。因此本书绝不是仅仅讲述“如何手术”的手册或简单的操作指南。

本书的另外一个目的在于展现作者关于每一个术式的深层考虑，探讨采取某种特殊的微创结直肠手术入路的独特考量。大量颇为实用的建议为读者提供简明扼要的方法指南和易于掌握的手术策略。另外，通过独立章节讨论疾病相关手术过程，系统讲解微创结直肠手术的总体优势及其原因。

自从着手编写本书开始，我们有幸和这些优秀的专家通力合作，“众人拾柴火焰高”，这是本书得以成功面世的基石。我们感谢他们于繁忙的工作中抽出宝贵的时间，牺牲和家人共享天伦之乐的美好时光，毫无保留地展现他们关于微创结直肠手术的渊博学识、娴熟技术及深邃见解。我们也由衷地感谢他们不仅直率地讨论微创手术的优势，而且坦诚地阐述目前存在的问题。我们真诚地希望本书能成为外科医生的良师益友，能让读者兴趣盎然，有所收获。

本书视频网址：http://www.springerimages.com/video/978-1-4939-1580-4.

Howard M.Ross, MD, FACS, FASCRS Philadelphia, PA, USA

Sang W.Lee, MD, FACS, FASCRS New York, NY, USA

Matthew G. Mutch, MD, FACS, FASCRS St. Louis, MO, USA

David E. Rivadeneira, MD, MBA, FACS, FASCRS Huntington, NY, USA

Scott R. Steele, MD, FACS, FASCRS Olympia, WA, USA

致　谢

编撰此书是我的梦想，但它确实是各位同仁通力合作的结果。我由衷地感谢我的妻子，她总是助我梦想成真。孩子们的优异表现让我颇感欣慰。感谢我的父母、叔父和老师们，他们给予我无私的关爱和支持。感谢美国结直肠外科医师学会的同事们、朋友们和导师们，他们为改善结直肠疾病患者的临床结局付出了毕生精力，令人敬佩！

Howard M. Ross, MD

我由衷地感谢许多同事和朋友，他们付出大量时间，无私提供大量实用的专家级建议。感谢施普林格公司的Elektra McDermott编辑鼓励我们撰写此书。感谢我的导师Jeff Milsom和Larry Whelan教授的指导和支持。感谢本书的共同主编Ross、Rivadenerra、Steele及Mutch教授的辛勤工作和无私奉献！最后，最重要的是，感谢我的妻子Crystal女士给予的鼓励、支持和坚定的爱。感谢我的儿子Eric和Ryan，他们做任何事情都完美无缺，总让我充满自豪。

Sang W. Lee, MD

感谢我的父母给予我所需要的一切，帮我实现梦想。感谢我妻子Jennifer的无私关爱和支持。我的孩子Megan和Adam总让我感受到家庭的温暖。感谢共同主编的忘我工作，让我深感荣幸。感谢所有作者的付出和指导，他们为结直肠外科的发展做出了巨大贡献。

Matthew G. Mutch, MD

感谢我的父母Eduardo和Manuela培养我拥有梦想。感谢妻子Anabela让我学会关爱。感谢我的孩子Sophia和Gabriella让家充满欢笑。感谢共同主编Ross、Mutch、Lee、Steele以及我外科生涯中的导师们。正如牛顿所说："如果我能看得更远，那是因为站在巨人的肩膀之上。"

David E. Rivadeneira, MD

首先感谢我们杰出的编辑Elektra McDermott女士，她忘我工作，审阅全部书稿，确保其按期出版发行。感谢共同主编们，他们深邃的洞察力和忘我的工作精神令人敬佩。感谢我的结直肠外科导师们，他们给予我无私指导和编撰此书的绝佳机会。最后，也是最重要的是，感谢Michele和Marianna给予的鼓励和支持，帮助我成功完成了这项艰巨的任务。

Scott R. Steele, MD

Contents | 目 录

第一部分 术前准备与评估

第一章 围术期评估

Charlotte Kvasnovsky, Andrea Chao Bafford

第二章 患者体位、手术器械及套管针布局

Mehraneh Dorna Jafari, Michael J. Stamos, Steven Mills

第三章　外科解剖

Todd D. Francone, Ron G. Landmann

第二部分　手术方式与策略

第四章　完全腹腔镜右半结肠切除术

Steven Robert Hunt

第五章　手辅助腹腔镜右半结肠切除术

Kirk A. Ludwig, Timothy Ridolfi

第六章　腹腔镜乙状结肠切除术和左半结肠切除术

Toyooki Sonoda

第七章　手辅助腹腔镜左半结肠切除术

Steven Lee-Kong, Daniel L. Feingold

第八章　完全腹腔镜全结肠切除术

Amanda V. Hayman, Eric J. Dozois

第九章 手辅助腹腔镜全结肠切除术

Kiyokazu Nakajima, Tsunekazu Mizushima, Riichiro Nezu

第十章 腹腔镜直肠低位前切除术

Martin R. Weiser

第十一章 手辅助腹腔镜低位前切除术

Govind Nandakumar, Sang W. Lee

第十二章 腹腔镜经腹会阴直肠切除术

Jennifer S. Davids, Justin A. Maykel

第十三章 腹腔镜结直肠切除术

David A. Etzioni, Tonia M. Young-Fadok

第十四章 腹腔镜直肠固定术

Mia DeBarros, Scott R. Steele

第十五章　腹腔镜造口术

Seth I. Felder, Zuri Murrell, Phillip Fleshner

第十六章　腹腔镜肠造口关闭术

Emre Gorgun

第十七章　腹腔镜造口旁疝修补术

Joshua A. Tyler, Matthew G. Mutch

第三部分　技术挑战与解决策略

第十八章　腹腔镜手术腹部操作挑战的解决策略

Eric K. Johnson

第十九章　腹腔镜手术盆腔操作挑战的解决策略

M. Shane Mc Nevin

第二十章　再次腹腔镜手术难点的解决策略

Brian R. Englum, M. Benjamin Hopkins, John Migaly

第二十一章　手术并发症防治策略

Bradley R. Davis

第四部分　外科技术进展

第二十二章　单孔腹腔镜结直肠切除术

Virgilio George

第二十三章　经自然腔道手术

Mark H. Whiteford

第二十四章　机器人手术

Mehraneh Dorna Jafari, David E. Rivadeneira, Alessio Pigazzi

第二十五章　经肛门微创手术

Francisco Quinteros, Kumaran Thiruppathy, Matthew R. Albert

第二十六章　内镜联合腹腔镜手术

Kelly A. Garrett, Sang W. Lee

第五部分　特殊问题

第二十七章　急症腹腔镜结直肠手术

Rodrigo Pedraza, Eric M. Haas

第二十八章　老年患者腹腔镜手术

Joshua I.S. Bleier, Brian R. Kann

第二十九章　肥胖患者腹腔镜结直肠手术

Arida Siripong, H. David Vargas

第三十章　克罗恩病微创手术

Chang Sik Yu

第三十一章　溃疡性结肠炎微创手术

Marco E. Allaix, Alessandro Fichera

第三十二章　小儿结直肠疾病微创手术

Eric J. Krebill, Daniel J. Robertson

第三十三章 妊娠患者腹腔镜手术

Melissa M. Alvarez-Downing, David J. Maron

第三十四章 腹腔镜结肠手术经济效益学

Anthony J. Senagore

第三十五章 腹腔镜手术的临床结局

Jennifer Leahy, Rocco Ricciardi

第六部分　结束语

第三十六章　微创外科发展展望

Howard M. Ross, Matthew Miller Philp

第一部分

术前准备与评估

第一章 围术期评估

Charlotte Kvasnovsky, Andrea Chao Bafford

关键点

- 气腹导致心脏前负荷和后负荷增加、血压下降、气管压力增加、呼气末二氧化碳分压增加、尿排出量下降。
- 与常规开腹手术相比，腹腔镜结直肠手术后疼痛较轻、肠梗阻少、住院时间短、切口并发症少、美观效果良好。
- 腹腔镜手术和开腹手术的肿瘤学临床疗效和炎症性肠病的复发率均无显著差别。
- 腹腔镜结直肠手术前需行常规实验室检查，如患者有心、肺症状，则是显著的危险因素，需予以更详尽的相应检查。
- 腹腔镜手术对老年患者和肥胖患者同样安全，也可用于某些急症和再次手术的患者。
- 常规予以肠道准备，利于手术操作，也便于术中肠镜检查。
- 结直肠肿瘤术前需要在4个象限予以墨水标记病变部位，克罗恩病病灶定位需行术前影像学和肠镜检查。
- 对于左半结肠和直肠手术，必须将患者置于安全牢固的体位，两臂用中单包裹后置于身体两侧，将下肢分开。
- 限制补液量和输注速度、早期进食及下床活动、减少麻醉镇痛药物用量是术后处理的重要组成部分。

电子补充资料参见：10.1007/978-1-4939-1581-1_1.
视频网址：http://www.springerimages.com/videos/978-1-4939-1580-4.

Charlotte Kvasnovsky , MD, MPH
Department of Colorectal Surgery, King's College Hospital , University of Maryland School of Medicine , Baltimore , MD , USA
E-mail：ckvasno@gmail.com
Andrea Chao Bafford , MD, FACS (通讯作者)
Section of Colon and Rectal Surgery, Division of General and Oncologic Surgery, Department of Surgery , University of Maryland School of Medicine, 29 S. Greene St. , Suite 600 , Baltimore , MD 21201 , USA
e-mail： abafford@smail.umaryland.edu

一、腹腔镜生理效应

气腹是腹腔镜手术的必要条件。腹腔内注入气体会产生机械性效应和生理效应，在腹腔镜结直肠手术过程中，往往需要剧烈地变换体位，上述效应则变得更为明显。当手术时间延长时，各种效应会相应放大。虽然不是最理想的选择，但二氧化碳（CO_2）仍是目前腹腔镜手术首选的灌注气体。理想气体的标准为不可燃、无色及生理效应有限，因为术中多用电凝止血，绝对禁止使用可燃性气体[1]，包括氧气、室内空气（含氧量为21%）和一氧化二氮。同时，惰性气体氦气和氩气虽然具有不可燃的特性，但它们的毒性反应阈值太低。因此目前CO_2依然是灌注气体的唯一选择。CO_2经腹膜吸收可导致轻度酸中毒和高碳酸血症。气腹导致的进一步生理效应可能影响结直肠手术决策。美国麻醉医师学会（American Society of Anesthesiologists，ASA）分级中Ⅰ级及Ⅱ级患者可很好地耐受大部分效应改变（表1-1），而对于ASA Ⅲ～Ⅴ级患者，上述改变将变得难以控制，易导致各种问题。

表1-1　美国麻醉医师学会分级

ASA分级	患者状态	绝对死亡率/%
Ⅰ	普通患者	0.1
Ⅱ	轻度系统性疾病或年龄大于80岁	0.2
Ⅲ	对生活造成明显功能限制的系统性疾病	1.8
Ⅳ	明确威胁患者生命的严重的系统性疾病	7.8
Ⅴ	不做手术难以生存24 h的濒死患者	9.4

1. 心血管效应

腹腔镜手术过程中存在许多心血管和血流动力学改变，体位不断调整也同时带来相应改变（表1-2）。对于身体条件较好的患者而言，腹腔镜手术对心输出量无明显影响，但对伴有心血管疾病的患者而言则不然[2]，重要变化包括低血压、前负荷降低及后负荷增加。气腹减少静脉血液回流、降低右心灌注和心输出量，在全身血管张力失代偿的情况下，可导致低血压。

表1-2　气腹和体位对生理效应的影响

项目	气腹	截石位（头低足高）时增大	反截石位时增大
心血管改变			
系统性血管抵抗	增加	是	—
中心静脉压	增加	是	—
平均动脉压	下降	是	—
心输出量	下降	—	是
呼吸系统改变			
呼吸道阻力	增加	—	—
肺毛细血管嵌楔压	增加	是	—
肺功能残气量	下降	是	—

续表

项目	气腹	截石位（头低足高）时增大	反截石位时增大
胸壁顺应性	下降	—	—
肾脏改变			
肾功能	下降	—	—
尿排出量	下降	—	—
酸碱平衡改变	呼吸性酸中毒	—	—

2. 呼吸效应

腹腔镜手术呼吸系统改变源于气腹的机械性效应、患者体位和CO_2的吸收。机械性效应是由于腹内压增加导致肺部受压。当膈肌升高时，吸气峰压、平台压、呼气末二氧化碳分压也随之增加[3]。腹腔镜手术期间肺顺应性下降可达50%[4]。在不断注入气体期间，CO_2不断溶解于血液之中，增加动脉血和肺泡CO_2张力，可通过检测呼吸末CO_2水平监测肺泡CO_2压力。高碳酸血症通常可通过增加呼吸频率而缓解。然而，手术用时过长、头低脚高的陡直体位及潜在的肺部疾病等因素，使得患者难以代偿。

3. 肾脏效应

腹腔镜手术可导致尿排出量下降。在某种程度上，这是由于气腹对肾血管施压导致血流减少。术前肠道准备可加重上述效应，因为在手术开始之前，血容量既已不足。正常尿排出量为1～2 mL/（kg·h），但在腹腔镜手术期间减少50%[5]，这种下降不影响术后肾脏功能。务必使麻醉医生充分认识到上述改变，特别是处于培训阶段的麻醉医生更是如此。另外，应禁止术中过度补液，以免导致术后不良反应的发生。

二、腹腔镜手术优势

从1991年开展腹腔镜结直肠手术以来，微创手术快速发展。2006年，腹腔镜结直肠手术占全部结直肠手术的1/3，目前估计为1/2[6]。

对于良性病变，有证据证明腹腔镜手术安全可靠，患者恢复快、住院时间短、肠梗阻少[7]、并发症发生率下降[7-10]，对于直肠脱垂直肠固定术[10]和择期憩室切除术的患者也是如此。在一项关于憩室炎择期手术的随机对照试验研究中，腹腔镜手术主要并发症的发生率下降，包括吻合口漏、腹腔内出血、脓肿和肠造口术[11]。生物标志物检测证实腹腔镜手术创伤较开放手术有所下降[12]。尽管技术上颇具挑战性，但炎症性肠病患者也适宜行腹腔镜手术。良性病变手术不需要广泛清扫淋巴结或大范围切除肠系膜，而且患者往往较年轻，在其一生中可能需要多次手术，他们极有可能获益于腹腔镜减少粘连和美容改善。一项荟萃分析证实腹腔镜回盲部切除术治疗克罗恩病，可减少并发症发生率并缩短住院时间[13]。随机对照试验已证实腹腔镜手术和开放手术的复发率类似，但术后患者的身体状况更佳[14]。然而，一项Cochrane分析显示，溃疡性结肠炎行腹腔镜回肠贮袋肛管吻合术（ileal pouch-anal anastomosis，IPAA）和开腹手术在总体并发症发生率方面仅有少许不同[15]，手术用时有所延长，住院时间类似，这点与其他腹腔镜手术有所不同。

目前，有Ⅰ级水平的证据[16]支持腹腔镜切除术在结肠癌治疗中的应用。手术治疗临床结局非劣效随机对照试验（COST试验）证实腹腔镜手术和开腹手术在总体生存率和复发率方面大致相同[17]。除临床结果类似外，多个临床试验一致证实腹腔镜手术可降低围术期死亡率及切口感染率，减少出血、术后疼痛及麻醉镇痛药的用量[18-21]。尽管早期关注套管针（Trocar）穿刺部位肿瘤复发，切口复发率腹腔镜手术和开腹手术类似，为0～1%[17,19]。

直肠癌腹腔镜手术技术上往往更具难度，因此，最好在获得进一步的支持资料前，仅在临床试验中推荐应用[22]。几项临床试验（COLOR Ⅱ、JCOG 0404、ACOSOG Z6051）正在进行之中[23]，它们可为判断直肠癌腹腔镜手术临床疗效的优劣提供更加翔实的证据资料。早期研究显示由经验丰富的外科医生实施腹腔镜直肠癌手术和开腹手术的肿瘤学临床结果类似。

总而言之，以前对良性、恶性病变行腹腔镜手术是否安全的忧虑已不复存在，笔者期待腹腔镜手术在未来有进一步的发展。

三、择期手术患者的术前评估

术前对患者予以适当的总体评估是提高腹腔镜结直肠癌手术临床疗效的第一步。虽然腹腔镜手术和开腹手术的术前评估类似，但它们的确存在细微差别，术前检查和评估的决策需要麻醉医生、内科医生和外科医生的共同参与。腹腔镜结直肠手术一般需要在气管插管的全身麻醉状态下进行，患者必须能耐受全身麻醉。越来越多的证据支持在急症情况下也可行腹腔镜手术，但此时难以实施全面的术前评估（详情请参见本章“四、特殊患者人群”的有关内容）。然而，即使在这种情况下，简要的术前评估依然可以发现围术期并发症的危险因素，便于术后密切监控和处置。

1. 实验室检查

麻醉医生对特殊的术前实验室检查的选择意见不一，这是因为几乎没有基于对照研究的指南可资参考[24]。通常而言，接受腹部手术的患者应做血常规检查，如血红蛋白、血清化学和凝血功能检查。生育期女性还要行尿妊娠试验。结直肠癌患者术前测定癌胚抗原（CEA）水平，可用于术后监测，判断肿瘤是否复发。美国糖尿病学会建议超重［体重指数（BMI）≥25］且具有一种以下高危因素的患者行糖尿病筛选试验：高血压、家族史或少运动[25]。一些学者主张术晨行空腹血糖检测[26]，笔者多在术前1天行血糖测定。

对于无糖尿病的患者，可检测糖化血红蛋白（HbA1c），一项研究证实当其浓度超过6.0时，结直肠手术后易出现并发症[27]。另外，手术应激导致胰岛素抵抗，可使临界糖尿病患者术后血糖升高，增加血糖控制难度。

2. 心脏功能评估

对于已知心脏疾病或其他系统性病变的患者，推荐予以心脏功能评估。对于没有冠状动脉病变或其他心血管病变危险因素（如外周动脉疾病或脑血管疾病）的患者常规行心电图检查缺乏足够的证据[25,28]。

所有腹腔镜结直肠手术风险均为中度。美国心脏学会（American Heart Association，AHA）建议仅对活动性心脏病（即AHA Ⅰ级）患者予以心脏应激试验，包括不稳定或严重心绞痛、近期的心肌梗死、失代偿的心力衰竭、严重的心律失常或严重的心脏瓣膜病[25]。另外，如果应激试验可能改变治疗策略，AHA Ⅱ级患者也应予以此项检查，如有缺血性心脏病史、心力衰竭史、脑血管病变、糖尿病、肾功能不全。对于心脏应激试验结果难以明确者，最好与麻醉医生充分讨论。尽管近期研究表明过度使用心脏应激试验导致费用增加[29]，但对外科医生而言识别危险因素并予以正确的评估与处理才是主要职责。

3. 肺功能评估

目前各项指南对于非胸部手术患者，如不存在肺部疾病，均不主张术前行肺功能测定[30]。慢性阻塞性肺病（COPD）或其他肺部病变患者，术前应予以肺活量检测，是否进一步检查取决于肺功能不全的程度。使用类固醇吸入剂和支气管扩张剂的患者，务必于围术期继续使用。

四、特殊患者人群

腹腔镜手术对于所有患者而言均是安全的。长期以来一直认为血流动力学不稳定是腹腔镜手术的绝对禁忌证，但是一项研究报道即使在血流动力学不稳定的情况下，患者同样可获得满意效果[31]。当然，特殊患者人群仍需慎重考量。

1. 老年患者

老年患者因为心、肺功能储备不足，难以承受腹腔镜手术导致的手术用时延长。因此，必须根据上述AHA指南，对老年患者予以心血管功能评估。如果老年患者功能容量下降，需改变手术策略，也应考虑非侵入性检查[25]。与年轻患者相比，80~90岁老年患者实施腹腔镜手术可获得同样的临床疗效[32]。笔者倾向于为老年患者实施腹腔镜手术，因为术后疼痛轻微，恢复快。Bleier及Kann将在第二十八章深入讨论老年患者实施微创手术的评估、技术特点和临床疗效，可资参考。

2. 病态肥胖的患者

肥胖是术后临床疗效不良的危险因素，一是因为肥胖会增加手术难度，二是因为肥胖患者多有高血压及糖尿病等共存病。将BMI作为不良临床疗效危险因素的研究结果难以统一，一些研究证实，随着BMI的上升中转开腹率和并发症发生率增加[33]，而另一些研究则未发现差异[34]。基于腹腔镜结直肠手术的优势（术后肠功能恢复加速、疼痛轻、住院时间短）及外科医生对肥胖患者实施开腹手术存在相同的技术困难，我们依然推荐对肥胖患者实施腹腔镜手术，当然术前必须准备好特殊的设备，如脚踏板、安全带、大号手术床及加长的腹腔镜器械。详情请参阅由Siripong 和Vargas撰写的第二十九章肥胖患者腹腔镜手术有关内容。

3. 急症结直肠外科患者

越来越多的证据支持腹腔镜可用于急症结直肠外科患者。Myers探讨100例憩室穿孔患者实施腹腔镜腹腔灌洗术的可行性[35]，8例Hinchey 4级患者行Hartmann手术；另外92例为Hinchey 2级和3级，行腹腔镜腹腔灌洗术。结果显示仅有2例因盆腔脓肿而需要术后进一步处理；平均随访36个月，只有2例憩室炎复发。另一项采用上述技术的随机对照临床试验正在进行之中[36-37]。多个研究亦证实许多结直肠急症可安全实施腹腔镜手术，包括胃肠道出血、结肠梗阻、结肠穿孔[38]。急症结直肠手术前评估仅限于可快速完成且重要的检查，包括心血管重要体征、血容量状态、红细胞压积、电解质、肾功能、小便常规和心电图。上述检查有利于外科医生和麻醉医生决定手术策略、围术期监控和相应的复苏处理措施，其他的检查和干预手段需延迟至手术之后。Haas及其同事在本书第二十七章对上述内容进行了深入且精彩的探讨，可资参考。

4. 再次手术患者

虽然Migaly在本书第二十章对再次手术患者行腹腔镜手术的策略有全面的讲述，但有几点相关问题仍需要进一步强调。尽管腹腔镜手术患者再次手术的难度不及开放手术，但是腹腔镜手术患者再次手术仍然颇具挑战性[39]。肠粘连和肠管扩张可能导致视野受限，然而，一旦建立足够的手术空间，即可避免出血和污染问题，腹腔镜处理术后出血和吻合口漏等并发症颇为安全。再次手术可采用Hasson开放置入法建立气腹[40]。术前应告诉患者有手术用时延长、中转开腹、损伤肠管或其他脏器的可能性，且外科医生应获取前一次手术资料，判断粘连程度及补片的使用情况，利于安全置入Trocar及优化再次手术方案，包括输尿管支架的放置与否。

五、术前准备

笔者对围术期患者个体化管理是多方面的，其中包括某些通用的方法，也包括某些仅适用于特殊患者群或特殊手术的特定方法。

1. 肠道准备

结直肠外科术前肠道准备与否颇具争议。一些研究证实肠道准备与否和手术部位感染及吻合口漏的发生率均无关[41-42]。肠道准备易导致患者脱水和电解质紊乱，特别是对老年患者更是如此[43]。然而，肠道准备也有几点优势，对腹腔镜手术而言更是如此。第一，肠道准备后，肠管变轻，易于抓持，器械操作方便，符合人体工程学原理。第二，腹腔镜手术往往需要靠肠管重力而移动肠管，显露术野，在肠管空虚状态下，便于达到此目的。第三，便于术中结肠镜检定位病变，检查左半结肠切除后有无吻合口漏，吻合口出血者亦可予以止血处理。第四，肠道准备便于经小切口取出标本。美国胃肠内镜外科医师学会（Society of American Gastrointestinal Endoscopic Surgeons，SAGES）和美国结直肠外科医师学会（American Society of Colon and Rectal Surgeons，ASCRS）联合推荐腹腔镜结直肠手术前行机械性肠道准备[44]。

2. 术前禁食

尽管缺乏支持证据，为避免误吸，术前需禁食8 h[45,46]。虽然术前2 h禁饮、6 h禁止食用固体食物具有最佳的临床证据[45]，但糖尿病神经病变患者除外，因为他们存在胃排空障碍的风险[47]。

3. 病变定位

由于腹腔镜手术缺乏触觉反应，因此术前定位病变具有重要意义。结肠镜印度墨水标记病灶是标准定位方法[48,49]。然而，仍有1/5的患者手术时墨水标记会消失[50]。采用四象限标记法可增加标记可见性，避免注射到系膜侧或后腹膜侧结肠而导致术中难以发现病灶的可能性[51]。

术前定位对良性病变同样重要，如克罗恩病跳跃性病变相当常见。对于再次手术患者更是如此，因为肠粘连可导致难以彻底、安全检查所有肠管。另外，也可联合使用影像扫描（如小肠成像）和肠镜检查等方法定位病变。

4. 造口定位

结直肠手术患者可能需要暂时性或永久性粪便转流造口，无论何时，只要可能就应请造口师术前定位并向患者宣教造口护理相关知识，以减少术后并发症发生率[52]。要标记首选和备选两个造口位置，因为术中有可能改变手术方式，导致首选造口不能使用（图1-1、图1-2）。值得注意的是，腹腔镜手术造口旁疝的发病率较高，在通过造口通道取出标本的患者中更是如此[53]。因此笔者建议永久性造口的患者，最好不经造口通道取出标本。

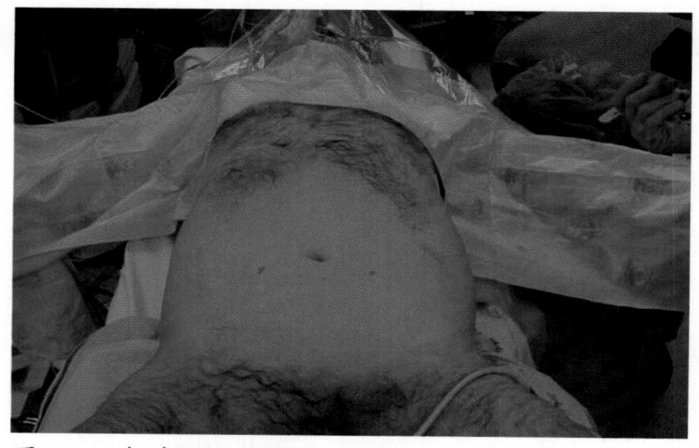

图1-1 术前标记可能造口位置

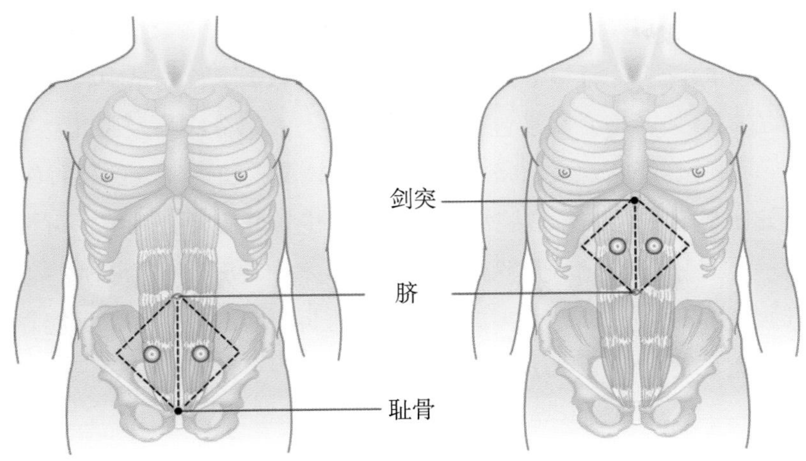

图1-2　于造口三角标记造口部

5. 皮质类固醇

皮质类固醇依赖性炎症性肠病患者，在持续治疗结束之后1年，依然存在某种程度的肾上腺功能不全[54]。为避免因手术应激导致心血管功能急剧下降，围术期往往给予高剂量的类固醇，然而这种做法几乎没有证据支持。事实上，围术期给予低剂量的皮质类固醇并未发现血流动力学不稳定[55-56]，但下丘脑-垂体-肾上腺轴原发病变的患者除外[56]。一项评估炎症性肠病患者围术期类固醇应用剂量的研究正在进行中。笔者的做法是使用患者正在使用的剂量，而不是所谓的应激剂量。术后类固醇逐渐减量方案参照术前剂量，常用泼尼松，每周减量5 mg。

6. 围术期抗生素

无论是腹腔镜手术还是开腹手术，手术部位感染是结直肠手术后发生并发症和死亡的首要原因，预防性应用抗生素可减少其发生率。通常建议在切开皮肤之前60 min内给予一定剂量抗生素，在术后24 h内停用[57]。第二代β-内酰胺类抗生素，如头孢西丁和头孢替坦，均为很好的选择。Nichols等于20世纪70年代开展的卓有成效的工作是在肠道准备时添加口服抗生素[58]。然而，最近的趋势是停用肠道准备，因为近期研究显示其并不能降低感染性并发症发生率[42]。口服抗生素同样被逐渐抛弃，主要是因为口服抗生素的疗效难以确定。然而，最近的研究证实不管有无肠道准备，口服抗生素可降低手术部位感染率[59-60]。因此，笔者建议于术前一天给予患者口服红霉素和新霉素。

7. 谨慎使用麻醉镇痛药

虽然开放性结直肠手术硬膜外麻醉可提高镇痛效果，减少肠梗阻发生率[61]，但在腹腔镜手术后使用麻醉镇痛药的研究相对匮乏。一项近期研究证实，与硬膜外镇痛相比，脊椎镇痛或患者自控镇痛可缩短住院时间，促进肠功能恢复[62]。笔者目前不推荐腹腔镜结直肠手术常规使用硬膜外置管，但患者有慢性疼痛史、长期使用麻醉镇痛药及中转开腹可能性较大的情况除外。

8．知情同意

腹腔镜手术具有特殊的风险，需与患者签署手术知情同意书。首先是中转开腹的可能性，中转率与患者、术者和手术方式有关，患者因素包括高龄、男性、ASA分级高及BMI大；手术相关因素包括直肠低位手术、粘连、脓肿、蜂窝织炎、瘘和肿瘤T分期较高；缺乏经验的外科医生中转开腹率亦较高。基于上述因素制定的克利夫兰临床腹腔镜结直肠手术中转开腹计分系统，可帮助术者估计各种术式的中转开腹率[63]。一项荟萃分析显示克罗恩病腹腔镜手术中转开腹率为4.8%～29.2%[13]，结直肠肿瘤腹腔镜手术中转开腹率为11%～23%[17,19]。此外，还应告诉患者腹腔镜手术可能导致医源性输尿管损伤，一项回顾性研究报道其发生率约为0.66%[64]。

六、术中处置

1．患者监控

标准的术中监控包括五导联心电图、血压和脉搏氧监测，尚需使用呼气末二氧化碳检测仪，大部分患者需行气管内插管。用CO_2制作气腹有可能导致术中低体温[65]，因此需常规在患者上半身使用空气施压的加热装备，以确保体温正常。目前没有足够的证据支持CO_2加热可避免低体温或缓解术后疼痛[66]。对于那些伴有严重心、肺疾病和血流动力学不稳定的患者，需要更多侵入性监控措施。动脉置管可随时准确监测血流动力学变化，便于行动脉血气分析。对于病情特别严重的患者，也可能需要测定中心静脉压、血流导向气囊导管监测、术中经食管心电图检查，但通常而言，结直肠手术患者多不需要。

2．患者体位

患者体位对保障手术顺利与安全均十分重要。右半结肠切除术采用平卧位，改良截石位适用于左半结肠切除术或直肠手术，后者便于经肛门直肠吻合和术中结肠镜检查。特伦德伦堡（头低足高）体位便于盆腔手术，可使小肠借重力而远离盆腔，达上腹部。将患者两臂用布巾包裹后固定于躯体两侧，术者可自由地变换站立位置。另外，完善的衬垫和绑带束缚可使患者于术中安全变换体位。Mills等在本书第二章详细讲解有关体位问题，可资参考。特伦德伦堡（头低足高）体位对腹内压或呼吸并发症并无明显影响[67]，但能增加静脉回流和心脏前负荷[68]；截石位促进下肢血液回流，也增加心脏前负荷；而反特伦德伦堡体位能减少静脉回流，降低心脏前负荷。

3．预防静脉血栓形成

与其他普通外科或专科手术相比，结直肠手术后静脉血栓形成的风险较高[69]，原因未明，可能与盆腔解剖、病变种类和体位有关。气腹可使胃旁路手术患者下肢静脉血流减缓[70]，但在结直肠手术患者中资料缺乏。美国结直肠外科医师学会（ASCRS）推荐腹腔镜结直肠手术患者需预防静脉血栓形成，与美国胸科医师学会（American College of Chest Physicians，ACCP）的推荐指南类似。中危、高危患者需予以低剂量普通肝素或低分子肝素；极高危患者同时予以机械方法和肝素以预防血栓形成[71,72]。

4. 导尿管和输尿管支架

术中留置导尿管可使膀胱减压并监测尿量，是监控容量和液体复苏的良好指标。通常，术后第一天即可将其拔除，尿潴留的发生风险较低[73]。由于低位前切除术和经腹会阴直肠切除术有较高的尿潴留发生率，导尿管留置时间应相应延长[74]。围术期给予最少补液量可降低尿潴留的发生率[75]。与开腹手术相比，腹腔镜结直肠手术医源性损伤输尿管的可能性增加[64]。研究发现，术前放置输尿管支架不能降低输尿管损伤的风险，其作用更多的在于改善输尿管损伤发现率。输尿管支架置入术多用于病情复杂的患者，如有盆腔手术史、放疗史、出现并发症的憩室炎、肥胖、局部进展期恶性肿瘤和行Hartmann手术后造口关闭术的患者[76]。发光的输尿管支架便于术中鉴别，可减少输尿管损伤的风险[77]。

5. 胃肠减压

由于腹压增加可导致反流和误吸，因此术中常规予以口胃管或鼻胃管减压[78]。资料证实术后继续使用胃肠减压可促进肠功能恢复和降低肺部并发症发生率[79]。

6. 术中结肠镜

术中结肠镜可用于定位病变和检查左半结肠及直肠低位切除术后吻合口状况。相比空气而言，CO_2吸收得更快，可避免结肠和小肠持续扩张，便于后续手术操作。因此，笔者推荐腹腔镜结肠手术中使用二氧化碳充气设备。如果没有CO_2充气设备，可用非创伤性抓握器，如德巴基型血管钳，自肛侧开始逐段钳夹近侧结肠，直至发现病灶，如此可最大限度地减少肠管扩张。一项初步研究显示，同时向腹腔内和肠腔内充入CO_2是安全可靠的[80]。

七、术后处理

术后处理是术前和术中处理的延续。快速康复外科（enhanced recovery after surgery，ERAS）是一种建立于大量证据之上的由多种因素组成并在临床上广为应用的循证外科[81]。对每一位患者而言，则应实现治疗的个体化。

Henrik Kehlet 教授于20世纪90年代提出多模式外科处置策略ERAS，Ken Fearon和Olle Ljungqvist教授于2001年建立EARS研究小组。ERAS的目的是通过发展和加强经大量证据证实的临床处置策略，改善围术期处理，加快患者康复[82]。围术期ERAS策略包括：条理清楚的咨询、肠道准备、禁食、深静脉血栓形成的预防、预防性抗生素应用、麻醉策略、术后恶心呕吐的预防和处理、鼻胃管减压、避免术中低体温、围术期液体管理、腹腔引流管及导尿管的使用（图1-3）[82]。

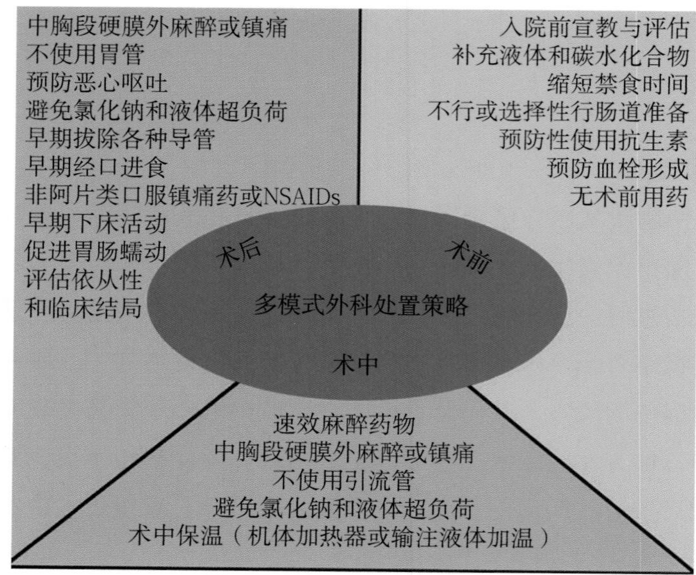

图1-3　ERAS组成
［由Olle Ljungqvist 教授及ERAS学会（www. erassociety. cog）提供并授权］

八、小结

认真仔细地选择适应证及全面严谨地进行术前评估是腹腔镜结直肠手术的第一步。由于腹腔镜手术触觉反馈缺乏，并且为避免不必要的腹腔探查，特别是有腹腔粘连的患者，术前务必对手术部位的解剖详加检查。综合使用上述经临床实践证实有效的围术期处置策略，腹腔镜结直肠手术可获得理想的临床疗效。

参考文献

[1] NEUHAUS S J, GUPTA A, WATSON D I. Helium and otheralternative insufflation gases for laparoscopy[J]. Surg Endosc, 2001, 15(6): 553–560.

[2] LARSEN J F, SVENDSEN F M, PEDERSEN V. Randomized clinical trial of the effect of pneumoperitoneum on cardiac function and haemodynamics during laparoscopic cholecystectomy[J]. Br J Surg, 2004, 91(7): 848–854.

[3] SUH M K, SEONG K W, JUNG S H, et al. The effect of pneumoperitoneum and Trendelenburg position on respiratory mechanics during pelviscopic surgery[J]. Korean J Anesthesiol, 2010, 59(5): 329–334.

[4] BARDOCZKY G I, ENGELMAN E, LEVARLET M, et al. Ventilatory effects of pneumoperitoneum monitored with continuous spirometry[J]. Anaesthesia, 1993, 48(4): 309–311.

[5] NGUYEN N T, PEREZ R V, FLEMING N, et al. Effect of prolonged pneumoperitoneum on intraoperative urine output during laparoscopic gastric bypass[J]. J Am Coll Surg, 2002, 195(4): 476–483.

[6] HEDRICK T, TURRENTINE F, SANFEY H, et al. Implications of laparoscopy on surgery residency training[J]. Am J Surg, 2009, 197(1): 73–75.

[7] SCUDERI P E, JAMES R L, HARRIS L, et al. Multimodal antiemetic management prevents early postoperative vomiting after outpatient laparoscopy[J]. Anesth Analg, 2000, 91(6): 1408–1414.

[8] BENOIST S, PANIS Y, BEAUFOUR A, et al. Laparoscopic ileocecal resection in Crohn's disease: a case–matched comparison with open resection[J]. Surg Endosc, 2003, 17(5): 814–881.

[9] KIRAT H T, POKALA N, VOGEL J D, et al. Can laparoscopic ileocolic resection be performed with comparable safety to open surgery for regional enteritis: data from national surgical quality improvement program[J]. Am Surg, 2010, 76(12): 1393–1396.

[10] MAGRUDER J T, EFRON J E, WICK E C, et al. Laparoscopic rectopexy for rectal prolapse to reduce surgical–site infections and length of stay[J]. World J Surg, 2013, 37(5): 1110 –1114.

[11] KLARENBEEK B R, VEENHOF A A, BERGAMASCHI R, et al. Laparoscopic sigmoid resection for diverticulitis decreases major morbidity rates: a randomized control trial[J]. Ann Surg, 2009, 249(1): 39–44.

[12] HILDEBRANDT U, KESSLER K, PLUSCZYK T, et al. Comparison of surgical stress between laparoscopic and open colonic resections[J]. Surg Endosc, 2003, 17(2): 242–246.

[13] TAN J J Y, TJANDRA J J. Laparoscopic surgery for Crohn's disease: a meta–analysis[J]. Dis Colon Rectum, 2007, 50(5): 576–585.

[14] STOCCHI L, MILSOM J W, FAZIO V W. Long–term outcomes of laparoscopic versus open ileocolic resection for Crohn's disease: follow–up of a prospective randomized trial[J]. Surgery, 2008, 144(4): 622–627.

[15] AHMED ALI U, KEUS F, HEIKENS J T, et al. Open versus laparoscopic (assisted) ileo pouch anal anastomosis for ulcerative colitis and familial adenomatous polyposis[J]. Cochrane Database Syst Rev, 2009 (1): CD006267.

[16] LISKA D, LEE S W, NANDAKUMAR G. Laparoscopic surgery for benign and malignant colorectal diseases[J]. Surg Laparosc Endosc Percutan Tech, 2012, 22(3): 165–174.

[17] The Clinical Outcomes of Surgical Therapy Study Group, NELSON H, SARGENT D J, et al. A comparison of laparoscopically assisted and open colectomy for colon cancer[J]. N Engl J Med, 2004, 350(20): 2050–2059.

[18] GUILLOU P J, QUIRKE P, THORPE H, et al. Short–term endpoints of conventional versus laparoscopic–assisted surgery in patients with colorectal cancer (MRC CLASICC trial): multicentre, randomised controlled trial[J]. Lancet, 2005, 365(9472): 1718–1726.

[19] LACY A M, GARCIA–VALDECASAS J C, DELGADO S, et al. Laparoscopy–assisted colectomy versus open colectomy for treatment of non–metastatic colon cancer: a randomised trial[J]. Lancet, 2002, 359(9325): 2224–2229.

[20] TJANDRA J J, CHAN M K. Systematic review on the short–term outcome of laparoscopic resection for colon and rectosigmoid cancer[J]. Colorectal Dis, 2006, 8(5): 375–388.

[21] VELDKAMP R, KUHRY E, HOP W C, et al. Laparoscopic surgery versus open surgery for colon cancer: short–

term outcomes of a randomised trial[J]. Lancet Oncol, 2005, 6(7): 477–484.

[22] NANDAKUMAR G, FLESHMAN J W. Laparoscopy for colon and rectal cancer[J]. Clin Colon Rectal Surg, 2010, 23(1): 51–58.

[23] NG S S, LEE J F, YIU R Y, et al. Long-term oncologic outcomes of laparoscopic versus open surgery for rectal cancer: a pooled analysis of 3 randomized controlled trials[J]. Ann Surg, 2014, 259(1): 139–147.

[24] American Society of Anesthesiologists Task Force On Preanesthesia Evaluation. Practice advisory for preanesthesia evaluation: a report by the American Society of Anesthesiologists Task Force on Preanesthesia Evaluation[J]. Anesthesiology, 2002, 96(2): 485–496.

[25] FLEISHER L A, BECKMAN J A, BROWN K A, et al. ACC/AHA 2007 guidelines on perioperative cardiovascular evaluation and care for noncardiac surgery: a report of the American College of Cardiology/American Heart Association Task Force on Practice Guidelines (Writing Committee to Revise the 2002 Guidelines on Perioperative Cardiovascular Evaluation for Noncardiac Surgery)[J]. Circulation, 2007, 116(17): e418–499.

[26] SHEEHY A M, GABBAY R A. An overview of preoperative glucose evaluation, management, and perioperative impact[J]. J Diabetes Sci Technol, 2009, 3(6): 1261–1269.

[27] GUSTAFSSON U O, THORELL A, SOOP M, et al. Haemoglobin A1c as a predictor of postoperative hyperglycaemia and complications after major colorectal surgery[J]. Br J Surg, 2009, 96(11): 1358–1364.

[28] VAN KLEI W A, BRYSON G L, YANG H, et al. The value of routine preoperative electrocardiography in predicting myocardial infarction after noncardiac surgery[J]. Ann Surg, 2007, 246(2): 165–170.

[29] SHEFFIELD K M, MCADAMS P S, BENARROCH-GAMPEL J, et al. Overuse of preoperative cardiac stress testing in medicare patients undergoing elective noncardiac surgery[J]. Ann Surg, 2013, 257(1): 73–80.

[30] ZIBRAK J D, O'DONNELL C R. Indications for preoperative pulmonary function testing[J]. Clin Chest Med, 1993, 14(2): 227–236.

[31] ODEJINMI F, SANGRITHI M, OLOWU O. Operative laparoscopy as the mainstay method in management of hemodynamically unstable patients with ectopic pregnancy[J]. J Minim Invasive Gynecol, 2011, 18(2): 179–183.

[32] CHAUTARD J, ALVES A, ZALINSKI S, et al. Laparoscopic colorectal surgery in elderly patients: a matched case-control study in 178 patients[J]. J Am Coll Surg, 2008, 206(2): 255–260.

[33] PIKARSKY A J, SAIDA Y, YAMAGUCHI T, et al. Is obesity a high risk factor for laparoscopic colorectal surgery? [J]. Surg Endosc, 2002, 16(5): 855–858.

[34] DELANEY C P, POKALA N, SENAGORE A J, et al. Is laparoscopic colectomy applicable to patients with body mass index >30? A case-matched comparative study with open colectomy[J]. Dis Colon Rectum, 2005, 48(5): 975–981.

[35] MYERS E, HURLEY M, O'SULLIVAN G C, et al. Laparoscopic peritoneal lavage for generalized peritonitis due to perforated diverticulitis[J]. Br J Surg, 2008, 95(1): 97–101.

[36] SWANK H A, VERMUELEN J, LANGE J F, et al. The ladies trial: laparoscopic peritoneal lavage or resection

for purulent peritonitis and Hartmann's procedure or resection with primary anastomosis for purulent or faecal peritonitis in perforated diverticulitis (NTR2037)[J]. BMC Surg, 2010, 10: 29.

[37] THORNELL A, ANGENTE E, GONZALES E, et al. Treatment of acute diverticulitis laparoscopic lavage vs resection (DILALA): study protocol for a randomized controlled trial[J]. Trials, 2011, 12: 186.

[38] KOH F H, TAN K K, TSANG C B, et al. Laparoscopic versus an open colectomy in an emergency setting: a case–controlled study[J]. Ann Coloproctol, 2013, 29(1): 12–16.

[39] MCCORMICK J T, SIMMANG C L. Reoperation following minimally invasive surgery: are the "rules" different?[J]. Clin Colon Rectal Surg, 2006, 19(4): 217–222.

[40] GERSIN K S, HENIFORD B T, ARCA M J, et al. Alternative site entry for laparoscopy in patients with previous abdominal surgery[J]. J Laparoendosc Adv Surg Tech A, 1998, 8(3): 125–130.

[41] CONTANT C M, HOP W C, VAN'T SANT H P, et al. Mechanical bowel preparation for elective colorectal surgery: a multicentre randomised trial[J]. Lancet, 2007, 370(9605): 2112–2117.

[42] GÜENAGA K F, MATOS D, WILLE–JØRGENSEN P. Mechanical bowel preparation for elective colorectal surgery[J]. Cochrane Database Syst Rev, 2011, 2011 (9): CD001544.

[43] HOLTE K, NIELSEN K G, MADSEN J L, et al. Physiologic effects of bowel preparation[J]. Dis Colon Rectum, 2004, 47(8): 1397–1402.

[44] Society of American Gastrointestinal Endoscopic Surgeons (SAGES). SAGES evidence–based guidelines for laparoscopic resection of curable colon and rectal cancer[M]. Los Angeles, CA: Society of American Gastrointestinal Endoscopic Surgeons (SAGES), 2012.

[45] LJUNGQVIST O, SØREIDE E. Preoperative fasting[J]. Br J Surg, 2003, 90(4): 400–406.

[46] American Society of Anesthesiologists Task Force on Preoperative Fasting. Practice guidelines for preoperative fasting and the use of pharmacologic agents to reduce the risk of pulmonary aspiration: application to healthy patients undergoing elective procedures: a report by the American Society of Anesthesiologists Task Force on Preoperative Fasting[J]. Anesthesiology, 1999, 90(3): 896–905.

[47] KONG M F, HOROWITZ M. Diabetic gastroparesis[J]. Diabet Med, 2005, 22 (Supp 14): 13–18.

[48] BERETVAS R I, PONSKY J. Endoscopic marking: an adjunct to laparoscopic gastrointestinal surgery[J]. Surg Endosc, 2001, 15(10): 1202–1203.

[49] KIM S H, MILSOM J W, CHURCH J M, et al. Perioperative tumor localization for laparoscopic colorectal surgery[J]. Surg Endosc, 1997, 11(10): 1013–1016.

[50] CONAGHAN P J, MAXWELL–ARMSTRONG C A, GARRIOCH M V, et al. Leaving a mark: the frequency and accuracy of tattooing prior to laparoscopic colorectal surgery[J]. Colorectal Dis, 2011, 13(1): 1184–1187.

[51] HYMAN N, WAYE J D. Endoscopic four quadrant tattoo for the identification of colonic lesions at surgery[J]. Gastrointest Endosc, 1991, 37(1): 56–58.

[52] BASS E M, DEL PINO A, TAN A, et al. Does preoperative stoma marking and education by the enterostomal

therapist affect outcome?[J]. Dis Colon Rectum, 1997, 40(4): 440–442.

[53] RANDALL J, LORD B, FULHAM J, et al. Parastomal hernias as the predominant stoma complication after laparoscopic colorectal surgery[J]. Surg Laparosc Endosc Percutan Tech, 2012, 22(5): 420–423.

[54] AXELROD L. Perioperative management of patients treated with glucocorticoids[J]. Endocrinol Metab Clin North Am, 2003, 32(2): 367–383.

[55] MARIK P E, VARON J. Requirement of perioperative stress doses of corticosteroids: a systematic review of the literature[J]. Arch Surg, 2008, 143(12): 1222–1226.

[56] ZAGHIYAN K N, MURRELL Z, MELMED G Y, et al. High–dose perioperative corticosteroids in steroid–treated patients undergoing major colorectal surgery: necessary or overkill? [J]. Am J Surg, 2012, 204(4): 481–486.

[57] BRATZLER D W, HOUK P M, Surgical Infection Prevention Guidelines Writers Working Group. Antimicrobial prophylaxis for surgery: an advisory statement from the National Surgical Infection Prevention Project[J]. Clin Infect Dis, 2004, 38(12): 1706–1715.

[58] NICHOLS R L, BROIDO P, CONDON R E, et al. Effect of preoperative neomycin–erythromycin intestinal preparation on the incidence of infectious complications following colon surgery[J]. Ann Surg, 1973, 178(4): 453–462.

[59] CANNON J A, ALTOM L K, DEIERHOI R J, et al. Preoperative oral antibiotics reduce surgical site infection following elective colorectal resections[J]. Dis Colon Rectum, 2012, 55(11): 1160–1166.

[60] ENGLESBE M J, BROOKS L, KUBUS J, et al. A statewide assessment of surgical site infection following colectomy: the role of oral antibiotics[J]. Ann Surg, 2010, 252(3): 514–519.

[61] MARRET E, REMY C, BONNET F, et al. Meta–analysis of epidural analgesia versus parenteral opioid analgesia after colorectal surgery[J]. Br J Surg, 2007, 94(6): 665–673.

[62] LEVY B F, SCOTT M J, FAWCETT W, et al. Randomized clinical trial of epidural, spinal or patient–controlled analgesia for patients undergoing laparoscopic colorectal surgery[J]. Br J Surg, 2011, 98(8): 1068–1078.

[63] TEKKIS P P, SENAGORE A J, DELANEY C P. Conversion rates in laparoscopic colorectal surgery[J]. Surg Endosc, 2005, 19(1): 47–54.

[64] PALANIAPPA N C, TELEM D A, RANASINGHE N E, et al. Incidence of iatrogenic ureteral injury after laparoscopic colectomy[J]. Arch Surg, 2012, 147(3): 267–271.

[65] OTT D E. Laparoscopic hypothermia[J]. J Laparoendosc Surg, 1991, 1(3): 127–131.

[66] BIRCH D W, MANOUCHEHRI N, SHI X, et al. Heated CO_2 with or without humidification of minimally invasive abdominal surgery[J]. Cochrane Database Syst Rev, 2011, 1(1): CD007821.

[67] RAUH R, HEMMERLING T M, RIST M, et al. Influence of pneumoperitoneum and patient positioning on respiratory system compliance[J]. J Clin Anesth, 2001, 13(5): 361–365.

[68] BARKER L. Positioning on the operating table[J]. Update Anaesth, 2002, 15: 1–6.

[69] ALIZADEH K, HYMAN N. Venous thromboembolism prophylaxis in colorectal surgery[J]. Surg Technol Int,

2005, 14: 165–170.

[70] NGUYEN N T, CRONAN M, BRALEY S, et al. Duplex ultrasound assessment of femoral venous flow during laparoscopic and open gastric bypass[J]. Surg Endosc, 2003, 17(2): 285–290.

[71] STAHL T J, GREGORCYK S G, HYMAN N H, et al. Practice parameters for the prevention of venous thrombosis[J]. Dis Colon Rectum, 2006, 49(10): 1477–1483.

[72] GEERTS W H, PINEO G F, HEIT J A, et al. Prevention of venous thromboembolism: the Seventh ACCP Conference on Antithrombotic and Thrombolytic Therapy[J]. Chest, 2004, 126(Suppl 3): 338–400.

[73] BENOIST S, PANIS Y, DENET C, et al. Optimal duration of urinary drainage after rectal resection: a randomized controlled trial[J]. Surgery, 1999, 125(2): 135–141.

[74] DELACROIX JR SE, WINTERS J C. Voiding dysfunction after pelvic colorectal surgery[J]. Clin Colon Rectal Surg, 2010, 23(2): 119–127.

[75] KIN C, RHOADS K F, JALALI M, et al. Predictors of postoperative urinary retention after colorectal surgery[J]. Dis Colon Rectum, 2013, 56(6): 738–746.

[76] BOTHWELL W N, BLEICHER R J, DENT T L. Prophylactic ureteral catheterization in colon surgery: a five–year review[J]. Dis Colon Rectum, 1994, 37(4): 330–334.

[77] CHAHIN F, DWIVEDI A J, PARAMESH A, et al. The implications of lighted ureteral stenting in laparoscopic colectomy[J]. JSLS, 2002, 6(1): 49–52.

[78] IBRAHIM A A, ABREGO D, ISSIAH I A, et al. Is post–operative proximal decompression a necessary complement to elective colon resection?[J]. South Med J, 1977, 70(9): 1070–1071.

[79] NELSON R, EDWARDS S, TSE B. Prophylactic nasogastric decompression after abdominal surgery[J]. Cochrane Database Syst Rev, 2007, 2007 (3): CD004929.

[80] TRENCHEVA K, DHAR P, SONODA T, et al. Physiologic effects of simultaneous carbon dioxide insufflation by laparoscopy and colonoscopy: prospective evaluation[J]. Surg Endosc, 2011, 25(10): 3279–3285.

[81] LASSEN K, SOOP M, NYGREN J, et al. Consensus review of optimal perioperative care in colorectal surgery: Enhanced Recovery After Surgery (ERAS) group recommendations[J]. Arch Surg, 2009,144(10): 961–969.

[82] ERAS SOCIETY. History of the ERAS Society[EB/OL]. [2013–05–29]. http: //www.erassociety.org/index. php/about–us/history.

第二章　患者体位、手术器械及套管针布局

Mehraneh Dorna Jafari, Michael J. Stamos, Steven Mills

关键点

- 患者体位要求：所有压迫部位予以衬垫保护，最大限度地利用重力作用，避免神经损伤和意外牵拉伤。
- 适当的手术入路取决于患者因素和术者的选择。
- 充分理解腹腔镜器械的优势和局限性，以避免并发症的发生。

电子补充材料参见：10.1007/978-1-4939-1581-1_2.
视频网址： http://www.springerimages.com/videos/978-1-4939-1580-4.

Mehraneh Dorna Jafari, MD
Department of Surgery, University of California, Irvine School of Medicine, 333 City Blvd. West, Suite 850, Orange, CA 92868, USA
E-mail： Jafarim@uci.edu
Michael J. Stamos，MD；Steven Mills，MD （通讯作者）
Department of Surgery, Division of Colorectal Surgery, University of California, Irvine School of Medicine, 333 City Blvd. West, Suite 850, Orange, CA 92868, USA
E-mail：mstamos@uci.edu；sdmills@uci.edu

一、简介

自从Erich Mühe于1982年首次报道在临床上进行腹腔镜手术以来，腹腔镜在普通外科领域的应用越来越普及[1]。与常规开腹胆囊切除术相比，腹腔镜胆囊切除术后疼痛较轻，住院时间缩短，这使得此技术应用日益广泛[1]。随着临床疗效的改善及新技术的不断出现，腹腔镜手术在很短的时间内被广泛应用于外科临床实践，从而使腹腔镜胆囊切除术在相当长的一段时间内成为治疗标准。然而，腹腔镜手术在其他领域的应用并未迅速展开。1990年，佛罗里达州迈阿密的Moises Jacobs和J. C. Verdeja首次报道腹腔镜结肠切除术，同年，Joseph Uddo首次完成腹腔镜乙状结肠切除术并用圆型吻合器实施吻合口钉合术[2]。然而，25年之后，腹腔镜结肠手术比例仍不及所有结肠手术的一半。腹腔镜技术难度是阻碍此项技术广泛开展的原因之一，同时也与担心套管针部位肿瘤复发和肿瘤学临床疗效不佳有关[2]。大量多中心随机对照试验的结果已消除了此种忧虑，长期生存率、无病生存率、局部和远处复发率在开放手术组和腹腔镜手术组之间均无显著差别[3]。

二、腹腔镜设备

从1902年首次报道在试验动物中进行腹腔镜手术之后的近20年，微创手术取得突飞猛进的发展[4]，这主要归因于技术方面的巨大进步。腹腔镜设备的更新，特别是腹腔镜的不断改良，为腹腔镜手术的普及奠定了基础。

1. 套管针

市场上有各种各样精密设计的套管针（Trocar），大部分医疗单位有自己成套的Trocar，各有优缺点。自从20世纪30年代首次报道Trocar以来，其设计不断进步（图2-1）[5]。所有的Trocar都有一个气体密封阀，允许插入和取出腹腔镜器械的同时维持良好的气腹。另外，也出现新的无阀门Trocar，在其顶端有加压的气体帘，阻止CO_2漏出。目前，有各种各样的一次性使用和重复使用的腹腔镜Trocar。重复使用的腹腔镜Trocar具有节省费用的优点，但随着反复使用，其穿刺端逐渐变钝，密闭阀门出现漏气。Trocar型号自3～30 mm不等，型号代表内直径大小。腹腔镜手术和机器人手术最常用5 mm、8 mm、10 mm及12 mm的Trocar。Trocar由内部的穿刺锥和外部的套管组成，后者留于腹壁穿刺处而作为置入和取出器械通道（图2-2）。外套管可为金属或塑料材质，表面光滑或呈螺纹状。透明Trocar的优势在于腹腔镜可观察Trocar腹壁通道的情况。金属Trocar更持久耐用，但有静电耦合的风险，在电凝器等能量设备使用不当的情况下，可导致意外的热播散和损伤。

Trocar可进一步分为切割Trocar和扩张Trocar。切割Trocar可为金属或塑料材质，当施加压力时，可切割组织，设计有弹簧状塑料保护鞘，刀片一旦进入腹腔，保护鞘即刻弹出，包裹刀片，从而避免内脏损伤。扩张Trocar利用逐渐变细的钝性穿刺头分开和扩张腹壁组织。放置Trocar时，切割Trocar较扩张Trocar所需穿刺力小。虽然易于置入，但切割Trocar的刀片可导致血管和内脏损伤、腹壁血肿、

Trocar部位疼痛和疝。新一代末端回弹式Trocar似乎更为安全，但尚无证据证实此种优势[5]。钝头扩张Trocar需行皮肤小切口，钝性扩张而非切割其余腹壁各层，从而使Trocar更易固定于腹壁。扩张Trocar的优点包括术后疼痛轻、穿刺部位出血少、瘢痕小、患者满意度高。总而言之，与切割Trocar相比，锥状扩张Trocar置入穿刺力较大，腹壁缺损较小[6-7]。笔者在行腹腔镜结直肠手术时，常使用5 mm、10 mm及12 mm的钝头扩张Trocar，可降低肠道和腹壁损伤的风险。

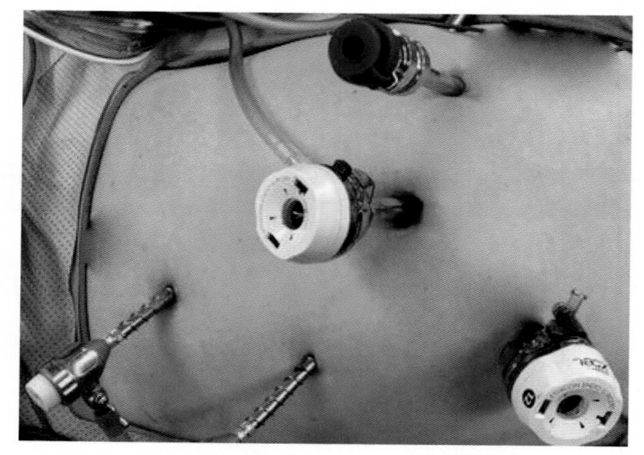

图2-1　10 mm扩张/非切割Trocar腹壁外套管和器械插入通道

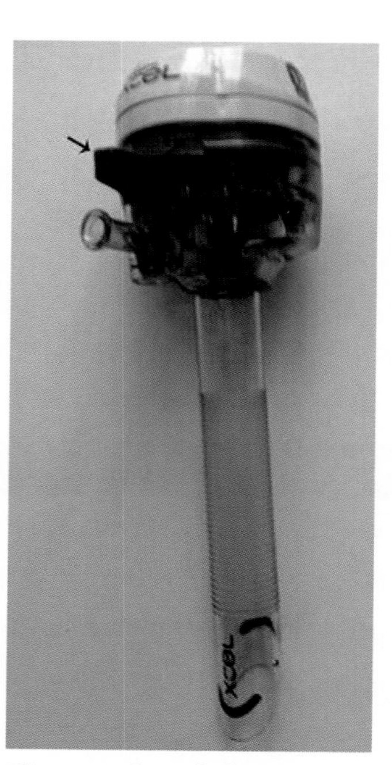

图2-2　腹腔镜非切割扩张Trocar，带有机器人操作窗口（箭头）及其他2个接口

2. 手术器械

随着新技术的不断进步，腹腔镜器械也在不断改善，更加符合人体工程学原理，便于操控组织器官。尽管腹腔镜器械的生产商众多，但是标准尚未统一。

（1）摄像机/腹腔镜。腹腔镜手术要求术野务必清晰。不同的直径范围和视角范围，均有各种型号的腹腔镜可供选择。末端可曲式腹腔镜的优势在于可提供多角度视野。腹腔镜分为远视棒透镜系统（与摄像机相连）和整合光源的数字腹腔镜。摄像处理系统、光源、视频记录装置及监控设备均以关节样结构与腹腔镜相连（图2-3）。最近，已有高分辨率腹腔镜用于临床。腹腔镜选择通常取决于术者的经验和所在医院的条件。不管使用何种腹腔镜，为获得理想的颜色分辨率，在置入腹腔之前务必予以“白平衡”调试，检查摄像头及光源。一般而言，术者站在病变的对侧，腹腔镜正对着病变部位。为提高视野清晰度，需准备腹腔镜头加热器及防雾剂。在大多数情况下，手术团队中最年轻的成员掌控腹腔镜头，但这往往导致解剖学混乱、缺乏协调一致性（比如不断改变聚焦视野）、延长手术用时、难以符合人类工程学原理、打击手术团队的信心。“保持腹腔镜按钮朝向天花板”的传统准则不总是正确的，对某些腹腔镜结直肠手术而言则是错误的。识别正确平面，保持视野位于适宜的解剖层次，对于腹腔镜结直肠手术而言至关重要，特别是在腹腔不同象限移动术野时更是如此。

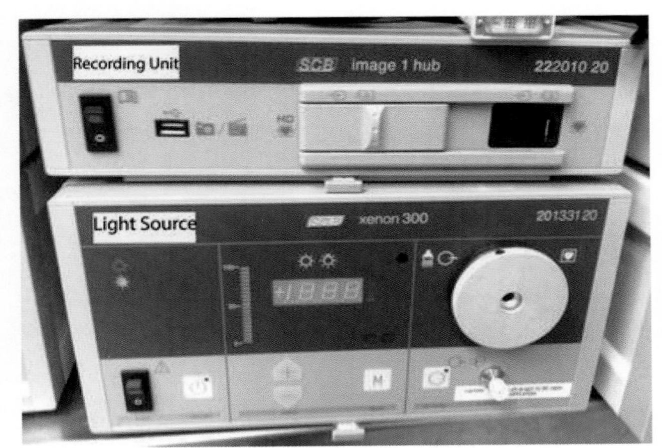

图2-3 摄像机光源和视频记录装置

（2）气腹机。一旦腹腔镜Trocar置入完毕，需要开动气腹机建立气腹，以提供足够的视野和空间，确保手术顺利进行。在任何患者皮肤切开前，应开启气腹机并确保其工作状态良好。开启气腹机，打开CO_2瓶，确保气体用量足够。一般情况下，需多备一瓶CO_2，以防手术关键时刻突然中断气体灌注。先进的一体化手术室往往有CO_2输送管道，此时不需备用CO_2瓶。气腹机应显示腹腔内压力，具备可调节的压力选择按钮，数字显示气流灌注速度和容量。一旦建立气腹，需给予高流量灌注（20～40 L/min），一般维持15 mmHg的气腹压。有心肺疾病的患者，气腹压相对降低。在灌注气体时，麻醉医生需监测血流动力学改变。另外，术者、麻醉医生及护士三者之间持续地良好沟通颇为重要。

（3）抓钳。腹腔镜结直肠手术中，抓钳的型号种类最多，也是最常使用的器械。抓钳分为可重复使用和一次性使用两类，不同的抓钳具有不同类别的手柄、绝缘轴和头端。某些抓钳还可连接单极电凝。抓钳直径范围为1.8～12 mm，长度大于30 cm。对于普通患者，笔者多使用直径5 mm、长30～35 cm的抓钳。然而，术前需准备45 cm甚至更长的抓钳，如游离结肠脾曲时距离较远，可能使用长抓钳。术者应依据所需完成的操作决定使用抓钳的类型，对于手柄的选择则取决于术者的习惯。环形手柄抓持的精准性高于菱形或钳口形手柄。然而，适合手掌握持的手柄适用于需要用力操作的步骤，此时精确性并不重要（图2-4）。某些抓钳具有锁定装置，适用于需长时间抓持的组织器官。牵拉肠管务必用抓钳安全抓持，但无须过度施加压力。抓钳有各种各样的头端，如直的或弯的、创伤性的或非创伤性的、单头活动的或双头活动的、有孔的或实心的，不一而足。为减少牵拉损伤，笔者使用非创伤性且有孔的双钝头抓钳（图2-5）。两个钳口均可活动的抓钳较好，仅有一个钳口活动的抓钳对组织的压力较大。有孔抓钳与所抓持组织的摩擦力较小，组织容易滑脱。应注意切勿施加太大压力，特别是在与钳端垂直的方向，因为如此操作易导致组织滑脱。操作时还应注意抓钳末端表面积越小，组织承受压力越大。当用抓钳牵拉组织时，避免盲目或过度牵拉肠壁致使肠管撕裂。分离用抓钳，如

Maryland抓钳和直角抓钳，可用于钝性组织分离，一般不用于抓持肠管。

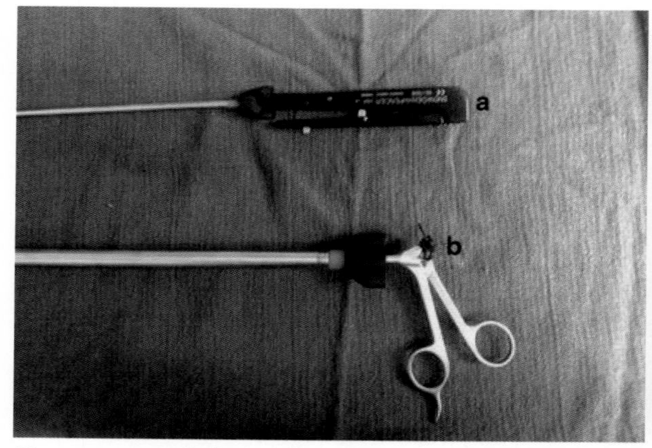

图2-4　不同器械的手柄
注：镊子钳夹式手柄（a）的准确性不及环形手柄（b），因为后者可用手掌握持，具有较大的抓持力。

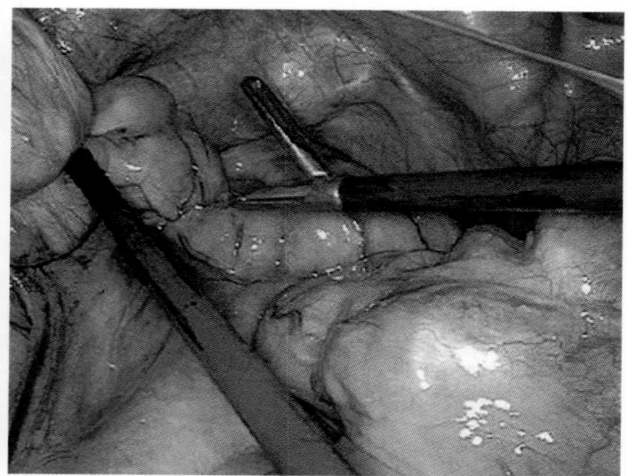

图2-5　有孔的双钝头非创伤性抓钳抓持肠管

（4）剪刀。腹腔镜剪刀分为重复使用、可组装（刀头为一次性而柄部可重复使用）及一次性使用3类，多用于锐性分离，在谨慎操作的前提下，也可完成有限的钝性分离。对于有腹部手术史的患者，剪刀作用颇为重要，可锐性分离与腹壁粘连的组织。剪刀可连接单极电凝，以便在使用能量设备进行分离时获得良好的止血效果。与抓钳类似，剪刀也有各种尺寸和长度。

（5）腹腔镜吻合器。市场上有各种各样的吻合器，可代替能量设备闭合血管及完成肠管吻合。大型前瞻性随机对照试验未能明确器械吻合是否优于手工缝合[8-9]。线型吻合器（腹腔镜胃肠吻合器）具有4排交错排列的钛钉，吻合的同时于吻合线中间将组织切断。设备失败率为0.2%～0.3%[10-11]。依据需完成的工作，选择适当的吻合器。吻合器可分为直线型或圆型、可曲型或不可曲型、切割型或单一吻合型，亦可带有动力驱动装置。理论上，动力驱动的吻合器钳口打开更为理想，易于完成困难部位的切割吻合，然而，到目前为止尚无研究证实此种优越性。钉匣长度不一，一般为30～60 mm，需选择合适长度的钉匣，减少吻合次数。然而，在狭窄的盆腔，短小钉匣便于操作。

吻合钉高度自2～5 mm不等，并以不同的钉匣颜色标识。遗憾的是，每个厂家均有自己的钉高颜色标识标准。须根据组织厚度，选择相应高度的吻合钉。吻合钉高度选择不当，可导致吻合口对合过于疏松或压迫过紧（图2-6a）[12]。理想状态是吻合钉高度和组织厚度相匹配，击发后形成“B”字形结构（图2-6b）。直肠壁厚于结肠，应使用钉高至少4 mm的吻合器，然而小肠和结肠可选择钉高小于3.5 mm的吻合器。可使用各种加强材料以加固吻合口，然而，尚无研究证实加强措施可改善临床疗效，笔者通常不予以加强处理[13]。

直肠低位前切除术具有一定的挑战性，特别是离断直肠时。在狭窄的盆腔，即使使用可曲型吻合器亦会遇到困难，有时还需要多次切割。最近，一种弧形吻合器已面世（译者注：如强生公司的凯图弧形切割闭合器），研究证实这种吻合器使用方便且安全可靠[14]。

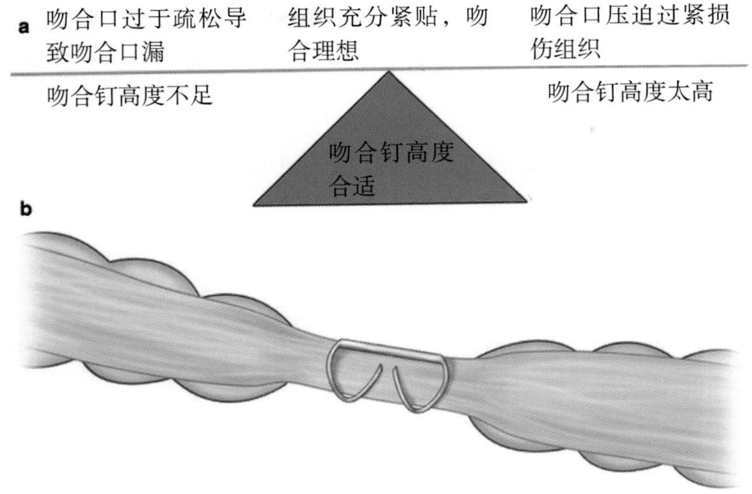

图2-6 吻合钉高度的选择

注：a.吻合钉高度选择不当，可导致吻合口对合过于疏松或压迫过紧[12]；b.理想状态是吻合钉高度和组织厚度相匹配，击发后形成“B”字形结构。（Davis B、Rafferty J F 授权；引自：Steele S R，Maykel J A，Champagne B J，Orangio G R，eds.*Complexities in Colorectal Surgery*：*Decision-making and management*. Springer，New York，2014 © Springer in 2014）

（6）其他腹腔镜器械。其他腹腔镜器械包括持针器、冲洗/吸引器、施夹器。结扎适当大小的血管或管道需要施夹器。血管夹长度为6～11 mm，材质为金属或不可吸收塑料（译者注：目前也有可吸收血管夹）。施夹器可为一次性使用或重复使用，直径为5～11 mm。

3. 能量设备

彻底止血对开腹手术和腹腔镜手术均颇为重要。快速止血可保持术野清晰，从而保证腹腔镜手术顺利进行。然而，腹腔镜手术止血依然困难重重，因为传统的缝扎止血极为困难，往往只能凭借血管夹或吻合器。遗憾的是它们的效能依然有限。能量设备的出现是腹腔镜手术进展的核心，它可快速控制并切断血管。术者应理解其工作原理，掌握其优点和并发症的防治策略。

（1）单极能量设备。单极能量设备依赖于发生器产生电流，经过患者传至地线，可分离、止血和凝固小管道。剪刀、电凝钩、抓钳均可连接单极能量平台，有切割、电凝两种模式。与单极钝头电凝器类似，其优点为快速、低电压及迅速止血。因为单极电凝依赖于热能和接触时间，操作时务必保持整个电路完好无损。如果电流在设定的通路之外回流，则会导致其他部位灼伤。与双极电凝相比，单极电凝尚有侧方热传播损伤的缺点。在有限空间内操作，特别是靠近重要组织结构时，此点颇为重要。比如，直肠低位前切除术前方电刀分离可损伤盆丛神经而导致长期并发症。

（2）双极能量设备。传统的双极能量设备依然借助电流完成其工作。与单极能量设备不同的是，双极能量设备不需要地线，电流回路在设备两个末端之间完成，因此强大的电流通过钳口之间组织。更先进的双极能量平台，如LigaSure™（Covidien，CT）和EnSeal™（Ethicon，Cincinnati，OH），增加第三种功能，即在加热并维持一定时间的同时可施压以封闭血管，从而实现用较低的电压，消耗更少的热量，完成更多的工作。双极能量平台适用于各种血管封闭设备，其侧向热传递范围很小。双极能量设备联合对组织施加适当压力，可封闭直径达7 mm的血管。不同设备可封闭的血管直径和侧向热传递距离均不同（表2-1）。许多此类设备的末端均为钝头，具有多种功能，可抓持、分离和电凝，不需频繁更换器械。

表2-1 双极能量设备[30]

设备名称	生产商	报道的侧向热传递距离/mm	可封闭血管直径/mm
EnSeal Trio®	Ethicon	1	7
Trissector PKS™	Gyrus	3.6	7
LigaSure™	Covidien	0 ~ 4.5	7
HALO PKS™	Olympus	—	7
OMNI PKS™	Olympus	—	7

（3）超声能量设备。常见的超声能量设备有Harmonic Scalpel™（Ethicon，Cincinnati，OH）和SonSurg®（Olympus，Southborough，MA）。其工作原理就是将发生器产生的电能转化为钳口处的机械能，与单极或双极能量设备不同的是，没有电能流经患者。事实上，它们更像手术刀，不像双极能量设备。然而，超声刀可重复使用，能安全封闭直径为5 mm的血管，热损伤很小。美国食品药品监督管理局（FDA）推荐新模式下，超声刀可安全封闭7 mm的血管[15]。超声刀仅有一个活动刀头，使用电凝功能还是切割功能，取决于超声刀主机模式、手柄最大值及最小值按钮和组织紧张程度。超声刀有多种功能，包括切割、凝血、抓持、空穴化，可减少器械更换。

4. 手辅助腹腔镜设备

尽管一般的手术器械不包括手辅助器械，但手辅助腹腔镜设备对实施高难度的腹腔镜手术颇有帮助。目前有各种各样的手辅助腹腔镜设备（译者注：如美国强生公司的蓝蝶手辅助系统，LanDisc）可供选择，有的可妥善封闭腹壁切口，以防漏气，有的允许术者将一只手置入腹腔。此类设备尚有GelPort™（Applied Medical，Rancho Santa Margarita，CA）、Dextrus（Ethicon Endosurgery，Cincinnati，OH）、HandPort System（Smith & Nephew Inc.，London，England）、Dexterity Pneumo Sleeve device（Dexterity Inc.，Roswell，GA）、Omniport（Advance Surgical Concepts，Dublin，Ireland）及 Intromit Device（Medtech Ltd，Dublin，Ireland）。

三、患者体位

患者体位要求既便于手术操作，又要保证其安全（图2-7）。术前手术组成员应讨论适合患者的个体化体位。理想的体位必须既符合基本的标准，还应避免导致外周神经损伤和压迫性溃疡。麻醉医师学会数据库资料显示外周神经损伤是常见的第二位损伤，其发生率为16%[16]。如果需要术中倾斜手术床以协助牵拉和分离，务必将患者妥善固定于手术床，以防滑落。

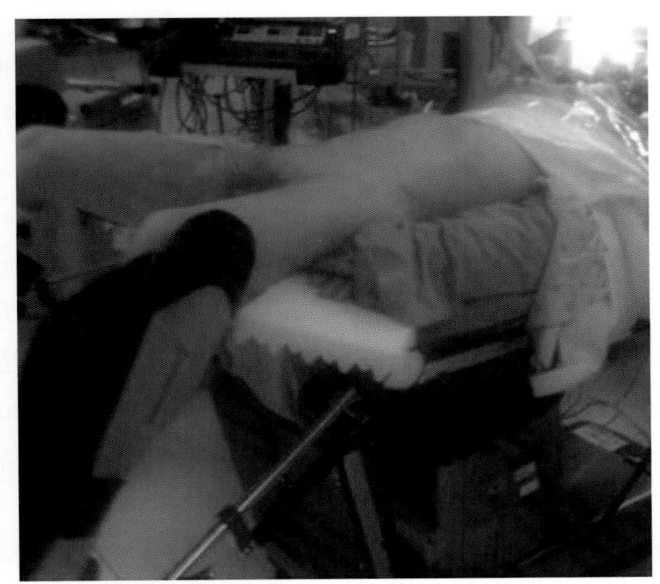

图2-7 患者体位
注：骨骼突出部位加以衬垫，避免神经受伤。

为防止滑落，笔者使用大的高密度泡沫塑胶垫和魔术贴绑带。记忆泡沫塑胶蚕豆袋和Z-flo体位胶垫（Sundance，White Plains，NY）可以获得同样效果。泡沫塑胶蛋箱垫（Allen Medical Group，Acton，MA）可置于脚蹬之上，具有衬垫和固定作用。

基于不同的腹腔镜结直肠手术方式，患者可采取平卧位或改良截石位。在可能的情况下，我们喜欢将患者的双臂包裹后置于躯体两侧。如果手臂外展，应避免损伤臂丛神经，因此外展角度不能超过90°。对于平卧位，枕部、骶骨和脚后跟易于发生压迫性溃疡，最好垫以凝胶垫。膝关节需保持一定的屈曲度，以防止过伸性损伤。取改良截石位时，将下肢置于Yellow Fin®靴或Allen®脚蹬，大腿轻度屈曲外展，脚平放在脚蹬之内，避免压迫大腿的外侧面，足踝部、膝关节和对侧肩部成一条直线[16]。

在腹腔镜右半结肠切除术中，笔者习惯于将患者置于平卧位，至少将其左臂包裹后固定于身体左侧，方便术者和助手站位于患者左侧。也可以取改良截石位，以便术者站于患者两腿之间。将两臂包裹固定于躯体两侧的改良截石位更适用于腹腔镜全结肠切除术、乙状结肠切除术、直肠低位前切除术及经腹会阴切除术。因为此体位便于直肠和（或）阴道检查、使用结肠镜、置入圆型吻合器或手工缝合吻合口。

四、建立进入腹腔通路

腹腔镜手术主要并发症（ >50%）发生在建立进入腹腔通道之时[17-19]。具体进腹方法包括Veress气腹针置入、Trocar直接置入、Hasson开放置入、可视穿刺针或Trocar技术等。每种方法均有各自的优势和潜在并发症，采用何种方法取决于患者体形、病史和术者经验。

1. Veress气腹针置入

Raoul Palmer于1947年首次报道使用Veress气腹针建立气腹[20]，也是现在最常用的建立气腹的方法[5,17]。一次性气腹针外径为2 mm（14 G），长度7～12 cm。可重复使用的气腹针为金属材质。在置入腹腔之前，气腹针应注气，确保通畅。气腹针带有钝头结构，遇到阻力时回缩，一旦进入腹腔则弹出。气腹针的使用和定位取决于外科医生。对于没有腹部手术史的患者，笔者常在脐旁3 cm处置入气腹针，此点也是腹腔镜置入位置。对于有手术史的患者，笔者常选择Palmer点，即左锁骨中线肋缘下1～2 cm处（图2-8）。对于没有手术史的患者，脐部是次优选择部位。虽然基于美观考虑，脐部是理想的部位，但对于大多数患者而言并不理想，因为此处距离血管结扎部位太近。气腹针置入位置也可选右上象限，但应避免损伤肝脏。术者根据患者病史确定穿刺点后，即可置入气腹针。用扁桃体钳抓持并提起腹壁前筋膜，可减少腹内脏器损伤（图2-9）。当气腹针穿透前筋膜、后筋膜时均具有一定的阻碍感，一旦气腹针进入腹腔则有落空感，此时可听到“喀哒”声，此为钝性末端弹出的声音。抽吸气腹针，确保无内脏或血管损伤。滴水试验可见液体经气腹针迅速滴入腹腔，证实气腹针已进入腹腔。值得注意的是，并无证据表明上述确保正确穿刺的方法能减少并发症的发生，但是通常情况下，这依然是较好的进腹方法[21]。一旦上述操作已完成，则建立气腹，注气开始时，气腹压应小于10 mmHg[5]。如果气腹压过高，需要旋转气腹针，确保注气孔远离腹壁。通过气腹针（14 G）的最大流量为2.5 L/min。切勿将气腹针左、右、上、下摇晃，以免扩大内脏损伤面积。然而，如果腹压持续较高，应另行穿刺。

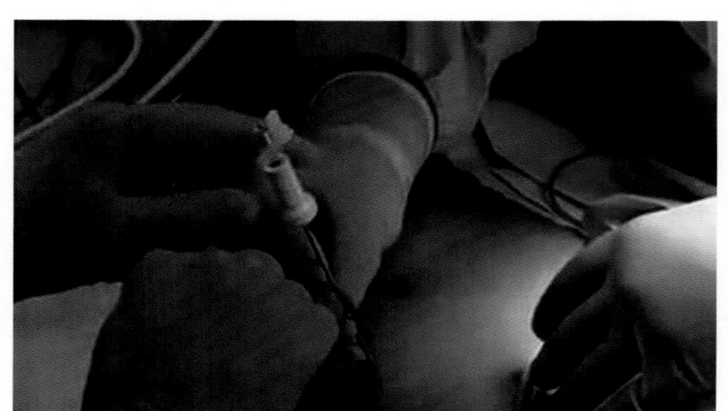

图2-8 Palmer点置入气腹针

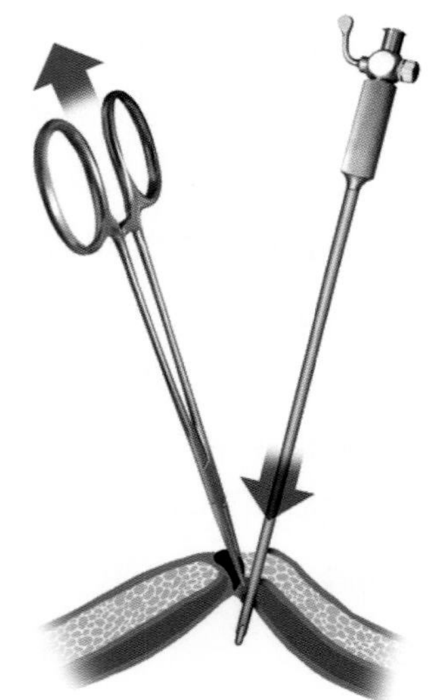

图2-9 正确置入Veress气腹针
（Shin J、Lee S W授权；引自Laparoscopic Complications. In：Steele S R，Maykel J A，Champagne B J，Orangio G R，eds. *Complexities in Colorectal Surgery：Decision-making and management*. Springer，New York，2014 © Springer in 2014）

2. Trocar直接置入

Dingfelder于1978年首次报道Trocar直接置入法[22]。这种方法是在建立气腹之前，就将第一个Trocar置入腹腔。这样可以更容易地抓持和提起腹壁，减少Trocar相关并发症。关于这种技术仍然存在争议[5,17]，笔者禁用此技术，也不向读者推荐。（译者注：此技术也是安全的方法之一。）

3. Hasson开放置入

开放置入法由Hasson于1971年报道，旨在为术者提供一种安全的腹腔进针方法，从而避免血管和内脏损伤[23-24]。这种技术主要适用于有腹部手术史的高危患者，对于此类患者，盲目腹腔进针不安全或根本无法进针。Hasson开放置入法是在直视下分离腹壁各层。然而，这种技术仍存在争议，没有确切的证据证实开放置入法可减少腹内脏器损伤[17,24-25]。开放置入法套管系统由内心、塑料鞘和袖套部组成，后者带有两个短棒，以利于固定筋膜缝线，进而确保套管系统妥善固定于腹壁。然而，开放置入法需时较长，特别是肥胖患者更是如此。另外，还可能由于漏气而导致气腹维持困难。在选定的置入部位，切开皮肤。对于有腹部手术史的患者，应该避开手术瘢痕部位，可选择脐周部位。用S形牵开器分开腹壁，直到腹膜层。提起腹膜，锐性切开，术者示指进入腹腔，分开粘连，置入Trocar，固定于筋膜。

4. 可视Trocar

这是Trocar直接置入法的一种变通方法，即用清晰可视的Trocar套管，在穿刺置管时术者可以观察腹壁和腹腔。常规切开腹壁，缝置两针前筋膜固定线，筋膜开口如Trocar大小，牵起筋膜固定线，置入可视Trocar，用0°腹腔镜监控穿刺过程。一些术者在用Veress气腹针建立气腹后，采用此法置入Trocar。

5. 再次手术患者Trocar置入方法

如上所述，将Trocar置入腹腔方法的选择需基于患者手术史、体形和术者经验。有腹部手术史的患者，选择第一个Trocar置入部位和置入方法时务必谨慎，需考虑以前切口、手术需解剖区域和预期病变性质。Palmer点和（或）右上象限腹部入口往往是有中线剖腹手术史患者的安全选择。如果Veress气腹针不能安全置入腹腔，可采用开放置入法或直视下置管方法。气腹针置管失败者，需仔细检查穿刺部位下方组织器官，确保无内脏或血管损伤。

6. Trocar 置入

如上所述，有各种各样的Trocar可供选择。一旦充分建立气腹，移除Veress气腹针，然后置入第一个Trocar。某些术者主张用巾钳将腹壁提起，然后置入Trocar，但笔者发现此操作并非必要，Trocar应与腹壁保持90°。然而，消瘦患者务必避免损伤，可朝盆腔方向置入。一般而言，置入Trocar过程中具有中度的抵抗力，如果需要过度用力，可能是皮肤切口过小。一旦Trocar进入腹腔，打开气阀，腹部逐渐隆起即可确认。置入腹腔镜，检查穿刺部位附近组织器官，确保无损伤。然后，在直视下，完成其他Trocar的置入。

7. 手辅助腹腔镜

手辅助腹腔镜手术始于20世纪90年代末期。该技术克服了常规腹腔镜缺乏触觉反馈的弊端，允许术者用手分离组织[26]。反对者认为该术式需要一个长7～8 cm的切口，那将会使微创手术失去意义[26]。然而，在结直肠手术中，支持者指出手辅助腹腔镜手术的近期临床疗效和常规腹腔镜手术相同[27]。从切口疝的长期临床疗效来看，手辅助腹腔镜手术不及全腹腔镜手术。如果使用手辅助器，笔者推荐利用标本取出切口（Pfannenstiel切口或剖腹小切口）。因为Pfannenstiel切口具有美观效果和较低的切口疝发病率，所以笔者首选此切口[28]。手辅助器的放置部位也可选择在计划回肠造口或结肠造口部位。除上述考虑外，手辅助腹腔镜手术依然务必遵守常规腹腔镜的基本原则。良好视野是任何手术成功的关键，因此手辅助器的位置不能干扰腹腔镜术野，而且务必遵守手辅助器和Trocar呈三角形布局的原则。

手术技巧

手术的关键是避免并发症。

● 术前准备。

（1）手术室布局与设备务必满足麻醉医生与术者手术要求。

（2）检查所有设备。

（3）术野清晰是腹腔镜手术成功的关键，检查监视器并将其放置在理想位置。

（4）器械电缆妥善布局，以提供最大的工作空间。

● Trocar等设备。

（1）和开腹手术相比，腹腔镜手术的触觉反馈和感知度均有不同程度下降[29]，术中也难以判断所需抓持力的大小，因此使用抓钳时务必谨慎。

（2）为避免撕裂或肠道穿孔，应选择大钳口的抓钳，因为接触面积大，抓持力易于分散，这对于刚开始腹腔镜手术的外科医生而言更为重要。

（3）单极能量设备末端易导致损伤，侧向热传递范围较大。

（4）检查腹腔镜设备的绝缘性，器械漏电可导致周围脏器损伤。

（5）使用聚四氟乙烯涂层的单极能量设备时，待处理的组织避免过厚。

（6）当使用双极能量设备时，避免张力过大，确保在钳口内将血管安全封闭并离断[30]。

（7）对于高度钙化的血管，应使用血管夹或闭合设备。

（8）为避免吻合失败，应选择钉高合适的吻合器。

（9）选择长度合适的钉匣，过长的钉匣将导致吻合钉散落于腹腔内，而过短的钉匣则需要多次吻合。

（10）对于盆腔手术，可考虑使用圆型吻合器。

(11)避免吻合口缺血和张力。

(12)避免在两个吻合(闭合)口之间制造组织桥。[译者注:作者本意可能是推荐端端吻合,但临床实践中,译者也使用回结肠端侧吻合或结直肠端侧吻合,此时在回(结)肠闭合端和吻合口之间必然存在组织桥,为避免缺血性坏死,在保证吻合肠袢血供良好且无张力吻合的前提下,组织桥的宽度至少为2 cm,过窄容易缺血性坏死,过长易导致盲袢综合征。]

● 患者体位。

(1)确保手术床工作状态良好,便于倾斜。对于需要会阴部操作的患者,将患者置于低的截石位,以提供良好视野和便于肛门手术入路。

(2)手术前,评估并纠正手术床各关节活动度和动力缺陷。

(3)改良截石位患者,避免大腿关节的过度屈曲。

(4)截石位患者,同时屈曲大腿关节和膝关节。

(5)术者务必意识到截石位时间过长可导致小腿肌肉压迫,超过5 h者,可能出现下肢筋膜室综合征。

● 进腹通路。

(1)充分获取患者腹部外科手术史资料,对选择合适的手术入路和术式颇有帮助。

(2)避免Veress气腹针反复穿刺,必要时改用其他进腹方法。

(3)插入Veress气腹针时,考虑患者体形。消瘦患者,大血管距离脐部仅为1～2 cm。

(4)Veress气腹针一旦进入腹腔,切勿左、右、上、下移动。

(5)不可在瘢痕部位盲目进针。

五、小结

在手术开始时,正确安置患者体位、安全置入Trocar和选择适宜的器械对手术成功或失败时的补救策略均颇为重要。术者应提前做好准备,并根据患者的情况和手术策略选择合适的手术方式。虽然随着高效的手术标准化流程日益推广,手术失误率日趋降低,但术者依然需要提前做好准备与处理,使与手术有关的所有问题在术前达到最优化状态,以确保手术安全与成功。

参考文献

[1] REYNOLDS JR W. The first laparoscopic cholecystectomy[J]. JSLS, 2001, 5(1): 89–94. PubMed PMID: 11304004. Pubmed Central PMCID: 3015420.

[2] SHUKLA P J, BARRETO G, GUPTA P, et al. Laparoscopic surgery for colorectal cancers: current status[J]. J Minim Access Surg, 2006, 2(4): 205–210. PubMed PMID: 21234147. Pubmed Central PMCID: 3016481.

[3] JAYNE D G, THORPE H C, COPELAND J, et al. Five-year follow-up of the Medical Research Council CLASICC trial of laparoscopically assisted versus open surgery for colorectal cancer[J]. Br J Surg, 2010, 97(11):

1638–1645. PubMed PMID: 20629110.

[4] HATZINGER M, KWON S T, LANGBEIN S, et al. Hans Christian Jacobaeus: inventor of human laparoscopy and thoracoscopy[J]. J Endourol, 2006, 20(11): 848–850. PubMed PMID: 17144849.

[5] VILOS G A, TERNAMIAN A, DEMPSTER J, et al. The Society of O, Gynaecologists of C. Laparoscopic entry: a review of techniques, technologies, and complications[J]. J Obstet Gynaecol Can, 2007, 29(5): 433–465.

[6] PASSEROTTI C C, BEGG N, PENNA F J, et al. Safety profile of trocar and insufflation needle access systems in laparoscopic surgery[J]. J Am Coll Surg, 2009, 209(2): 222–232. PubMed PMID: 19632599.

[7] THEODOROPOULOU K, LETHABY D R, BRADPIECE H A, et al. Direct trocar insertion technique: an alternative for creation of pneumoperitoneum[J]. JSLS, 2008, 12(2): 156–158. PubMed PMID: 18435888. Pubmed Central PMCID: 3016192.

[8] DOCHERTY J G, MCGREGOR J R, AKYOL A M, et al. Comparison of manually constructed and stapled anastomoses in colorectal surgery. West of Scotland and Highland Anastomosis Study Group[J]. Ann Surg, 1995, 221(2): 176–184. PubMed PMID: 7857145. Pubmed Central PMCID: 1234951.

[9] SLIEKER J C, DAAMS F, MULDER I M, et al. Systematic review of the technique of colorectal anastomosis[J]. JAMA Surg, 2013, 148(2): 190–201. PubMed PMID: 23426599.

[10] CHAN D, BISHOFF J T, RATNER L, et al. Endovascular gastrointestinal stapler device malfunction during laparoscopic nephrectomy: early recognition and management[J]. J Urol, 2000, 164(2): 319–321. PubMed PMID: 10893574.

[11] DENG D Y, MENG M V, NGUYEN H T, et al. Laparoscopic linear cutting stapler failure[J]. Urology, 2002, 60(3): 415–419 [discussion: 419–420]. PubMed PMID: 12350475.

[12] MERY C M, SHAFI B M, BINYAMIN G, et al. Profiling surgical staplers: effect of staple height, buttress, and overlap on staple line failure[J]. Surg Obes Relat Dis, 2008, 4(3): 416–422. PubMed PMID: 18226977.

[13] HO Y H, ASHOUR M A. Techniques for colorectal anastomosis[J]. World J Gastroenterol, 2010, 16(13): 1610–1621. PubMed PMID: 20355239. Pubmed Central PMCID: 2848369.

[14] BRESCIA A, MARI F S, FAVI F, et al. Laparoscopic lower anterior rectal resection using a curved stapler: original technique and preliminary experience[J]. Am Surg, 2013, 79(3): 253–256. PubMed PMID: 23461949.

[15] PHILLIPS C K, HRUBY G W, DURAK E, et al. Tissue response to surgical energy devices[J]. Urology, 2008, 71(4): 744–748. PubMed PMID: 18289646.

[16] KNIGHT D J, MAHAJAN R. Patient positioning in anaesthesia. Continuing Education Anaesthesia[J]. Critical Care & Pain, 2004, 4(5): 160–163.

[17] JIANG X, ANDERSON C, SCHNATZ P F. The safety of direct trocar versus Veress needle for laparoscopic entry: a meta-analysis of randomized clinical trials[J]. J Laparoendosc Adv Surg Tech Part A, 2012, 22(4): 362–370. PubMed PMID: 22423957.

[18] HASHIZUME M, SUGIMACHI K. Needle and trocar injury during laparoscopic surgery in Japan[J]. Surg Endosc,

1997, 11(12): 1198–1201. PubMed PMID: 9373293.

[19] JANSEN F W, KOLKMAN W, BAKKUM E A, et al. Complications of laparoscopy: an inquiry about closed–versus open–entry technique[J]. Am J Obstet Gynecol, 2004, 190(3): 634–638. PubMed PMID: 15041992.

[20] PALMER R. Safety in laparoscopy[J]. J Reproduct Med, 1974, 13(1): 1– 5. PubMed PMID: 4276707.

[21] TEOH B, SEN R, ABBOTT J. An evaluation of four tests used to ascertain Veress needle placement at closed laparoscopy[J]. J Minim Invasive Gynecol, 2005, 12(2): 153–158. PubMed PMID: 15904620.

[22] DINGFELDER J R. Direct laparoscope trocar insertion without prior pneumoperitoneum[J]. J Reproduct Med, 1978, 21(1): 45–47. PubMed PMID: 151144.

[23] HASSON H M. A modified instrument and method for laparoscopy[J]. Am J Obstet Gynecol, 1971, 110(6): 886–887. PubMed PMID: 4254516.

[24] LAL P, VINDAL A, SHARMA R, et al. Safety of open technique for first–trocar placement in laparoscopic surgery: a series of 6 000 cases[J]. Surg Endosc, 2012, 26(1): 182–188. PubMed PMID: 21853393.

[25] MERLIN T L, HILLER J E, MADDERN G J, et al. Systematic review of the safety and effectiveness of methods used to establish pneumoperitoneum in laparoscopic surgery[J]. Br J Surg, 2003, 90(6): 668–679. PubMed PMID: 12808613.

[26] LITWIN D E, DARZI A, JAKIMOWICZ J, et al. Hand–assisted laparoscopic surgery (HALS) with the HandPort system: initial experience with 68 patients[J]. Ann Surg, 2000, 231(5): 715–723. PubMed PMID: 10767793. Pubmed Central PMCID: 1421059.

[27] Hals Study Group. Hand–assisted laparoscopic surgery vs standard laparoscopic surgery for colorectal disease: a prospective randomized trial[J]. Surg Endosc, 2000, 14(10): 896–901. PubMed PMID: 11080399.

[28] DESOUZA A, DOMAJNKO B, PARK J, et al. Incisional hernia, midline versus low transverse incision: what is the ideal incision for specimen extraction and hand–assisted laparoscopy?[J]. Surg Endosc, 2011, 25(4): 1031–1036. PubMed PMID: 20737171.

[29] DEN BOER K T, HERDER J L, SJOERDSMA W, et al. Sensitivity of laparoscopic dissectors, what can you feel?[J]. Surg Endosc, 1999, 13(9): 869–873.

[30] SMITH R, PASIC R. The role of vessel sealing technologies in laparoscopic surgery[J]. Surg Technol Int, 2008, 17: 208–212. PubMed PMID: 18802904.

第三章　外科解剖

Todd D. Francone, Ron G. Landmann

关键点

- 术者彻底了解解剖结构对微创手术显露非常重要，在试行分离之前，务必尽最大努力搞清楚组织器官的解剖关系和空间架构。
- 良好的显露、精准的技术和适当的临床协作是为患者提供正确的治疗、改善预后、减少并发症的基本条件。
- 结直肠微创手术中，牵拉与反牵拉是游离和维持正确解剖平面的基本手法。
- 腹腔镜结直肠手术易损伤腹膜后结构，术中应高度警惕，避免损伤。这些易损伤的器官在右半结肠切除术中为十二指肠，横结肠切除术中为胰腺和肠系膜血管，左半结肠切除术中为输尿管、性腺血管和自主神经，盆腔游离术中为输尿管和腹下神经。

Todd D. Francone，MD，MPH（通讯作者）
Department of Colon and Rectal Surgery，Lahey Health and Medical Center，Lahey Hospital and Medical Center，Tufts University Medical Center，41 Mall Road，Burlington，MA 01805，USA
E-mail：Todd.d.francone@lahey.org
Ron G. Landmann，MD，FACS，FASCRS
Division of Colon and Rectal Surgery，Mayo Clinic College of Medicine，Mayo Clinic，4500 San Pablo Road，Jacksonville，FL 32224，USA
E-mail：landmann.ron@mayo.edu

一、简介

腹腔镜和机器人结直肠手术均适用于良性、恶性病变。随着反复的临床实践，对潜在病变及手术分离相关并发症的认识不断加深，术者可娴熟完成各种手术，显露充分，操作迅速，可操作性极强。

术者对外科解剖的娴熟掌握可确保手术安全、彻底切除肿瘤、完成补充诊断、完善治疗策略、最大化提高患者生活质量、降低并发症发病率。

二、结肠系膜血管解剖

1. 回结肠、中结肠、右结肠动脉（图3-1至图3-3）

清晰、全面地了解结肠系膜血管解剖是腹腔镜结肠切除术的关键，对需要高位结扎血管的恶性肿瘤而言更是如此。基于大量的解剖学、病理学、外科学和放射学研究，发现结肠血管变异颇多（图3-3）。在实施任何分离时，需考虑这些血管的变异情况。例如，有11%的病例右结肠动脉（right colic artery，RCA）直接源自肠系膜上动脉（superior mesenteric artery，SMA）；有研究表明RCA发自回结肠动脉（ileocolic artery，ICA）和中结肠动脉（middle colic artery，MCA）的比率高达80%~100%；其他变异还包括单支（95%）和双支（4%）MCA。当有双支MCA时，均存在RCA。除典型的SMA起源外，MCA也可发自肝动脉或脾动脉远端。

手术技巧

- 当实施右半结肠切除术时，术者可利用恒定存在的ICA，该血管总是走向回结肠交界处（图3-1、图3-2）。通过识别回肠末端和结肠交界处，将其向前外侧适度牵拉，回结肠血管形成帐篷样或弓弦样结构，易于辨认。
- ICA是SMA紧靠十二指肠水平部下缘的第一分支，往往也是唯一的分支。结扎切断回结肠血管蒂之前，务必解剖十二指肠水平部，以防意外损伤SMA及回结肠血管蒂（图3-4）。

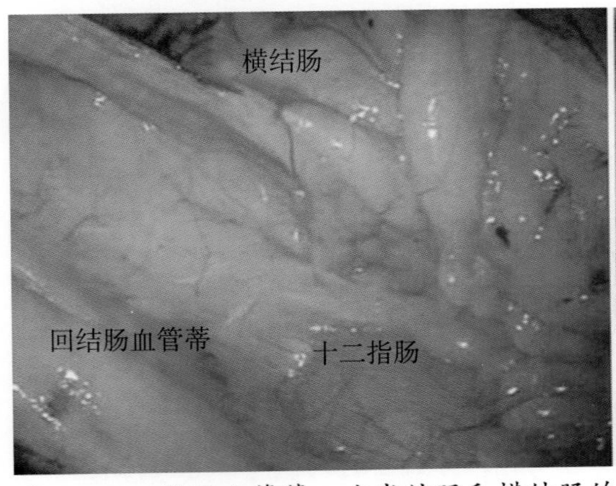

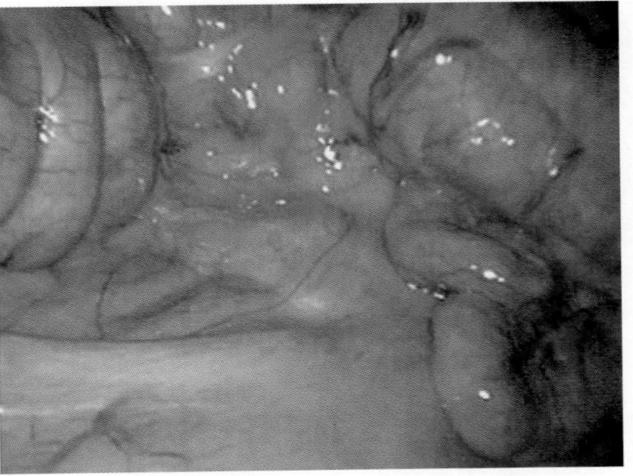

图3-1　回结肠血管蒂、右半结肠和横结肠的解剖关系，在肠系膜基底部相对无血管区可见十二指肠，回结肠血管蒂横跨其上方

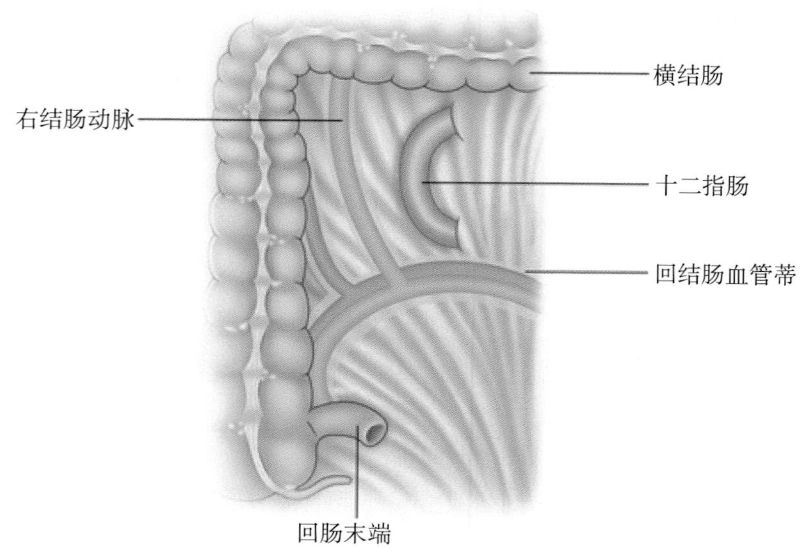

图3-2　回结肠血管蒂、十二指肠和右半结肠的关系

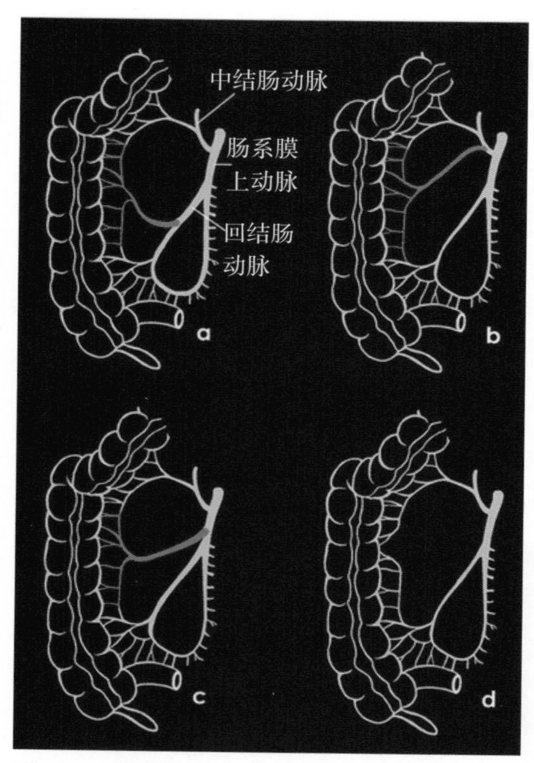

图3-3　右半结肠血管变异
（Yuko Tonohira授权）

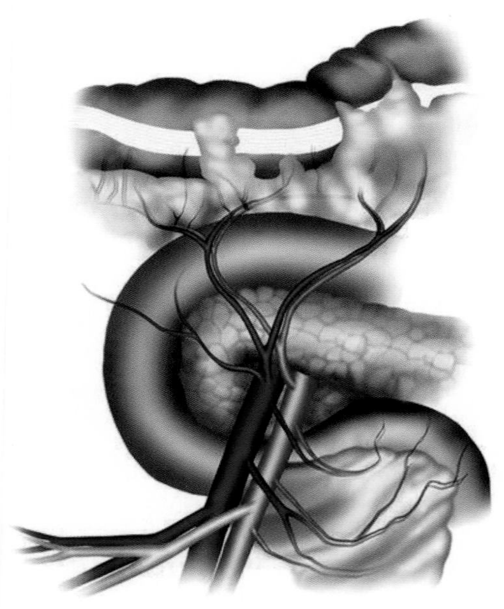

图3-4　肠系膜上动脉及其分支
（Yuko Tonohira授权）

2. 胃结肠静脉干

在近侧半横结肠系膜与十二指肠和胰头之间解剖分离时，务必小心谨慎。Henle胃结肠静脉干由胃网膜右静脉和中结肠静脉右侧分支或中结肠静脉主干汇合而形成，走行于近侧半横结肠系膜后方（译

者注：Henle胃结肠静脉干多由胃网膜右静脉、右结肠静脉和胰十二指肠前上静脉汇合而成，流入肠系膜上静脉）。在胰头前方过度解剖，可损伤此静脉干，导致难以控制的出血。

3. 肠系膜下动脉及其分支

肠系膜下动脉（inferior mesenteric artery，IMA）是腹主动脉分为髂血管之前的最后一个分支，大概起于L_3水平的腹主动脉前壁，略偏向左侧，而主动脉分叉部位于L_4水平。IMA为后肠供血，包括左侧半横结肠、降结肠、乙状结肠和直肠。IMA的第一个分支为左结肠动脉，发出点距离IMA根部约2 cm，左结肠动脉的升支供应左侧半横结肠和降结肠，降支供应降结肠远侧半和乙状结肠近侧半；随后，IMA发出几支乙状结肠动脉分支；跨过左髂总动脉和总静脉后，IMA延续为直肠上动脉（图3-5、图3-6）。正如其名字所示，直肠上动脉供应近侧半直肠和远侧乙状结肠。直肠上动脉进入盆腔时，分为两支，在直肠系膜及骨盆筋膜内沿直肠外侧向下走行[1-2]。

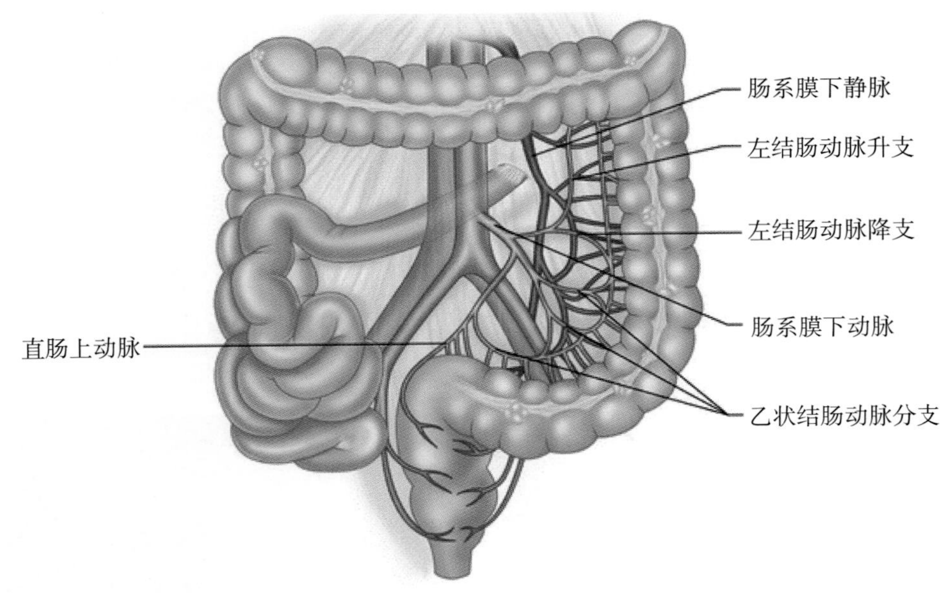

图3-5　左侧半结肠血流供应

手术技巧

- IMA无后方分支，在其后方分离可进入腹膜后无血管平面，最好于骶骨岬处开始游离，因此处腹膜后结构和IMA间距最大（图3-7）。
- 对于良性病变，可保留左结肠动脉，离断直肠上动脉，因此保留远侧半降结肠和近侧半乙状结肠的侧支循环。一般而言，于此处离断IMA不会限制将结肠置入盆腔深部。（译者注：如果不能保障无张力吻合，则可于IMA根部切断，必要时游离结肠脾曲。）

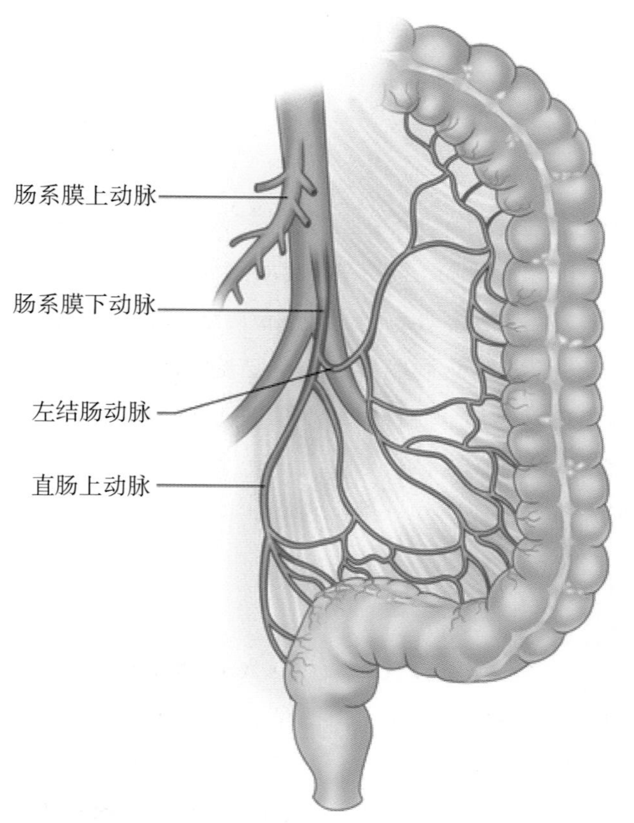

图3-6 IMA分支

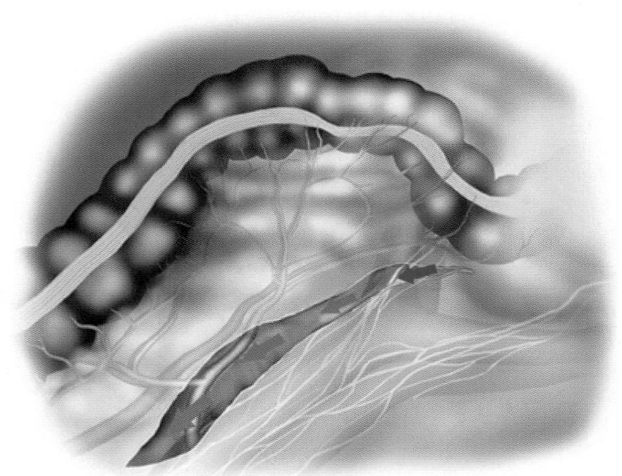

图3-7 游离IMA，箭头所示为朝血管根部游离的方向
（Yuko Tonohira授权）

4. 结肠脾曲

中结肠动脉远端，靠近结肠脾曲的血管解剖变化较大。常见的是中结肠动脉和左结肠动脉相交通。大约33%的患者左结肠动脉升支和降支通过边缘血管相交通；大约25%的患者左结肠动脉发出额外的第三支与中结肠动脉相交通，左结肠动脉也可作为单一的血管弓与边缘血管相连（25%）；大约14.5%的患者存在发自SMA的副左结肠动脉（图3-8）。（译者注：中结肠动脉左侧分支和左结肠动脉的上行边缘动脉相连接，供应横结肠左半、脾曲和降结肠近侧半，二者之间吻合不良者占1/3，无吻合者占7%，可导致扩大的右半结肠切除术后或左半结肠切除术后结肠缺血性坏死，导致吻合口漏。）

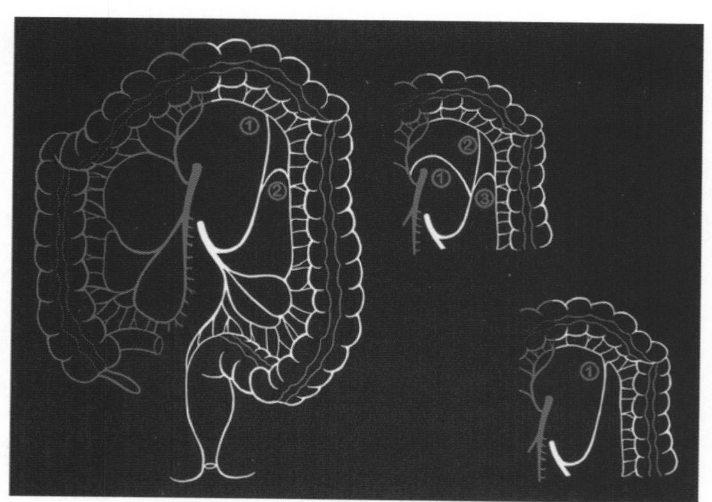

图3-8 左半结肠和脾曲血管变异，①、②、③为左结肠动脉分支变异
（Yuko Tonohira授权）

三、胚胎学解剖平面

在胚胎发育过程中，结肠开始时位于腹中线，随着胚胎的发育，逐渐向侧方旋转，最后与后腹膜融合。Toldt白线是结肠和后腹膜的侧方融合线（图3-9）。［译者注：Toldt间隙位于结肠系膜固有筋膜和肾前筋膜（Gerota筋膜前叶）之间，无血管结构，易于锐性分离。直肠系膜为直肠固有筋膜所包裹，其后方为自肾前筋膜（Gerota筋膜前层）延续而来的骶前筋膜，直肠固有筋膜和骶前筋膜之间即为直肠后间隙，与乙状结肠系膜后方的Toldt间隙相交通。直肠后间隙无血管结构，是直肠全系膜切除术的手术平面。骶前筋膜和骶骨骨膜及梨状肌筋膜之间为骶前间隙，内有上腹下神经丛及其分支，髂总动脉、静脉及其分支，骶正中动脉、静脉，骶前静脉丛及下腹下神经丛分支。在骨盆矢状面，直肠后面自前向后可见3层筋膜：包绕直肠系膜的直肠固有筋膜、骶前筋膜及与骶骨骨膜相融合的梨状肌筋膜。骶前筋膜和梨状肌筋膜之间为骶前间隙。骶前筋膜在S_4骶椎水平走向前下方，止于直肠肛管连接部的后面，这部分筋膜称为直肠骶骨筋膜（即Waldeyer筋膜），并标志着直肠后间隙向下的终止。由于Waldeyer筋膜封闭了直肠后间隙的下部，直肠后的分离平面也因此由直肠后间隙转向骶前间隙。因此以Waldeyer筋膜为标志，直肠全系膜切除术的直肠后分离平面可分为两部分，即上部的直肠后间隙和下部的骶前间隙。Waldeyer筋膜可保护其深部的骶前静脉、骶椎体静脉和骶神经前根等。Denonvilliers筋膜是由Denonvilliers于1936年提出而得名，分为前、后两叶，后叶和直肠固有筋膜相连续，二者包裹直肠的血管、脂肪等；前叶和骶前筋膜相延续。Denonvilliers筋膜前叶、后叶之间为直肠前间隙，在两侧和直肠后间隙相交通。］

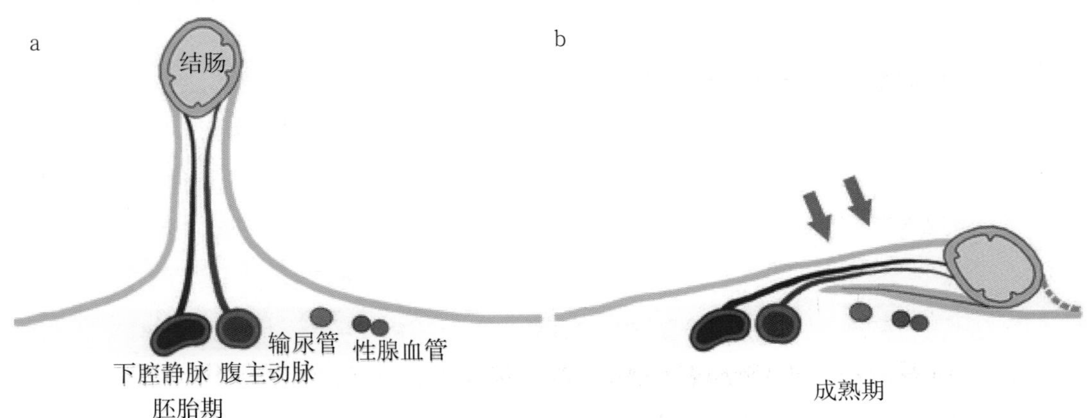

图3-9　结肠发育过程
注：a.左半结肠胚胎期平面；b.成熟期结肠与后腹膜融合（蓝色箭头所示）。（Yuko Tonohira授权）

腹腔镜手术过程中，无论采用中间至侧方入路还是侧方至中间入路，其目的均是将结肠及其固有筋膜和肾前筋膜分开，从而使结肠再次成为中线结构。当采用侧方至中间的手术入路时，可沿着或紧靠Toldt白线内侧切开（图3-10a），如此即可进入结肠固有筋膜和肾前筋膜之间的正确解剖层面（译者注：Toldt间隙）。另外，如在Toldt白线外侧切开，可直接进入腹膜后间隙，增加出血和器官损伤风险。当采用自内向外的手术入路时，先分离结扎系膜血管，然后进入Toldt间隙（图3-10b）。由于在中线没有结肠系膜和后腹膜的融合平面，靠近血管根部分离很容易偏离正确的解剖平面（图3-11a）。术者务必保持清醒的头脑，始终保持在Toldt间隙进行分离（图3-11b）。魔咒“紫红色结构落于下方”可提醒术者切勿分离太深（译者注：在Toldt间隙进行分离，肾前筋膜覆盖的肌肉等结构显示为紫红色）。

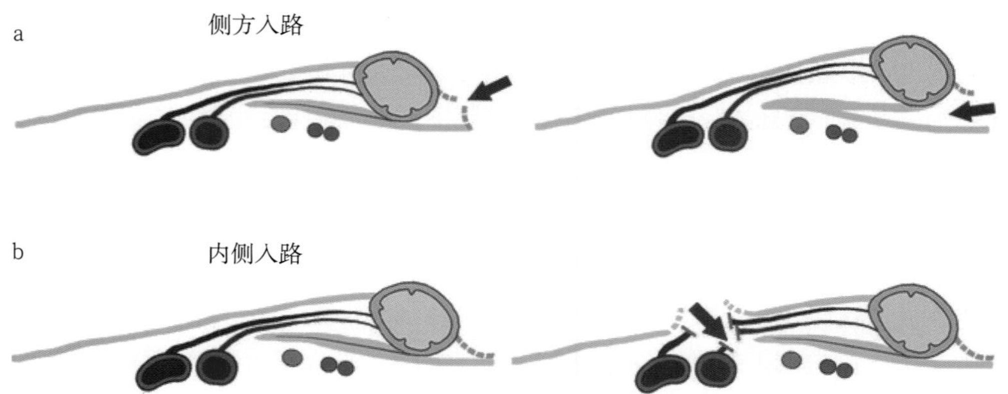

图3-10　腹腔镜手术入路

注：a.通过Toldt白线（红色箭头）游离左半结肠，沿着正确的Toldt间隙分离，性腺血管和输尿管留于原位；b.内侧入路，时先切断IMA。（Yuko Tonohira授权）

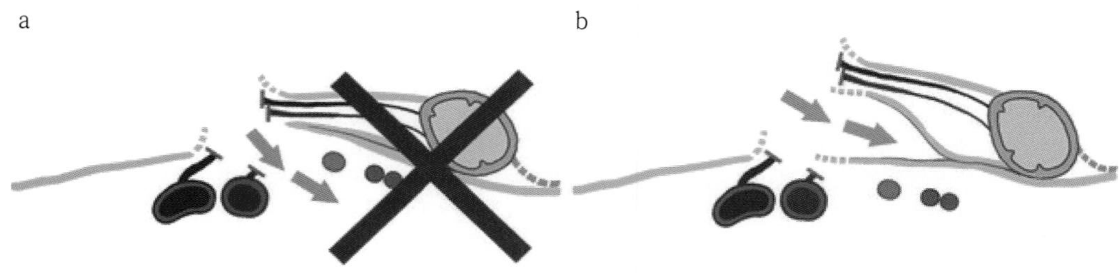

图3-11　错误与正确的解剖平面对比

注：a.在错误的平面继续分离可抬高甚至损伤输尿管；b.正确的解剖平面位于覆盖性腺血管和输尿管的肾前筋膜上方，性腺血管和输尿管应留于原位。（Yuko Tonohira授权）

四、输尿管

输尿管位于肾前筋膜下方，腰大肌前表面（图3-12）。左侧、右侧输尿管自肾盂向下直行进入盆腔，侧方与下腔静脉或腹主动脉相距4～5 cm（图3-13）。然后，输尿管跨过髂血管达盆腔侧壁。右侧输尿管横跨髂外动脉，然而左侧输尿管偏向内侧，跨过左髂总动脉（图3-14至图3-17）。然后，输尿管沿盆腔侧壁走向后下方（图3-18）。男性输尿管向内侧行走，位于前方的输精管和后方的精囊腺之间；女性输尿管在卵巢后方下降，进入子宫阔韧带基底部，走行于子宫动脉下方。最后，输尿管进入膀胱后外侧表面，在膀胱壁内斜向走行约2 cm，双侧输尿管口与尿道内口围成膀胱三角[3]。

在腹腔镜右半结肠切除术中自肾前筋膜游离升结肠系膜时，一般不能显示右侧输尿管；然而，在骨盆缘将末端回肠系膜自肾前筋膜锐性游离时，可见输尿管（图3-19）。当实施腹腔镜左半结肠切除术或盆腔游离时，有两处可遇到输尿管，一为跨过髂总动脉处，二为Douglas窝侧壁，此处输尿管位于输精管或子宫动脉下方（图3-18）。解剖进入左半结肠后方的Toldt间隙时，左侧输尿管位于性腺血管的内侧（图3-19），理论上讲，不能显示输尿管[4,5]。（译者注：对于消瘦患者，大多可清楚显示输尿管。）

手术技巧

- 在切断结扎IMA血管蒂之前，务必清楚显露输尿管，一般不予以游离。
- 如果未能发现左侧输尿管且腰肌裸露，分离平面可能过深，输尿管和性腺血管可能黏附在结肠系膜背侧，务必仔细检查，切勿损伤。

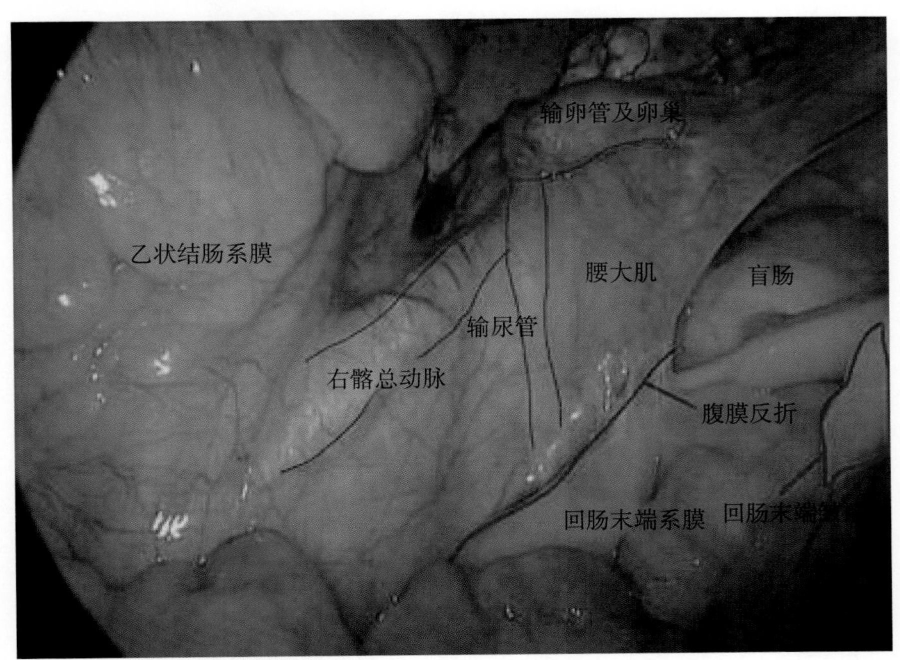

图3-12 游离末端回肠系膜时，右侧输尿管位于腰大肌之上，跨过右髂外动脉，应仔细寻找

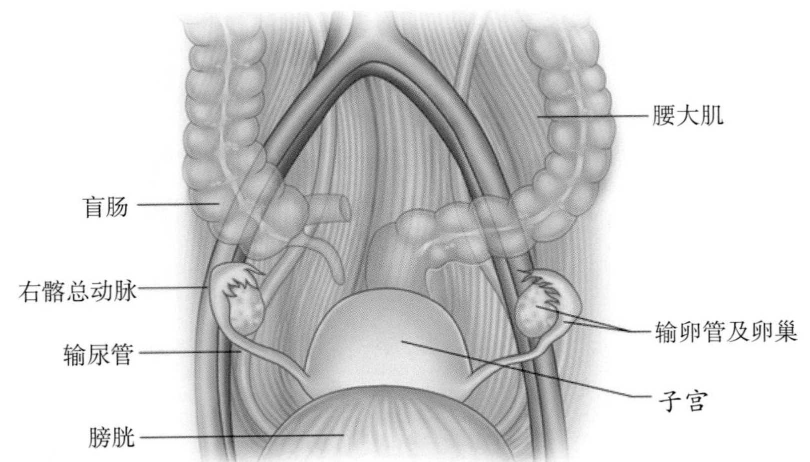

图3-13 输尿管走行于腰大肌之上（译者注：输尿管在髂血管腹侧）

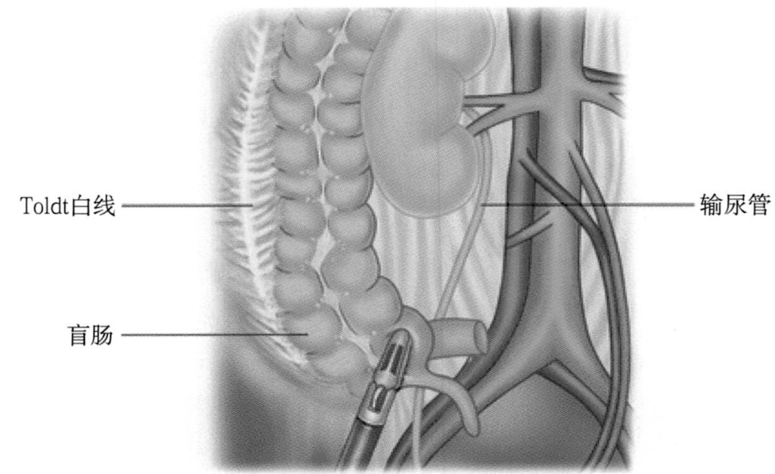

图3-14　右侧输尿管跨过右髂外动脉

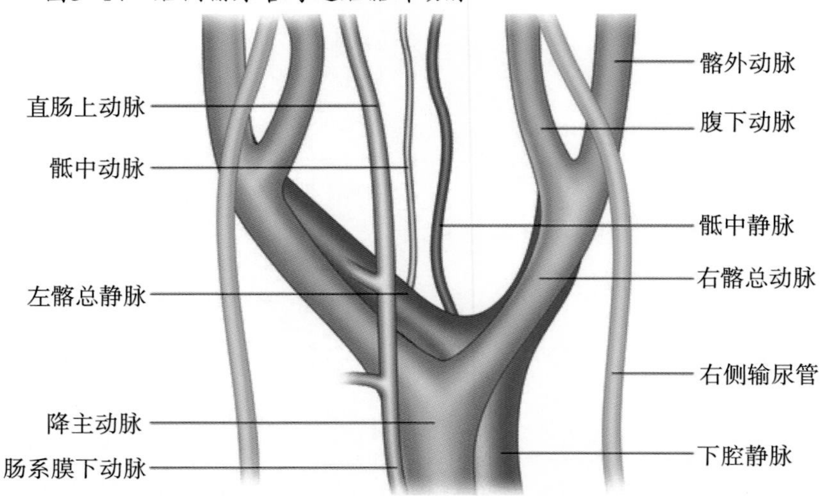

图3-15　右侧输尿管横跨右髂外动脉，然而左侧输尿管偏向内侧，跨过左髂总动脉

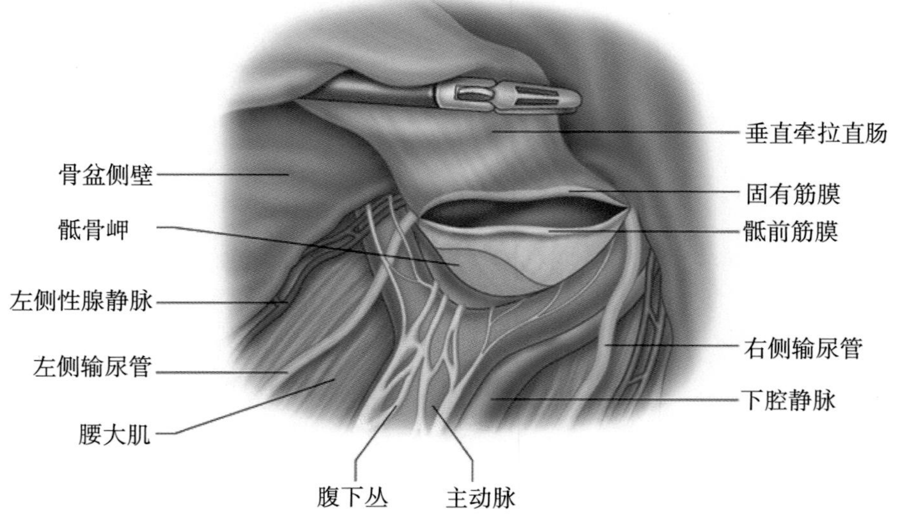

图3-16　进入直肠后间隙，注意输尿管走行和此部位的神经组织

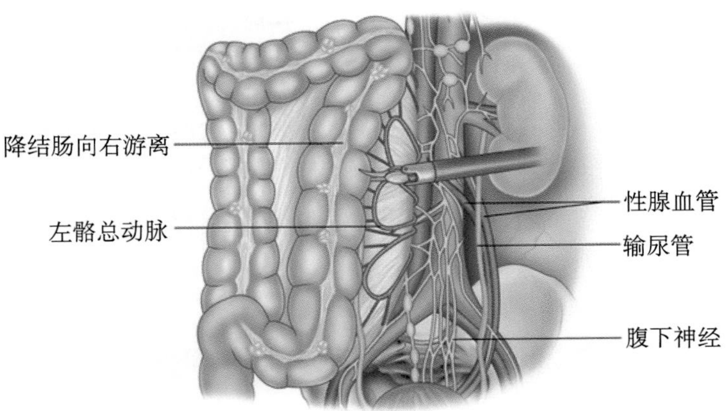

图3-17 左侧输尿管偏向内侧，跨过左髂总动脉，然而右侧输尿管横跨右髂外动脉

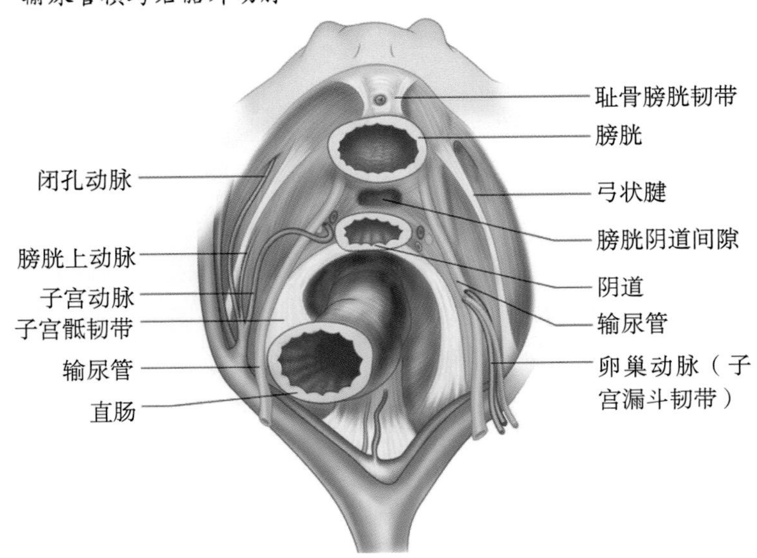

图3-18 输尿管进入盆腔侧壁，走行于子宫动脉（输精管）下方，进入膀胱壁

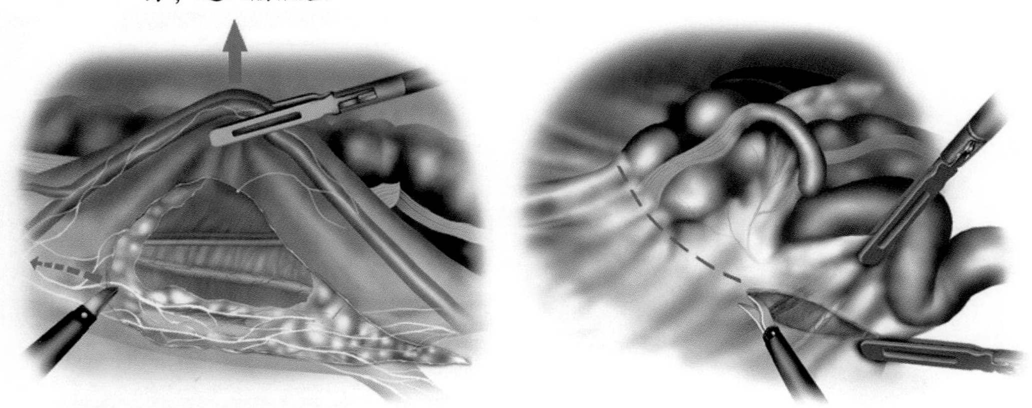

图3-19 在IMA下方游离左半结肠（绿色箭头表示血管带提起方向，虚线箭头表示分离方向），注意输尿管和性腺血管的关系
（Yuko Tonohira授权）

五、性腺血管

性腺动脉起自腹主动脉前壁，位于肾动脉下方。与输尿管不同，性腺血管斜行走向骨盆入口。在肾盂和骨盆入口的中间，性腺血管位于输尿管背侧而与其交叉走行。在骨盆边缘，卵巢血管进入子宫阔韧带。睾丸血管跨过骨盆缘，在骶髂关节和腹股沟韧带之间穿行，进入腹股沟深环。左、右性腺静脉走行不同，左侧性腺静脉注入左肾静脉，而右侧性腺静脉注入下腔静脉（图3-16、图3-17）[3]。

六、盆腔解剖

直肠低位切除术要求术者彻底了解盆腔解剖知识。只有正确理解盆腔内各腔室及其组织器官的空间架构，才能更从容、安全地实施手术操作，并且更符合肿瘤学原则。

1. 后方及侧方腔室

盆腔后方腔室由骶前筋膜、直肠、直肠系膜及其周围固有筋膜组成（图3-20、图3-21）。骶前筋膜（译者注：肾前筋膜的延续）覆于骶骨和尾骨曲面之上（图3-18、图3-22）。骶骨骨膜和骶前筋膜之间为骶前间隙，内有骶中动脉、静脉、自主神经及骶前静脉丛，损伤骶前静脉丛会导致术中大出血[6-7]。直肠及其系膜被直肠固有筋膜所包绕，后者为盆内筋膜的延伸。直肠固有筋膜内含有直肠系膜、脂肪、神经及沿腹膜外直肠侧方走行的血管。直肠生殖膈是盆腔后腔室的前界，称为盆内脏筋膜或Denonvilliers筋膜（图3-22、图3-23），分开腹膜外直肠和阴道或前列腺及精囊（图3-24、图3-25）[8]。在直肠固有筋膜前方或直肠系膜外解剖可能导致Denonvilliers筋膜切除，损伤盆丛神经分支，导致膀胱和性功能障碍。

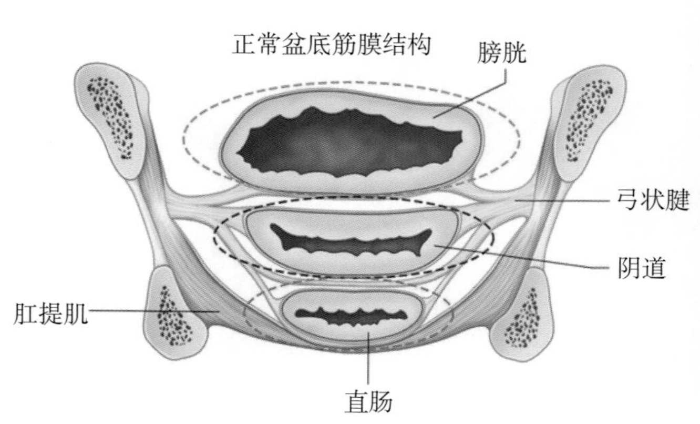

图3-20　绿色虚线表示盆腔后方腔室的直肠，蓝色虚线及黄色虚线表示盆腔中间腔室和盆腔前方腔室，中间腔室仅见于女性

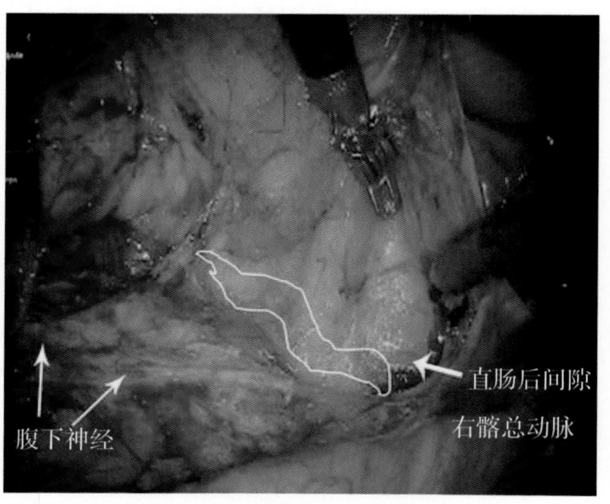

图3-21　盆腔解剖示骶骨岬、腹下神经和气泡状无血管的直肠后间隙
注：位于直肠固有筋膜和骶前筋膜之间。

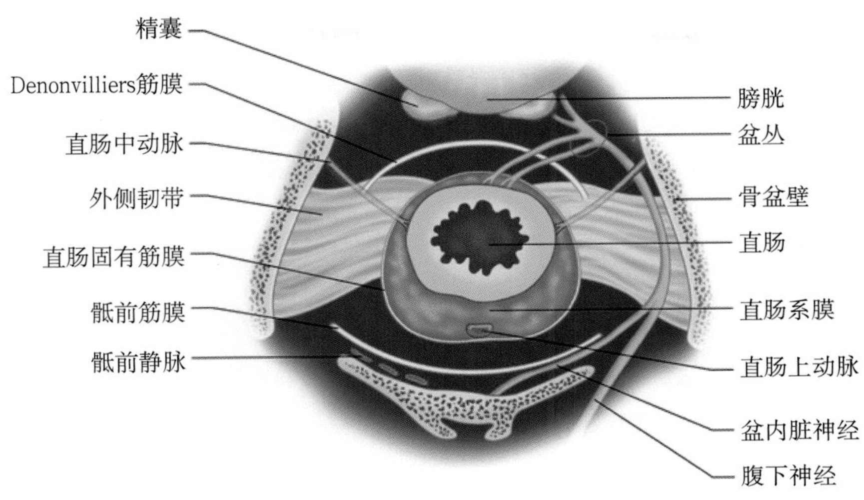

图3-22 前列腺、神经、直肠和盆腔结构

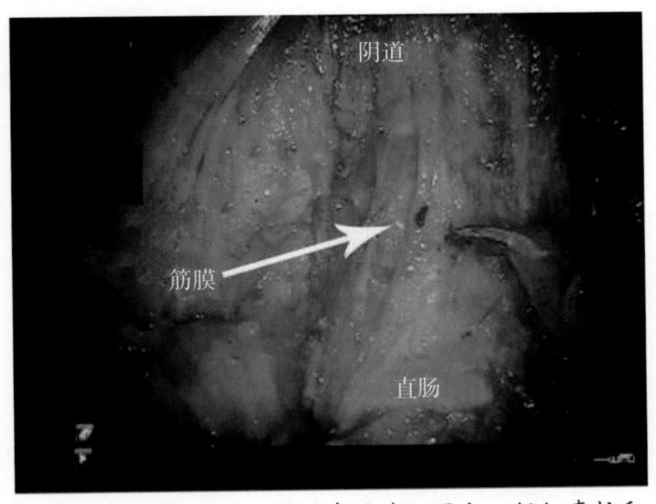

图3-23 Denonvilliers筋膜有时难以区分，仔细牵拉和反牵拉直肠和泌尿生殖器官有助于进入正确平面

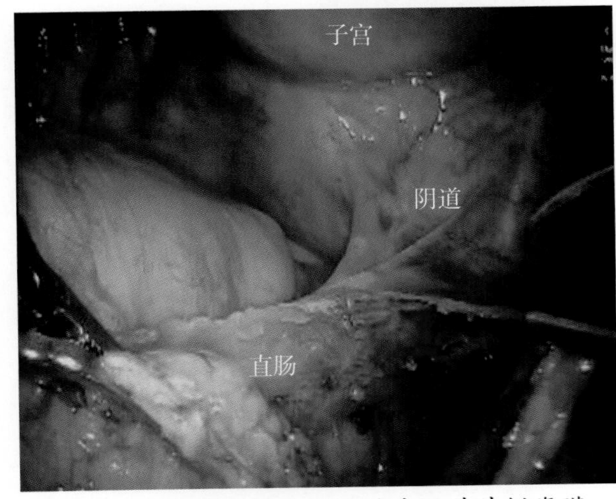

图3-24 沿盆腔侧壁切开远端直肠前外侧腹膜，呈反“C”字形

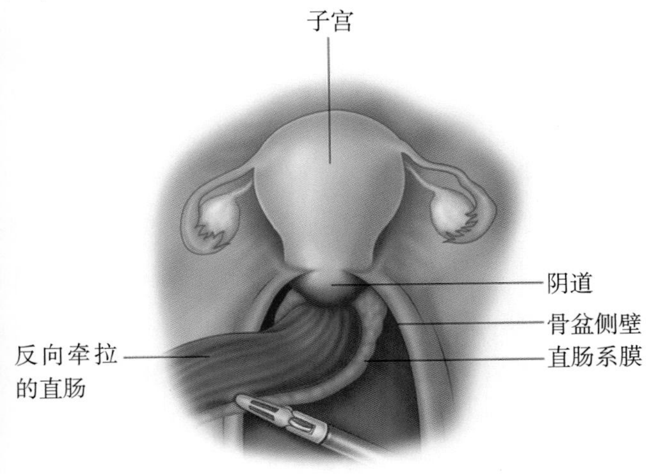

图3-25 将直肠牵向左侧，显露右侧盆腔侧壁，进入直肠后间隙

手术技巧

- 分离Denonvilliers筋膜颇有困难，明智的做法是先游离直肠后方和侧方，然后向前方延续腹膜切口。如果切开层次准确，术者可见“C”字形或“打开拉链”状的腹膜切口，此为正确解剖平面的标志（图3-26、图3-27）。此时，从已打开的部分向未切开的部分游离将有助于辨识正确的解剖平面，后者的标志为含有气泡的疏松组织。

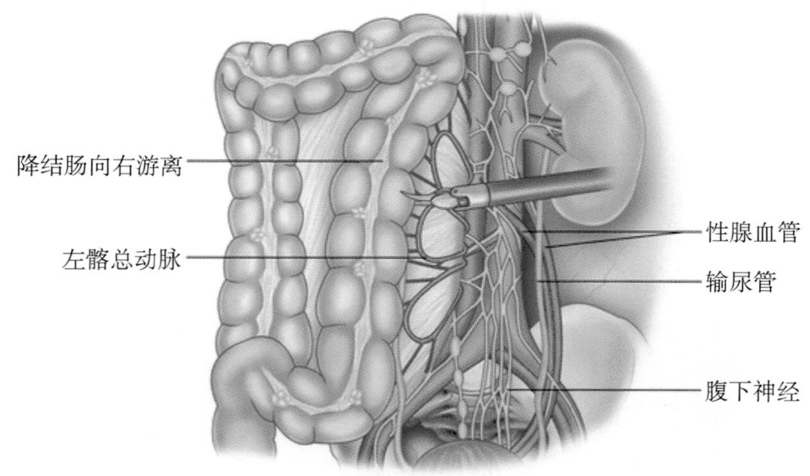

图3-26　将左半结肠向中线游离，显露供血动脉、输尿管和神经

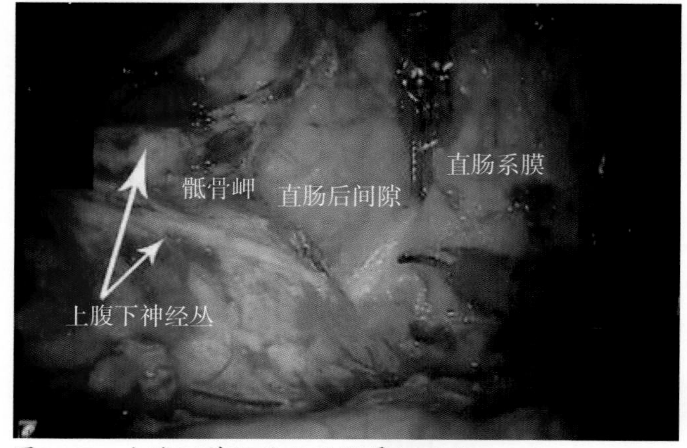

图3-27　上腹下神经丛位于骶骨岬下方

2. 神经

结直肠由交感神经和副交感神经支配，左半结肠和直肠的交感神经来自L_1～L_3脊髓，由腰内脏神经通过腹主动脉丛（译者注：也称为肠系膜间丛）和肠系膜下丛及盆内脏神经通过上腹、下腹下神经丛支配（图3-28）。节前神经纤维突触位于腹主动脉前丛，节后神经纤维沿IMA和直肠上动脉走行，支配相应肠管。这些神经多位于腹主动脉前方，在切断结扎IMA时，务必小心谨慎，切勿损伤。低位直肠由骶前神经（译者注：也称上腹下神经丛）支配，骶前神经由腰内脏神经和腹主动脉丛融合而成，进而于骶骨岬下方发出两支腹下神经（图3-27、图3-28），沿骶骨外侧的盆腔侧壁行走，汇入盆丛（译者注：即下腹下神经丛），后者位于低位直肠系膜外侧[9-10]。

直肠肛管的副交感神经支配来自$S_2 \sim S_4$神经根发出的盆内脏神经，即勃起神经。勃起神经在盆丛与交感神经（腹下神经）相融合（图3-22），然后发出分支至肠系膜下丛和前列腺周围神经丛。肠系膜下丛包含支配直肠肛管的交感神经和副交感神经。前列腺周围神经丛支配前列腺、精囊、输精管、尿道、射精管和尿道球腺[10-11]。［译者注：腹主动脉丛位于肠系膜上、下动脉之间，故而也称为肠系膜间丛。肠系膜下丛位于第3腰椎水平腹主动脉前方，由近心端的腹主动脉丛分支和第1、第2、第3腰内脏神经组成，围绕肠系膜下动脉根部。在肠系膜下动脉肛侧，腹主动脉丛延续为上腹下神经丛，后者发出腹下神经，走向盆腔外侧，加入盆丛，即下腹下神经丛。上腹、下腹下神经丛合称腹下神经。下腹下神经丛的副交感神经纤维（来自盆内脏神经）一部分上行至上腹下神经丛的左侧，加入肠系膜下丛，肠系膜下丛包含交感神经和副交感神经，沿肠系膜下动脉、左结肠动脉、乙状结肠动脉、直肠上动脉及其分支分布，支配横结肠左侧半、降结肠、乙状结肠及直肠；另一部分则和盆丛的交感神经一起组成前列腺周围神经丛，支配前列腺、精囊、输精管、尿道、射精管和尿道球腺。肛管神经可分为自主神经和躯体神经两类，二者之间存在着内在的联系。肛管和肛周皮肤的交感神经，主要来自骶前神经、交感干上的骶部神经及尾神经节发出的纤维，分布于肛周皮肤和肛管，其功能是抑制肠蠕动，促进肛门内括约肌收缩。副交感神经纤维是由直肠壁内肌间神经丛延续而来，形成联合纵肌神经丛，其作用是增加肠蠕动，促进肛门内括约肌舒张。来自阴部神经的肛门神经属于躯体神经，由$S_2 \sim S_4$后支组成，与肛门血管伴行，分布于外括约肌、肛管皮肤部和肛周皮肤，具有控制排便的功能。］

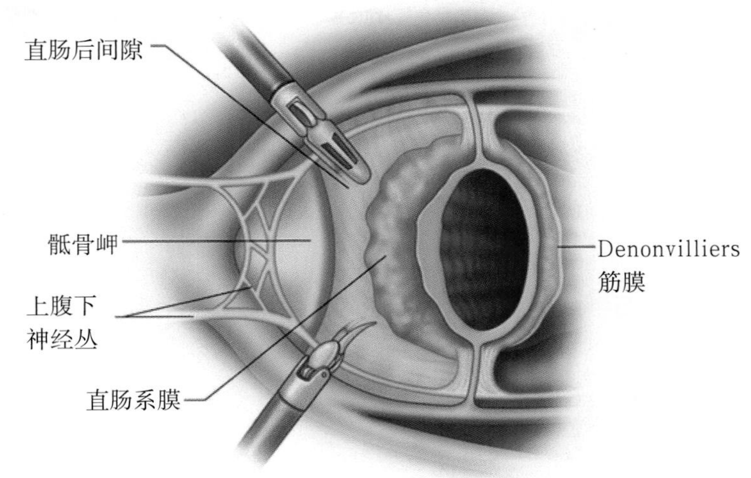

图3-28　骶骨岬横断面显示上腹下神经丛

盆腔分离具有损伤盆腔神经的风险，在特定部位风险更高。高位结扎IMA可损伤腹主动脉前方的交感神经。同样，在直肠后间隙分离时，于骶骨岬或骶骨屈曲面可损伤上腹下神经丛和腹下神经，丧失交感神经支配而副交感神经完好无损，结果是膀胱功能障碍和逆向射精。随着向尾侧继续分离，可损伤盆丛，导致交感神经和副交感神经均丧失，结果是直肠、泌尿系统功能和勃起功能均发生障碍，阴道干燥，性交困难[12]。

3. 前方腔室、中间腔室

前方腔室主要包括膀胱和附近内脏旁脂肪组织垫，二者之间含有神经血管网。中间腔室位于前方腔室和后方腔室之间，仅见于女性患者，由盆内筋膜覆盖的子宫、阴道和骶结节韧带等组织器官构成（图3-22）。

七、右半结肠切除术

不管采用哪一种手术入路，首先将患者置于头低足高体位，手术床向左侧倾斜。然后，将大网膜提起并放于横结肠和肝脏前上方，进而将小肠移出盆腔并置于左上腹。上述操作有利于解剖分离末段回肠、右半结肠、肠系膜与其他重要结构（图3-1、图3-2）。

1. 右半结肠切除术：自内向外手术入路的特殊解剖

手术技巧

- 右半结肠切除术采用自内向外手术入路的重要策略是围绕回结肠血管蒂创建一个手术窗，靠近肠管适当牵拉，保护十二指肠和其他腹膜后结构。

右半结肠由起自肠系膜上动脉的回结肠动脉供血，位于十二指肠水平部的下方。向腹侧提起回盲部或靠近肠管的肠系膜可易于显露上述结构。对于消瘦患者，向前上方牵拉横结肠可显示屈曲的十二指肠或其下曲。而对于另外一些患者，需要首先分离结肠肝曲及其系膜背侧的Toldt间隙，方可显示十二指肠下曲。将回盲部牵向前外侧，可见以肠系膜血管蒂呈幕状或弓弦样结构（图3-5、图3-29至图3-31）。通常而言，牵拉具名血管结构，如回结肠血管，可见薄层肠系膜脂肪组织覆盖下的血管结构。在无血管区小心谨慎分离肠系膜颇为重要，应首先打开肠系膜固有筋膜与后腹膜之间的Toldt间隙，然后游离血管根部周围筋膜脂肪组织。结肠系膜固有筋膜和后腹膜器官之间的Toldt间隙需要分离，向背侧钝性分离即可。此时，应注意保护下方的右侧输尿管和十二指肠（图3-14）。一旦上述结构以无损伤的方式完全游离，则可高位结扎回结肠血管。采用的方式取决于术者的习惯，可选择腹腔镜吻合器钉合术、能量平台或上置血管夹后于其中间切断。将结肠系膜妥善抓持后牵向腹侧，采用锐性分离或轻柔推开右半结肠及其系膜后方的Toldt间隙，此时术者可见升结肠外侧的Toldt白线，务必于正确平面小心解剖，切勿损伤十二指肠或向深层进一步解剖而游离肾脏（图3-32）。

手术技巧

- 升结肠癌行右半结肠切除及淋巴结清扫术时，十二指肠是确认正确解剖平面和范围的标志性结构。
- 实施自内向外手术入路的解剖时，最重要的策略是维持适当的牵拉与反牵拉，只有如此，术者才可辨别正确的平面并维持在此平面予以分离，确保手术自然、流畅。

完成上述解剖的关键在于将腹膜反折线向下方轻柔地推开，而不是深层的其他组织，否则会导致过度撕裂和出血。进一步向远侧游离肠系膜达中结肠血管，后者是供应近侧2/3横结肠的主要血管，起自胰腺下缘的肠系膜上动脉，于胰腺前方走向横结肠。在胰头前方解剖时务必精确，过度紧张和牵拉将撕裂胰十二指肠静脉和胃网膜静脉，导致术中大出血。一旦中结肠血管游离完毕，则切断并结扎其

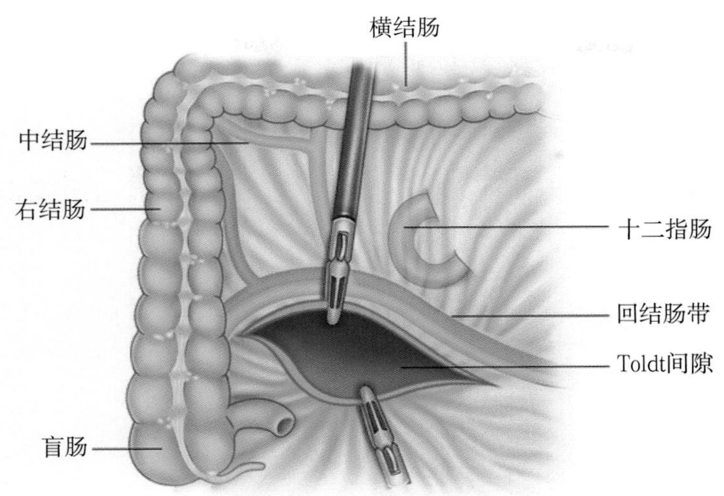

图3-29　自内侧入路游离回结肠血管带

右侧分支。将横结肠向前上方轻柔牵拉，可见呈“Y”字形的中结肠血管及其分支（图3-31）。在肝曲附近，可见右结肠静脉走行于中结肠动脉右侧分支的一侧，在胰腺表面走向结肠肝曲，必须仔细分离，避免损伤胃结肠静脉干。通常而言，当确定横结肠切断处之后，在中结肠血管发出右侧分支处以自左向右的方式将其切断并结扎。自回结肠血管根部结扎切断处，继续向下方切断并结扎回肠末段系膜，向上方切断靠近中结肠血管的横结肠系膜，直至横结肠拟切断处。保留中结肠血管左侧分支可维持空结肠吻合口良好血供。此时，仅有升结肠外侧的Toldt白线、固定结肠肝曲的肝结肠韧带及胃结肠韧带尚未离断，通常而言，用能量设备（超声刀或双极电刀）、单极能量电凝器或Metzenbaum剪刀易将其离断。向近侧游离肝曲（图3-33至图3-35）时，避免损伤胃网膜右静脉，然后自上而下切开Toldt白线，直达盆腔，保护自内向外腹膜后结构的完整性，特别是Gerota筋膜（译者注：肾前筋膜）完好无损，即可完好保留右髂血管、右侧腰肌和右侧输尿管（图3-32）。

手术技巧

- 在正确平面解剖，将后腹膜反折自结肠和肠系膜轻柔分离，手术不但安全，而且彻底，符合不接触肿瘤切除手术原则，也不损伤其他组织器官。

在下方，沿末端回肠系膜与后腹膜移行的腹膜反折切开（图3-36），此反折位于输尿管内侧、右髂血管之上、骶骨岬上外侧，将末端回肠向前方牵拉，可进入正确的解剖间隙（译者注：Toldt间隙），可行锐性分离，无需能量设备，向头侧延伸，即将右半结肠与十二指肠和胰腺彻底游离。

手术技巧

- 最后分离之前不切开Toldt白线和固定结肠肝曲的肝结肠韧带，可为标本提供支撑，必要时能反向牵拉。
- 当切开Toldt白线时，可见紫红色至颜色变浅交界线，这是因为在Toldt间隙游离后，仅有肾前筋膜覆盖腹膜后器官（如腰肌）而呈现紫红色，这有助于判断正确的分离平面。

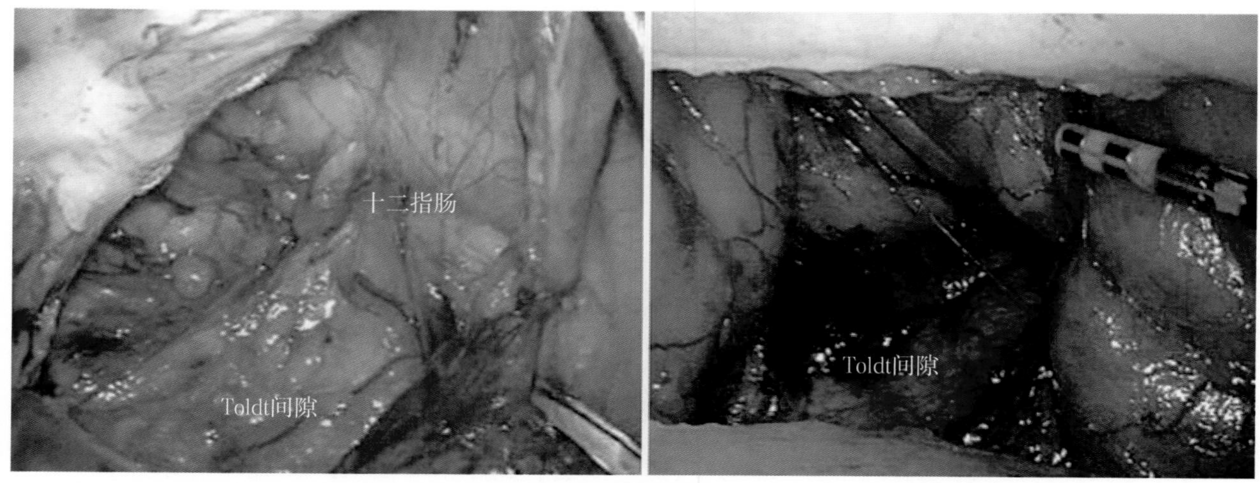

图3-30　自内向外手术入路游离，将升结肠和系膜向腹侧牵起，可见十二指肠和Toldt白线

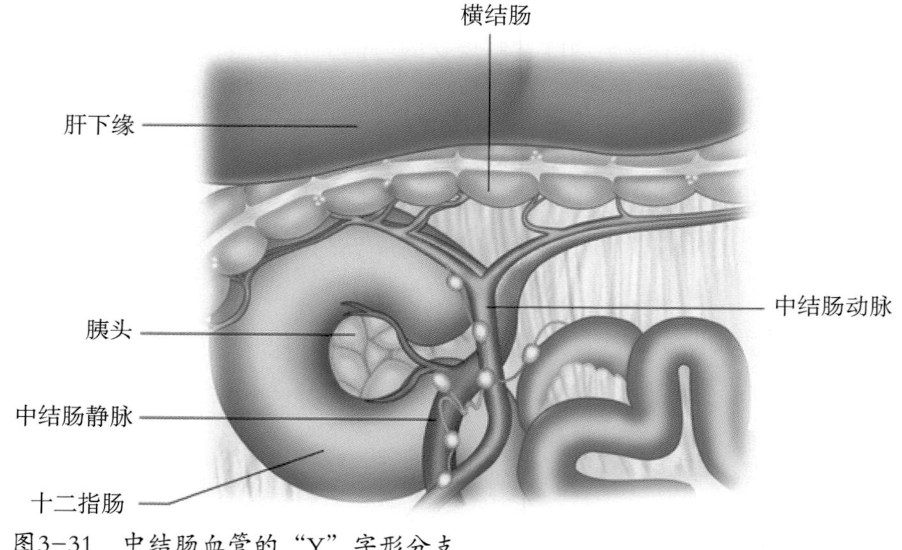

图3-31　中结肠血管的“Y”字形分支

图3-32　游离结肠肝曲，显示肝脏、胆囊、十二指肠和肝结肠韧带

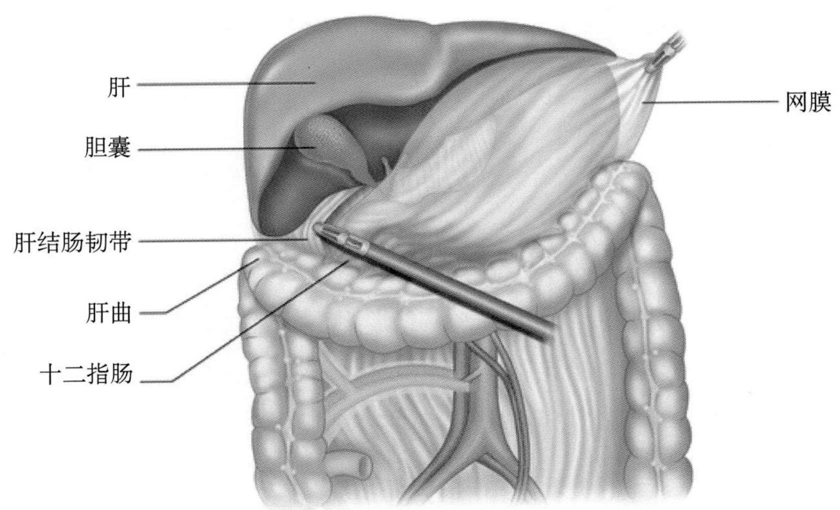

图3-33 切断肝结肠韧带，游离结肠肝曲

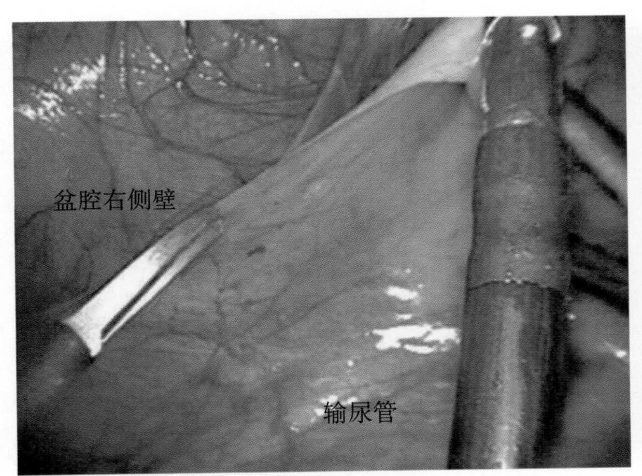

图3-34 自后腹膜游离回盲部时，可见右侧输尿管位于偏外侧，跨过右髂外动脉

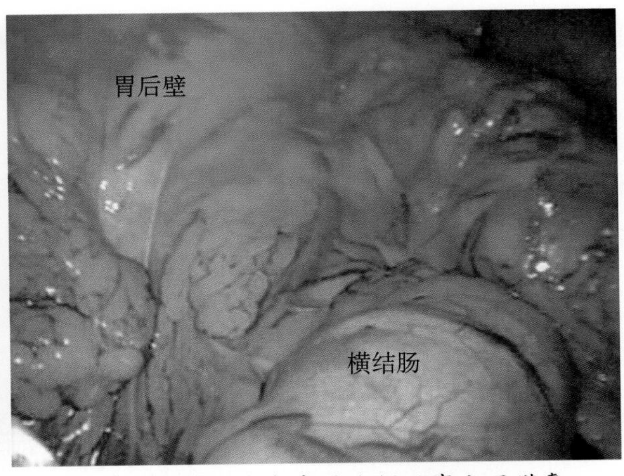

图3-35 腹腔镜下自患者的右侧观察小网膜囊

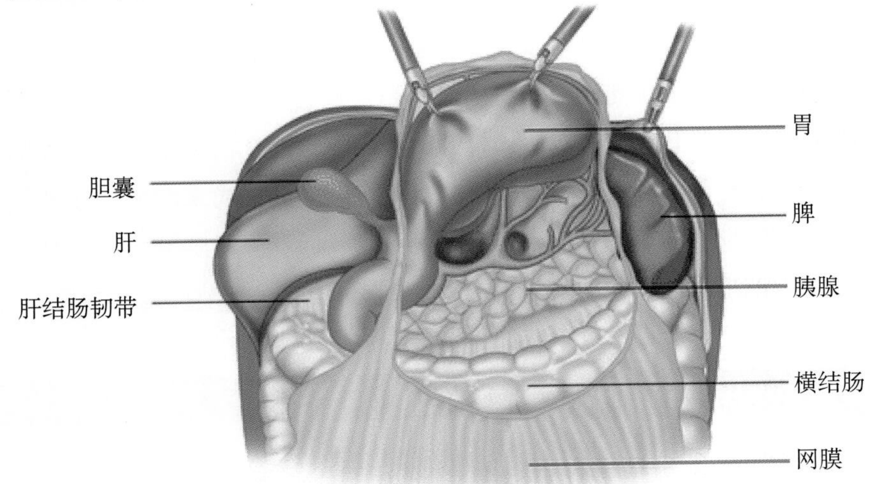

图3-36 打开胃结肠韧带，进入小网膜囊

2. 右半结肠切除术：自外向内手术入路的特殊解剖

手术技巧

- 自外向内手术入路便于术者开展腹腔镜手术，易于教学。手术开始之前即辨识输尿管及末端回肠系膜反折颇为重要。

此种手术入路的分离技术便于学习和掌握，一旦掌握几个解剖学标志，则可安全实施手术，且极为便利并符合肿瘤学切除原则。右半结肠肿瘤切除也称为全结肠系膜切除，即切除完整的结肠固有筋膜包裹的结肠和系膜组织，回结肠血管务必高位结扎。除阑尾的巨大病灶（如黏液囊肿、囊腺瘤、囊腺癌或类癌）外，在实施右半结肠切除术时，抓持牵拉阑尾对手术操作颇有帮助。否则，可轻柔谨慎抓持末端回肠或盲肠，将其牵向前方及左上腹方向，以便确定Toldt白线和Toldt间隙，打开升结肠旁Toldt白线，可见含有气泡的Toldt间隙，即可向远端分离升结肠，直达结肠肝曲。然而，在回盲瓣附近，输尿管跨过右髂外动脉起始部，务必小心识别并予以保护（图3-14、图3-16）。此外，还需确保在此正确平面继续解剖，切勿过于靠近外侧，以免分离过深，进入Gerota筋膜深层，甚至游离整个右肾。在Toldt间隙向回结肠血管根部游离结肠系膜，可显露十二指肠和胰腺。然后，如上文自内向外手术入路所述，自后腹膜分离末端回肠系膜直达右髂血管附近。此时，如前所述，易于游离回结肠血管蒂并予以妥善结扎。

3. 右半结肠切除术：共同步骤

打开胃结肠韧带，进入小网膜囊（图3-36）。术者首先将大网膜向上方牵起，锐性切断无血管区的胃结肠韧带，出血处易用单极电凝或能量平台予以控制。对于右半结肠切除术，远端分离至镰状韧带或中结肠血管延长线肠管处，有时自此点反向向结肠肝曲游离更为方便。大网膜完全游离后，进入小网膜囊，将近侧横结肠系膜与腹腔和腹膜后组织器官锐性分离。特别值得注意的是，要沿着大网膜后叶自其与横结肠系膜自然连接处予以切断。术者必须谨慎操作，将结肠系膜与十二指肠及胰腺安全彻底游离。如上所述，此处存在几支血管，易出血，需妥善处理。另一个进入小网膜囊的位置为胆囊与横结肠及其系膜粘连处。与上述解剖类似，打开此处粘连，继续向左侧切断胃结肠韧带，即可进入小网膜囊，然后将结肠系膜自十二指肠游离。此时，仅有结肠肝曲尚未游离，分离极为简单。一旦彻底游离完毕，则右半结肠即可恢复类似胚胎期的中线结构。回肠末段游离和吻合即可在腹腔镜下于体内完成，也可经标本取出切口将其拉出体外，行回结肠吻合，手术细节详见后续章节。

八、横结肠切除术和中结肠血管

手术技巧

- 横结肠切除术的关键是辨识中结肠血管及其分支，另外切勿损伤胰腺和胃网膜右静脉。术者自患者两侧完成游离操作有助于手术成功。

横结肠切除术需要结扎切断中结肠血管，恶性肿瘤患者应高位结扎（图3-37、图3-38）。所有操作均为上述手术的进一步延续，不同的是不切断中结肠血管的右侧分支，而是自其根部予以切断并结扎。将横结肠系膜轻柔牵向头侧及腹侧，便于手术操作。术中应辨识中结肠动脉及其左侧、右侧分支。在将横结肠系膜自胰腺被膜剥离及游离中结肠静脉之前，勿损伤位于胰头表面的胃网膜右静脉。在某些需行全结（直）肠切除术的病例中，可靠近横结肠进行分离。术者站于患者右侧，完成左侧半横结肠游离后，游离结肠脾曲，使用能量平台自左向右逐段切断横结肠系膜。另外，也可切开中结肠血管周围系膜，将其妥善结扎，然后自右向左的方向逐段切断横结肠系膜。

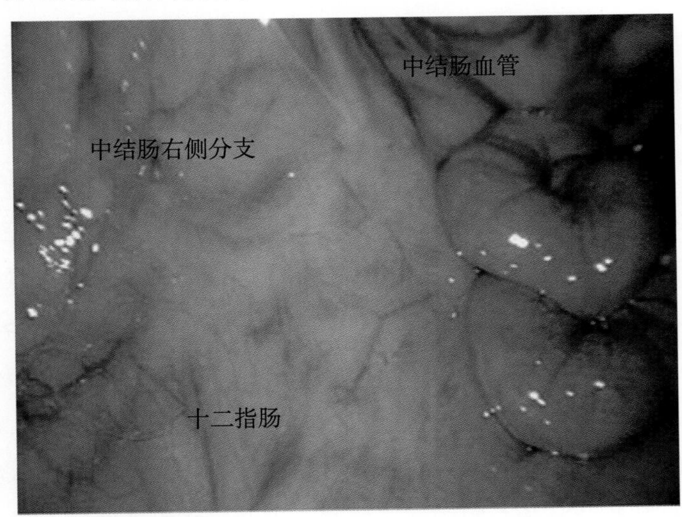

图3-37　横结肠解剖

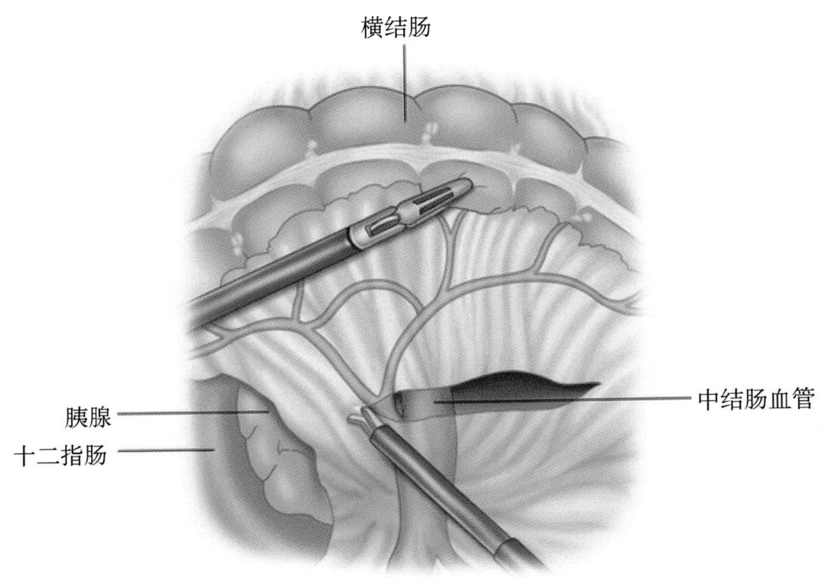

图3-38　中结肠血管

九、左半结肠切除术及直肠低位前切除术

手术技巧

- 采用自内向外的手术入路时，保持适当的张力与反张力，是进入并维持正确解剖平面的基础，也是确保手术流畅和成功的前提。

将患者置于头低足高（Trendelenburg）体位并向右侧倾斜，如此可将小肠移至上腹部。在开始分离之前，可非常清楚地观察整个盆腔解剖全貌，进一步了解盆腔的3个解剖腔室、盆腔血管及男性和女性之间的盆腔解剖差异有助于手术进展。采用自内向外或自外向内的手术入路均可。当采用自内向外的手术入路时，可见包含有肠系膜下动脉的系膜皱褶卧于骶骨岬之上（图3-39）。将乙状结肠系膜向腹侧提起，即可显示肠系膜下动脉蒂进入盆腔，类似回结肠血管，也形成弓弦样结构。在肠系膜下动脉蒂背侧用超声刀点灼划线，有助于进入正确的含有气泡的解剖学平面（图3-40、图3-41）。使用能量设备（电灼或超声刀）于无血管平面将乙状结肠系膜与骶前筋膜、腹主动脉、髂血管和自主神经分离，此时可见膨胀的枕形手术视窗（图3-42至图3-45）。当使用手辅助腹腔镜时，将右手拇指置于骶骨岬，用其余手指将肠系膜下动脉蒂提起，便于开始自内向外的手术分离操作。对任何手术方式都极为重要的是，务必首先辨识并保护左侧性腺血管、左侧输尿管、上腹下神经丛。对于难以显露输尿管的患者，可能由于其周围脂肪组织过多，需小心调整手术平面，务必明确显示输尿管。有时输尿管被完全游离，附于肠系膜背侧，需重新定位手术入路，寻找正确的手术平面，避免横断输尿管。一旦明确输尿管，则需要离断肠系膜下动脉，以利于盆腔解剖。自内向外的手术入路与右半结肠切除术类似，将腹膜后组织器官与结肠及其肠系膜固有筋膜轻柔推开，头侧达肾脏上极，于此处可见肠系膜下静脉。笔者往往游离结肠脾曲。

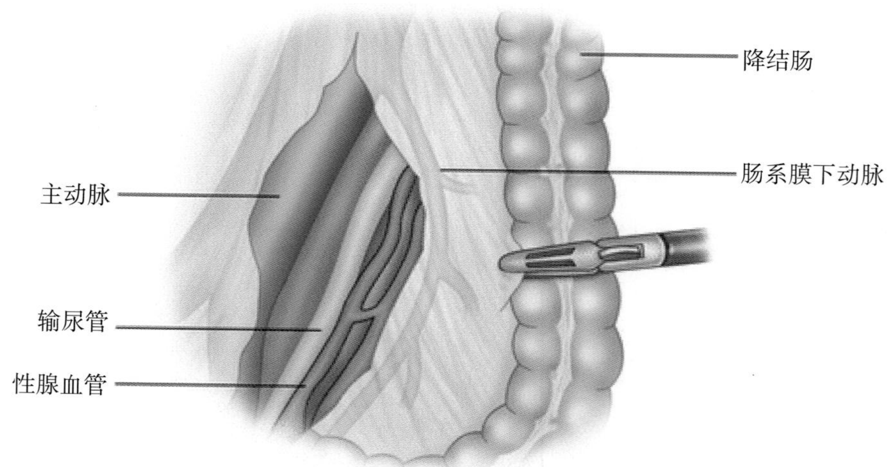

图3-39　自内向外入路分离肠系膜下动脉

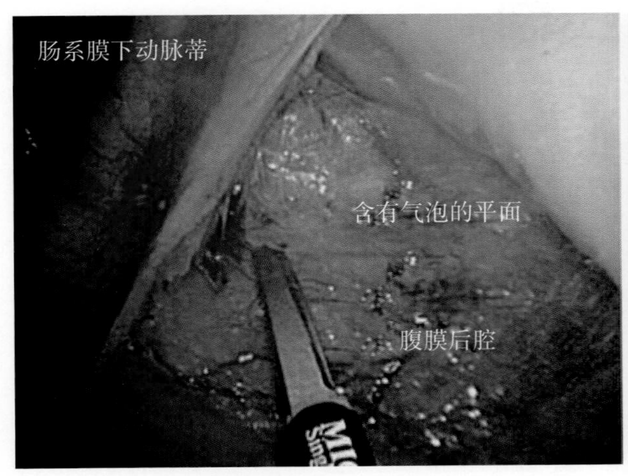

图3-40 手辅助腹腔镜术中显示位于乙状结肠系膜和后腹膜之间的含有气泡的平面（Toldt间隙）

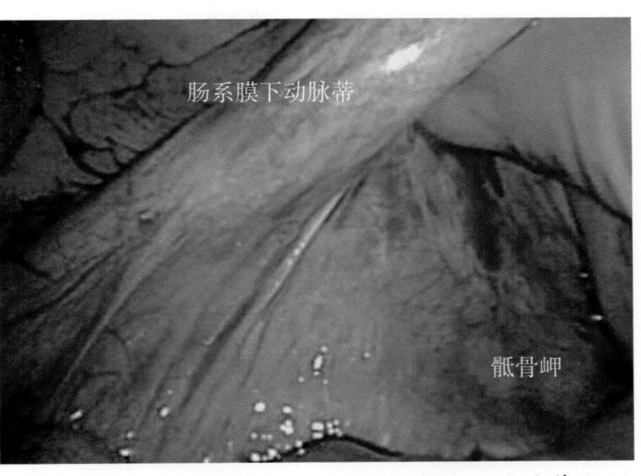

图3-41 左半结肠解剖，显示肠系膜下动脉蒂和骶骨岬

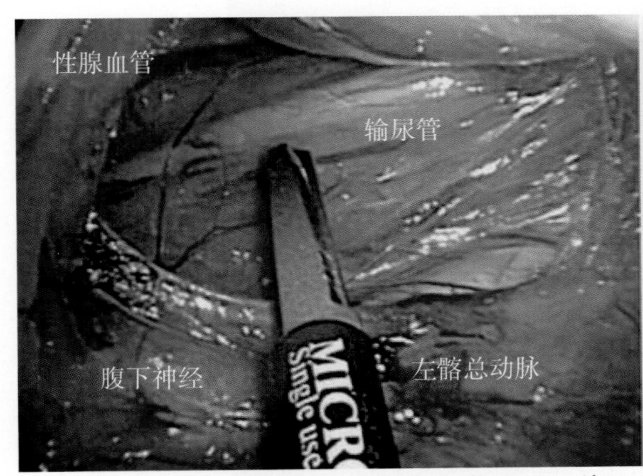

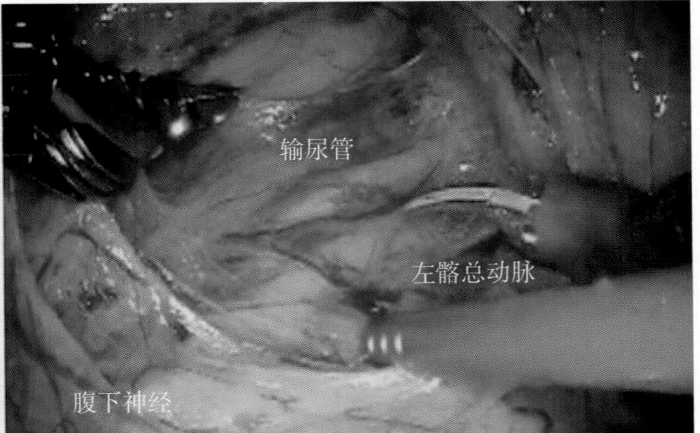

图3-42 自内向外手术入路游离左半结肠，将乙状结肠系膜牵向前方，显示IMA、沿着盆壁走行的输尿管和卧于腹主动脉及髂血管上方的上腹下神经丛

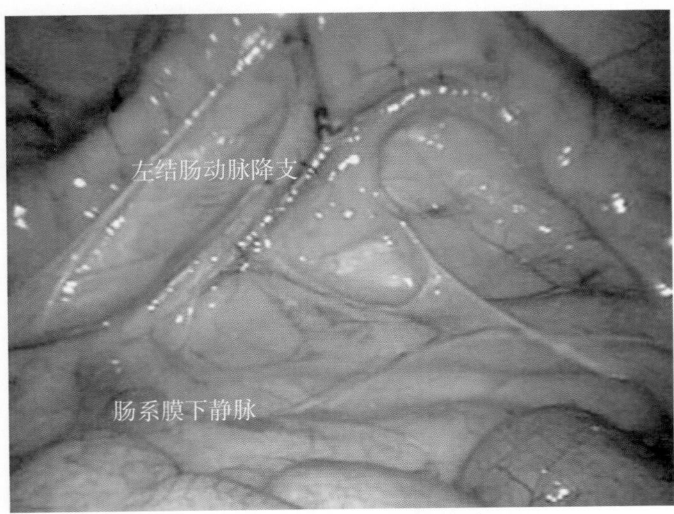

图3-43 左结肠动脉降支及肠系膜下静脉

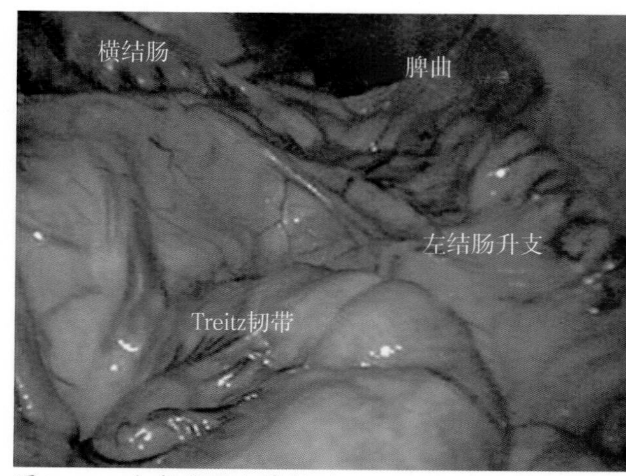

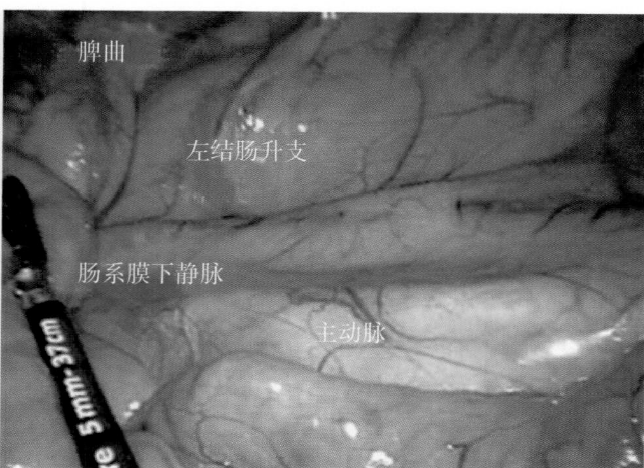

图3-44 左半结肠血管解剖

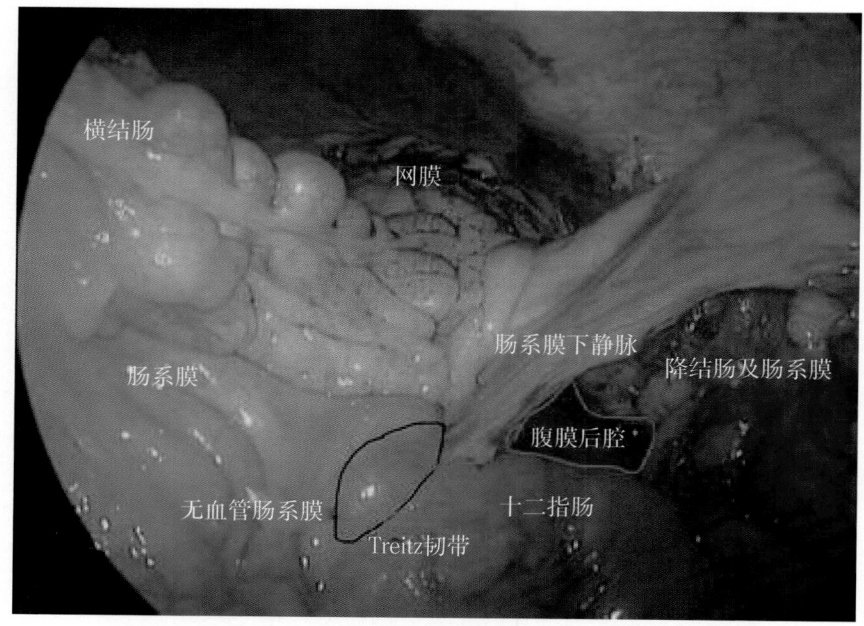

图3-45 在胰腺下缘及Treitz韧带的上外侧，汇入脾静脉之前，切断结扎肠系膜下静脉，此为直肠低位前切除术常规的近侧结肠游离步骤

十、游离肠系膜下静脉和脾曲

手术技巧

- 由于肠系膜下静脉易于撕裂，大力牵拉或不适当的结扎可导致回缩出血，因此分离和结扎此血管时，务必小心谨慎。在切断结扎前，先于血管两侧切开系膜组织，一旦意外撕裂或封闭后血管破裂，仍有足够长的血管蒂部以供抓持。

几乎所有直肠前切除或低位前切除的患者，均需要高位结扎肠系膜下静脉，以保障结直肠或结肠肛管吻合口无张力。将结肠脾曲、近侧半降结肠及其系膜向腹侧牵拉，即可见肠系膜下静脉，被无血管的肾前筋膜所覆盖（图3-5、图3-46）。常见十二指肠升部、空肠起始部与结肠系膜之间存有附着组织，应首先予以游离切断。肠系膜下静脉的切断处位于胰腺下缘，Treitz韧带外下方，在其汇入脾静脉之前，可用能量平台如超声刀或双极血管封闭设备离断此血管。将结肠脾曲系膜提向上方和腹侧，可见后腹膜反折处Toldt线，将其轻柔地推向下方，朝结肠脾曲方向尽量高地游离。正如前述原因，游离肠系膜下静脉时务必小心谨慎。

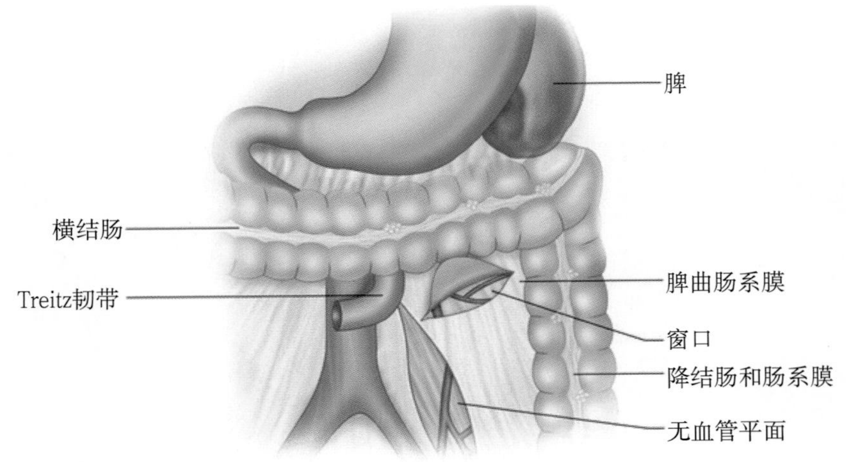

图3-46　结扎肠系膜下静脉需打开Treitz韧带旁无血管平面，并在血管外侧切开无血管的后腹膜

手术技巧

- 自内向外的正确游离平面延伸至肾脏上极可解决结肠脾曲游离困难的问题，如果解剖正确，此时仅有固定结肠脾曲的韧带尚未切断。

结肠脾曲游离往往需要采用复合的手术方法，将患者置于反Trendelenburg体位并向右侧倾斜，如果前面手术分离足够，此时仅有脾结肠韧带及膈结肠韧带尚未切断，将二者离断，避免损伤脾脏（图3-47、图3-48）。通常情况下，结肠脾曲与脾脏存在紧密的附着组织。自镰状韧带向左侧离断胃结肠韧带，于天然的大网膜后叶与横结肠融合处切断，进入小网膜囊，需注意离断横结肠系膜和胃壁的粘连，此时避免胃壁损伤。继续游离，将结肠脾曲及其系膜和脾脏分离。（译者注：在脾结肠韧带内侧，尚有胰结肠韧带，后者为横结肠系膜和胰腺被膜的移行区，此韧带也需切断，方可完全游离结肠脾曲。）在无血管平面（Toldt间隙）可用钝性分离，此时结肠脾曲仅被一薄层系膜粘连所固定，易于游离。（译者注：此处实为结肠脾曲后方的Toldt间隙，也有学者称之为肾结肠韧带。）

手术技巧

- Treitz韧带上方的无血管平面是进入小网膜囊的另外一种手术入路，当传统经大网膜进入小网膜囊途径因显露困难或病变影响而难以实施时，可考虑使用。

在某些情况下，小网膜囊与胰腺粘连紧密，务必小心，切勿分离过深而进入胰腺实质。如果粘连导致分离困难，可先于Treitz韧带自下而上游离，进而游离结肠脾曲。将远侧半横结肠系膜向腹侧提起，沿着横结肠系膜在Treitz韧带和十二指肠上方，存在无血管平面，打开此窗口，即可进入小网膜囊（图3-49至图3-51）。然后即可采用顺行分离的方法游离结肠脾曲和肠系膜下静脉。下一步将横结肠系膜向腹侧提起，切断剩余的附着部分，如果拟使用降结肠吻合，切勿损伤中结肠血管的左侧分支。

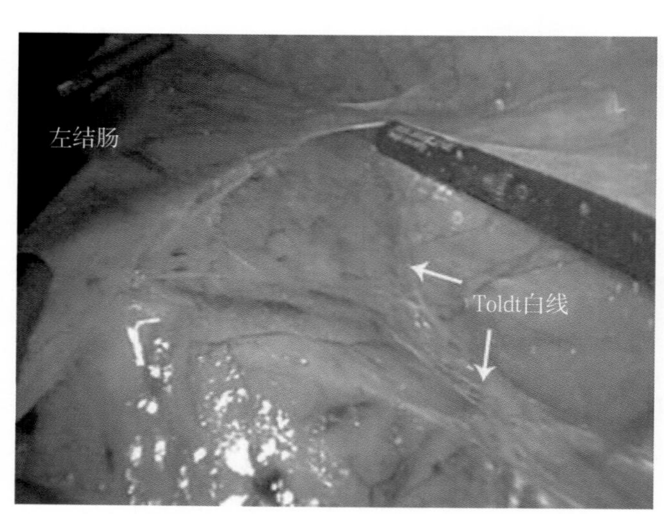

图3-47　自外向内手术入路，显示Toldt白线

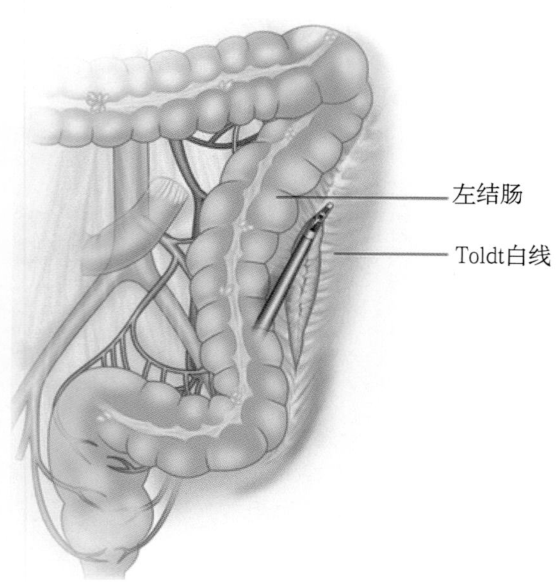

图3-48　切开Toldt白线，游离左半结肠

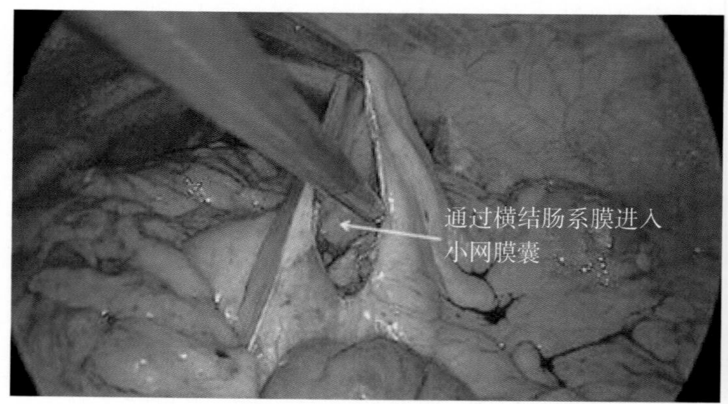

图3-49　切开Treitz韧带上方无血管区是进入小网膜囊的另一种手术入路

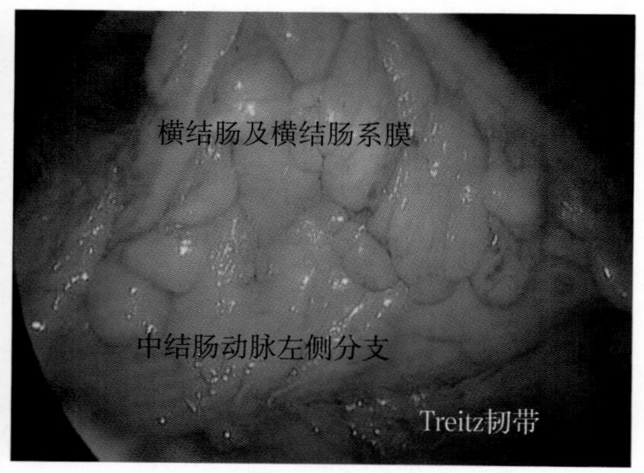

图3-50　将远侧半横结肠系膜向腹侧提起，沿着横结肠系膜在Treitz韧带和十二指肠上方，存在无血管平面，打开此窗口，即可进入小网膜囊

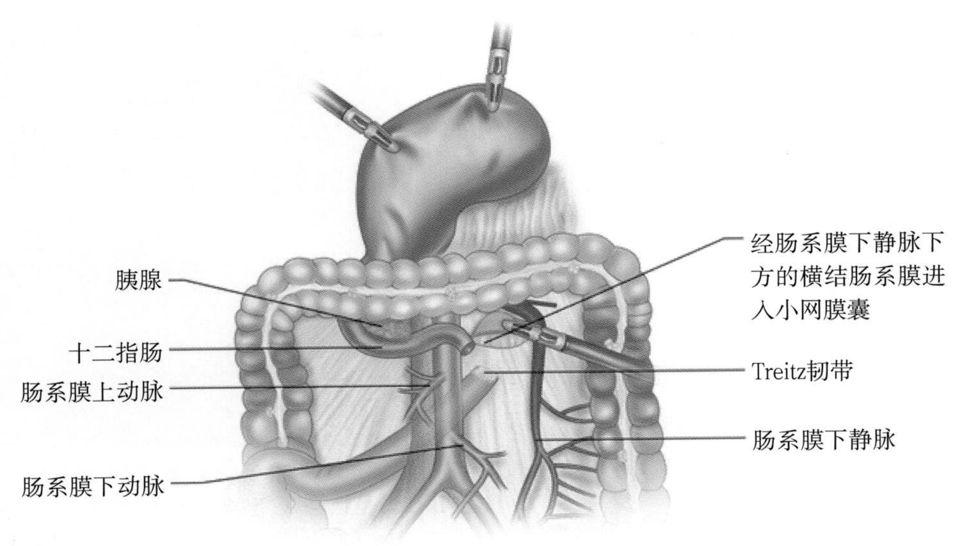

图3-51 经横结肠系膜进入小网膜囊

十一、降结肠切除术

降结肠及其系膜的游离往往是乙状结肠和结肠脾曲游离的延续，关键点在于正确的解剖平面Toldt间隙游离，保护输尿管和肾脏。

十二、直肠低位前切除术

手术技巧

- 尽早于直肠后间隙锐性分离是成功实施全系膜切除术的关键。靠近直肠系膜固有筋膜分离易进入疏松的含有气泡的平面或说“棉花糖”平面，如此也可降低损伤腹下神经及其他腹膜后组织的风险。

盆腔分离时，需要在直肠后方解剖，进入直肠固有筋膜和骶前筋膜之间的直肠后间隙。

直肠固有筋膜是盆内脏筋膜的延续，包裹直肠、脂肪、血管、神经、淋巴等结构。直肠后间隙是疏松的含有气泡的间隙，类似棉花糖样外观（图3-21）。向肛侧锐性解剖，后侧及外侧直达肛提肌和耻骨直肠肌，无论何时，均应避免损伤位于盆腔侧壁的盆神经丛。在后方游离时，要注意勿损伤骶前筋膜，后者为肾前筋膜在盆腔的延续，覆盖骶骨、尾骨、神经、骶中动脉和静脉、骶前静脉丛。解剖深达骶前筋膜深层或因牵拉将其撕裂，可导致术中大出血（图3-52、图3-53）。

解剖平面向腹膜外的直肠两侧延伸。直肠侧韧带是盆内脏筋膜的增厚部分，内有结缔组织和神经，但无血管，中直肠动脉并不经行此韧带，但也有报道发现有25%的直肠侧韧带含有血管，离断时务必小心[3,13]。

完成直肠后方和侧方游离后，再游离直肠前方。延续后方和侧方的解剖间隙可使术者保持正确的游离平面。此时往往见开放的“C”字形或如打开拉链状的筋膜切开线，提示解剖平面正确无误（图3-24）。此种情况下，自已打开的平面向未打开的平面分离易于辨识正确的含有疏松结缔组织的手术平面。随着向肛侧分离的进一步深入，可见阴道或前列腺及精囊（图3-54）。

随着向肛提肌和耻骨直肠肌游离，直肠系膜脂肪逐渐减少，至肛管上方则完全缺失，此为腹腔分离的终结平面。对于一些病变进展期患者，也可继续向肛侧游离，进入肛提肌间隙，后者为肛管外括约肌和肛管（内括约肌）之间的间隙。

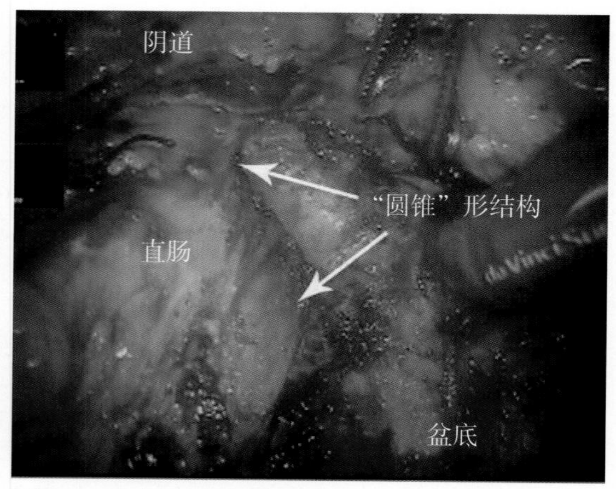

图3-52 行直肠全系膜切除术时，解剖平面可达盆底，此处直肠系膜变薄，可见“圆锥”形结构

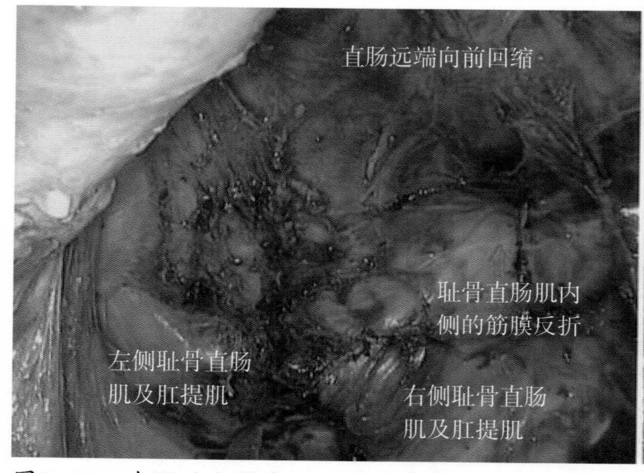

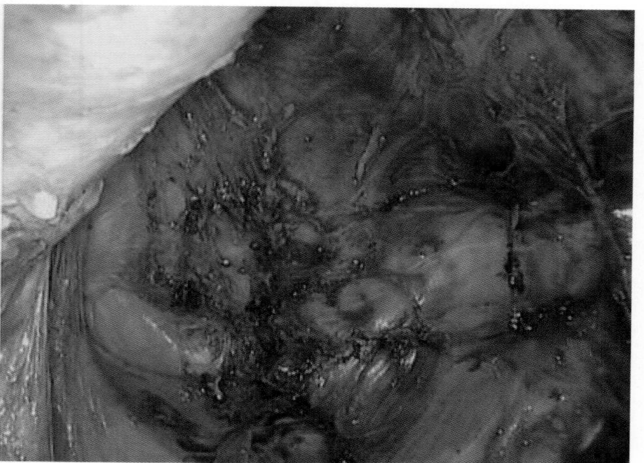

图3-53 直肠后方游离，可见耻骨直肠肌、后外侧的肛提肌和拉向前方的肛管，切开耻骨直肠肌内侧的筋膜反折（红色箭头）可进入肛管括约肌间隙

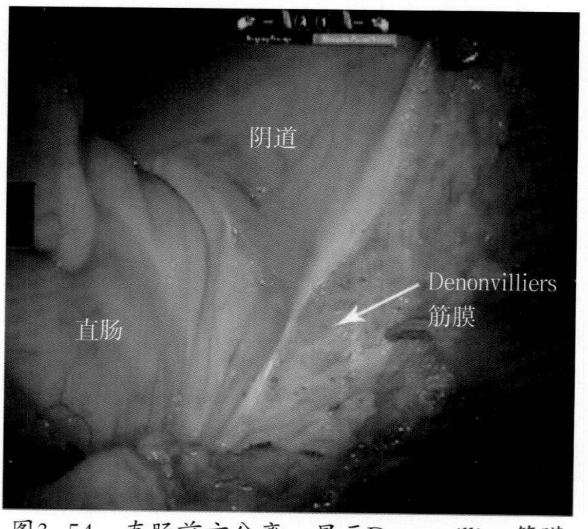

图3-54 直肠前方分离，显示Denonvilliers筋膜

十三、子宫悬吊

对于子宫较大和子宫阔韧带松弛的患者，直肠低位前切除时，显露直肠前方Denonvilliers筋膜往往困难（图3–55）。在这种情况下，有以下几种选择方式，笔者推荐最后一种。

（1）宫腔内抬举器：通过阴道将其置入子宫内，需助手抓持抬举器，将子宫举向腹侧。

（2）使用抓钳或扇形拉钩，将子宫拉向腹侧，往往由持镜手完成，但其作用有限。

（3）固定牵拉悬吊，经腹壁置入带Keith针的2–0 Prolenen线，由腹侧至背侧穿过子宫底一侧的阔韧带，再由背侧至腹侧穿过对侧子宫阔韧带，最后将Keith针穿出腹壁，两线尾打结，即将子宫悬吊于前腹壁。还有术者直接穿刺子宫底，以降低损伤子宫动脉的风险。

最后一种方法悬吊确切，显露充分，还可以解放助手，便于行另外的协助操作。

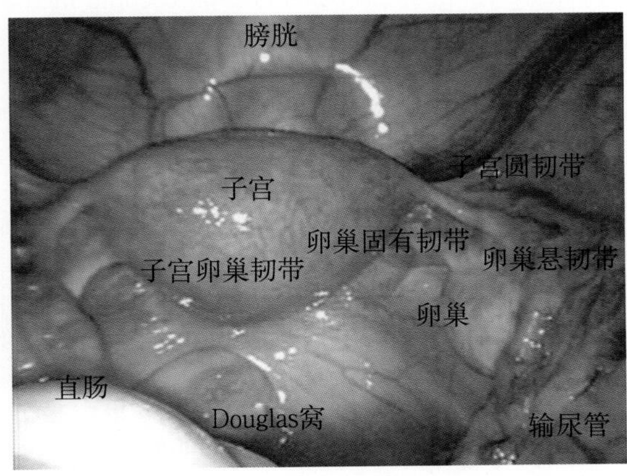

图3–55 子宫解剖显示Douglas窝

十四、会阴部解剖

如果行经腹会阴切除术，必须在肛提肌肛侧予以解剖。通过坐骨直肠窝和泌尿生殖膈游离并移除肛管和低位直肠。如果肿瘤广泛浸润，可能需要切除女性患者的阴道、阴道口、尿道（图3–56），然后将整个标本自腹部或会阴部切口移除。

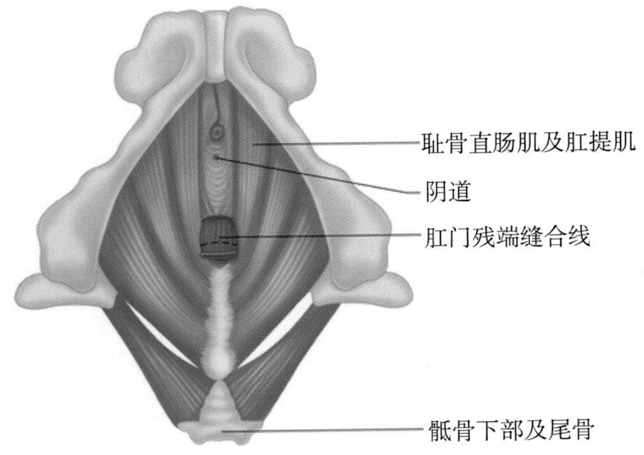

图3–56 盆底肌肉组织

十五、小结

娴熟掌握全面的正常解剖和常见的变异是成功实施腹腔、盆腔手术的关键。诸如肥胖、再次手术或放疗等因素可改变传统的解剖关系，术者熟知组织解剖平面和可能遇到的重要解剖结构，有助于减少手术并发症，改善患者预后。

参考文献

[1] MILSOM J W, BÖHM B, DECANINI C, et al. Laparoscopic oncologic proctosigmoidectomy with low colorectal anastomosis in a cadaver model[J]. Surg Endosc, 1994, 8(9): 1117–1123.

[2] BONNET S, ABID B, WIND P, et al. Anatomical basis of laparoscopic medial–to–lateral mobilization of the descending colon[J]. Clin Anat, 2013, 26(3): 377–385.

[3] KADAR N. Laparoscopic anatomy and dissection of the pelvis[J]. Baillieres Clin Obstet Gynaecol, 1997, 11(1): 37–60.

[4] OSTRZENSKI A, RADOLINSKI B, OSTRZENSKA K M. A review of laparoscopic ureteral injury in pelvic surgery[J]. Obstet Gynecol Surv, 2003, 58(12): 794–799.

[5] KUTIYANAWALA, SCOTT, JAMESON. Ureteric injuries during colorectal surgery: strategies for prevention[J]. Colorectal Dis, 1999, 1(6): 334–337.

[6] FRITSCH H, LIENEMANN A, BRENNER E, et al. Clinical anatomy of the pelvic floor[J]. Adv Anat Embryol Cell Biol, 2004, 175 (Ⅲ–Ⅸ): 1–64.

[7] FRITSCH H, HÖTZINGER H. Tomographical anatomy of the pelvis, visceral pelvic connective tissue, and its compartments[J]. Clin Anat, 1995, 8(1): 17–24.

[8] AIGNER F, ZBAR A P, LUDWIKOWSKI B, et al. The rectogenital septum: morphology, function, and clinical relevance[J]. Dis Colon Rectum, 2004, 47(2): 131–140.

[9] HAVENGA K, ENKER W E. Autonomic nerve preserving total mesorectal excision[J]. Surg Clin North Am, 2002, 82(5): 1009–1018.

[10] HAVENGA K, DERUITER M C, ENKER W E, et al. Anatomical basis of autonomic nerve–preserving total mesorectal excision for rectal cancer[J]. Br J Surg, 1996, 83(3): 384–388.

[11] HAVENGA K, GROSSMANN I, DERUITER M, et al. Definition of total mesorectal excision, including the perineal phase: technical considerations[J]. Dig Dis, 2007, 25(1): 44–50.

[12] HAVENGA K, MAAS C P, DERUITER M C, et al. Avoiding long–term disturbance to bladder and sexual function in pelvic surgery, particularly with rectal cancer[J]. Semin Surg Oncol, 2000, 18(3): 235–243.

[13] BOXALL T A, SMART P J, GRIFFI THS J D. The blood–supply of the distal segment of the rectum in anterior resection[J]. Br J Surg, 1963, 50: 399–404.

第二部分

手术方式与策略

第四章　完全腹腔镜右半结肠切除术

Steven Robert Hunt

关键点

- 重力在腹腔镜结肠手术中具有重要作用，患者需要采用极端体位。
- 理解右半结肠及其系膜与腹膜后器官组织的解剖关系是实施腹腔镜右半结肠切除术的基础。
- 实施腹腔镜右半结肠切除术有几种手术入路，各有所长，术者应该熟练掌握各种方法。
- 最后，务必完成四个步骤：腹膜后游离、打开Toldt白线和肝结肠韧带、结扎血管蒂、肠管切除及吻合。
- 尽管腹腔镜结肠手术较开放手术具有优势，但患者的安全永远是第一位的，中转开腹手术并不是手术失败，术者无须过度忧虑。

电子补充材料参见：10.1007/978-1-4939-1581-1_4.
视频网址：http://www.springerimages.com/videos/978-1-4939-1580-4.

Steven Robert Hunt，MD（通讯作者）
Department of Surgery，Barnes-Jewish Hospital，Box 8109，660 South Euclid，St. Louis，MO 63110，USA
E-mail： hunts@wustl.edu

一、简介

尽管腹腔镜右半结肠切除术有几种手术入路，但最后的步骤相同。手术步骤依入路不同而有所差异，但每一步都是彻底游离标本所必需的。本章将向读者展现腹腔镜右半结肠切除术独特的手术入路，以便战胜各种手术挑战。

二、患者准备

在实施任何结肠手术之前，术者务必明确定位病变所在。复习结肠镜检查报告，通过图像定位盲肠病变或使用染料定位病变。尽管肠道准备与否存在争议，但笔者还是予以机械性肠道准备并口服抗生素。一般而言，不需要输尿管支架，但如果是再次手术或炎症性肠病患者，术前置入输尿管支架颇有益处。手术开始之前，静脉予以预防深静脉血栓药物和抗生素。

三、手术室布局及患者体位

重力在腹腔镜结肠手术中起到至关重要的作用，机械性动力手术床是手术所必需的设备。患者身下垫置蚕豆袋或凝胶垫，用绑带经胸部将患者妥善固定，避免采取极端体位时，患者发生移位。在笔者所在中心，通常会将患者下肢置于脚蹬之上，以便于术者或助手站于患者的两腿之间。如果将患者置于截石位，则大腿和床面夹角不超过10°，以避免于上腹部手术时，手术器械相互干扰（图4-1）。手术的大部分时间，术者站于患者的左侧，助手位于患者的两腿之间，持镜手则位于患者的左侧。有时，术者需要站于患者的两腿之间以完成右半结肠的游离。监视器应置于患者右肩方向（图4-2）。

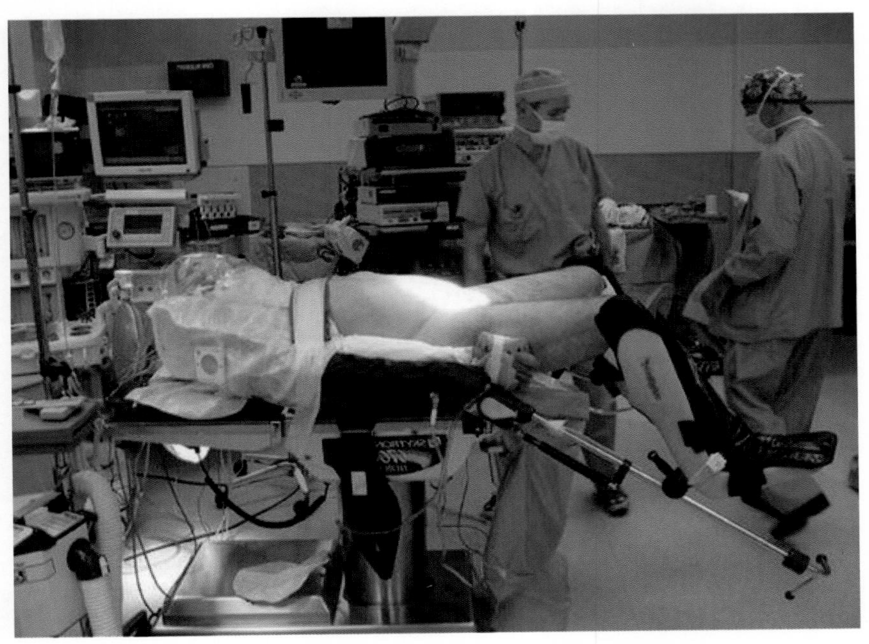

图4-1　手术室布局及患者体位

注：患者身下垫置蚕豆袋或凝胶垫，用绑带经胸部将患者妥善固定，避免采取极端体位时，患者发生移位。将患者下肢置于脚蹬之上，以便于术者或助手站于患者的两腿之间。如果将患者置于截石位，则大腿和床面夹角不超过10°，以避免于上腹部手术时，手术器械相互干扰。

腹腔镜Trocar应置于腹部中心，即耻骨联合和剑突连线的中点，恰位于充气腹部的顶部。该手术往往还需要2～3个工作Trocar。通常而言，脐周切口延长后可作为标本取出通道（图4-3）。

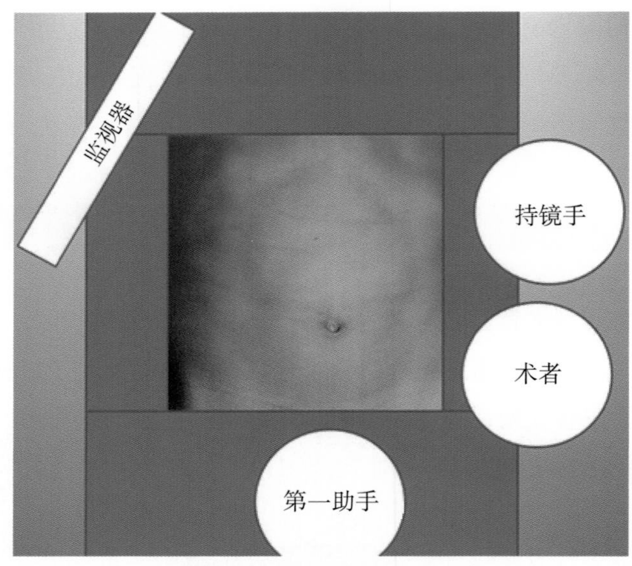

图4-2　手术团队站位和监视器位置，助手可站于患者两腿之间

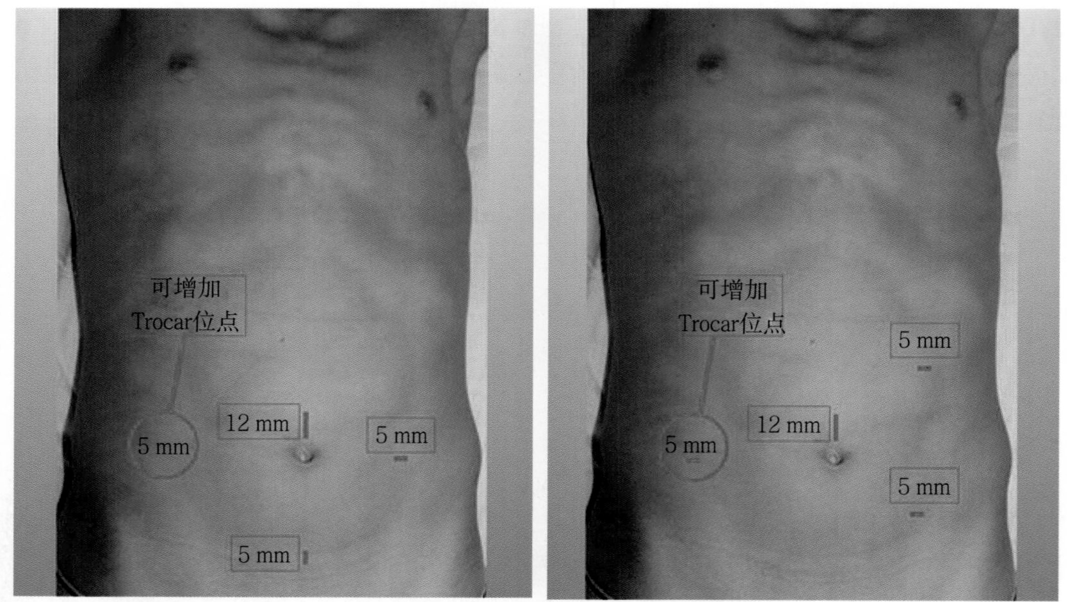

图4-3　腹腔镜右半结肠切除术的2种Trocar布局，必要时可在腹部右下象限增加第3个Trocar

四、临床解剖

右半结肠及其系膜背侧为Toldt间隙，升结肠外侧为Toldt白线，结肠肝曲借助肝结肠韧带固定于膈肌、肝脏及胆囊的下表面。沿横结肠向远侧走行，可见大网膜与横结肠融合并借助胃结肠韧带悬吊于胃大弯，近侧半横结肠系膜和胃壁之间存在一个无血管平面。继续向远侧解剖横结肠系膜，小网膜

囊成为上方边界。右半结肠血供包括：回结肠血管、可变异的右结肠血管（11%）、中结肠血管右侧分支（图3-2、图3-3）。右半结肠及其系膜后方边界形成一个自十二指肠第四部分向盲肠延伸的三角形区域，外侧达升结肠旁沟，再向内侧沿结肠肝曲达中结肠血管。右侧Toldt间隙为一个无血管手术平面。在这个三角形中，首先可见性腺血管，自外侧走向内侧；然后可遇见纵向走行的输尿管，在此三角形的内下方跨过右侧髂血管；再向内侧可见下腔静脉。沿此三角形向头侧解剖，可见十二指肠的第二部和第三部、胰头及中结肠血管；向右上方分离，即为结肠肝曲背侧。

五、游离右半结肠的主要步骤及腹腔镜右半结肠切除术手术入路

完全游离右半结肠需要4个主要步骤：①右半结肠及其系膜自Toldt间隙和十二指肠游离。②基于病变类型，于合适位置离断血管蒂。③升结肠外侧Toldt白线、结肠肝曲及大网膜附着处务必彻底解离。④标本取出、切除及肠管吻合。

腹腔镜右半结肠切除术有4种手术入路：内侧、下方、外侧和上方。无论采取何种手术入路，其目的都是将右半结肠自Toldt间隙游离，彻底和十二指肠分开，从而达到安全结扎系膜血管、标本可自由拉出体外、保证回结肠无张力切除及吻合的3个目的。

1. 内侧入路

内侧入路要求首先自回结肠血管蒂下方切开回结肠系膜。将盲肠系膜提起并拉向腹侧及右下腹，即可很好地确认回结肠血管蒂，恰似一条弓弦。切开其背侧系膜，进入Toldt间隙，予以钝性分离。很快即遇到十二指肠，将其与肠系膜分开。然后，离断回结肠血管蒂，手术窗则进一步敞开，便于继续自Toldt间隙游离，采用钝性分离方法，向外侧及头侧进一步游离，直至将右半结肠自Toldt间隙完全游离。

2. 下方入路

下方手术入路是将末段回肠及其系膜向腹侧及头侧拉起，在回结肠血管蒂的背侧，切开自回肠远端系膜至十二指肠的后腹膜。其余手术步骤同内侧手术入路。

3. 外侧入路

类似于开放右半结肠切除术，外侧入路的优点是外科医生对此颇为熟悉，易于实施腹腔镜手术。另外，在炎症性肠病或因粘连而不宜采用内侧或下方手术入路时，可采用外侧入路。该方法的不利之处在于朝术者和腹腔镜方向牵拉标本的同时，游离标本有时会存在困难。同样需要确认十二指肠并安全将其留于原位。

4. 上方入路

最后一种手术入路则为自上而下的游离方法，首先打开胃结肠韧带，在近侧横结肠系膜的头侧方

向自内向外游离。一旦结肠肝曲游离完毕，则向下方游离。确认十二指肠，将结肠肝曲拉向患者左下腹。与外侧入路一样，向内侧进一步游离有些许困难。在盲肠巨大包块、右下腹或回结肠系膜存在明显炎症反应时，上方入路颇有价值。

每一位外科医生均应熟练掌握各种手术入路，在不同体形患者、解剖变异、病变不同表现等情况下，应该综合使用上述方法，以便彻底安全地游离右半结肠。

六、手术步骤

基于本书的编写目的，本节仅讲述下方手术入路，必要时，提及其他方法。

建立气腹后，探查整个腹腔，注意所有的异常情况。对于肿瘤患者，务必仔细探查肝脏有无转移。如果发现可疑转移灶，则在腹腔镜监视下，于肋缘下置入芯针行活组织检查。如果是克罗恩病患者，应该检查全部小肠。

将患者置于陡直的Trendelenburg体位，右侧躯体抬高。务必将患者安全固定于手术床上，避免滑落。将大网膜卷起并置于胃壁上方。如此，即可显露横结肠浆膜层，也可避免大网膜将小肠推向手术野，易于解离大网膜和横结肠的融合部。然后，将小肠拉出盆腔并置于左上腹，将末端回肠和升结肠并列，显露回结肠血管蒂的下内侧。重力作用有利于上述步骤的顺利实施。

1. 自后腹膜游离升结肠及其系膜

将末段回肠系膜提起，显露肠系膜根部直至十二指肠第四部分（图4-4）。尽管术中一般不需要显露输尿管，但时常可以显露。沿着切开线用电凝予以标记（图4-5），切开后，进入Toldt间隙（图4-6）。此处常见的挑战为进入正确的Toldt间隙，最好的办法是将钝性抓钳置于盲肠背侧并向头侧和前方适度抬起，即可容易进入Toldt间隙，以自外向内的方式钝性游离。术者用左手提起系膜，右手器械实施游离。没有必要用抓钳抓持组织，关闭钳口即可。如果显露不充分，则可增加第三把5 mm Trocar，助手协助显露。用右手器械以反向“C”字形向头侧游离，偶尔用右手器械提起系膜，左手器械实施游离。如果游离变得困难，术者应返回已知的正确平面，确认解剖标记，然后继续游离。在游离的头侧部分，应该显露十二指肠。在分离的顶点保持一定的张力颇为重要，左手器械应不断调整以维持适宜的张力。左手器械抓持分离的顶部并朝前方和腹腔镜的方向牵拉，即可提供理想的张力。在此平面的内侧及上方即可见十二指肠（图4-7）。一旦显露十二指肠，应将其留于内侧和下方，直至显露部分胰头组织。此步骤完成后，则于结肠肝曲后方向外侧游离。围绕十二指肠，应于Toldt间隙予以锐性分离，此处也可使用能量平台。一旦十二指肠自右半结肠系膜后方游离，一般而言就不会损伤右侧输尿管。如果使用下方手术入路不能显露十二指肠，应该采用其他手术入路，安全将结肠系膜和十二指肠彻底分离。通常需要综合使用4种手术入路，以安全地自十二指肠游离肠系膜。

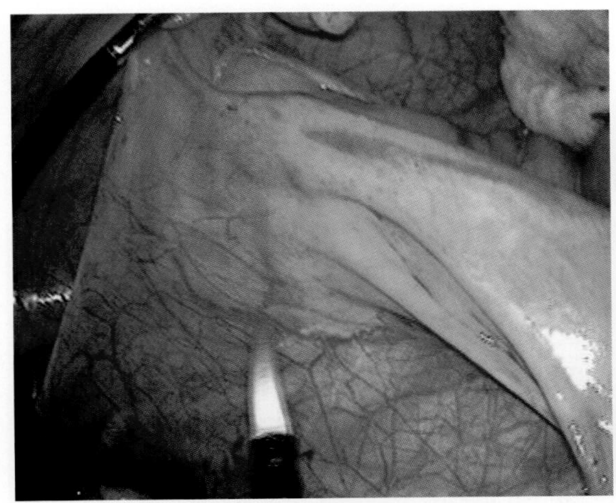

图4-4 将末段回肠系膜提起，开始下方入路手术；该患者较瘦，可见右侧输尿管和下腔静脉；在画面的右侧，肠系膜皱褶背侧即为十二指肠第四部分

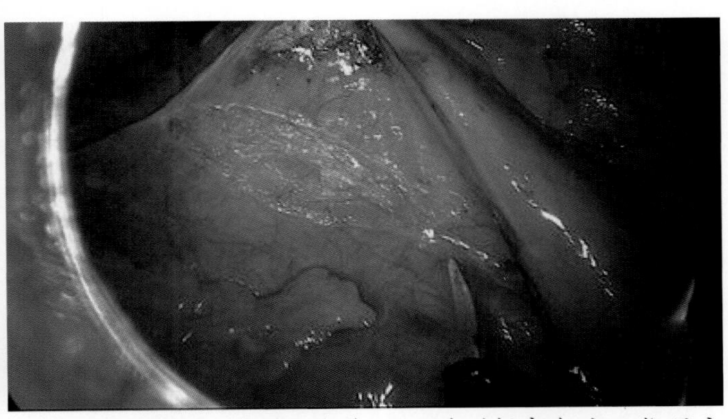

图4-5 将末段回肠系膜提起，沿系膜根部朝十二指肠方向切开后腹膜，如此即可进入正确的Toldt间隙

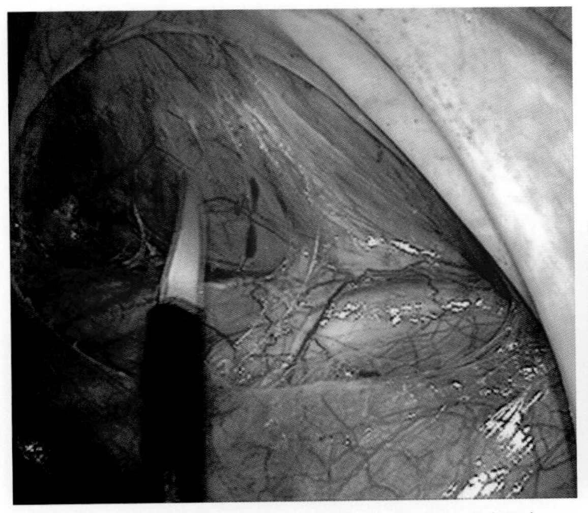

图4-6 一旦切开后腹膜，则将系膜轻轻提起，采用钝性分离，扩大游离面

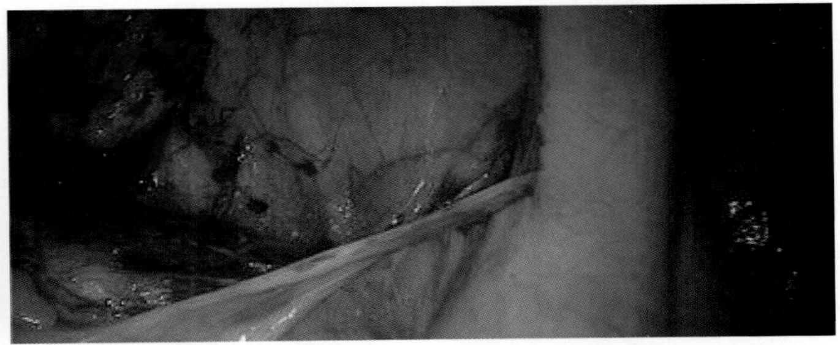

图4-7 随着Toldt间隙的进一步游离，可见十二指肠，继续沿着无血管的Toldt游离，即可将肠系膜和十二指肠完全游离

2. 确认并离断血管蒂

一旦自Toldt间隙完全游离，下一步即为离断血管蒂。此时也可切断升结肠外侧的Toldt白线，但此点依术者的习惯而定。回结肠血管蒂非常容易确认，是第一个分离并结扎的血管蒂。抓持盲肠并将其拉向右下腹，即可显露此血管蒂，未离断之前，张力可使其呈弓弦样外观。如果采用自下方的手术入路，在血管蒂两侧可见紫黑色视窗（图4-8）。如果不能确定，则抓持此血管蒂，向远侧进一步游离，以免结扎肠系膜上血管。一旦确认血管蒂，则整洁此血管根部，予以结扎离断（图4-9）。笔者总是用血管封闭设备，但是血管夹和吻合器也是很好的选择。如果回结肠血管蒂为唯一需要离断的血

管，则可进行下一步操作。如果需要离断中结肠血管，可于此时实施。在朝横结肠方向离断系膜时，往往可以确认中血管右侧分支，将其予以离断。在切断横结肠系膜过程中，遇到的第一个多脂肪结构即为中结肠血管右侧分支，如果需要在腹腔内离断，则采用上述方法予以离断。在用能量平台离断中结肠右侧分支之前，应该切断胃结肠韧带，以免导致胃损伤。

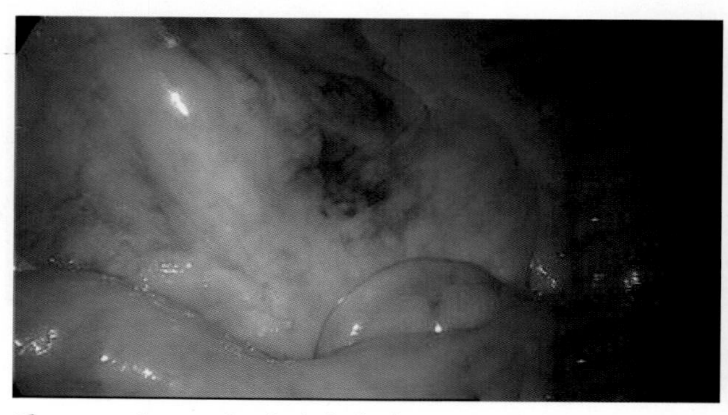

图4-8 于Toldt间隙游离完毕之后，将盲肠拉向右下腹，即可确认回结肠血管蒂，恰似弓弦样，其两侧为紫黑色视窗

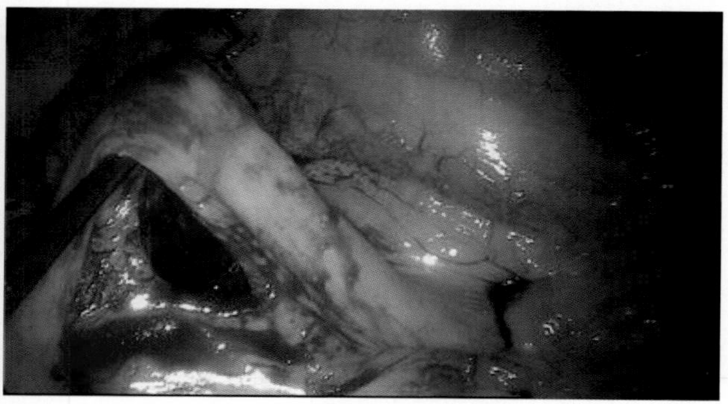

图4-9 打开回结肠血管蒂两侧视窗，紧靠其起始部将其离断

3. 离断升结肠外侧Toldt白线及肝结肠韧带

采用反Trendelenburg体位便于上述操作，于盲肠下方及外侧开始向头侧切开Toldt白线（图4-10）。由于无血管存在，可用剪刀、电刀或血管闭合设备予以打开。术者应该不时检查其下方和上方，以明确其位置。常见的失误为向头侧切开Toldt间隙过高，超过结肠肝曲而达肝脏。术者应该时刻注意结肠位置，仅打开结肠外侧Toldt白线即可。在结肠肝曲则转向内侧，另外，还应避免进入肾脏后方。

通常，右半结肠切除术最困难的是游离结肠肝曲。一个最有效的方法是展平结肠肝曲并将其拉向左下腹。如果尚不能持续游离结肠肝曲，应该使用上方手术入路，需要切断胃结肠韧带（图4-11）。在开始离断之前，需要将患者体位调整为反Trendelenburg体位。紧靠横结肠头侧存在一个易于分离的平面，于此间隙自内向外予以钝性分离。当靠近横结肠向近侧游离时，由内向外，朝结肠肝曲方向，逐步离断胃结肠韧带。最后仅有肝结肠韧带尚未分离，将结肠肝曲展平拉向左下腹，即可易于显露并离断此韧带（图4-12）。

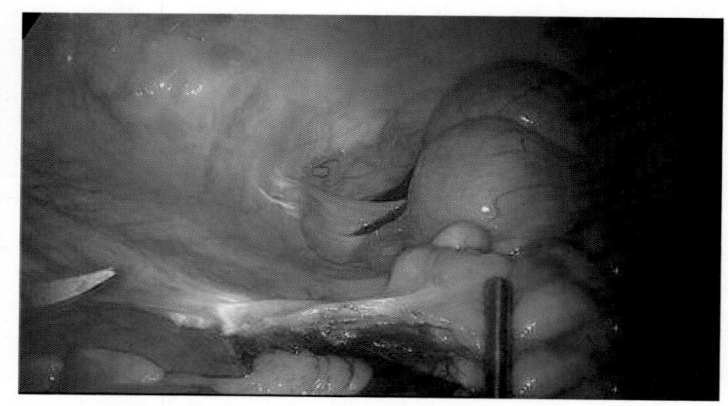

图4-10 自下方易于显示需切开的Toldt白线，用抓钳将阑尾系膜拉向内侧，Toldt间隙游离平面延续至结肠外侧

一旦解离结肠肝曲，应确认十二指肠，在完全游离右半结肠之前，往往还有少许Toldt间隙需要游离。术者务必确认右半结肠完全游离，理想的标准是可将结肠肝曲拉至左下腹，超过拟拉出标本的位置。

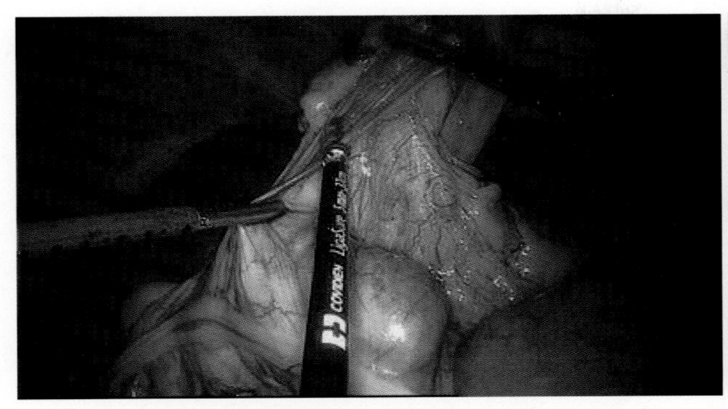

图4-11　上方手术入路：于大网膜与横结肠融合处开始切开，有时需要联合使用各种手术入路

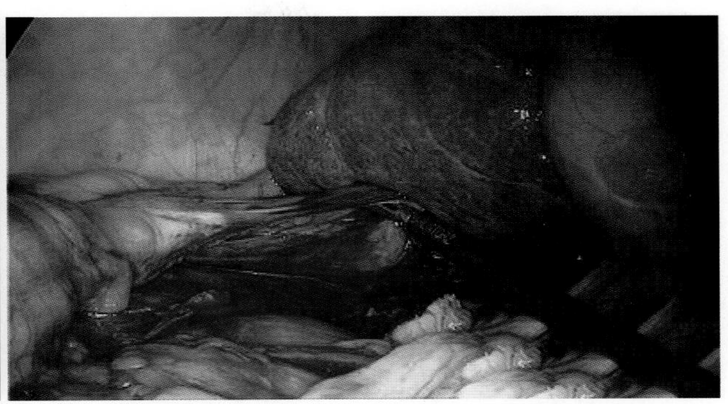

图4-12　沿着横结肠和胃的融合平面向近侧游离，将结肠向下方和内侧牵拉，易于显露肝结肠韧带

将未完全游离的标本强行拉出腹腔会导致灾难性后果，大力牵拉标本将导致中结肠血管撕裂和急剧出血，需要急症中转开放手术。

七、扩大右半结肠切除术

如果需要切除更多的横结肠，仅做少许调整即可。后腹膜的游离同前述。在行扩大右半结肠切除术时，笔者多于离断血管之前实施Toldt白线和结肠肝曲的游离，然后将大网膜和横结肠解离。如果大网膜和标本一并切除，则可用血管封闭设备离断胃结肠韧带。一旦离断大网膜附着处，继续打开胃与结肠系膜之间的粘连，自横结肠系膜上表面达其根部，此时方可实施高位结扎中结肠血管。

八、标本取出及肠管吻合

一旦标本完全游离，即应准备将其取出。在撤除气腹之前，务必检查肾前筋膜和血管蒂，彻底止血。如果腹腔镜Trocar位于腹部中央，术者应该确认在哪一个Trocar位置取出标本张力最小。通常选择脐周切口，高于或低于肚脐的切口少见。用腹腔镜抓钳抓持并锁定盲肠的脂肪皱褶。将脐周切口扩大至适宜长度，大概3 cm。上置自动扩张的切口保护器，保护切口，避免切口污染[1]。将标本递至切口处，使用Babcock钳将其拉出体外。确保肠管处于自然方位，避免吻合时肠管扭转。切断末段回肠和结肠，整洁周围脂肪组织。助手或用Babcock钳使回肠和结肠维持原位，避免扭转。尽管有些术者习惯腹腔内吻合，但笔者多选择于腹腔外吻合，没有证据证明腹腔内吻合优于腹腔外吻合，而且后者并不需要进一步扩大标本取出切口。回肠和结肠的吻合方式可采用侧侧吻合、功能性端端吻合或端侧吻合。笔者不关闭肠系膜裂孔，因为经小的标本取出切口实施缝合较为困难，实践证明其安全、可靠，并无大碍[2]。

手术技巧

- 当腹腔镜手术遇到困难时，往往有两个原因：张力不够或解剖定位有误。此时应该暂停手术，反思以下问题：①张力是否足够？②目前解剖位于何处？如果任何一个答案是不确切的，务必马上予以纠正。如果简单调整后，依然不能确认具体的解剖位置，应该考虑中转开腹手术。
- 对于某些患者，虽然解剖不存在问题，但由于患者本身或病变因素，手术进程亦可受阻。除中转开腹手术外，如果继续手术无明显危险，还有两种方法：一种方法是增加一把5 mm Trocar，以改善显露；另一种方法是改行手辅助腹腔镜手术。当使用手辅助器时，应选择在标本取出切口将其置入，一般在脐周，需确保标本无张力取出，此时应将腹腔镜Trocar移位，比如移至上腹部。
- 中转开腹手术并非手术失败，而是明智的选择，任何手术进程受阻或不符合肿瘤学根治原则时，均应果断中转开腹手术，在不利事件发生前中转开腹手术远远优于事后懊悔。不幸的是，由腹腔镜手术失误引起的医疗纠纷并不少见，但对中转开腹手术而言，医疗纠纷则较少发生。

九、小结

完全腹腔镜右半结肠切除术或回盲部切除术安全、可行、有效，具有微创手术的各种优势。尽管笔者多采用下方手术入路，但术者务必熟练掌握并能联合使用其他的手术入路，以便高效地完成后腹膜游离、切开Toldt白线和肝结肠韧带、结扎血管并在无张力的前提下行肠管切除及吻合。

参考文献

[1] REID K, POCKNEY P, DRAGANIC B, et al. Barrier wound protection decreases surgical site infection in open elective colorectal surgery: a randomized clinical trial[J]. Dis Colon Rectum, 2010, 53(10): 1374–1380.

[2] CAUSEY M W, OGUNTOYE M, STEELE S R. Incidence of complications following colectomy with mesenteric closure versus no mesenteric closure: does it really matter?[J]. J Surg Res, 2011, 171(2): 571–575.

第五章　手辅助腹腔镜右半结肠切除术

Kirk A. Ludwig, Timothy Ridolfi

关键点

- 本章讨论的手辅助腹腔镜右半结肠切除术采用自上而下的手术方式。
- 剑突下左侧靠近镰状韧带的位置置入腹腔镜，监控手术操作。
- 在中线位置置入手辅助器，再置入2个5 mm Trocar。
- 术者一个人即可完成手术，无需训练有素的助手。
- 与其他腹腔镜右半结肠切除术不同，手辅助手术始终在一个平面游离，减少了手术用时，确保手术流畅、清洁、无血及正确的解剖平面游离。
- 该手术可清楚显示中结肠血管，允许在横结肠系膜根部结扎之。
- 目前，由于右半结肠切除术后多于腹腔外行回肠和结肠吻合，应选择标本取出切口作为手辅助器置入通道，增加美观效果，提高患者满意度。

电子补充材料参见：10.1007/978-1-4939-1581-1_5.
视频网址：http://www.springerimages.com/videos/978-1-4939-1580-4.

Kirk A. Ludwig，MD（通讯作者）；Timothy Ridolfi，MD
Division of Colorectal Surgery，Department of Surgery，Medical College of Wisconsin，9200 W. Wisconsin Ave.，Milwaukee，WI 53226，USA
E-mail：kludwig@mcw.edu；tridolfi@mcw.edu

一、简介

自从20世纪80年代晚期开展腹腔镜胆囊切除术以来，腹腔镜技术迅速应用于结直肠切除等多种腹部手术并取得巨大成功。然而，由于存在技术限制、担心其能否根治肿瘤、难以证明其较开腹手术具有优势，因此，腹腔镜结肠手术发展缓慢。早期腹腔镜结肠手术仅适用于克罗恩病患者和憩室炎患者。随着临床经验不断积累，腹腔镜手术开始应用于所有结直肠良性、恶性病变。起先，人们担心肿瘤学预后，如局部根治性、复发率、长期生存率，但4个前瞻性随机对照试验证实腹腔镜手术和开腹手术在上述各指标之间均无显著差别[1–4]。另外，微创结肠手术尚有许多近期优点，如康复快、疼痛轻、住院时间短、具有美观效果[5]。

腹腔镜结肠手术依然存在技术困难，这也是开腹手术更为多见的原因[6]。腹腔镜右半结肠切除术有几种手术方式：和开腹手术相同标准的由外至内的手术入路；由内至外的手术入路，手术开始即抓持回结肠血管蒂并靠近根部将其处置；自下而上或腹膜后途经，手术首先切开右下腹小肠系膜根部至十二指肠升部的后腹膜，游离Toldt间隙直达结肠肝曲，暂不切开升结肠外侧Toldt白线，保持结肠于原位，以便提供适当的张力。腹腔镜外科医生务必熟悉各种手术入路，因为如第四章所述，各种手术入路各有优缺点，可解决不同的术中问题。然而，本文将讨论手辅助腹腔镜右半结肠切除术的理念和技术要点。

二、背景

手辅助腹腔镜结肠手术的理念源于几个因素。第一，也是最重要的原因是某些患者需做切口以取出标本，那么为什么手术开始时不利用此切口以便于手术操作？尽管存在一些争论，包括手辅助腹腔镜结肠手术是否和标准的腹腔镜手术一样具有近期优势，文献报道二者临床结局相同[7–9]。根据一些研究结果，学者担心手辅助腹腔镜手术仍然需要“大”切口，通常而言长约7 cm已经足够，标本取出切口平均长度在COST试验中为6 cm，在CLASICC试验中为7 cm[10–11]。还有学者担心手辅助腹腔镜不及标准腹腔镜操作轻柔。尽管手辅助器对腹壁有挤压作用而可能导致一定的损伤，但对于腹腔内损伤而言，术者操作手导致的损伤比任何设备都要小，当用5 mm或10 mm的抓钳施加较大压力或夹持易碎组织时更是如此。在开腹手术中，难道有人用血管钳夹持小肠或结肠吗？

第二，对于尚无大量结肠手术经验者，学习和使用腹腔镜器械颇为困难。另外，腹腔镜结肠手术用时延长，中转开腹率较高，令术者颇为沮丧。在COST及CLASICC试验中，手术用时腹腔镜手术较开腹手术平均延长1 h[10–11]，而在COLOR试验中则延长30 min，所有研究的中转开腹率均超过20%。尽管最近报道中转开腹率有所下降，但依然存在一些情况会延长腹腔镜手术用时、增加手术困难并令术者沮丧[6]。手辅助腹腔镜手术用时明显缩短，依据笔者经验，中转开腹罕见。术者用手抓持正确的解剖结构，掌握少许腹腔镜技术即可开展腹腔镜手术。

第三，许多术者行腹腔镜结肠手术时遇到的问题，在手辅助腹腔镜手术时则可迎刃而解，比如，肥胖患者数量不断增加，增加手术难度。目前，在美国有超过60%的成人超重或肥胖[12]。不幸的是，由于肥胖可导致实施标准的腹腔镜手术困难，这些患者可能被排除在腹腔镜手术之外，从而不能从微创手术中获益。患者及其性别不同，手术难度差异颇大。比如，女性患者腹部脂肪较为肥厚。尽管对女性肥胖患者实施腹腔镜手术较困难，事实也证明角膜翳越厚，腹腔内脂肪越多，但临床实践证实仍可实施腹腔镜结肠手术。肥胖患者手术最难的部分不在腹腔内，而是将标本取出及实施肠管吻合之时。对于男性肥胖患者，情况往往相反，其腹壁可能较薄，而大网膜和肠系膜可能极为肥厚，脂肪垂可能包裹整个结肠。用小直径的腹腔镜器械操控肥厚的大网膜、肠系膜和肠管颇为困难。组织重量增加，导致组织撕裂风险升高，易诱发难以控制的术中出血。这种超重集中于腹腔内者，特别是男性患者，一般而言不是标准腹腔镜结肠手术的良好适应人群，但是实施手辅助腹腔镜结肠手术则多无问题。

第四，实施标准的腹腔镜结肠手术，切除标本较大，显露极为重要，需要具有一定基础的同一手术团队，与其他普通医生合作困难。许多标准腹腔镜结肠手术需要训练有素的助手协助显露。许多术者尚无经验丰富的助手以资凭借。手辅助腹腔镜技术则不需要额外助手，腹腔镜可由护士或普通外科医生操作。许多显露困难的问题均可迎刃而解，也适用于肥胖患者。对于肥胖患者，5 mm的抓钳抓举及显露解剖层次多有不便，而术者的操作手则没有任何问题。

第五，腹腔镜右半结肠切除术存在许多解剖难题，手辅助方法可迎刃而解，比如，胆囊切除术后患者，结肠肝曲粘连固定于胆囊窝而导致分离困难；大网膜与右半结肠或肠系膜腹侧面粘连患者，难以显露系膜血管；特别是肿瘤患者，粘连的大网膜应整体切除，显露血管更加困难；阑尾切除患者，大网膜往往粘连于右下腹，使得标准腹腔镜手术困难重重。手辅助腹腔镜技术可很好地解决上述问题。另一个问题是当肿物巨大时，标准的腹腔镜手术难以操作，而术者用手易于操控。

第六，手辅助腹腔镜右半结肠切除术可很容易地妥善处理系膜血管。经验丰富的腹腔镜外科医生均知晓中结肠血管和横结肠系膜是最难显露的结构，因此处血管变异多见，动脉周围为易被撕裂的大静脉，系膜较短，显露困难，此区域出血将误导术者损伤下方的胰头和肠系膜上动脉，因此标准腹腔镜右半结肠切除术在该区域操作颇困难。手辅助方法使得术者可清楚显露中结肠血管，这对于靠近结肠肝曲或近侧半横结肠的肿瘤手术颇为重要，最大的优势是可在上方显示血管，采用自左向右的方式予以游离。腹腔镜手术向头侧游离中结肠血管存在困难，而从侧方游离可见血管呈直线化，易于解剖。回盲部克罗恩病经常实施回盲部切除术，不同于肿瘤手术，无须处理中结肠血管，简单游离结肠肝曲，将升结肠和末段回肠提出腹外，行回肠升结肠吻合即可。当切除肿瘤病灶时，许多问题需要考虑，要在血管根部予以切断结扎。

右半结肠切除术主要用于肿瘤性病变，包括侵袭性肿瘤或不能用内镜切除的大息肉。作为一般规则，随着息肉体积增加，罹患恶性肿瘤的风险增加，需行常规的右半结肠切除术。另外，并非少见的是对已切除的恶性息肉追加腹腔镜节段结肠切除术。如果息肉切除后存在未能根治因素，需追加常规的结肠手术，切除肿瘤可能残留的肠管、相应区域的系膜和淋巴组织。其他少见的右半结肠切除适应证包括血管畸形导致的右半结肠出血或升结肠憩室导致的炎症性病变。

因肿瘤而行右半结肠切除术的常规手术原则包括：①淋巴血管蒂根部切断结扎及彻底淋巴结清

扫；②荷瘤肠管、系膜及软组织大范围整体切除；③避免肿瘤细胞污染腹腔、切口或肿瘤远侧及近侧肠管。盲肠肿瘤手术包括根部切断结扎回结肠血管和中结肠动脉右侧分支，靠近横结肠的肿瘤则还应切断中结肠血管蒂。切除距离回盲瓣15～20 cm的回肠，此点大概位于肠系膜上动脉末端，横结肠则于其中点切断。

三、手术操作

1. 患者体位

手辅助腹腔镜结肠手术需将患者置于平卧位，下肢放置间断压迫装置以预防静脉血栓，全身麻醉，留置导尿管和口胃管。两上肢用布巾包裹后置于身体两侧，用患者身体下方的布单固定患者：将布单两端自患者身体两侧拉出，包裹同侧上肢后，再置入患者躯体之下。另外，用多条约7.6 cm宽的绑带将患者绑于手术床之上，用1条或更多绑带固定患者下肢，1条固定患者胸部。绑带下方垫置泡沫垫。为利于显露，术中往往需要剧烈倾斜手术床以调整患者体位，上述措施可确保患者安全，避免滑落（图5-1）。将患者双上肢包裹后置于身体两侧对患者颇为安全，方便术者和助手变换手术站位。为扩大手术区域范围，可将静脉输液架移向患者头侧，麻醉医生将麻醉台远离麻醉机，如此可为术者提供更大的活动空间。手术消毒区域自乳头至大腿中部，铺无菌巾单，用Ioban™薄膜固定无菌巾单于原位，该薄膜自患者身体两侧垂下，达未消毒区域。另外，Ioban™薄膜可避免手术器械及各种电缆线自患者身体两侧滑落。腹腔镜电缆、光源线和注气管依不同手术室而有所差异。将能量平台置于患者右肩方向，一般不需要吸引器，如果需要，将其自患者脚侧引出。在患者右侧放置1～2台监视器，所有手术组人员均可观察，多不需要另外的监视器。

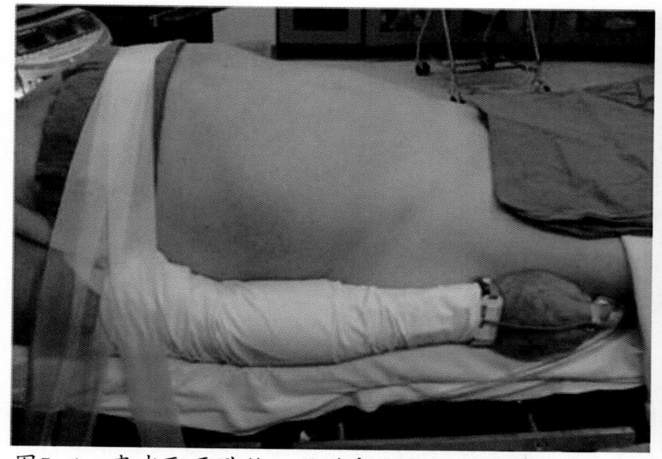
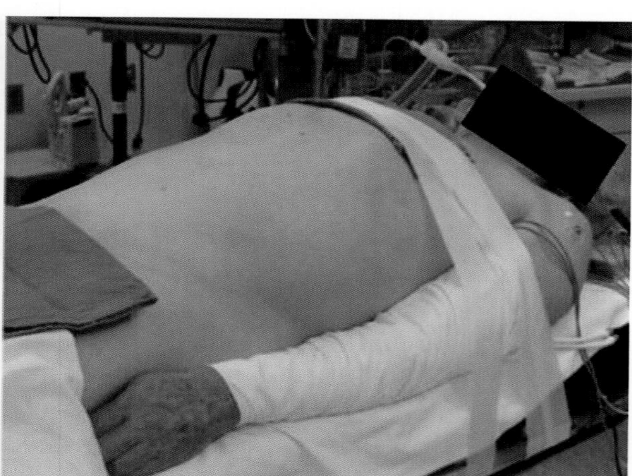

图5-1　患者取平卧位，于胸部和大腿用绑带固定，以确保患者安全，避免手术床剧烈倾斜时患者滑落

2. Trocar及手辅助器的放置

手辅助腹腔镜右半结肠切除术Trocar及手辅助器的放置方法如下所述。手辅助器位于中线位置，术者可根据患者腹部可触及的骨性标志予以定位。在肋下缘和髂前上棘连线的中点画一水平线，和正

中线交点即为手辅助器腹中线切口的中心位置（图5-2）。如此既可将手辅助器定位于解剖学中线位置，又不依赖于脐部位置。切口位置与患者体形颇有关系，对于肥胖患者，整个切口可能均位于脐部之上，但对大多数常规体重的患者，脐部是切口的中心。基于人体工程学的基本原则，对右半结肠切除术而言，中线切口最为理想，便于行腹腔外吻合，可保持视野内正常的解剖关系。一般而言，切口长度（cm）与术者所戴手套大小一致。然而，实际操作中，该切口可有1 cm的波动范围。笔者使用GelPort™手辅助器，易于使用，而且在术者的手位于腹腔内时也可经其置入Trocar、器械或吻合器。术者的手取出或置入时可保持良好的气腹，此点便于教学，因为可随时让助手进入腹腔实施手术。

经手辅助器置入5 mm或10 mm Trocar建立气腹，腹腔镜也可经此Trocar置入腹腔，监视其他Trocar置入。将5 mm Trocar分别置于左肋缘下及左上腹，前者置入5 mm 30° 腹腔镜，后者置入5 mm封闭切割设备。左肋缘下Trocar位置变化较大，取决于患者和手术类型。通常而言，距离中线至少几厘米，向左侧切除横结肠越多，此Trocar位置越移向左侧。有时，镰状韧带宽大冗长，妨碍手术，需要切除。经左上腹Trocar置入超声刀易于切除镰状韧带，是否使用手辅助器均可。左上腹Trocar位置不可过高，以免右下腹操作困难。当然，也不能太低，因为操作手和能量设备在右下腹操作时不能互相干扰。左锁骨中线与肋缘下交点为A，与经手辅助器切口上缘水平线交点为B，则A、B的中点即为理想的左上腹Trocar位置。

对于有腹部手术史的患者，手辅助器切口可先用来解剖粘连。如果难以经此切口分离全部粘连，则置入GelPort™手辅助器，再经手辅助器Trocar通道置入器械予以松解粘连。如果左侧腹腔粘连阻碍左上腹5 mm Trocar置入，则可将其和其他器械经GelPort™手辅助器固有通道置入腹腔，此时手辅助器即作为操作通道使用，利用特有的5 mm通道完成此种手辅助腹腔镜右半结肠切除术。如果使用吻合设备，可经GelPort™手辅助器12 mm通道直接置入（Applied Medical，Rancho Santa Margarita，CA）。使用5 mm 30° 腹腔镜，可经任何通道置入，提供最优化的手术视野。

临床有许多5 mm的能量设备以安全地封闭与切割血管等组织，术者可无出血地游离解剖平面，安全控制任何具名血管。

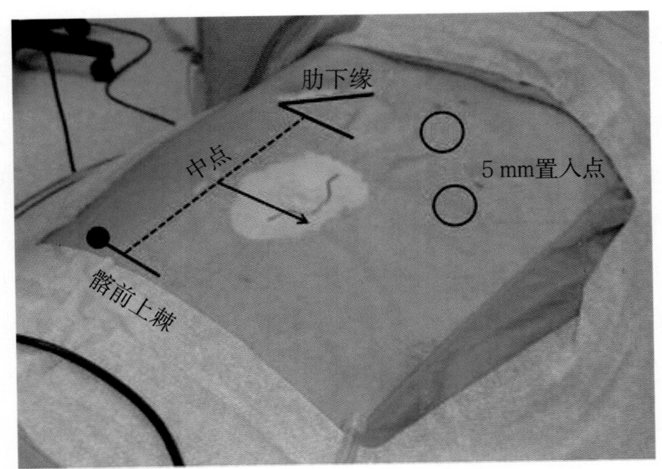

图5-2 手辅助器切口的中心位于肋下缘和髂前上棘连线的中点，如此可将手辅助器定位于解剖学中线位置

3. 手术步骤

再次强调手辅助腹腔镜手术只需术者一人即可完成，不需要训练有素的助手帮助显露。手辅助器及各Trocar放置妥善后，持镜手位于患者左肩位置，术者站于患者左侧（图5-3），二者集中精力于监视器。患者取反Trendelenburg体位，向左侧倾斜，以促使结肠肝曲下降，用腹腔镜和术者的操作手探查整个腹腔。

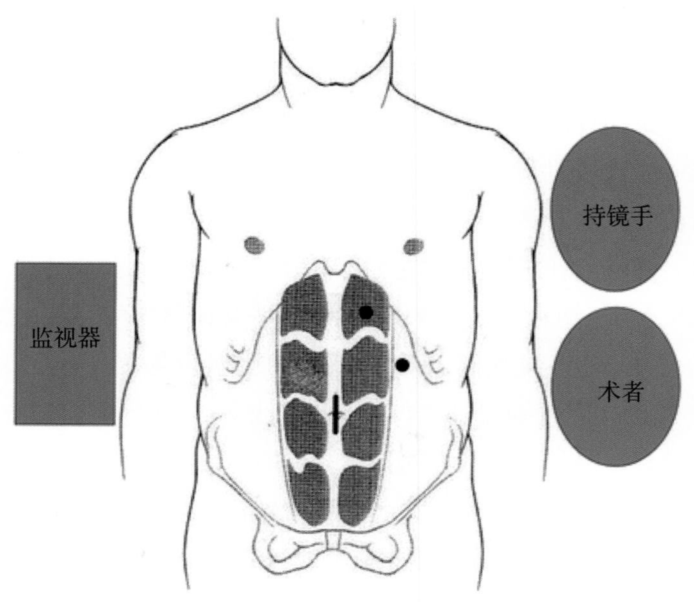

图5-3 术中术者、持镜手和监视器的位置

手辅助腹腔镜手术经常被忽略的一个重要因素为术者的操作手。术者务必铭记于心的两个关键点：一是术者和持镜手应将术者的操作手置于视野之外，看见手的份额越少越好，不能看见术者手腕，在大多数情况下，仅有一两个手指可见，保持手的大部分位于视野之外，在部分操作中可能根本看不见腹腔内的操作手；二是操作手不能被当作大的腹腔镜肠钳使用，术者的手最为灵活，多作为显露解剖之用，而不是抓持组织，在这一点上，操作手可替代多种手术器械。通常用第3、第4、第5指将组织拉向手掌方向并移出腹腔镜视野，示指用于显露待用切割封闭器械处理的解剖组织，拇指朝示指的反方向牵拉组织器官，以达到经典的“牵拉与反牵拉”的显露效果。当示指和切割封闭设备工作时，腹腔镜视野务必紧跟其后。许多切割闭合操作需要将示指置于后方，以保护周围组织器官，值得注意的是示指仅起引导作用，而不是作为抵钉座使用。

本文所讲述的手辅助腹腔镜右半结肠切除术颇为独特，采用逆时针及自上而下的手术步骤，先于胃结肠韧带开始手术。与其他腹腔镜右半结肠切除术不同，该手术解剖与游离所有重要结构始终如一地在同一个平面实施，因此术中不需要反复定位解剖层次。该手术的目的是自右上腹至右下腹将右半结肠自后腹膜游离，恢复其胚胎期的中线结构，手术操作分为5个重要步骤。

（1）步骤一：游离结肠肝曲。术者用左手沿胃大弯提起大网膜，仅靠胃网膜血管，打开胃结肠韧带，进入小网膜囊，可见横结肠系膜前叶。将大网膜自胃大弯游离，自左至右或自右至左均可。向右侧分离过程中，可见十二指肠前表面，并见结肠肝曲，将结肠肝曲自肝结肠韧带游离，显露Gerota筋膜（译者注：肾前筋膜）。如果此手术入路困难，不能进入小网膜囊，可先游离结肠肝曲，一旦进入Toldt间隙，即可发现肾前筋膜和十二指肠，遂向左侧继续解剖进入小网膜囊，十二指肠对于后续处理中结肠血管颇为重要。

（2）步骤二：后腹膜游离及切断侧方附着处。术者自后腹膜游离右半结肠，使用能量平台自Toldt间隙将右半结肠及其系膜自后腹膜游离，再切开Toldt白线。在术者将右半结肠游离的过程中，要不时地将肠管置于操作手的背部，用手掌触摸光滑的后腹膜。一种不当的做法是一开始即切开Toldt白线，应避免此种失误。先游离内侧，再切开Toldt白线，如此可保持Toldt白线对结肠的固定作用，提供反牵拉力，便于手术操作。位于十二指肠第三部和回肠及右半结肠系膜之间的致密结缔组织务必切断，以显露整个十二指肠，直达Treitz韧带上方。大范围游离利于后续提起肠系膜，便于将标本提出腹外，在肥胖患者中更是如此。最后，自右上腹至右下腹切开升结肠外侧的Toldt白线。

（3）步骤三：游离回肠系膜。右半结肠及其系膜自后腹膜游离后，右半结肠及回肠末端折叠至左下腹，术者将其手背置于髂血管腹侧，牵拉回肠系膜，自右下腹至十二指肠切开系膜背侧根部腹膜，这是胚胎期小肠系膜与后腹膜的融合平面。一旦切开此处腹膜，整个后腹膜彻底显露。十二指肠、胰头部、Gerota筋膜（译者注：肾前筋膜）显露无遗。输尿管及性腺血管位于Toldt筋膜之下，该筋膜覆盖右侧后腹膜（译者注：关于Toldt筋膜或间隙的定义争议颇多，基于临床实际情况，译者采用Toldt间隙，便于指导临床实践，详见第三章外科解剖之胚胎学解剖平面有关内容）。彻底游离完毕后，处理系膜与血管。此时不当的处理措施为将标本提出腹外处理血管，原因有两点：一为无论患者体重如何，要在回结肠血管和中结肠血管根部结扎切断时，在体内处理较拉出体外更为容易，当将一个较大标本自长约6 cm或7 cm切口取出后，高位结扎血管极其困难，而对中结肠血管而言根本不可能；二为体形较大的患者腹部脂肪很厚，系膜血管牵拉肠管导致拉出肠管困难。因此，应该在腹腔内完全游离并处理血管后，再将标本无张力提出腹外。患者体形越大，上述措施越重要，更不应尝试减少游离范围。术者游离范围应该比预想的大一点并在腹腔内完成血管离断与结扎，如此便于将标本取出及进行后续的处理操作。手辅助腹腔镜技术适用于肥胖患者，在腹腔内处理血管更为便捷。

（4）步骤四：切断血管与系膜。血管及系膜处置程序如下：术者用手掌抓持横结肠，将中指于系膜后方置于中结肠血管根部左侧，切开此处横结肠系膜（图5-4），类似于行结肠后胃空肠吻合而于中结肠血管左侧横结肠系膜开窗。依据病变性质与位置，术者自左至右，切断中结肠血管根部或其右侧分支。在上方及穿出后腹膜的侧方易于观察上述血管。术者缓慢小心移动手指，此处出血难以控制。在处理中结肠血管之前，将横结肠系膜游离至其根部颇为重要。小网膜囊务必充分显露，以便在中结肠血管根部结扎，如果此区域出血，也易于控制。如果此区域出血，需保留足够长的血管残端，以便于术者有处置空间。可选用血管夹、吻合装置（经手辅助器12 mm通道）、ENDOLOOP™（经左上腹Trocar或GelPort™手辅助器）或缝线缝合（腹腔内操作手和经左上腹Trocar置入腹腔镜持针器协作完成）。术者务必清楚中结肠血管残端恰位于GelPort™手辅助器下方，将其取出后再结扎血管则极为方便。一旦中结肠血管妥善离断，则进一步完成横结肠系膜游离，牵拉标本张力明显下降。

术者自中结肠血管根部转向左侧，即见回结肠血管蒂（图5-5）。大约90%的个体右结肠动脉起自回结肠动脉或中结肠动脉，因此术者无须刻意寻找右结肠动脉。如果存在发自肠系膜上动脉的右结肠动脉可妥善结扎，然后处理回结肠血管。务必确认回结肠血管，切勿损伤肠系膜上动脉。将结肠肝曲置于右上腹，盲肠置于右下腹，牵拉盲肠，即可见弓弦样紧张的回结肠血管。术者可将结肠肝曲置于右上腹后，于腹侧面处理回结肠血管，但最好不如此处理。此时应将已完全游离的结肠肝曲移向左侧腹，显露极为清楚，一旦出现问题也易于处置，因为此时即使处理回结肠血管蒂出现问题，结肠肝曲也不会落入手术区而影响视野。与处理中结肠血管一样，需保留长约2 cm的回结肠动脉残端，一旦出血，便于术者采取措施，具体参见上述中结肠血管出血处理方法。然而，肠系膜具名血管多可采用切割或封闭能量平台，如果术者触及血管高度钙化，应使用血管吻合钉，后者经操作手旁边的GelPort™手辅助器12 mm通道置入腹腔。一旦离断回结肠血管，则切开回结肠血管和肠系膜上动脉之间的肠系膜，直达回肠的边缘血管。

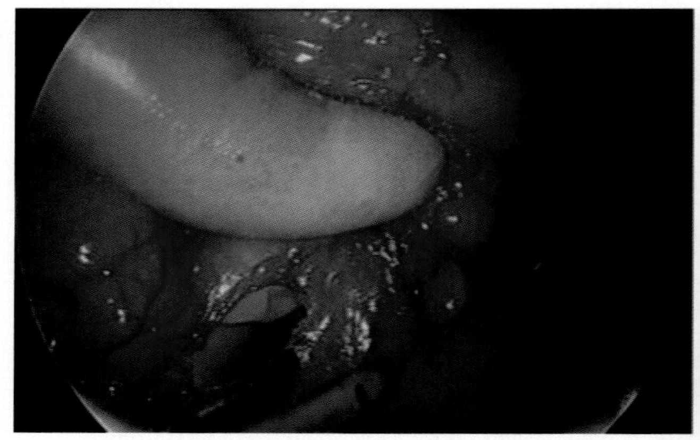

图5-4　术者提起横结肠，使用LigaSure™于中结肠血管根部左侧切开横结肠系膜

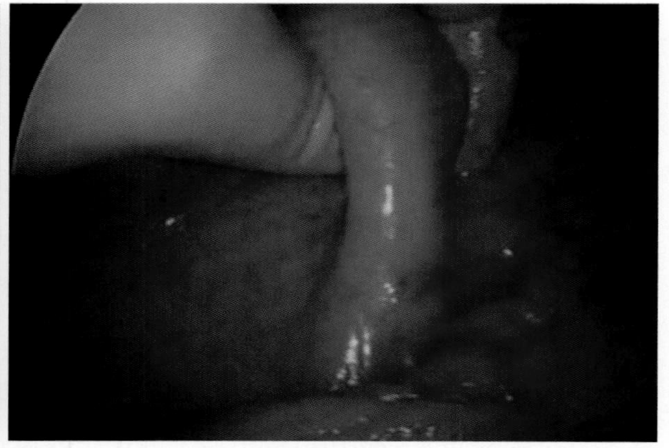

图5-5　在处理回结肠血管之前，将结肠肝曲置于右上腹，牵拉盲肠，即可确认回结肠血管蒂，可于小肠系膜将其提起

（5）步骤五：取出标本与吻合。至此，右半结肠完全游离，主要系膜血管彻底离断，再次检查术野，确认彻底止血及无纱布条等残留。然后，通过5 mm Trocar放出腹腔内CO_2气体，撤除气腹，拔除此Trocar，经手辅助器取出标本，切断回肠及回结肠边缘血管，离断肠管，完成手工或吻合器回结肠吻合术。将肠管放回腹腔，撤除手辅助器，用可吸收线连续缝合关闭手辅助器切口，Trocar切口予以皮下缝合并用皮肤粘贴对拢，系膜裂隙可不予以缝合，但术者应确认吻合口位于右上腹，小肠完全复位且无扭转。

四、术后处理

标准的术后处理包括：早期（包括术日）多下床活动，少用麻醉镇痛药，口服或静脉给予非甾体抗炎药，早期经口进食。当患者能进食一餐且肠道功能恢复后即可出院，多在术后2～4天，取决于患者年龄、家庭条件、主观能动性和焦虑程度。

手术技巧

- 通常而言，手术第一步是进入小网膜囊，尽量靠近胃大弯切断胃结肠韧带。如果难以进入小网膜囊，可先游离结肠肝曲，一旦显露十二指肠，即可向左侧进入小网膜囊，从而更好地显露中结肠血管。
- 十二指肠前表面是重要的分离标志，如果定位结肠后间隙存在任何困难，可再回到十二指肠，重新定位。
- 切勿一开始即切开升结肠外侧的Toldt白线，当将升结肠及其系膜自后腹膜游离时，该白线提供良好的反牵拉力，对实施手术颇有帮助。
- 在腹腔内处理血管，易于显露并可高位结扎，出血时也容易控制。
- 如果血管可用腹腔镜钉合器钉合，则血管钉合器经操作手旁边的GelPort™手辅助器12 mm通道置入腹腔。
- 对于肥胖患者，腹腔内切断回肠边缘血管及回肠末段颇为方便，自手辅助器切口易于取出标本，因为此时同时通过切口的标本量较少。
- 如果自腹腔内横断回肠末段，要确保回肠处于正确的解剖方位，回肠系膜切缘呈直线走向系膜根部即可避免回肠扭转。
- 患者越肥胖，需要切除的远侧横结肠系膜越多，如此可确保横结肠无张力提出腹外并安全吻合。

五、小结

总而言之，笔者的经验和文献报道均支持手辅助腹腔镜结肠手术是一种理想的手术方式。该手术方式可以缩短术者的学习曲线，减少手术用时，可用于腹腔镜边缘适应证患者（译者注：如肥胖患者），且不需要充分培训的手术团队，特别适合刚开始实施腹腔镜手术的术者，可明显减少术中术者的应激程度。腹腔内操作手使得手术颇为流畅，未降低标准腹腔镜手术的优势，即肠功能恢复快及住院时间短，因此是一种理想的微创手术方式。

参考文献

[1] FLESHMAN J, SARGENT D J, GREEN E, et al. Laparoscopic colectomy for cancer is not inferior to open surgery based on 5-year data from the COST Study Group trial[J]. Ann Surg, 2007, 246(4): 655–662 [discussion: 662–664].

[2] Colon Cancer Laparoscopic or Open Resection Study Group, BUUNEN M, VELDKAMP R, et al. Survival after laparoscopic surgery versus open surgery for colon cancer: long-term outcome of a randomised clinical trial[J].

Lancet Oncol, 2009, 10(1): 44–52.

[3] JAYNE D G, GUILLOU P J, THORPE H, et al. Randomized trial of laparoscopic–assisted resection of colorectal carcinoma: 3–year results of the UK MRC CLASICC Trial Group[J]. J Clin Oncol, 2007, 25(21): 3061–3068.

[4] LACY A M, DELGADO S, CASTELLS A, et al. The long–term results of a randomized clinical trial of laparoscopy– assisted versus open surgery for colon cancer[J]. Ann Surg, 2008, 248(1): 1–7.

[5] ALY E H. Laparoscopic colorectal surgery: summary of the current evidence[J]. Ann R Coll Surg Engl, 2009, 91(7): 541–544.

[6] KANG C Y, HALABI W J, LUO R, et al. Laparoscopic colorectal surgery: a better look into the latest trends[J]. Arch Surg, 2012, 147(8): 724–731.

[7] CHANG Y J, MARCELLO P W, RUSIN L C, et al. Hand–assisted laparoscopic sigmoid colectomy: helping hand or hindrance?[J]. Surg Endosc, 2005, 19(5): 656–661.

[8] HALS STUDY GROUP. Hand–assisted laparoscopic surgery vs standard laparoscopic surgery for colorectal disease: a prospective randomized trial[J]. Surg Endosc, 2000, 14(10): 896–901.

[9] MARCELLO P W, FLESHMAN J W, MILSOM J W, et al. Hand–assisted laparoscopic vs laparoscopic colorectal surgery: a multicenter, prospective, randomized trial[J]. Dis Colon Rectum, 2008, 51(6): 818–826.

[10] Clinical Outcomes of Surgical Therapy Study Group. A comparison of laparoscopically assisted and open colectomy for colon cancer[J]. N Engl J Med, 2004, 350(20): 2050–2059.

[11] GUILLOU P J, QUIRKE P, THORPE H, et al. Short–term endpoints of conventional versus laparoscopic–assisted surgery in patients with colorectal cancer (MRC CLASICC trial): multicentre, randomised controlled trial[J]. Lancet, 2005, 365(9472): 1718–1726.

[12] FLEGAL K M, CARROLL M D, KIT B K, et al. Prevalence of obesity and trends in the distribution of body mass index among US adults, 1999–2010[J]. JAMA, 2012, 307(5): 491–497.

第六章 腹腔镜乙状结肠切除术和左半结肠切除术

Toyooki Sonoda

关键点

- 尽管内侧手术入路和外侧手术入路的疗效相当，但内侧手术入路具有潜在优势，如可早期结扎血管及充分利用结肠固有的反牵拉结构。
- 术前使用印度墨汁（India ink）、钛夹或其他方法，准确定位病变。仅依据与肛门缘距离来定位病变多不准确，致使手术用时延长或被迫调整手术方案，更有甚者导致手术失误或遗漏病变。
- 重力是术者最好的帮手，将患者妥善固定于手术床之上，可以采用极端体位，借助重力将小肠移至上腹部，改善视野。
- 娴熟的腹腔镜持镜手可充分显露术野，允许助手使用两把手术器械。
- 不要固守于一个手术站位，改换一下可改善视野，更符合人体工程学原理。
- 不要为减少Trocar数量而牺牲手术原则，必要时，可考虑增加Trocar。
- 乙状结肠切除术和左半结肠切除术具有特殊的手术步骤，术者可根据具体情况予以调整，以确保手术成功与安全。

电子补充材料参见：10.1007/978-1-4939-1581-1_6.
视频网址：http://www.springerimages.com/videos/978-1-4939-1580-4.

Toyooki Sonoda，MD（通讯作者）
Section of Colon and Rectal Surgery，New York Presbyterian Hospital，Weill Medical College of Cornell University，525 East 68th Street，New York，NY 10021，USA
E-mail：tos2003@med.cornell.edu

一、简介

目前，游离乙状结肠有两种手术入路。外侧手术入路首先自乙状结肠外侧游离，而内侧手术入路则首先结扎处理乙状结肠血管蒂，然后游离乙状结肠。二者游离范围相同，疗效相当，笔者更倾向于内侧手术入路，理由如下。

（1）参照Turnbull所倡导的肿瘤无触摸技术，在游离肿瘤之前，应先结扎血管，避免游离肠管导致肿瘤细胞进入系膜血管而发生播散。

（2）结肠外侧的侧腹膜可提供天然的反向牵拉力，内侧手术入路使其先保留于原位，利于手术操作；而外侧手术入路一开始即切开Toldt白线，导致乙状结肠过度游离而出现折叠，致使牵拉结肠困难。

二、手术适应证

（1）乙状结肠恶性肿瘤。

（2）经肠镜难以切除的良性息肉。

（3）乙状结肠憩室。

（4）慢性乙状结肠扭转。

（5）节段性乙状结肠克罗恩病。

三、手术禁忌证

1. 腹腔镜结肠切除术绝对手术禁忌证

（1）血流动力学不稳定。

（2）已知严重肠粘连病史。

2. 腹腔镜结肠切除术相对禁忌证与术者经验和手术舒适度有关，应该坚持个体化原则

（1）肿瘤直径大于8 cm。

（2）侵犯其他脏器。

（3）肠梗阻导致肠管扩张。

（4）急症手术。

乙状结肠病变可侵犯其他脏器，如结肠膀胱瘘及结肠阴道瘘，可源于恶性肿瘤或炎症性病变，后者包括憩室炎和克罗恩病。腹腔镜手术经验丰富的外科医生依然可实施腹腔镜手术，恶性肿瘤需要更大范围的整块切除，而良性病变仅需沿肠管分离即可。这些患者也适合手辅助腹腔镜手术（参见第七章），通过小的Pfannenstiel切口或放置手辅助器的低位中线切口，处理瘘口区域。

四、术前准备

评估患者的合并症和营养状态，判断是否适宜外科手术，尽最大努力改善患者术前状况。对于乙状结肠肿瘤患者，术前务必明确定位病变。结肠镜定位病变不准确，患者臀部巨大和进镜、退镜测量方法的不同等均影响病变定位。比如，肠镜报告距肛门20 cm的病变，实际上距离肛门缘仅为8 cm。这与切除位置和手术难度关系密切。在局部进展肿瘤，还与新辅助放疗、化疗的决策相关。足够大的肿瘤可予以CT扫描，但对于其他患者，术者应予以硬质或可曲式直肠乙状结肠镜检查。使用印度墨汁于内镜下染色适用于所有肿瘤性病变，对于浆膜层未受侵犯者更为重要，如此则便于腹腔镜下辨识病变肠管，避免切除非病变肠段或病变远侧、近侧肠管切除长度不足。应在多个象限染色肿瘤，以避免仅在系膜侧染色而导致术中难以确认病变的困境。笔者喜欢在肿瘤肛侧行三象限染色，如果在肿瘤远侧、近侧肠管均予以染色，当仅有一侧显像时，可导致判断混乱。腹腔镜乙状结肠切除术是否常规使用输尿管支架存在争议。对于病情相对简单的患者，游离过程中，左侧输尿管易于显露，放置输尿管支架并非必需。然而，选择性置入输尿管支架适用于后腹膜或盆腔粘连患者，包括局部进展期恶性肿瘤、盆腔放疗史、再次盆腔手术、憩室炎或克罗恩病导致的脓肿。处于腹腔镜学习曲线早期的外科医生，使用发光的输尿管支架对保护输尿管有一定的帮助。

五、术前用药

在皮肤切开之前1 h内，静脉注射抗生素。对于用时较长的手术，还应根据抗生素的药代动力学特性，在术中追加一个剂量。术前应采取预防深静脉血栓形成的措施，包括穿戴序贯压迫弹力袜和皮下注射肝素。

六、患者体位

腹腔镜乙状结肠切除术多采用极端体位，比如陡直的Trendelenburg体位，而且向左、右两侧倾斜可自由转换。为防止患者自手术床滑落，需将患者安全固定于手术床之上。笔者通常将凝胶垫置于患者身体之下，应用蚕豆袋也可获得同样效果。将手臂用手术巾包裹固定于身体两侧，用适当的纱垫衬于受压部位。大部分患者手臂被置入带有衬垫的手臂托，以防滑落。将患者双腿置于改良截石位的带有衬垫的脚蹬之上，确认有足够的空间以充分显露肛门。经常将患者大腿向上方适度倾斜，如此消化道重建时，便于经肛门实施手术。置于脚蹬之上的大腿屈曲度尽量小，大腿尽量伸直，以免游离结肠脾曲时影响器械传递。在患者胸部覆盖加热毯以避免术中低体温。

七、手术技巧

1. Trocar位置

腹腔镜置于脐下，笔者常用钝性的Hasson开放置入法置入10 mm或12 mm的Trocar，其他Trocar位置见图6-1。可于耻骨上放置Trocar，对游离乙状结肠侧方有一定的帮助。娴熟的持镜手（第二助手）对腹腔镜乙状结肠切除术颇有帮助，可以让第一助手使用两把手术器械，提供适当的反牵拉力，这一点便于游离松弛的乙状结肠和结肠脾曲。手术开始时，术者位于患者右侧，持镜手位于术者左侧，第一助手位于患者左侧，通过左侧两个Trocar置入器械牵拉乙状结肠。将两台监视器置于患者膝部两侧，便于术者和助手监控术野（图6-2）。游离结肠脾曲时，将一台监视器移至患者左肩方向，术者移至患者两腿之间，利用左侧两个Trocar，游离结肠脾曲，助手移至患者右侧，协助手术（图6-3）。

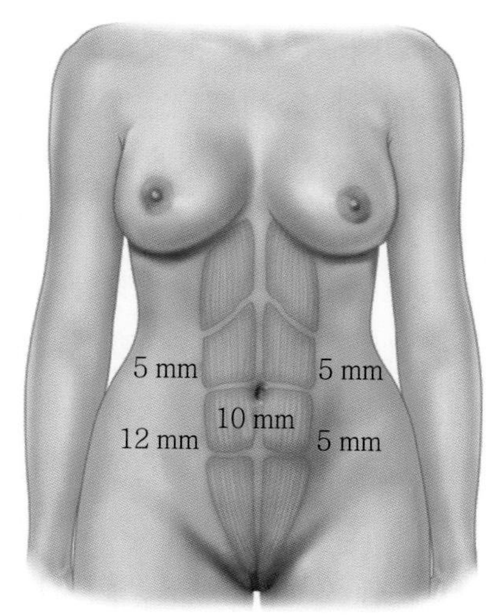

图6-1　腹腔镜乙状结肠切除术和左半结肠切除术内侧入路Trocar布局

值得注意的是，不同术者使用不同的Trocar放置方法，上述方法仅是其中之一。文献报道使用2个或3个工作通道即可完成腹腔镜乙状结肠切除术，根据术者的需要调整Trocar放置方法。然而，术者不应该限制Trocar数量以牺牲最基本的解剖原则，如保持组织呈三角形布局原则。增加一个5 mm的Trocar导致并发症的概率很低，但能为困难的结肠切除带来极大的便利。上述Trocar布局依然是笔者最常用的方法。

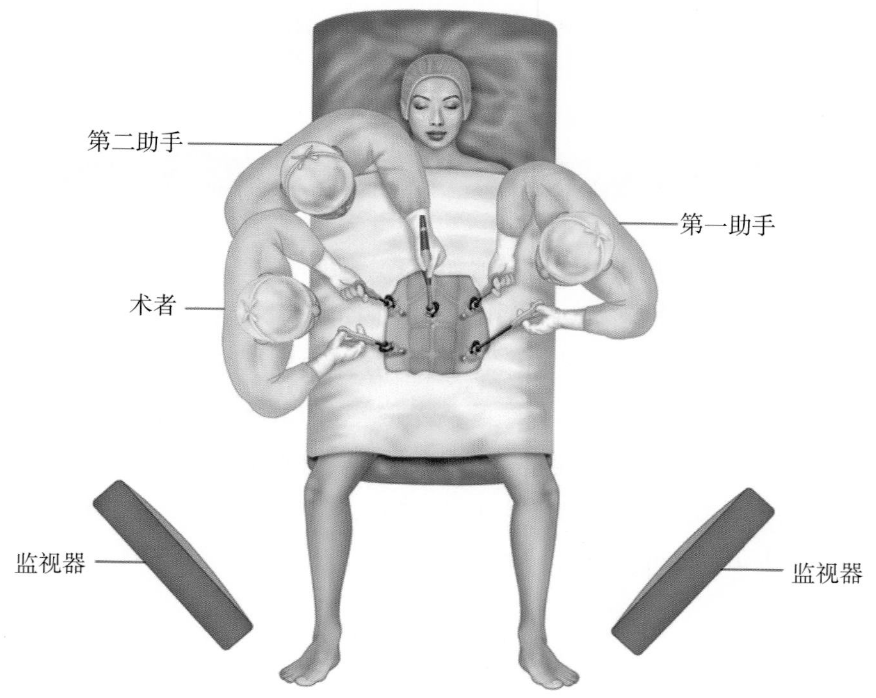

图6-2　手术团队站位及监视器位置

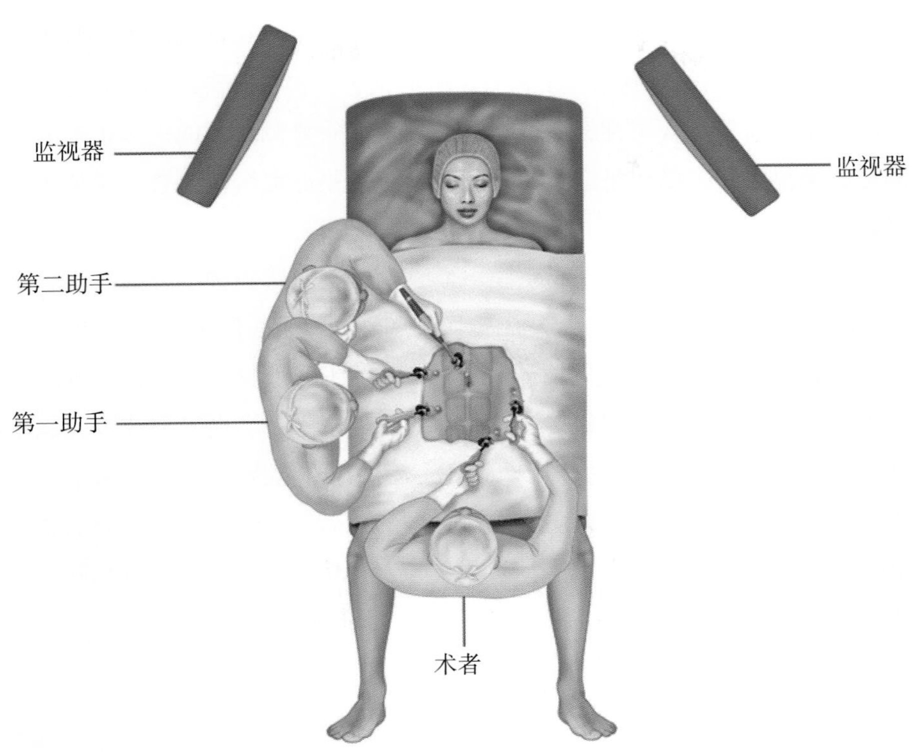

图6-3 游离结肠脾曲时术者站位

2. 手术步骤

腹腔镜乙状结肠切除术内侧入路常用手术步骤如下。

（1）解剖肠系膜下动脉（inferior mesenteric artery，IMA）。

（2）游离肠系膜下静脉（inferior mesenteric vein，IMV），可单独或与肠系膜下动脉一并结扎。

（3）由内向外自后腹膜游离乙状结肠及其系膜。

（4）切开乙状结肠及降结肠外侧Toldt白线。

（5）必要时游离结肠脾曲。

（6）于病变远侧、近侧切断肠管。

（7）肠管吻合。

3. 血管游离及切断

远侧小肠袢坠入盆腔极为常见，影响乙状结肠系膜显露，将其移出盆腔时偶有困难，可借助重力作用解决此问题，因此患者体位颇为重要。开始将患者置于陡直的Trendelenburg体位，旋转手术床使患者左侧升高。将大网膜置于横结肠上方，小肠袢置于右上腹。显露并用手术器械触探骶骨岬，此点极为重要。末端回肠有时与盆腔粘连，难以向上方牵拉，手术开始时即应游离末端回肠。助手用两把肠钳向腹侧和左侧牵拉乙状结肠。过度冗长的乙状结肠会坠入盆腔，将其自盆腔朝头侧方向牵出。术者用腹腔镜器械触碰骶骨岬，此处即为乙状结肠系膜与后腹膜之间的切开处，也是最容易进入肠系膜下血管后方无血管平面的位置。助手适当牵拉乙状结肠系膜，围绕IMA起始部朝IMV方向则见宽大的系膜窗（图6-4）。上腹下神经丛紧靠肠系膜下血管，务必向背侧钝性分离，避免自主神经损伤而导致逆向射精。游离平面位于髂血管及自主神经腹侧，肠系膜下血管背侧。不能进入正确的无血管平面，多由于未能向腹侧足够牵拉血管。创建足够宽的系膜视窗，可更好地牵拉血管，避免挖掘“隧道”，后者将导致手术视野显露不佳。

乙状结肠系膜和后腹膜融合线恰位于肠系膜下血管背侧，向背侧钝性分离后腹膜融合筋膜（译者注：肾前筋膜）。此时即可见该筋膜下方的左侧输尿管和性腺血管（图6-5）。此时，易解剖过深，进入输尿管和性腺血管背侧。只有确认左侧输尿管之后，方可切断IMA。清除IMA根部周围淋巴脂肪组织，保护上腹下神经丛及其左侧、右侧分支。用血管封闭能量平台、血管夹或腹腔镜血管闭合器离断IMA及IMV（图6-6、图6-7）。常规保留1～2 cm的IMA残端，一旦残端出血，易于控制。血管钙化可导致能量平台闭合失败，对于有长期糖尿病或心血管病的患者，最好使用血管钉合器或血管夹。IMV很少钙化，使用能量平台即可妥善闭合。另外，IMV可与IMA解剖分离后，单独切断。对于解剖困难的患者，可在处理IMA之前，分离切断IMV。IMV位于Treitz韧带外侧，恰位于IMA的上方，于此处可分离结扎IMV，如此即可进入左半结肠系膜背侧正确的解剖平面，便于游离结肠脾曲。

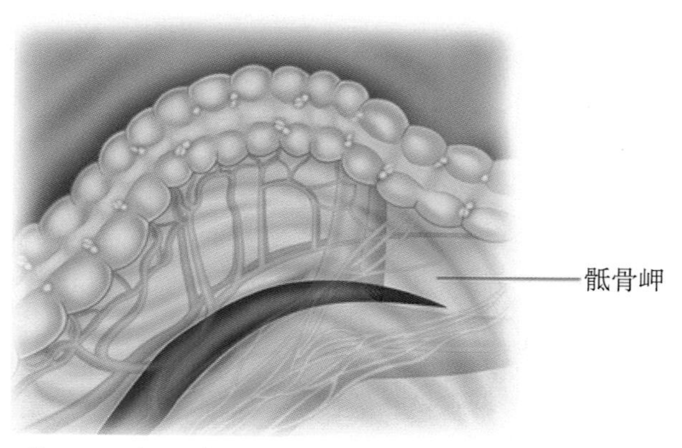

图6-4　自骶骨岬切开后腹膜，围绕IMA向头侧延伸并向IMV一侧拓展

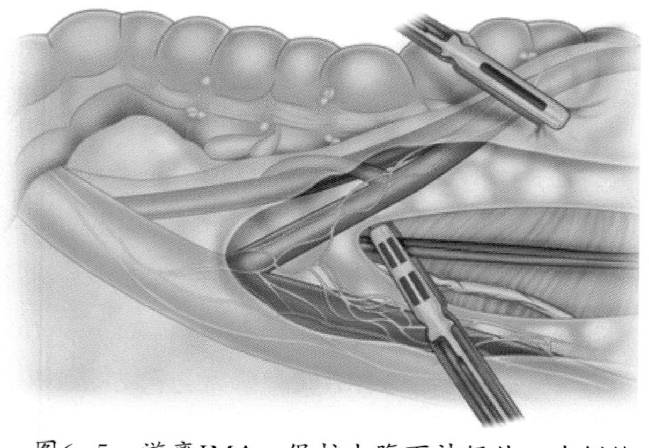
图6-5　游离IMA，保护上腹下神经丛、左侧输尿管和性腺血管

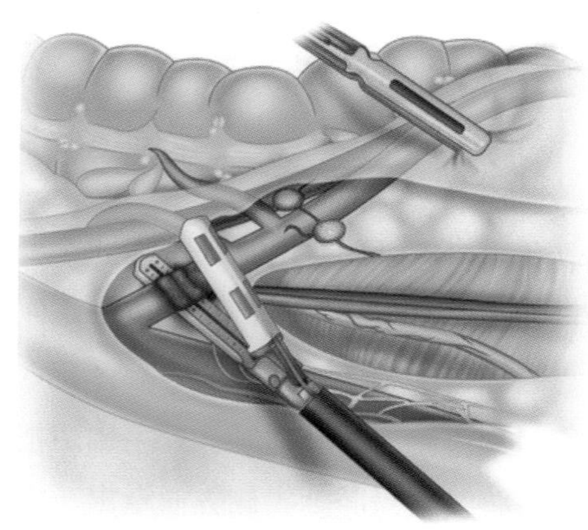
图6-6　离断IMA

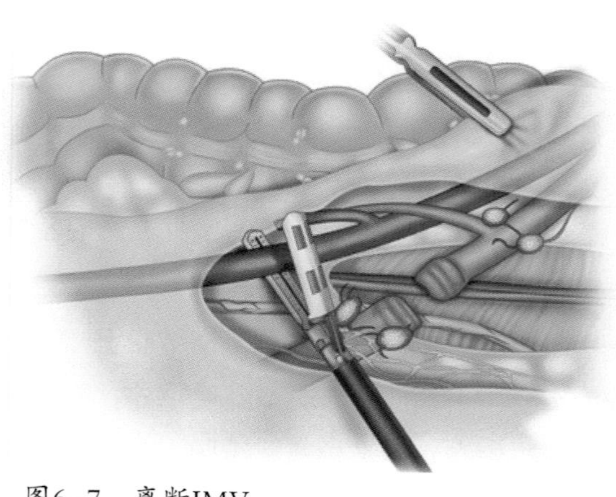
图6-7　离断IMV

手术技巧

● 确认左侧输尿管困难时的处置关键点与陷阱。

当术者未能进入正确的解剖平面时，可导致确认左侧输尿管困难。正如前述，如果解剖过深，打开肾前筋膜，即可进入左侧输尿管和性腺血管背侧。应该再次寻找肾前筋膜腹侧的正确解剖平面（图6-8、图6-9）。腹膜后肌肉等组织结构呈紫红色，应时刻牢记“紫红色落于下方”的金科玉律。如果未能解决，可在肠系膜下血管外侧，容易切开处打开乙状结肠系膜。寻找左结肠血管，游离该血管并打开系膜窗，于其根部切断左结肠血管。提起外侧的左结肠血管断端，进入左侧Toldt间隙，予以钝性分离即可。然后提起网膜窗内侧切缘，于Toldt间隙向中线游离，恰在IMV外侧即为左侧输尿管，继续向内侧游离即可。如果仍然不能发现左侧输尿管，可改行外侧入路，游离乙状结肠，在髂血管分叉处最易显露输尿管。如果仍然不能发现左侧输尿管，应中转开腹。在开腹之前，术者应游离结肠脾曲，如此可缩短手术切口。

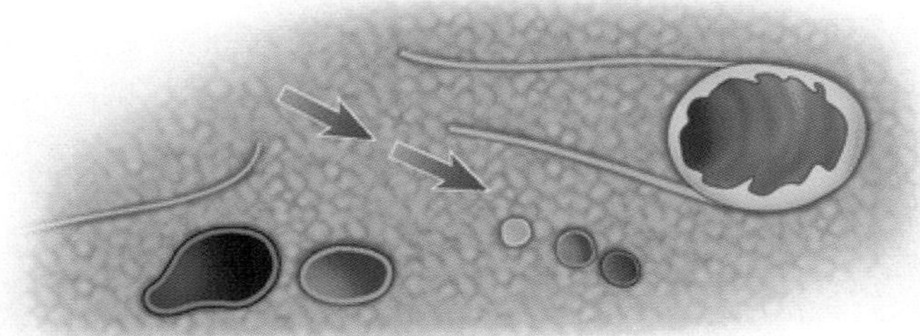

图6-8 乙状结肠系膜和肾前筋膜之间的天然融合平面即为Toldt间隙，此时，易于切开肾前筋膜而进入左侧输尿管和性腺血管背侧

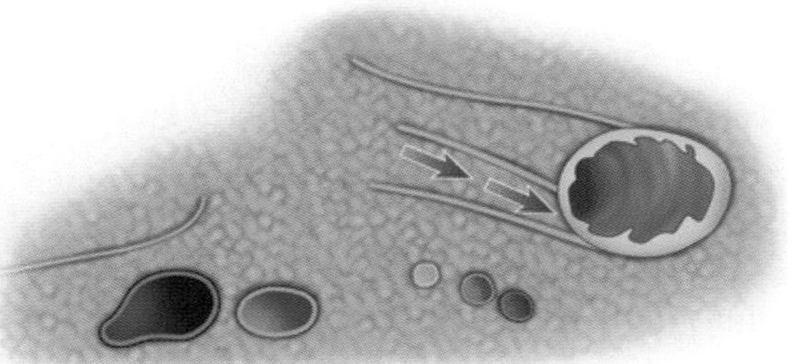

图6-9 正确的解剖平面应位于Toldt间隙之内

4. 肠系膜后方解剖

提起肠系膜切口内侧缘，显露宽大的系膜窗。后腹膜（译者注：肾前筋膜）向尾侧延伸，由内向外将其与乙状结肠系膜固有筋膜分离（图6-10）。由于结肠系膜固有筋膜和肾前筋膜天然融合，极易分离过深。实际上，确认二者之间的游离平面（译者注：Toldt间隙）颇为重要。Toldt间隙向外侧延伸，汇入腹壁，向上方延续至左肾上半部，向下方跨过腰肌表面而与直肠后间隙相交通。

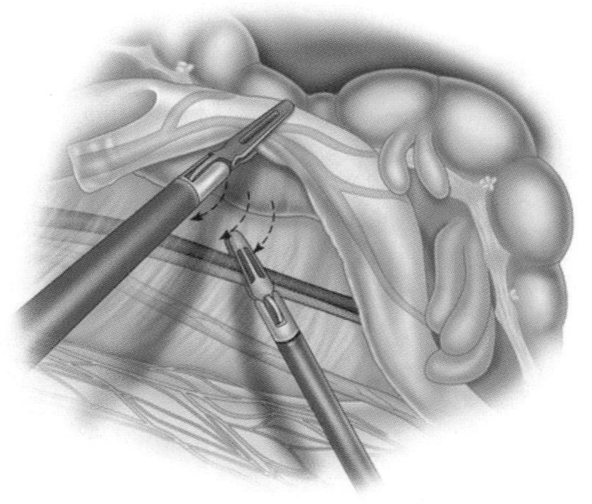

图6-10 由内向外自Toldt间隙游离

5. 侧方游离

将乙状结肠拉向内侧，自外侧Toldt白线游离乙状结肠。再次确认左侧输尿管和性腺血管颇为重要，避免损伤。开始游离，向内侧与先前游离的Toldt间隙汇合。如果先前游离足够远，此时仅有Toldt白线尚未切开，朝结肠脾曲方向继续游离（图6-11）。

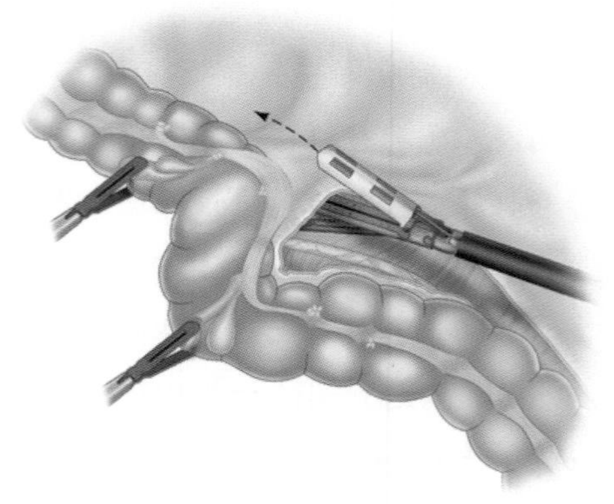

图6-11 切开Toldt白线，游离乙状结肠和降结肠

6. 游离结肠脾曲

除乙状结肠过于冗长外，许多乙状结肠切除术和左半结肠切除术均需要游离结肠脾曲，此时务必小心谨慎，肥胖的患者更是如此（译者注：此时应将患者置于反Trendelenburg体位并升高左侧躯体）。固定结肠脾曲的韧带结构包括脾结肠韧带、肾结肠韧带及胃结肠韧带（译者注：还有胰结肠韧带及膈结肠韧带），需利用综合手段以解离结肠脾曲。自降结肠系膜后方的Toldt间隙向上方进一步游离，即切断肾结肠韧带。然后，将Toldt白线切口向头侧延伸，沿结肠脾曲自左向右游离，切开膈结肠韧带及脾结肠韧带（图6-12）。助手拉起大网膜，术者将结肠脾曲向尾侧及内侧牵拉，牵拉力切勿过大，以免撕裂脾脏。将大网膜自结肠脾曲游离时，紧靠结肠操作可迅速游离结肠脾曲。寻找大网膜固定于结肠脾曲最远的部分，将其与结肠和脂肪垂游离。分离结肠脾曲和胰尾之间的胰结肠韧带时务必小心。进入小网膜囊，将大网膜自横结肠左侧半解离，完全游离结肠脾曲。一旦进入小网膜囊，术者务必注意胃壁组织，有时胃壁和结肠颇为接近，易于损伤。

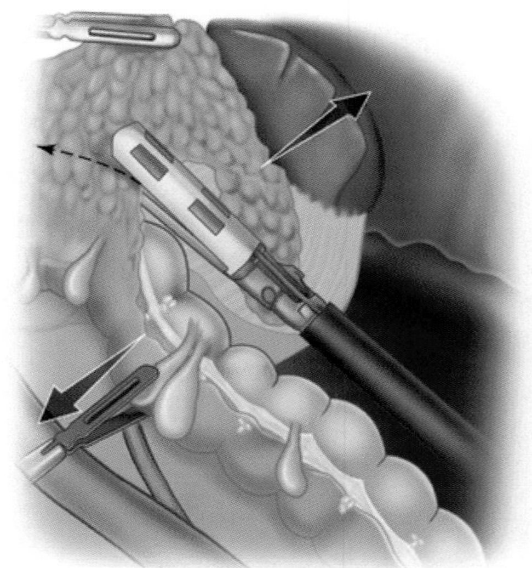

图6-12 自降结肠外侧Toldt白线切开，向头侧及内侧游离结肠脾曲

手术技巧

● 结肠脾曲游离困难时的处置关键点与陷阱。

其原因包括患者肥胖、大网膜粘连严重、结肠脾曲和脾脏紧密相连。术者应该再次审查结肠脾曲游离的基本原则。后方的游离是否足够？是否紧靠结肠游离？患者体位是否适宜，比如是否还采用陡直的Trendelenburg体位？如果患者体形巨大，助手右下腹手术器械难以到达患者左上腹，此时应于右上腹增加一个5 mm的Trocar。

另一种游离结肠脾曲的办法是自内侧分离，即自横结肠开始，将大网膜自横结肠远侧半游离，靠近结肠壁进入小网膜囊，向左侧分离至结肠脾曲，再于其左、右两侧分离，即可彻底游离结肠脾曲（图6–13）。

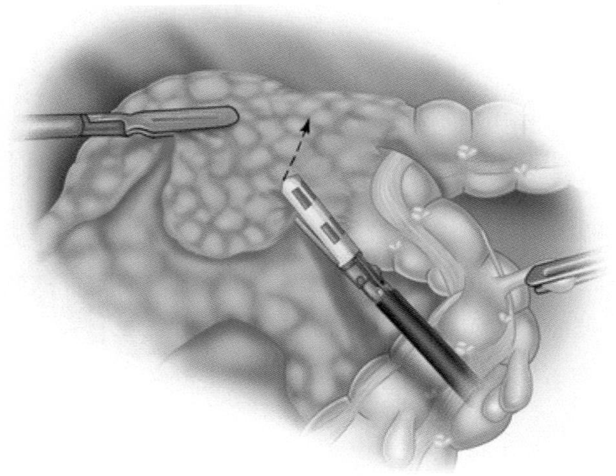

图6–13　自横结肠离断大网膜，游离结肠脾曲

7. 离断结肠、标本拉出腹外及肠管吻合

确认远端结肠切断点，于腹腔内离断结肠。恶性肿瘤患者切断点距离肿瘤下缘5 ~ 10 cm，憩室炎患者则位于直肠上端。靠近切断点肠壁电灼划痕，使用能量平台分段离断直肠系膜及直肠上动脉，切勿损伤肠管（图6–14）。经右下腹12 mm Trocar置入60 mm腹腔镜直线型切割闭合器，离断结肠，少部分患者可使用45 mm腹腔镜直线型切割闭合器（图6–15）。尽量使用一把切割闭合器垂直离断肠管，如有必要，可以使用两把，但吻合时穿刺锥务必自两次切割线交汇点穿出。选择肠管近切点，保障肠管无张力吻合及血供良好。自血管离断处向肠管近切点，离断肠系膜下血管头侧乙状结肠系膜。确认近切缘，可用电凝或钛夹标识肠脂垂。

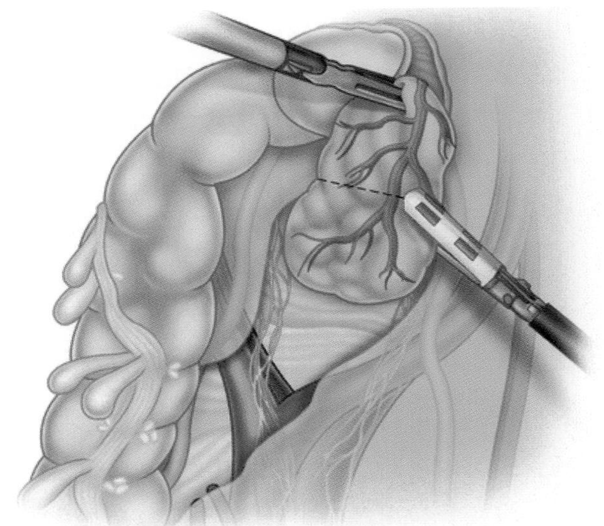

图6–14　离断直肠系膜

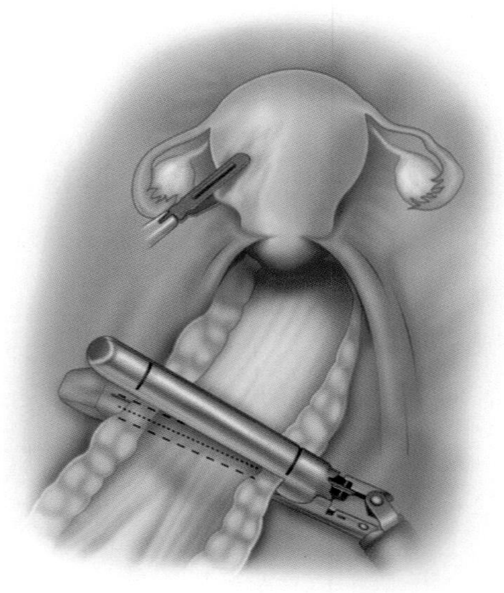

图6-15 使用60 mm腹腔镜直线型切割闭合器离断远端肠管

做一个腹部小切口以取出标本，理想的位置为肚脐、左下腹Trocar位置及耻骨上。将该切口扩大至3～5 cm，依据病变大小，可适当扩大。放置切口拉钩，将末端闭合的肠管拉出腹外，定位已标记的近切缘，离断边缘血管及肠管。确认边缘血管和肠管离断处血供良好。上置荷包钳，置入抵钉座，荷包线打结固定于中心杆。笔者多使用28 mm吻合器，除非直肠过于宽大。由于憩室炎往往导致直肠上段变窄，很难使用大号吻合器。对于广泛性憩室炎患者，如近侧肠管依然存在多发憩室，此时可考虑使用结直肠侧端吻合。将肠管放回腹腔，关闭腹壁切口，重建气腹。在腹腔镜监视下，经直肠置入管型吻合器，穿刺锥通过直肠闭合线中点。确认结肠系膜无扭转，完成结直肠端端吻合（图6-16）。往盆腔注入生理盐水淹没吻合口，用腹腔镜无损伤肠管抓钳夹闭吻合口近侧肠管，往直肠注入空气或二氧化碳，行注气测漏试验（图6-17），确保小肠袢未进入结肠系膜切缘背侧。

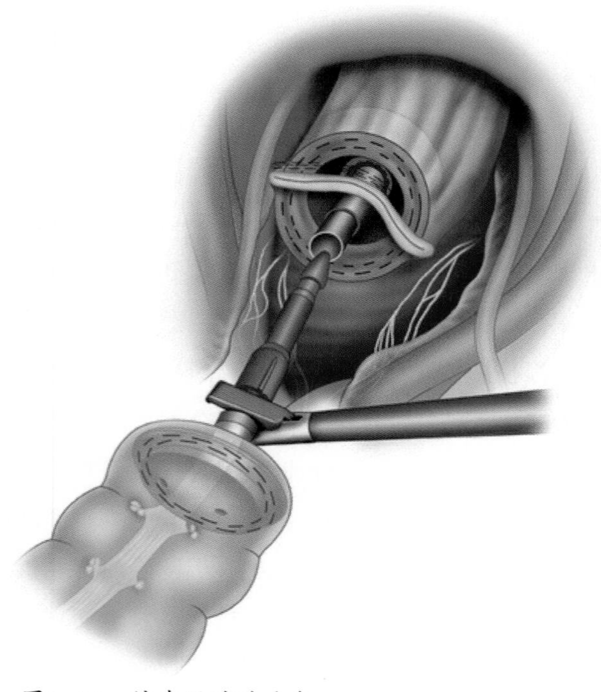

图6-16 结直肠端端吻合

另外，也可行腹腔外吻合，此时，无须行远端肠管腹腔内离断。做一低位中线或Pfannenstiel切口，将肠管拉出腹腔，于远断点离断结肠。即使采用此种方法，在很多时候也应于腹腔内离断直肠系膜。其余操作如前述。

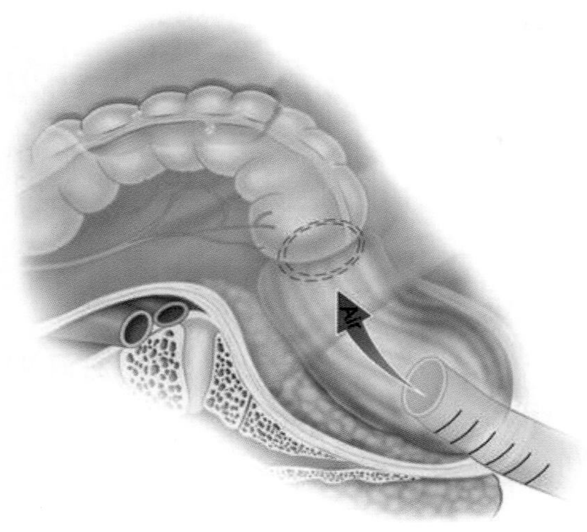

图6-17 注气行测漏试验，盆腔内生理盐水务必淹没吻合口

手术技巧

● 注气试验阳性时处置关键点与陷阱

首先确认漏口位置，最好使用可曲式乙状结肠镜持续注入CO_2，后者在肠腔内吸收速度比空气快得多，避免肠管扩张过度而导致术野显露不佳。如果仅有一处小缺损，腹腔镜下显示清楚，予以镜下间断缝合即可，再次测漏试验务必阴性。对于其他缺损，应将原吻合口切除，再次重建。如果吻合口远侧直肠系膜已清除，则用腹腔镜切割闭合器于吻合口肛侧离断直肠，经腹部切口将原吻合肠管拉出并切除，再次完成结直肠吻合。

基于一项结直肠吻合的研究报道，吻合口测漏试验阳性率为7.9%，其临床漏的发生率高于测漏试验阴性组（7.7% vs 3.8%）。测漏试验阳性组，临床漏的发生率在吻合口重建组为0，缝合修补组为12%[1]。

八、小结

完全腹腔镜乙状结肠切除术和左半结肠切除术适用于许多结直肠病变，尽管颇有挑战性，需要娴熟的手术技巧，但对大多数患者而言，微创手术使他们受益匪浅。无疑有许多方法可完成此手术，其基本手术步骤大同小异，不同术者的处置策略必然是各有千秋。

参考文献

[1] RICCIARDI R, ROBERTS P L, MARCELLO P W, et al. Anastomotic leak testing after colorectal resection: what are the data?[J]. Arch Surg, 2009, 144 (57): 407–411.

第七章 手辅助腹腔镜左半结肠切除术

Steven Lee-Kong，Daniel L. Feingold

关键点

- 手辅助腹腔镜结肠切除是一种用途广泛的手术方法，适用于游离困难的患者。
- 在标准的完全腹腔镜结肠切除术中，术者往往借助助手的经验和娴熟的手术技巧；在手辅助腹腔镜外科，术者独自完成手术操作，助手仅扶持腹腔镜。
- 术者很快完成学习曲线，将手术分解为几个关键步骤，掌握每一步的操作要领即可，手术成为一种简单易学的标准化操作流程。
- 腹腔镜结肠手术颇具挑战性，不能为了微创而牺牲肿瘤根治性切除原则。
- 手辅助腹腔镜结肠手术的主要优点为术者可采用多种手术入路（内侧、外侧、头侧），在复杂情况下可调整手术方法，以确保手术的安全与彻底。

电子补充资料参见：10.1007/978-1-4939-1581-1_7.
视频网址：http://www.springerimages.com/videos/978-1-4939-1580-4.

Steven Lee-Kong，MD; Daniel L. Feingold，MD（通讯作者）
Department of Surgery，New York Presbyterian Hospital，Columbia University，161 Fort Washington Avenue，New York，NY 10032，USA
E-mail：sal116@cumc.columbia.edu；df347@cumc.columbia.edu

一、简介

择期左半结肠切除手术适应证包括乙状结肠癌、憩室和内镜不能切除的腺瘤性息肉。开放的结肠手术大部分被腹腔镜微创手术所替代，后者优势包括加速术后康复、器官功能恢复到基线水平早、减少住院时间、缓解疼痛、减少镇痛剂用量及手术失血量[1-3]。完全腹腔镜手术用时较长，对于肥胖、再次手术和局部进展期患者，手术颇具挑战性。手辅助腹腔镜结肠手术减少手术用时、降低中转开腹率、保留触觉反馈，具备微创手术的优势，适用于解剖困难的情况[4]。手辅助腹腔镜手术具有多种手术入路以完成结肠切除术，适用于解剖困难的患者，借助触觉定位病变，可通过手辅助器或完全腹腔镜方法游离标本。

二、术前处理

进行详细的病史收集及体格检查、了解既往腹部手术史、了解腹部瘢痕位置、复习腹部横断影像和内镜报告均颇为重要，与手术计划关系密切。除肿瘤巨大、需要大范围的整块切除或已知患者腹腔内粘连严重外，几乎所有拟行左半结肠切除术的患者均为手辅助腹腔镜手术的适宜人群。

手术技巧

- 本术式可导致肠道功能改变，术前应和患者充分讨论，部分患者因意想不到的排便习惯改变而万分沮丧。术前还应告知患者有可能行肠造口，尽管很少使用。务必了解整个结肠情况，以防遗漏同时性多原发性结肠病变。

三、患者体位与手术设备

下肢穿戴序贯加压装置以防深静脉血栓形成，全身麻醉。患者可取改良截石位（可调节脚蹬）或劈腿位（肥胖患者）（图7-1）。为减少与神经受压或压力相关的皮肤损伤，患者受力点需要妥善垫衬。这种体位允许术者站于患者两腿之间以游离结肠脾曲，便于行结肠镜检查和经肛门置入圆型吻合器。如果使用脚蹬，大腿应该和地面平行，一旦其屈曲度大于10°，经下腹部Trocar达上腹部器官将受限制。右上肢加以衬垫后用布巾包裹固定于躯体侧方，便于术者和助手站位。将绑带跨过胸部固定患者，便于采用极端体位，利用重力作用以帮助显露术野。留置导尿管，常规消毒、铺巾，给予深静脉血栓预防药物，皮肤切开前1 h内静脉注射预防性抗生素。为进一步减少手术部位感染，术中高浓度吸氧（FiO_2=0.8）。基于不同单位的具体情况，妥善维持患者体温。术者务必确保所有手术器械随手可及（表7-1）。30° 腹腔镜可水平监视术野，比0° 腹腔镜方便得多。其他器械包括结肠镜（注气优选CO_2）及带光源的盆腔深部拉钩，后者方便经手辅助器通道行盆腔内游离。一般情况下，一次性设备，如手辅助器、能量设备和吸引灌洗器，只有在术者进入腹腔并确认可行手辅助腹腔镜手术时方可打开。

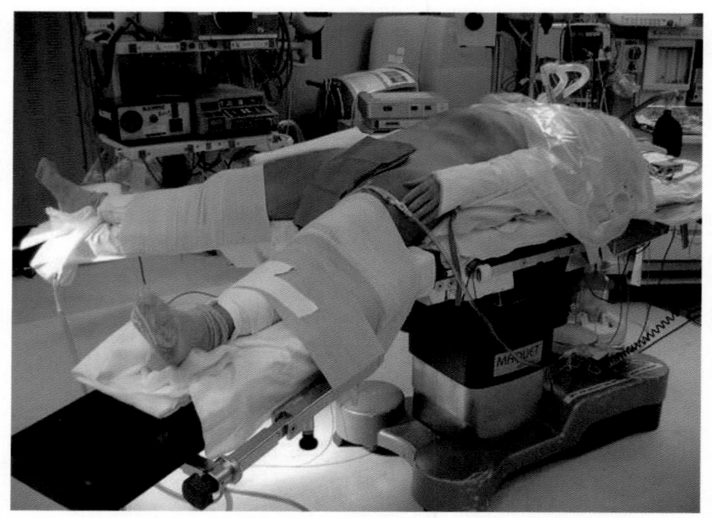

图7-1 劈腿位

表7-1 手术器械

- 5 mm 30° 腹腔镜
- Trocar（5 mm × 4）
- 手辅助器
- 腹腔镜钝性无损伤抓钳
- 5 mm 钝头LigaSure™（Covidien，Mansfield，MA）或其他能量设备
- 适当钉高的肠管吻合器
- 端端吻合器（适当钉高）
- 结肠镜及CO_2灌注设备
- 标准腹腔镜设备（如无损伤抓钳、Maryland剪等）

四、手术步骤

1. 手辅助器及Trocar放置

手辅助器放置：耻骨联合上方两横指处Pfannenstiel切口适用于大多数患者，既往下腹部中线切口瘢痕或中转开腹手术可能性大的患者，取下腹部中线切口。如做Pfannenstiel切口，皮下脂肪切开时切勿走向耻骨联合，因为手辅助器太靠近耻骨联合会限制操作手的进出，也不能妥善安放手辅助器。在腹直肌鞘前层和腹直肌之间务必游离充分，为术者的操作手提供足够的空间。一旦打开腹腔，探查并触摸病灶，确定是否适宜行手辅助腹腔镜手术。确认可行后，术者操作手保护内脏，于脐上放置5 mm腹腔镜Trocar，腹腔内充气。在腹腔镜监视下，于左下腹、右下腹放置5 mm Trocar，恰位于腹壁下血管外侧（图7-2）。在分离之前，探查整个腹腔，确认有无转移、粘连、Trocar放置相关损伤等。有既往手术史的患者，腹腔内粘连可能阻碍手辅助腹腔镜手术，可先放置上腹部Trocar，评估并松解粘连。在安放手辅助器之前，将一块带有不透X线金属环的剖腹垫置入腹腔，该垫可将小肠移出手术区而利于显露、保持术野干净，便于术者擦拭腹腔镜头而无须将其取出腹腔。为防止异物残留，可将一止血钳

夹在术者手术衣上，提醒术者患者腹腔内放置了剖腹垫。当取出该垫并交还给器械护士后，再将止血钳交给器械护士。

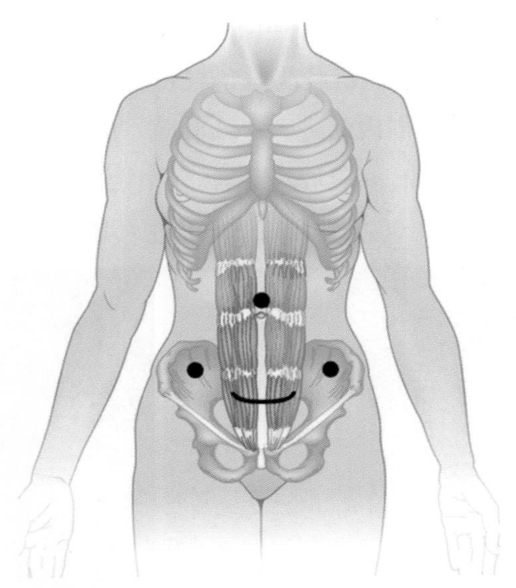

图7-2 左半结肠切除术手辅助器放置及Trocar布局

2. 左半结肠游离

对于大多数患者，需要游离结肠脾曲，以保障无张力结直肠吻合。为减少脾脏损伤的可能性，切勿过度牵拉脾脏周围韧带。对结肠脾曲系膜操作务必小心，切勿损伤边缘血管，以免影响吻合肠管血供。游离结肠脾曲有几种方法：肠系膜下静脉（inferior mesenteric vein，IMV）内侧入路、左结肠旁沟外上入路、于中线进入小网膜囊入路。特殊情况下，可将上述三种手术入路联合使用，游离结肠脾曲直至Treitz韧带。

（1）自内向外游离IMV。这是优选的结肠脾曲游离方法，易于进入Toldt间隙，游离结肠及其系膜。如果选择自外向内的手术入路，则要求术者在Toldt间隙解剖的同时还要在水平面上向头侧监视，避免分离过高。将患者置于反Trendelenburg体位，手术床向右侧倾斜，借助重力将小肠移至右侧腹腔，充分显露术野。

助手站于患者右侧，一只手扶持腹腔镜，另一只手经右侧Trocar用抓钳将大网膜和横结肠向腹侧及头侧牵拉，显露十二指肠旁窝、左结肠系膜和Treitz韧带（图7-3）。术者站于患者两腿之间，经手辅助器将左手置入腹腔，经左侧Trocar置入能量设备，确认腹主动脉、十二指肠升部及IMV。用剖腹垫将小肠移出术野。锐性打开十二指肠旁窝腹膜，进入Toldt间隙，此时不宜使用能量平台，以防损伤十二指肠（图7-4）。将左侧肾前筋膜、输尿管、性腺血管推向背侧，结肠系膜推向腹侧，在正确的Toldt间隙游离，不会出血。向外侧游离直达侧腹壁，向头侧游离达胰腺下缘，务必小心，切勿进入胰腺及肾前筋膜后方，以防损伤腹膜后脏器。此时，可用能量平台离断IMV。

术者将横结肠拉向尾侧，助手将大网膜牵向腹侧及头侧，如此则会显露大网膜和横结肠交界的无血管平面（图7-5）。靠近镰状韧带附近开始易于分离，进入小网膜囊，向左侧直达结肠脾曲（图7-6），完全解离大网膜。分离过程中，术者左手保护胃及结肠，避免被能量平台意外损伤。在分离过程中，保持组织结构呈三角形颇为重要，可清楚显示结肠，特别是向左上腹走行的结肠脾曲，如此即可减少结肠损伤的可能性。助手抓持肠脂垂，轻拉降结肠；术者左手置入Toldt间隙，经左侧Trocar置入能量平台，打开Toldt白线，向内侧进入Toldt间隙，向头侧进一步延伸（图7-7）。自胰腺下缘打开胰结肠韧带，完全解离结肠脾曲。一旦左半结肠完全游离，术者需用其左手确认结肠是否与肾前筋膜、大网膜、脾脏等结构完全解离，否则下一步难以进入盆腔，标本也不能拉出体外。

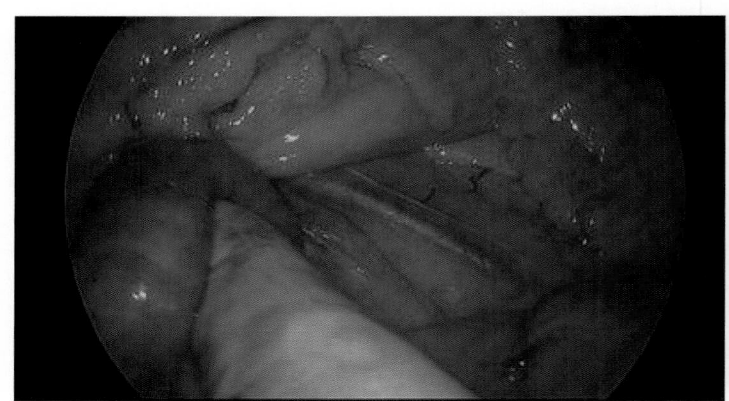
图7-3　十二指肠旁窝的Treitz韧带外侧可见IMV

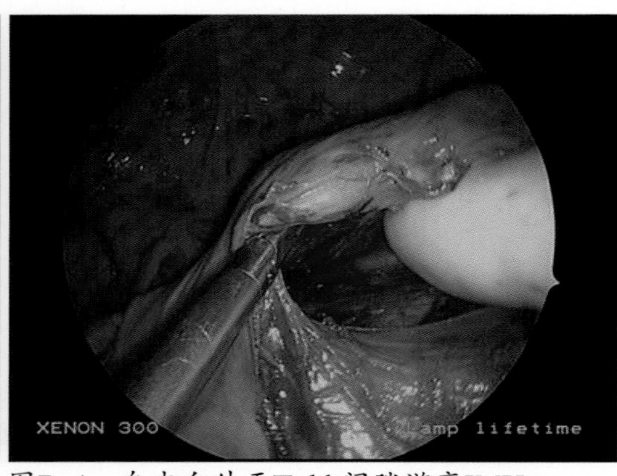

图7-4　自内向外于Toldt间隙游离IMV

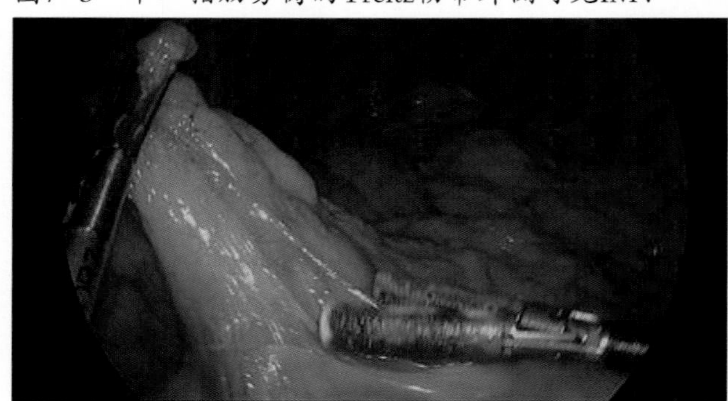
图7-5　靠近中线附近进入小网膜囊

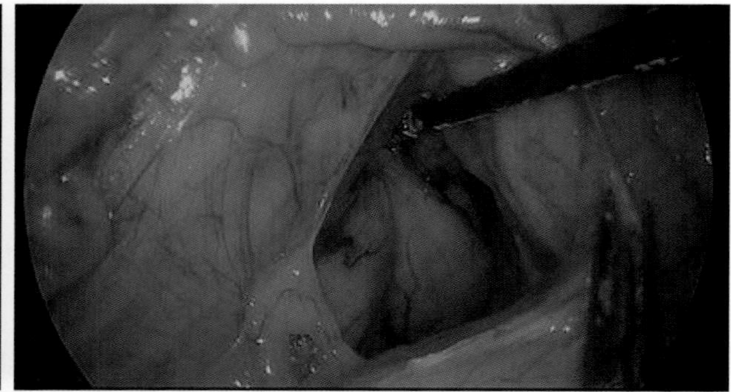
图7-6　进入小网膜囊，显露胃后壁

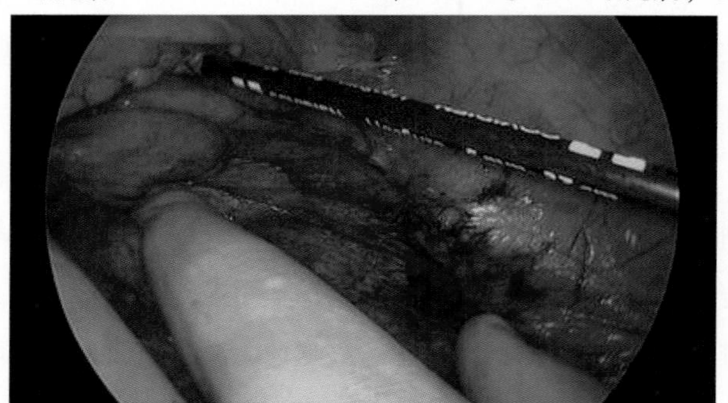
图7-7　朝头侧结肠脾曲方向切开Toldt白线

（2）游离乙状结肠。最经典的方法是自内向外的手术入路，偶尔在严重炎症或乙状结肠冗长的情况下，也采用自外向内的手术入路。

（3）自内向外游离IMA。需将患者调整为陡直的Trendelenburg体位，助手站于患者右肩一侧扶持腹腔镜。术者站于患者右大腿侧，右手置入腹腔，左手经右侧Trocar置入能量平台。将小肠移出盆腔，放于右上腹，用剖腹垫将其挡开，显露乙状结肠系膜。术者确认腹主动脉及其分叉、髂总动脉和右侧输尿管（图7-8）。骶骨岬是中线标志，有助于术者定位切开线。术者用手提起IMA血管蒂，将其牵向患者左侧（图7-9）。紧靠此血管蒂背侧用能量平台切开腹膜，进入Toldt间隙，向尾侧进一步延伸，扩大系膜窗。将上腹下神经丛及其分支、左侧输尿管、左侧性腺血管留于原位（图7-10）。向外侧进一步游离Toldt间隙（图7-11）。将IMA提起，向头侧游离Toldt间隙，与结肠脾曲及降结肠后方Toldt间隙汇合。在乙状结肠系膜下方，术者将手内翻，在IMA左侧可见一无血管系膜窗，切开后游离IMA蒂（图7-12）。确认左侧输尿管，用能量平台离断左结肠动脉根部近侧的IMA或远侧的乙状结肠动脉，保留侧再予以血管夹关闭（图7-13）。

另外一种结扎血管蒂的方法是在系膜内游离，保留直肠上动脉，仅逐根离断乙状结肠动脉各分支，适用于良性病变。该途径依然需要自Toldt间隙分离，但保留了待吻合的直肠血供。狭窄性病变或未排除肿瘤的患者，需行恶性肿瘤根治性手术。一旦结扎血管蒂，则将Toldt间隙游离平面向头侧和外侧尽可能远地延伸。为打开乙状结肠盆腔入口处Toldt白线，经右侧Trocar伸入抓钳抓持结肠，将其牵向内侧；经手辅助器置入能量设备，切开Toldt白线。此外，还可以经手辅助器切口，采用开放法，切开Toldt白线。

为游离直肠上段，需进入直肠后间隙，如此便于完成结直肠吻合（而不是结肠结肠吻合），直肠伸直也便于经肛门置入端端吻合器。

（4）肠管离断及吻合。取下可拆卸手辅助器帽，自膨胀切口保护器撑开切口，将结肠拉出体外，将腹腔镜下残留的系膜予以切断。使用开放手术切割闭合器（而不是腹腔镜切割闭合器）离断结肠远切缘、近切缘。标本送病理医生，平铺于干燥平板，大体评估病理类型和切缘是否残留肿瘤（译者注：必要时行快速冰冻病理检查）。

经手辅助器通道，确认肠管残端血运良好，将抵钉座置入近端结肠，收紧荷包线，打结于中心杆。为减少吻合口漏，吻合部位切勿存在假憩室。其余手术可在开放下完成或手辅助腹腔镜下完成。直肠残端闭合线予以测漏试验，在吻合之前修补任何可能的缺损。将结肠断端置入盆腔，评估吻合口张力大小。定位结肠及其系膜，切勿扭转。充分扩肛，用常规方法完成结直肠端端吻合。评估远切缘、近切缘的完整性，行吻合口测漏试验，我们认为结肠镜评估优于经肛门注气试验。

彻底止血，取出剖腹垫，术者触摸及探查整个腹腔，避免异物残留及小肠内疝至游离结肠的后方。最后游离大网膜，将其置于吻合口表面、Pfannenstiel切口下方，关闭腹腔。

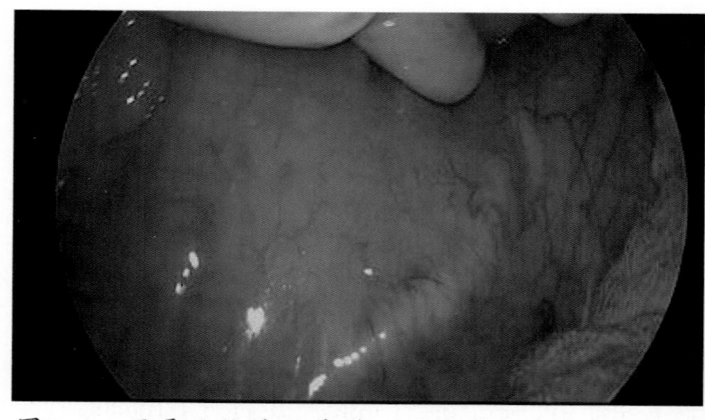
图7-8　显露乙状结肠系膜，可见腹主动脉分叉及髂总动脉，多数情况下可见右侧输尿管

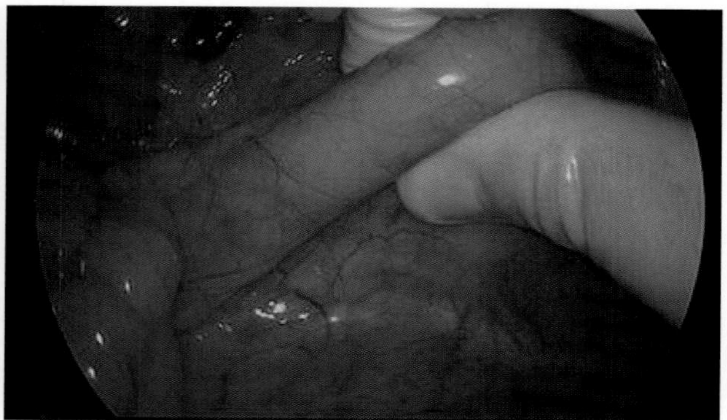
图7-9　提起肠系膜下血管蒂

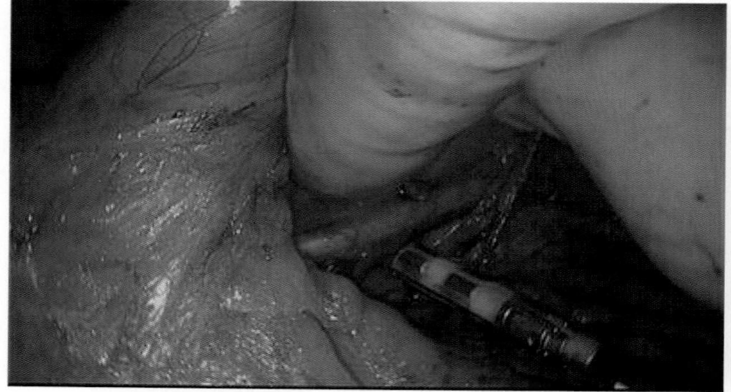
图7-10　显露左侧输尿管

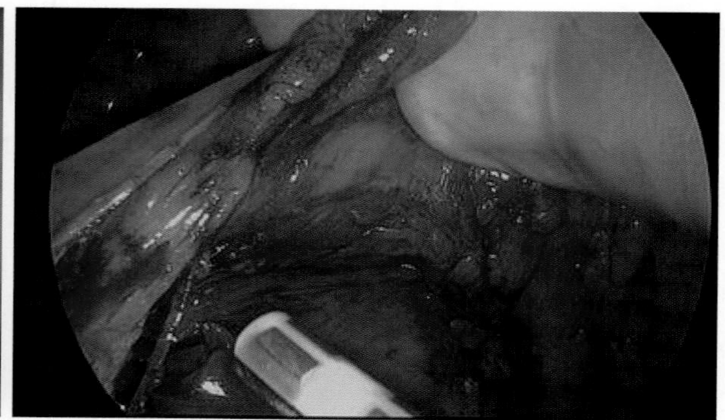
图7-11　拓展左侧Toldt间隙

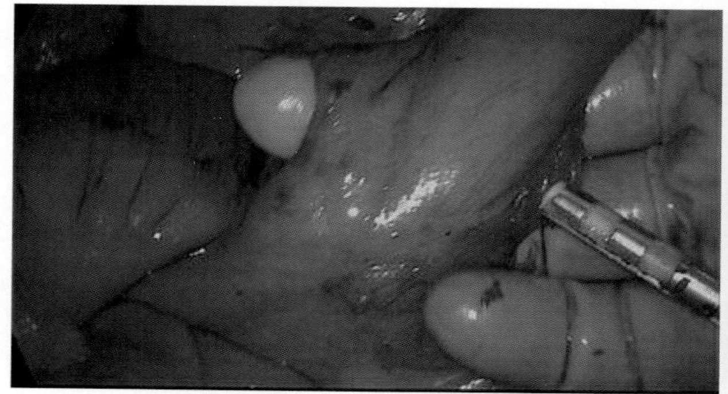
图7-12　游离IMA蒂

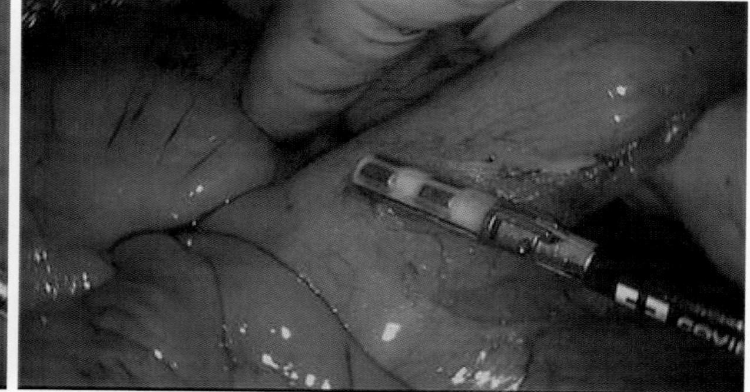
图7-13　用能量平台离断IMA

五、术后处理

手术当天即可予以清流质饮食，逐渐过渡至普通饮食，无须等待排气或排便。择期结肠手术患者，术后即可拔除胃管。术后第一天，鼓励患者逐渐下床活动。一般无需强制性吸气训练。联合使用患者自控静脉镇痛药、经静脉给予酮咯酸和口服对乙酰氨基酚，以彻底止痛。一旦患者可以进食，则仅给予口服镇痛药。切开皮肤之前即予以皮下注射普通肝素或依诺肝素，下肢穿戴序贯加压装置，直至患者出院，以预防深静脉血栓形成。大多数情况下，于术后24～48 h拔除导尿管。术后实验室检查次数尽量少，往往仅在术后第一天抽血检查一次，即使从不检查也无大碍。

六、手术并发症

和其他手术一样，手辅助腹腔镜手术同样存在并发症。术中并发症包括大出血、肠管损伤（源于手辅助器和Trocar放置、组织损伤或延迟热损伤）、输尿管损伤。减少技术相关并发症的方法包括明确解剖结构而非以固定的模式识别相应结构、减少使用单极能量设备、时刻警惕视野外潜在损伤。

术后早期并发症包括感染、Pfannenstiel切口血肿或其他切口并发症、迁延不愈的肠麻痹或术后早期肠梗阻、血栓栓塞、心血管并发症及令人望而生畏的吻合口漏。围术期合理的处理策略可减少上述并发症，如适当应用抗生素和深静脉血栓预防措施、早期下床、pulmonary toilet（也称为pulmonary hygiene，是一整套清除呼吸道黏液和分泌物的措施）、及时拔除导尿管、使用血供良好的健康肠管创建无张力吻合口（表7-2）。

表7-2　手术并发症

术中并发症
- 血管损伤
- 切开肠管
- 输尿管损伤

术后并发症
- 早期
  - 尿路感染
  - 呼吸道感染
  - 手术部位感染
  - 吻合口漏
  - 出血
- 晚期
  - 吻合口狭窄

手术技巧

- 术前置入输尿管支架适用于某些患者，包括病态肥胖患者、放疗患者、有既往手术史患者及术前影像学诊断解剖异常者。
- 术者应降低使用低位正中切口的门槛，特别是中转开腹手术可能性较大者，包括既往大范围腹部手术史、肿瘤巨大、内瘘等。
- 不熟悉手辅助腹腔镜手术的术者确保操作手不阻挡操作颇为困难，时常感觉操作手阻碍手术。保持操作手呈“C”字形，手指伸展，指关节不能屈曲，利于显露视野及进入手术野。随着术者经验不断积累，使用操作手更为灵巧，不仅有抓持作用，还能行钝性分离、维持显露、触摸病灶及避免其他器官组织损伤。
- 输尿管并非总是显而易见的，如果解剖过深，输尿管可能会被抬起，附于系膜的背侧。如果因患者体形和腹腔镜等因素，不能经系膜窗于IMA蒂下外侧发现输尿管时，术者可如前述切开IMA头侧系膜，寻找输尿管。如果自内向外途径依然不能发现输尿管，应采用自外向内手术入路，当可发现输尿管。（译者注：如采用上述方法仍然未能发现输尿管者，则应中转开腹手术。）

- 对于解剖复杂和手术耗时太长而无进展者，应中转开腹手术，这不是说手术失败，而是一个学习复杂解剖的好机会，帮助术者尽快跨越学习曲线。
- 一个潜在的灾难性并发症是误经阴道完成吻合，击发前检查阴道，避免经阴道吻合或将阴道后壁夹入吻合口。
- 脾脏撕裂可用电凝、可吸收止血药及剖腹垫压迫止血。
- 具体患者的手术步骤应个体化，如果肿瘤、炎症、腹腔脂肪等原因导致手术难以有进展时，应改用其他手术入路，如自外向内、完全腹腔镜、经手辅助器切口开放手术等。很多情况下，改变手术入路使困难迎刃而解，因此切勿固守一种手术方式。
- 游离结肠脾曲的难点在于脾曲头侧和（或）难以解离的结肠附着结构，将患者置于陡直的反Trendelenburg体位并将其躯体右侧降低，如此，即将术野向术者进一步拉近。使用长的腹腔镜器械，如肥胖症腹腔镜手术器械，也有一定的帮助。在右上腹再增加一个5 mm的Trocar，有利于牵拉和显露。左结肠旁沟由外向内、由内向外和小网膜囊途径等几种手术入路联合使用，即可显露尚未切断的连接组织，便于游离结肠脾曲。
- 吻合之前，确保结肠足够长，通常而言，在患者取陡直的Trendelenburg体位时，如结肠断端可静卧于盆腔之内，则提示长度足够。如果长度不足，在确认所有左上腹牵连结肠的结构均已切断的情况下，切断左结肠动脉和（或）IMV。在保护边缘血管的前提下，切开结肠系膜内侧缘也可延伸结肠。偶尔，需切断中结肠动脉左侧分支。
- 在吻合之前确认直肠残端闭合线有无缺损，如有，则经手辅助器切口缝合即可。吻合后发现吻合口漏可予以缝合修补、重新吻合或在特殊情况下行近侧肠道粪便转流术。
- 偶尔远切缘和近切缘肠壁薄、不完全或遗失，只要内镜检查正常，测漏试验阴性，就无须特殊处理。
- 对于腹膜后解剖困难的患者，需检查输尿管的完整性，静脉注射靛蓝即可确认。
- 有时降结肠系膜限制结肠延伸，切开系膜可能损伤结肠血管，此时改行结直肠侧端吻合（Baker吻合），可获得无张力吻合的效果（译者注：有学者报道此种吻合的漏率为0）。
- 在将结肠末端荷包线打结时，有时在抵钉座中心杆和结肠断端之间留有间隙，如果进一步收紧荷包线，将导致肠管撕裂，此时，围绕中心杆，于结肠壁4个位点行“U”字形缝合，收紧缝线并打结即可。

七、小结

和完全腹腔镜手术相比，手辅助腹腔镜结肠手术节省手术用时，降低中转开腹率，但二者临床疗效相当。这种通用的手术方法保留术者的触觉反馈，适用于解剖困难的患者。当实施完全腹腔镜结肠手术存在困难时，可中转手辅助腹腔镜手术，从而避免中转开腹手术。当然，后者也并非手术失败，术者无须自责和羞愧。

参考文献

[1] Clinical Outcomes of Surgical Therapy Study Group. A comparison of laparoscopically assisted and open colectomy for colon cancer[J]. N Engl J Med, 2004, 350 (20): 2050–2059.

[2] GUILLOU P J, QUIRKE P, THORPE H, et al. Short–term endpoints of conventional versus laparoscopic–assisted surgery in patients with colorectal cancer (MRC CLASICC trial): multicenter, randomized controlled trial[J]. Lancet, 2005, 365 (9472): 1718–1726.

[3] JAYNE D G, THORPE H C, COPELAND J, et al. Five–year follow–up of the Medical Research Council CLASICC trial of laparoscopically assisted versus open surgery for colorectal cancer[J]. Br J Surg, 2010, 97 (11): 1638–1645.

[4] MARCELLO P W, FLESHMAN J W, MILSOM J W, et al. Hand–assisted laparoscopic vs. laparoscopic colorectal surgery: a multicenter, prospective, randomized trial[J]. Dis Colon Rectum, 2008, 51(6): 818–826.

第八章　完全腹腔镜全结肠切除术

Amanda V. Hayman, Eric J. Dozois

关键点

- 透彻理解胚胎融合平面是减少术中出血和腹膜后器官损伤的关键。
- 恰当的Trocar放置便于牵拉和反牵拉器官组织，利于游离结肠。
- 爆发性结肠炎患者实施次全结肠切除术，应采用多种手术策略防止直肠残端破裂。
- 完全暴露小网膜囊，便于结扎切断横结肠系膜。
- 当通过小切口拉出全部结肠时，为避免壁薄的盲肠破裂，可先切除右半结肠。

电子补充材料参见：10.1007/978-1-4939-1581-1_8.
视频网址：http://www.springerimages.com/videos/978-1-4939-1580-4.

Amanda V. Hayman，MD，MP H; Eric J. Dozois，MD（通讯作者）
Division of Colon & Rectal Surgery，Department of Surgery，Mayo Clinic，200 1st Street SW，Gonda 9-S，Rochester，MN 55905，USA
E-mail： dozois.eric@mayo.edu

一、简介

全结肠切除术（total abdominal colectomy，TAC）适用于许多病变，主要适应证为爆发性或中毒性结肠炎（源于感染，如艰难梭状芽孢杆菌），更常见的是难治性溃疡性结肠炎、弥漫性结肠克罗恩病、慢传输性便秘、家族性腺瘤性息肉病及Lynch综合征。在某些情况下，如中毒性结肠炎，因一期吻合口漏的风险较高，需行回肠末段造口及Hartmann手术。在大多数情况下，回肠和直肠吻合是安全的。几篇文献报道腹腔镜TAC安全可行，具有明显的近期优势[1-2]。目前，临床使用的几种微创结肠切除方式包括手辅助腹腔镜手术、完全腹腔镜手术、腹腔镜辅助开腹手术及单孔腹腔镜手术[3-5]。随着术者经验的增加，完全腹腔镜结肠切除术的应用日益增多，所有分离、血管结扎、肠管吻合均在腹腔内完成。尽管完全腹腔镜TAC手术用时较长[6]，但避免了手辅助腹腔镜手术所需的切口，无切口及软组织感染、切口疝等并发症。而且，如果经造口腹壁通道或自然腔道（如直肠残端或阴道）取出标本，则更具优势[7]。

本章将讨论笔者采用的完全腹腔镜TAC回直肠吻合术或回肠末段造口及Hartmann手术的手术策略与操作步骤。

二、术前准备与决策

当决定实施完全腹腔镜TAC时，手术时机和患者选择颇为重要。病情危重患者需要急症结肠切除术，不适宜行完全腹腔镜结肠手术。明显扩张的中毒性巨结肠患者也不适宜行完全腹腔镜手术，因为抓钳抓持可损伤肠管。对于急症手术患者，笔者予以开腹手术，操作更为安全、可靠。许多住院的炎症性肠病（inflammatory bowel disease，IBD）患者伴有营养不良、贫血，并需服用低剂量类固醇激素和（或）免疫抑制剂，往往申请外科医生实施结肠切除术。这部分患者如果不需要急症手术，可予以优化内科治疗，而且这部分患者除有IBD外，往往还有艰难梭状芽孢杆菌或巨病毒感染，短疗程给予抗生素或抗病毒治疗有可能避免急症手术。对于使用类固醇激素的患者，手术时需要一个剂量的类固醇激素，术后逐渐减少。无论何时，术前造口师应会诊患者，标记各种造口位置并予以造口护理宣教。一些外科医生主张行机械性肠道准备，其目的并非减少感染，而是减少结肠内容物负荷，便于手术操作。笔者的资料显示大部分患者不需要机械性肠道准备，后者仅适用于需行TAC的慢传输性便秘患者。然而，笔者给予患者2次温自来水灌肠，以清洁直肠和末段结肠，利于后续吻合操作。最后是否行机械性肠道准备取决于术者选择，实为仁者见仁，智者见智。

三、手术体位

切开皮肤前1 h内静脉注射抗生素及5 000 U肝素。全身麻醉生效后，置入导尿管和口胃管。将患者置于截石位，便于术者站于患者两腿之间进行手术操作。术中直肠镜检查可评估关闭困难的直肠残端的封闭情况、清除直肠内大便及黏液、留置肛管。如果直肠需要引流，笔者多采用大号导尿管（30 mL球囊）替代肛管，将其置入直肠中段，气囊注气，恰位于盆底上方，如此即可避免在会阴部缝线固定导管导致的疼痛等严重不适。用布巾包裹双臂并固定于躯体两侧，垫以凝胶或泡沫垫，以防神经受压。用胸带固定患者，确保手术床向左、右、头、尾侧剧烈倾斜时，患者安全无误。

四、建立气腹及Trocar放置

使用OPTIVIEW®（Ethicon，Cincinnati，OH）、Hasson开放置入法或Veress气腹针技术建立气腹。大多数情况下，笔者使用5 mm OPTIVIEW®于脐上进入腹腔，先用0°腹腔镜建立OPTIVIEW®通道，然后使用30°腹腔镜监控手术。无论何时，只要可能，笔者均采用5 mm Trocar，因为不需要筋膜缝合，术后腹壁疝的可能性很小。其他3个5 mm Trocar的位置类似一个不对称的“棒球内场”（译者注：棒球场的内野形状和内野手的站位形成一个钻石的形状），1个位于耻骨上、1个位于右下腹（如果和第一个Trocar相距一个手掌宽度，则可作为回肠造口位置）、1个位于左下腹（略高于右下腹Trocar）（图8-1）。如行腹腔内切割吻合，则可将右下腹Trocar改换为12 mm Trocar，以便允许置入腹腔镜切割闭合器。基于患者的解剖，调整某些Trocar位置，比如下腹部短小的患者，脐上Trocar应向头侧进一步移位。对于肥胖患者，左下腹Trocar要靠近中线，以便于游离结肠肝曲，而耻骨上Trocar位置上移以便游离结肠脾曲。另外，笔者备用一套特别长的肠管抓钳，适用于体形高大、结肠脾曲或结肠肝曲位置高的患者。

五、手术步骤

1. 游离右半结肠

首先处理右半结肠或左半结肠，笔者多先处理右半结肠，使用改良的由内至外的手术入路（译者注：即下方手术入路）。患者取陡直的Trendelenburg体位并升高右侧躯体，将小肠移出盆腔并置于左上腹。将回肠末段或靠近盲肠的回肠系膜向上侧及左侧牵拉，显露远侧回肠系膜和后腹膜之间的Toldt间隙所在，使用电剪打开髂动脉前方的腹膜切迹，进入Toldt间隙，向头侧及内侧拓展。如需要，此分离平面可达Treitz韧带。此间隙位于升结肠系膜固有筋膜和肾前筋膜（Gerota筋膜前叶）之间，无血管结构，钝性分离即可，向头侧可达十二指肠下缘（图8-2）。保持在Toldt间隙游离即可避免损伤腹膜后组织器官。如果出血明显，则提示术者未在正确平面解剖，此时透过肾前筋膜可见输尿管和性腺血管。

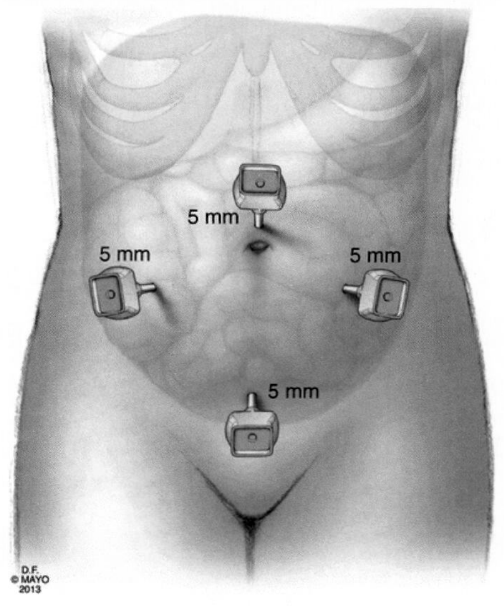

图8-1　腹腔镜全结肠切除术Trocar布局类似不对称的“棒球内场”（Mayo Clinic授权）

朝下方及外侧的盲肠方向继续解剖，提起阑尾，切开盲肠下方及外侧的Toldt白线。务必小心，靠近肠管游离，切勿损伤其他脏器。将升结肠向内侧牵拉，拉紧Toldt白线，易于切开，稍加分离即与内侧的Toldt间隙分离平面相汇合（图8–3）。此时可清楚显示右结肠血管（图8–4）（译者注：只有11%的患者存在右结肠血管）。在回结肠血管和右结肠血管之间打开系膜，靠近肠壁或其起始部离断右结肠血管（图8–5）。升结肠发育不良的IBD患者及恶性肿瘤患者需要于其根部结扎（图8–6）。对于良性病变患者，可于方便结扎处离断之。

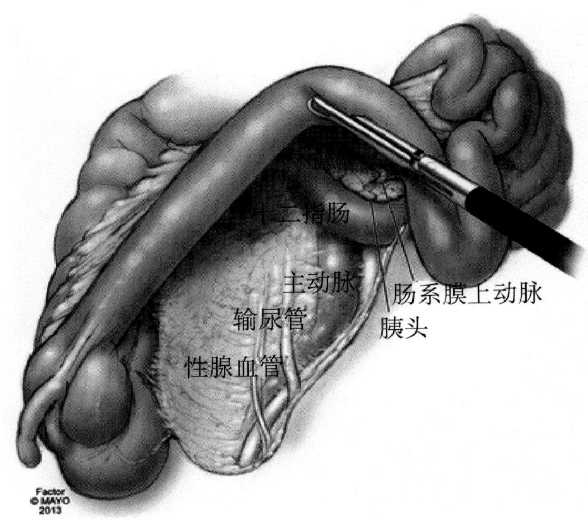

图8–2　由内向外于Toldt间隙游离升结肠
（Mayo Clinic授权）

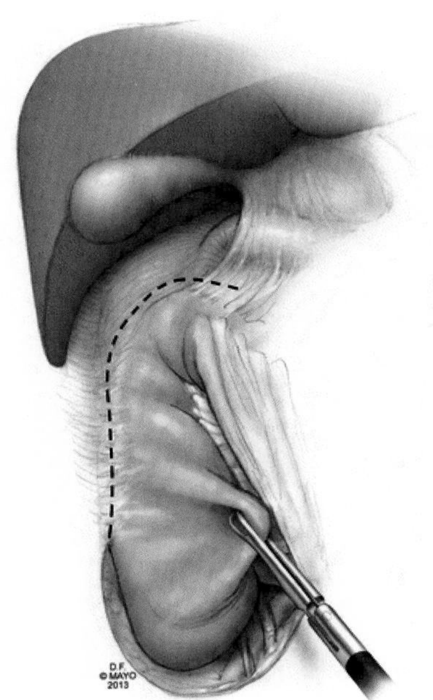

图8–3　切开升结肠外侧Toldt白线
（Mayo Clinic授权）

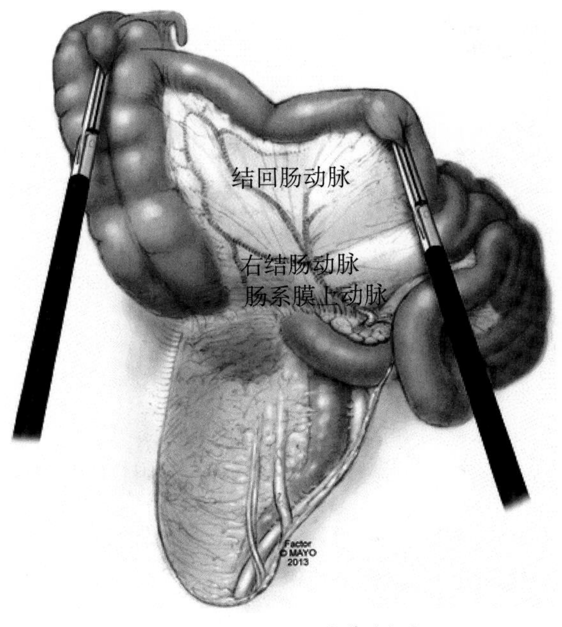

图8–4　升结肠完全游离后的背侧观
（Mayo Clinic授权）

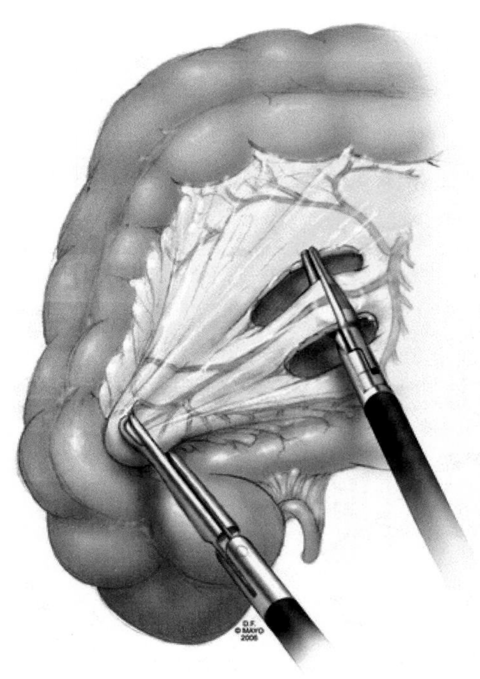

图8-5　结扎回结肠动脉
（Mayo Clinic授权）

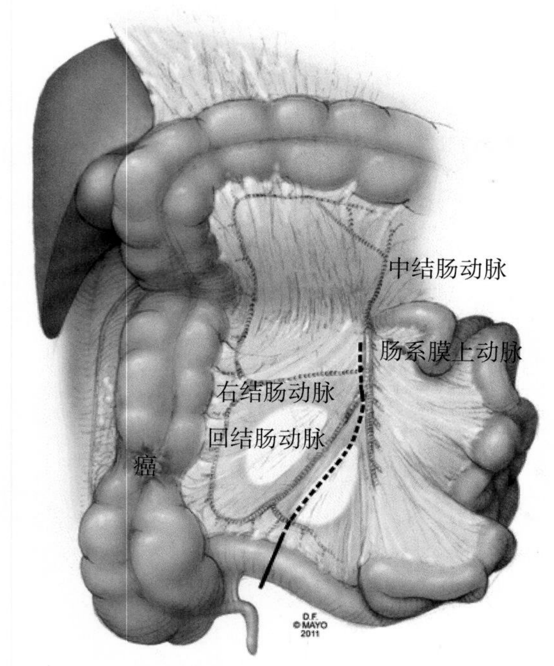

图8-6　回肠末段系膜切开线
（Mayo Clinic授权）

2. 游离横结肠及结肠肝曲

将手术床调至左、右两侧水平对称，患者取轻度反Trendelenburg体位。首先处理大网膜，大多数情况下，需要保留大网膜。将大网膜牵向头侧，横结肠牵向尾侧，用能量平台将大网膜自结肠肝曲、横结肠及结肠脾曲游离即可。有时大网膜和脾脏粘连，大力牵拉将导致脾脏撕裂出血（图8-7）。自左向右切开肝结肠韧带，自Toldt间隙钝性游离结肠肝曲，向下方牵拉结肠肝曲可拉紧肝结肠韧带，便于游离（图8-8）。最后，游离该平面达右侧腹壁，形成一个通道，自胃、十二指肠和胰腺附着处切断横结肠系膜（图8-9）。此时，即可和先前游离的Toldt间隙相贯通，中结肠血管左侧、右侧分支清晰可见，便于离断（图8-10）。一旦离断中结肠血管左侧分支，即着手处理乙状结肠和降结肠。

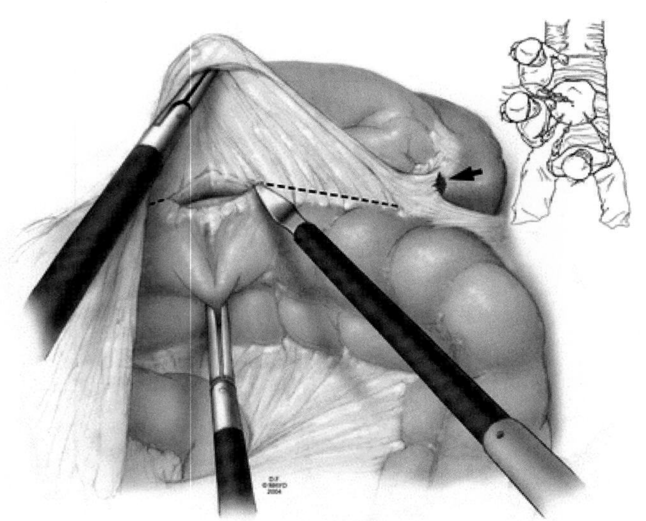

图8-7　游离结肠脾曲，自横结肠左侧半离断大网膜
（Mayo Clinic授权）

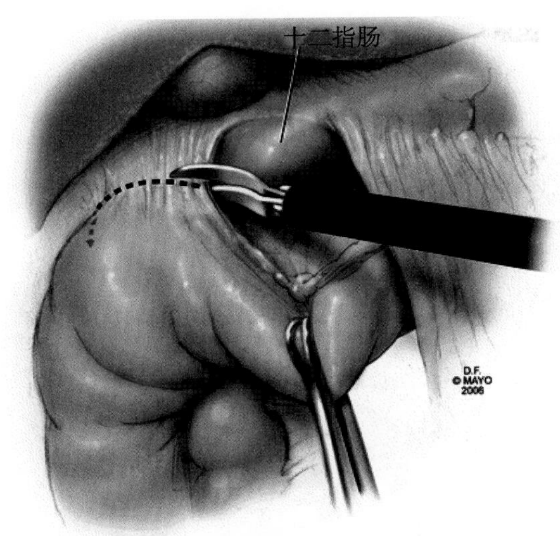

图8-8　游离结肠肝曲，离断肝结肠韧带，显露背侧的十二指肠
（Mayo Clinic授权）

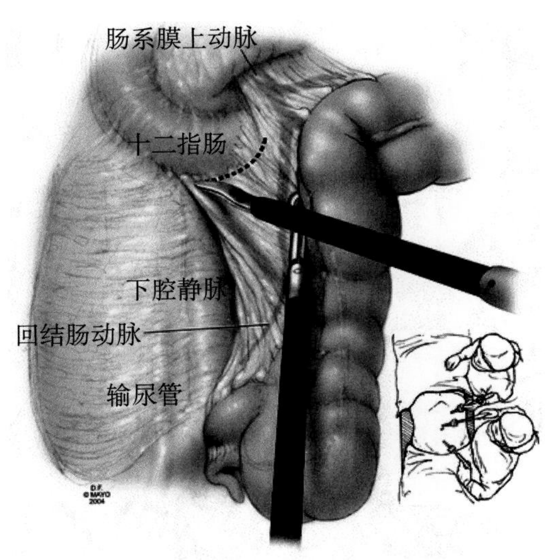

图8-9　右半结肠游离完毕，显露肾前筋膜后方结构
（Mayo Clinic授权）

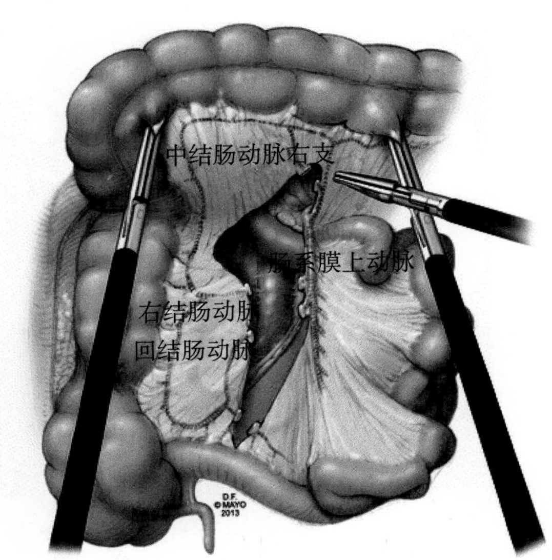

图8-10　切断右半结肠主要血管
（Mayo Clinic授权）

3. 游离乙状结肠、降结肠和结肠脾曲

将患者体位调整为陡直的Trendelenburg体位，躯体向右侧倾斜，将小肠置于右上腹，显露结肠系膜，将降结肠向内侧牵拉，拉紧其外侧Toldt白线（图8-11）。采用自外向内的方式，将乙状结肠和降结肠彻底游离至中线，确保在Toldt间隙游离，可见肾前筋膜下方的左侧输尿管和性腺血管，避免损伤（图8-12）。继续朝结肠脾曲方向游离，离断肾结肠韧带、膈结肠韧带、脾结肠韧带、胰结肠韧带，完全游离结肠脾曲（图8-13）。

左半结肠游离完毕后，选择结肠横断点。直肠残端漏的风险颇高时，如爆发性结肠炎患者，笔者在确保残留乙状结肠能达到耻骨上Trocar或下腹部切口下端的位置离断乙状结肠（图8-14）。如果直肠残端漏的概率很低或拟行回直肠吻合术，横断点选在直肠上端。在上述情况下，笔者均保留直肠上动脉，确保直肠残端血供良好。

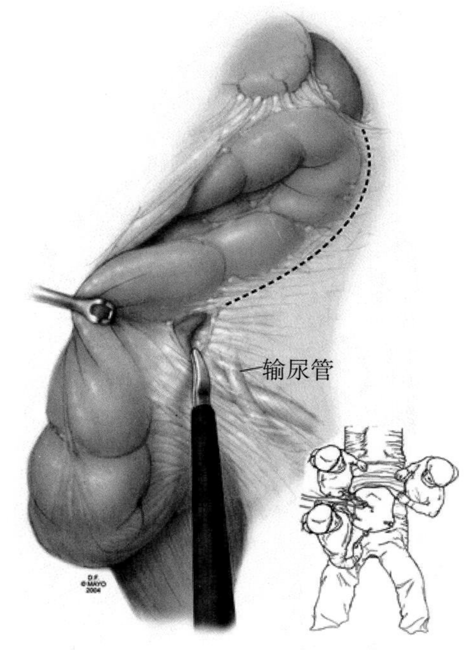

图8-11　切开降结肠外侧Toldt白线（Mayo Clinic授权）

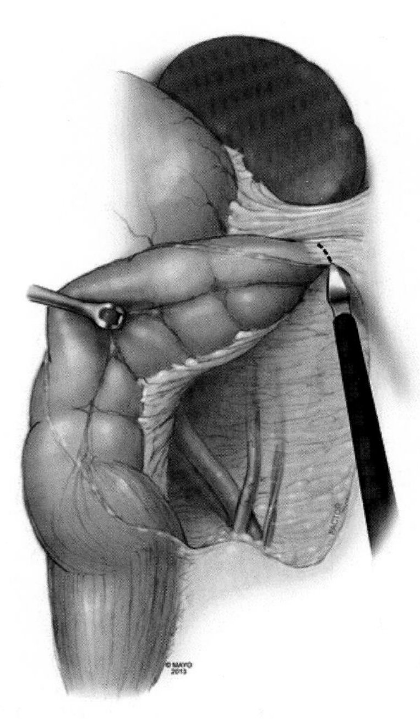

图8-12　游离左半结肠，显露腹膜后组织结构

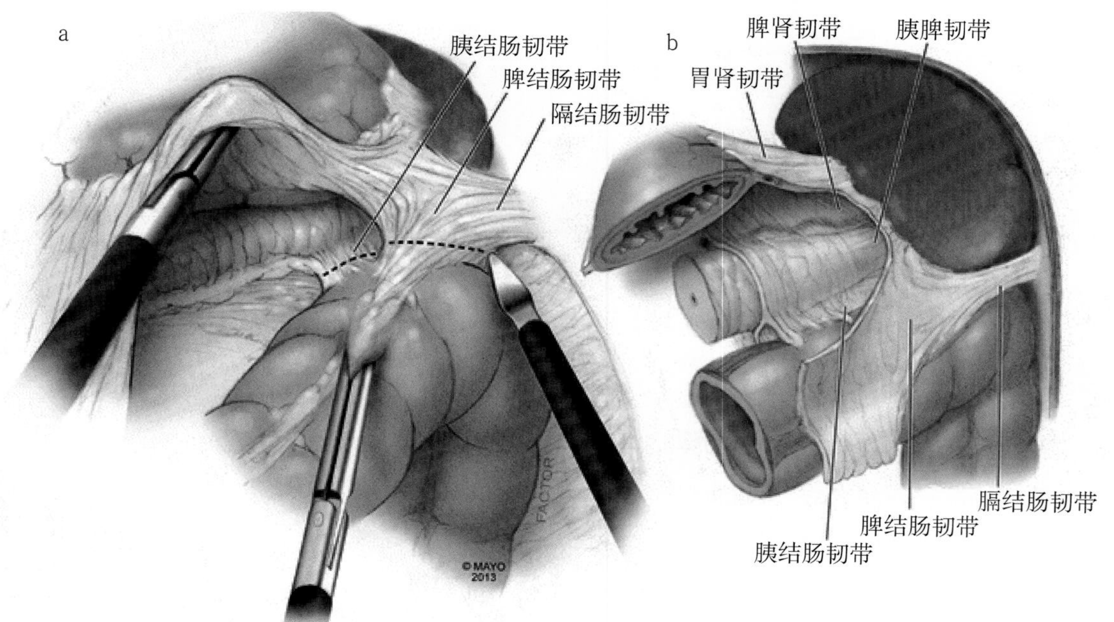

图8-13　完全游离结肠脾曲

注：a.显露胰结肠韧带、脾结肠韧带、膈结肠韧带；b.结肠脾曲背侧观，见胰结肠韧带、脾结肠韧带及膈结肠韧带。（Mayo Clinic授权）

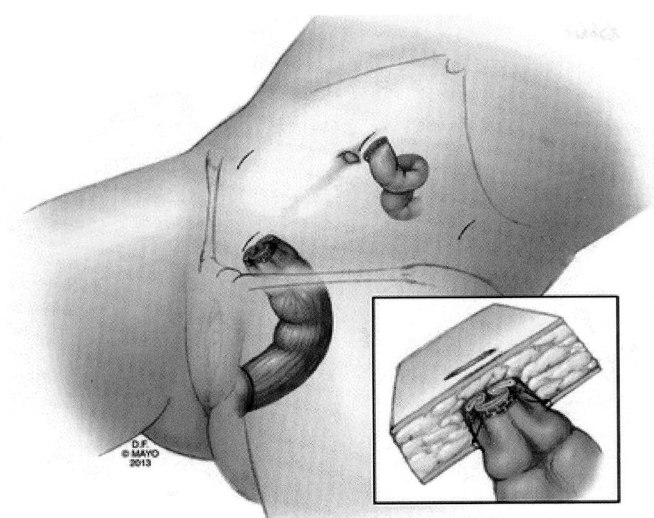

图8-14 创建乙状结肠黏膜造口
（Mayo Clinic授权）

对于行回肠末端造口和直肠残端漏风险颇高的患者，将右下腹5 mm Trocar更换为12 mm Trocar，置入60 mm腹腔镜切割闭合器，于乙状结肠中点横断之（图8-15）。另外，如果经Pfannenstiel切口取出标本，也可在腹腔内离断直肠。将乙状结肠拉向内侧及腹侧，用能量平台等血管封闭设备，离断剩余系膜与血管，直达直肠或乙状结肠离断处（图8-16）。对于拟行回直肠吻合术的患者，在肛侧乙状结肠处打开系膜窗，离断边缘血管，然后靠近结肠壁将远侧系膜朝直肠残端方向游离（图8-17）。如此既保留直肠残端血供，又明显降低自主神经损伤的风险。整洁直肠周围系膜组织，使用60 mm腹腔镜切割闭合器一次性将其离断（图8-18），进而将乙状结肠拉向内侧及上方，向头侧离断剩余系膜直至横结肠系膜离断处（图8-19）。

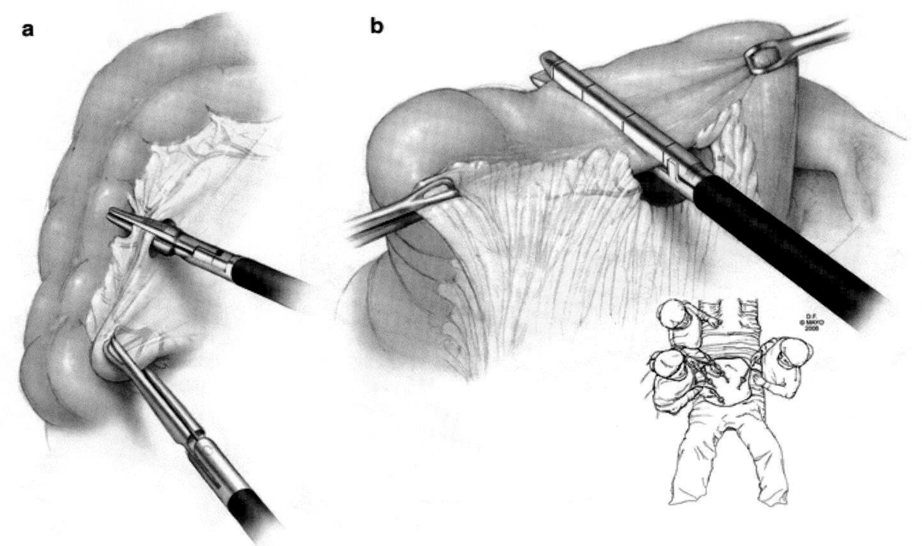

图8-15 乙状结肠中点横断
注：a.乙状结肠系膜内离断边缘血管；b.腹腔镜下离断乙状结肠。（Mayo Clinic授权）

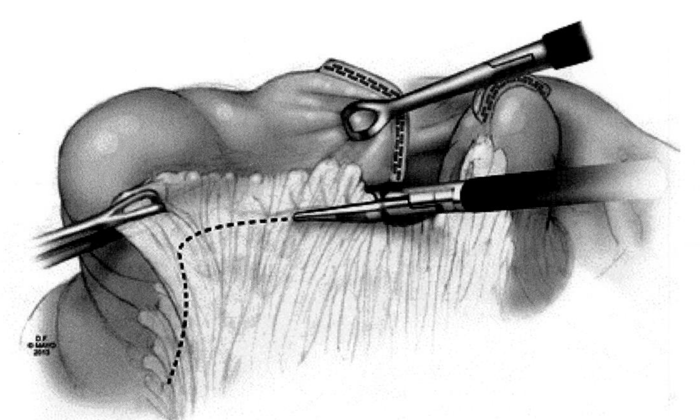

图8-16 使用能量平台离断结肠系膜（Mayo Clinic授权）

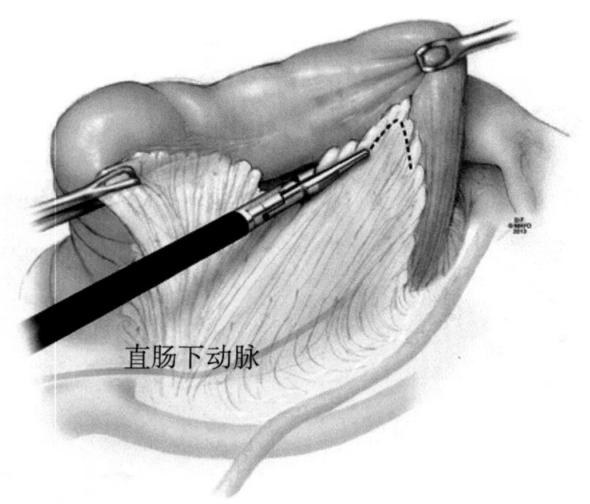

图8-17 离断乙状结肠系膜直至拟离断处（Mayo Clinic授权）

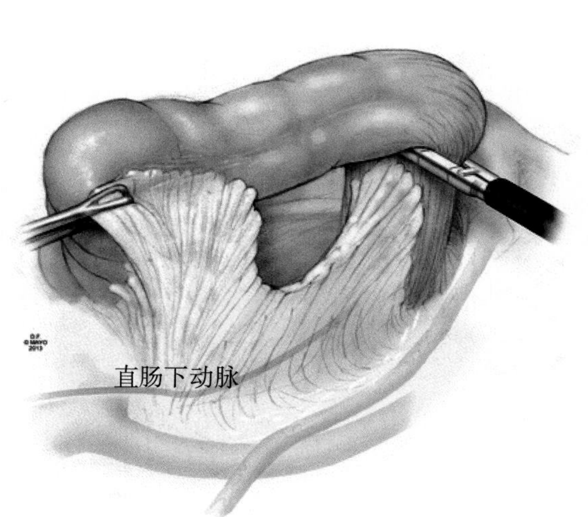

图8-18 用开放法离断乙状结肠（Mayo Clinic授权）

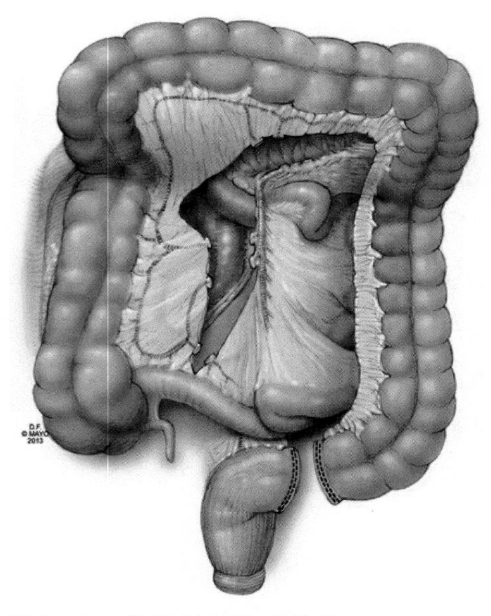

图8-19 离断剩余结肠系膜（Mayo Clinic授权）

4. 取出标本

在行回肠造口或回直肠吻合术之前，务必探查整个腹腔，以排除小肠损伤和术野出血，特别是脾脏出血。标本取出途径分为两种：经自然腔道或常规腹部切口。常规切口位置可选低位中线切口、脐周切口、Pfannenstiel切口或旁正中切口。笔者多使用回肠造口腹壁通道，避免常规腹部切口（图8-20）。其他选择为借助自然通道，笔者对Lynch综合征患者行TAC联合经阴道子宫切除术，标本即可经阴道取出[7]。妇科医生经阴道切除子宫，残端敞开，笔者置入切口拉钩，经阴道断端取出标本和末端回肠，横断回肠，将端端吻合器抵钉座置入回肠断端，收紧荷包线，打结于中心杆，然后经阴道放回腹腔（图8-21）。横行关闭阴道断端，重建气腹，在腹腔镜监视下对合吻合器和抵钉座中心杆。另外，也可经Trocar切口取出回肠并放置抵钉座（图8-22）。如果使用Pfannenstiel切口，则将耻骨上Trocar皮肤切口向两侧延伸，切开腹直肌鞘前层，钝性分离腹直肌，避免损伤和出血，切开腹膜，横行拉开切口，可允许经此切口置入小的横行吻合器，如TA30或TA45，以横断直肠或乙状结肠中段。由于盲肠最宽且壁薄，易于损伤，最好先取出右半结肠。术者务必确认小肠已置于左上腹，且结肠与小肠系膜未发生缠绕。

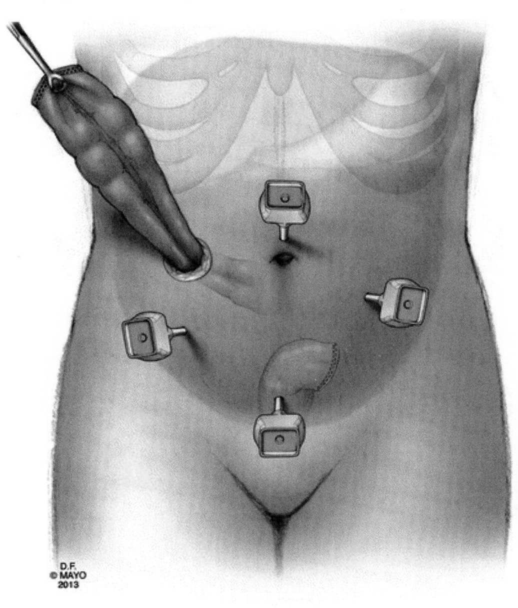

图8-20　经回肠造口腹壁通道取出标本（Mayo Clinic授权）

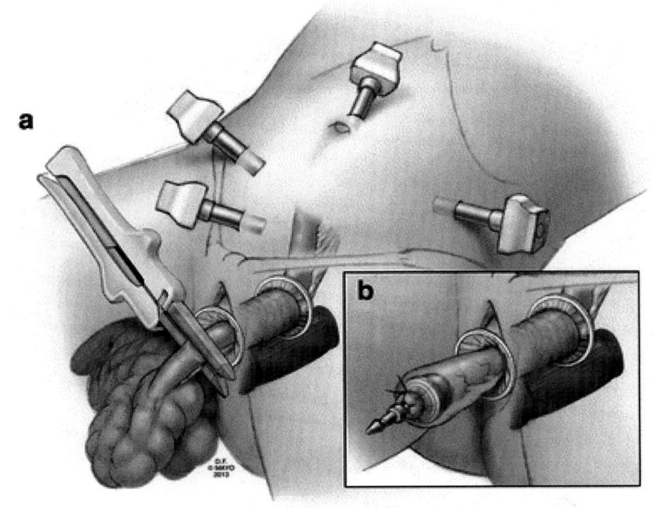

图8-21　经阴道将回肠断端置入腹腔
注：a.经阴道取出标本并用切割闭合器离断回肠；b.经阴道通道将抵钉座置入回肠断端，待行回直肠吻合术。（Mayo Clinic授权）

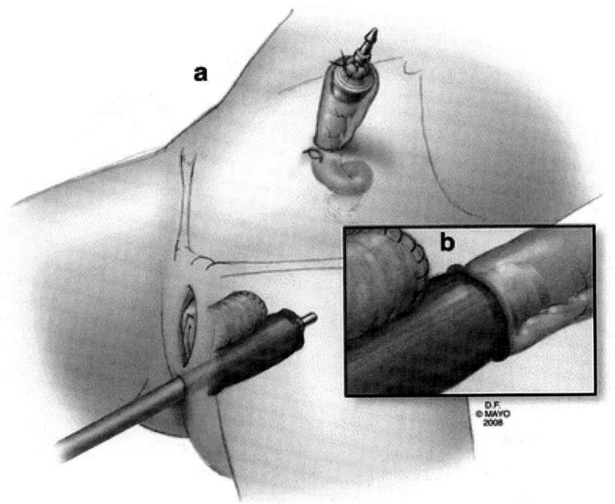

图8-22　经Trocar切口取出回肠并放置抵钉座
注：a.经腹腔镜Trocar通道拉出因系膜较短而于腹腔内横断的回肠，置入抵钉座；b.阴道残端修补后行回直肠端端吻合术。（Mayo Clinic授权）

5. 回肠末端造口术

如行回肠末端造口，需用Kocher钳提起造口部位皮肤，圆形切开四分之一肠腔大小的皮肤，圆柱形切除皮下脂肪，“十”字形切开腹直肌鞘前层，钝性纵行分开腹直肌，切开腹膜，容纳两指通过。在此情况下制作造口通道较开放手术略微困难一点，因为后者可于腹腔内予以适当牵拉。如果使用Pfannenstiel切口，则可取下腹腔镜电缆，作为手电筒照明以探寻回肠残端（如果尚未用抓钳抓持并锁定），便于将其送至造口部位。此时，确保回肠及其系膜切勿扭转颇为重要。当行右侧回肠末端造口方位正确时，回肠系膜切缘走向胰头部，系膜呈平铺状态。而且，全部小肠置于左侧腹，为避免内疝，将所有小肠袢均自回肠系膜下方拉出。关闭所有Trocar切口后，行回肠末端Brooke造口（图8-23）。

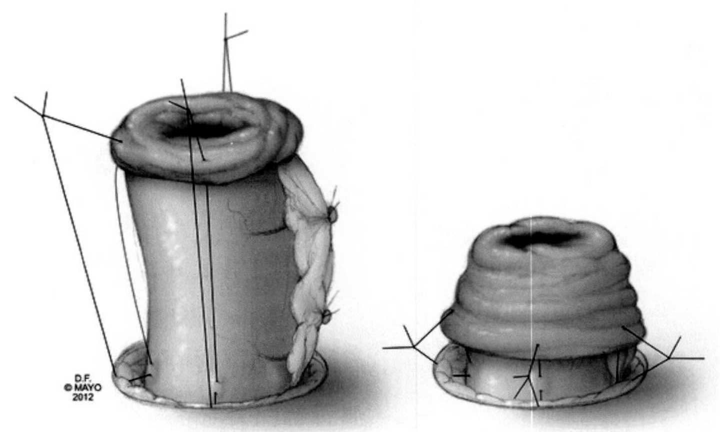

图8-23 回肠末端Brooke造口
（Mayo Clinic授权）

6. 回直肠吻合术

如果行回直肠端端吻合术，经标本取出通道将回肠末段拉出，用2.0 PDS线缝置荷包，置入28 mm吻合器抵钉座，收紧荷包线，打结于中心杆。扩肛并冲洗直肠残端后，将吻合器小心置入直肠，穿刺锥紧贴直肠残端封闭线穿出，确认小肠系膜无扭转，对合抵钉座中心杆，可闻及“咔嗒”声。收紧吻合器并击发，直肠残端两侧呈“狗耳”部分可予以间断缝合加固（图8-24）。另外一种吻合方法为回直肠侧端吻合。回肠末段吻合后予以3-0丝线间断Lembert法缝合包埋。距离回肠断端3～4 cm，切开肠壁，置入抵钉座，荷包线打结于抵钉座中心杆，如此可避免吻合口和回肠残端之间的肠管缺血性坏死。在吻合口上方夹闭回肠，盆腔内注水，经肛门镜注气，行吻合口测漏试验。对于试验呈阳性者，笔者

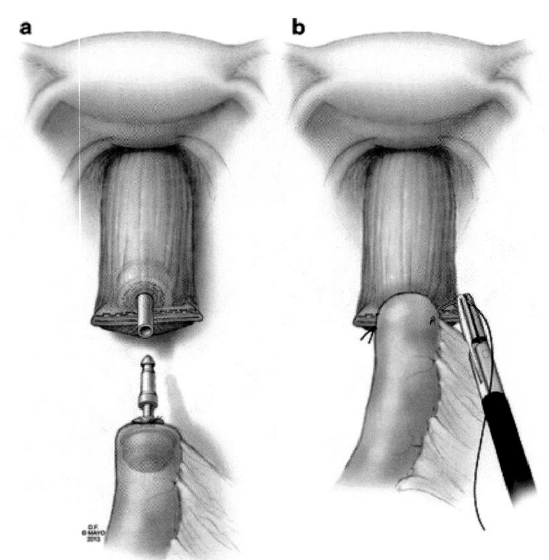

图8-24 回直肠吻合术
注：a.使用端端吻合器完成回直肠吻合术；b.缝合加固直肠残端“狗耳”侧角。（Mayo Clinic授权）

通常予以再次吻合而不是单纯修补，但最终决策取决于患者的具体情况。如果吻合技术满意、吻合口无张力且血供良好，笔者一般不行保护性袢式回肠造口术；如因患者因素和肠管质量欠佳，行保护性造口则是明智之举。

六、术后处理

在笔者单位，所有患者均采取快速康复外科的处置策略[8]，主要方法有以下几种。

（1）不使用机械性肠道准备。

（2）当情况适宜时，术前鞘内注射（译者注：小剂量吗啡）。

（3）术中限制液体。

（4）手术当晚进食普通饮食（不含新鲜水果和蔬菜）。

（5）常规术前及术后口服非甾体类消炎止痛药。

（6）避免经静脉注射阿片类药物。

（7）早期下床活动。

（8）术后第一天拔除导尿管。

（9）术后第一天停用静脉补液。

术后第一天抽血化验血生化和血常规，必要时，予以重复检查。造口患者接受造口护理宣教颇为重要。造口排泄物达到500～1 500 mL/d时，患者方可出院。回直肠吻合患者，出院前务必排便1次。

七、手术并发症

1. 术中并发症

首先最常见的为中转开腹手术，这不意味着手术失败，恰恰相反，此为避免重大并发症的重要策略（译者注：这不是严格意义上的并发症）。在某些病例中，笔者改行手辅助腹腔镜手术，不但具备操作手协助手术的安全性，而且有微创的优势。完全腹腔镜TAC术的并发症和微创结肠手术类似，包括Trocar放置或热损伤空腔或实质性脏器、意外结扎输尿管、血管蒂出血及迟发的小肠热损伤。术中发现的热损伤予以Lembert法缝合修补即可。严重的动脉硬化患者尽量不使用血管封闭器械，后者对钙化的血管封闭效果不佳。游离结肠脾曲时，用力不当可撕裂脾脏，有时需行急症脾切除术[9]。另一种重要的安全措施是确保患者妥善固定于手术床之上。因术中手术床倾斜角度较大，务必使用胸带或肩带将患者彻底固定并妥善置于衬垫上。另外一点是在固定患者之前，麻醉医生应考虑极端Trendelenberg体位及向侧方大幅度倾斜时患者在手术床上的位置，术中避免大幅度移动患者。术中损伤的延误诊断往往增加术后并发症发生率。术者应高度警惕发生此种并发症的可能性，手术结束时探查整个腹腔，不遗漏任何可能损伤。笔者发现大部分术中损伤可以避免，预防措施为术者确保在正确平面解剖、避免盲目大力牵拉及直视下处理重要解剖结构。

2. 术后并发症

和其他吻合相比，回直肠吻合术的术后并发症更为多见，常发生吻合口漏和术后肠梗阻[10-12]。原因多种多样，包括吻合肠管口径大小匹配困难、缺血、小肠系膜过度活动而导致肠扭转。对所有的完全腹腔镜全结肠切除术患者而言，都存在肠切开、小肠热损伤（导致迟发性肠破裂）及输尿管切开的风险。术后出血往往源于系膜血管封闭或结扎不牢固、脾脏撕裂、腹壁Trocar穿刺部位损伤，如损伤腹壁下血管，拔出Trocar后，Trocar的压迫作用消失，此时可发生威胁生命的大出血。其他术后并发症还包括肠系膜或门静脉血栓[13]、粘连性小肠梗阻、肠扭转、肠造口梗阻（水肿或筋膜切口太小），需要再次手术的术后肠梗阻发生率高达8%[14]。爆发性结肠炎患者（溃疡性结肠炎或艰难梭状芽孢杆菌感染），直肠残端可能破裂，导致腹腔感染。如果将破裂风险极高的乙状结肠残端埋于腹壁筋膜之上，当其破裂时将导致切口感染，此时可打开切口，控制黏膜漏，佩戴造口用具。如前所述，术者可在直肠内留置红色引流管或导尿管并往气囊注气1～2天，将直肠内积存血液、黏液与气体及时排出体外，可减少直肠残端破裂的可能性。精确的手术操作颇为重要，因为术后出血或吻合口漏将导致盆腔血肿或后续的盆腔脓肿，有可能需要再次手术。

八、临床结局

腹腔镜TAC手术和开放手术相比，在术后并发症方面是否使患者绝对获益颇有争议[15-18]。一种尚未证实的腹腔镜手术优势为肠粘连较少，此点对后续的回肠贮袋肛管吻合术颇为重要[17,19]。和开放手术相比，经验丰富的术者实施腹腔镜手术安全、可靠，还可缩短住院时间、降低切口感染率[17]。

手术技巧

- 术者考虑最多的可能是完全腹腔镜手术颇具挑战性，需要结扎大量血管，在腹腔多个象限操作，而且完全腹腔镜手术要求对胚胎融合平面和局部解剖颇为熟悉，以避免副损伤。为更好地显露术野，需要一个娴熟的持镜手不断调整手术床角度。在术者单独完成完全腹腔镜TAC的经验欠丰富之前，应掌握完全腹腔镜节段结肠切除术和手辅助腹腔镜TAC。经验丰富的同事施以援手对术者快速进步颇有帮助。对大多数颇具挑战性的患者（肥胖、先前手术导致的肠粘连）而言，增加Trocar数量有利于完成手术操作[7]。牵拉与反牵拉是实施完全腹腔镜手术的基石，当需要增加Trocar时，术者无须犹豫不决。选择体形适当的无手术史的患者，遵循标准的技术流程，术者经验自会日益丰富，从而确保手术更加安全有效。

九、小结

完全腹腔镜TAC手术可行回肠造口术或回直肠吻合术，适用于许多结肠病变。该手术颇具挑战性，术者需要有丰富的腹腔镜手术经验。对于大多数患者，该手术可缩短住院时间、减少切口并发症、降低肠粘连程度，后者对后续手术有一定的帮助。手术方法很多，不同术者各有所爱。本章所述的系统方法仅是笔者认为安全有效的手术策略，对处于学习曲线早期的术者而言，笔者希望能给予些许帮助，以便他们能早日胜任完全腹腔镜TAC手术。

参考文献

[1] HOLUBAR S D, LARSON D W, DOZOIS E J, et al. Minimally invasive subtotal colectomy and ileal pouch–anal anastomosis for fulminant ulcerative colitis: a reasonable approach?[J]. Dis Colon Rectum, 2009, 52(2): 187–192.

[2] FICHERA A, ZOCCALI M, GULLO R. Single incision（"scarless"）laparoscopic total abdominal colectomy with end ileostomy for ulcerative colitis[J]. J Gastrointest Surg, 2011, 15(7): 1247–1251 [Comparative Study].

[3] PARANJAPE C, OJO O J, CARNE D, et al. Single–incision laparoscopic total colectomy[J]. JSLS, 2012, 16(1): 27–32 [Case Reports Review].

[4] CAHILL R A, LINDSEY I, JONES O, et al. Single–port laparoscopic total colectomy for medically uncontrolled colitis[J]. Dis Colon Rectum, 2010, 53(8): 1143–1147 [Comparative Study Research Support, Non–U.S. Gov't].

[5] OZTURK E, KIRAN R P, REMZI F, et al. Hand–assisted laparoscopic surgery may be a useful tool for surgeons early in the learning curve performing total abdominal colectomy[J]. Colorectal Dis, 2010, 12(3): 199–205 [Comparative Study].

[6] BOUSHEY R P, MARCELLO P W, MARTEL G, et al. Laparoscopic total colectomy: an evolutionary experience[J]. Dis Colon Rectum, 2007, 50(10): 1512–1519.

[7] DOZOIS E J, LARSON D W, DOWDY S C, et al. Transvaginal colonic extraction following combined hysterectomy and laparoscopic total colectomy: a natural orifice approach[J]. Tech Coloproctol, 2008, 12(3): 251–254 [Case Reports].

[8] LOVELY J K, MAXSON P M, JACOB A K, et al. Case–matched series of enhanced versus standard recovery pathway in minimally invasive colorectal surgery[J]. Br J Surg, 2012, 99(1): 120–126.

[9] MERCHEA A, DOZOIS E J, WANG J K, et al. Anatomic mechanisms for splenic injury during colorectal surgery[J]. Clin Anat, 2012, 25(2): 212–217.

[10] HYMAN N, MANCHESTER T L, OSLER T, et al. Anastomotic leaks after intestinal anastomosis: it's later than you think[J]. Ann Surg, 2007, 245(2): 254–258.

[11] ALVES A, PANIS Y, TRANCART D, et al. Factors associated with clinically signifi–cant anastomotic leakage after large bowel resection: multivariate analysis of 707 patients[J]. World J Surg, 2002, 26(4): 499–502.

[12] PEMBERTON J H, RATH D M, ILSTRUP D M. Evaluation and surgical treatment of severe chronic constipation [J]. Ann Surg, 1991, 214(4): 403–411 [Research Support, U.S. Gov't, P.H.S.]; [discussion: 411–413].

[13] BROUCEK J R, FRANCESCATTI A B, SWANSON G R, et al. Unusual thrombotic complications[J]. Am Surg, 2012, 78(6): 728–729 [Case Reports].

[14] ALVES A, PANIS Y, BOUHNIK Y, et al. Subtotal colectomy for severe acute colitis: a 20-year experience of a tertiary care center with an aggressive and early surgical policy[J]. J Am Coll Surg, 2003, 197(3): 379–385.

[15] PARNABY C, RAMSAY G, MACLEOD C, et al. Complications after laparoscopic and open subtotal colectomy for inflammatory colitis: a case-matched comparison[J]. Colorectal Dis, 2013, 15(11): 1399–1405.

[16] FRID N L, BULUT O, PACHLER J. Acceptable short-term outcome of laparoscopic subtotal colectomy for inflammatory bowel disease[J]. Dan Med J, 2013, 60(6): A4645.

[17] TILNEY H S, LOVEGROVE R E, PURKAYASTHA S, et al. Laparoscopic vs open subtotal colectomy for benign and malignant disease[J]. Colorectal Dis, 2006, 8(5): 441–450 [Meta-Analysis].

[18] SESHADRI P A, POULIN E C, SCHLACHTA C M, et al. Does a laparoscopic approach to total abdominal colectomy and proctocolectomy offer advantages?[J]. Surg Endosc, 2001, 15(8): 837–842 [Comparative Study].

[19] FOWKES L, KRISHNA K, MENON A, et al. Laparoscopic emergency and elective surgery for ulcerative colitis[J]. Colorectal Dis, 2008, 10(4): 373–378.

第九章　手辅助腹腔镜全结肠切除术

Kiyokazu Nakajima, Tsunekazu Mizushima, Riichiro Nezu

关键点

- 切口切勿太小。
- 基于术者需要，选择合适的手辅助器和能量设备。
- 手辅助腹腔镜手术（hand-assisted laparoscopic surgery，HALS）并非万能，将HALS、完全腹腔镜手术和开放手术联合使用则更为有效。
- 炎症性肠病患者，首选自外向内的手术入路，因为此类患者肠系膜易于出血。
- 不要随意使用操作手，“手掌朝上”和“手掌朝下”是不同的手术技巧，运用恰当则安全舒适、高效可靠。
- 主刀术中有意识地和自己的手术团队充分讨论交流，因为只有术者有触觉反馈，良好的沟通可让助手知晓手术进程及下一步要做的事情。

电子补充材料参见：10.1007/978-1-4939-1581-1_9.
视频网址：http://www.springerimages.com/videos/978-1-4939-1580-4.

Kiyokazu Nakajima，MD，FACS（通讯作者）；Tsunekazu Mizushima，MD
Department of Gastroenterological Surgery，Osaka University Graduate School of Medicine，2-2，E-2，Yamadaoka，Suita，Osaka 565-0871，Japan
E-mail：knakajima@gesurg.med.osaka-u.ac.jp
Riichiro Nezu，MD，PhD
Department of Surgery，Nishinomiya Municipal Central Hospital，8-24，Hayashida-cho，Nishinomiya，Hyogo，Japan

一、简介

全结肠切除术（total abdominal colectomy，TAC）是一种极为复杂的大手术，要求游离全部结肠、安全结扎系膜及其血管、结肠切除及吻合（或回肠造口），需要在腹腔4个象限解剖游离[1-2]。由于炎症性肠病（溃疡性结肠炎及克罗恩病）可因粘连、脓肿和瘘等原因而导致解剖扭曲，当实施腹腔镜TAC时，每一步都更具有挑战性[2-3]。HALS具有开放手术和完全腹腔镜手术的优点，实用性很强。HALS保留术者的触觉反馈，从而使术者可轻柔地处置肠管，增加腹腔镜全结肠或结直肠切除术的安全性和有效性[1-2,4]。本章将介绍笔者使用手辅助腹腔镜实施TAC的手术策略及其较完全腹腔镜手术的潜在优势。

二、手术适应证

手辅助腹腔镜全结肠切除术的适应证基本上与开放或腹腔镜TAC相同，比如溃疡性结肠炎或克罗恩病导致的广泛结肠炎。对于爆发性溃疡性结肠炎，TAC并回肠造口是分期手术的一期手术。对于克罗恩病结肠炎患者，当肛周疾病控制良好或不存在时，可行回直肠吻合术[2]。炎症性肠病患者血流动力学尚稳定时，HALS也可作为亚急症手术。然而，如果难以获得安全气腹，则应选择开放TAC。目前，笔者对巨结肠患者不采用HALS，因为节段性结肠管扩张，腹腔镜显露困难。其他适应证包括药物治疗无效的慢传输性便秘、未累及直肠的家族性腺瘤性息肉病及遗传性非息肉病性结直肠癌（译者注：Lynch综合征）。TAC并不常规适用于结直肠癌，但除位于不相邻节段的同时性多原发性结直肠癌外。

三、患者体位

全身麻醉生效后，将患者置于改良截石位，下肢置于带有衬垫的脚蹬之上，身体与手术床固定牢固，确保采取陡直的Trendelenburg体位时，患者不会滑落。术者站于患者两腿之间，助手位于患者两侧。游离左半结肠时，助手站于患者右侧；游离右半结肠时，助手移至患者左侧（图9-1）。

四、放置手辅助器

腹部切口长度为7～8 cm，对溃疡性结肠炎患者，笔者使用肌肉分开的特定Pfannenstiel切口；但对克罗恩病患者，笔者使用下腹部中线切口，以便于可能的肠造口术[1-2]。切口太小，限制器械自由及深入的操作，不利于实施HALS手术。确认切口长度足够置入术者操作手之后，安装手辅助器。笔者多使用GelPort™ 手辅助器腹腔镜系统（Applied Medical，Rancho Santa Margarita，CA），可提供稳定的切口扩张力，确保操作手自由到达腹腔各象限，术中无明显的漏气[5-6]。

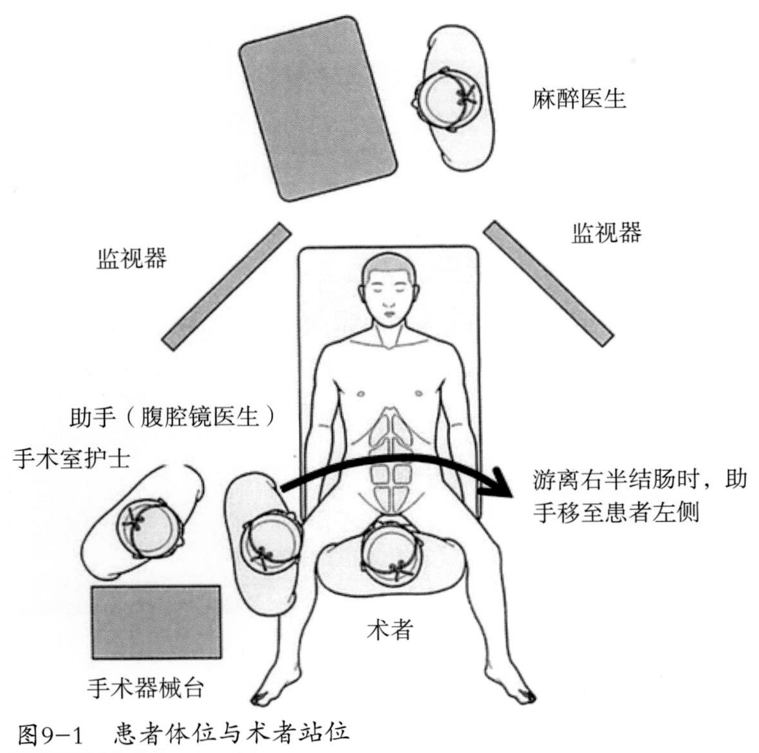

图9-1 患者体位与术者站位

五、Trocar及能量平台的放置

使用2个标准Trocar，一个位于脐周，置入腹腔镜；另一个位于左侧中腹部，置入能量平台设备（图9-2）。笔者目前使用双极血管封闭装置（LigaSure™，Covidien，Mansfield，MA）游离结肠、离断大网膜及分离系膜，即使重复使用之后，LigaSure™设备也无明显发热，确保术者同时安全使用操作手实施手术[6]。笔者不使用单极电刀或超声刀，因为这些设备不利于手辅助腹腔镜操作、不能离断大血管（单极）及产热明显。笔者也不常规使用腹腔镜夹。然而，器械设备的选择取决于外科医生的个人习惯，基于术者经验和手术舒适度。

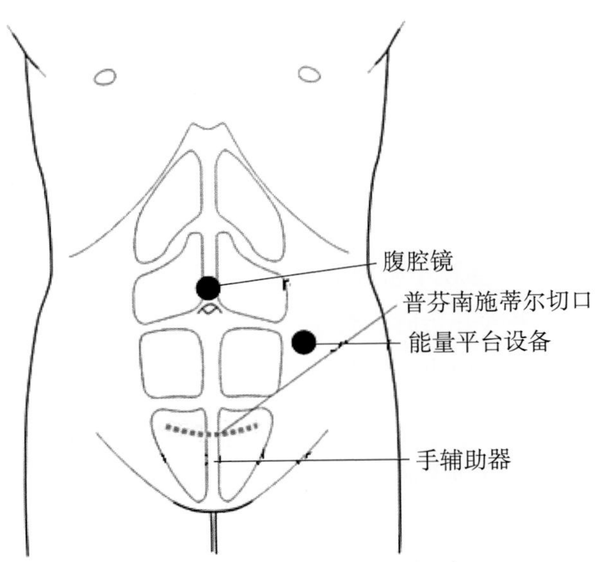

图9-2 手辅助器、腹腔镜及能量平台的放置

六、“手掌朝上”及“手掌朝下”技术

HALS需要在局部及整个腹腔灵活运用术者操作手，随意运用操作手不仅不能协助手术，反而会妨碍手术操作。笔者将操作手的运用系统性分为两类：“手掌朝上”技术及“手掌朝下”技术。大多数

HALS操作使用“手掌朝下”技术，自由使用第二及第三指（示指及中指），便于在持续牵拉下游离无血管平面，比如结肠游离（图9-3a），需要时，示指可完成钝性分离。“手掌朝上”技术方便术者熟练使用第一指（拇指），便于触摸及分离血管结构，比如在系膜分离时，使用拇指与示指夹持系膜，可获得精细的触觉反馈并迅速分离组织（图9-3b）。另外，使用手掌亦可以完成更宽的展开及牵拉操作，可将小肠袢挡在术野之外，非常有利于系膜分离。

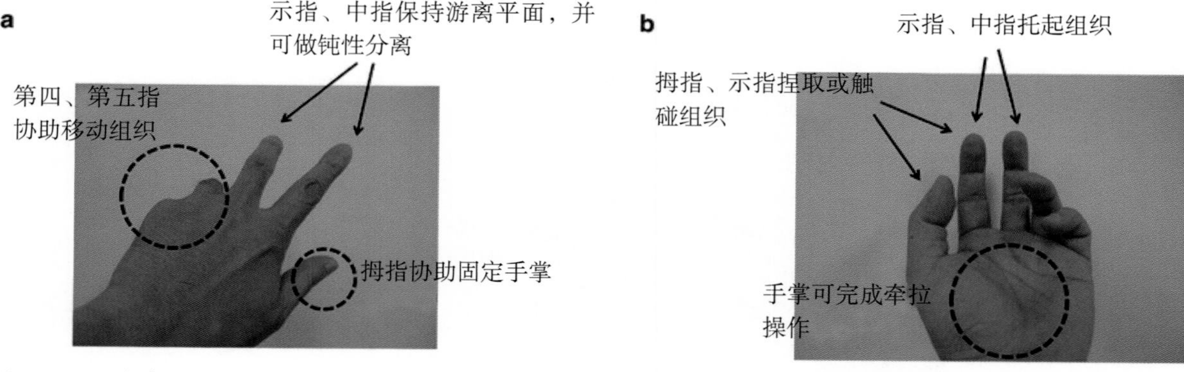

图9-3 “手掌朝下”及“手掌朝上”技术
注：a.“手掌朝下”技术；b.“手掌朝上”技术。

七、手术步骤

笔者采取的手辅助腹腔镜全结肠切除术步骤与开放手术或完全性腹腔镜手术类似，包括全结肠游离及系膜结扎，首先自下而上，然后逆时针方向予以游离。除多发性结直肠癌外，一般而言无须高位结扎系膜血管，因此笔者多采用自外向内的结肠游离方式，对于常见的肿瘤患者则易于分离，然而在发炎的系膜和结肠周围组织质脆时，游离存在少许困难。关键是利用小切口首先完成开放手术直视下的操作，如小肠探查、结肠部分游离及肠管吻合。

1. 直视下游离部分结肠

手术开始时，将手辅助器的盖子打开。首先，确认小肠，将其拉出，评估结肠外病变。此点对于克罗恩病颇为重要，因为后者存在狭窄肠管成形或切除的可能性。对于溃疡性结肠炎患者，可以排除类似溃疡性结肠炎的克罗恩病。此时，也可显露并游离降结肠及其与乙状结肠的移行部（图9-4、图9-5）。对于消瘦患者，可见左侧输尿管跨过髂血管分叉处，朝结肠脾曲方向尽量游离。然后，在右侧腹腔游离回盲部（图9-4）。关键是用长的牵拉设备将小肠袢移出术野。

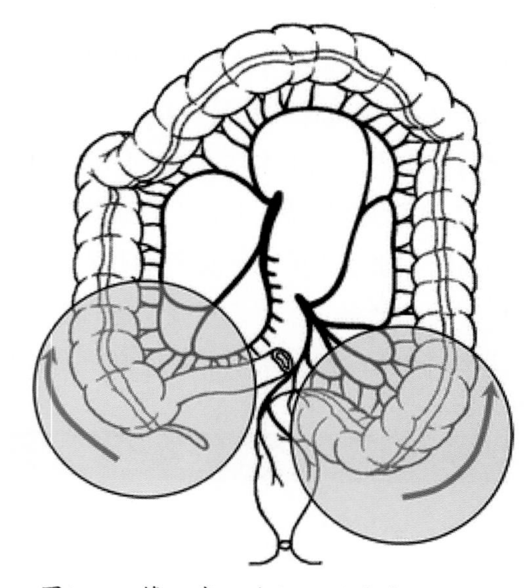

图9-4 第一步，直视下游离部分结肠

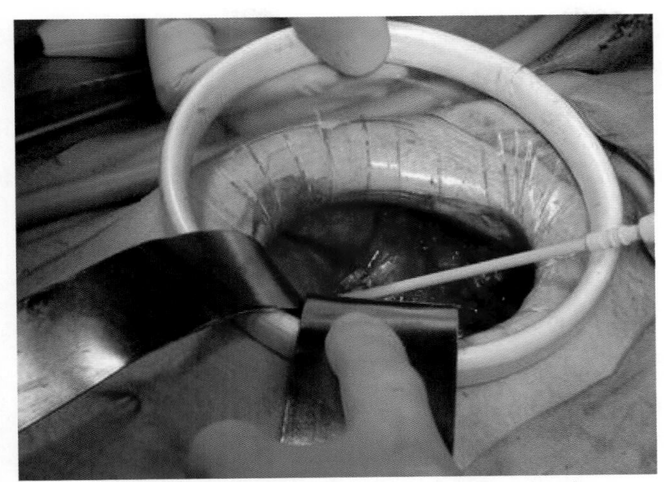

图9-5 直视下分离降结肠及其与乙状结肠移行部

2. HALS完成全结肠游离

封闭手辅助器，重建气腹。术者插入非惯用手，自先前游离平面，继续游离左半结肠（图9-6、图9-7）。借助“手掌朝下”技术，将降结肠牵向内侧，示指和中指维持并游离Toldt白线。降结肠游离完毕后，用手掌抓持结肠脾曲，将其牵向尾侧（图9-8）。拉紧脾结肠韧带，LigaSure™离断，牵拉力切勿太大，避免撕裂脾脏。自大网膜横结肠附着处游离大网膜，术者用“手掌朝下”技术，将操作手置于大网膜和横结肠系膜之间，用示指和中指牵拉大网膜，无名指推移横结肠，自左向右逐段离断（图9-9）。

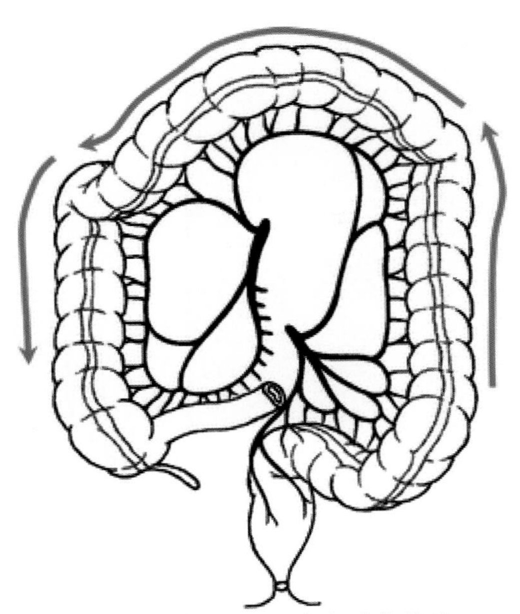

图9-6 第二步，HALS完全游离结肠

还有一种方法是，首先于横结肠中点打开小网膜囊，向左侧延伸系膜窗，与结肠脾曲游离平面汇合。随着大网膜游离超过横结肠中段，分离则更加困难，这是因为LigaSure™工作轴和游离方向难以匹配。解决办法是将操作平面置于LigaSure^{TM}可有效游离处，此称为“调整手术野”，当手术区域过度靠近腹腔镜时，此方法颇为有效（图9-10）。其要点是将手术野推开，而不是将腹腔镜退出。为更有效地完成此操作，术者务必确保肠管及其系膜已彻底游离，避免撕裂质脆的组织结构。使用示指及LigaSure^{TM}尖端将横结肠和十二指肠钝性分离。接下来离断肝结肠韧带，游离结肠肝曲。继续向尾侧和升结肠外侧游离，和回盲部先前游离平面汇合，至此全结肠游离完毕。

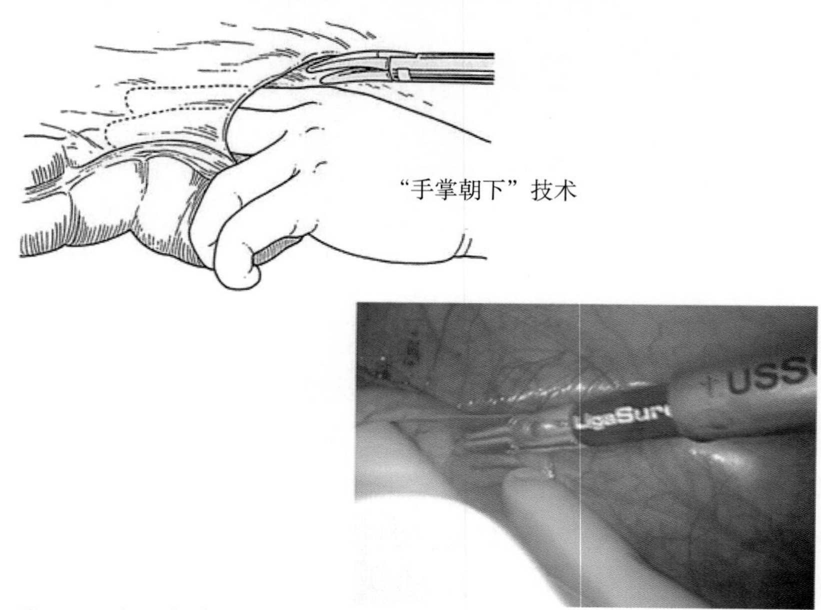

图9-7　使用自外向内方法游离降结肠

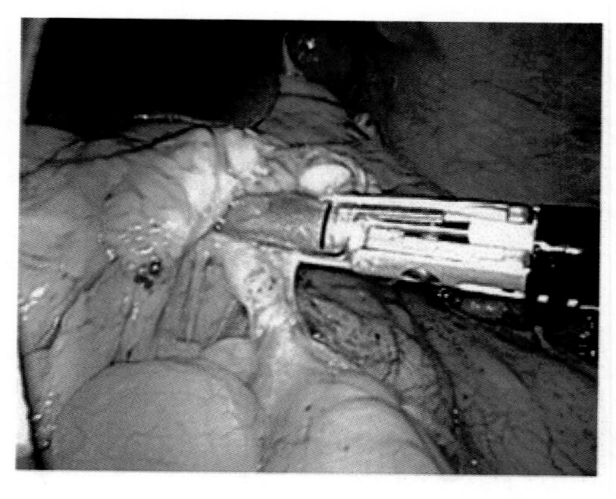

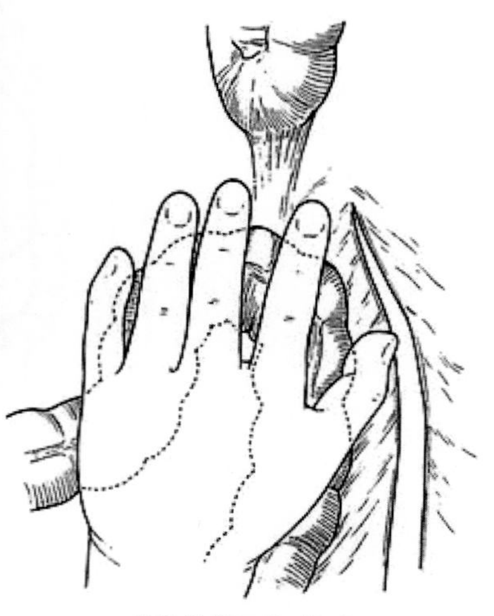

图9-8　抓持结肠脾曲，向尾侧适度牵拉，离断脾结肠韧带

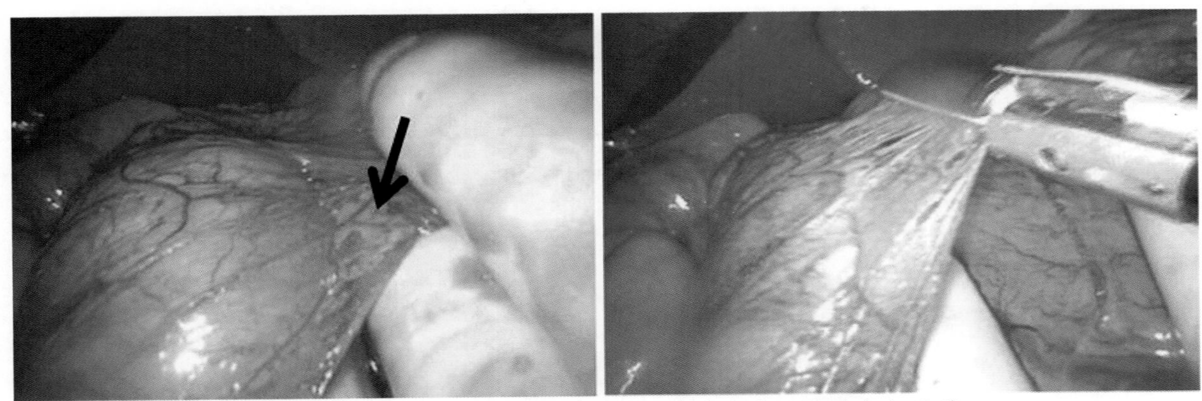

图9-9 用示指和中指牵拉大网膜，无名指推移横结肠，自左向右逐段游离大网膜

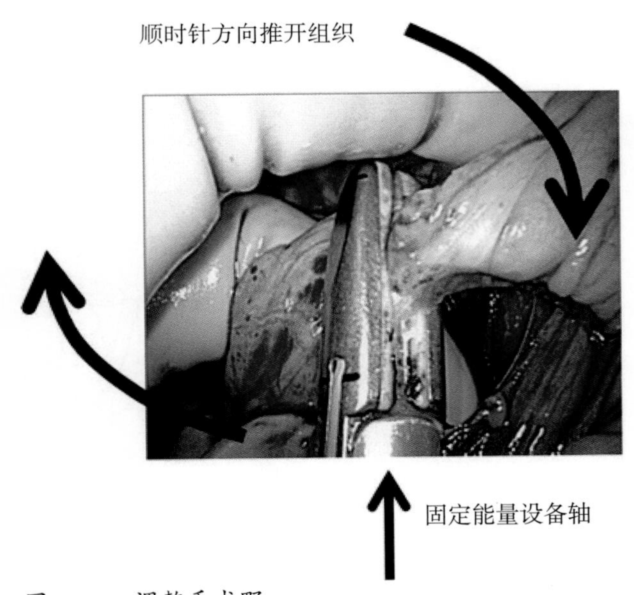

图9-10 调整手术野

3. HALS肠系膜离断

术者采用“手掌朝上”技术，将手指置于降结肠系膜后方，自左向右的逆时针方向离断结肠系膜（图9-11、图9-12）。将结肠系膜推向侧方，使用LigaSure™在边缘血管的内侧离断系膜。所有结肠的主要血管均用拇指和示指触摸清楚后，用LigaSure™妥善切断。当游离至横结肠系膜时，小肠袢可自系膜窗脱出而影响术野显露。可用“手掌朝上”技术解决上述问题：用示指及中指将横结肠系膜挑起，手背将小肠推向尾侧（图9-13）。同样，当分离线和LigaSure™操作轴线矛盾时，应使用“调整手术野”的技术，进而游离升结肠系膜，完全游离结肠。如果系膜离断过程中，小肠袢阻碍视野，可调整患者体位，以便于显露手术野。

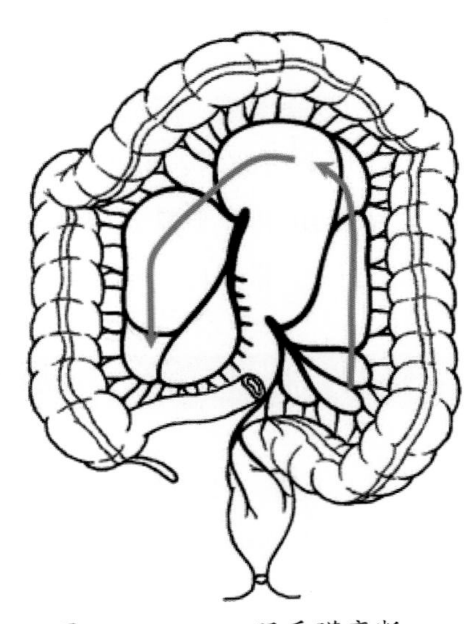

图9-11 HALS肠系膜离断

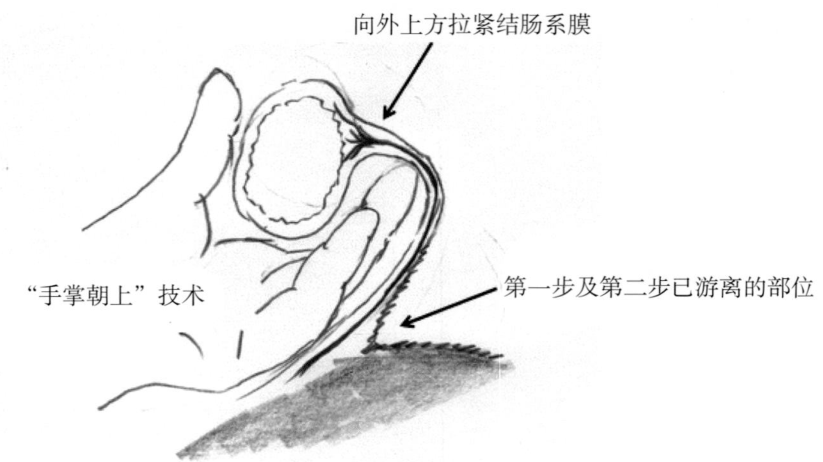

图9–12 将手指置于降结肠后方，向外上方拉紧结肠系膜

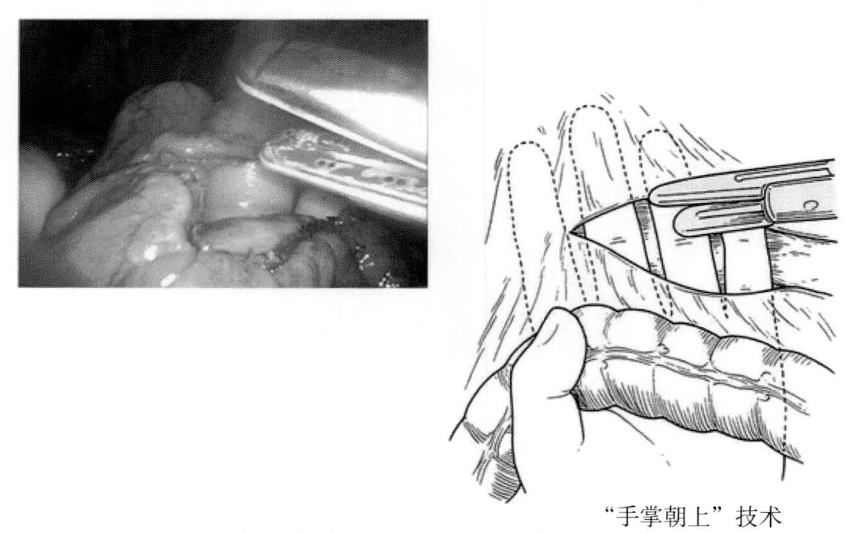

图9–13 用示指及中指将横结肠系膜挑起，手背将小肠推向尾侧

4. 肠管离断、标本取出及吻合

打开手辅助器，取出结肠，必要时在直视下离断尚存的牵连组织，于骶骨岬水平用切割闭合器离断结肠（图9–14），常规行Brooke回肠末端造口或回直肠吻合术。

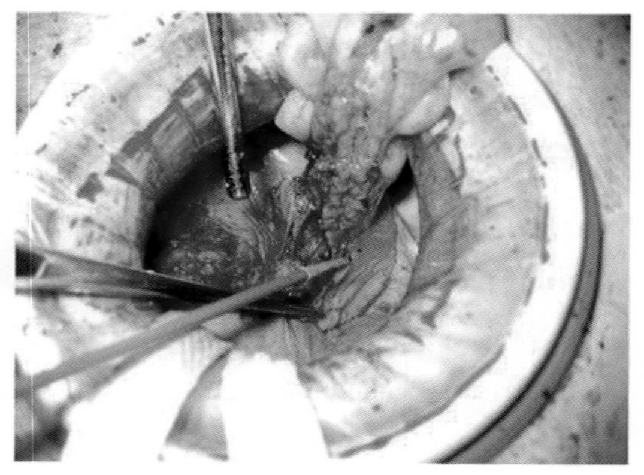

图9–14 直视下离断尚存的系膜组织

八、特殊考量

理论上讲，HALS适用于所有可行微创腹腔镜切除的病变[1–2]，其优势是保留术者的触觉反馈，可更好地显露术野，易于辨识解剖结构，迅速控制出血。HALS已成为

腹腔镜全结肠切除术和广泛切除术实用的替代选择。笔者及其他作者的研究均发现HALS可减少TAC用时，手术并发症发生率尚可接受，同时具有微创手术加速患者康复的优点[1,2,4,7]。

HALS本质上是“一个人手术”，所谓保留触觉反馈也只是术者一人感受，助手依然仅凭视觉参与手术[2]。为保障HALS安全有效，术者应和助手及时交流其触觉感受，让助手能更好地定位、理解解剖和协助手术操作。

笔者相信HALS不是一种初级外科医生所能掌握的简单手术，术者务必具有丰富的腹腔镜手术和开放手术经验，才能更好地将触觉反馈及时、准确地传达给手术组成员，从而确保手术安全有效。

九、小结

HALS可为术者提供许多手术便利，如触觉反馈、轻柔操作、钝性分离及快速止血，这些都是完全腹腔镜手术所不具备的优点，对实施TAC或广泛结肠切除术而言，均颇有帮助。

参考文献

[1] NAKAJIMA K, LEE S W, COCILOVO C, et al. Laparoscopic total colectomy: hand-assisted vs standard technique[J]. Surg Endosc, 2004, 18 (4): 582–586.

[2] NAKAJIMA K, NEZU R, HIROTA M, et al. The role of hand-assisted laparoscopic surgery in subtotal/total colectomy for Crohn’s colitis[J]. Surg Endosc, 2010, 24 (1): 2713–2717.

[3] FICHERA A, MCCORMACK R, RUBIN M A, et al. Long-term outcome of surgically treated Crohn’s colitis: a prospective study[J]. Dis Colon Rectum, 2005, 48 (5): 963–969.

[4] MARCELLO P W, FLESHMAN J W, MILSOM J W, et al. Hand-assisted laparoscopic vs. laparoscopic colorectal surgery: a multicenter, prospective, randomized trial[J]. Dis Colon Rectum, 2008, 51 (6): 818–826.

[5] NAKAJIMA K, LEE S W, COCILOVO C, et al. Hand-assisted laparoscopic colorectal surgery using GelPort[J]. Surg Endosc, 2004, 18 (1): 102–105.

[6] NAKAJIMA K, NEZU R, ITO T, et al. Hand-assisted laparoscopic restorative proctocolectomy for ulcerative colitis: optimization of instrumentation towards standardization[J]. Surg Today, 2010, 40 (9): 840–844.

[7] WILHELM T J, REFEIDI A, PALMA P, et al. Hand-assisted laparoscopic sigmoid resection for diverticular disease: 100 consecutive cases[J]. Surg Endosc, 2006, 20 (3): 477–481.

第十章　腹腔镜直肠低位前切除术

Martin R. Weiser

关键点

- 直肠癌手术前评估务必周详，仔细考量以判断手术相关困难情况。
- 正确影像学病灶评估可明确肿瘤局部浸润情况，利于制订详细的手术计划。
- 决定患者预后的唯一重要的因素是完整切除肿瘤，确保标本环周、远切缘及近切缘未残留癌组织。
- 全直肠系膜切除术（total mesorectal excision，TME）是直肠恶性肿瘤手术的“金标准”，要求在直视下于直肠后间隙锐性分离。

电子补充材料参见：10.1007/978-1-4939-1581-1_10.
视频网址：http://www.springerimages.com/videos/978-1-4939-1580-4.

Martin R. Weiser，MD（通讯作者）
Department of Surgery，Memorial Sloan Kettering Cancer Center，1275 York Avenue，New York，NY 10065，USA
E-mail：weiser1@mskcc.org

一、简介

直肠癌外科手术方式包括局部切除、经肛门内镜微创手术（TEM）/经肛门微创手术（TAMIS）、TME及经腹会阴直肠切除术。只要适应证选择适当，每一种方式均可获得理想的手术效果。本章介绍直肠病变的腹腔镜外科手术，可解决复杂的肿瘤学问题，具备其他微创手术的优点。和开放手术相比，腹腔镜手术经验丰富的外科医生实施根治性微创手术，可大幅度降低潜在并发症发生率，包括主要并发症、性功能及泌尿功能障碍、切口问题、永久性肠造口。选择适宜的患者实施腹腔镜直肠切除术安全有效，颇受患者及术者的欢迎。

二、手术适应证

良性、癌前病变及浸润直肠壁各层的恶性肿瘤均适用于腹腔镜手术。该手术成功与否部分取决于术前精确分期，如T4期局部进展期直肠癌则为该手术禁忌证。直肠内超声检查诊断直肠肿瘤浸润深度的准确率高达90%，淋巴结转移的敏感性为60%～70%，特异性为70%～80%；与之类似，磁共振成像（MRI）检查的相应指标为85%、60%～70%、70%～80%[1]。一般而言，和局部切除相比，根治性切除复发率较低[2]。这在T2期肿瘤表现得尤为明显，标准的经肛门切除术后复发率高达47%。与之类似，伴有不良预后危险因素的患者，如淋巴血管侵犯（lymphovascular invasion，LVI）、低分化、肿瘤出芽（tumor budding）、黏液性或印戒细胞腺癌，均应予以标准的直肠切除并行TME[3]。

三、患者准备

先行充分的肠道准备，便于术中肠镜检查。术前使用低分子肝素，切开皮肤前1 h内预防性使用抗生素。小腿穿戴气压袜，取改良截石位，下肢置于带有衬垫的可调节脚蹬之上。下肢外展20°～25°，大腿轻度抬高，如过度抬高大腿，在游离结肠脾曲时则会阻挡手术操作（图10-1）。患者骨盆恰位于手术床末端凹陷处，方便术中内镜检查、盆腔内操作、会阴部切除或经肛门吻合术。使用蚕豆枕或其他设备固定患者，在调整手术床时可安全维持患者体位。将患者手臂置于衬垫上并妥善包裹固定于躯体两侧。全身麻醉生效后，留置导尿管和口胃管。

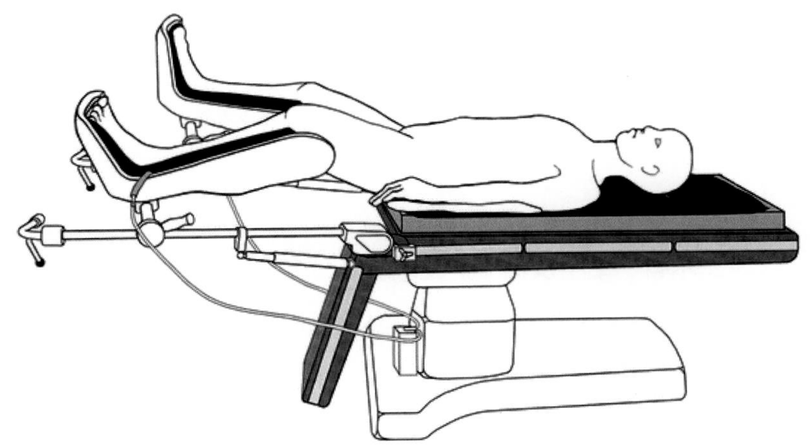

图10-1 患者体位
（Nakajima K、Milsom J W、Böhm B授权）

四、手术技巧

笔者通常使用5个Trocar，1个Trocar置入腹腔镜，术者操控2个Trocar，助手操控2个Trocar。采用开放技术，于脐下置入第一个10 mm Trocar，最好使用密封良好的带球囊的Trocar，置入腹腔镜。在腹腔镜监视下，于左上腹、右上腹、左下腹置入5 mm Trocar。在右下腹置入12 mm Trocar，以便置入腹腔镜切割闭合器，术毕，需用0号Vicryl将此Trocar切口予以缝合。所有Trocar相距至少8 cm，以防操作器械于腹腔内相互干扰。通常情况下，使用2个监视器已足够（笔者通常使用3个监视器）：一个置于患者左腿方向，分离结肠脾曲时，则需将其移至患者左肩方向；另一个置于患者右侧并可于患者两腿之间移动，以便于盆腔操作（图10-2）。

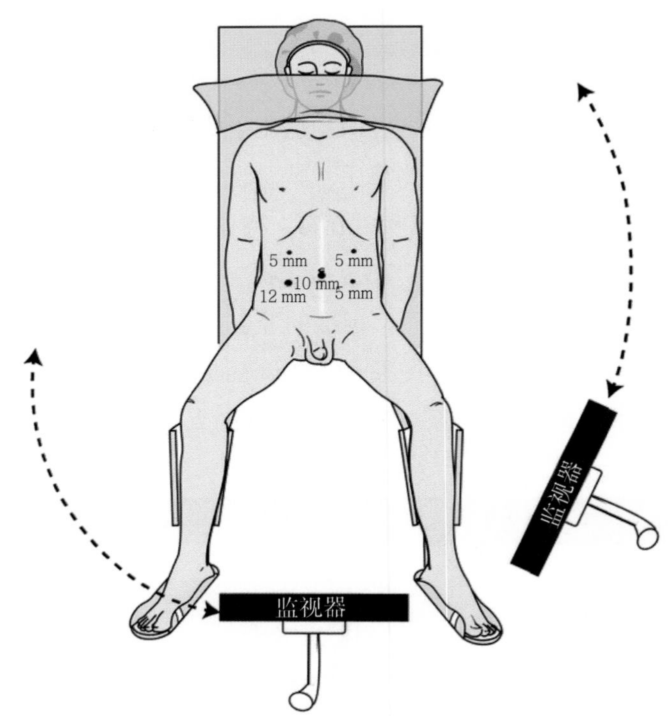

图10-2 监视器布局
（Memorial Sloan Kettering Cancer Center授权）

1. 术者、助手及器械护士站位

参照手术步骤，手术组成员站位需相应调整。为最大限度地适应人体工程学原理，必须根据患者体形和手术步骤不断调整站位。

（1）游离结肠系膜和结肠脾曲时，术者和持镜手站在患者右侧，第一助手站在左侧，器械护士站在患者左腿外侧。

（2）分离结肠系膜时，术者注视患者腿旁监控器。

（3）游离结肠脾曲时，术者站于患者两腿之间，所有手术组成员观看患者左肩方向的监视器。

（4）盆腔游离时，术者和持镜手站于患者右侧，第一助手站于患者左侧，所有手术组成员观看位于患者两腿之间的监视器。

2. 结肠系膜和血管蒂解剖

探查肝脏、大网膜和盆腔等整个腹腔后，将患者置于Trendelenburg体位，游离结肠系膜和血管蒂。将大网膜置于横结肠及肝脏上方，将手术床向右侧倾斜，便于将小肠移至患者右上腹，远离手术区域。经左侧5 mm Trocar置入肠管抓钳将乙状结肠拉向腹侧及左侧。采用自内向外的手术入路，辨识肠系膜下动脉（inferior mesenteric artery，IMA），在骶骨岬处该动脉的背侧切开后腹膜，向头侧延伸直达IMA根部。轻柔地钝性分离肠系膜和肾前筋膜，分离平面紧靠IMA，将后者牵向腹侧，保护腹主动脉周围的神经丛。向外侧游离结肠系膜，可显示肾前筋膜覆盖的左侧输尿管和性腺血管。

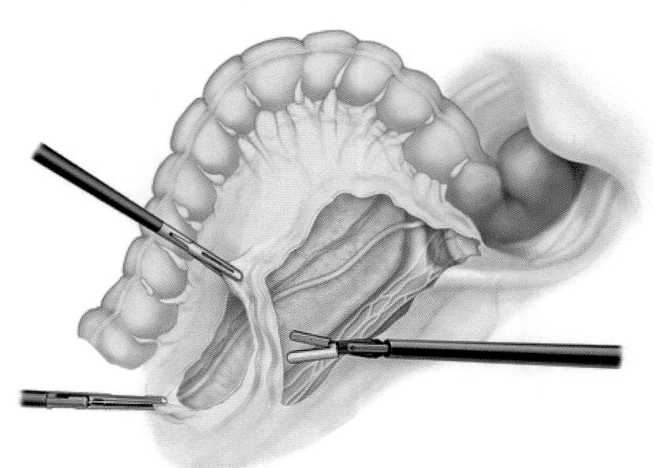

图10-3 在肠系膜下静脉外侧切开系膜，形成系膜窗，可在左结肠动脉远端结扎IMA和IMV（Memorial Sloan Kettering Cancer Center授权）

一旦确认IMA根部，切开其表面的腹膜，直达左结肠动脉。在肠系膜下静脉（inferior mesenteric vein，IMV）外侧切开系膜，形成系膜窗，可在左结肠动脉远端结扎IMA和IMV（图10-3）。笔者使用双极设备离断血管，偶尔也使用内镜钉合器或血管夹。在离断IMA和IMV之前，务必再次确认输尿管。

3. 游离降结肠和结肠脾曲

手术第二阶段即为左半结肠游离。通过系膜窗，将左半结肠系膜自Toldt间隙钝性游离，将左侧输尿管、性腺血管、肾前筋膜和胰腺留于原位（图10-4）。如果需要游离结肠脾曲，则继续在结肠系膜下方向头侧游离，直至可见脾脏为止；也可采用自内向外的途径，在Treitz韧带外侧、胰腺下方切开后腹膜，进入IMV背侧。在胰腺下缘，离断IMV，从而完全游离左半结肠及其系膜，将大网膜自左向右与横结肠离断，分离越远越好，便于降结肠无张力抵达盆腔。切开降结肠外侧Toldt白线，彻底游离降结肠（图10-5）。按计划离断

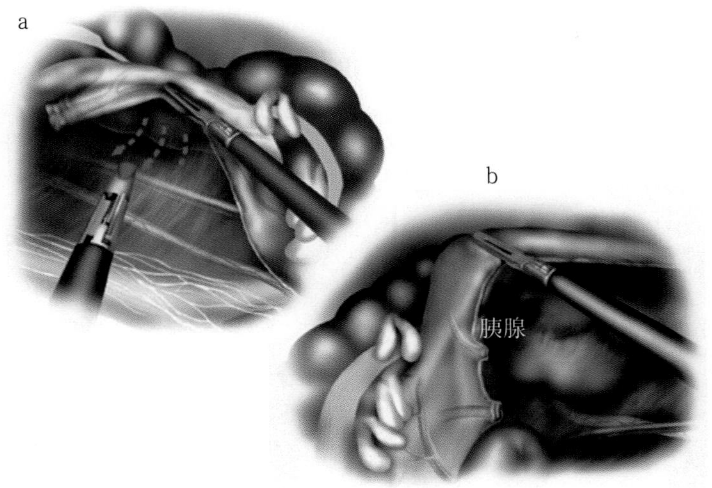

图10-4 由内向外分离

注：a.结肠系膜和肾前筋膜之间为无血管的Toldt间隙，结扎IMA和IMV后，易于在此间隙向外侧游离；b.在左结肠系膜下方可清楚显示胰腺、左侧半横结肠系膜根部和肾前筋膜。（Leroy J、Henri M、Rubino F、Marescaux J授权）

乙状结肠系膜至待吻合处，使用内镜切割闭合器离断乙状结肠（图10-6）。（译者注：最好在直肠游离并离断后再切断乙状结肠，以便于直肠游离。）

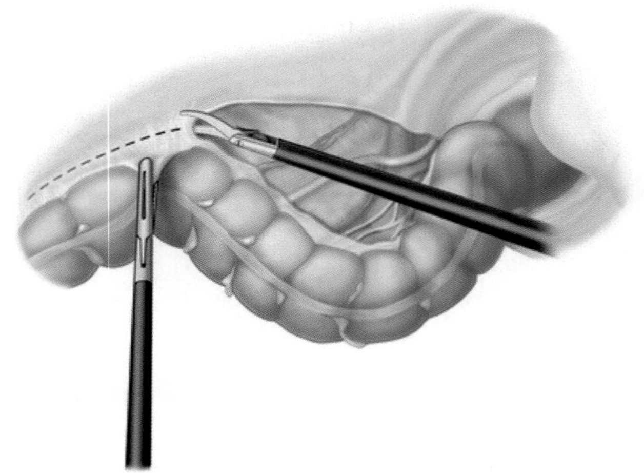

图10-5　切开降结肠外侧Toldt白线，彻底游离降结肠
（Memorial Sloan Kettering Cancer Center授权）

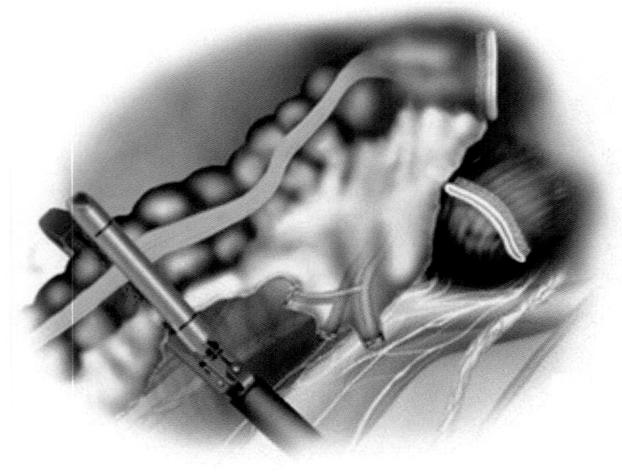

图10-6　游离乙状结肠系膜至预切断处，离断乙状结肠
（Leroy J、Henri M、Rubino F、Marescaux J授权）

4. 盆腔分离

手术下一步为直肠系膜游离，术者移至患者右侧，手术目标为完整游离直肠系膜，避免损伤盆腔自主神经。沿直肠两侧切开后腹膜，在腹膜反折处汇合。在直肠背侧骶骨岬处开始分离。在直肠后间隙用电刀锐性分离，注意保护上腹下神经丛，其在腹主动脉分叉肛侧发出分支走向前外侧，外侧距离输尿管大约2 cm。靠近直肠固有筋膜分离，可保护下腹下神经。自后向外解剖，达直肠系膜和盆腔自主神经丛交界处（直肠侧韧带），沿直肠系膜继续锐性分离，可避免副交感神经损伤（图10-7）。直肠侧韧带内含有小血管，用电刀或双极能量设备（极少使用）均可安全离断。实施游离时，切勿进入盆腔侧壁，以免导致出血和神经损伤。腹腔镜下游离颇具优势，因为具有放大效应。在S3肛侧，可见直肠骶骨韧带（Waldeyer筋膜），使用电刀或双极能量设备离断，避免使用暴力钝性分离，以免撕裂直肠系膜固有筋膜或骶前筋膜而损伤骶前静脉丛。顺从骶骨弧度，向前方分离，直达盆底。在Douglas窝的分离往往放在最后阶段，对于男性直肠前壁肿瘤患者，在Denonvilliers筋膜前方分离，显露两侧精囊腺（图10-8）；对于女性直肠前壁肿瘤患者，于直肠阴道隔分离（译者注：无论患者性别，分离均应在Denonvilliers筋膜的前叶、后叶之间

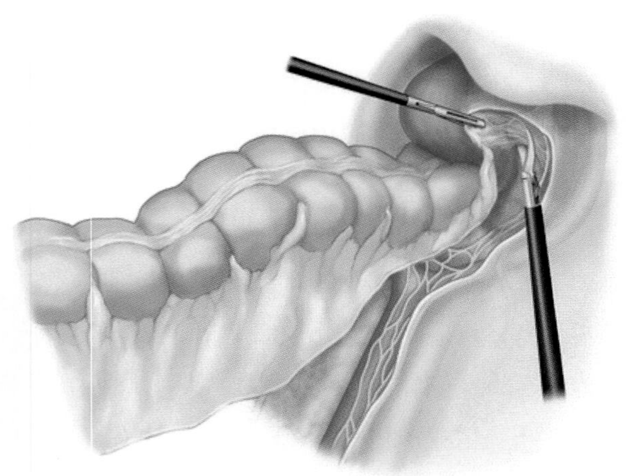

图10-7　自后向外解剖，达直肠系膜和盆腔自主神经丛交界处（直肠侧韧带），沿直肠系膜继续锐性分离，可避免副交感神经损伤
（Memorial Sloan Kettering Cancer Center授权）

进行）。助手将海绵钳置于阴道后穹窿，向腹侧抬举，可提供适当的张力，利于游离。术中使用乙状结肠镜确认远侧切断点，使用腹腔镜肠管抓钳夹闭近侧肠管，使用可曲式乙状结肠镜或直肠镜定位病变。通过透光试验或用腹腔镜器械碰触乙状结肠镜，定位肿瘤下缘。

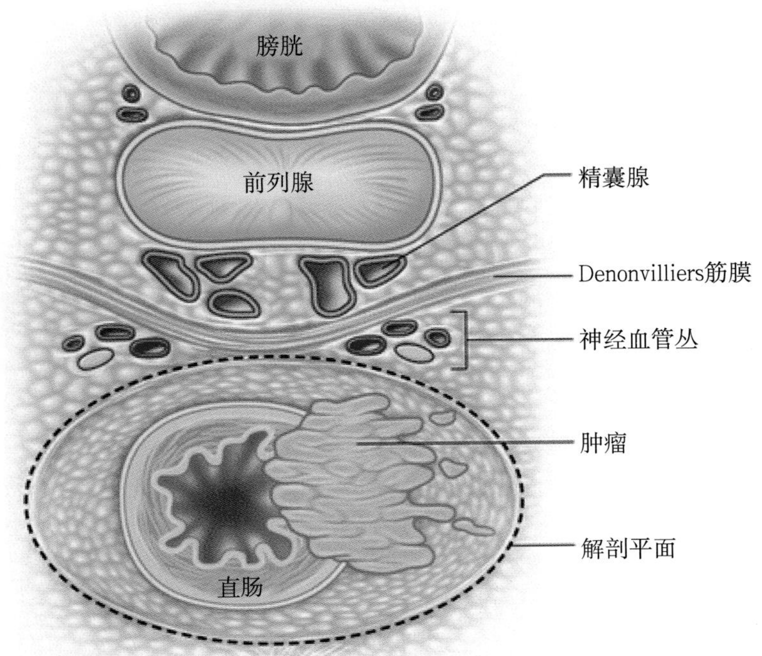

图10-8 男性Denonvilliers筋膜

5. 离断直肠

肛侧切断线和肿瘤距离，中位、低位直肠癌为2 cm，高位直肠癌为5 cm。如果盆腔宽阔，可使用腹腔镜切割闭合器离断直肠。在肿瘤下方夹闭直肠，经肛门注入生理盐水，冲洗直肠（图10-9）。在夹闭钳下方用腹腔镜切割闭合器离断直肠。通常扩大脐部Trocar通道，切口牵开器拉开切口，取出标本。如果盆腔狭小，难以使用腹腔镜切割闭合器，则做一下腹部横切口，切口牵开器拉开，以开放手术的方式离断直肠。

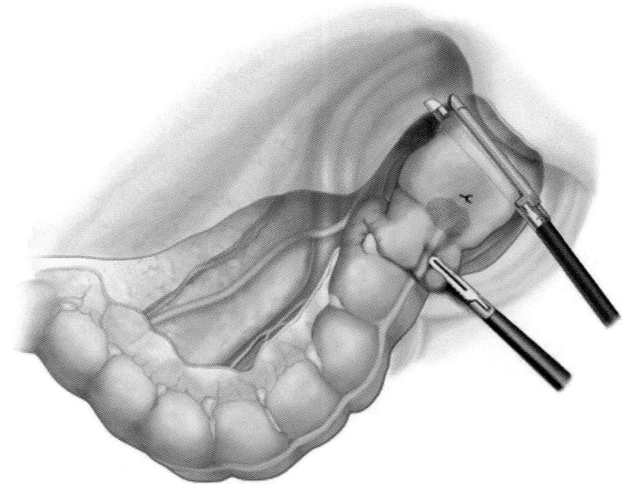

图10-9 在肿瘤下方夹闭直肠，经肛门注入生理盐水，冲洗直肠
（Memorial Sloan Kettering Cancer Center授权）

6. 结直肠或结肠肛管吻合

手术最后阶段即为使用圆型吻合器行结直肠或结肠肛管端端吻合。如果使用下腹部横切口，可使用开放手术方式完成此吻合操作。如果远侧直肠可用腹腔镜切割闭合器离断，则在腹腔镜下

完成吻合。通过扩大的脐部切口或下腹部横切口取出已游离的降结肠（图10-10a）。将圆型吻合器抵钉座置入肠腔，收紧荷包缝线，打结于中心杆（图10-10b）。将近断端结肠置入盆腔，关闭腹壁，重建气腹。经肛门置入吻合器，紧靠直肠残端闭合线背侧穿出穿刺锥。经右下腹Trocar置入腹腔镜抓钳，将抵钉座中心杆和吻合器穿刺锥对合（图10-11）。这种对合需要中心杆和穿刺锥轴线呈一条直线。由于是经右下腹Trocar置入抓钳抓持穿刺锥，因此其尖端略微指向右侧，要求抵钉座中心杆末端应略微偏向左侧。吻合器击发后，回旋末端旋钮2圈，使吻合器和抵钉座离开少许，取出吻合器，检查组织环是否完整。盆腔内注入生理盐水，夹闭降结肠，经肛门注气，行吻合口注气测漏试验（图10-12）。直视下检查吻合口的完整性并彻底止血。

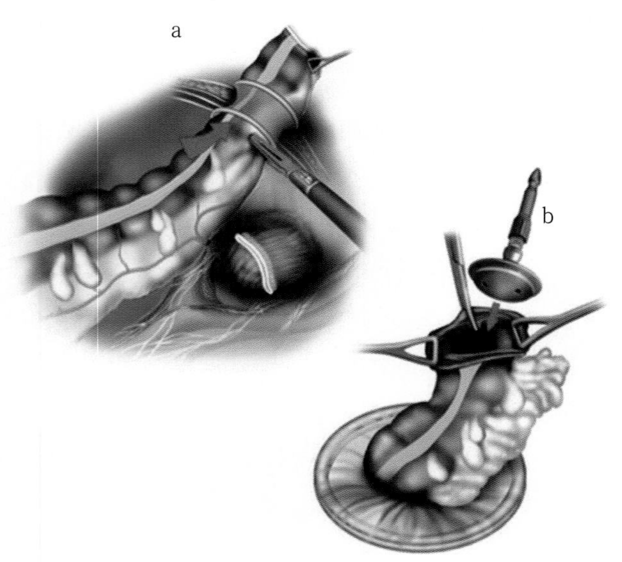

图10-10　取出标本
注：a.经切口保护器取出标本；b.将抵钉座置入肠腔，收紧荷包线，打结于中心杆。（Leroy J、Henri M、Rubino F、Marescaux J 授权）

当实施经括约肌切除标本并超低位结肠肛管吻合术时，可经会阴部取出标本。经肛管将标本拉出，离断降结肠，行手工缝合创建吻合口。结肠全层和肛管黏膜及部分肌层行一层间断缝合。术前接受放疗或化疗的患者，结肠肛管吻合术后需行保护性回肠末段袢式造口，可于腹腔镜下完成，术前由造口师予以定位标记。经右上腹5 mm Trocar通道置入盆腔引流管（译者注：也可选择左下腹5 mm Trocar通道）。

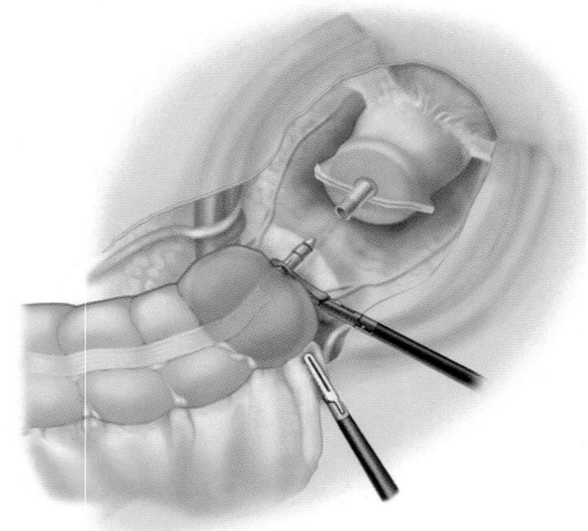

图10-11　腹腔镜抓钳夹持中心杆凹槽，与吻合器穿刺锥对合，完成吻合

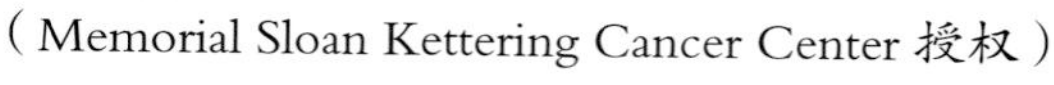
（Memorial Sloan Kettering Cancer Center 授权）

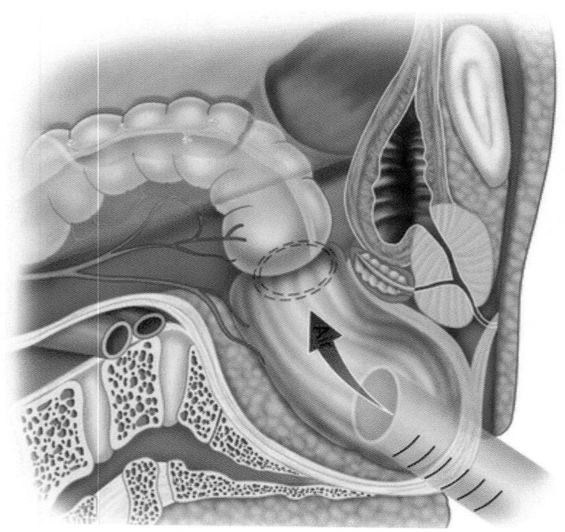

图10-12　注气测漏试验

手术技巧

- 在于骶骨岬处开始分离之前，应将乙状结肠完全移出盆腔，如此可确保正确辨识IMA，避免进入错误平面。
- 当实施自内向外的手术入路游离左半结肠时，切勿仅仅打一个隧道，应该拓展一个宽阔的手术平面，走向IMA根部，优化视野，确保手术安全。
- 除处理主要血管蒂外，分离时术野相对颇为干净，如果有中度出血甚至明显出血，则提示分离平面错误，需要重新调整。
- 在会阴部施压，可使盆底向腹侧移位，对手术操作有一定的帮助。

五、小结

具有足够实践经验的外科医生可成功实施完全腹腔镜直肠癌切除术。尽管该手术难度大，需要颇为娴熟的腹腔镜技术，但大多数患者可自微创手术中获益。

参考文献

[1] BIPAT S, GLAS A S, SLORS F J, et al. Rectal cancer: local staging and assessment of lymph node involvement with endoluminal US, CT, and MR imaging—a meta-analysis[J]. Radiology, 2004, 232 (3): 773–783.

[2] PATY P B, NASH G M, BARON P, et al. Long-term results of local excision for rectal cancer[J]. Ann Surg, 2002, 236 (4): 522–529.

[3] BRETAGNOL F, RULLIER E, GEORGE B, et al. Local therapy for rectal cancer: still controversial?[J]. Dis Colon Rectum, 2007, 50 (4): 523–533.

第十一章　手辅助腹腔镜低位前切除术

Govind Nandakumar, Sang W. Lee

关键点

- 手辅助直肠低位前切除术（hand-assisted low anterior resection，HALAR）既有完全腹腔镜手术的优点，也具备开放手术触觉反馈的优势。
- Pfannenstiel切口是放置手辅助器的理想切口。
- 经手辅助器置入操作手，保护腹腔内脏器，避免Trocar放置时意外损伤。
- 剖腹垫颇有帮助，利于牵拉、改善视野、保持术野干净及清洁腹腔镜头，术毕除纱布器械清点计数外，还需其他方法提示腹腔内留有纱布。
- 靠近Treitz韧带结扎切断肠系膜下静脉（inferior mesenteric vein，IMV）可提供额外肠管长度，利于无张力吻合。
- 完成全直肠系膜切除术（total mesorectal excision，TME）的方法包括经手辅助器置入Trocar及抓钳或用操作手将标本向头侧及腹侧牵拉。

电子补充资料参见：10.1007/978-1-4939-1581-1_11.
视频网址：http://www.springerimages.com/videos/978-1-4939-1580-4.

Govind Nandakumar，MD（通讯作者）；Sang W. Lee，MD
Division of Colon and Rectal Surgery，Department of Surgery，Weill Cornell Medical College，525 East 68th Street，Box 172，New York，NY 10065，USA
E-mail： doctorgovind@gmail.com； sal2013@med.cornell.edu

一、简介

腹腔镜结直肠手术日益增多，结肠癌腹腔镜手术颇为成熟[1]，但腹腔镜直肠癌手术颇具挑战性，研究资料相对较少。手辅助腹腔镜结肠手术不但保留完全腹腔镜手术优势，而且具有额外优点。本章探讨直肠及乙状结肠癌HALAR的操作要点及手术策略。

二、手术适应证

低位前切除术（LAR）适用于良性、恶性病变，本章聚焦于恶性肿瘤HALAR。然而，所讨论的技术同样适用于良性病变，如憩室炎或克罗恩病乙状结肠切除术、大息肉切除术、间断发作的乙状结肠扭转的治疗、直肠脱垂乙状结肠切除直肠固定术。

三、手术计划

1. 病史采集及体格检查

完整的病史采集和体格检查对发现潜在病变颇为重要，对结肠癌患者或息肉患者而言，详细的外科手术史、个人癌症史及家族史对手术决策颇为重要。基于患者年龄和家族史，选择术前基因检测等相关检查。

在术前决定行开腹手术或腹腔镜手术之前，应该基于病史和体格检查，判断有无肠道梗阻及扩张。术前评估心功能、肺功能，确保患者可以耐受气腹影响。判断营养状态和近期明显的体重下降程度，决定一期吻合和（或）粪便转流性造口。

2. 影像学及实验室诊断

结直肠癌患者及息肉患者检查方案包括癌胚抗原（carcino embryonic antigen，CEA）、腹部及盆腔CT检查、胸部X线或CT检查、结肠镜及术前常规实验室检查。详细研判CT资料，了解有无邻近器官侵犯、远处转移和肠梗阻。盆腔MRI或直肠内超声可明确肿瘤分期，决定是否予以新辅助放疗、化疗。帮助判断环周切缘的安全性，利于选择扩大切除术或完整切除术。腹腔镜手术不适于肠管扩张、邻近脏器侵犯和肠梗阻的患者。进展期肿瘤、低位直肠癌和侵犯邻近脏器者，往往需要新辅助治疗。HALAR适用于此种困难手术，使用腹腔镜完成游离，开放手术完成盆腔解剖。结肠镜检查全部结肠可发现同时存在的位于切除范围之外的病变。对于较大的梗阻性病变，术前结肠镜检查颇为困难，此时可行CO_2结肠镜检查或新辅助治疗后结肠镜检查。术中结肠镜检查应使用CO_2而不是常规空气，可以避免结肠持久扩张，后者影响腹腔镜探查及后续手术。

笔者推荐术前内镜下标记病变，标记点恰位于病变肛侧，在3个象限予以标记。在新辅助治疗之前予以标记同样重要，如果对治疗存在完全反应，可以判断肿瘤位置改变。仅仅依据与肛门口的距离，特别是对于靠近口侧的病变，术中错误定位的风险很高。经验丰富的术者，术前直肠指检和直肠镜检对评估直肠癌能否切除颇为重要。肿瘤大小、与齿状线距离、环周侵犯、前后方位置、活动度及括约肌紧张度都是术前制订手术计划必须明确的内容。对需要转流粪便的患者，应请造口师术前定位并标记造口部位，以减少造口并发症及造口用具佩戴困难的可能性。

四、术前准备

（1）为便于术中操控结肠及术中结肠镜检查，可行机械性肠道准备，但后者的临床意义存在争议，不行肠道准备者，术后吻合口漏的风险可能增加。

（2）手术及麻醉团队术前务必评估患者总体情况。

（3）大部分患者选择硬膜外或经静脉的自控镇痛装置。

（4）切开皮肤之前1 h之内，给予预防性抗生素，第二代或第三代头孢菌素或厄他培南均可，必要时追加一个剂量抗生素，术后无须使用抗生素。

（5）下肢序贯加压装置及皮下注射5 000 U肝素对防治下肢深静脉血栓形成颇有帮助。

（6）留置Foley导尿管，术后尽早拔除。

（7）选择使用输尿管支架的指征包括再次手术、新辅助放疗和化疗、既往炎症性肠病（如并发脓肿或漏）及肿瘤巨大的患者。

五、手术步骤

1. 体位

患者取改良截石位，将双臂包裹后置于躯体两侧，所有着力点、手指及腓骨侧均妥善置于衬垫之上，使用蚕豆袋和布带固定患者，以免采取极端体位时患者滑脱。另外，使用凝胶垫（Gel Pads）可代替常规绑缚，确保患者安全。避免使用肩托，因为可导致臂丛神经损伤。铺巾之前，将患者置于陡直的Trendelenburg体位，妥善固定于手术台。确保双膝和躯干在同一个水平面，避免上腹部手术时，器械和患者大腿相互碰撞而影响操作。消毒范围自乳头至大腿中点。显露肛门，便于术中结肠镜检查、肿瘤评估、判断分离范围及实施吻合。图11-1所示为患者体位、术者站位、手辅助器及Trocar布局。

2. Trocar及手辅助器放置

理想的手辅助器特性已有明确规定[2]，材质务必柔软，便于术者操作手运动自如，确保无漏气，可作为切口保护器和牵开器。设备务必符合人体工程学原理，恰如其分地环绕术者手腕，确保在手术用时过长时，术者依然舒适。

LAR行Pfannenstiel切口时，横行切开腹直肌鞘前层，纵行切开开腹白线，进入腹腔（图11-2）。尽量游离腹直肌鞘前层，上达肚脐，下方尽可能远，如此即可满足牵拉和显露所需，术后切口疝的风

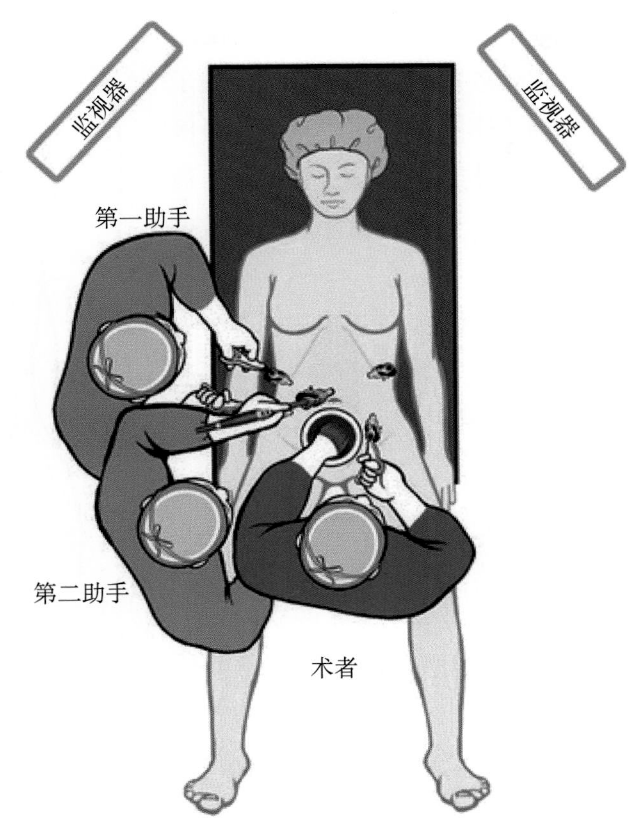

图11-1 患者体位、术者站位、手辅助器及Trocar布局
（ Carter J、Whelan R L 授权）

险极低[3]。血管损伤务必妥善结扎，以免形成腹直肌鞘血肿。此切口的不足之处为中转开腹时，需行倒“T”字形切口。Pfannenstiel切口大小取决于术者手套的大小，经验法则为切口长度应等同于术者手套的尺寸。对于极有可能中转开腹的患者，取下腹部中线切口是明智的选择，利于中转开腹时切口延伸。

麻醉生效后，常规消毒、铺巾，于耻骨联合上1～2横指处行Pfannenstiel切口。游离腹直肌鞘前层，打开腹膜，进入腹腔，避免损伤肠管和膀胱。将患者置于Trendelenburg体位，利于将小肠移至上腹部。将切口保护器弹性环置入腹腔并展平。

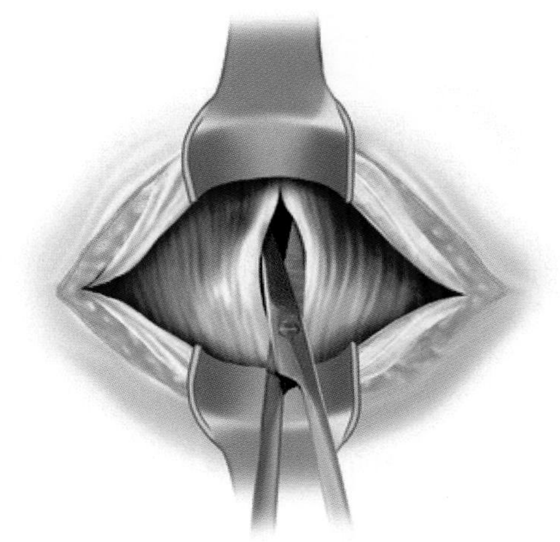

图11-2 Pfannenstiel切口自中线分开腹直肌
（Yuko Tonohira 授权）

通过手辅助器直视下于脐部放置10 mm Trocar，盖上手辅助器盖子，建立气腹，腹腔镜探查腹腔以排除远处转移，确认腹腔镜手术的可行性。直视下放置2个5 mm Trocar，位于腹直肌外侧，以免损伤腹壁下动脉。Trocar之间相距一手掌宽度，远离髂前上棘。如果计划在右下腹造口，笔者将Trocar置于造口外侧并远离之，避免造口用具佩戴困难。自左侧腹部

置入1个或2个5 mm Trocar（图11–3）。

将监视器置于患者两侧，左侧放置2个监视器。术者站于患者右侧，右手为操作手，左手使用分离器械。带教外科医生站于患者两腿之间，协助术者或初级训练者显露术野。通过手辅助器置入湿剖腹垫或剖腹巾，便于推移小肠和擦拭腹腔镜头[4]。

将患者置于陡直的Trendelenburg体位并升高左侧躯体，大网膜置于横结肠表面，小肠移至右上腹部，此时可很好地显露左侧结肠系膜、Treitz韧带、肠系膜下动脉和静脉。游离结肠脾曲时，则将患者置于反Trendelenburg体位。

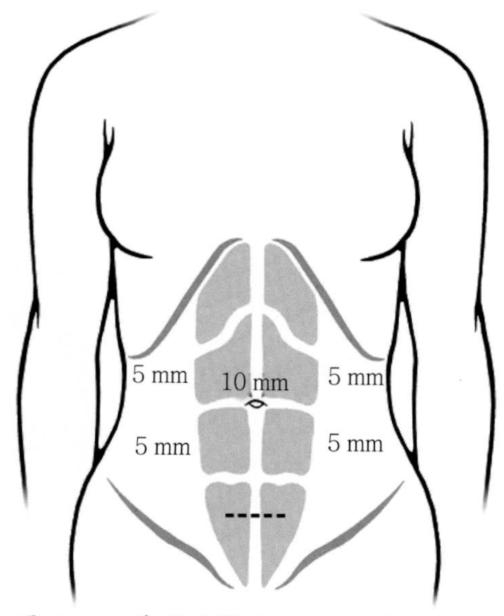

图11–3 手辅助器及Trocar布局
（Yuko Tonohira 授权）

3. 游离肠管

将大网膜置于肝脏之上，小肠移至右上腹（图11–4）。显露左半结肠系膜、肠系膜下动脉和静脉，操作手确认骶骨岬，向腹侧提起肠系膜下动脉蒂（图11–5）。锐性切开乙状结肠系膜与后腹膜交界处，自骶骨岬开始，走向肠系膜动脉根部（图11–6）。于肠系膜下动脉根部将其游离，保护其下方的上腹下神经丛，后者续于腹主动脉丛而走向尾侧，将其留于背侧。系膜后方的钝性分离务必确保紫红色的肾前筋膜留于原位，切勿和系膜一并提起（图11–7）。借助牵拉与反牵拉，向外侧拓展系膜后平面（译者注：Toldt间隙）。

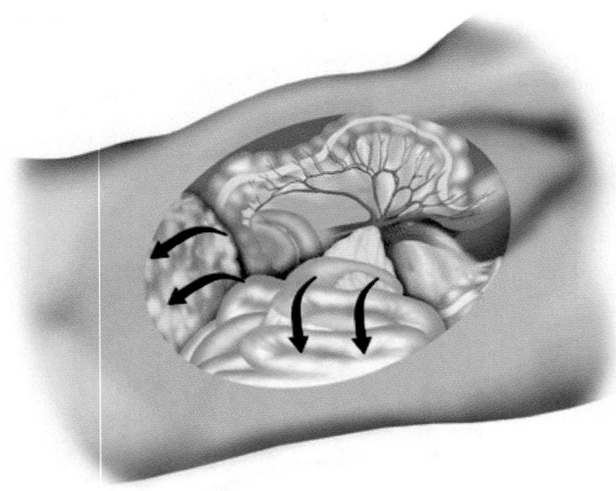
图11–4 将大网膜置于肝脏之上，小肠移至右上腹，充分显露术野
（Leroy J、Henri M、Rubino F、Marescaux J 授权）

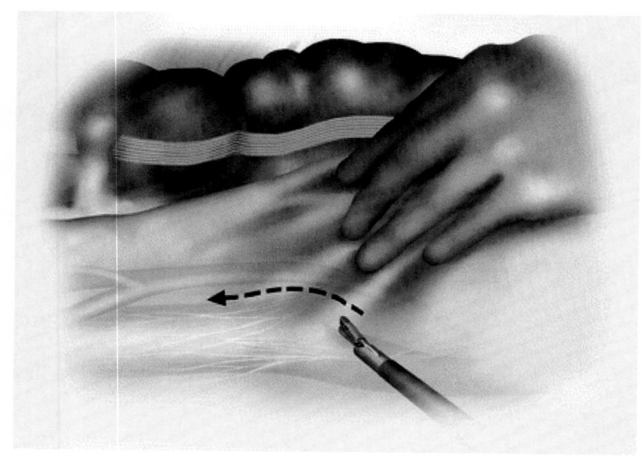
图11–5 向左侧牵拉乙状结肠，显露肠系膜下动脉
（Carter J、Whelan R L授权）

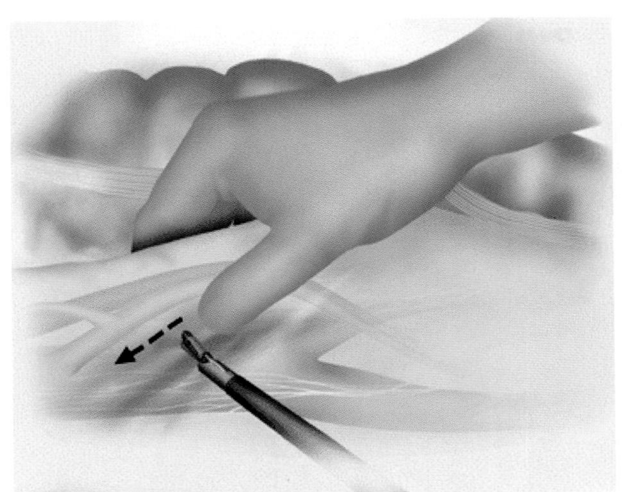

图11-6 创建系膜窗，游离Toldt间隙
（Yuko Tonohira授权）

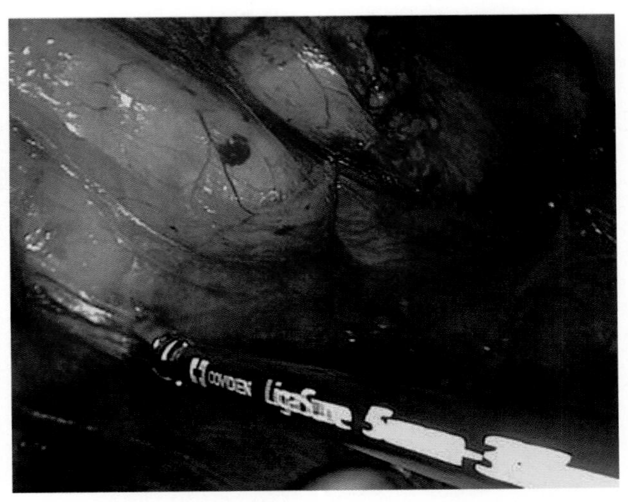

图11-7 钝性分离肠管
注："紫红色落下"原则是指分离时将肾前筋膜覆盖的紫红色的组织器官留于背侧，与黄色的肠系膜分离。

在离断任何肠系膜血管之前务必确认左侧输尿管，以免损伤（图11-8）。输尿管位于性腺血管的内侧，在髂总动脉分叉处则位于其足侧。如果未见输尿管，则改用自外向内的手术入路。另外，输尿管和肠系膜下动脉起始部相邻。如果采用上述方法不能确认输尿管，则通过Pfannenstiel切口寻找输尿管。游离肠系膜下动脉，创建系膜窗，确保输尿管留于原位。用双极能量设备重叠击发后离断全部血管，血管残端需足够长，以防意外出血（图11-9）。对于系膜血管钙化者，可使用血管套扎器、血管夹或腹腔镜血管钉合器予以闭合。依据肿瘤部位，肠系膜下动脉可于根部切断或于发出左结肠动脉后切断（图11-10），理论上讲后者可保留结肠残端有充分的血供，也符合肿瘤根治性原则。切断肠系膜下动脉，完成系膜后方游离解剖（图11-11、图11-12）：内侧为肠系膜根部，外侧为Toldt白线，上方为胰腺下缘。

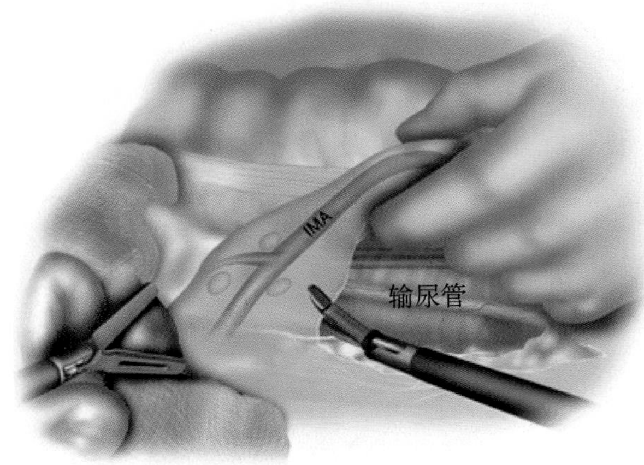

图11-8 离断血管之前，确认输尿管
（Yuko Tonohira授权）

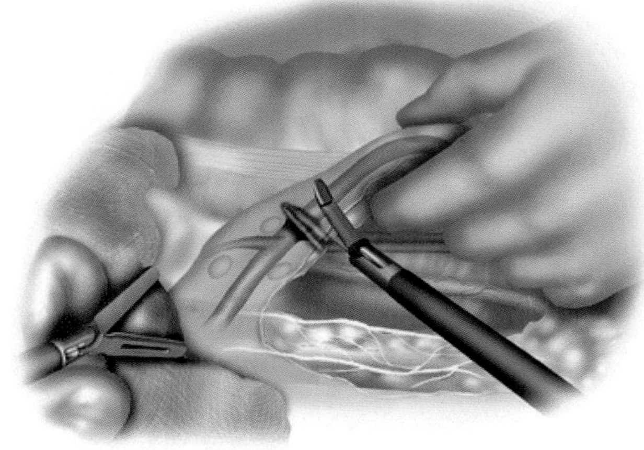

图11-9 保留左结肠动脉，用能量平台离断肠系膜下动脉
（Yuko Tonohira授权）

离断肠系膜下静脉，值得注意的是可能需要游离部分Treitz韧带，方可完全显露肠系膜下静脉，在其内侧有一无血管区。保护十二指肠，避免意外热损伤。高位结扎肠系膜下静脉颇为重要，如此可更充分地游离结肠，确保低位吻合口无张力。另外一种方法是先离断肠系膜下静脉，然后处理肠系膜下动脉，此时需先进入小网膜囊，显露胰腺表面，离断肠系膜下静脉。进入小网膜囊也可先自横结肠离断胃结肠韧带，以获得足够的手术空间（图11-13）。

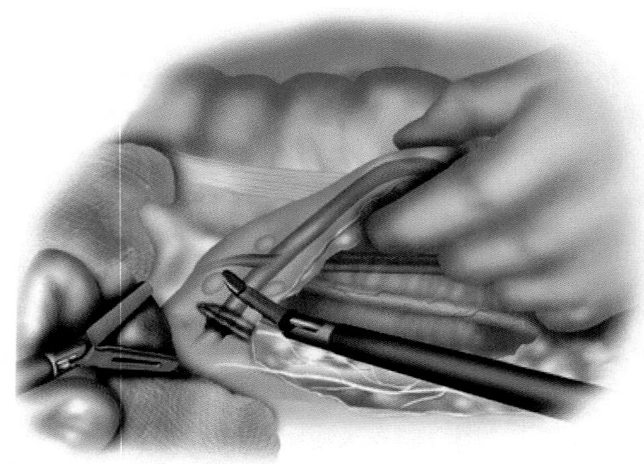

图11-10　高位结扎肠系膜下动脉
（Yuko Tonohira授权）

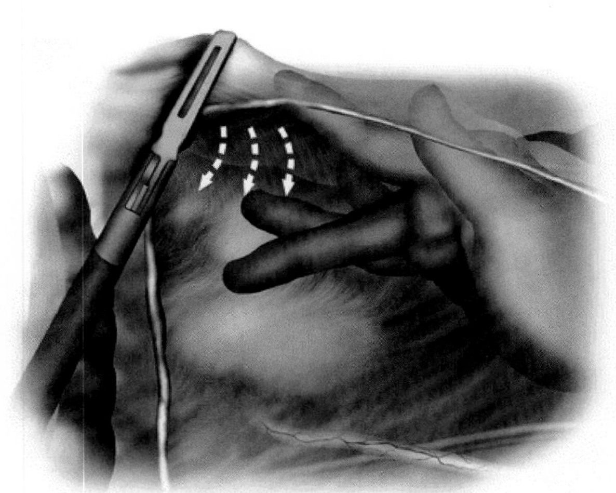

图11-11　借助牵拉与反牵拉，自Toldt间隙游离结肠
（Carter J、Whelan R L授权）

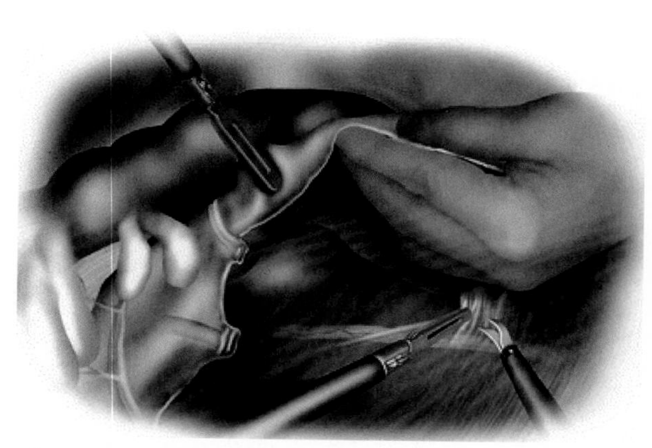

图11-12 系膜后方游离确保紫红色的肾前筋膜留于原位，保护输尿管
（Carter J、Whelan R L授权）

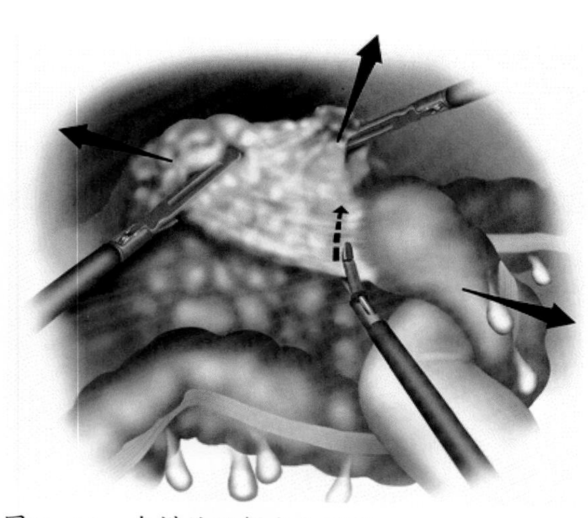

图11-13　自横结肠解离大网膜
（Carter J、Whelan R L授权）

通过左侧Trocar置入分离设备，切开降结肠外侧Toldt白线（图11-14、图11-15）。如果行结肠肛管吻合，需完全游离结肠脾曲（译者注：务必完全切断胃结肠韧带、膈结肠韧带、脾结肠韧带、胰结肠韧带和肾结肠韧带）。

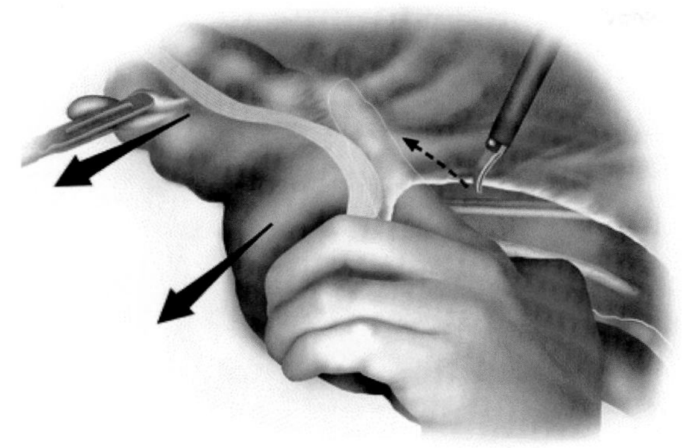

图11-14 切开Toldt白线
（Sonoda T授权）

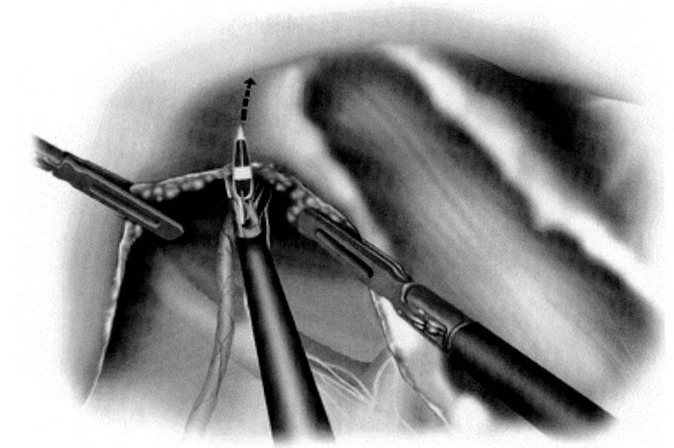

图11-15 切开乙状结肠外侧Toldt白线
（Yuko Tonohira授权）

4. 全直肠系膜切除术

全直肠系膜切除术（total mesorectal excision，TME）依然是手术的不二法则，要点包括：①在无血管的直肠后间隙游离，保持直肠固有筋膜完整，避免损伤腹下神经；②打开直肠系膜与盆腔腹膜移行处，侧方游离紧贴直肠系膜，同样需保持直肠系膜固有筋膜完好无损；③基于肿瘤位置和大小，确定前方是否切除直肠固有筋膜（译者注：应该是切除Denonvilliers筋膜后叶）。

通过手辅助器完成手术操作的方法很多，取决于术者的个人习惯、患者及肿瘤的特性，常用手术技巧如下。

（1）通过手辅助器切口行开放手术。移除手辅助器盖，将其余部分留于原处（图11-16）。用剖腹垫将小肠移出盆腔。距离肿瘤5～10 cm处离断近端结肠，确保保留侧结肠断端有搏动性出血。用两个带光源的直线型长拉钩显露术野，提供适当张力，便于完成TME（图11-17）。此种拉钩要优于常规St.Mark拉钩，因为体积小，可使用两把，带有光源，显露更为清楚。

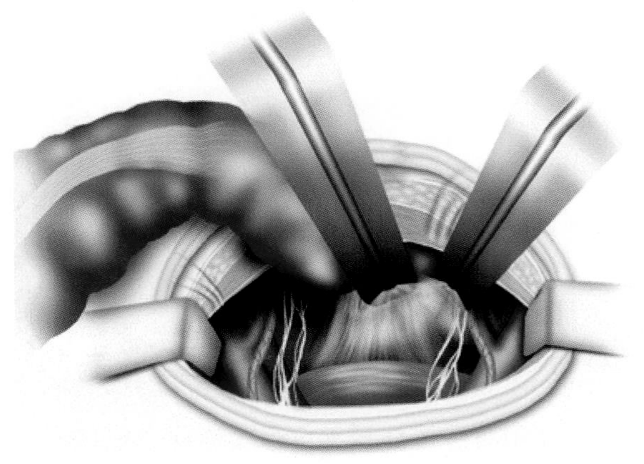

图11-16 移除手辅助器盖子，带光源的直线型拉钩显露术野，和开放手术一样行TME
（Yuko Tonohira 授权）

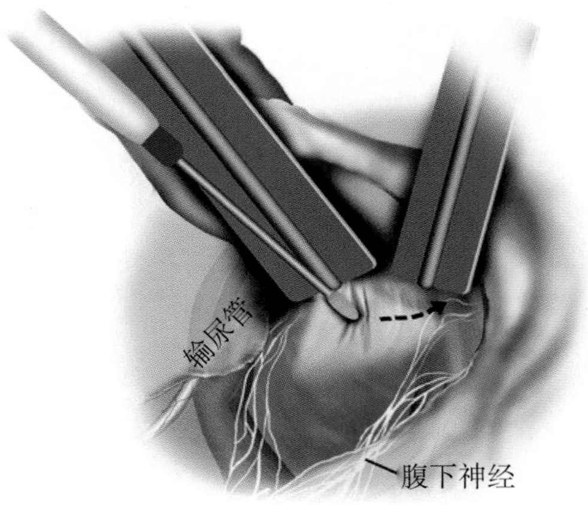

图11-17 使用带光源的拉钩显露术野，以完成TME
（Yuko Tonohira 授权）

术中直肠镜检，确保分离已超过肿瘤病灶。经Pfannenstiel切口，置入直线型切割闭合器，离断直肠（图11-18）。使用两把直线型吻合器则适用于一些吻合特别困难的患者。第一把夹持靠近口侧，提供一定牵拉力，然后上置第二把直线型吻合器，击发后，自二者之间离断。但在狭小的盆腔内，有时因器械体积较大而操作困难（译者注：译者很少使用这种办法，使用可曲式腹腔镜直线型切割吻合器可较为容易地离断直肠）。保留外括约肌的经肛切除术适用于极低位肿瘤，需手工缝合吻合，此种情况下，Gelpi拉钩和Lone Star™拉钩（Cooper Surgical，Trumbull，CT）颇为适用（译者注：参见图12-8）。

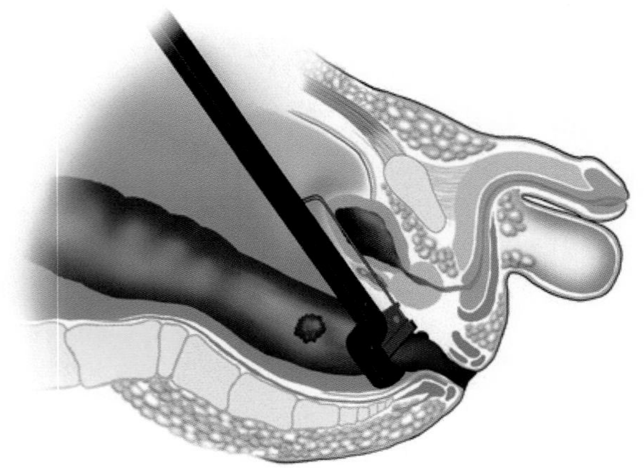

图11-18　开放法直线型吻合器关闭远切缘（Yuko Tonohira 授权）

（2）腹腔镜TME。腹腔镜下完成所有游离，使用或不使用手辅助器，后者参见第十章有关内容。操作手可作为拉钩使用，恰似开放手术时用手拉持拉钩一样。用腹腔镜直线型切割闭合器离断近端结肠（图11-19），更快捷的方法是经手辅助器采用开放手术的方法离断近端结肠（图11-20）。用脐带吊索系于直肠残端，利于牵拉。使用腹腔镜能量平台设备完成系膜离断等操作方法同开放手术。

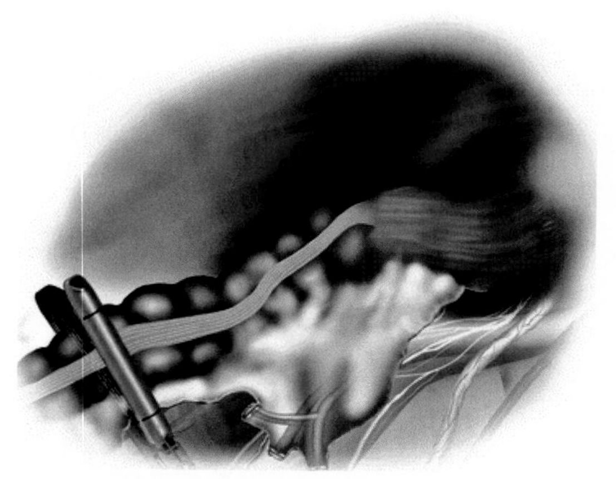

图11-19　腹腔镜切割闭合器离断近端结肠（Leroy J、Henri M、Rubino F、Marescaux J授权）

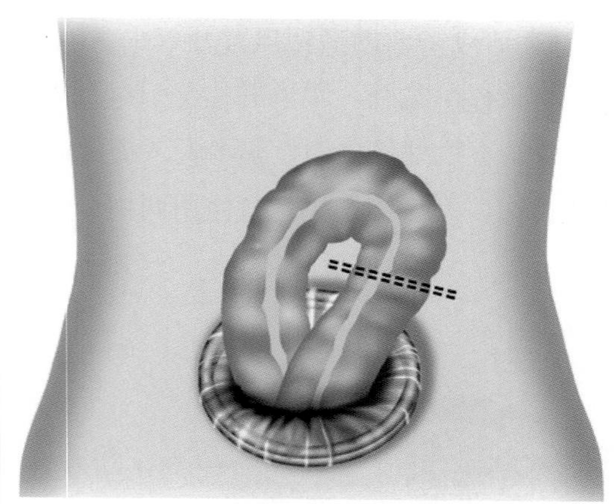

图11-20　利用手辅助器通道便于分离近侧结肠
（Watanabe M授权）

（3）利用手辅助器作为牵开器行腹腔镜TME。经Pfannenstiel切口游离结肠近切缘。将结肠标本近断端经手辅助器拉出体外（图11-21）。将直肠拉出盆腔。使用腹腔镜能量平台设备完成直肠后方、侧方及前方游离，方法如前述（图11-22、图11-23）。

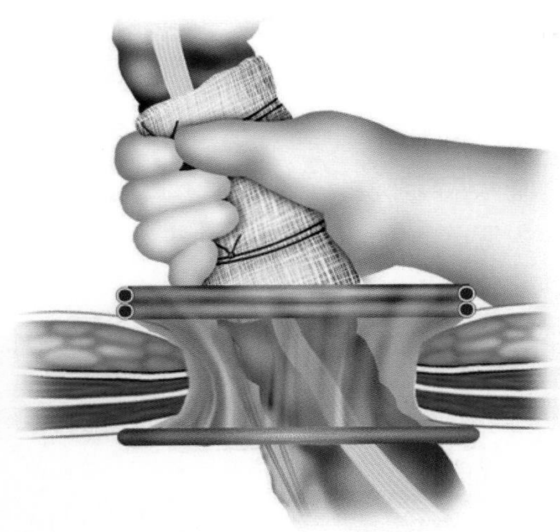

图11-21 经手辅助器通道拉出结肠
（Yuko Tonohira授权）

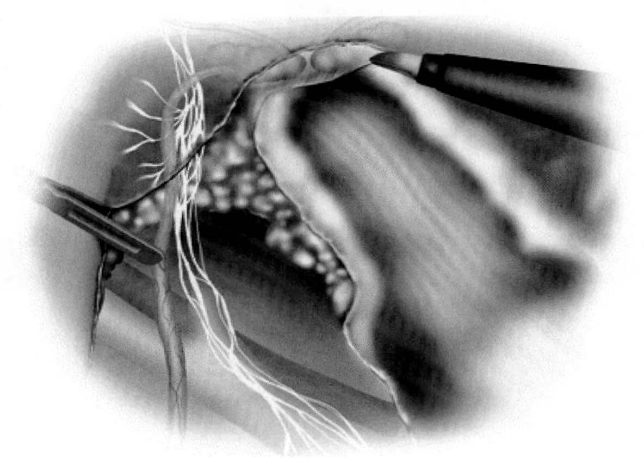

图11-22 男性患者前方游离
（Watanabe M授权）

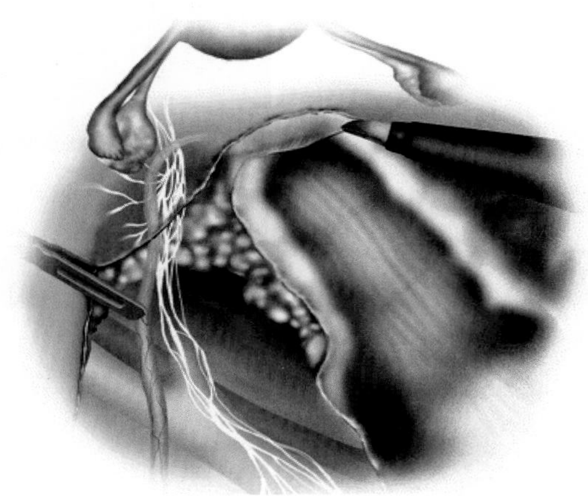

图11-23 女性患者前方游离
（Yuko Tonohira 授权）

5. 切除

在合适位置清除直肠系膜（此步骤也可经手辅助器完成），用闭合器离断病变肛侧直肠。许多术者认为使用目前的吻合技术，完成离断效率低下。手辅助腹腔镜技术既保留微创优势，又可经开放手术较为容易地离断直肠。

6. 吻合

可用端端吻合器完成肠管吻合，经手辅助器通道便于操作。检查近端结肠，确保断端存在搏动性出血。将28 mm或31 mm圆型吻合器抵钉座置入肠管，荷包缝线打结于中心杆。另外，将肠管近断端封闭，抵钉座自肠管对系膜缘肠壁置入肠腔，则可行侧端吻合。吻合原则是吻合器穿刺锥务必自直肠残端吻合线背侧中点穿出（图11-24）。

将抵钉座妥善置入近侧肠管之后，重建气腹，腹腔镜下完成吻合。用可曲式乙状结肠镜检查吻合口。往盆腔注入生理盐水，淹没吻合口，自直肠注入CO_2，检测吻合口的完整性。此时亦可完成全结肠结肠镜检查，适用于因术前肠梗阻而未能检查全部结肠的患者。如果发现吻合口漏或出血，则在结肠镜的指引下，可经手辅助器通道予以修补或缝扎止血。

对于极低位肿瘤，可在盆腔内调整肠管，确定其方向正确，然后用可吸收线行结肠肛管间断手工吻合。

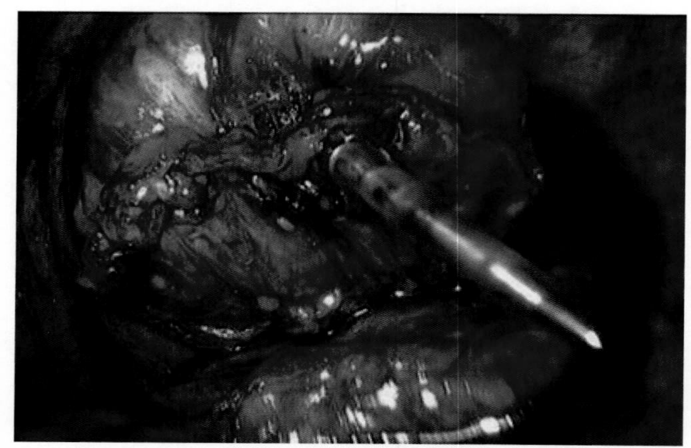

图11-24 吻合器穿刺锥自直肠残端闭合线背侧中点穿出

六、术后并发症

常见的LAR及结直肠手术并发症已有详细论述，本节仅探讨与手辅助腹腔镜LAR相关的特殊并发症。

1．切口并发症

Pfannenstiel切口通常愈合良好，切口疝少见[3]。笔者的经验是敞开切口一小部分，可避免手术部位感染。腹直肌鞘血肿通常表现为术后局部疼痛明显。游离腹直肌鞘前层时，避免损伤血管，可减少血肿形成的可能性。笔者的经验是关闭腹直肌鞘后层可减少切口疝的发生率。

2．手术操作相关并发症

（1）术野出血。在系膜后游离时出血，可能是因为分离层面过深或进入结肠系膜。如果出血持续存在，可改行其他手术入路。血管蒂的出血可用血管夹妥善控制，ENDOLOOP™（Ethicon，Cincinnati，OH）可适用于所有类型的血管蒂出血，对动脉硬化的患者更为适宜。经手辅助器置入剖腹垫可很好地清洁术野，也便于擦拭腹腔镜镜头。远离脾脏和紧靠结肠解剖可避免脾脏损伤，用剖腹垫压迫脾脏即可妥善止血，有时也需用止血材料。

（2）输尿管损伤。在离断任何血管之前务必确认输尿管，可避免其意外损伤。对于解剖困难的患者，若不能确认输尿管应中转开腹手术。术前置入输尿管支架有助于发现输尿管损伤，但难以避免。

（3）肠管损伤。多继发于分离设备的热损伤。在游离和“顺肠”过程中，有可能因牵拉而撕裂肠管。Trocar及腹腔镜器械置入穿刺伤应该尽量避免，直视下置入至关重要。

七、临床结局

随机对照试验证实手辅助腹腔镜结肠切除术与开放手术同样安全，并且具有明显优势，包括出血量减少、术后康复加速、住院时间缩短[5]，但住院费用和手术用时往往增加，特别是刚开始行手辅助腹腔镜手术之时。手术并发症发生率无显著差别。值得注意的是，本研究包括因良性、恶性病变而行结直肠切除术的所有患者。

有几项研究比较手辅助腹腔镜和完全腹腔镜结肠切除术，由欧洲国家和美国完成的HALS研究证实二者临床结局无显著差别，然而手辅助腹腔镜手术中转开腹率低[6]。微创治疗与技术（minimally invasive therapy and technology，MITT）研究也证实手辅助腹腔镜结肠手术中转开腹少见，而且手术用时缩短[7]。

Tjandra等完成一项前瞻性非随机病例对照研究，患者接受直肠超低位前切除术[8]，结果显示淋巴结清除数目或切缘阳性率均无显著差别，手辅助腹腔镜手术用时缩短，但术后需镇痛时间和排气时间轻微延长，住院时间无显著差别。上述结果的临床意义尚不明确，但提示术后康复存在差异。与之不同的是，Lahey诊所完成的研究发现肠功能恢复并无显著差别[9]。

总而言之，HALAR和完全腹腔镜结肠切除术的研究结果显示：

（1）HALAR具备许多完全腹腔镜结肠切除术的优点。

（2）并发症发生率和住院时间，二者类似。

（3）HALAR用时减少，中转开腹率下降。

（4）HALAR切口较长。

（5）HALAR炎症反应指标升高，但其临床意义未明。

（6）HALAR需镇痛时间长，肛门排气晚，二者临床意义同样未明。

总体来说，笔者认为HALAR明显拓展腹腔镜手术范围，肥胖和解剖困难的患者依然可行。在腹腔镜教学方面，HALAR的优势依然明显，一项对照研究结果显示住院医生行手辅助腹腔镜左半结肠切除术时，需主治医师的帮助更少，手辅助腹腔镜为72%，完全腹腔镜为88%（P=0.06）[10]。

手术技巧

- 手辅助器的放置。

（1）一般而言，Pfannenstiel切口优于低位中线切口，然而，如果中转开腹手术可能性较大时，应选择后者。

（2）腹直肌鞘前层与腹直肌应该广泛游离，以便于切口保护器撑开切口。

（3）腹直肌出血需确认并妥善止血，以防发生术后腹直肌鞘血肿。

- 视野优化。

（1）剖腹垫或海绵可将小肠移出术野，随时清洁腹腔镜镜头。

（2）为获得良好显露，患者取陡直的Trendelenburg体位并升高左侧躯体。

（3）灵活运用操作手，避免干扰术野。一般而言，需要远离腹腔镜镜头，分离时，保持大拇指、手掌和示指呈"C"字形框架结构。

（4）使用剖腹垫和带光源拉钩对盆腔解剖颇为重要（图11–16），经一个小切口置入传统的St.Mark拉钩多有困难。

- 游离脾曲。

（1）后方游离至胰腺下缘，然后打开左侧半胃结肠韧带进入小网膜囊，最后离断膈结肠韧带和切开Toldt白线。

（2）将患者置于反Trendelenburg体位，利于解离结肠脾曲。

（3）朝脾脏方向牵拉大网膜并逐步分离，而不是朝反方向牵拉，如此即可避免脾脏损伤。

- 盆腔游离。

（1）用两把带光源的拉钩可向内侧及外侧牵拉组织器官，便于充分显露狭小的手术空间。

（2）可将子宫悬吊于腹壁或手辅助器的环形边缘。

（3）术中直肠镜检查对评估病灶肛侧切除范围是否足够颇为重要。

九、小结

HALAR是有经验的腹腔镜外科医生颇为有用的手术方法，其拓展了手术适应证范围，保留触觉反馈优势，便于训练初级外科医生。通常而言，HALAR手术用时缩短的同时兼具完全腹腔镜手术优势。该手术也可作为刚开始实施腹腔镜手术时的桥梁，并且中转开腹之前也可尝试使用，以便于将手术创伤降至最低。

参考文献

[1] BONJER H J, HOP W C, NELSON H, et al. Laparoscopically assisted vs open colectomy for colon cancer: a meta-analysis[J]. Arch Surg, 2007, 142(3): 298–303.

[2] NAKAJIMA K, LEE S W, COCILOVO C, et al. Hand-assisted laparoscopic colorectal surgery using GelPort[J]. Surg Endosc, 2004, 18(1): 102–105.

[3] SONODA T, PANDEY S, TRENCHEVA K, et al. Longterm complications of hand-assisted versus laparoscopic colectomy[J]. J Am Coll Surg, 2009, 208(1): 62–66.

[4] NAKAJIMA K, MILSOM J W, MARGOLIN D A, et al. Use of the surgical towel in colorectal hand-assisted

laparoscopic surgery (HALS)[J]. Surg Endosc, 2004, 18(3): 552–553.

[5] MESHIKHES A W. Controversy of hand–assisted laparoscopic colorectal surgery[J]. World J Gastroenterol, 2010, 16(45): 5662–5668.

[6] Hals Study Group. Hand–assisted laparoscopic surgery vs standard laparoscopic surgery for colorectal disease: a prospective randomized trial[J]. Surg Endosc, 2000, 14(10): 896–901.

[7] MARCELLO P W, FLESHMAN J W, MILSOM J W, et al. Hand–assisted laparoscopic vs. laparoscopic colorectal surgery: a multicenter, prospective, randomized trial[J]. Dis Colon Rectum, 2008, 51(6): 818–826.

[8] TJANDRA J J, CHAN M K, YEH C H. Laparoscopic– vs hand–assisted ultralow anterior resection: a prospective study[J]. Dis Colon Rectum, 2008, 51(1): 26–31.

[9] CHANG Y J, MARCELLO P W, RUSIN L C, et al. Hand–assisted laparoscopic sigmoid colectomy: helping hand or hindrance?[J]. Surg Endosc, 2005, 19(5): 656–661.

[10] CHAMPAGNE B J, LEE E C, VALERIAN B, et al. A novel end point to assess a resident's ability to perform hand–assisted versus straight laparoscopy for left colectomy: is there really a difference?[J]. J Am Coll Surg, 2008, 207(4): 554–559.

第十二章　腹腔镜经腹会阴直肠切除术

Jennifer S. Davids, Justin A. Maykel

关键点

- 对于低位直肠癌而言，几项小规模的前瞻性随机对照试验证实，与开放经腹会阴直肠切除术（abdominoperineal resection，APR）相比，腹腔镜APR具有同样的肿瘤学临床结局，术后恢复快，住院时间短。
- 尽管腹腔镜APR的绝对禁忌证少见，但谨慎选择患者是手术成功的重要保障。
- 腹腔镜APR有几种新的手术入路，适用于具体情况不同的患者。
- 腹腔镜APR和开放手术的原则相同，全直肠系膜切除术（total mesorectal excision，TME）是不二法则。
- 无论何种原因，中转开腹手术不是手术失败的代名词。

电子补充材料参见：10.1007/978-1-4939-1581-1_12.
视频网址：http://www.springerimages.com/videos/978-1-4939-1580-4.

Jennifer S. Davids，MD；Justin A. Maykel，MD（通讯作者）
Division of Colorectal Surgery of Colon and Rectal Surgery，University of Massachusetts Memorial Hospital Center，67 Belmont Street，Suite 201，Worcester，MA，USA
E-mail：Justin.maykel@umassmemorial.org

一、简介

1. 手术适应证

不管实施腹腔镜手术还是开放手术，APR适应证包括恶性肿瘤和部分良性病变，前者包括低位直肠癌、复发性直肠癌、肛管癌或黑色素瘤。当腺癌侵犯括约肌复合体时，传统而言必须行APR，经括约肌切除结肠肛管吻合术适用于拒绝肠造口且愿意承担切缘阳性和术后大便失禁风险的患者。其他适宜APR的患者包括因技术原因而不能获得足够长的远切缘和（或）在盆腔内难以完成吻合者。另外，对于已出现临界大便失禁或可能出现低位前切除综合征的患者而言，APR可显著提高其生活质量。适用于APR的良性病变很少，严重的难治性肛管直肠克罗恩病或许可行APR，但在一个小型回顾性研究（包含10例患者）报道APR术后，可能出现新的严重的近侧结肠克罗恩病[1,2]。因溃疡性结肠炎或曾行结肠切除的克罗恩结肠炎而行全结肠切除后不能或拒绝接受消化道连续性重建的患者，也是APR适用人群。最后，对于脊髓损伤和（或）骶尾部压疮的患者，APR可改善其生活质量并加速创面愈合，另外这部分患者往往已行保护性粪便转流术，患者难以忍受持续性的黏液失禁也是APR手术适应证。

2. 临床结局

几项大型随机多中心试验已证实腹腔镜结肠切除术和开放手术相比，肿瘤学结局无显著差别，但早期临床结局具有优势，包括恢复加速、住院时间缩短、所需镇痛药少[3-5]。对于直肠而言，目前研究资料聚焦于两项前瞻性随机对照试验，更有力的资料来源于美国外科医师学会肿瘤组（American College of Surgeons Oncology Group，ACOSOG）的Z6051试验，到2013年预期纳入650名患者，其结果尚未发布[6,7]。英国医学研究委员会（United Kingdom Medical Research Council）开展比较开放和腹腔镜辅助结直肠癌切除术（conventional versus laparoscopic-assisted surgery in colorectal cancer，CLASICC）临床结局优劣的试验研究，手术方式包括低位前切除术和APR，因癌症而行直肠切术381例，腹腔镜手术253例，开放手术128例，结果显示术中并发症（14% vs 13%）和术后30天并发症（40% vs 37%）均无显著差别[8]。CLASICC试验包括APR96例，其中开放手术36例，腹腔镜手术60例，结果显示环周切缘阳性率无显著差别（20% vs 26%），5年总生存率（41.8% vs 53.2%，P=0.310）、无瘤生存率（36.2% vs 41.4%，P=0.618）及远处复发转移率（40.8% vs 35.7%，P=0.762）等均无显著差别[9]。

Ng等完成一项前瞻性随机对照试验，探讨低位直肠癌实施腹腔镜APR（51例）和开放APR（48例）围术期临床结局的差异性[10]，结果显示腹腔镜手术组排气时间提前（3.1天 vs 4.6天，$P<0.001$），独立下床时间提前（4.4天 vs 5.9天，P=0.005），但手术用时延长（213 min vs 163 min，$P<0.001$），住院费用增加（9588美元 vs 7517美元，$P<0.001$），5年生存率无显著差别（75% vs 76%，P=0.20）[10]。

总而言之，目前资料显示当由腹腔镜直肠癌外科专家实施手术时，腹腔镜APR和开放APR的肿瘤学结局类似，住院期间恢复加速，但手术用时和住院费用增加。鉴于手术切缘阳性率颇高，足够的肿瘤学切除范围依然未能明确。笔者期待正在进行的大规模临床试验能明确定量比较不同手术方式的临床结局，包括生存率、并发症发生率、住院费用、对性功能和生活质量的影响。这些研究结果无疑能够改变手术决策，就像目前美国结直肠外科医师学会（ASCRS）临床实践指南指出，因为直肠癌腹腔镜APR临床肿瘤学结局不确定，所以急需开展大规模的前瞻性随机对照试验研究，以为临床决策提供依据[11]。

3. 全直肠系膜切除术

Heald教授提出并推广的观点认为TME是直肠癌外科手术的基石[12]。早期有关腹腔镜手术能否实施TME因CLASICC试验结果而争论不休，该试验显示实施腹腔镜LAR（129例）和开放手术（64例）相比，环周切缘（circumferential resection margin，CRM）阳性率增加（12％ vs 6％，P=0.19），但5年生存率无显著差别[8-9]。值得注意的是，如上所述，尽管CRM阳性率有所上升，但差别无统计学意义。毫无疑问，这些研究结果反映了腹腔镜LAR并一期吻合技术颇具挑战性。腹腔镜手术缺乏触觉反馈，难以确定远切缘，闭合器角度存在限制，均导致远切缘横断困难。幸运的是，上述局限均与腹腔镜APR无关，在特别狭小的盆腔，术者实施APR较LAR更为便利，可从腹部及会阴两种途径予以分离，确保CRM阴性，从而获得良好的肿瘤学临床结局。

4. 患者选择及术前考量

选择适宜腹腔镜APR的患者是手术成功和获得良好临床结局的关键，要求必要时能耐受大的开放手术。唯一的绝对禁忌证是患者不能耐受气腹和陡直的Trendelenburg体位，相对禁忌证包括病态肥胖、盆腔手术史、怀疑或已知腹腔内严重肠粘连。对于盆腔狭小并肠系膜缩短变厚的肥胖患者，将小肠移出盆腔颇具挑战性，进入直肠后间隙时难以良好显露。

术者务必获取翔实的病史并予以全面的体格检查。考虑APR或LAR时，术前应评估患者的大便控制和失禁情况。对于恶性肿瘤而言，务必予以详细的直肠指检，重点包括肿瘤相对括约肌复合体的位置、大小、活动度及对新辅助治疗的反应。恶性肿瘤患者应予以胸部、腹部及盆腔CT检查，以初步判断病期进展情况。抽血检测癌胚抗原（carcinoembryonic antigen，CEA）及全血细胞计数。MRI及直肠内超声检查与否取决于术者选择，本章不予以讨论。盆腔影像学检查可提供肿瘤及其周围结构的额外信息，对优化手术计划颇有帮助。

对拟行APR的患者务必予以全面检查，包括全血细胞计数、生化指标、凝血功能、血型，并筛选各种感染性疾病、小便分析。老年患者还需行胸部X线和心电图检查，对于罹患心、肺疾病的患者，需呼吸科专家及心血管内科专家予以评估处理。如果患者存在营养不良，应检测白蛋白和前白蛋白。所有患者术前均必须请造口师会诊，完成造口宣教和定位。如果预期会阴部缺损较大，应请整形外科医生会诊，参见后述缺损重建部分。最后，输尿管支架置入适用于盆腔肿瘤较大、术前放疗或有既往盆腔手术史的患者。在结直肠外科，输尿管支架并不能降低输尿管损伤发生率，但能提高输尿管损伤发现率，便于术中及时修补[13]。发光的输尿管支架可用于腹腔镜盆腔手术，但并非必需[14]。

二、手术流程

1. 麻醉、预防性用药及患者体位

开始手术前，给予适当的预防性抗生素。患者先取平卧位。在全身麻醉诱导之前，患者穿戴Venodyne靴，术前给予皮下注射低分子肝素或普通肝素，以预防深静脉血栓（venous thromboembolism，VTE）。大规模数据库资料证实，腹腔镜手术后VTE发病率和开放直肠手术类似[15-16]。麻醉生效后，置入口胃管。此时将患者置于截石位，下肢置入Yellow Fin®靴内。如果需要，此时可置入输尿管支架。消毒、铺巾之前，术者再次确认患者肛门充分显露，会阴部位于手术床边缘之外，骨性凸起部位已妥善置于衬垫之上，下肢置入Yellow Fin®靴内以防腓神经受压。将Yellow Fin®靴逐渐降低，使大腿尽量伸直，为腹腔镜手术器械传递提供最大的空间。将双臂妥善置于衬垫之上，并用中单包裹固定于躯体两侧。为避免采取陡直Trendelenburg体位及向左侧、右侧倾斜手术床时患者滑落，需将患者安全固定于手术床之上。患者胸部及肩部妥善固定，将一块蓝色中单折叠3层，衬垫于胸部，然后用3英寸（约7.6 cm）宽的绑带环绕胸部和手术床2圈。笔者发现蚕豆袋或充气设备往往使患者躯体离开手术床，腹腔镜分离时手术器械移动受限。1 L的静脉输液用生理盐水袋平行置于患者肩部，用宽布带环绕生理盐水袋和手术床2圈，同样可予以妥善固定（图12-1）。对于罕见病例，由于使用肩托不当和保持Trendelenburg体位时间过长，可导致臂丛神经损伤，因此应慎用肩托[17]。如果未置入输尿管支架，此时应在无菌条件下置入导尿管。此时，术者应行最后一次直肠指诊，确认手术决策正确，评估新辅助治疗的效果。使用聚维酮碘生理盐水混合液清洗直肠内残留大便。为防止术中大便污染，用2-0丝线将肛门荷包缝合关闭（图12-2）。用氯己定消毒腹部，聚维酮碘消毒会阴部。腹部切口予以标记，造口位置再次确认并强化标记。铺巾后，稍事停顿，开始手术。

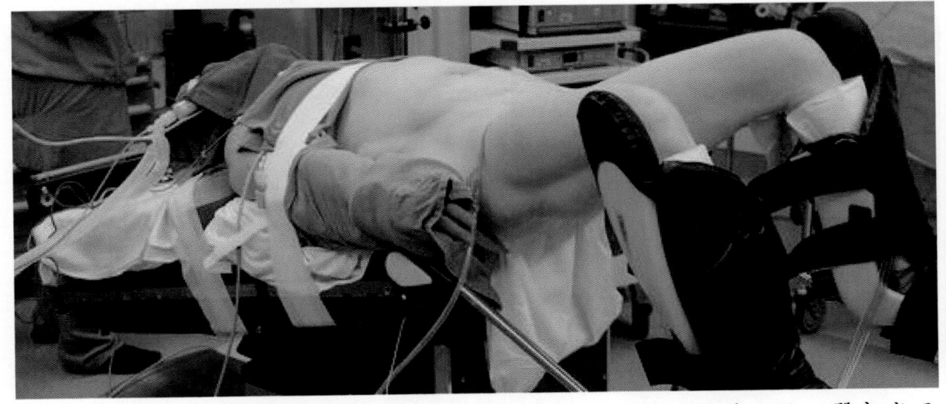

图12-1 患者平卧，妥善固定于手术床，肩部无需衬垫，取截石位，臀部离开床沿，大腿尽量平行于腹部

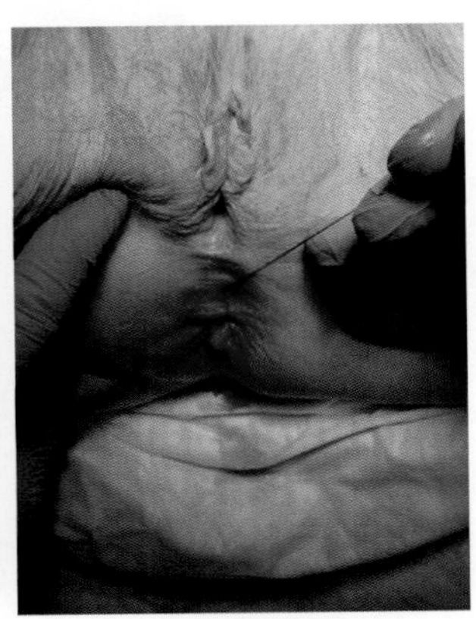

图12-2 手术开始前缝合关闭肛门

采用Hasson开放置入法或Veress气腹针技术在脐下置入腹腔镜Trocar。如果患者肥胖或有脐部手术史（剖腹探查、脐疝修补术），一个更为安全的方法是在左上腹采用Veress或Visiport™技术建立气腹。气腹压大约为15 mmHg，直视下于下列位置置入其他5 mm Trocar：耻骨联合上方、右下腹及左中

腹部（造口部位）（图12-3）。如果需要，可在上腹部再置入一个5 mm Trocar，位置不能太高，以免手术器械不能达到盆腔底部。腹部手术也可使用单孔腹腔镜器械，如SILS Port™操作平台（Covidien，Inc.，Norwalk，CT）或 GelPOINT®操作平台（Applied Medical，Rancho Santa Margarita，CA）[18]，置入位置可选造口部位、脐部或Pfannenstiel切口处。与腹腔镜结肠切除术不同，腹腔镜APR不需要腹部另做切口取出标本。这是笔者不常规使用手辅助腹腔镜手术的原因，然而部分学者认为操作手方便盆腔游离（图12-4）。可使用5 mm或10 mm的30° 腹腔镜。Olympus EndoEYE腹腔镜（Olympus，Central Valley，PA）便于显露盆腔，特别是在实施单孔腹腔镜手术时更为便利。Trocar放置完毕后，术者和助手可站于患者同一侧，但笔者通常采用术者位于患者右侧，助手站于左侧。监视器置于患者左、右足侧。游离结肠脾曲时，可于患者左肩方向安放另一台监视器。

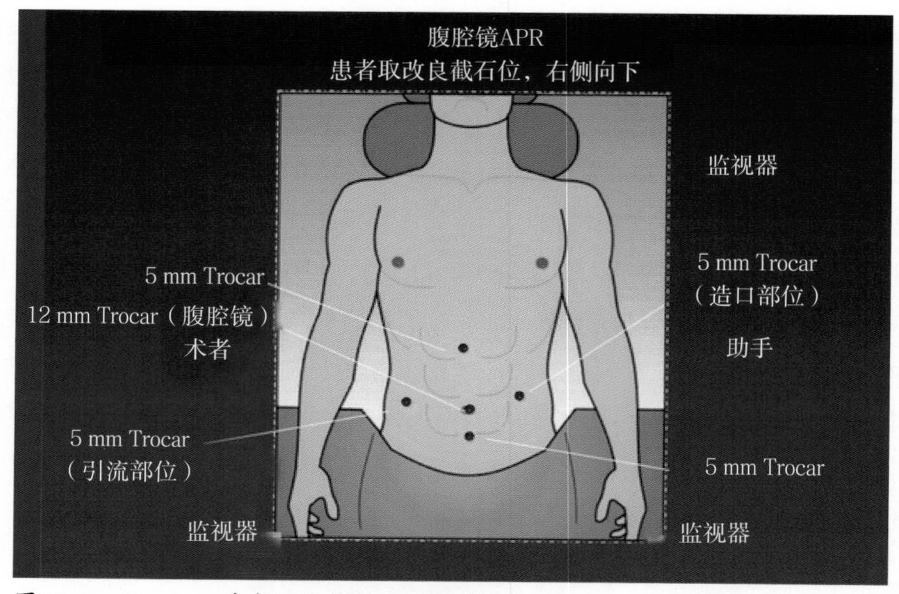

图12-3　Trocar、手术团队站位和监视器布局（译者注：造口位置偏高）

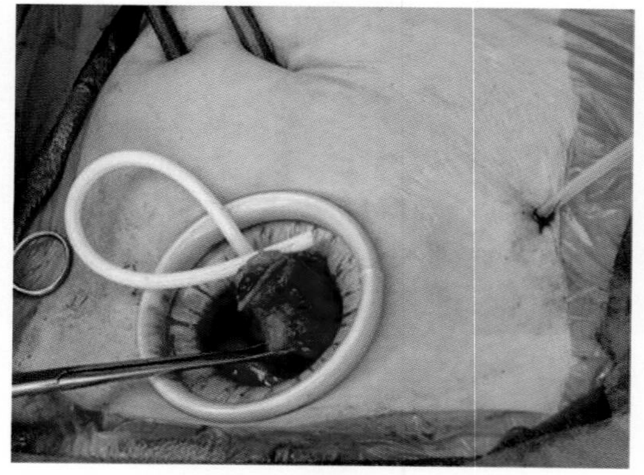

图12-4　手辅助腹腔镜APR，球状负压引流管（Jackson Pratt 引流管，JP管）与标本缝合固定，经会阴切口取出标本，JP管留于盆腔，充分引流

2. 结肠游离及离断直肠上动脉

探查肝脏和腹膜表面，确认有无转移。将患者置于陡直的Trendelenburg体位并升高左侧躯体。用2把无损伤肠钳将小肠移出盆腔。采用自外向内的手术入路，自乙状结肠窝开始，用腹腔镜剪刀Endo Shears™（Covidien，Inc.，Norwalk，CT）电切，打开Toldt白线，游离乙状结肠和降结肠。另外一种途径是自内向外，切开乙状结肠系膜根部，进入直肠后间隙和左侧Toldt间隙，将肾前筋膜覆盖的输尿管留于原位。大部分患者无须游离结肠脾曲和近段降结肠即可实施无张力结肠造口。将乙状结肠向头侧及腹侧提起，确认直肠上动脉。使用电剪和无损伤抓钳，围绕直肠上动脉创建系膜窗。再次确认输尿管安全后，离断直肠上动脉。基于组织量，使用5 mm或10 mm的能量平台设备或钉高为2.5 mm的腹腔镜切割闭合器（白色钉匣）离断血管（图12-5）。为防止意外出血，用抓钳控制血管残端。

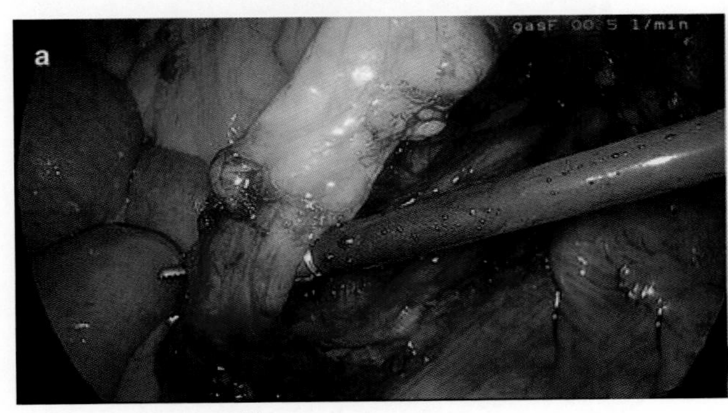

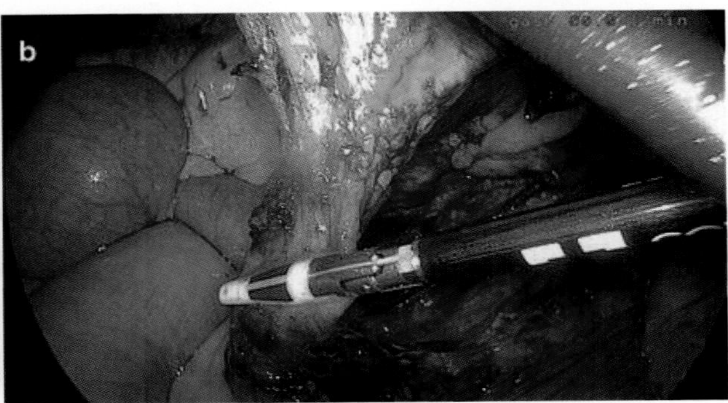

图12-5 离断血管
注：a.腹腔内暴露；b.切断肠系膜下血管或直肠上动脉。

3. 全直肠系膜切除术

用Endo Shears™或“L”形电凝钩自直肠后间隙游离。其他设备，如超声能量设备Harmonic Scalpel™（Ethicon，Cincinnati，OH）或可曲式腹腔镜设备（Cambridge Endo，Framingham，MA）便于解剖与分离。游离时，可见腹下神经开始位于骶骨岬内侧部分，继续向外侧走向盆壁，切勿损伤（图12-6）。继续朝盆底肛提肌方向游离直肠系膜，先从后方游离，然后游离侧方，最后完成直肠前方的分离。将结肠和直肠移出盆腔的方法包括重力牵引、腹腔镜抓钳、缝合固定于腹壁或Trocar。女性患者子宫和附件可缝合固定于腹壁，也可于手术开始时置入举宫器。分离过程中，确保以下器官完好无损：双侧输尿管、盆腔交感神经、副交感神经、髂血管、骶前静脉丛、阴道、精囊腺及前列腺。当然，如果肿瘤侵犯上述结构，则尽量予以完整切除。后方游离显示Waldeyer筋膜，切开后达盆底肛提肌平面。此时，切勿朝标本方向做“圆锥形”解剖，应围绕标本保留一圈肌肉和脂肪组织，它们覆盖薄壁的直肠并向外侧加入盆底肌肉组织，这些组织与大部分低位直肠癌所在的肠管相交通，因此应一并切除。直肠前方的游离颇具挑战性，特别是腹膜反折以下部分（图10-8）。完成后方及侧方游离，便于自正确的平面游离直肠前方，可使用多把抓钳维持适当张力，以便显露正确的平面。硬质吻合器分拣器置入阴道便于牵拉阴道，显露直肠阴道隔。腹腔镜吸引冲洗器可清除烟雾与积液，并可作为深部盆腔拉钩使用。另外，现有一些腹腔镜电凝设备具有侧方通道，可清除烟雾，术者操控“喇叭”形按钮即可完成吸引。

前方游离时，“马蹄”形（即倒“U”字形）切开腹膜反折。向头侧牵拉远侧乙状结肠和上段直肠，便于显露解剖平面。前方的腹膜反折存在各种变异，通常而言，下1/3直肠无腹膜覆盖。打开腹膜反折，男性患者即可见呈白色囊状的精囊腺。沿盆筋膜即Denonvilliers筋膜继续向尾侧游离，可见前列腺光滑的背侧边缘。前列腺周围神经丛就位于此分离平面（图10-8），包含交感神经和副交感神经，支配前列腺、尿道前列腺部和膜部、精囊腺、射精管及尿道球腺。神经血管束位于前外侧沿盆腔侧壁行走，然后加入上述神经丛。这些神经损伤将导致阴茎举而不坚、不能射精、逆向射精或丧失性功能。

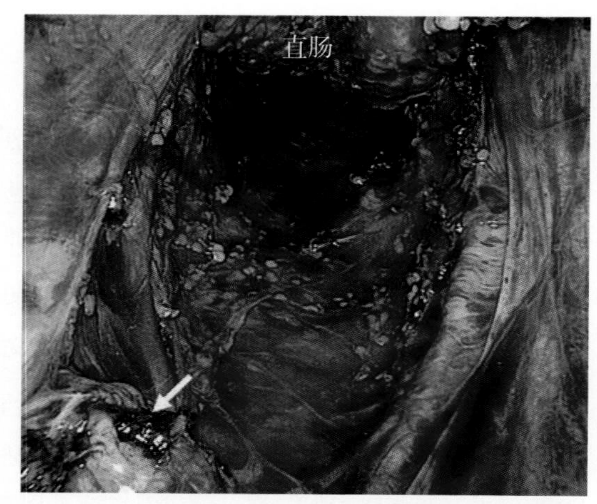

图12-6 克罗恩病直肠炎患者直肠后间隙解剖（白色箭头所示为结扎的直肠上动脉），侧方可见腹下神经

关于直肠前方正确的解剖平面和Denonvilliers筋膜的确切位置有不同的观点并存在争议。许多术者认为此筋膜更靠近前列腺。因此紧靠直肠系膜固有筋膜解剖足以完成TME，同时保留Denonvilliers筋膜覆盖的前列腺并避免神经损伤。另外一些术者认为Denonvilliers筋膜更靠近直肠，在其后方并无间隙可循，因此行TME务必完整切除Denonvilliers筋膜。无论如何，大多数外科医生均发现紧靠直肠系膜固有筋膜存在一个疏松的解剖间隙，可作为理想的游离间隙（译者注：此间隙实质上就是Denonvilliers筋膜前叶、后叶之间的直肠前间隙，和直肠后间隙相交通）。远侧分离争议依然存在，到底应该自Denonvilliers筋膜的前列腺侧分离还是直肠侧分离？其重要性到底有多大？对于直肠前壁大肿瘤，靠近前列腺和精囊腺分离可能是理想的解剖平面，可降低前方CRM的阳性率，但同时神经损伤的可能性增加。对于女性患者，应沿阴道后壁游离解剖。

4. 离断乙状结肠并创建造口

抓持乙状结肠并牵向前腹壁，靠近肠壁打开系膜，置入45 mm或60 mm蓝色钉匣腹腔镜切割闭合器，离断结肠，有时需要两次击发方可离断。结肠离断处和直肠上动脉断端之间的肠系膜用能量平台设备予以离断。结肠近断端用有齿钳抓持固定。经右下腹Trocar置入19F的Jackson Pratt引流管，与标本缝合固定，自会阴部取出标本时，即可将该引流管带至盆腔，引流管末端自右下腹Trocar通道引出并与皮肤用尼龙线妥善固定。引流管气囊予以充气（图12-4）。于左下腹5 mm Trocar通道创建造口，用电刀切除圆形皮肤及皮下组织。ArmyNavy拉钩便于显露。用电刀“十”字形切开腹直肌鞘前层，纵行分开腹直肌，同样“十”字形切开腹直肌鞘后层，进入腹腔。将结肠近断端拉出腹壁之外。用Vicryl可吸收线缝合关闭脐部12 mm Trocar通道筋膜层切口，所有Trocar通道皮肤切口均用4-0Monocryl缝合，外用创可贴覆盖。切除结肠断端钉合线，用3-0的Vicryl可吸收线创建Brooke式结肠造口（译者注：参见图8-23），佩戴造口用具。完成腹部操作，手术组移至会阴部，开始会阴部手术部分。

5. 会阴部解剖

将患者移至另外一张手术床上，取折刀位，胸部衬垫，髋部下方置入圆形衬垫物。骨性突起部位予以衬垫，将臀部用胶布带向两侧拉开（图12-7）。此时注意保护造口，当髋部垫起后，对其不能有任何直接压迫。用聚维酮碘消毒会阴部。肛门业已缝合关闭。确认后方的尾骨尖，两侧坐骨结节，前方的会阴部中点，围绕肛管做一椭圆形切口。缝合固定Lone Star™拉钩（CooperSurgical，Trumbull，CT）。进入括约肌外平面，直到肛提肌（图12-8）。触摸尾骨尖，自后方切断肛尾韧带，进入盆腔。术者手指进入盆腔，勾起肛提肌，围绕直肠切开之，保留部分肛提肌组织连于直肠，创建一个“直肠腰”[19-20]。将标本自后方通道拉出体外，此时再游离颇为困难的前方平面变得易于显示和分离。对于男性患者，紧靠前列腺和尿道分离；对于女性患者则紧靠阴道解剖，术者将手指置入阴道，有利于感觉和显露此解剖平面。

肿瘤侵犯前列腺或阴道应予以整块切除。对于肿瘤巨大或盆腔狭小患者，环周离断牵连组织后，即可经盆腔移除标本。术者应打开标本予以检查或者更理想的是和病理学专家共同检查远切缘状态。Blake引流管尖端置入盆腔深部。会阴部切口冲洗并确切止血。以前，会阴部切口不行一期缝合，因为如果缝合关闭，则在盆腔形成一个密闭空间，导致积血与积液，易于诱发感染、切口并发症和盆腔脓肿[21]。目前多予以分层缝合，首先予以1～2层0号Vicryl“8”字形间断缝合，然后1～2层2-0Vicryl“8”字形间断缝合，每层缝合前均用生理盐水冲洗。皮肤用2-0Vicryl宽针距间断缝合。局部麻醉药（0.25%布比卡因＋肾上腺素）浸润麻醉，外敷无菌干敷料。

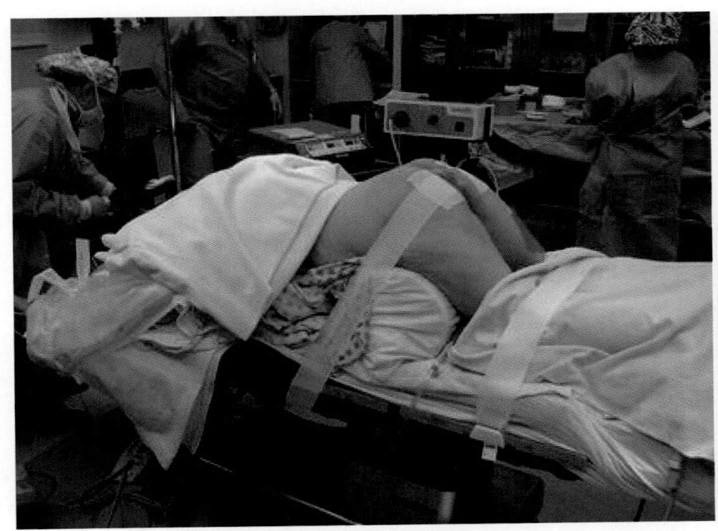

图12-7 患者取折刀位，胸部及髋部取自然体位，臀部向两侧拉开

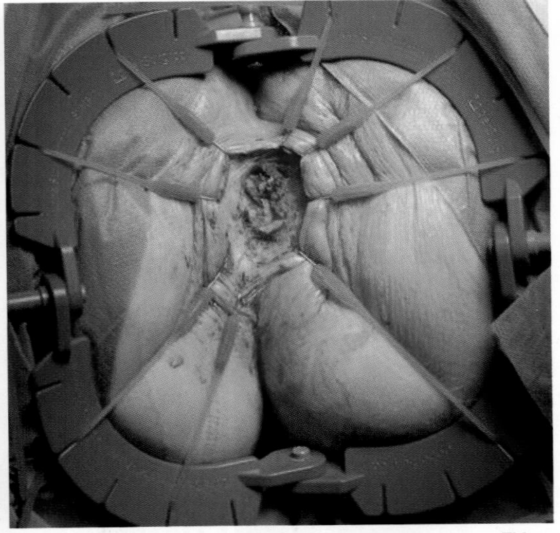

图12-8 开始会阴部分离，上置Lone Star™拉钩，自括约肌外侧平面解剖游离

6. 其他手术入路

（1）先行会阴部解剖。会阴部手术可先于腹部手术，其优势在于腹腔镜肛侧分离至肛提肌这一最难的手术步骤已自会阴部手术提前解决[22]。笔者建议采用折刀位，便于显露、牵拉及与助手协作分离，手术进程同前述。在肛提肌水平，环形切开进入盆腔，首先自后方开始。如前述，需切除部分肛

提肌，避免标本有一纤细的腰部。会阴部手术完成后，将纱布卷塞入创口，外用不通气辅料（Tegaderm，3M，St. Paul，MN）包扎，以免漏气。患者改换体位，术野消毒，开始腹部手术。

（2）腹腔镜会阴部游离。会阴部手术也可使用腹腔镜完成。传统腹腔镜手术经腹腔显露深部盆腔依然困难重重，原因为子宫及其附件体积较大、多余的盆腔腹膜、烟雾积聚及总体视野不佳。解剖因素限制腹腔镜和机器人微创直肠外科的发展。理论分析，这种逆向手术入路可在盆腔创建一个分离平面，后者位于盆腔其他组织结构的下方，因此显露较为容易。事实上，直肠系膜固有筋膜外间隙充入CO_2，解剖平面即可“自我”分离。目前，有关该技术的可行性、安全性和肿瘤学结局的研究依然处于起步阶段[23]。

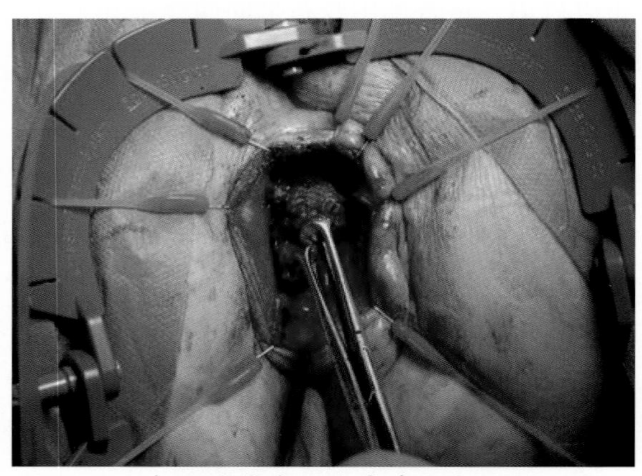

图12-9　克罗恩病直肠炎患者行括约肌间途径切除术

患者取截石位，缝合关闭肛门（如前述）。溃疡性结肠炎等良性疾病自括约肌间开始分离；恶性肿瘤则取括约肌外途径（图12-8、图12-9）。一旦完成足够的分离，一般而言恰位于肛提肌上方，则在分离间隙置入GelPOINT®通道、SILS Port™通道或TEM直肠镜 （Richard Wolf，Vernon Hills，IL），并固定于皮肤（图12-10），缝合固定可避免CO_2漏出、通道设备移动或脱出。注气压力为15 mmHg，对组织器官施加一定的压力，使肛管或直肠闭锁，利于创建一个工作平面，充分显露直肠系膜的解剖平面，可见束状的纤维组织（图12-11）。用腹腔镜电凝钩或电剪进行分离；吸引冲洗器可清除烟雾，也可作为一种牵拉器使用。这个狭小的空间极易充满烟雾，模糊术野，一旦吸引烟雾则导致手术空间迅速塌陷。解决此问题的方法有两种：一为使用两套分开的CO_2灌注系统；二为换用一套系统，予以持续排出烟雾同时行CO_2灌注。女性患者，需分离至子宫颈；男性患者，则达精囊腺，或者和上方游离平面汇合。然后，自会阴切口移除标本。

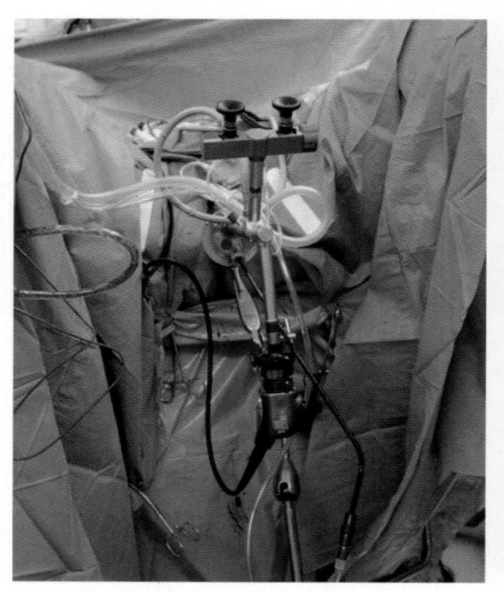

图12-10　经会阴切口上置TEM系统，其他类似系统包括GelPOINT®和SILS Port™ 通道

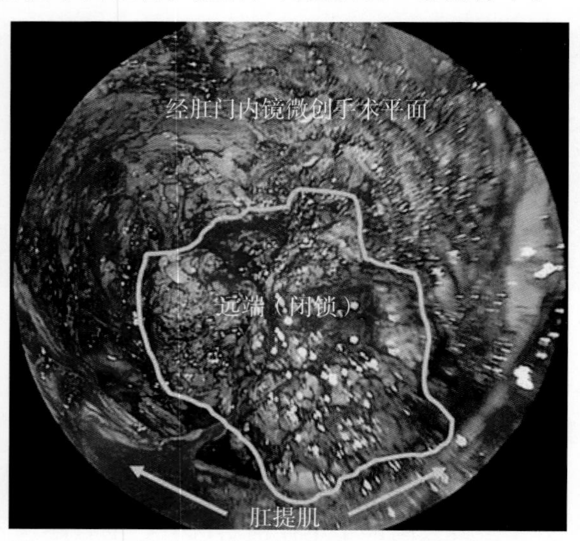

图12-11　经会阴腹腔镜全直肠系膜切除术游离平面

7．会阴部缺损重建

APR术前即应考虑术后会阴部缺损重建问题。如果不行重建手术，APR术后大范围的盆腔无效腔可导致会阴部切口并发症，包括感染、脓肿、慢性引流管窦道、瘘管或疝。重建手术特别适用于因恶性肿瘤而行括约肌外柱状切除或盆腔脏器切除后导致的会阴部巨大缺损患者。接受盆腔放疗的患者，切口并发症增加，重建手术则更为重要[24]。术前咨询会阴部整形外科专家颇为重要，本章仅简单探讨最常用的重建技术。

（1）肌皮瓣。肌皮瓣的主要优势在于可为盆腔重建提供未接受放疗且血供良好的自体组织（图12–12）。放疗后行APR的患者实施一期会阴部创面重建，可明显降低会阴部切口并发症[25]。皮瓣来源包括腹直肌（rectus abdominis，RAM）、股薄肌及臀大肌。RAM皮瓣血供来自腹壁下动脉，旋转后填充盆腔缺损，通常斜形修补会阴缺损。股薄肌血供来源于股深动脉，而臀大肌皮瓣血供来源于臀下动脉。RAM通常取造口对侧腹直肌。值得注意的是，会阴部创面重建术增加手术用时，具有皮瓣供区并发症，存在皮瓣坏死的风险。

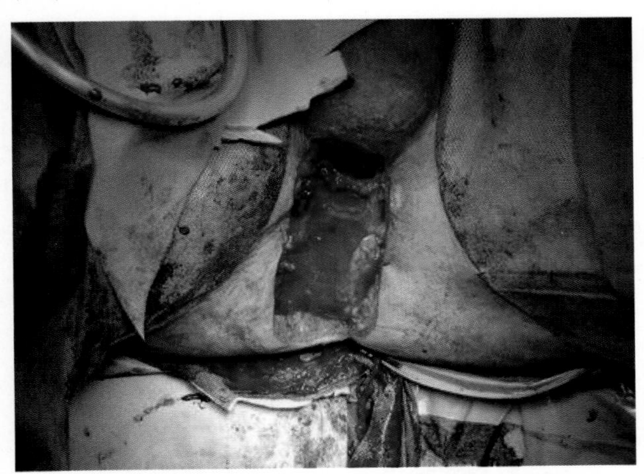

图12–12　APR手术肌皮瓣会阴部创面修补

（2）大网膜成形术。大网膜成形术基于胃网膜动脉而制作带蒂的大网膜瓣，填充于盆腔无效腔，可单独使用，也可和肌皮瓣联合使用。该手术风险罕见，包括内疝形成、坏死及出血[26]。如果大网膜先天性短小或已切除、肿瘤种植或存在炎症反应，则不宜行此手术。行腹腔镜手术时，可能难以获得足够长的网膜瓣。小规模的回顾性研究证实大网膜成形术与肌皮瓣填充术联合与否均可降低会阴部切口并发症发生率[27]。

（3）补片。生物补片可应用于APR术后会阴部缺损的修补（图12–13）。这种新型的无细胞材料来源于猪真皮、肠黏膜下层组织或人源无细胞的真皮组织，可作为组织生长的支架材料，促进组织向内生长，并形成新生血管。与肌皮瓣相比，生物补片更具吸引力，可减少手术用时，也不需要整形外科医生的参与。即使在污染的创面也可安全使用生物补片[28]。明显的不足为费用远远高于聚丙烯补片（30美元/cm^2 vs 2美元/cm^2），但后者具有增加肠梗阻、侵蚀肠管、形成瘘管和补片感染等风险，因此现多用生物补片，不可吸收的GORE–TEX及可吸收的Vicryl补片临床使用效果均良好。

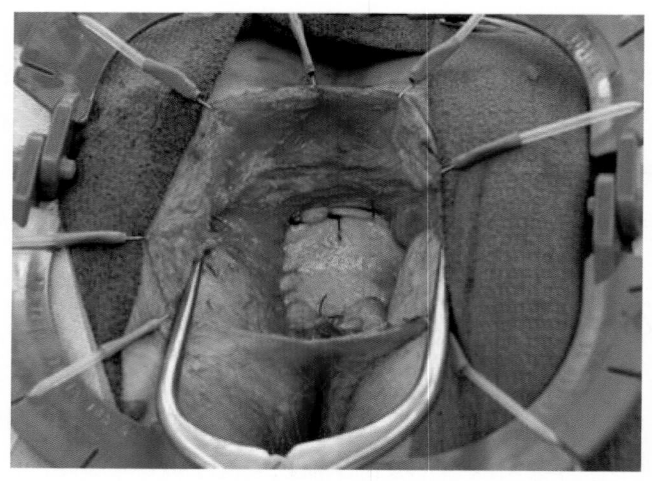

图12-13　APR术后会阴部创面使用生物补片予以修补重建

三、围术期处理及并发症

在笔者的临床实践中，所有患者均纳入快速康复外科计划，不常规使用胃管。术后第一天，患者行清流质饮食，第二天行全流质饮食，第三天行普通饮食。鼓励患者早期下床活动。患者自控静脉镇痛和酮咯酸氨丁三醇缓解术后疼痛。术后第三天移除导尿管。出院前拔除盆腔引流管，但在引流量少，足以避免会阴切口并发症时，也可早期拔除。造口师应向患者及其家属宣教，出院前务必确保他们可以护理造口，随访护士应跟踪患者，进一步指导造口教育和护理。患者第一次到门诊随诊的时间是术后2周。恶性肿瘤患者APR术后应常规随访，以便及时诊治局部复发和远处转移。

大多数腹腔镜APR术后并发症和开放手术相同（表12-1）。术中主要并发症包括邻近器官组织损伤（输尿管、尿道、前列腺、精囊腺、阴道、髂血管或骶前静脉丛）。远隔器官损伤可累及脾脏、小肠及结肠，主要由于Trocar置入损伤、直接或电容耦合电损伤及牵拉损伤。这些并发症通常可以控制，术中可予以修复，可能需要其他外科专家如泌尿外科及血管外科专家的支持。骶前静脉丛大出血是强制立即中转开腹的绝对适应证。

围术期并发症包括肠梗阻、心肺功能不全、尿潴留、盆腔脓肿或血肿、会阴切口感染、肾功能不全。更晚期并发症包括粘连性肠梗阻、造口旁疝、会阴疝、造口脱垂及性功能障碍。

必须强调的是在术中并发症发生之前，应先发制人予以中转开腹。严重的肠粘连、乙状结肠系膜肥厚、不能确认输尿管、盆腔显露不佳等均是中转开腹手术的合理原因。在许多情况下，腹腔镜已完成大部分游离操作，因此即使中转开腹手术，切口也相对较短。多数情况下，一个小的Pfannenstiel切口足以胜任经腹手术操作。对于骶前静脉丛大出血或直肠上动脉损伤者，应迅速行下腹部正中切口，确切控制出血源。

表12-1 腹腔镜APR并发症

腹腔镜APR并发症
术中并发症
邻近器官组织损伤
• 输尿管
• 尿道
• 前列腺
• 精囊腺
• 阴道
腹腔内其他脏器损伤
• 脾脏
• 小肠
• 结肠
出血
• 髂血管
• 骶前静脉丛
术后并发症
尿潴留
盆腔脓肿
盆腔血肿
会阴切口感染
心肺功能不全
肾功能不全
长期并发症
小肠梗阻
疝
• 腹部切口
• 造口旁
• 会阴部
• 结肠造口脱垂
• 性功能障碍
局部肿瘤复发

四、小结

许多系列研究均证实腹腔镜APR安全可行，术后恢复快，住院时间短。大规模前瞻性随机对照试验尚在进行中，两项小规模的研究显示腹腔镜APR和开放APR的肿瘤学临床结局相当。选择合适的患者、进行正确的术前评估、制订翔实的手术计划是获得良好临床结局的基石。本章探讨了许多腹腔镜技术策略，术者使用时应基于患者的具体情况而予以个体化处理。腹腔镜手术的基本步骤和常规开放手术相同，因此中转开腹完成这些重要步骤应视为一次腹腔镜术中判断是否正确的考核，而不是手术失败。机器人手术和腹腔镜手术有许多共性，本书有专门章节予以介绍。术后处理遵循快速康复外科理念，恢复顺利的患者一般术后3～5天出院。

参考文献

[1] NG S S, LEUNG K L, LEE J F, et al. Surgical treatment of anoperineal Crohn's disease: can abdominoperineal resection be predicted?[J]. J Am Coll Surg, 1999, 189(2): 171–176.

[2] DE BUCK VAN OVERSTRAETEN A, WOLTHUIS A M, Vermeire S, et al. Intersphincteric proctectomy with end–colostomy for anorectal Crohn's disease results in early and severe proximal colonic recurrence[J]. J Crohns Colitis, 2013, 7(6): 227–231.

[3] LACY A M, GARCÍA–VALDECASAS J C, DELGADO S, et al. Laparoscopy–assisted colectomy versus open colectomy for treatment of nonmetastatic colon cancer: a randomised trial[J]. Lancet, 2002, 359(9325): 2224–2229.

[4] Clinical Outcomes of Surgical Therapy Study Group. A comparison of laparoscopically assisted and open colectomy for colon cancer[J]. N Engl J Med, 2004, 350(2): 2050–2059.

[5] LIANG J T, HUANG K C, LAI H S, et al. Oncologic results of laparoscopic versus conventional open surgery for stage Ⅱ or Ⅲ left–sided colon cancers: a randomized controlled trial[J]. Ann Surg Oncol, 2007, 14(1): 109–117.

[6] FLESHMAN J. American College of Surgeons Oncology Group (ACOSOG)–Z6051. A phase Ⅲ prospective randomized trial comparing laparoscopic–assisted resection versus open resection for rectal[OL]. Cancer. http: // clinicaltrials.gov/ct2/show/NCT00726622.

[7] ROW D, WEISER M R. An update on laparoscopic resection for rectal cancer[J]. Cancer Control, 2010, 17(1): 16–24.

[8] VELDKAMP R, KUHRY E, HOP W C, et al. Laparoscopic surgery versus open surgery for colon cancer: short–term outcomes of a randomised trial[J]. Lancet Oncol, 2005, 6(7): 477–484.

[9] JAYNE D G, THORPE H C, COPELAND J, et al. Five–year follow–up of the Medical Research Council CLASICC trial of laparoscopically assisted versus open surgery for colorectal cancer[J]. Br J Surg, 2010, 97 (11): 1638–1645.

[10] NG S S, LEUNG K L, LEE J F, et al. Laparoscopic–assisted versus open abdominoperineal resection for low rectal cancer: a prospective randomized trial[J]. Ann Surg Oncol, 2008, 15(9): 2418–2425.

[11] TJANDRA J J, KILKENNY J W, BUIE W D, et al. Practice parameters for the management of rectal cancer (revised)[J]. Dis Colon Rectum, 2005, 48(3): 411–423.

[12] HEALD R J, HUSBAND E M, RYALL R D. The mesorectum in rectal cancer surgery—the clue to pelvic recurrence?[J]. Br J Surg, 1982, 69(10): 613–616.

[13] DA SILVA G, BOUTROS M, WEXNER S D. Role of prophylactic ureteric stents in colorectal surgery[J]. Asian J Endosc Surg, 2012, 5(3): 105–110.

[14] REDAN J A, MCCARUS S D. Protect the ureters[J]. JSLS, 2009, 13(2): 139–141.

[15] MONN M F, HAUT E R, LAU B D, et al. Is venous thromboembolism in colorectal surgery patients preventable

or inevitable? One institution's experience[J]. J Am Coll Surg, 2013, 216(3): 395–401.

[16] BUCHBERG B, MASOOMI H, LUSBY K, et al. Incidence and risk factors of venous thromboembolism in colorectal surgery: does laparoscopy impart an advantage?[J]. Arch Surg, 2011, 146(6): 739–743.

[17] NAVARRO-VICENTE F, GARCÍA-GRANERO A, FRASSON M, et al. Prospective evaluation of intraoperative peripheral nerve injury in colorectal surgery[J]. Colorectal Dis, 2012, 14(3): 382–385.

[18] GAUJOUX S, BRETAGNOL F, AU J, et al. Single port access proctectomy with total mesorectal excision and intersphincteric resection with a primary transanal approach[J]. Colorectal Dis, 2011, 13 (9): e305–307.

[19] HOLM T, LJUNG A, HAGGMARK T, et al. Extended abdominoperineal resection with gluteus maximus flap reconstruction of the pelvic floor for rectal cancer[J]. Br J Surg, 2007, 94 (2): 232–238.

[20] WEST N P, FINAN P J, ANDERIN C, et al. Evidence of the oncologic superiority of cylindrical abdominoperineal excision for low rectal cancer[J]. J Clin Oncol, 2008, 26(21): 3517–3522.

[21] ROBLES CAMPOS R, GARCIA AYLLON J, PARRILA PARICIO P, et al. Management of the perineal wound following abdominoperineal resection: prospective study of three methods[J]. Br J Surg, 1992, 79 (1): 29–31.

[22] MARKS J H, FRENKEL J L. Laparoscopic abdominoperineal resection (APR)[M]// WEXNER S D, FLESHMAN J W. Master techniques in general surgery: colon and rectal surgery: abdominal operations. 1st ed. Philadelphia, PA: Lippincott Williams & Wilkins, 2012: 323–331.

[23] DE LACY A M, RATTNER D W, ADELSDORFER C, et al. Transanal natural orifice transluminal endoscopic surgery (NOTES) rectal resection: "down-to-up" total mesorectal excision (TME)-short-term outcomes in the first 20 cases[J]. Surg Endosc, 2013, 27(9): 3165–3172.

[24] CHADWICK M A, VIERTEN D, PETTITT E, et al. Short course preoperative radiotherapy is the single most important risk factor for perineal wound complications after abdominoperineal excision of the rectum[J]. Colorectal Dis, 2006, 8 (9): 756–761.

[25] NISAR P J, SCOTT H J. Myocutaneous flap reconstruction of the pelvis after abdominoperineal excision[J]. Colorectal Dis, 2009, 11(8): 806–816.

[26] NILSSON P J. Omentoplasty in abdominoperineal resection: a review of the literature using a systematic approach[J]. Dis Colon Rectum, 2006, 49(9): 1354–1361.

[27] BUTT H Z, SALEM M J, VIJAYNAGAR B, et al. Perineal reconstruction after extra-levator abdominoperineal excision (eLAPE): a systematic review[J]. Int J Colorectal Dis, 2013, 28(11): 1459–1468.

[28] HAN J G, WANG Z J, GAO Z G, et al. Pelvic floor reconstruction using human acellular dermal matrix after cylindrical abdominoperineal resection[J]. Dis Colon Rectum, 2010, 53(2): 219–223.

第十三章　腹腔镜结直肠切除术

David A. Etzioni, Tonia M. Young-Fadok

世上无难事，只要肯登攀。——Henry Ford

关键点

- 腹腔镜结直肠切除术需要切除全部结直肠，与常见节段性结肠切除相比，技术上更具挑战性，只有经验丰富的专家方可胜任。
- 尽管手术步骤大同小异，当考虑实施全结直肠切除术时，需要慎重考虑几个重要问题。
- 明智的策略是将腹腔镜结直肠切除术视为右半结肠切除术、横结肠切除术、结肠脾曲游离、左半结肠切除术、直肠切除术等几个手术的有机组合，重点关注每一部分的基本步骤与操作要点。

电子补充材料参见：10.1007/978-1-4939-1581-1_13.
视频网址：http://www.springerimages.com/videos/978-1-4939-1580-4.

David A. Etzioni，MD，MSHS（通讯作者）；Tonia M. Young-Fadok，MD，MS
Division of Colon and Rectal Surgery，Mayo Clinic College of Medicine，5777 E. Mayo Blvd.，Phoenix，AZ 85054，USA
E-mail：etzioni.david@mayo.edu

一、简介

在所有的外科手术中，腹腔镜结直肠切除术具有特殊的挑战性，甚至对经验丰富的外科医生而言也是如此。该手术的复杂性体现在手术用时长、技术难度大及并发症多见。本章将探讨该手术的适应证及手术要点，特别详述技术层面的关键所在。

二、流行病学及手术经济学

尽管三级医疗中心经常实施腹腔镜结直肠切除术，但所占比例有限。最常见适应证包括溃疡性结肠炎、克罗恩病及家族性腺瘤性息肉病（familial adenomatous polyposis，FAP），少见的情况是其他息肉病综合征、癌症或结肠炎。遗憾的是目前尚不清楚美国每年完成的腹腔镜结直肠切除术的确切数量，这是因为目前使用的国际疾病分类-9（international classification of diseases，ICD-9）未包括腹腔镜结直肠切除术，ICD编码45.81代表腹腔镜结肠切除术，这是唯一一个和腹腔镜结直肠术相关的编码。

基于此编码，对2011年医疗成本与利用研究（Healthcare Cost and Utilization Project，HCUP）数据库予以简单分析。HCUP数据库资料来源于美国每年20%的出院患者，因此可代表外科手术占比及手术方式分布。基于该数据库和ICD编码45.81，笔者分析结果显示行腹腔镜结直肠切除术的病变分布如下：溃疡性结肠炎4 800例（65.8%），克罗恩病1 200例（16.4%），家族性腺瘤性息肉病1 300例（17.8%）。

腹腔镜结直肠手术对患者和付款方均是明显负担，手术费用为43 000～50 000美元[1,2]。手术并发症发生率颇高，包括吻合口漏、再次手术、梗阻、瘘、切口感染及出血。如果考虑费用和并发症风险，结直肠切除术并非唯一理想的治疗方式。对于大多数炎症性肠病患者而言，他们的生活质量已恶化到必须接受结直肠切除术的程度，回肠造口或回肠贮袋肛管吻合术（ileal pouch-anal anastomosis，IPAA）是恢复较好生活水平的唯一选择。另外，长期患病者，手术费用相对减少。一项研究显示结直肠切除恢复后所需费用较术前明显减少[2]。

三、术前考量

适宜实施结直肠切除术的几个适应证术前均需一系列不同的处理策略。

1. 溃疡性结肠炎

通常而言，内科治疗无效的溃疡性结肠炎患者适宜行结直肠切除术，适应证包括腹部不适逐渐恶化、腹泻及新生肿瘤。大部分患者已接受逐渐升级的药物治疗，包括强效免疫抑制剂。当基于病理检查而确定手术方式时，非常重要的是需要经验丰富的病理学专家（最好2名）予以检查确认。其他适应证包括相对少见的穿孔和出血、药物毒副作用、妊娠期妇女拒绝药物治疗、幼儿及青少年生长发育延迟。

一旦决定实施结直肠切除术，需要解决几个重要问题，这也是整个外科计划的一部分。首先最重要的问题是理解肠道连续性重建对患者长期生活质量改善的影响。结直肠切除回肠贮袋肛管吻合术是溃疡性结肠炎的标准术式，时至今日，此结论依然正确无误。一小部分患者可行结肠切除回直肠吻合术，其适应证包括：①直肠相对正常，此时亦应考虑克罗恩病的可能性；②直肠顺应性良好；③直肠无发育不良病变和肿瘤。值得注意的是，重建胃肠道连续性并非绝对必要。高龄患者，特别是括约肌功能不全或活动受限者，行永久性回肠造口是明智的选择。

第二个问题是首次手术应该选择结直肠切除术（伴或不伴回肠肛管吻合术）还是结肠切除术（保留直肠）。重要的是直肠切除术极易发生近期及远期并发症。因此结直肠切除术不适用于代谢障碍、营养不良、明显病态、显著中毒状态或其他不宜手术的情况。肥胖患者体重减轻后，方可实施结直肠切除术。

对于使用生物治疗（如英夫利西单抗、阿达木单抗或培赛利珠单抗）的患者，术后并发症风险是否增加存在争议。近3年，至少有3篇荟萃分析文献探讨此热点问题，结果并未统一[3-5]，并发症发生率2篇报道增加[3,5]，1篇未增加[4]。值得注意的是，Yang Z等[4]报道累积短期感染的发生率增加1倍多（风险比=2.24），但因样本量的问题，作者认为差别无统计学意义。目前，对生物治疗增加并发症发生风险的程度尚难确定。如果腹腔镜结直肠切除术并发症发生率的确升高的话，则强制性要求术前停止生物治疗，采取措施，优化患者身体状况。笔者的实践经验是术前停药时间为1.5～2个用药周期。对于结肠切除术或无吻合的结直肠切除回肠造口术，上述限制可以忽略。对于处于急症状态的停用生物制剂时间不足的患者，笔者认为继续使用或近期使用生物制剂是一个危险因素，应考虑三期手术方案（译者注：详见本书第三十一章有关内容）。

2. 克罗恩病

与溃疡性结肠炎相比，克罗恩病更具有异源性，需要更为谨慎的手术决策。与溃疡性结肠炎一样，内科治疗失败或发生并发症的克罗恩病患者也适合手术治疗。然而，与溃疡性结肠炎不同，克罗恩病往往仅需要切除一部分结直肠，而不需要行结直肠切除术或全结肠切除术。克罗恩病和溃疡性结肠炎手术最大的区别在于克罗恩病患者禁止行IPAA，因为贮袋失败和生活质量下降的可能性较高[6-8]。

克罗恩病腹腔镜结直肠切除术需行永久性回肠造口，远端肛管的处理需要斟酌。有两种处理办法：一为超低位切割闭合器横断，一为经括约肌直肠切除术。对于无会阴部病变的患者，超低位横断是适宜的选择，技术上颇为便利，但是具有吻合线裂开及后继盆腔感染的风险。另外，残留肛管黏膜也可导致肛周病变的发生。然而，该手术确实保留了括约肌，使得患者易于接受手术建议。经括约肌直肠切除术增加手术用时，但可确切缝合关闭肛管。然而，对于罹患肛周疾病的患者，二者疗效相当，笔者推荐经括约肌直肠切除术，所有活动性肛瘘均予以清创处理。

3. 家族性腺瘤性息肉病

息肉负荷及恶变可能是FAP患者行结直肠切除术的适应证。术前诊断评估需行全结肠镜检、十二指肠镜检、全腹及盆腔强化CT扫描检查，这些都是制订适宜手术计划所必需的检查项目。

术前对有关患者总体状况的几个问题尚需明确。第一，必须确认恶变部位，特别是直肠癌。如果结直肠遍布难以计数的息肉，完全排除恶变是不可能的，但是明显的肿物需要活检。第二，直肠息肉负荷需谨慎评估。直肠息肉数量少的患者，有可能允许全结肠切除回直肠吻合术，若经过严格筛选，此类患者可保留良好的排便功能并避免直肠切除所带来的手术并发症。与回直肠吻合术相比，强制性实施结直肠切除术的息肉负荷阈值颇存争议。回直肠吻合术要求息肉数目不超过10～20枚，且术前直肠内无息肉。然而，即使在直肠内仅有微小息肉，残留直肠依然需要终生监控，其恶变发生率约为5.5%[9]。第三，需仔细阅读CT片，以发现肿瘤性病变，对于未发现结肠癌的患者，亦可见转移性病变，Gardner综合征患者可见腹腔内硬纤维瘤。第四，十二指肠镜检可发现十二指肠腺瘤，其极易恶变，是导致FAP患者死因之一[10]。

诊治FAP患者时，务必认识到FAP是一种常染色体显性遗传病，因此患者及其家属均应详细检查，强烈推荐咨询遗传学专家。

4. 造口选择与标记

可能行造口的患者，术前咨询造口师并标记造口位置颇为重要[11-12]。术前术者应与造口师交流拟行造口的类型，通常术者知晓与造口有关翔实细节（比如疝的位置、增厚的腹壁等），这些都与造口设计有关。计划造口位置可作为Trocar置入部位，益处颇多。通常，临时性造口位置可以偏移几厘米，以便于Trocar放置。另外，即使Trocar位置紧靠造口也不会导致长期问题，因为即使Trocar切口位于造口用具之下也会很好地愈合。

5. 吻合器法回肠贮袋肛管吻合术与黏膜切除手工吻合法

如果拟行IPAA，应在手术前就考虑实施吻合器法还是黏膜切除后手工吻合法，判断的依据部分来源于直觉和理论，部分来源于资料证据。

直觉上，IPAA术后保留齿状线上方2～3 cm的直肠黏膜（包括移行区），可保留较好的胃肠道功能和生活质量。已有4项样本量相对较小的随机试验验证上述假设[9-12]。Schluender等对这些试验予以荟萃分析后发现两种方法的临床效果类似。值得注意的是，这些研究总样本量仅有180例，而且完成相对较早，其中有2项研究发现双吻合技术能改善直肠功能[11-12]。这种单一研究的差异结果在荟萃分析中并未再现的原因在于监测终点不统一或样本量过小。一项系统研究包括试验性、前瞻性和回顾性等多种研究类型，结果发现双吻合技术可提高夜间控便能力，改善功能性生理参数[13-15]，笔者坚信双吻合技术可改善患者功能。对溃疡性结肠炎患者而言，保留套袖状直肠并非没有代价。炎症性肠病或FAP患者保留的黏膜可发生问题，包括进展性炎症（套袖炎）、后继发生的发育不良及肿瘤。肛管移行区罕见腺癌，但已见于溃疡性结肠炎行IPAA的术后患者[16-17]。风险虽很低，但难以定量。直观而言，溃疡性结肠炎患者术后发育不良和相继恶变与“视觉盲区”有关（译者注：笔者的含义可能是指术前结肠镜检查在肛管和直肠末端存在盲区，有可能漏诊发育不良或肿瘤性病变），后者存在结肠盘状炎症反应，进而导致发育不良。因此IPAA后直肠袖套出现发育不良的风险在业已罹患远端结肠或直肠发育不良的患者中增加。Lovegrove等推荐对于远侧直肠存在发育不良的患者，最好予以黏膜切除并手工吻合；近侧结肠存在发育不良的患者，可予以双吻合器吻合[13]，笔者在临床实践中也是这样操作的。对于FAP患者，选择双吻合技术还是黏膜切除并手工缝合法IPAA颇为重要。一般而言，套袖炎不是考虑的重点，腺瘤和癌变的潜在风险在此类患者中颇高。FAP患者行手工缝合法IPAA术后，腺瘤和腺癌发病风险下降[14–15]，不幸的是，即使黏膜切除并手工吻合的患者，也不能完全避免腺瘤和腺癌的发生。贮袋切除标本病理检查发现贮袋下方依然可见直肠黏膜细胞[16]。最大的文献综述报道10年后发生腺瘤的概率黏膜切除组为22.6%，手工吻合组为51.1%[19]。另外，尚有几个FAP患者同时罹患肛管腺癌的报道，甚至见于黏膜切除并IPAA术后的患者[15,17]。不管采用何种吻合技术，FAP患者IPAA术后均需要对贮袋和肛管予以终生随访监测。

四、手术流程

1. 患者体位

患者体位应方便手术组成员手术操作并充分利用重力牵引作用，统筹安排颇为重要。如果没有妥善固定，在极端体位时，患者可能会从手术床上滑落。然而尚没有一种通用的固定方式，目前两种主要方式为：①在手术床上放置泡沫垫，后者摩擦力较大，可限制患者躯体偏移；②可塑形的蚕豆袋垫于患者背部和肩部，从而将患者绑缚在手术床之上。不管如何准备手术床，在所有患者中，低的截石位是腹腔镜结直肠切除的理想体位。患者大腿高度应与腹部持平，以免术者站于下腹部游离结肠脾曲时，影响手术器械的传递和使用。

2. Trocar放置

笔者多用钻石形的Trocar布局（图13–1）。首先于脐上切开腹壁，进入腹腔，置入12 mm钝头Trocar，制造气腹。探查整个腹腔，置入其他Trocar：①耻骨上5 mm Trocar；②左下腹5 mm Trocar；③盘状切除右下腹皮肤及皮下脂肪组织，置入12 mm Trocar，此处为回肠造口位置；④依据手术需要，置入另一个5 mm Trocar，如游离结肠脾曲时，在

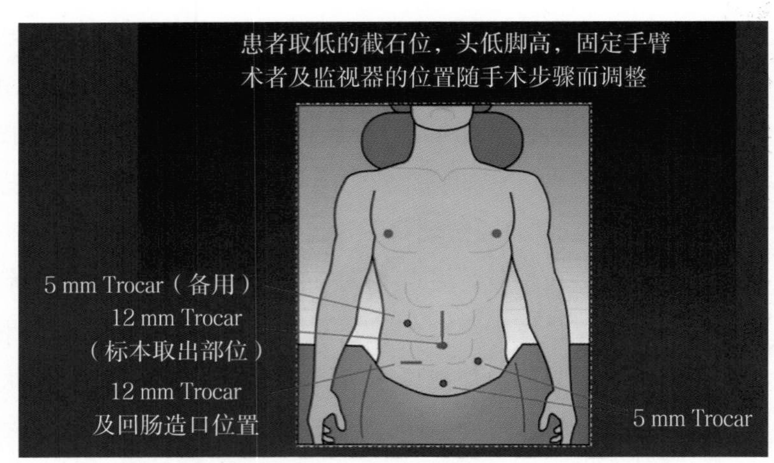

图13–1　全结直肠切除IPAA手术Trocar布局

右上腹置入5 mm Trocar。Trocar位置变通颇为重要，如肥胖患者的脐部相对腹部和盆腔结构更靠近肛侧，Trocar位置应适当上移。

3. 手术步骤

腹腔镜结直肠切除术可分解为几个手术过程：①游离升结肠；②游离结肠肝曲；③游离降结肠及乙状结肠；④游离结肠脾曲；⑤游离直肠；⑥游离肛管直肠；⑦离断结肠系膜；⑧回肠贮袋肛管吻合；⑨回肠造口。

目前，有许多“正确”的腹腔镜结直肠切除手术步骤，因为在充分游离之前切断直肠颇为困难，有几种不切合实际，还有几个不明智的做法。笔者推荐在游离直肠之前，不要离断降结肠及乙状结肠系膜。决定在腹腔内或腹腔外离断横结肠系膜同样颇为重要。如果采用纵行切口，在腹腔外离断横结肠系膜和制作贮袋均颇为方便。另外，笔者主张不要过早离断结肠血管，以防缺血的结肠在腹腔内存留时间过长。因此笔者采用自外向内的游离结肠方式，如此可保留结肠血管蒂。通常而言，具体手术步骤依不同术者的习惯和熟练程度而有所差异。

（1）游离升结肠。将患者置于陡直的Trendelenburg体位，升高右侧躯体，用无损伤肠钳将小肠移出盆腔，置于左上腹。将大网膜同样置于左上腹。显露右侧盆腔边缘，回盲部和后腹膜之间的腹膜反折用电剪予以标记（图13-2、图13-3）。正常BMI的患者，可见肾前筋膜下方的输尿管，但对于超重患者，需要打开Toldt间隙方可显露输尿管。自外侧切开Toldt白线，沿Toldt间隙游离升结肠系膜。在整个游离过程中均需小心保护右侧输尿管、下腔静脉及十二指肠。此处，有几个可视的解剖结构利于指导游离：①如果髂腰肌显露，提示分离平面过深；②要在分离平面的后方而非内侧显示肾脏轮廓；③务必保持升结肠系膜固有筋膜完整，如果进入脂肪组织，则务必马上重新评估分离平面是否正确。由于炎症性肠病或既往手术瘢痕，正确的Toldt间隙偶尔难以显示。此时，可采用逆时针的方式游离右半结肠，先游离结肠肝曲，然后向近侧结肠游离。当显示十二指肠前表面和下缘时，提示此部分游离已结束。切开末段回肠系膜基底部后腹膜，直达十二指肠，如此在行IPAA时可确保无张力吻合。

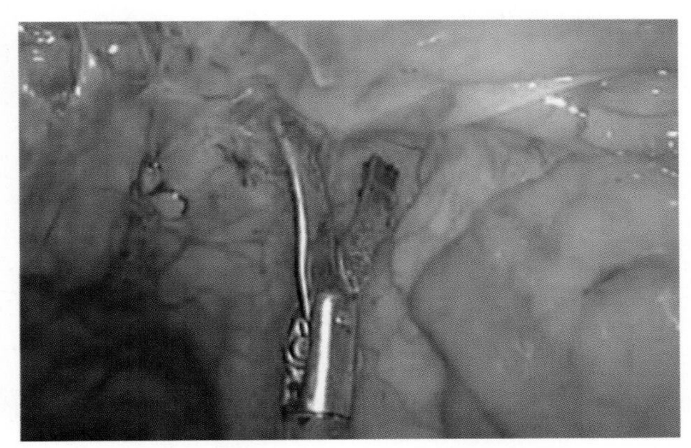

图13-2 游离末端回肠（Conor Delaney

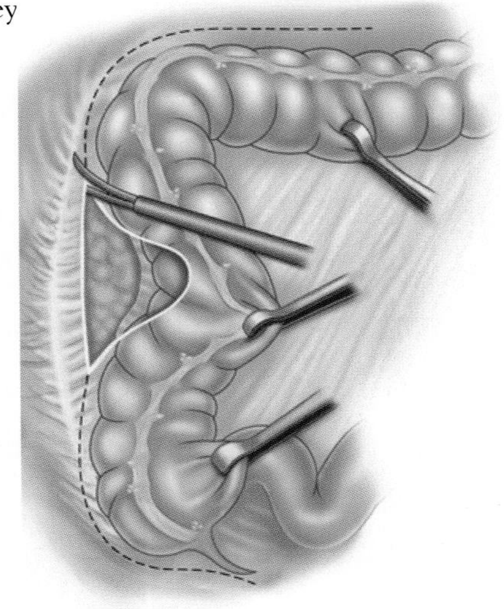

图13-3 自外向内游离升结肠

（2）游离结肠肝曲。此时将患者调整为陡直的反Trendelenburg体位并升高右侧躯体，术者站于患者左侧，经脐上Trocar置入肠钳向肛侧牵拉结肠肝曲。拉紧结肠上缘和肝脏下缘之间的肝结肠韧带，将其切断，自后腹膜解离结肠肝曲。自左侧腹Trocar置入能量平台，完成上述操作。继续向后侧、下侧及内侧游离，显露十二指肠前表面及其与胰腺交界处，此时即可与升结肠游离平面相交通。顺时针方向向内侧继续游离，即进入小网膜囊。

（3）游离降结肠及乙状结肠。此部分游离往往自直肠乙状结肠交界处开始，此处是确认近侧分离和远侧分离的理想分界点。将患者置于Trendelenburg体位并升高左侧躯体。经左侧Trocar置入肠钳将乙状结肠拉向腹侧及内侧，经耻骨上Trocar置入抓钳将乙状结肠外侧后腹膜提起（图13-4）。使用适宜的电子外科设备打开此处腹膜反折，进入Toldt间隙，显露肾前筋膜下方的左侧输尿管及髂血管。“Toldt白线保留”是指紧靠此白线内侧切开后腹膜，如此极易显露左侧输尿管。

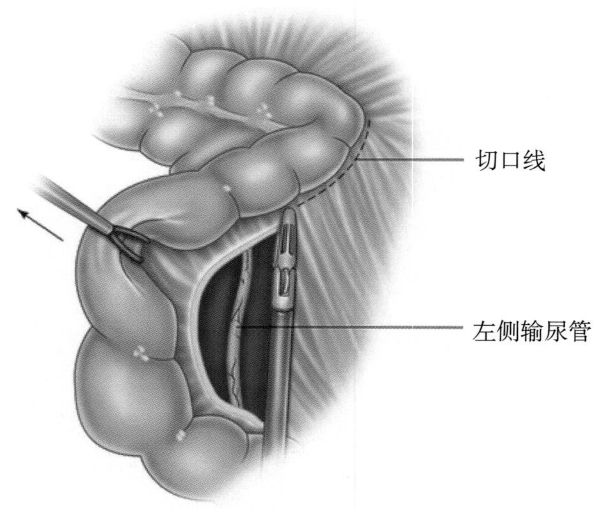

图13-4　自外向内游离降结肠及乙状结肠

（4）游离结肠脾曲。游离结肠脾曲是结直肠切除术中颇为重要且具有挑战性的部分，原因为显露困难、脾脏损伤、脾结肠韧带或结肠系膜血管损伤。可采用逆时针和（或）顺时针方向游离，确保解离完全。逆时针方向游离是乙状结肠和降结肠游离的自然延续。此时，术者可站于患者右侧，也可位于其两腿之间。患者取陡直的反Trendelenburg体位并轻度升高左侧躯体。游离结肠脾曲时，必须保持向内侧适当牵拉，以免损伤肾脏或进入其后方。一旦完全游离结肠脾曲顶端，即可显示胰腺，避免损伤之。使用能量平台离断脾结肠韧带、肾结肠韧带及胰结肠韧带。

顺时针方向分离自横结肠中部开始，向远侧游离，此时需考虑大网膜的存留问题。保留大网膜者，可自横结肠表面解离大网膜，将其置于上腹部，即进入小网膜囊。经左侧Trocar置入抓钳，将大网膜拉向头侧，下腹部Trocar置入肠钳，将结肠拉向肛侧，右侧Trocar置入能量平台设备打开小网膜囊。切除大网膜者，在横结肠中点上方，紧靠胃网膜血管离断大网膜。将结肠和大网膜牵向肛侧，向左侧切开胃结肠韧带和脾结肠韧带，进入小网膜囊，最后离断肾结肠韧带，完全游离结肠脾曲。向肛侧适当牵拉结肠脾曲，利于解离其周围的韧带组织。

既往手术史、患者体形或解剖变异可导致结肠脾曲游离困难，此时于右上腹增加Trocar颇有帮助，特别是顺时针方向游离时，经此Trocar置入抓钳可向头侧及腹侧牵拉组织，便于显露术野。

（5）游离直肠。降结肠及乙状结肠游离层面向尾侧继续延伸，即开始游离直肠。患者取Trendelenburg体位并升高左侧躯体。经右侧Trocar置入肠钳将直肠与乙状结肠交界处的结肠向内侧牵拉，经耻骨联合上Trocar置入分离设备，自直肠后间隙游离。值得注意的是，术者可站于患者任何一侧完成此操作。虽然站于患者左侧手术看起来笨拙可笑，但笔者习惯这种站位，经左侧Trocar置入牵拉设备，协助手术操作。

此时，确保自直肠后间隙游离颇为重要，清楚确认左侧输尿管和上腹下神经丛，沿直肠后间隙向肛侧锐性分离。直肠侧方分离沿盆壁侧方的 “白色组织” 和内侧直肠系膜的“黄色组织”之间进行，此处是进入直肠后间隙的正确通道。左侧分离尽量深远，然后遵循同样的标准开始右侧分离。尽管此时很少损伤右侧输尿管，但依然应谨慎小心。向内侧及肛侧游离，与左侧游离平面相交通。随着直肠被逐渐向前方提起，后方游离尽量向肛侧延伸，有时需要离断直肠侧韧带。

直肠后方及侧方完全游离后，将注意力转向直肠前方游离。男性患者需切开腹膜反折，显露精囊腺及前列腺。经耻骨上Trocar置入抓钳，向头侧牵拉膀胱或子宫对于直肠前方的游离颇为重要。重要的是，患者应取陡直的Trendelenburg体位，以利用重力作为“第二助手”。Denonvilliers筋膜解剖和将其切除的意义仍存争议。如果不是直肠前壁肿瘤，则没必要完全裸露精囊腺及前列腺（图10-8）。女性患者腹膜反折较深（图13-5），子宫往往阻碍前方分离，可使用子宫颈托或经腹缝线悬吊子宫。经腹缝线悬吊子宫时，可在耻骨上Trocar足侧引入直针，绕过子宫底，然后穿出腹壁，缝线打结。

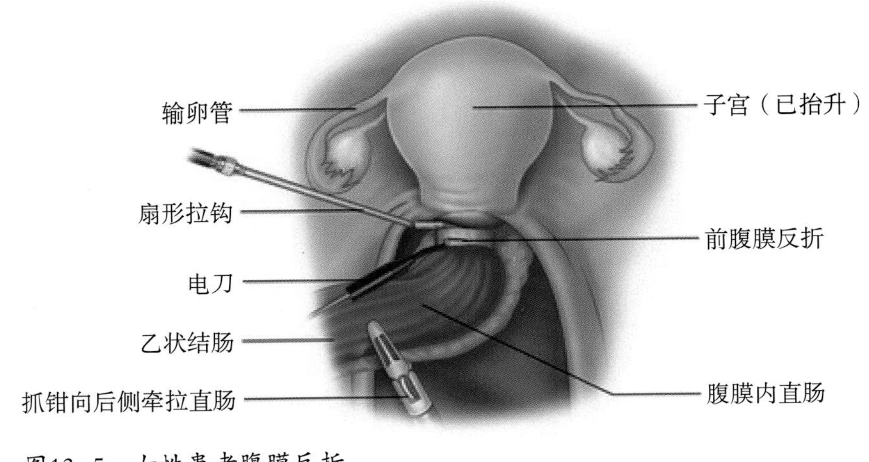

图13-5　女性患者腹膜反折

（6）游离肛管直肠。游离肛管直肠的方法包括：①经括约肌直肠切除术；②经腹会阴直肠切除术；③腹腔镜切割闭合器离断；④开腹切割闭合器离断。经括约肌直肠切除术（图13-6）对行永久性回肠造口的患者颇为重要。相对超低位Hartman手术，经括约肌直肠切除术的优势在于完全切除肛管直肠黏膜，对克罗恩病或直肠存在明显发育不良的患者更为适宜。此时需将患者置于高的截石位，肛门置入牵开器并固定于肛周皮肤。现在很少实施经腹会阴直肠切除术，此术式仅适用于靠近肛管直肠环的浸润性肿瘤患者。在其他情况下，经括约肌直肠切除术具有避免会阴部切口并发症的优势。

最常用的离断肛管直肠的方法是使用腹腔镜直线型切割闭合器，需将直肠环周游离至盆底。经肛门置入手指可确认分离是否彻底，所有周围组织均已离断。直肠末端厚度已接近腹腔镜吻合器钉高安全闭合的上限。因此拟离断处直肠周围组织（如直肠系膜及蜂窝组织等）均务必彻底清除。腹腔镜闭合器必须可曲，经耻骨上Trocar置入，行前方、后方离断；或经右侧Trocar置入，行斜行或水平离断。计划造口部位是置入另一把Trocar的理想部位。未闭合的吻合器钉高度至少4.0 mm。较短的钉匣便于置入狭窄的骨盆，但往往需要多把吻合器行多次切割闭合。另一种离断直肠末端的方法为开放手术，行腹部Pfannenstiel切口或低位中线切口，大小允许一只手和吻合器置入。使用横行吻合器，紧靠盆底离断直肠末端，取出标本。该术式的优点为可避免多次击发闭合，后者会增加吻合口漏的概率[19,20]。基于手术计划，中线切口也便于贮袋制作及回肠造口。

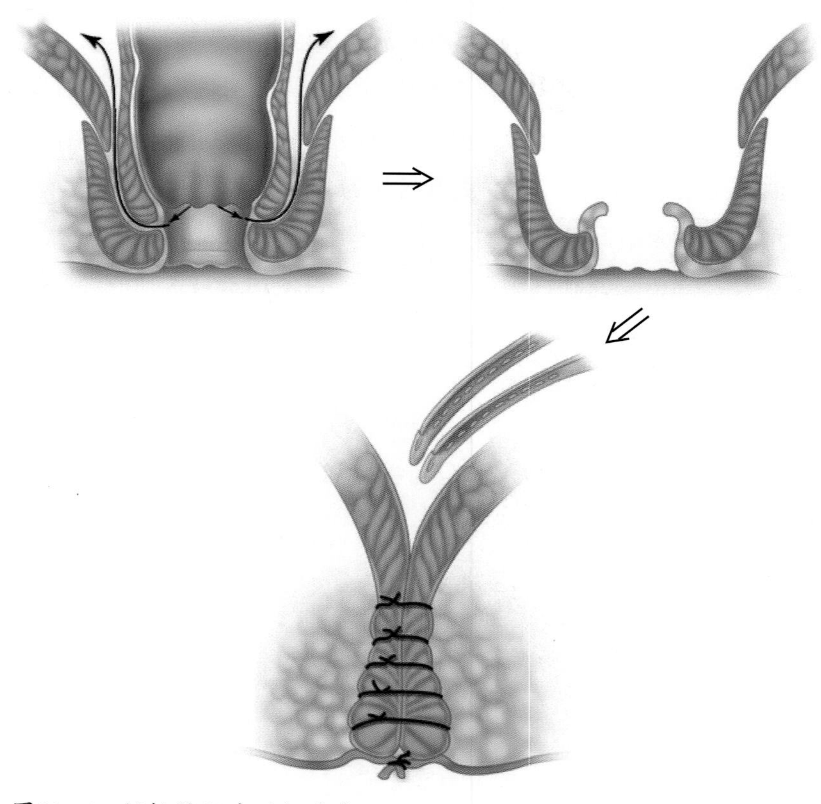

图13-6　经括约肌直肠切除术

（7）离断结肠系膜。离断结肠系膜是所有腹腔镜结直肠手术的重要组成部分，笔者喜欢将结肠完全游离后再离断系膜，因为系膜离断后，肠缺血随即发生。缺血肠管扩张明显，易于破裂，导致手术操作更为困难。然而，许多术者实施自内向外的手术入路，手术早期即离断系膜。横结肠系膜离断最为困难。因此标本取出和系膜离断方法需三思而后行。如果计划做取出标本的切口，上腹部切口足以胜任标本取出和系膜离断。如果不行腹部切口，那么可在腹腔内完成全部系膜离断。直肠末端离断后，采用自内向外的方式，使用能量平台设备自乙状结肠开始向近侧离断系膜（图13-7）。除癌症患者外，系膜离断遵循“手术方便”的原则，靠近结肠壁离断即可，无须高位结扎IMA或直肠上动脉。降结肠及乙状结肠系膜可从内侧横断或将结肠拉向内侧从其外侧将系膜离断。

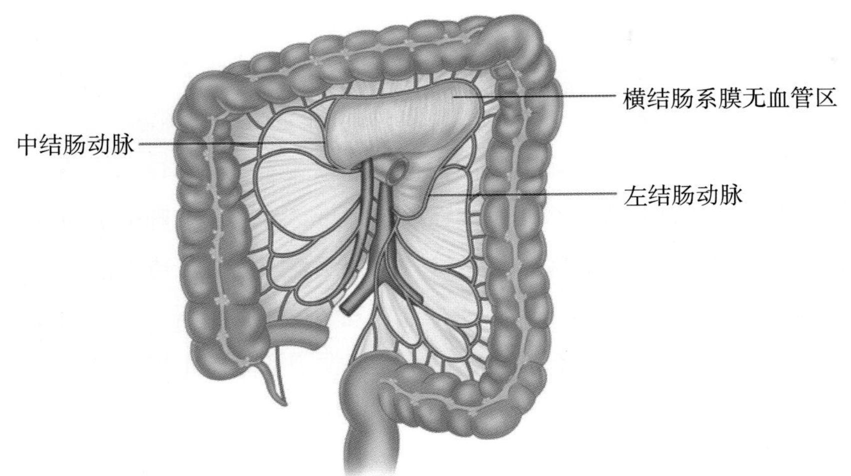

图13-7 结肠主要供血血管

离断横结肠系膜颇具挑战性的原因有三：一为横结肠系膜与胃、十二指肠、大网膜和近端小肠的比邻关系；二为没有结肠断端作为抓持部位；三为横结肠系膜相对较短。与降结肠系膜离断类似，横结肠系膜离断可从小网膜囊一侧进行，也可自下方开始。值得注意的是，向近侧分离的过程中，可惊讶地发现回结肠血管非常靠近中结肠血管。如果拟行IPAA，则务必保留回结肠血管蒂，因此一旦到达结肠肝曲，系膜离断就应结束。

（8）回肠贮袋肛管吻合。此术式的适应证和禁忌证不在本章讨论范围之内，此处仅简单探讨贮袋制作的技术问题（图13-8）。IPAA作为溃疡性结肠炎手术的一部分，可经回肠造口部位、标本取出的下腹部或脐周切口实施。对于肥胖的男性患者，经回肠造口部位行回肠贮袋制作颇为困难。通常而言，经回肠造口取出标本仅适用于BMI正常的患者，对于超重、因腹壁或末端系膜肥厚而导致确认贮袋无张力吻合困难的患者，需行较大的腹部切口。

如果拟制作回肠贮袋，在实施腹壁切口之前，需要完全游离小肠系膜。最重要的固定和易于损伤回肠的部位在末端回肠系膜根部，因此务必全程切开系膜根部和后腹膜之间的腹膜反折，显露十二指肠。将末端回肠拉出腹外，检查其长度，制作回肠贮袋。当经腹部切口提出时，务必确保长15 cm的贮袋顶端能无张力达耻骨联合下缘。早期研究发现只有贮袋顶端达

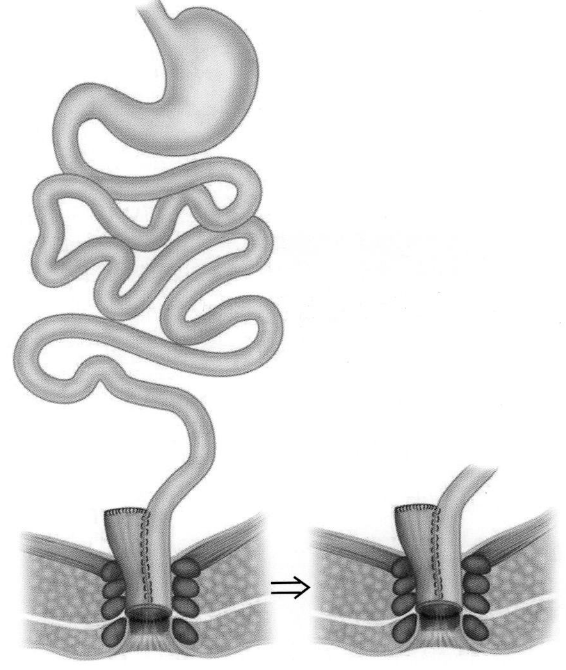

图13-8 回肠贮袋肛管吻合

耻骨联合下6 cm，方可保证贮袋无张力达齿状线位置[18]，但笔者发现经过腹部任何切口提出时，上述参考数据均不能作为理想的参考标准。

如果担心贮袋长度不够，应该考虑延长贮袋的各种方法，最有效的方法包括：①切开小肠系膜腹膜层[19]；②切断肠系膜上血管部分分支；③选择其他造型的贮袋（如“S”形贮袋）。关于此问题请参考Uraiqat等发表的综述[20]。笔者使用28 mm吻合器，将抵钉座置入贮袋顶部，2-0Prolene荷包线打结固定于中心杆，将贮袋放回腹腔，确保其在盆腔内走行正确，关闭腹部切口。重建气腹，腹腔镜直视下完成吻合。首先沿贮袋长轴方向检查其系膜，确保贮袋和十二指肠第二部分之间的肠系膜切缘呈一条直线。在将贮袋置入盆腔时，确保其系膜位于后方，有利于增加贮袋长度。经肛门置入端端吻合器，穿刺锥自直肠吻合线中点穿出，与抵钉座中心杆对合，旋紧关闭吻合器。击发吻合器之前，确保肠系膜无扭转。女性患者，需触诊阴道，确保吻合器内未夹入阴道后壁。击发吻合器，再次确认贮袋未发生扭转。将大标本和远切缘一并送病理检查。经肛门放置引流管，行贮袋减压，术后2～3天拔除。

（9）回肠造口。回肠造口可为永久性造口或暂时性回肠双腔造口。如为前者，造口策略要求较高，良好造口要求造口位置准确、造口筋膜通道大小适宜及造口肠管适当外翻。术前务必请经过培训的造口师予以造口宣教和定位。造口通道直径大小以可容纳造口回肠臂及其系膜即可。如行暂时性造口，则在贮袋肛管吻合及贮袋引流管放置妥善后实施。切开大小适宜的造口通道，置入无损伤抓钳，将远段回肠袢拉出腹腔，停止向腹腔内注气，直视下拔除剩余Trocar。关闭所有腹壁切口，覆盖无菌辅料，最后完成回肠造口，一期开放，佩戴造口用具。

手术技巧

- 借助造口部位放置Trocar具有一定的优势，然而，如果可能妨碍手术操作的话，不可拘泥于此。
- 术者必须熟悉手工缝合和双吻合器吻合技术，不同情况下，使用相应的吻合方法。
- 在手术早期不能离断血管，如此不仅可避免缺血肠管在腹腔内留置时间过长，还可避免意外烧灼邻近的任何组织器官。游离肠段是手术的关键点，在每一步手术中还应选择最理想的处置方法。

五、小结

本章简述笔者实施腹腔镜结直肠切除行或不行IPAA的手术策略，当然尚有其他的手术方法同样可获得理想的临床结局，如由内向外手术入路和手辅助腹腔镜技术。笔者尚有许多实用技术未能详述。笔者也发现操作颇具挑战性的单孔腹腔镜技术对某些患者优点颇多，实用的手术入路正在研究之中，详细报道指日可待。

参考文献

[1] ELLIS M C, DIGGS B S, VETTO J T, et al. Trends in the surgical treatment of ulcerative colitis over time:

increased mortality and centralization of care[J]. World J Surg, 2011, 35(3): 671–676.

[2] HOLUBAR S D, LONG K H, LOFTUS JR E V, et al. Long–term direct costs before and after proctocolectomy for ulcerative colitis: a population–based study in Olmsted County, Minnesota[J]. Dis Colon Rectum, 2009, 52(11): 1815–1823.

[3] KOPYLOV U, BEN–HORIN S, ZMORA O, et al. Anti–tumor necrosis factor and postoperative complications in Crohn’s disease: systematic review and meta–analysis[J]. Inflamm Bowel Dis, 2012, 18(12): 2404–2413.

[4] YANG Z, WU Q, WANG F, et al. Meta–analysis: effect of preoperative infliximab use on early postoperative complications in patients with ulcerative colitis undergoing abdominal surgery[J]. Aliment Pharmacol Ther, 2012, 36(10): 922–928.

[5] YANG Z, WU Q, WU K, et al. Meta–analysis: pre–operative infliximab treatment and short–term post–operative complications in patients with ulcerative colitis[J]. Aliment Pharmacol Ther, 2010, 31(4): 486–492.

[6] RICHARD C S, COHEN Z, STERN H S, et al. Outcome of the pelvic pouch procedure in patients with prior perianal disease[J]. Dis Colon Rectum, 1997, 40(6): 647–652.

[7] MACRAE H M, MCLEOD R S, COHEN Z, et al. Risk factors for pelvic pouch failure[J]. Dis Colon Rectum, 1997, 40(3): 257–262.

[8] MCINTYRE P B, PEMBERTON J H, WOLFF B G, et al. Indeterminate colitis. Long–term outcome in patients after ileal pouch–anal anastomosis[J]. Dis Colon Rectum, 1995, 38(1): 51–54.

[9] AZIZ O, ATHANASIOU T, FAZIO V W, et al. Meta–analysis of observational studies of ileorectal versus ileal pouch–anal anastomosis for familial adenomatous polyposis[J]. Br J Surg, 2006, 93(4): 407–417.

[10] PARC Y, MABRUT J Y, SHIELDS C. Surgical management of the duodenal manifestations of familial adenomatous polyposis[J]. Br J Surg, 2011, 98(4): 480–484.

[11] REILLY W T, PEMBERTON J H, WOLFF B G, et al. Randomized prospective trial comparing ileal pouch–anal anastomosis performed by excising the anal mucosa to ileal pouch–anal anastomosis performed by preserving the anal mucosa[J]. Ann Surg, 1997, 225(6): 666–676 [discussion: 676–677].

[12] HALLGREN T A, FASTH S B, ORESLAND T O, et al. Ileal pouch–anal function after endoanal mucosectomy and hand–sewn ileoanal anastomosis compared with stapled anastomosis without mucosectomy[J]. Eur J Surg, 1995, 161(12): 915–921.

[13] LOVEGROVE R E, CONSTANTINIDES V A, HERIOT A G, et al. A comparison of hand–sewn versus stapled ileal pouch–anal anastomosis (IPAA) following proctocolectomy: a meta–analysis of 4 183 patients[J]. Ann Surg, 2006, 244(1): 18–26.

[14] WASMUTH H H, TRANO G, MYRVOLD H E, et al. Adenoma formation and malignancy after restorative proctocolectomy with or without mucosectomy in patients with familial adenomatous polyposis[J]. Dis Colon Rectum, 2013, 56(3): 288–294.

[15] VON ROON AC, WILL OCC, MAN RF, et al. Mucosectomy with hand–sewn anastomosis reduces the risk

of adenoma formation in the anorectal segment after restorative proctocolectomy for familial adenomatous polyposis[J]. Ann Surg, 2011, 253(2): 314–317.

[16] O'CONNELL P R, PEMBERTON J H, WEILAND L H, et al. Does rectal mucosa regenerate after ileoanal anastomosis?[J]. Dis Colon Rectum, 1987, 30(1): 1–5.

[17] LAURETI S, UGOLINI F, D'ERRICO A, et al. Adenocarcinoma below ileoanal anastomosis for ulcerative colitis: report of a case and review of the literature[J]. Dis Colon Rectum, 2002, 45(3): 418–421.

[18] SMITH L, FRIEND W G, MEDWELL S J. The superior mesenteric artery. The critical factor in the pouch pull–through procedure[J]. Dis Colon Rectum, 1984, 27(11): 741–744.

[19] BAIG M K, WEISS E G, NOGUERAS J J, et al. Lengthening of small bowel mesentery: stepladder incision technique[J]. Am J Surg, 2006, 191(5): 715–717.

[20] URAIQAT A A, BYRNE C M, PHILLIPS R K. Gaining length in ileal–anal pouch reconstruction: a review[J]. Colorectal Dis, 2007, 9(7): 657–661.

第十四章 腹腔镜直肠固定术

Mia DeBarros, Scott R. Steele

关键点

- 在术后复发和功能恢复方面，腹腔镜和开放修补术的临床结局类似。
- 对于伴有便秘且结肠冗长的患者，可行乙状结肠切除并脱垂修补术。
- 后方游离需达盆底，至尾骨尖远侧。
- 尽管有许多手术方式，笔者习惯于前方游离4 cm或充分游离使腹膜反折前切缘可拉至骶骨岬（译者注：其目的是将腹膜反折切缘与直肠前壁及骶骨岬缝合，从而固定直肠）。
- 后方补片最好与骶骨岬缝合或钉合固定，然后用不可吸收线将其与直肠系膜缝合。
- 乙状结肠切除时，尽量保留直肠上动脉。
- 笔者推荐术前肠道准备，术后严格饮食控制，短期流质饮食，以免术后早期便秘和大便困难。

电子补充材料参见：10.1007/978-1-4939-1581-1_14.
视频网址：http://www.springerimages.com/videos/978-1-4939-1580-4.

Mia DeBarros，MD
Department of Surgery，Madigan Army Medical Center，Fort Lewis，WA 98431，USA
Scott R. Steele，MD，FACS，FASCRS（通讯作者）
University of Washington，Seattle，WA 9606，USA；Department of Surgery，Madigan Army Medical Center，Fort Lewis，WA 98431，USA；Colon and Rectal Surgery，Madigan Army Medical Center，Tacoma，WA，USA
E-mail：harkersteele@mac.com

一、简介

直肠脱垂是指直肠壁自肛门完全脱出体外，仅结肠镜检查所见或未脱出肛门者称之为隐形直肠脱垂或直肠内套叠[1-4]。全层脱垂令人痛苦万分，严重影响社交活动，有两个发作高峰，一个是3岁之前的两性患者，另一个是50岁之后的女性患者，后者占成年患者的80%～90%[1,5]。直肠脱垂的严重程度变化较大，可表现为脱出肿物，站立后或停止排便后自行回纳，或者形成持续性不能回纳的脱垂。对于罕见的患者，直肠脱垂可出现嵌顿或绞窄坏死。许多直肠脱垂患者同时伴有解剖异常。未经治疗的慢性脱垂往往导致大便失禁、便秘和出口梗阻。外科手术的目标是控制脱垂，可能的情况下恢复控便能力，预防便秘，阻止排空障碍进一步加重[1]。将直肠回纳至盆腔正常位置并固定于骶前筋膜是经典的治疗方法。有两种手术入路：经腹途径和经会阴途径。经腹途径术后复发率低（0～10%），适用于体重适宜的年轻患者；经会阴途径手术并发症少见，住院时间短，恢复快，但修复后难以保持，复发率高（5%～40%）[1-2,6-8]。在美国，最常实施的经腹手术方式为乙状结肠切除直肠固定术、缝合固定及补片直肠固定术。另外一项技术是直肠腹侧固定术，多适用于直肠套叠患者，完全性直肠脱垂患者不宜行此手术，此技术需要在直肠前方游离，将补片置于直肠前方并固定于骶骨。经会阴途径适用于年老体弱同时罹患其他合并症，难以耐受经腹手术的患者，本章不予以探讨。大量研究和荟萃分析显示腹腔镜结直肠手术具有术后疼痛轻、肠功能恢复快、住院时间短等优点。然而关于腹腔镜直肠固定术和开放直肠固定术的随机对照研究匮乏[9-11]。2002年，Solomon完成一项随机对照试验，结果显示腹腔镜手术肠功能恢复快、术后疼痛轻、住院时间短[12]。2008年，一项Cochrane综述确认了上述结论，在术后复发率和功能性恢复方面二者并无差别[13]。除上述优点外，腹腔镜手术对于实施开腹手术风险高的患者而言可获得更长的修复成功时间[14]。目前的手术适应证腹腔镜手术和开放手术相同。腹腔镜手术的绝对禁忌证包括不能耐受气腹、不能耐受所需体位和术中体位调整（比如陡直的Trendelenburg体位）、嵌顿或绞窄性直肠脱垂（图14-1）；相对禁忌证包括多次盆腔手术史、经腹直肠固定术后复发或吻合前难以安全切除。

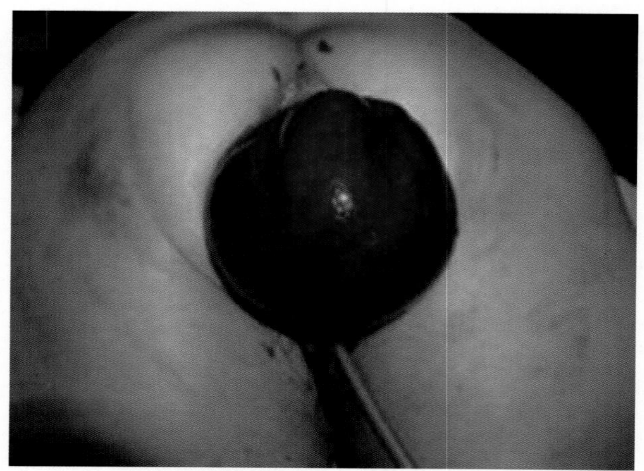

图14-1 绞窄性直肠脱垂
（Isaac Felemovicious授权）

二、术前处理

选择适宜患者的重要性如何强调都不过分，因为不管何种手术方式，患者都务必适合并能耐受腹腔镜手术。对所有患者均应详细采集病史和做体格检查，包括了解排便习惯、腹部或盆腔疼痛、黏液便等情况。询问患者开始排便时是否需要过分用力、排便不尽的发作频率、用手指协助排便的情况。体格检查的经典体位为左侧卧位（即Sims体位）或蹲位，而俯卧折刀位仅适用于极其严重的直肠脱垂患者。还需进行直肠指诊以了解肛门括约肌张力、肿物情况和同时存在的盆底病变。指令患者收缩或放松括约肌以评估括约肌张力。要求患者收缩肛门括约肌和模拟排便动作，以评估盆底括约肌的收缩和放松功能。

直肠脱垂的严重程度判断需要患者取蹲位用力模拟排便。判断全层直肠脱垂（环状黏膜及沟槽）或黏膜脱垂（放射状黏膜及沟槽）非常重要（图14-2）。检查会阴部有无会阴下降或膨出，确认是否存在盆底松弛。女性患者阴道检查可了解其他解剖学病变，如直肠前突、膀胱突出或子宫脱垂。有选择地进行术前实验室和影像学检查。结肠镜检查适用于有症状的患者、高危患者或年龄大于50岁的尚未接受结肠镜检查以排除恶性肿瘤的患者。严重便秘伴大便次数减少的患者，应行结肠传输试验，这部分患者可能需要行结肠切除并直肠固定术。检查发现盆底病变或有此病史的患者，应行排粪造影或MRI动力学检测，以排除排便梗阻或进一步明确盆底功能障碍的分类。肛管测压适用于大便失禁患者，明确其基线水平，但这项检查基本上不能改变手术方式。肛管超声检查可确认大便失禁患者的括约肌是否完整，但对于直肠脱垂患者而言，同样不影响手术方式的选择。

作为术前准备的一部分，患者应行机械性肠道准备，可以行彻底的肠道准备或术晨灌肠，这基于术者的习惯和患者的耐受程度。笔者喜欢行彻底的肠道准备，以免肠道内粪便负荷过重，术后早期用力排便将增加修补失败的风险。术前1 h内静脉给予抗生素，确保皮肤切开时抗生素的浓度足够。也可考虑口服抗生素，几项研究证实可以减少肠道内细菌负荷[15,16]及术后手术部位感染率。使用序贯压缩泵、肝素或低分子肝素预防深静脉血栓形成。

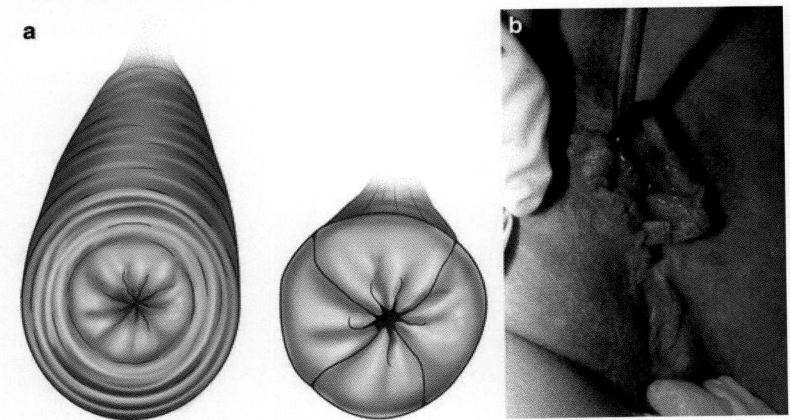

图14-2　全层直肠脱垂与黏膜脱垂比较

注：a.全层直肠脱垂，黏膜皱襞呈放射状，实质上为痔疮脱垂；b.黏膜脱垂。（Richard Billingham授权）

三、手术步骤

1. 患者体位及手术室布局

全身麻醉生效后，置入导尿管和口胃管，将患者置于改良截石位，显露肛门。将下肢置于带有衬垫的脚蹬之上，确保衬垫厚度足够，以免会阴神经损伤。将两臂用布巾包裹并固定于身体两侧。所有躯体突出部位均需妥善置于衬垫上。使用骶骨凝胶垫可以更好地保护骶尾部。将患者妥善固定于手术床，确保剧烈调整体位时患者的安全（图14-3）。

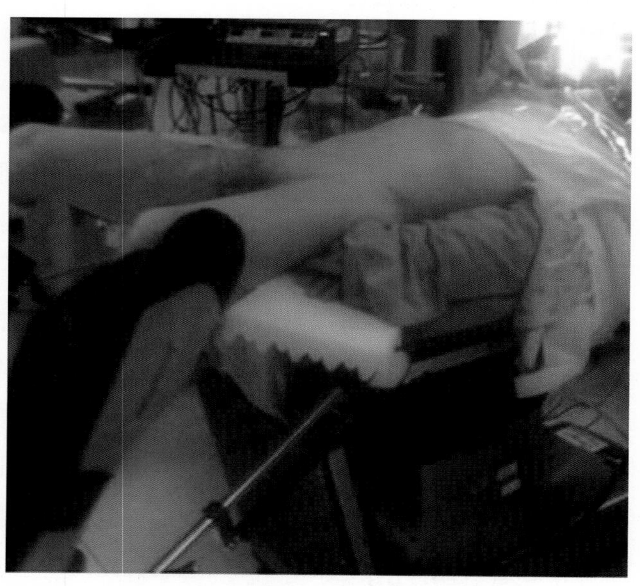

图14-3　患者取低的截石位，两臂包裹固定，骨性凸起部位置于衬垫上

术者站于患者右侧，助手可站于同侧或对侧。一台监视器置于患者左侧足旁，另一台监视器置于患者头侧左上方（图14-4）。如助手站于患者左侧，可增加一台监视器，将其置于患者右侧的头部或足部。开放或腹腔镜结肠切除和直肠固定术所有设备均应备齐（表14-1）。如果考虑中转开腹，术者和助手应佩戴头灯，以利于显露视野。无须常规使用输尿管支架，如果有既往盆腔或下腹部手术史、肠粘连或盆腔放疗的患者，可考虑使用。然而，输尿管支架不能避免术中损伤，但可以帮助及时发现并修补损伤。按常规方法行腹部备皮、消毒、铺巾。

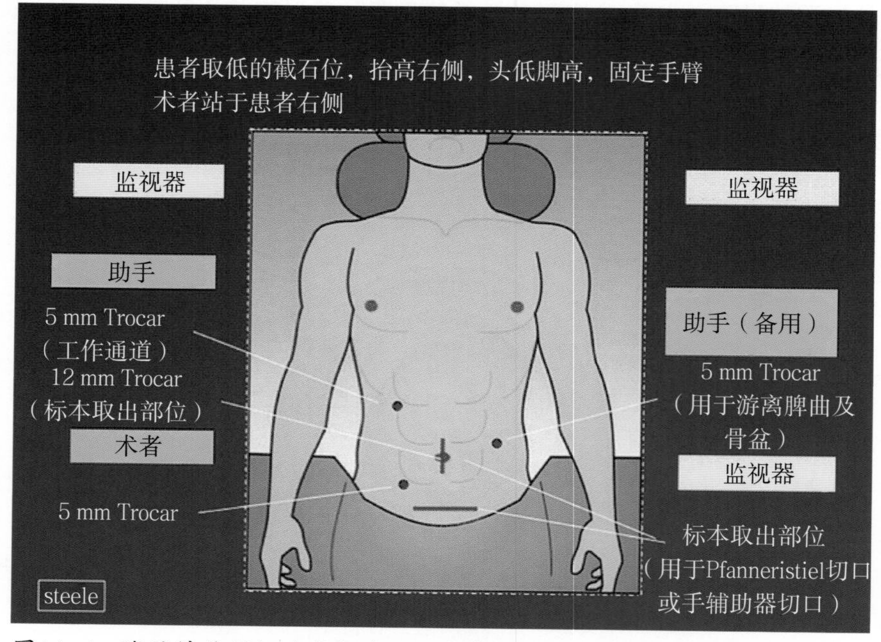

图14-4　腹腔镜结肠切除术和直肠固定术的Trocar和监视器布局

表14-1 开放或腹腔镜结肠切除和直肠固定手术设备

术者及助手头灯（可选）
腹腔镜监视器
5 mm和10 mm 30° 腹腔镜
Trocar（5 mm，3个），采用Hasson开放置入法时准备10～12 mm Trocar1个，另外准备5 mm或10 mm Trocar待用
腹腔镜钝头无损伤抓钳
腹腔镜剪刀
气腹针
腹腔镜牵开器（如扇形拉钩）
钝头电凝器（如Bovie）
腹腔镜能量平台（基于术者习惯）
直线型切割闭合器及合适的钉匣
圆型端端吻合器（29～33 mm）
圆型吻合器分拣器
不可吸收缝线
合成网片
切口保护器（适于切除和体外吻合）
直肠镜

2. 腹腔镜乙状结肠切除直肠固定术

（1）Trocar放置（图14-4）。

（a）笔者多用Hasson开放置入法于脐上或脐下置入第一个Trocar。对于曾行广泛切除术的患者，可于左上腹或远离以前手术区域使用Veress气腹针技术建立第一个Trocar通道。

（b）通过脐部Trocar建立气腹，气腹建立后，置入10 mm30° 腹腔镜，探查全部腹腔，记录任何异常发现。

（c）于右下腹置入10～12 mm Trocar，右上腹置入5 mm Trocar，注意保持适宜的三角形布局，两个Trocar之间间距至少有一个拳头大小。如果仅行直肠固定术，右下腹可更换为5 mm Trocar。

（d）另外的5～12 mm Trocar自左侧腹直肌外缘中点置入，便于牵拉乙状结肠。如果使用钉合技术将补片或直肠系膜固定于骶骨岬，可于耻骨联合上方置入5 mm Trocar。

（e）手辅助腹腔镜手术可自Pfannenstiel切口或中线切口置入手辅助器。

（2）游离乙状结肠和直肠。

（a）游离乙状结肠。基于术者习惯和舒适程度，可选择内侧或外侧手术入路。近侧游离往往仅涉及切除冗长的乙状结肠，多不需要游离结肠脾曲。进一步解剖将导致结肠更加游离，可能导致脱垂复发或因为大量“松软”的结肠而导致便秘（图13-4）。如果可能，保留直肠上/肠系膜下血管。

- 外侧手术入路时，将手术床调整为头低位并向右侧倾斜，使用钝头无损伤肠钳将乙状结肠向内侧牵拉，用能量设备或电凝钩切开乙状结肠和降结肠外侧的Toldt白线（图14-5）。
- 内侧手术入路时，骶骨岬是内侧手术入路的标志性结构，在肠系膜下血管背侧进入左侧Toldt间隙（图14-6）。

● 无论采取哪一种手术入路，必须尽早确认左侧输尿管并妥善保护，经典的确认位置是输尿管跨过髂血管分叉处（图14-7）。

（b）游离直肠。向前方提起直肠和乙状结肠交界处结肠，进入直肠后间隙（图14-8）。此时注意保护位于中线的上腹下神经丛及其向外侧及背侧发出的分支（图14-9、图14-10）。继续于后方向远端游离直肠至盆底（图14-11）。关于侧方及前方游离范围存在争议。

● 侧方游离。笔者不主张过度的侧方游离，应保留直肠侧韧带的完整性。

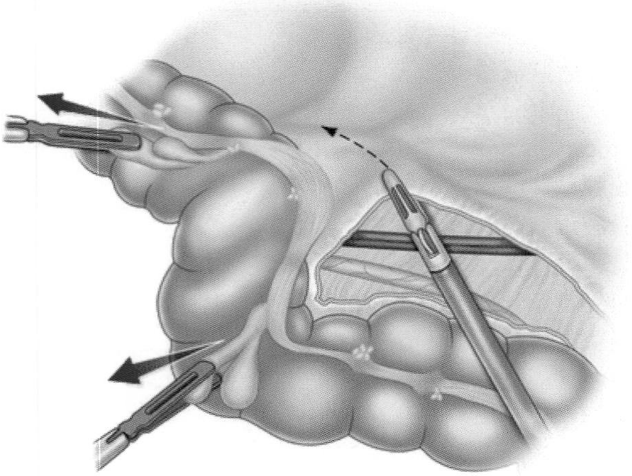

图14-5　切开乙状结肠外侧Toldt白线

● 前方游离。笔者游离大概4 cm，确保腹膜反折的游离缘能拉至骶骨岬即可（图14-12）。

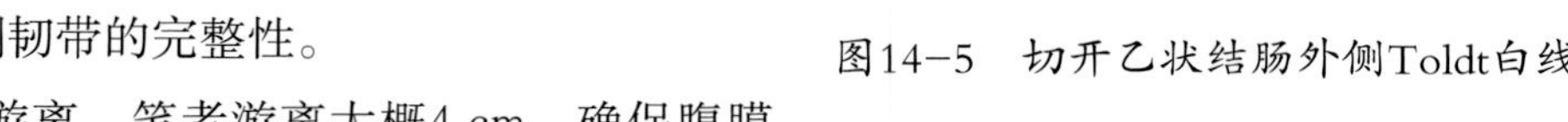

● 其他游离方法。也有其他术者喜欢环周游离直肠，直达盆底水平。

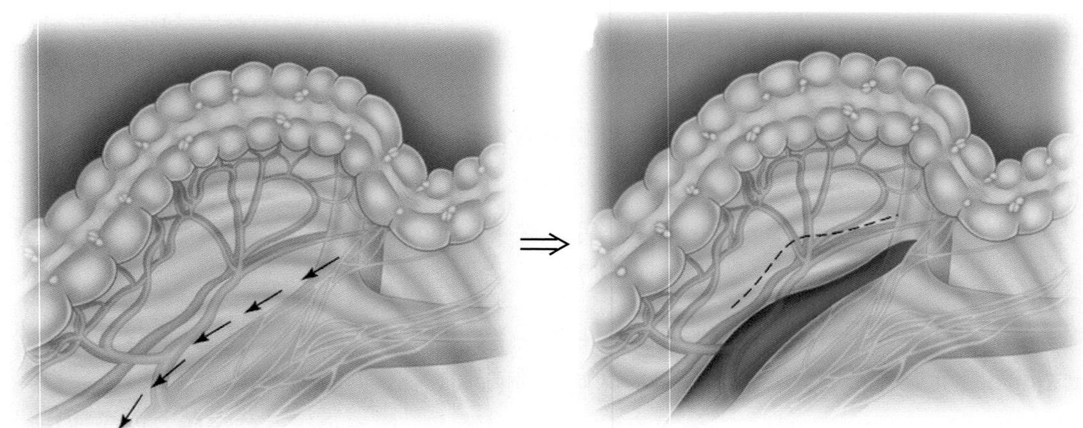

图14-6　内侧手术入路切开线

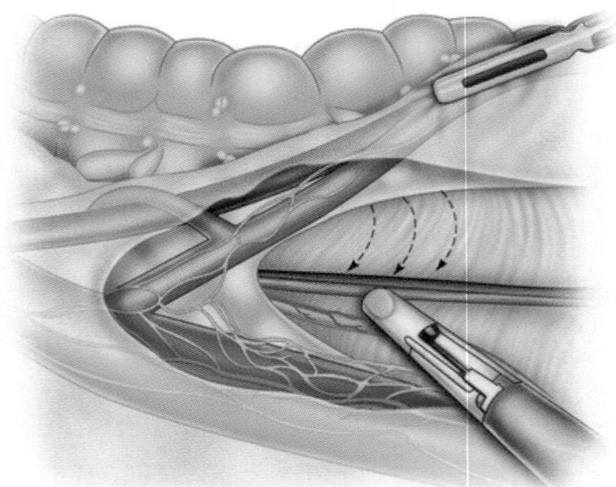

图14-7　左侧输尿管最常见的位置为其跨过髂总血管分叉处

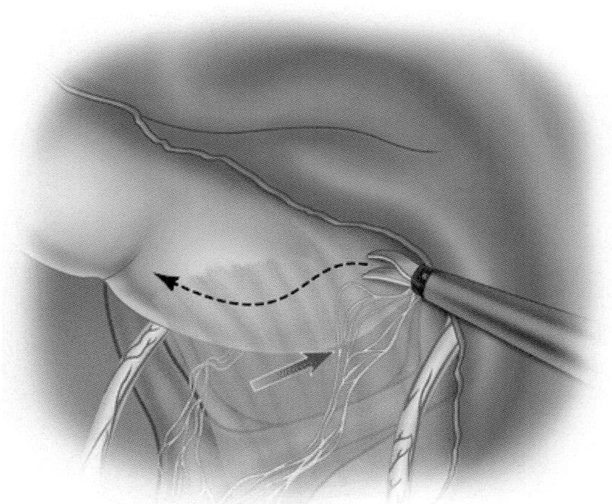
图14-8 进入直肠后间隙

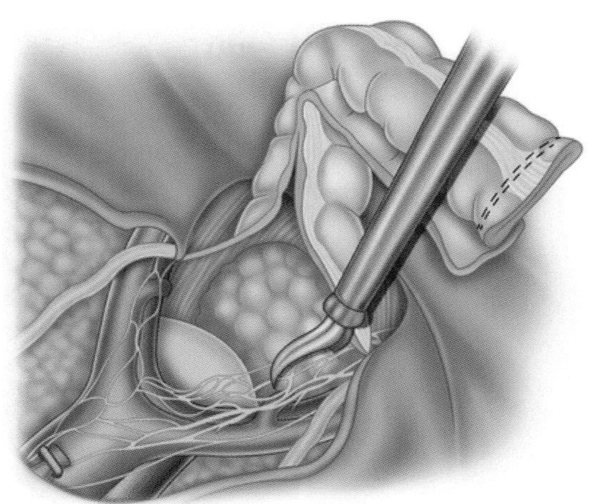
图14-9 骶骨岬平面的上腹下神经丛

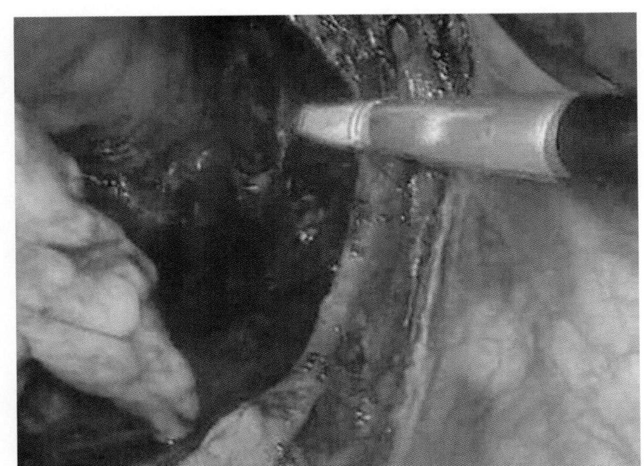
图14-10 右侧腹下神经向背侧行走，进入盆腔

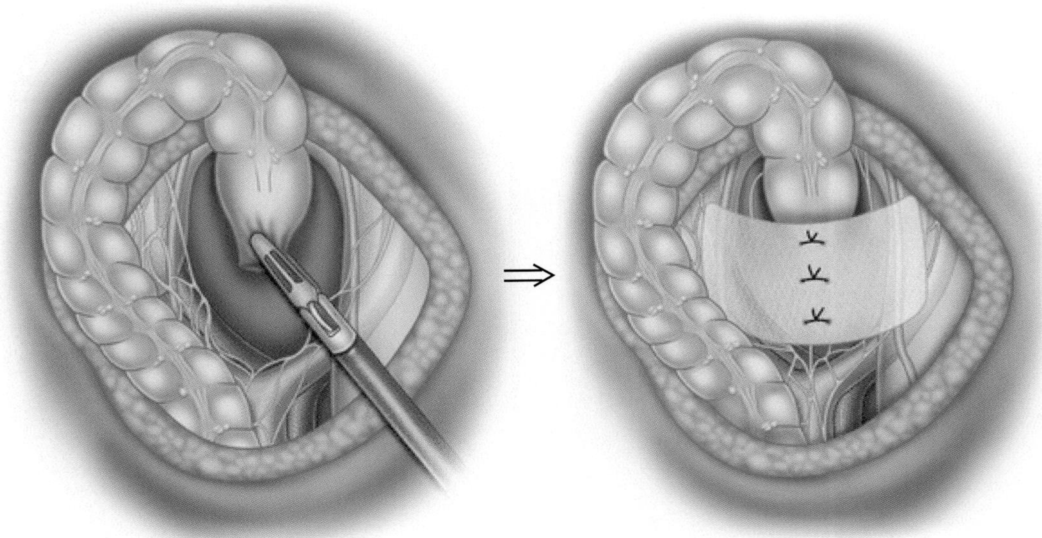
图14-11 后方游离达盆底，越过尾骨，注意已将补片固定于骶骨岬

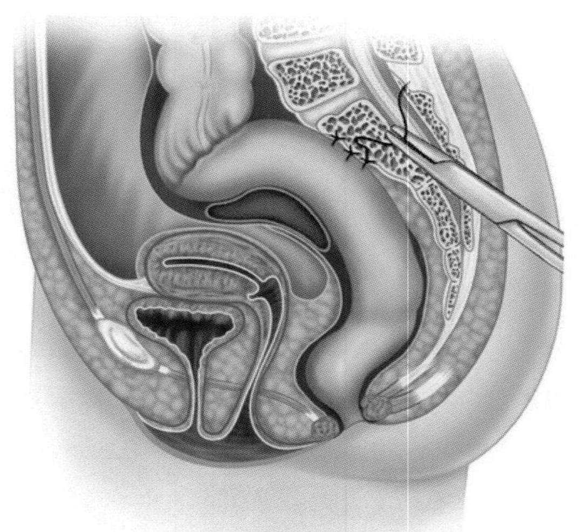

图14-12　确保前方腹膜反折的游离缘能拉至骶骨岬

（c）切除冗长的乙状结肠。

- 直肠和乙状结肠交界处结肠用切割闭合器离断（图14-13）。
- 将乙状结肠通过脐部Trocar通道或小Pfannenstiel切口拉出体外，切口需放置切口保护器（图14-14）。
- 腹腔镜直线型切割闭合器离断乙状结肠近切缘，确保乙状结肠近断端可无张力达骶骨岬平面。
- 近切缘置入荷包缝合线，圆型吻合器分拣器判断吻合器型号，笔者几乎全用29 mm吻合器，术者可以选用自己习惯的吻合器。抵钉座置入近切缘，荷包线打结于中心杆。
- 切记圆型吻合器分拣器型号比相应的吻合器要小，选择吻合器时，应予以充分考虑。

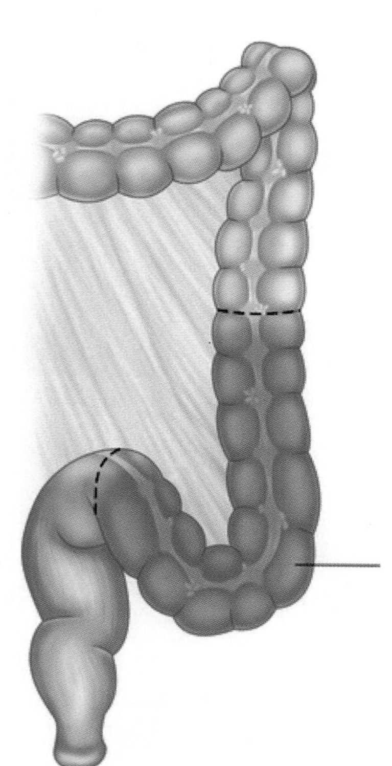

图14-13　冗长的乙状结肠切除范围（游离乙状结肠近侧时切勿广泛游离）

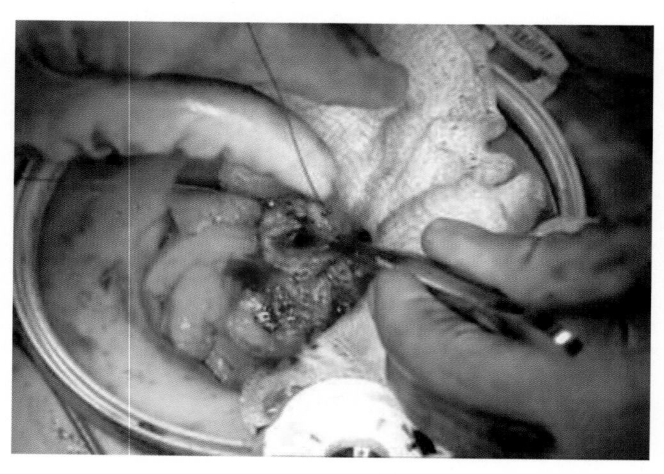

图14-14　经切口保护器将近侧结肠拉出体外并横断

● 将降结肠回纳腹腔，准备吻合。

（d）吻合。

● 经肛门置入吻合器，穿刺锥自直肠闭合线中点背侧穿出，与抵钉座中心杆对合后，术者确认未夹入其他组织、肠管及系膜未扭转。再次确认双侧输尿管和阴道未夹入吻合口。击发吻合器，回旋吻合器尾翼两周，取出吻合器，检查远、近切缘的完整性。

● 检查吻合口有无出血、缺血及其张力（图14-15），往盆腔内注入温生理盐水，经过直肠镜注入空气，行吻合口注气测漏试验（图10-12）。

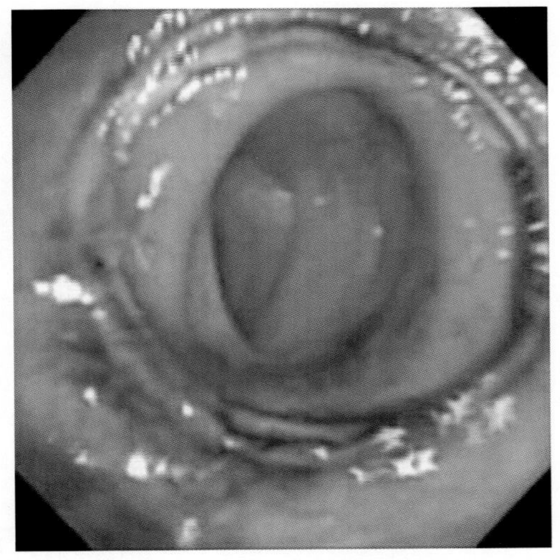

图14-15 吻合完毕，内镜检查吻合口

● 发现任何漏均需要缝合修补或重新吻合，尚需再次行注气测漏试验。使用直肠镜也可在腔内检查吻合口。如果存在张力或缺血，应进一步游离结肠，切除吻合口，重新吻合（译者注：这可能是最稳妥的方法，因为吻合后再游离结肠，势必翻动吻合口，易于导致吻合口漏）。

（e）直肠固定。

● 可在吻合前或吻合后完成直肠固定，笔者更倾向于吻合后行直肠固定。

● 如果在吻合前完成固定，也要在吻合完毕确认无张力后，方可收紧固定线并打结。

● 经Pfannenstiel切口或Trocar通道，将直肠拉向背侧的骶骨岬下方1～2 cm的缝合固定处。在保障吻合口无张力的前提下，确认缝合固定线远侧无多余直肠。非可吸收缝线（0-Ethibond或2-0 Prolene）缝合固定2～3针：缝针靠近肠壁，采用自前向后的方式穿过直肠系膜，穿过骶前筋膜，然后距离第一针系膜缝线1.5～2 cm处以自后向前方式穿过直肠系膜（图14-16、图14-17）。尽管多数学者热衷于两侧固定，但笔者习惯在一侧固定，以避免直肠固定部位出现扭转。

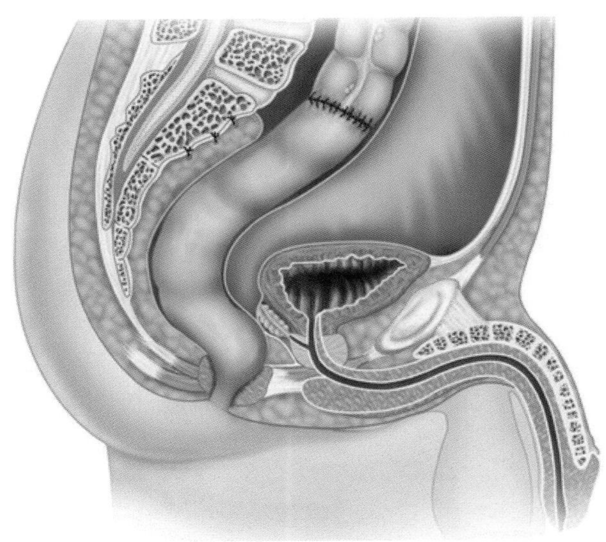

图14-16 3针水平缝线缝合固定单侧直肠系膜

● 术中应急处理。在缝置缝合线时，切勿损伤骶前静脉丛或系膜血管。如果损伤骶前静脉丛，可收紧缝合线并打结，用手指压迫出血部位。如果出血不止，可使用图钉或纤维素封闭胶予以处理（图14-18）。

（f）关闭腹腔。完善止血后，逐层关闭Pfannenstiel切口及Trocar通道。盆腔引流管并非常规使用。将患者置于平卧位，麻醉清醒后，拔除口胃管，导尿管留置1天。

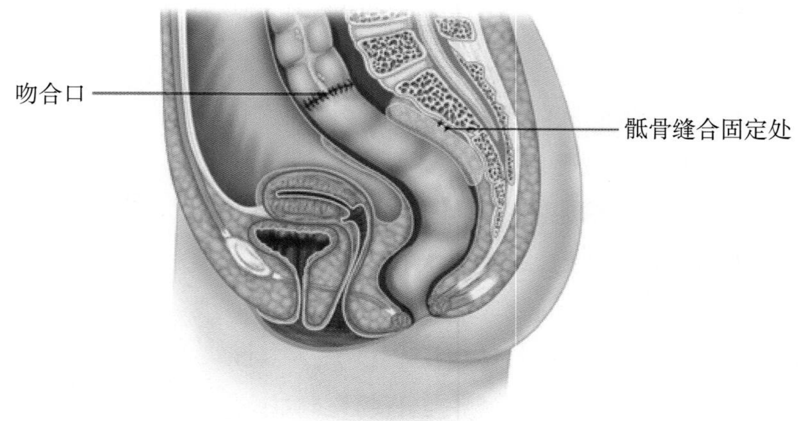

图14-17 骶骨固定术侧面观

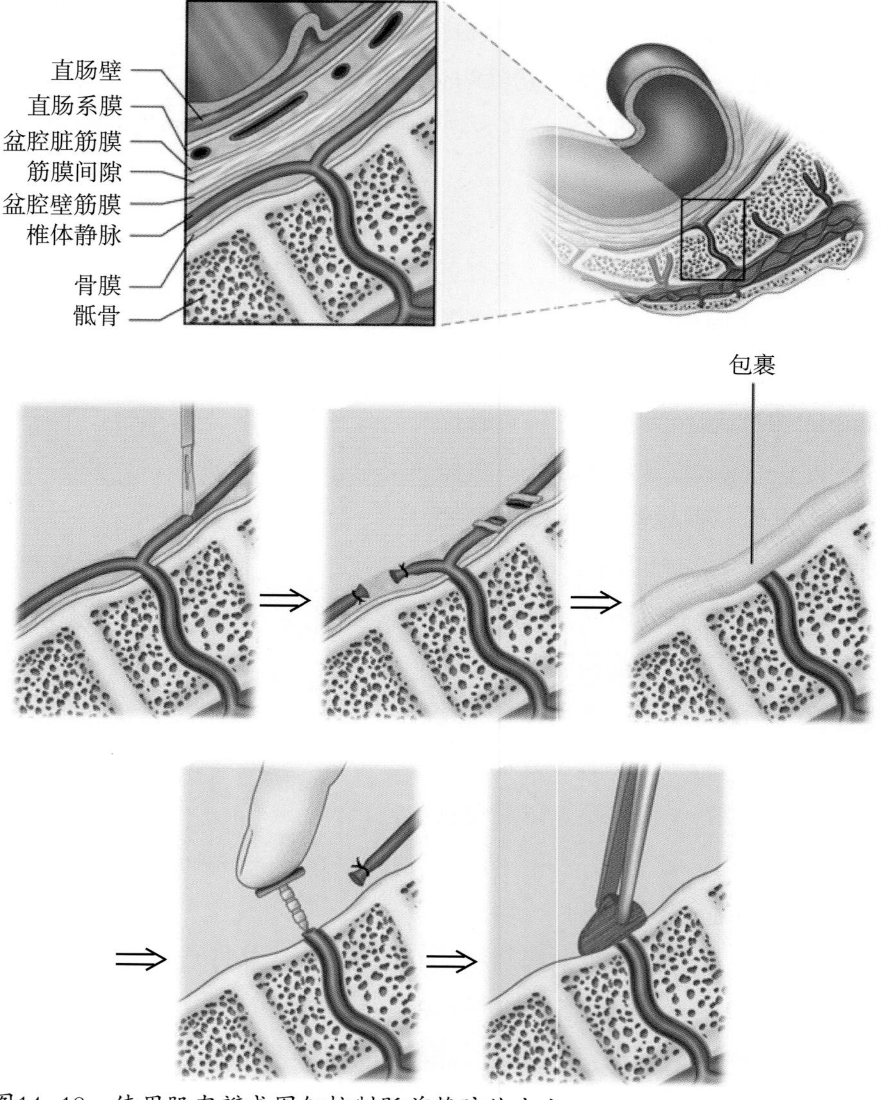

图14-18 使用肌肉瓣或图钉控制骶前静脉丛出血

3. 腹腔镜直肠固定术

（1）Trocar放置（图14-4）。直肠固定术和联合结肠切除术的Trocar布局类似。

- 脐上或脐下置入5 mm Trocar，为腹腔镜置入通道。右上腹、右下腹腹直肌外缘置入5 mm Trocar（图14-19）。
- 在左侧腹壁和耻骨联合上方置入可选择的Trocar，以便置入自扩张的牵拉设备。
- 术者自行决定站位，笔者更喜欢站于患者右侧，助手位于左侧。

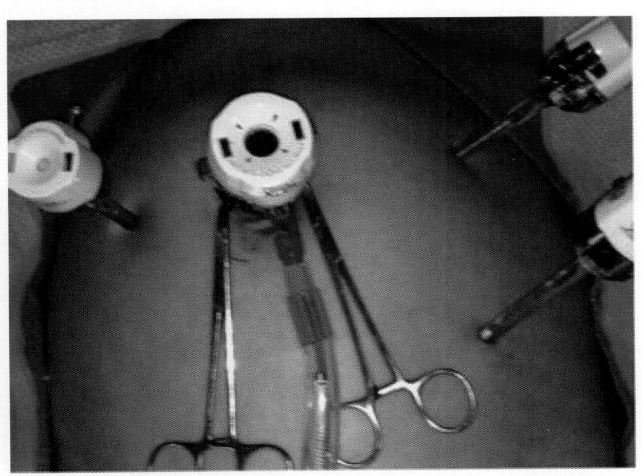

图14-19 完全腹腔镜直肠固定术Trocar布局，患者的脚位于图片顶部

（2）游离直肠。和乙状结肠切除直肠固定术一样，无论是前方、侧方及后方，直肠的游离范围都存在不同观点。前方和侧方的游离范围尚未明确。前方游离范围在预防复发或改善功能方面是否有效尚未可知。关于侧韧带离断在改善大便失禁和减少复发方面的作用也存在争议，但不切断的支持者认为切断侧韧带会增加术后便秘的发生率。Tou等完成一项荟萃分析，发现直肠侧韧带离断组脱垂复发少见，但便秘多见[13]。

（a）后方游离：在直肠后间隙游离至盆底，于骶骨岬平面的肠系膜下血管背侧，易于进入此平面，同时应注意保护腹下神经，损伤或无意切断将导致性功能和泌尿功能障碍，将直肠向腹侧牵引，进入正确的无血管直肠后间隙，即可避免此并发症。

（b）前方游离：打开马蹄形的腹膜反折，进入直肠前间隙。使用腹腔镜扇形拉钩牵拉子宫或膀胱，经左侧腹Trocar置入腹腔镜钝头无损伤钳反向牵拉直肠，便于此处游离解剖。向肛侧游离距离在女性患者达阴道中、上1/3交界处，男性患者达精囊腺。朝更远方向游离，将导致男性患者副交感神经损伤。

（c）侧方分离：包括离断或保留直肠侧韧带两种手术方式，然而，越来越多的证据显示并不存在解剖学可见的直肠侧韧带。

（3）直肠固定。直肠固定的方法和乙状结肠切除直肠固定术类似，但需在腹腔内完成缝合或钉合操作。

（a）补片放置：如果使用环形补片，将5 cm × 2 cm的补片卷成小卷，经右下腹Trocar置入腹腔内。纵行放置补片，自骶骨岬至盆底，使用腹腔镜钉合器或缝合器将其与骶骨缝合固定。将补片与骶前筋膜固定是可行的（图14-20），但可能较为困难，这是因为通过腹腔镜Trocar只能置入较小的缝针[17]。钉合钉务必位于骶骨岬尾侧的中线骶骨，以免损伤腹下神经。

（b）缝合补片外侧缘：使用腹腔镜缝合技术，将补片外侧缘和直肠壁用可吸收线缝合固定。切勿将直肠完全包裹，以免术后打折或狭窄（图14-21）。

（4）关闭腹腔。盆腔放置引流管并非必须，常规关闭盆腔腹膜，以免补片显露。妥善止血依然是重要的原则，采用前述方法关闭腹腔。

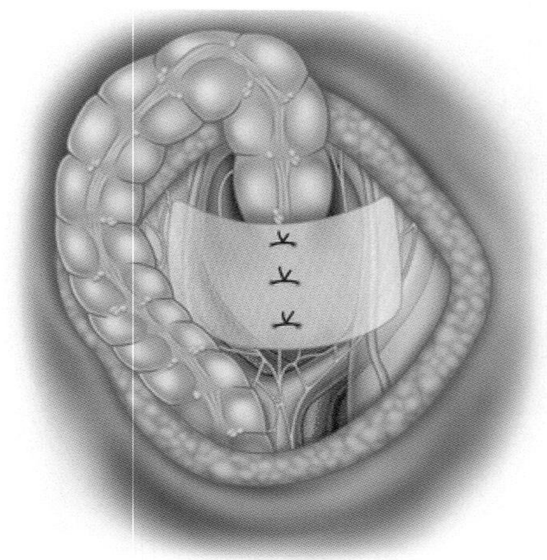

图14-20　直肠固定术中将补片与骶前筋膜缝合固定

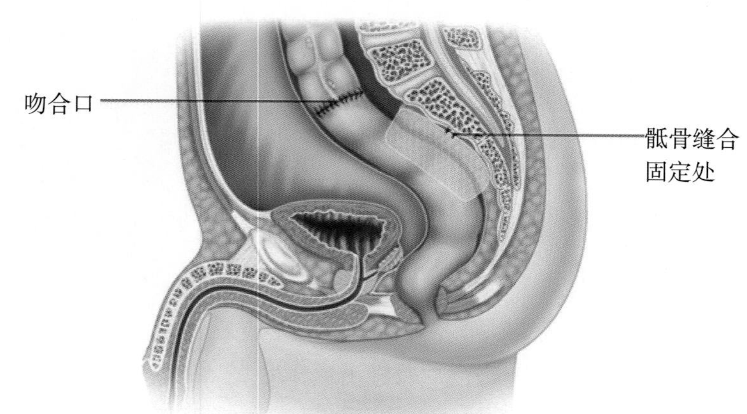

图14-21　矢状位显示补片与骶骨和直肠系膜缝合固定（译者注：此图不应该有吻合口）

四、术后处理

标准的术后处理包括早期下床活动和肠内营养。大多数患者手术当天可予以清流质饮食，术后第二天进食普通饮食，然而也有术者要求患者术后7～10天之内进食流质饮食。控制疼痛应避免使用加重肠梗阻的药物，慎重选择麻醉和非麻醉镇痛药，后者包括痛力克、对乙酰氨基酚以及布洛芬，口服给药即可。术后第一天拔除导尿管。抗生素术后24 h内停用，除非有继续使用的特殊适应证。深静脉血栓的预防措施包括早期下床活动、卧床期间使用序贯压迫装置及药物预防，后者包括肝素及低分子肝素，直到患者出院为止。

笔者喜欢使用较为积极的进食计划，使用大便软化剂（多库酯钠）联用渗透性缓泻剂［如聚乙二醇3350（Miralax™）］或刺激性缓泻剂（如番茄叶）以预防术后便秘。为避免术后复发，应嘱咐患者大便时切勿过度用力。

直肠固定术患者术后1～4天即可出院，联合乙状结肠切除的患者术后2～5天出院，出院后需随访7～10天。

五、术后并发症

并发症可分为术中和术后并发症两类（表14-2）。术中并发症发生率不足5%，包括意外切开小肠、意外切开结肠、输尿管损伤、Trocar置入损伤及血管损伤。如果可能，肠管损伤应予以一期修补；如果不能安全修补，应中转开腹手术。输尿管损伤应于术中修补，往往需要泌尿外科医生的协助。血管损伤少见，易于发生的时机包括Trocar置入时损伤腹壁血管、性腺血管和髂血管，游离肠系膜血管时，游离切除肠管过程中。在第一个Trocar置入过程中采用腹壁透照法，后续Trocar置入时采用直视法均可避免腹壁血管损伤。如果确实发生，可予以压迫和电凝，多可奏效。难以控制的出血，可经此通道插入Foley导尿管，利用球囊的压迫作用以控制出血。性腺血管和髂血管均为腹膜后器官，早期识别并仔细分离即可避免二者损伤。如果确实损伤，可马上压迫止血，根据损伤程度和范围，决定是否中转开腹。肠系膜血管损伤发生于游离和横断直肠系膜过程中，横断直肠系膜之前未能妥善控制血管均可导致损伤。在直肠系膜横断之前，所有血管均应仔细分离并妥善结扎。

术后早期并发症包括术后出血、粪便嵌塞、深部间隙感染、吻合口漏、尿路感染、手术部位感染及呼吸道感染。严格无菌技术和早期拔除导尿管，可预防尿路感染并发症。呼吸道感染的预防方法包括术后早期肺泡复张、使用刺激性肺活量测定法以避免肺不张、深呼吸、有效咳痰、早期下床活动。

在所有结直肠手术患者中，手术部位感染并不常见，可通过围术期使用抗生素、乙状结肠切除术使用切口保护器、严格的无菌技术降低感染的发生率。如果发生切口感染，予以标准的处理方法，切口分泌物培养以指导针对性治疗。

吻合口漏令人恐惧，好在其发生率不足10%。确保吻合口无张力吻合、肠管无扭转及血供丰富，可预防其发生。术中发现吻合口薄弱，应该将其拆除并重新吻合。如果术后怀疑吻合口漏，患者病情平稳，可行口服、灌肠和静脉强化CT扫描检查，以明确是否存在吻合口漏及其位置。所有病情不稳定的怀疑吻合口漏的患者，都应给予液体复苏，并应用广谱抗生素，送入手术室予以剖腹探查。

晚期术后并发症包括肠梗阻、输尿管纤维化、直肠阴道瘘、恶化或新发生的大便失禁或便秘。

表14-2　腹腔镜直肠脱垂修补术并发症

术中并发症
- 小肠损伤
- 结肠损伤
- 输尿管损伤
- Trocar 置入损伤
- 血管损伤

术后并发症
- 早期
  - 尿路感染
  - 呼吸道感染
  - 手术部位感染

续表

－粪便嵌塞 －吻合口漏 －深部间隙感染 －出血 • 晚期 －肠梗阻 －直肠阴道瘘 －输尿管纤维化 －大便失禁/便秘

六、临床结局

大多数关于直肠脱垂固定术临床结局的数据来源于开放手术，推测腹腔镜手术的疗效与之类似。直肠脱垂患者的主要问题为大便失禁，不同程度大便失禁的发生率约为75%。另外，15%～65%的患者同时存在便秘或排便困难[13,18]。

文献报道直肠脱垂乙状结肠切除直肠固定术后，大便失禁的改善率为11%～100%，平均为50%。一些患者未能完全改善大便失禁的原因为慢性便秘对括约肌或盆神经的损伤。

对便秘的改善情况，文献报道结果差异较大，部分患者有所改善，部分患者出现新发或便秘程度反而加剧。对于脱垂合并便秘的患者手术效果良好（18%～80%）[8,10,19-23]。大部分研究显示复发率为0～10%[1,10,24]。有两项前瞻性试验研究比较腹腔镜和开放手术的疗效，结果显示复发率大致相同[12,25]。几项回顾性的观测研究证实腹腔镜直肠固定和（或）乙状结肠切除术与开放手术相比，复发率、死亡率和功能性临床结局类似[26-29]。一项荟萃分析证实与开放手术相比，腹腔镜直肠固定术减少住院时间和术后并发症，但手术用时较长[13]。文献报道随着术者腹腔镜手术经验的增加，手术用时逐渐减少[12]。

手术技巧

- 直肠脱垂患者术前评估务必确认有无明显的盆底疾病。小肠疝、膀胱疝、直肠前突、子宫脱垂、阴道穹窿脱垂等盆底病变和直肠脱垂同时存在的概率为50%。处理这些异常情况需要多学科团队协同作战，包括泌尿外科、妇产科及结直肠外科专家在内的团队协作手术。
- 中转开腹不是手术失败，如果粘连导致手术不能继续安全实施或术中损伤不能在腹腔镜下妥善处理，则应果断中转开腹。手术开始前即应准备开放手术器械。
- 确认适当的张力颇为困难，可使用腹膜反折作为参考。通过腹腔镜确认是否存在多余结直肠，然后行直肠固定术。
- 如果同时行乙状结肠切除术，手术顺序为游离直肠、切除冗长结肠、吻合、注气测漏试验、直肠固定。
- 将圆型吻合器分拣器置入阴道，有助于显示阴道后壁，确保在正确的平面分离直肠。

七、小结

腹腔镜直肠固定术联合或不联合乙状结肠切除术是一种安全有效的手术方式，和开放手术（乙状结肠切除直肠固定术、缝合法直肠固定术、补片法直肠固定术）相比，具有类似的复发率、死亡率和功能性临床结局。该手术也适用于难以耐受开放手术的患者，其优势为缓解术后疼痛、加速肠功能恢复及减少住院时间[29]。

声明：Steele博士是Ethicon Endosurgery的学术顾问。

参考文献

[1] MANDIBA T E, BAIG M K, WEXNER S D. Surgical management of rectal prolapse[J]. Arch Surg, 2005, 140 (1): 63–73.

[2] JACOBS L K, LIN Y J, ORKIN B A. The best operation for rectal prolapse[J]. Surg Clin North Am, 1997, 77(1): 49–70.

[3] FELT–BERSMA R J, CUESTA M A. Rectal prolapse, rectal intussusception, rectocele, and solitary rectal ulcer syndrome[J]. Gastroenterol Clin North Am, 2001, 30(1): 199–222.

[4] ROIG J V, BUCH E, ALOS R, et al. Anorectal function in patients with complete rectal prolapse. Differences between continent and incontinent individuals[J]. Rev Esp Enferm Dig, 1998, 90(11): 794–805.

[5] WASSEF R, ROTHENBERGER D A, GOLDBERG S M. Rectal prolapse[J]. Curr Probl Surg, 1986, 23(6): 397–451.

[6] AZIMUDDIN K, KHUBCHANDANI I T, ROSEN L, et al. Rectal prolapse: a search for the “best” operation[J]. Am Surg, 2001, 67(7): 622–627.

[7] RAFTOPOULOS Y, SENAGORE A J, DI GIURO G, et al. Recurrence rates after abdominal surgery for complete rectal prolapse: a multicenter pooled analysis of 643 individual patient data[J]. Dis Colon Rectum, 2005, 48(6): 1200–1206.

[8] KIM D S, TSANG C B, WONG W D, et al. Complete rectal prolapse: evolution of management and results[J]. Dis Colon Rectum, 1999, 42(4): 460–466 [discussion:466–469].

[9] DELANEY C P. Laparoscopic management of rectal prolapse[J]. J Gastrointest Surg, 2007, 11(2): 150–152.

[10] STEELE S R, GOLDBERG J E. Rectal prolapse[M]//COHN. Acute Care Surgery and Trauma: Evidence–based Practice. London: Informa UK Ltd Publ, 2009: 356–367.

[11] KUHRY E, SCHWENK W F, GAUPSET R, et al. Longterm results of laparoscopic colorectal cancer resection[J]. Cochrane Database Syst Rev, 2008, 2008 (2): CD003432.

[12] SOLOMON M J, YOUNG C J, EYERS A A, et al. Randomized clinical trial of laparoscopic versus open abdominal rectopexy for rectal prolapse[J]. Br J Surg, 2002, 89(1): 35–39.

[13] TOU S, BROWN S R, MALIK A I, et al. Surgery for complete rectal prolapse in adults[J]. Cochrane Database Syst Rev, 2008 (4): CD001758.

[14] CARPELAN–HOLMSTROM M, KRUUNA O, SCHEININ T. Laparoscopic rectal prolapse surgery combined with short hospital stay is safe in elderly and debilitated patients[J]. Surg Endosc, 2006, 20(9): 1353–1359.

[15] BELLOWS C F, MILLS K T, KELLY T N, et al. Combination of oral non–absorbable and intravenous antibiotics versus intravenous antibiotics alone in the prevention of surgical site infections after colorectal surgery: a meta–analysis of randomized controlled trials[J]. Tech Coloproctol, 2011, 15(4): 385–395.

[16] CANNON J A, ALTOM L K, DEIERHOI R J, et al. Preoperative oral antibiotics reduce surgical site infection following elective colorectal resections[J]. Dis Colon Rectum, 2012, 55(11): 1160–1166.

[17] ZMORA O, KHAIKIN M, LEBEYDEV A, et al. Multimedia manuscript. Laparoscopic rectopexy with posterior mesh fixation[J]. Surg Endosc, 2011, 25(1): 313–314.

[18] BACHOO P, BRAZZELLI M, GRANT A. Surgery for complete rectal prolapse in adults[J]. Cochrane Database Syst Rev, 2000 (2): CD001758.

[19] SAYFAN J, PINHO M, ALEXANDER–WILLIAMS J, et al. Sutured posterior abdominal rectopexy with sigmoidectomy compared with Marlex rectopexy for rectal prolapse[J]. Br J Surg, 1990, 77(2): 143–145.

[20] STEVENSON A R, STITZ R W, LUMLEY J W. Laparoscopic–assisted resection–rectopexy for rectal prolapse: early and medium followup[J]. Dis Colon Rectum, 1998, 41(1): 46–54.

[21] TJANDRA J J, FAZIO V W, CHURCH J M, et al. Ripstein procedure is an effective treatment for rectal prolapse without constipation[J]. Dis Colon Rectum, 1993, 36(5): 501–507.

[22] LUUKKONEN P, MIKKONEN U, JARVINEN H. Abdominal rectopexy with sigmoidectomy vs. rectopexy alone for rectal prolapse: a prospective, randomized study[J]. Int J Colorectal Dis, 1992, 7(4): 219–222.

[23] HUBER F T, STEIN H, SIEWERT J R. Functional results after treatment of rectal prolapse with rectopexy and sigmoid resection[J]. World J Surg, 1995, 19(1): 138–143 [discussion: 143].

[24] STEELE S R, GOETZ L H, MINIAMI S, et al. Management of recurrent rectal prolapse: surgical approaches influences outcome[J]. Dis Colon Rectum, 2006, 49(4): 440–445.

[25] BOCCASANTA P, ROSATI R, VENTURI M, et al. Comparison of laparoscopic rectopexy with open technique in the treatment of complete rectal prolapse: clinical and functional results[J]. Surg Laparosc Endosc, 1998, 8(6): 460–465.

[26] HEAH S M, HARTLEY J E, HURLEY J, et al. Laparoscopic suture rectopexy without resection is effective treatment for full–thickness rectal prolapse[J]. Dis Colon Rectum, 2000, 43(5): 638–643.

[27] ASHARI L H, LUMLEY J W, STEVENSON A R, et al. Laparoscopicallyassisted resection rectopexy for rectal prolapse: ten years' experience[J]. Dis Colon Rectum, 2005, 48(5): 982–987.

[28] KAIRALUOMA M V, VILJAKKA M T, KELLOKUMPU I H. Open vs. laparoscopic surgery for rectal prolapse: a case–controlled study assessing short–term outcome[J]. Dis Colon Rectum, 2003, 46(3): 353–360.

[29] WEXNER S D, CERA S M. Procedures for rectal prolapse[M]. 6th ed. London: BC Decker Inc, 2012.

第十五章　腹腔镜造口术

Seth I. Felder, Zuri Murrell, Phillip Fleshner

关键点

- 腹腔镜粪便转流术安全、可行、有效。
- 腹腔镜造口适应证及其基本的外科原则同开放手术[1-3]。
- 和开放造口术相比，腹腔镜手术具有术后并发症发生率低、减少术后镇痛药使用、缩短住院时间、腹部瘢痕少等优势。
- 尽管大多数术者使用2个或更多的Trocar行腹腔镜造口术，但单孔腹腔镜同样获得令人满意的临床结局。
- 梗阻性病变行腹腔镜造口有诸多挑战，如创建气腹以提供足够的手术空间和充分的视野。

电子补充材料参见：10.1007/978-1-4939-1581-1_15.
视频网址：http://www.springerimages.com/videos/978-1-4939-1580-4.

Seth I. Felder，MD；Zuri Murrell，MD；Phillilp Fleshner，MD（通讯作者）
Department of Colon and Rectal Surgery，Cedars-Sinai Medical Center，8737 Beverly Boulevard，Suite 101，Los Angeles，CA 90048，USA
E-mail：pfleshner@aol.com

一、简介

随着腹腔镜技术在结直肠外科使用的日益增多，微创造口术得到不断推广[1-3]。小肠造口术是永久性造口或者是保护性临时造口的重要组成部分，后者往往是治疗腹部并发症或促进远侧吻合口或创面愈合的重要手段[4]。和开放造口术相比，腹腔镜手术术后并发症发生率较低，减少术后镇痛药使用量较少，住院时间短较，手术用时相当，腹部瘢痕较少[5-11]。另外，探查整个腹腔颇为容易。在推崇快速康复外科[12]及控制医疗费用的情况下，微创造口术具有促进肠功能恢复、减少住院时间、降低远期并发症如粘连性肠梗阻等优势，因此腹腔镜造口术是首选的标准术式。

腹腔镜造口术的适应证及其基本的外科原则同开放手术[3]，包括外置肠管血供良好、无张力、经过腹直肌、无扭转、高度足够。腹腔镜技术特别适用于肠造口术，因为不需要广泛游离或切除标本[4]。有几处肠管可用作造口部位，但回肠末段和乙状结肠最为常用，具体部位取决于手术适应证和后续的手术方式[2]。和其他腹腔镜手术一样，微创肠造口术的相对禁忌证为腹腔内广泛粘连者和合并症导致不能实施全身麻醉者。直肠梗阻的患者能否实施腹腔镜造口术取决于肠管扩张情况，后者直接影响能否创建足够的手术操作空间。

文献已经详细讲述了几种腹腔镜造口技术，证实该技术用于粪便转流手术是安全、可行、有效的。尽管大多数术者使用2个或更多的Trocar实施腹腔镜造口术，但单孔腹腔镜可获得同样令人满意的临床结局[1,10]。几项回顾性研究探讨了腹腔镜和开放肠造口的临床结局[5-11]，但未见前瞻性试验研究报道。研究结果显示腹腔镜肠造口拥有同样的临床功能性结局，具有避免开腹手术及术后康复快的优势。

腹腔镜肠造口术和常规开放手术的并发症类似，包括源于造口肠管浆膜层粘连不足而造成的造口回缩、过度离断血管而导致的肠管缺血及坏死、肠管游离不够或造口通道过紧相关的造口张力过大、源于术后缺血的造口狭窄（图15-1），另外还有造口脱垂及造口旁疝等并发症（图15-2）。造口旁疝依然是造口术后重要的问题。事实上，造口通道即为腹壁薄弱之处，出现造口旁疝并不奇怪。这些并发症有些轻微，比如造口皮肤分离或造口用具佩戴困难；有些则威胁患者生命，如造口旁疝内肠管绞窄坏死[4]。尽管有几种局部方法用于预防造口旁疝，但开放手术放置补片，以及将各种补片置于不同的腹壁层面的作用仍缺乏有力证据[13-18]。一项荟萃分析包括3项研究，共计128例患者，结果显示放置补片组造口旁疝发病率显著下降（12.5% vs 53%），而补片相关并发症发生率无区别。2013年，Beck等报道在美国结直肠外科医生协会指导下完成

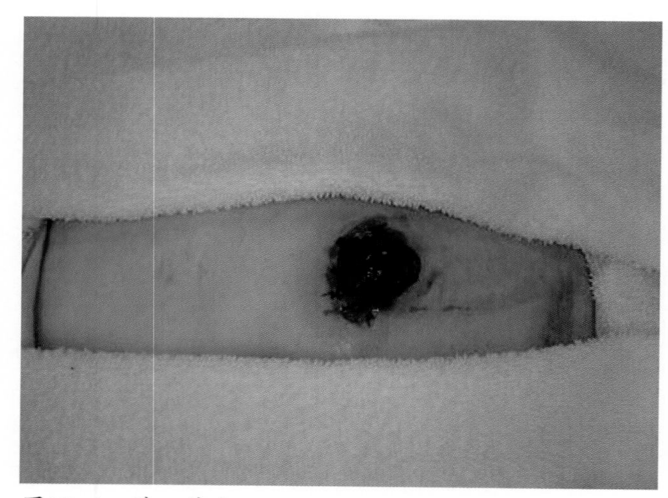

图15-1　造口缺血
（Philip Y. Pearson授权）

一项前瞻性随机对照三盲试验[19]，113例永久性肠造口患者采用Inlay手术方式放置补片以预防造口旁疝，和标准造口术相比，尽管补片修补安全，但随访24个月，造口旁疝的发病率无显著差别[16]。

然而，评价腹腔镜造口术应用补片的研究很少，有限的经验显示该手术安全、可行、具有潜在良好的临床结局[17–18]，有关该手术强有力的证据依然缺乏。

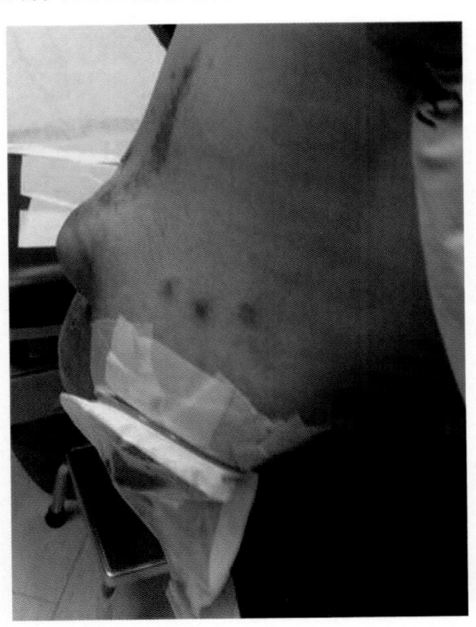

图15-2 造口旁疝
（Peter Cataldo授权）

二、术前准备

择期手术患者，术前造口定位和标记颇为重要。位置不当的造口可能给患者带来管理上的很多困难（比如，更换造口用具困难）。个体之间体形差异巨大，理想的造口部位应个体化，避免选择瘢痕和有皮肤病的部位[4]。为避免皮肤皱褶造成造口用具佩戴困难，应在平卧位、坐位及前屈位定位造口部位，还需要考虑患者腰带部位[4]。普通人常用造口部位在脐下脂肪突出的顶端，左侧或右侧髂窝范围之内[20]（图15-3）。最后，患者必须能够方便地观察造口，以便于很好地护理造口。

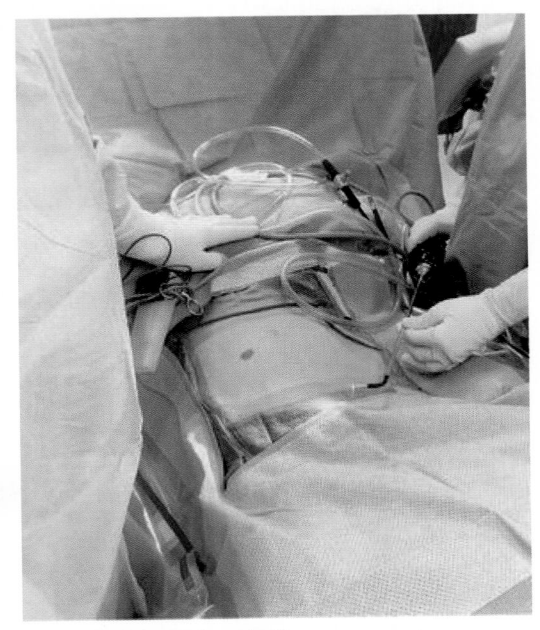

图15-3 标记造口部位

三、手术室布局及患者体位

如果创建回肠造口，将两个监视器成角放置在患者的肩部，面朝手术床尾；如果行乙状结肠或降结肠造口术，则将监视器置于患者的双膝两侧。患者取平卧位，当然也可使用改良截石位，但后者要求患者大腿尽量平直（大腿和手术床平面夹角小于10°），以防止患者大腿阻碍腹腔镜手术器械的传递。如果行回肠造口术，则将患者左臂包裹后置于躯干一侧，术者站在患者左侧或其两腿之间。如果行乙状结肠或降结肠造口术，则将患者右上肢包裹后置于躯干一侧，术者站在患者右侧或其两腿之间。Trocar置入腹腔的部位取决于造口类型和先前的手术。对于有腹部手术史的患者，在无手术操作的区域置入Trocar是最安全的策略。一旦建立气腹，则将患者置于Trendelenburg体位，以改善手术视野。（图15-4）

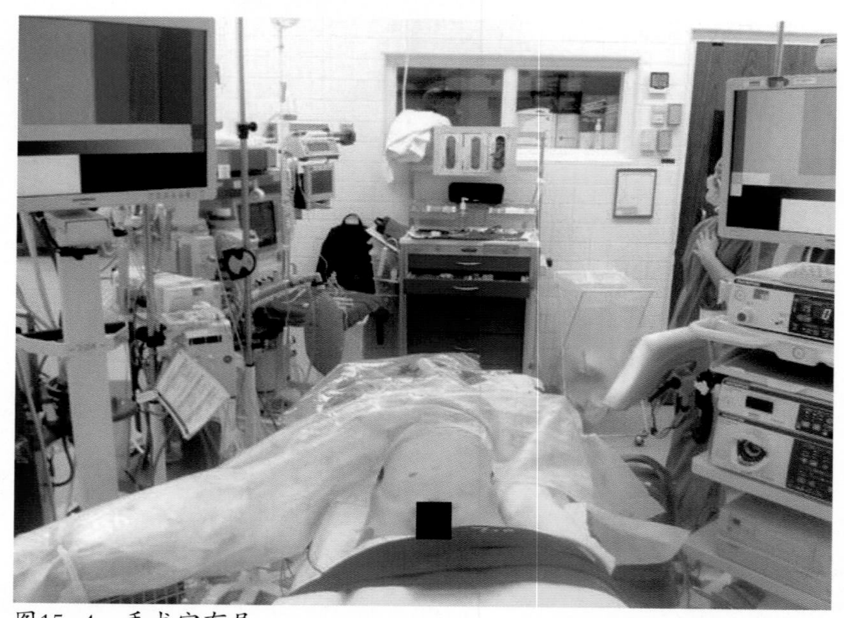

图15-4 手术室布局

四、腹腔镜回肠造口术

文献报道许多Trocar置入方案[1,-2,4,20]，然而最多的还是使用2~3个Trocar的方法，遵循Trocar呈三角形布局原则。第1个5 mm Trocar自脐下置入，建立15 mmHg气腹，置入30° 腹腔镜，探查整个腹腔并监视置入其他Trocar（图15-5）。将患者调整为Trendelenburg体位，升高右侧躯体。术者确认造口部位合理且没有粘连。如果先前选择的右髂窝造口部位合适，则在皮肤标记部位做一个直径2.5 cm的圆形切口，切除皮肤和皮下脂肪组织，直至腹直肌鞘前层，十字切开此筋膜，纵行分开腹直肌，切开腹直肌鞘后层，置入12 mm Trocar。如果不将肠管拉出腹腔离断的话，12 mm Trocar便于置入腹腔镜切割闭合器，以离断小肠，创建回肠端式造口。如果使用单一Trocar通道进一步游离回肠困难，可于左下腹腹直肌旁骨盆上缘部位或耻骨联合上方置入另一个5 mm Trocar。腹腔镜下确认回肠末段及距离回盲瓣15～20 cm处回肠。确认解剖结构的另一个方法是显示Treves韧带，其位于回肠末段对系膜缘，紧靠回盲瓣（图15-6）。检查回肠末段有无病变，肠系膜长度是否足以完成袢式造口。回肠末段往往有两个血管弓，紧靠盲肠汇入回结肠血管。靠近回结肠血管离断此血管弓，以保留末端回肠良好血供。使用腹腔镜电凝浆膜层以标记所选择肠管的远、近侧，远侧电灼三处，近侧电灼一处。另外，可用不同颜色的缝线定位回肠造口部位。一旦游离完毕，经12 mm Trocar置入腹腔镜切割闭合器离断回肠，造口肠管拉出腹外；也可将肠管拉出腹腔外予以离断并行端式造口。如果构建袢式回肠造口，则可将回肠拉出体外，确保肠管无扭转。腹直肌鞘后层环绕Trocar予以切开，以便于拉出造口肠管。由于升结肠通常将回结肠血管限制于右下腹，回肠袢式造口时，最好将近侧端输出袢置于造口的肛侧。按常规方法完成回肠造口（图15-7）。术者将示指经造口肠管外侧置入达筋膜层，造口完毕后再置入造口肠管内并进入腹腔，确保筋膜开口通畅松弛及造口肠管未成角。

单孔腹腔镜回肠造口，于右髂窝预定造口部位做一直径2.5 cm的圆形皮肤切口，造口通道的重建同前述，腹直肌后鞘“十”字形切开，范围要大于2.5 cm，足够容纳两个手指（图15-8、图15-9）。经此通道，将单孔腹腔镜系统置入腹腔（图15-10、图15-11）。注入CO_2，建立15 mmHg的气腹。头端可曲式5 mm腹腔镜探查整个腹腔，可使用单孔腹腔镜手术器械，但标准的腹腔镜器械也适用于此手术。其他手术步骤同前述（图15-12、图15-13）。移除单孔腹腔镜系统（图15-14），完成造口，术毕检查造口方法同前述。

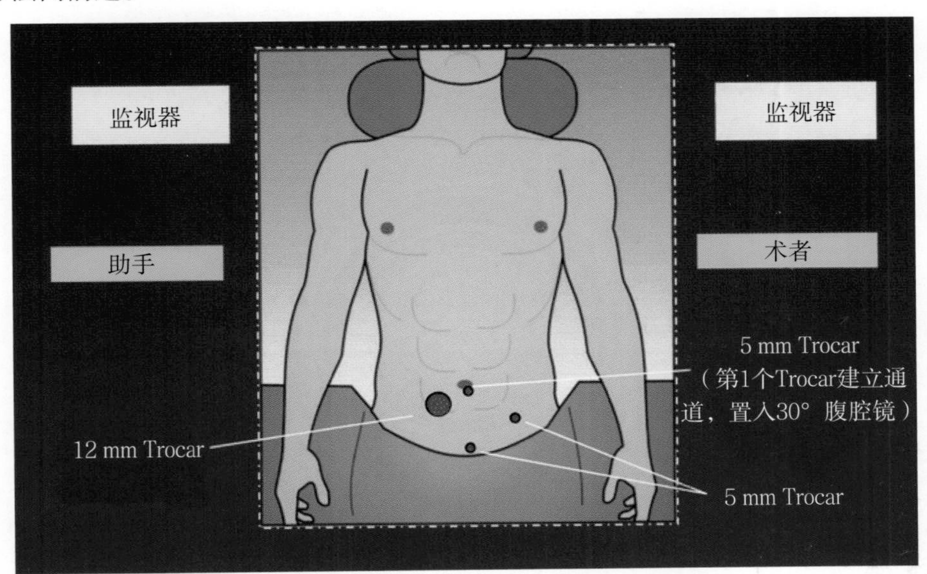

图15-5　回肠造口术及Trocar位置

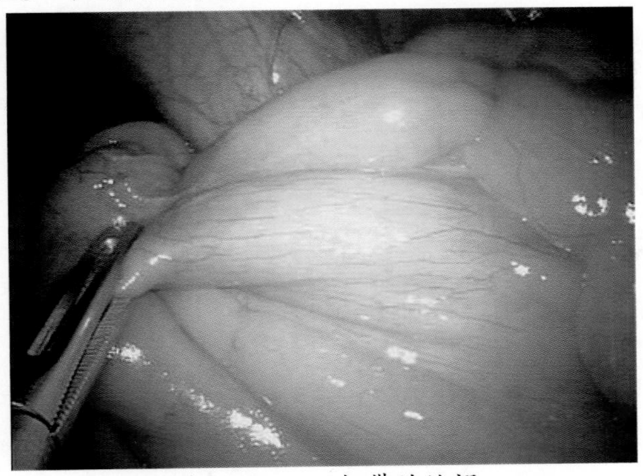

图15-6　回肠末段及Treves韧带的皱褶

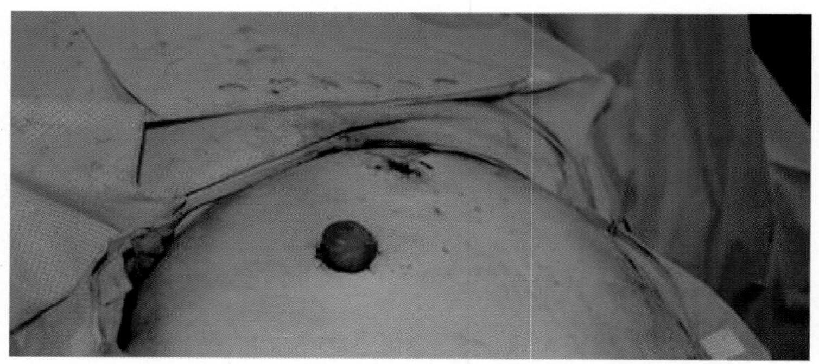

图15-7　造口完毕

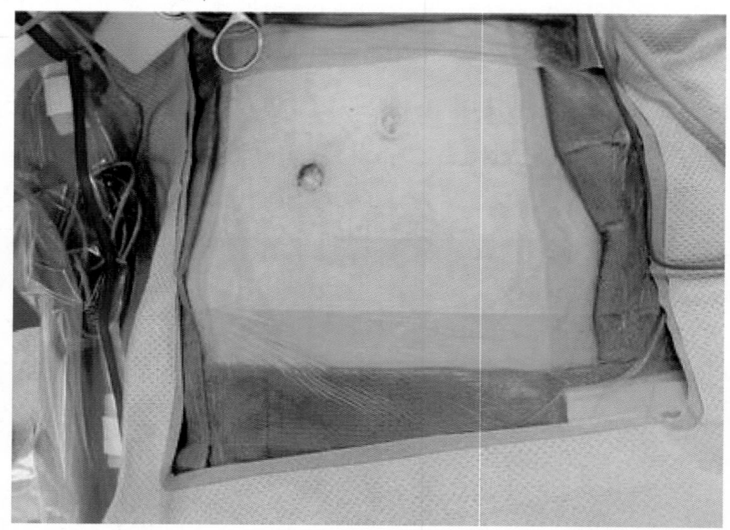

图15-8　腹直肌鞘前层

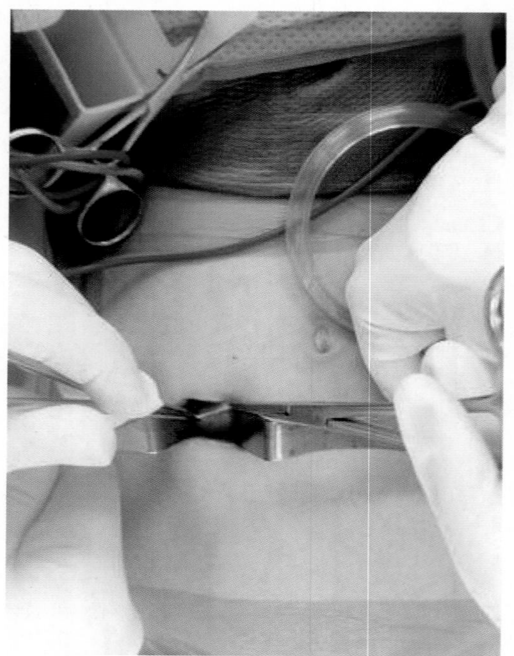

图15-9　腹直肌鞘后层，十字切开，范围大于2.5 cm

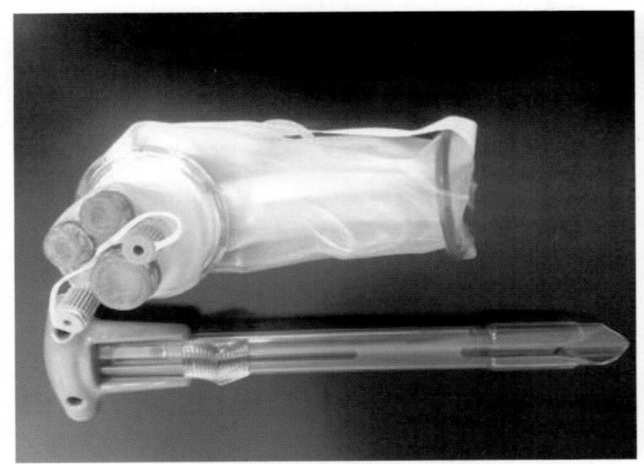

图15-10 单孔腹腔镜系统

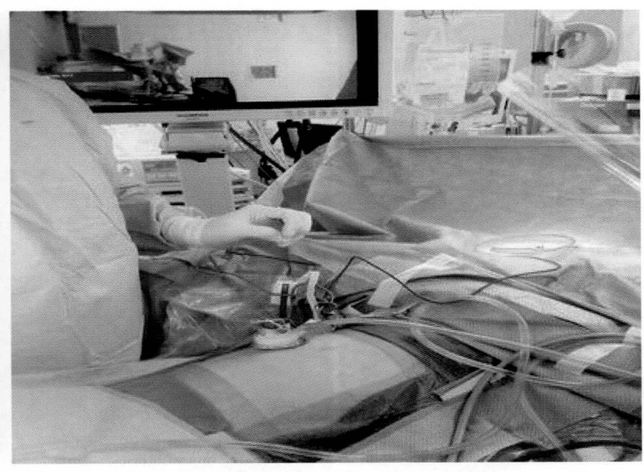

图15-11 经造口通道置入单孔腹腔镜系统

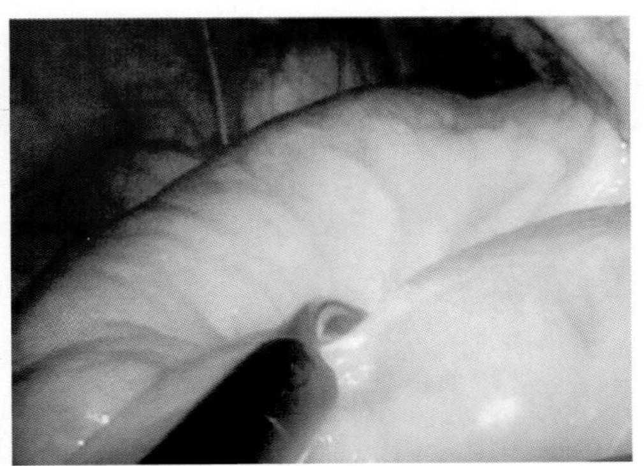

图15-12 电凝浆膜层标记远、近侧末段回肠，定位造口方向，切勿扭转

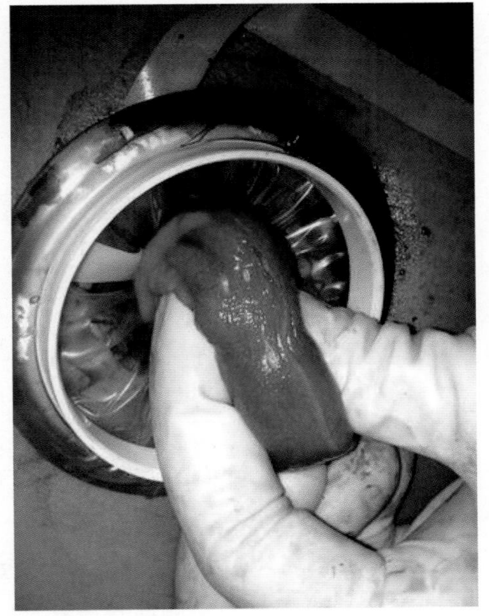

图15-13 腹腔镜电凝浆膜层定位上方（远侧）和下方（近侧）回肠，患者的头侧位于图片的顶端方向

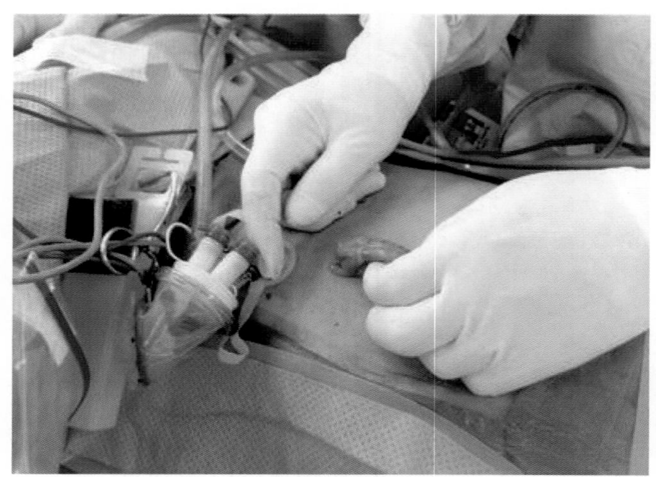

图15-14　经单孔腹腔镜通道拉出回肠

五、腹腔镜结肠造口术

文献报道许多Trocar置入方案[1-2,20-21]，然而最多的还是使用2~3个Trocar的方法，遵循Trocar呈三角形布局原则。第1个5 mm Trocar自脐下置入，建立15 mmHg气腹，置入30° 腹腔镜，探查整个腹腔并监视置入其他Trocar（图15-15）。将患者调整为Trendelenburg体位，升高左侧躯体。术者确认造口部位合理且没有粘连。结肠造口的方法同回肠造口（图15-16）。

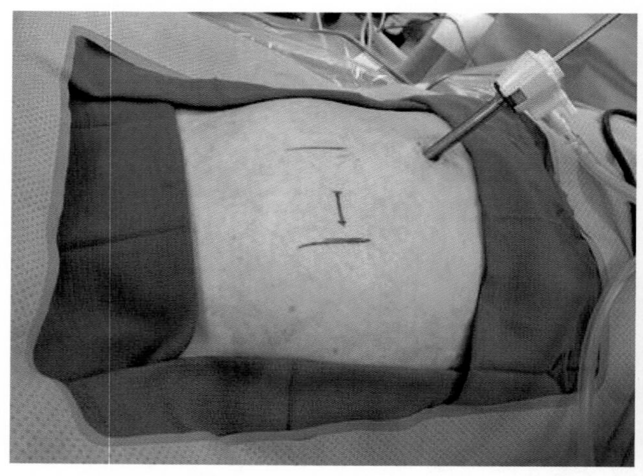

图15-15　自内向外蓝色线代表腹中线、预期造口部位、腹直肌外缘，患者头侧位于图片右侧

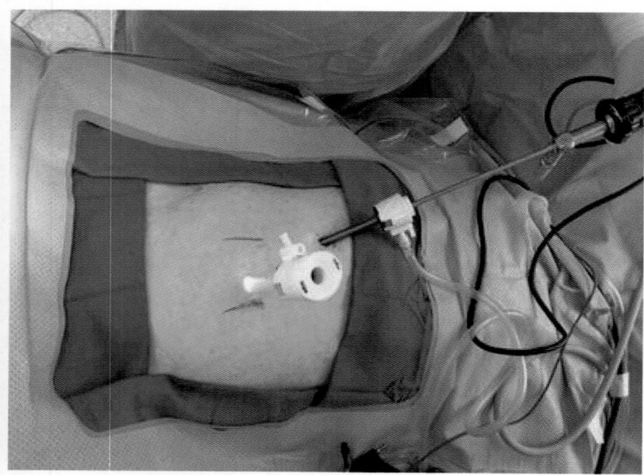

图15-16　切开腹直肌后鞘，置入12 mm Trocar

如果乙状结肠或降结肠需要进一步游离，可于右下腹腹直肌外缘、盆腔上缘或耻骨联合上方另外置入5 mm Trocar，后者在用电剪分离结肠周围组织时，可提供适当的牵拉力。打开左侧结肠外侧Toldt白线，进入无血管的Toldt间隙，可见肾前筋膜下方的左侧性腺血管和输尿管。游离务必足够，确保有几厘米的肠管可拉出腹外。其他步骤同前述回肠造口术，确保造口通道可容纳两个手指的第二指间关节。在缝合固定造口时，应重建气腹，确认肠管定位准确并无扭转（图15-17）。单孔腹腔镜结肠造口

策略同前述回肠造口术。

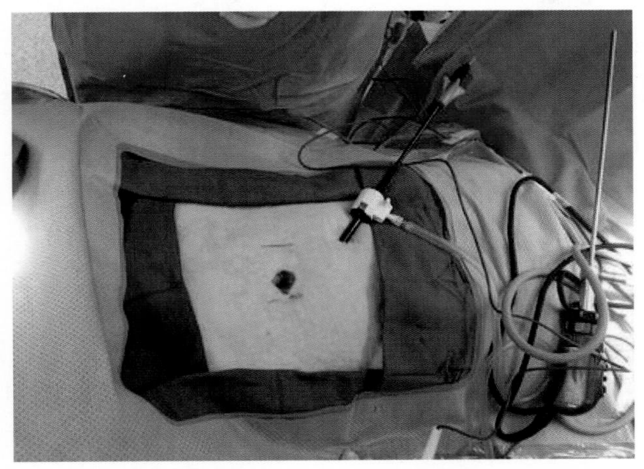

图15-17 结肠游离完毕，打开腹直肌后鞘，将结肠通过此通道拉出腹外

六、结肠造口肠管延长技术

如果标准的游离技术不能获得无张力造口肠管，有几种技术可以延长左半结肠长度[4]。第一种是切开降结肠外侧Toldt白线后，继续朝结肠脾曲方向游离，直至将其完全游离。第二种是在系膜血管根部，将内侧系膜切断。第三种是将肠系膜下动脉于其根部切断。第四种是可切开造口肠管系膜的腹膜层，形成“系膜窗”。第五，如果端式造口有张力，可改行袢式造口。

手术技巧

- 完全游离乙状结肠与盆腔之间的粘连、降结肠外侧Toldt白线切开足够长、乙状结肠内侧充分游离是获得足够长造口结肠的关键。在将肠管拉出腹壁之前，应先将造口肠管提至造口部位，如果无张力，一旦撤销气腹，则造口肠管长度足以完成无张力缝合固定。
- 在结扎切断任何主要血管前，确认有足够的侧支循环，以免造口缺血。
- 在将造口缝合固定之前，需用腹腔镜再次检查确认远、近侧肠管及系膜无扭转。
- 暂时性粪便转流的回肠袢式造口，造口位置切勿过于靠近回盲瓣，务必避免造口关闭时，导致回肠吻合口紧邻回盲瓣的弊端。

七、小结

尽管有时需广泛游离和取出标本，但大部分情况下，腹腔镜依然适用于造口术。文献报道许多腹腔镜技术，但基本原则是一样的，确认适宜肠管、游离肠管节段、在适宜的位置将其拉出腹壁造口。与常规开放手术相比，腹腔镜造口术具有安全、加速康复的优势，而且具有同样的功能性临床结局。

参考文献

[1] ZAGHIYAN K N, MURRELL Z, FLESHNER P R. Scarless single–incision laparoscopic loop ileostomy: a novel technique[J]. Dis Colon Rectum, 2011, 54(12): 1542–1546.

[2] LEE S. Laparoscopic stoma formation [M]// MILSOM J W, BÖHM B, NAKAJIMA K. Laparoscopic colorectal surgery. New York: Springer, 2006: 304–313.

[3] ORKIN B A, CATALDO P A. Intestinal stomas [M]// WOLFF B G, FLESHMAN J W, BECK D E, et al. ASCRS textbook colon rectal surgery. New York: Springer, 2007: 622–642.

[4] SANDS L R, MARCHETTI F. Intestinal stomas. [M]// BECK D E, ROBERTS P L, SACLARIDES T J, et al. ASCRS textbook colon rectal surgery. New York: Springer, 2011: 517–533.

[5] HOLLYOAK M A, LUMLEY J, STITZ R W. Laparoscopic stoma formation for faecal diversion[J]. Br J Surg, 1998, 85(2): 226–228.

[6] YOUNG C J, EYERS A A, SOLOMON M J. Defunctioning of the anorectum: historical controlled study of laparoscopic vs. open procedures[J]. Dis Colon Rectum, 1998, 41(2): 190–194.

[7] LIU J, BRUCH H P, FARKE S, et al. Stoma formation for fecal diversion: a plea for the laparoscopic approach[J]. Tech Coloproctol, 2005, 9(1): 9–14.

[8] OLIVEIRA L, REISSMAN P, NOGUERAS J, et al. Laparoscopic creation of stomas[J]. Surg Endosc, 1997, 11(1): 19–23.

[9] NGUYEN H M L, CAUSEY M W, STEELE S R, et al. Single–port laparoscopic diverting sigmoid colostomy[J]. Dis Colon Rectum, 2011, 54(12): 1585–1588.

[10] ATALLAH S, ALBERT M, LARACH S. Technique for constructing an incisionless laparoscopic stoma[J]. Tech Coloproctol, 2011, 15(3): 345–347.

[11] SCHWANDNER O, SCHIEDECK T H, BRUCH H P. Stoma creation for fecal diversion: is the laparoscopic technique appropriate?[J]. Int J Colorectal Dis, 1998, 13(5–6): 251–255.

[12] LI M, XIAO L, WU W, et al. Meta–analysis of laparoscopic versus open colorectal surgery within fast–track perioperative care[J]. Dis Colon Rectum, 2012, 55(7): 821–827.

[13] HAMMOND T M, HUANG A, PROSSER K, et al. Parastomal hernia prevention using a novel collagen implant: a randomised controlled phase 1 study[J]. Hernia, 2008, 12(5): 475–481.

[14] SERRA–ARACIL X, BOMBARDO–JUNCA J, MORENO–MATIAS J, et al. Randomized, controlled, prospective trial of the use of a mesh to prevent parastomal hernia[J]. Ann Surg, 2009, 249(4): 583–587.

[15] JÄNES A, CENGIZ Y, ISRAELSSON L A. Randomized clinical trial of the use of a prosthetic mesh to prevent parastomal hernia[J]. Br J Surg, 2004, 91(3): 280–282.

[16] SHABBIR J, CHAUDHARY B N, DAWSON R. A systematic review on the use of prophylactic mesh during

primary stoma formation to prevent parastomal hernia formation[J]. Colorectal Dis, 2012, 14(8): 931–936.

[17] JANSON AR, JÄNES A, ISRAELSSON LA. Laparoscopic stoma formation with a prophylactic prosthetic mesh[J]. Hernia, 2010, 14(5): 495–498.

[18] LÓPEZ–CANO M, LOZOYA–TRUJILLO R, QUIROGA S, et al. Use of a prosthetic mesh to prevent parastomal hernia during laparoscopic abdominoperineal resection: a randomized controlled trial[J]. Hernia, 2012, 16(6): 661–667.

[19] BECK D, FLESHMAN J, WEXNER S, et al. A prospective, multicenter, randomized, controlled, third party–blinded study of Strattice® fascial inlay for parastomal reinforcement in patients undergoing surgery for permanent abdominal wall ostomies[R]. Podium abstract and presentation at ASCRS meeting, 2013.

[20] LAVERY I C. Techniques of Colostomy construction and closure[M]// FISHER J E, BLAND K I, CALLERY M P, et al. Mastery of surgery. Philadelphia: Lippincott Williams and Willcott, 2007: 1439–1448.

[21] BYRN J. Laparoscopic colostomy[M]// SOPER N J, SCOTT–CONNER C. The SAGES Manual: Volume 1 Basic Laparoscopy and Endoscopy[M]. New York: Springer, 2012: 403–412.

第十六章 腹腔镜肠造口关闭术

Emre Gorgun

关键点

- 腹腔镜广泛适用于结肠造口术，包括良性和恶性疾病。
- 与开放手术相比，腹腔镜手术具有近期优势。
- 腹腔镜和开放造口关闭术二者疗效不分伯仲。
- Hartmann手术后腹腔镜造口关闭术住院时间短。
- 笔者对Hartmann手术后造口关闭的患者予以术前肠道准备。
- 术前可曲式乙状结肠镜检查可获得关于远侧结肠长度等实用信息，利于制订手术方案。
- 手术开始即游离造口周围组织并将其予以荷包缝合，如此即可避免手术过程中大便或黏液不断自造口溢出而污染术野的弊端。
- 手辅助腹腔镜技术可作为首选或中途更换的手术方式，便于处理腹腔内粘连和显露困难的患者，二者均不利于实施完全腹腔镜手术。

电子补充材料参见：10.1007/978-1-4939-1581-1_16.
视频网址：http://www.springerimages.com/videos/978-1-4939-1580-4.

Emre. Gorgun，MD，FACS，FASCRS（通讯作者）
Department of Colon and Rectal Surgery，Digestive Disease Institute，Cleveland Clinic，9500 Euclid Avenue/A，Cleveland，OH 44195，USA
E-mail：gorgune@ccf.org

一、简介

自从开展腹腔镜胆囊切除术以来，腹腔内病变实施腹腔镜手术得到迅猛发展。目前，对于需要造口的良、恶性病变，均可实施腹腔镜肠造口术，它具有患者疼痛轻、肠梗阻发生率低和住院时间短的优势。上述优势，促使经验丰富的腹腔镜外科医生开展Hartmann手术后腹腔镜造口关闭术，目的在于减少手术损伤和住院时间。另外，一些优秀的外科医生开始实施微创二次手术，包括复杂粘连松解、回肠造口切除并回结肠吻合术或回直肠吻合术。

腹腔镜造口关闭术颇具挑战性，一方面由于腹腔内存在粘连；另一方面很多患者的盆腔游离极其困难，即存在困难盆腔。这些困难均增加手术用时和潜在并发症发生率，对于经验不丰富的腹腔镜外科医生更是如此。然而，使用腹腔镜技术可减少剖腹探查损伤，可能缩短住院时间。比如，Hartmann手术后开放造口关闭术并发症发生率高达15%～34%，住院时间为13～15天[1,2]。如果术后并发症发生率能够下降，那么永久性保留造口的患者占比将减少，因此Hartmann手术后腹腔镜造口关闭术具有一定的优势（图16-1）。

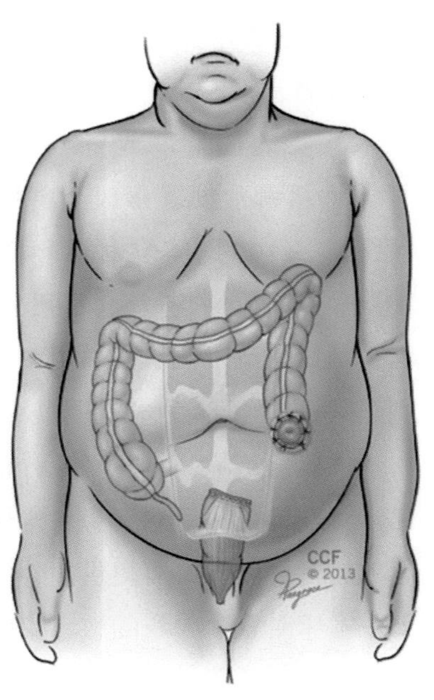

图16-1　Hartmann手术（Cleveland Clinic Foundation授权）

二、术前准备

选择合适的患者是术前准备最重要的内容，不但具有适应证，还必须能够耐受气腹。所有患者均必须予以详细的病史采集和体格检查，包括既往手术史。上述资料对于不在同一个医疗中心手术的患者而言意义更大。体格检查可发现腹腔内严重粘连的蛛丝马迹。腹部柔软，将双手置于腹部两侧检查，如果腹前壁运动良好，均提示粘连不重，具有较理想的解剖结构。另外，巨大腹中线瘢痕下沉伴腹前壁运动受限，往往提示腹腔内粘连严重，此类患者多不适于行腹腔镜手术。

对于高危和炎症性肠病患者或因憩室炎穿孔而拟行手术的患者，必须行结肠镜和可曲式乙状结肠镜检查，后者可提供有关远侧节段肠管长度的实用信息，可大略估计直肠或乙状结肠残端位于骶骨岬的上方或下方，便于制订手术计划。结肠造口患者需行标准的肠道准备，予以灌肠，清除直肠内残余粪便。笔者对于回肠造口关闭的患者一般不予以机械性肠道准备。

在切开皮肤之前30～60 min静脉注射抗生素，确保手术时组织内抗生素浓度足够，如果手术用时超过3 h，则追加一个剂量的抗生素。使用序贯压力泵和术前予以肝素等措施以预防深静脉血栓形成。

三、手术步骤

1. 患者体位及术者站位

签署知情同意书后，予以静脉诱导麻醉，置入气管内插管。放置Foley导尿管和口胃管。将患者常规置于改良截石位，显露肛门（图16-2）。此体位也便于术中必要时行CO_2结肠镜检查，术者及助手可站于患者两腿之间，从而为手术团队提供更多的站位空间，特别适用于上腹部手术（图16-3）。使用带有衬垫的脚蹬或Yellow Fin®靴，预防会阴神经损伤。将双臂包裹后置于患者躯体两侧。在手术床上放置凝胶垫，可提供额外的支持并避免摇动手术床时重力导致的患者躯体移动。

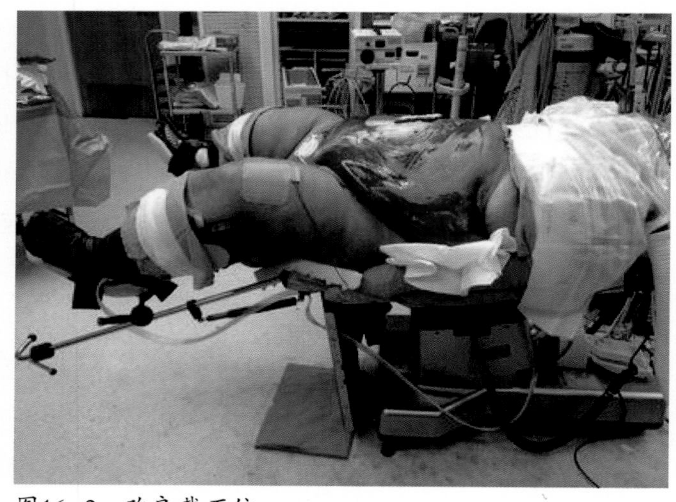
图16-2 改良截石位

另外，笔者习惯用绑带将患者胸部和手术床固定在一起，从而避免采用陡直的Trendelenburg体位或向两侧倾斜手术床时导致患者滑落。术者站于患者右侧，基于手术需要，助手可站于对侧或同一侧。两个监视器置于手术床头两侧。

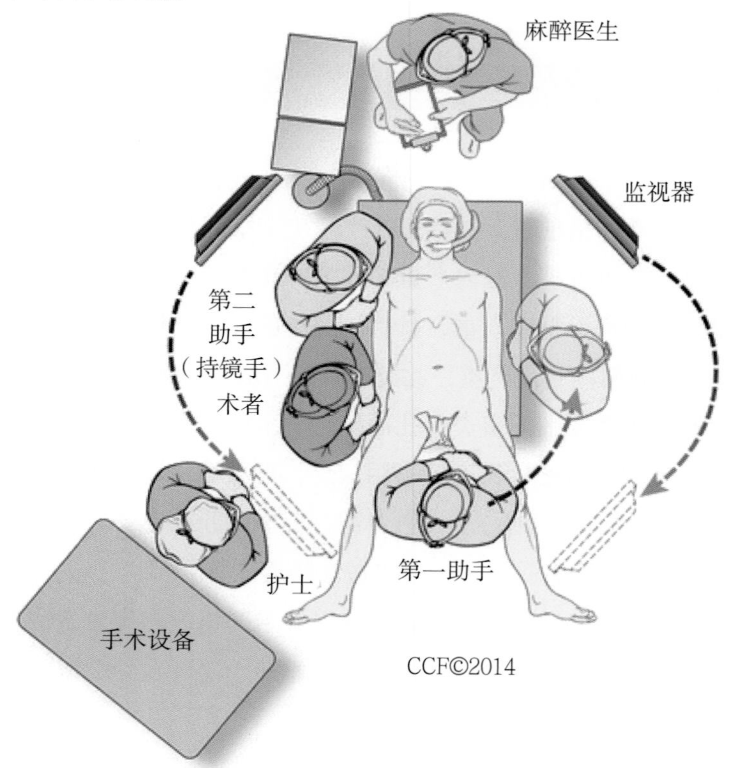

图16-3 腹腔镜造口关闭术手术室布局及术者站位
（Cleveland Clinic Foundation 授权）

2. Hartmann手术后腹腔镜造口关闭术

（1）Trocar置入（图16-4）。

（a）通常先将结肠造口部位予以切除，在黏膜皮肤交界处切开，分离造口结肠和周围组织之间的粘连，于其末端做一荷包缝合，置入抵钉座并收紧结扎荷包线，如此即可避免大便或黏液自造口结肠溢出。在将造口结肠与腹壁完全游离之后，将其回纳入腹腔，同时获得进入腹腔之通道。然而，很多情况下是在造口结肠完全游离后再置入抵钉座；当然也可先将造口结肠末端予以缝合或用切割闭合器钉合后再回纳入腹腔。此时有几种方法以密封腹腔，笔者常用带盖子的多功能Alexis®切口保护器（Applied Medical，Rancho Santa Margarita，CA）来维持气腹（图16-5）。在盖子中间有5～12 mm器械通道，可在标本取出前、后行腹腔镜手术操作，因此即将造口部位转化为另外一个12 mm的工作通道，可置入腹腔镜钉合器，也可作为标本取出通道。必要时，术者可站于患者两腿之间，利用此通道完成结肠脾曲的游离。

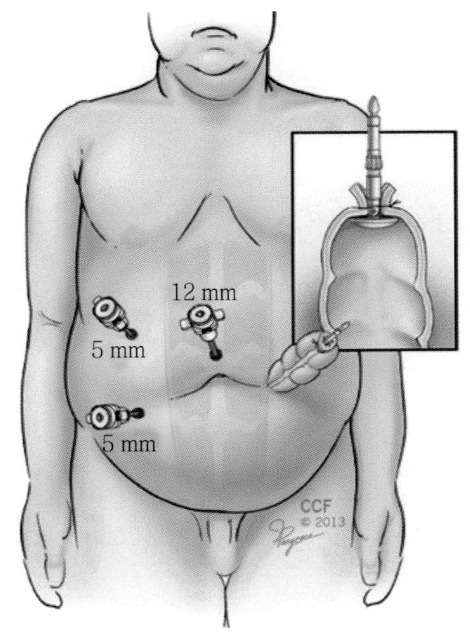

图16-4 Trocar布局
（Cleveland Clinic Foundation 授权）

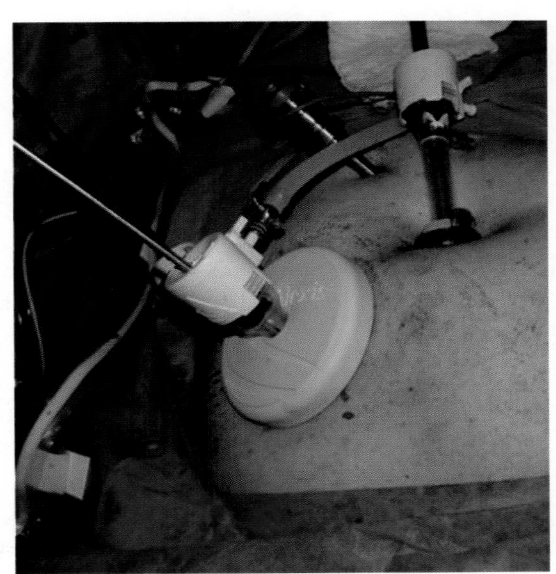

图16-5 带盖子的多功能Alexis®切口保护器

另外，也可使用单孔腹腔镜系统（如GelPOINT®操作平台）完成上述操作（图16-6、图16-7）。

（b）对于不便于在手术开始时游离造口结肠的患者，可使用Hasson开放置入法于脐上切开，创建入腹通道。

（c）建立气腹后，直视下于右侧腹直肌外缘置入两个5 mm Trocar，二者之间相距至少一个手掌宽度，如此可确保在分离等操作时手术器械运动自如。

（d）手辅助器方法可方便术者探查腹腔，于耻骨联合上方做一切口，探查有无腹腔内粘连和盆腔情况，有时可避免不必要地打开腹腔镜手术器械（图16-8）。依据探查情况，决定实施腹腔镜或开放手术。

（e）可通过脐部或结肠造口部位的Trocar注入CO_2，创建气腹，然后经结肠造口部位的Trocar置入腹腔镜，确认粘连程度，通过进一步松解粘连或另外置入Trocar以获得更大的操作空间。探查整个腹腔，记录所有异常所见。

（f）也可于左上腹腹直肌外缘置入另一个5 mm Trocar，便于牵拉乙状结肠和松解右侧腹小肠粘连组织。

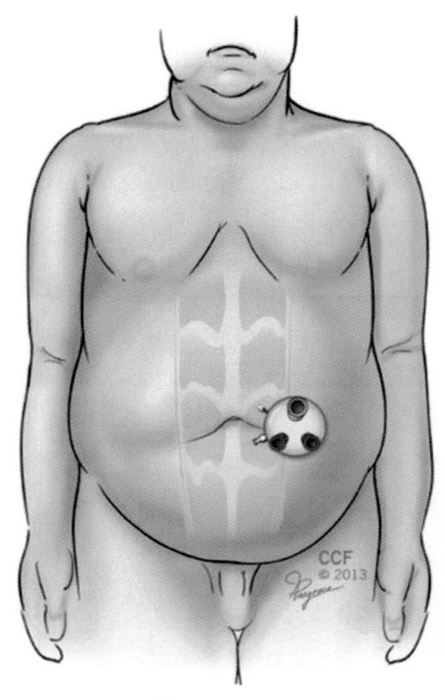

图16-6 单孔腹腔镜技术
（Cleveland Clinic Foundation 授权）

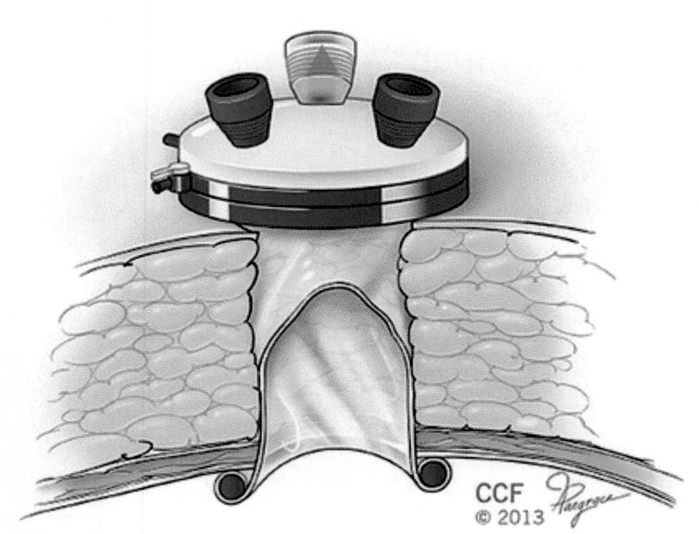

图16-7 单孔腹腔镜技术侧面观
（Cleveland Clinic Foundation 授权）

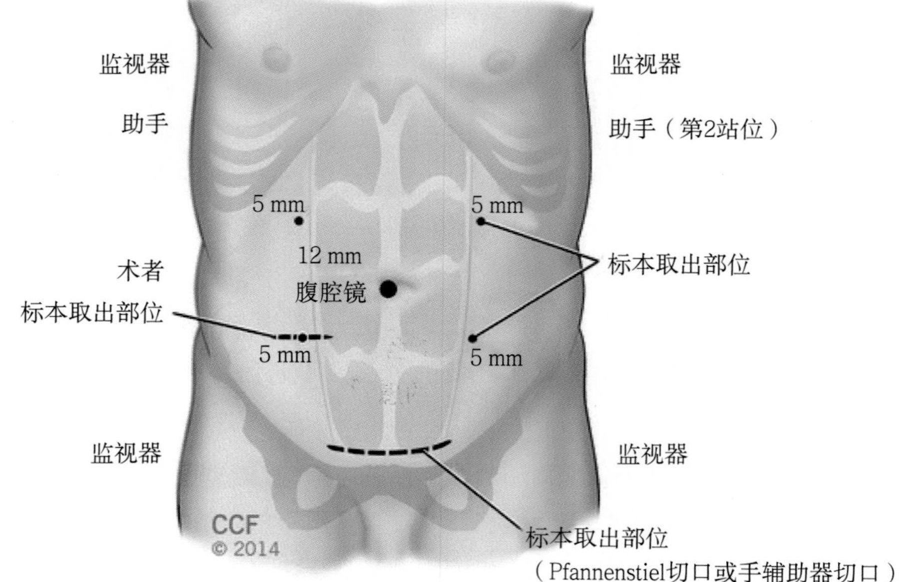

图16-8 完全腹腔镜和手辅助腹腔镜Trocar布局
（Cleveland Clinic Foundation 授权）

（2）游离近侧结肠。建立气腹，探查全部腹腔之后，开始游离近侧结肠。基于术中所见和术者习惯，选择由内向外或自外至内的手术入路，大多数情况下采用后者可满意游离降结肠。对于先前仅行穿孔结肠节段切除的患者，远侧残留乙状结肠较长，降结肠游离应更加广泛，而乙状结肠须游离至直肠上端（译者注：文献报道，保留乙状结肠吻合口漏的概率很高，而且憩室炎复发率亦较高）。笔者多采用自内向外的手术入路。确认左侧输尿管，游离并结扎直肠上动脉/肠系膜下动脉。在胰腺下缘结扎肠系膜下静脉可使近侧结肠游离度增加。一旦结肠游离完毕，则通过造口部位或耻骨联合上方切口将其拉出腹外，适当切除造口结肠断端，置入抵钉座。

（3）游离Hartmann贮袋和直肠。再次探查整个盆腔，游离降结肠及Hartmann贮袋。为游离左下腹粘连的小肠，可能需要行腹腔镜粘连松解术。也可能需要进一步游离降结肠或直肠残端，以创建无张力吻合口。对于憩室炎穿孔术后患者，需切除乙状结肠，直达直肠上端。此时，多数情况下需要正规地游离结肠脾曲，方可获得无张力吻合。

笔者的经验是首次手术时，将直肠残端埋于切口下端的皮下，如此则二次手术时便于寻找和解离直肠残端，其本身瘢痕和小肠粘连至直肠贮袋的程度均降至最低（图16-9）。

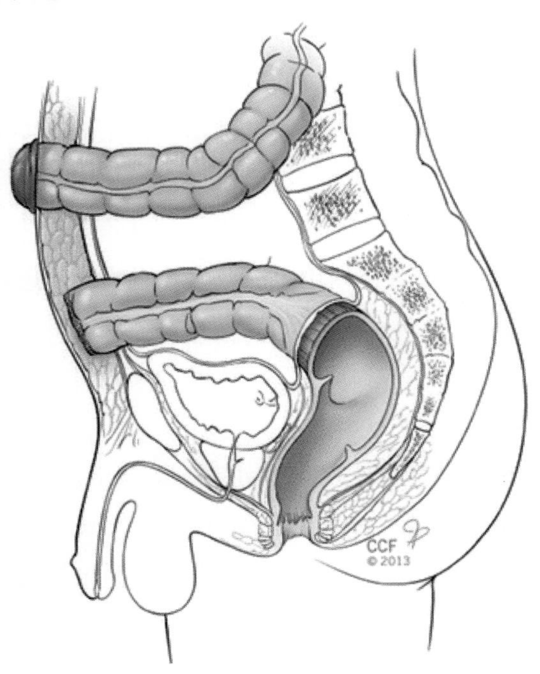

图16-9 Hartmann手术，直肠残端移至切口下端的皮下（腹膜之上），便于二次手术寻找和解离直肠残端
（Cleveland Clinic Foundation 授权）

（4）切除远侧乙状结肠。如果首次手术时未切除远侧乙状结肠，由于此区域为“高压区”，残留此节段结肠将导致憩室炎复发，因此需将残留的乙状结肠予以切除。结肠带展开消失的部位即为横断直肠上端的位置，可经右下腹Trocar或造口部位，置入腹腔镜线形切割闭合器离断之。如果直肠系膜清除干净，一般情况下，一次击发即可完成离断操作。

将切口保护器置入造口部位或Pfannenstiel切口，取出离断的结肠节段（图16-10）。如果首次手术已经切除至直肠上端，不需要进一步离断直肠。此时，我们自肛门置入“直肠大小分拣器”，协助充分游离直肠残端的盆腔粘连，如此操作也便于自肛门置入型号合适的端端吻合器并达直肠残端。

（5）肠管吻合。将管状吻合器自肛管置入，穿刺锥自直肠闭合端侧角穿出，如此操作仅形成一个狗耳样侧角，而不是两个。使用特制的可重复使用的腹腔镜中心杆抓钳对合穿刺锥和中心杆。关闭吻合器之前，术者确认近侧肠管无扭转，系膜平展，切缘朝向右侧或背侧。将患者置于Trendelenburg体位并升高左侧躯体，把小肠自腹膜后拉出，确保其未被卡在结肠系膜下方。击发吻合器，尾翼回旋两周，小心取出吻合器，检查肠管两切缘是否完整。

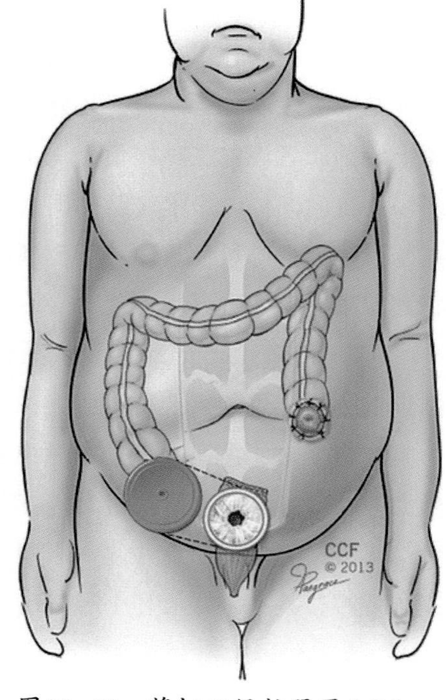

图16-10 将切口保护器置入Pfannenstiel切口并维持气腹（Cleveland Clinic Foundation授权）

笔者常规使用CO_2结肠镜检查吻合口并行注气测漏试验。任何可见或搏动性出血均应使用内镜夹予以夹闭，确保止血彻底。盆腔注满生理盐水，无损伤抓钳夹闭近侧结肠，经结肠镜注入CO_2，行注气测漏试验。

（6）关闭腹腔。彻底止血后，所有大于10 mm的Trocar通道均使用可吸收线予以缝合关闭，笔者不常规使用腹腔或盆腔引流管。患者清醒后，拔除口胃管。导尿管于术后一天予以拔除。

3. 腹腔镜回肠造口关闭术

（1）回肠造口的切除、关闭及造口部位的处理同结肠造口。

（2）建立气腹后，在右上腹腹直肌外缘置入5 mm Trocar，和原先回肠造口部位的Trocar相距至少一个拳头宽度（图16-7）。如果回肠造口位于左下腹，则于右侧腹置入两个5 mm Trocar，二者间距同前述，如此即可保障手术过程中，手术器械不相互干扰。

（3）如果使用手辅助器，可经Pfannenstiel切口或中线切口置入。对于暂时性回肠造口患者，首次手术时可将直肠残端移植于Pfannenstiel切口皮下，笔者经常使用此技术处理复杂炎症性肠病患者，该类患者需接受结肠次全切除术及端式回肠造口术，从而避免直肠残端在盆腔内破裂的风险。在这种情况下，造口关闭时，使用手辅助器可降低手术复杂性，明显缩短手术用时。另外，如果直肠残端包埋处的切口太小而不能容纳手辅助器，可选择使用极小号或小号切口保护器，同样可获得良好腹腔封闭效果，足以维持充分的气腹。

（4）通过右上腹腹直肌外缘5 mm Trocar或回肠造口部位的Trocar建立气腹，探查腹腔，记录异常病变。

（5）可于左侧腹直肌外缘平肚脐位置、左下腹或左上腹置入另外的Trocar，方便术中肠管的牵拉和游离直肠残端。

（6）另外也可使用单孔腹腔镜行关闭术（图16–11），造口游离同前述，将包埋好抵钉座的近断端回肠回纳腹腔后，将单孔腹腔镜设备（如GelPOINT®操作平台）置入腹腔，使用GelPOINT®操作平台及其3个Trocar通道完成粘连松解术，以获得足够的腹腔和盆腔操作空间。游离直肠残端，回直肠吻合同结直肠吻合术。单孔腹腔镜技术具备完全腹腔镜手术的优势，可使用标准的腹腔镜设备，而且美观效果更好。

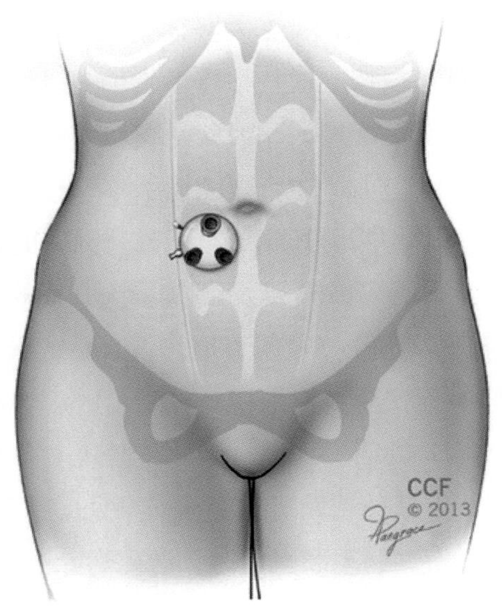

图16–11　单孔腹腔镜回肠造口关闭术
（Cleveland Clinic Foundation 授权）

（7）建立气腹后，评估整个腹腔，游离小肠，进入盆腔并正确定位小肠。需要松解小肠袢之间的粘连并将小肠系膜自后腹膜游离，通常将肠系膜上动脉游离至十二指肠水平。为了确保小肠系膜无扭转，需将小肠置于左侧腹，小肠系膜切缘朝向右侧。

（8）游离直肠的方法同前述，行回直肠吻合术需要将位于左侧直肠旁沟和骨盆边缘的小肠完全游离。如果直肠残端不平整，质地较硬，则需游离直肠，重新钉合，以确保安全吻合。直肠横断可经GelPOINT®通道用腹腔镜切割闭合器完成，如果残端足够长，也可经小的Pfannenstiel切口将其拉到腹腔外用TX直线型闭合器予以离断。

（9）创建吻合口、关闭腹腔的方法同前述。

四、术后处理

早期下床活动和肠内营养是笔者标准的处理方法。手术当天给予清流质，术后第一天，如果可以耐受，则过渡至普通饮食。患者自控静脉镇痛泵泵入麻醉镇痛药以控制术后疼痛，但麻醉药不适用于肠梗阻的患者，后者可选用痛力克、对乙酰氨基酚和布洛芬口服。导尿管术后第一天拔除。术后24 h内，使用预防性抗生素。深静脉血栓的预防措施包括早期下床活动、序贯加压设备及药物预防（皮下注射肝素），直至患者出院。腹腔镜肠造口关闭术后患者3～4天出院，出院后随访4周。

五、手术并发症

腹腔镜造口关闭术和开放手术相比具有明显的优势，在一项对比研究中，Rosen等报道腹腔镜手术具有术中出血少、并发症发生率低、肠功能恢复快及住院时间短等优势[3]。肠造口患者腹腔内粘连可能很重，可导致腹腔镜手术中肠管意外损伤。这些粘连多位于中线切口下方和盆腔。在开放造口关闭术，多经原切口进腹，肠管损伤的可能性增加，原因就是在切口瘢痕下方粘连往往最重。然而，腹腔镜手术入路远离任何先前的瘢痕部位。如前所述，腹腔镜手术通过切除造口而进入腹腔，不需要切除原手术切口瘢痕。游离造口结肠或回肠，采用开放的向下锐性分离的方式进入腹腔，减少肠管损伤的可能性，然后经此通道置入第一个Trocar。另外，无须剖腹探查从而避免常规切口的并发症。

其他并发症包括造口部位肠管意外切开、输尿管损伤、Trocar置入损伤及血管损伤。肠管损伤应该尽可能马上修补，如果腹腔镜修补不安全，则中转开腹手术，后者不是手术失败，而是因为粘连或术中发生难以经腹腔镜处理的并发症时的明智之举，因此应常规准备开放手术器械。术中发现输尿管损伤需即刻修补，此时往往需要泌尿专家的帮助。血管损伤罕见，常见于以下几个步骤：Trocar置入时损伤腹壁血管、性腺血管和髂血管，游离肠系膜血管时，游离切除肠管过程中。在第一个Trocar置入过程中采用腹壁透照法以及后续Trocar置入时采用直视法均可减少腹壁血管损伤。如果确实发生损伤，可予以压迫和电凝，多可奏效。难以控制的出血，可经此通道插入Foley导尿管，利用球囊的压迫作用以控制出血。性腺血管和髂血管均为腹膜后器官，早期识别并仔细分离即可避免二者损伤。如果确实损伤，应予以马上压迫止血，根据损伤程度和范围，决定是否中转开腹。

术后早期并发症包括术后出血、深部间隙感染、吻合口漏、尿路感染、手术部位感染及呼吸道感染等（表16-1）。严格无菌技术和术后第一天拔除导尿管可减少尿路感染并发症。呼吸道感染的预防方法包括术后早期肺泡复张、使用刺激性肺活量测定法以避免肺不张、深呼吸、有效咳痰、早期下床活动。

在所有结直肠手术患者中，手术部位感染并不常见，可通过围术期予以抗生素、使用切口保护器、遵循适当的手术感染预防原则而降低其发生率。这些原则包括缝合切口前更换无菌手套、用生理盐水冲洗手术切口等。如果发生切口感染，应予以标准的处理方法，切口分泌物送细菌培养以指导针对性治疗。

吻合口漏令人恐惧，好在其发生率低。确保吻合口无张力吻合、肠管无扭转及血供丰富，可减少其发生。术中发现吻合口薄弱，应该将其拆除并重新吻合。如果术后怀疑吻合口漏，患者病情平稳，可予以口服、灌肠和静脉强化CT扫描检查，以明确是否存在吻合口漏及其位置。所有病情不稳定且怀疑吻合口漏的患者，都应给予液体复苏及广谱抗生素，送入手术室予以剖腹探查。

表16-1 腹腔镜造口关闭术并发症

术中并发症
- 小肠损伤
- 结肠损伤
- 输尿管损伤
- Trocar 置入损伤
- 血管损伤

术后并发症
- 早期
  - 早期肠梗阻
  - 手术部位感染
  - 尿路感染
  - 呼吸道感染
  - 吻合口漏
  - 深部间隙感染
  - 出血
  - 小肠梗阻
- 晚期
  - 肠梗阻
  - 造口关闭处切口疝
  - 切口疝

六、临床结局

Hartmann手术后开放造口关闭术操作颇为困难，并发症发生率为13%～50%，死亡率为5%～10%。尽管Hartmann术后应考虑造口关闭，然而关闭术围术期并发症发生率较高，约60%的患者拒绝再次手术[4-7]。一项来自英国的文献报道显示在Hartmann手术后4年内，行造口关闭的患者仅为23%，年龄增加和共存病发病率上升是拒绝造口关闭的主要原因。如果Hartmann手术后开放造口关闭术相关并发症发生率下降，那么接受造口关闭的患者占比可能上升。

开放造口关闭术后住院时间为13～15天[8-9]。多项研究证实腹腔镜造口关闭术，具有减少术后疼痛、减少术后肠梗阻及缩短住院时间的优势。一些术者认同这些优势并逐渐开展微创造口关闭术。然而，自从首次报道腹腔镜造口关闭术以来，相关文献数量颇为有限[10]。一项小样本的病例报道显示，因多处紧密粘连和确认直肠残端困难而导致中转开腹率高达25%，所以该手术颇具挑战性，术者应有丰富的腹腔镜手术经验。通常而言，中转开腹的原因多源于首次手术时腹膜炎导致的腹腔和盆腔的紧密粘连以及术中寻找直肠残端困难。为避免后一种困境，笔者通常在首次手术时将直肠残端置于切口下端的皮下，如此则便于再次手术时寻找直肠残端，残端硬化及其与周围小肠粘连的程度可降至最低程度。

手辅助腹腔镜造口术具有良好的临床结局[11]，再次行微创造口关闭术时粘连非常少见，特别是两次手术之间间隔时间超过6个月者更是如此。因此笔者推荐所有手术均应采用腹腔镜手术，但务必首先评估其可行性。一项荟萃分析包括8项研究，共计450例患者，193例接受腹腔镜手术，257例行开放手术，结果显示前者具有减少并发症、术中失血少、住院时间短的优势，而吻合口漏发生率在二者之间无显著差别[12]。

手术技巧

- 如果粘连较重，尽早中转开腹。
- 直肠残端的处理最为困难，多数情况下，直肠残端向后方靠近骶骨，游离时避免静脉丛损伤。
- 将端端吻合器经肛门置入直肠便于确认残端闭合线。对于女性患者，可将圆型吻合器分拣器置入阴道，有助于显示阴道后壁，确保在正确的平面分离直肠。
- 如将端端吻合器暴力置入直肠，则极易将其损伤，因此置入困难时，应游离直肠残端，可能需要将其切除。
- 手辅助腹腔镜可评估腹腔和盆腔内粘连，也是中转开腹的另一种替代方式。

七、小结

腹腔镜肠造口关闭术可降低并发症发生率和死亡率，到目前为止，文献报道和开放手术相比，其优势为术中出血少，缩短住院时间，降低切口感染率，缓解术后疼痛，降低盆腔脓肿、吻合口漏及切口疝的发生率。其他优势包括加速患者康复、术后开始排便早、经口进食早。和开放手术相比，腹腔镜造口关闭术不但同样安全，而且并发症少见。尽管支持的证据不断增加，但仍需前瞻性随机对照试验予以确认。总而言之，腹腔镜造口关闭术是适宜患者的理想术式，值得推广。

参考文献

[1] ROE A M, PRABHU S, ALI A, et al. Reversal of Hartmann's procedure: timing and operative technique[J]. Br J Surg, 1991, 78 (10): 1167–1170.

[2] MOSDELL D M, DOBERNECK R C. Morbidity and mortality of ostomy closure[J]. Am J Surg, 1992, 162 (6): 633–637.

[3] ROSEN M J, COBB W S, KERCHER K W, et al. Laparoscopic versus open colostomy reversal: a comparative analysis[J]. J Gastrointest Surg, 2006, 10(6): 895–900.

[4] PEARCE N W, SCOTT S D, KARRAN S J. Timing and method of reversal of Hartmann's procedure[J]. Br J Surg, 1992, 79 (8): 839–841.

[5] WIGMORE S J, DUTHIE G S, YOUNG I E, et al. Restoration of bowel continuity following Hartmann's procedure: the Lothian experience 1987–1992[J]. Br J Surg, 1995, 82 (1): 27–30.

[6] KUNIN N, LETOQUART J P, LA GAMMA A, et al. Restoration of colonic continuity after Hartmann's

operation[J]. J Chir (Paris), 1992, 129 (12): 526–530.

[7] KECK J O, COLLOPY B T, RYAN P J, et al. Reversal of Hartmann's procedure: effect of timing and technique on ease and safety[J]. Dis Colon Rectum, 1994, 37 (3): 243–248.

[8] DAVID G G, AL–SARIRA A A, WILLMOTT S, et al. Use of Hartmann's procedure in England[J]. Colorectal Dis, 2009, 11 (3): 308–312.

[9] RIANSUWAN W, HULL T L, MILLAN M M, et al. Nonreversal of Hartmann's procedure for diverticulitis: derivation of a scoring system to predict nonreversal[J]. Dis Colon Rectum, 2009, 52 (8): 1400–1408.

[10] GOREY T F, O'CONNELL P R, WALDRON D, et al. Laparoscopically assisted colostomy closure after Hartmann's procedure[J]. Br J Surg, 1993, 80 (1): 109.

[11] LUCARINI L, GALLEANO R, LOMBEZZI R, et al. Laparoscopic–assisted Hartmann's reversal with the Dexterity Pneumo Sleeve[J]. Dis Colon Rectum, 2000, 43 (8): 1164–1167.

[12] SIDDIQUI M, SAJID M, BAIG M. Open vs. laparoscopic approach for reversal of Hartmann's procedure: a systematic review[J]. Color Dis, 2010, 12 (8): 733–741.

第十七章 腹腔镜造口旁疝修补术

Joshua A. Tyler, Matthew G. Mutch

关键点

- 在实施局部修补、造口移位、补片修补之前务必制订切实可行的手术计划，而且应考虑到中转开腹手术的可能性及其注意事项。
- 该手术最初的关键一步在于安全进入腹腔。
- 有可能需要在疝囊周围广泛松解粘连。
- 术者务必小心将疝内容物还纳入腹腔，避免一开始就着手用力将疝内容物拉出疝囊，因为如此操作易意外导致肠管浆膜撕裂或全层破裂。
- 选择原位修补或造口移位的依据为造口输入袢和筋膜缺损大小，换句话讲，只有在疝囊内其他肠管完全回纳后，方可决策。
- 补片固定钉和穿透筋膜全层的缝线是成功固定补片的关键因素。

电子补充材料参见：10.1007/978-1-4939-1581-1_17.
视频网址：http://www.springerimages.com/videos/978-1-4939-1580-4.

Joshua A. Tyler，MD
Chief，Colon and Rectal Surgery，Department of General Surgery，Keesler Medical Center，301 Fisher St，Keesler AFB，MS 39534，USA
E-mail：Joshua.tyler.1@us.af.mil
Matthew G. Mutch，MD，FACS，FASCRS（通讯作者）
Section of Colon and Rectal Surgery，Barnes-Jewish Hospital，Washington University School of Medicine in St. Louis，660 South Euclid Ave.，Campus box 8109，St. Louis，MO，USA
E-mail：mutchm@wustl.edu

一、简介

造口旁疝（parastomal hernia，PH）是一种腹腔内容物经造口肠管通道处筋膜缺损向腹腔外突出的手术并发症，其发生率为5%～80%，差异较大的根源在于采用的定义不同。影响定义的因素包括诊断源于临床表现、放射影像或修补术中所见[1]。2003年，美国有将近50万造口患者，每年新增患者大约有12万[2]。单纯造口已给患者生活带来很大的不利影响，如果再并发PH，处境则会更加糟糕。PH临床表现为腹痛、造口用具佩戴困难甚至不能佩戴、局部膨出、肠梗阻或绞窄坏死。

与PH相关的危险因素包括肥胖、吸烟、营养不良、使用类固醇药物、急症手术造口、感染、潜在的炎症性肠病或恶性肿瘤、导致慢性腹内压增高的疾病如慢性阻塞性肺疾病和前列腺肥大，其中最危险的因素为肥胖（图17–1）[3]。

PH手术适应证包括疼痛、造口用具佩戴困难、急性绞窄性肠梗阻（图17–2）。外科手术颇具挑战性，较高的复发率使术者颇为头痛。因此没有症状的PH一般不予以处理，但患者要加强随访咨询。

手术方式包括局部或原位修补、补片修补和造口移位。不管是否使用补片，原位修补的复发率可高达70%，令人失望[4]。历史上，开放PH补片修补术后复发率为30%，具有严重的手术部位感染和补片相关感染的风险。然而，自腹腔镜PH修补术推广以来，术后复发率大幅度下降。常用的补片修补技术包括Sugarbaker术和钥匙孔（Keyhole）术，可使用合成或生物补片。Sugarbaker术临床效果最好，复发率为9%～15%。本章将讨论腹腔镜PH修补术的技术要点和潜在优势。

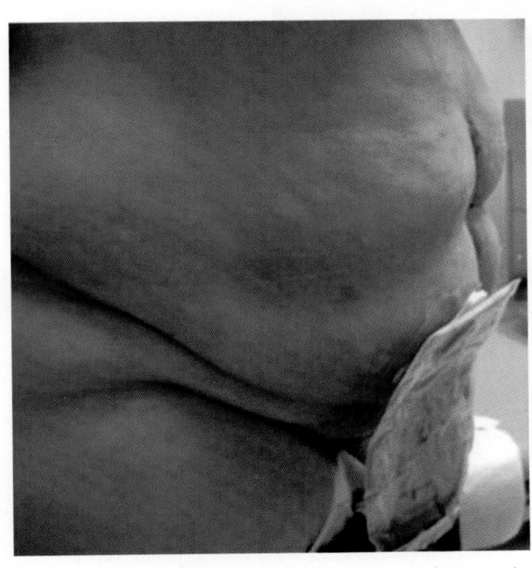

图17–1　肥胖患者造口周围明显膨出，提示可能存在PH

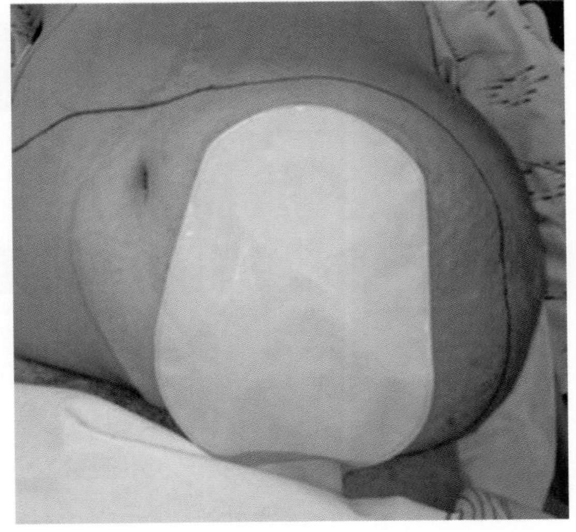

图17–2　绞窄性PH并蜂窝织炎

二、术前准备

和许多其他外科手术一样，拟行PH修补术的患者应该具备适宜的手术适应证，呼吸循环功能可耐受手术。体格检查可见腹壁局部隆起，在患者行Valsalva动作时，则更为明显。确认疝内容物能否回纳至关重要。横断面影像学检查颇具价值，特别是可明确疝的解剖结构，对于体形较大的患者，可明确疝的存在及有无其他疝，这对修补方法或补片选择均至关重要（图17-3）。另外，肿瘤术后患者需要常规行结肠镜和其他的监测指标检查，因为其结果和手术选择有关。在行PH手术时，需要控制与疝有关的危险因素，以确保手术成功，降低复发率。这些措施包括停止吸烟，减轻体重，如果可能的话停止使用类固醇药物，控制前列腺增生、慢性咳嗽或慢性阻塞性肺疾病等增加腹压的共存病。术前1 h，给予预防深静脉血栓的药物以及覆盖皮肤和肠道菌群的抗生素。术前和患者充分讨论手术计划、中转开腹手术风险、造口移位及使用永久性补片的可能性。成功的腹腔镜PH手术需要安全进入腹腔、彻底松解粘连以及完全回纳疝内容物。同时存在的切口疝也是中转开腹或需要造口移位的原因之一。

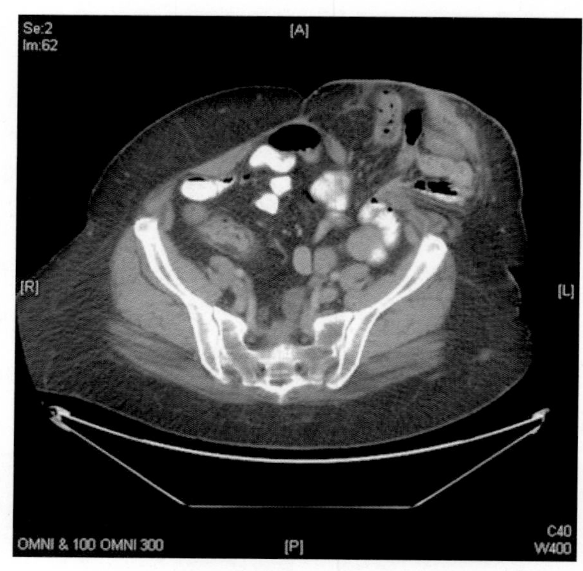

图17-3　CT可见较大的筋膜缺损及中度大小的造口旁疝

三、手术技巧

1. 患者准备

患者麻醉诱导和插管后，置入口胃管和Foley导尿管，可取平卧位或低的膀胱截石位。通常而言，需将患者双臂包裹后固定于身体两侧，受压部位予以衬垫。务必将患者妥善固定于手术床上，以防止采取极端体位时患者滑落。术者可站于PH的任何一侧，但需确保有足够的手术空间。助手可站于术者的同侧或对侧。使用两台监视器，一台位于术者对面，便于处理组织和观察术野，助手则观察另一台监视器。由于造口部位可在左边或右边，有时还有切口疝，因此PH手术方式颇多。此处仅讲述一些共性的原则，术者应该根据患者解剖的具体情况而调整监视器和Trocar布局。手术室务必同时准备腹腔镜和开放手术器械。需要移除造口用具，清洁造口部位，覆盖纱布，外面再覆盖薄膜，以防肠内容物溢出（图17-4），如此即可最大限度地减少肠内容物污染术野和补片。尽管补片是经Trocar置入腹腔的，但如果术中肠内容物溢出，则补片感染率增加。腹部消毒、铺巾同常规手术。

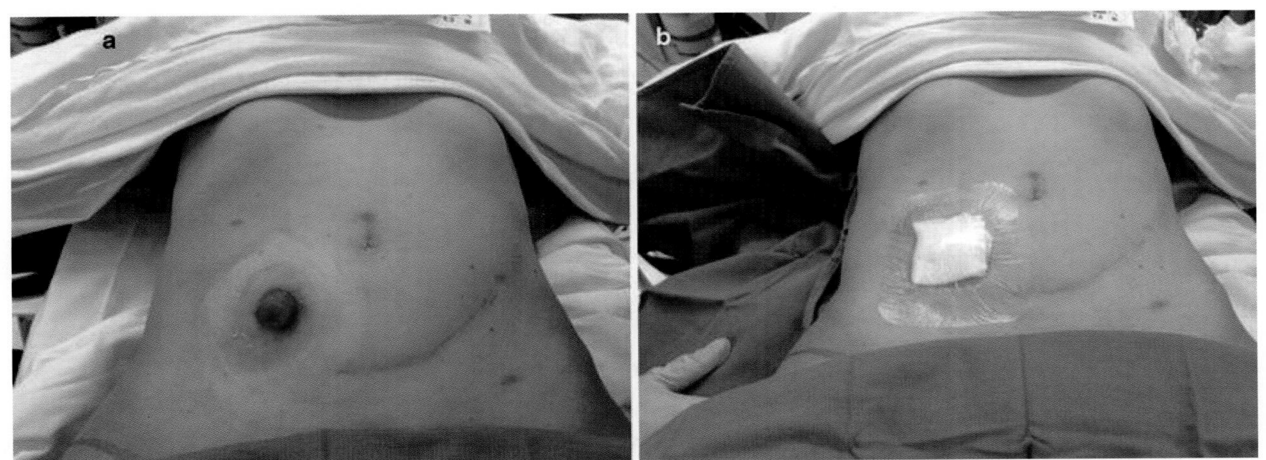

图17-4 去除造口用具，清洁造口周围皮肤，覆盖纱布，再用薄膜予以保护（Joshua Bleier授权）

2. 手术步骤

（1）建立气腹和Trocar布局。在消毒、铺巾、腹腔镜设备入位并连接完毕后，稍作休息，开始手术。以术者熟悉的手术方式建立进入腹腔途径。一般而言，可采用Hasson开放置入法或气腹针建立气腹后置入12 mm Trocar（腹腔镜通道），位置选择在粘连最少且距离PH足够远的地方，以便于为分离和补片置入提供良好的视野（图17-5）。腹内压维持在15 mmHg。工作通道多选择2～3把5 mm Trocar，要和PH呈三角形布局。一般而言，不需要第三把辅助Trocar，但其的确有利于组织器官的牵拉和广泛粘连的分离。有时需要分离部分粘连后，才能置入另一把Trocar。务必注意的是必须360° 全方位显露造口及疝囊后，才可分离疝囊及其内容物。

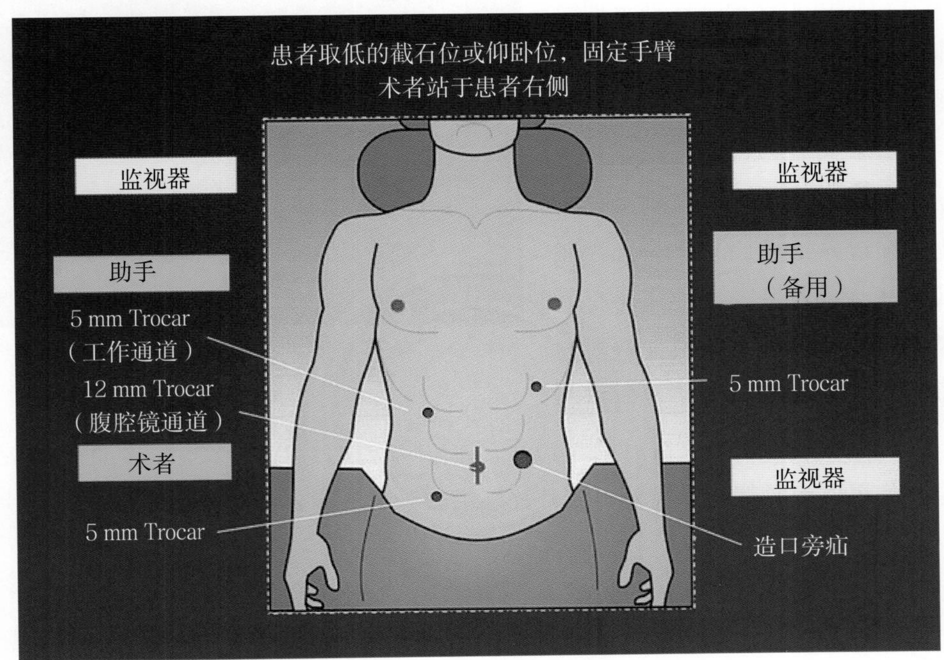

图17-5 腹腔镜造口旁疝修补术Trocar布局和术者站位

（2）粘连松解及疝内容物复位。一旦有足够空间置入Trocar，则探查整个腹腔，注意有无其他病变，判断粘连范围、疝及其内容物情况。确认PH并将内容物回纳（图17–6），注意保护造口肠管。如果附近小肠或大网膜进入疝囊内，则首先将其还纳入腹腔内。然而，首先要分离与疝囊或造口肠管之间的粘连，可使用带有或不带有电凝功能的腹腔镜剪刀，也可使用其他的能量平台。务必注意识别造口近侧肠管，避免肠管破裂。小肠和大网膜往往与造口肠管之间存在致密粘连，应该使用剪刀予以分离，切勿使用能量平台。必须将疝内容物完全回纳入腹腔，造口肠管尽可能完全游离（图17–7）。下一步则重点关注造口输入臂和筋膜缺损情况。

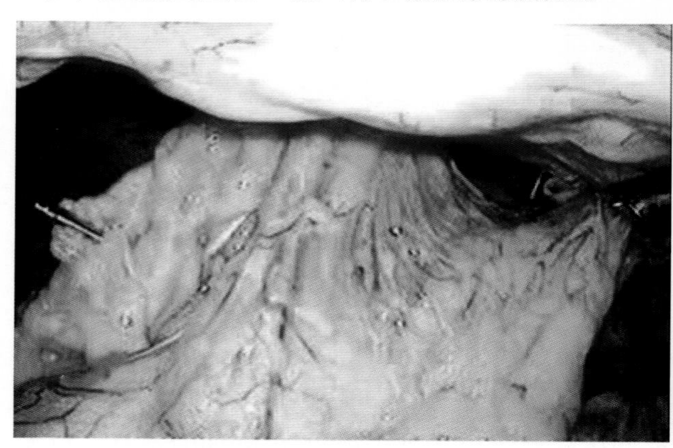
图17–6　粘连松解前腹腔内所见

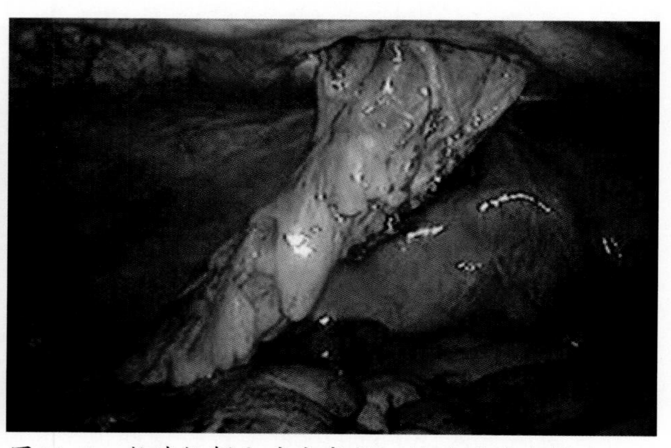
图17–7　粘连松解和疝内容物回纳后腹腔内所见

（3）补片测量和准备。现在需要测量筋膜缺损范围，可使用测量尺在腹腔内完成，也可使用开口抓钳予以估计，通常而言张开的钳口长3～4 cm。另外，也可使用脊髓穿刺针，经腹壁定位筋膜缺损的内、外、上、下边界，这样就可在腹外测量缺损大小（图17–8）。然后选择补片大小，确保在各个方位均超出缺损边界4～5 cm。如果还存在其他缺损，则需更大的补片，以便将所有筋膜缺损完全覆盖。在确保能完全覆盖缺损的前提下，任何形状的补片均可使用，包括圆形、椭圆形、方形或直角形。只要没有肠管切开，就可以使用合成部片，但是其面向腹腔的一侧务必带有防粘连层。如果发生肠管意外切开，则补片感染的风险增加，因此禁止使用合成补片，应选择生物补片。

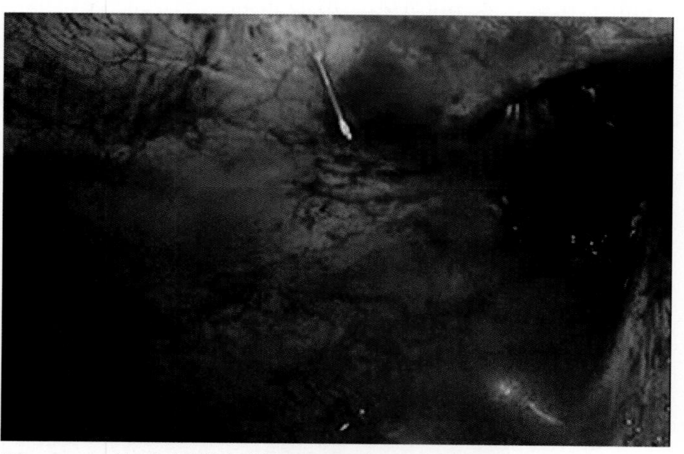
图17–8　使用脊髓穿刺针经腹壁定位筋膜缺损大小

一旦选择好补片，则根据产品使用说明书处理补片，如生理盐水浸泡。准备完毕后，将其展平，缝置筋膜缝线。如行Sugarbaker术，则在头侧和肛侧边缘缝置筋膜缝线，二者之间务必有足够的距离，以为造口肠管走行提供空间，然后每间隔5 cm缝置一针筋膜缝线。通常使用不可吸收的单股缝线（1号Prolene），在此缝线中点打结，两侧尾线长度相同。Sugarbaker术一般需要6～8针缝线。在补片侧缘，务必预留足够大的空间，以便于造口肠管能于补片和前腹壁之间顺利穿过，无受压现象。在缝置所有缝线后，将其置于补片中间，然后将补片像香烟一样卷起，经12 mm腹腔镜Trocar置入腹腔。提前标记固定缝线和补片前表面对腹腔内补片定位与放置均颇有帮助。

（4）补片固定：Sugarbaker术。补片置入腹腔后，将其打开，按预定计划予以定位。此时需要将气腹压降至10 mmHg，目的在于降低腹壁张力，以确保在术毕完全撤除气腹后，补片位置和形状维持理想状态。如果在15 mmHg气腹压下缝置补片，撤除气腹后，补片将呈波浪形皱褶，因而松弛无力，随着时间推移，必将导致疝复发。首先行侧方固定，位于造口肛侧，将缝线传递器（如Carter-Thompson针）经微小的切口置入腹腔，将一线尾经此穿刺针拉出体外，用止血钳夹持（图17-9）；再经同一个皮肤切口但和第一针刺入筋膜处有一定间隔置入穿刺针，将另一个线尾拉出腹壁，止血钳夹持固定，但不打结。然后将造口头侧的缝线经腹壁拉出并用止血钳夹持（图17-10）。首先完成头侧、尾侧缝线，易于使网片正确定位，使得其他缝线易于拉出固定。下一步是为造口肠袢留出适宜大小的通道，避免压榨，因此缝线不能太靠近造口肠管，避免压迫而致肠梗阻，必要时需要调整补片和腹壁之间通道的大小（图17-11）。当拉紧缝线后，如果在造口肠管和补片之间可置入抓钳，则可认为不存在压榨肠管的风险（图17-12）。在头侧及尾侧缝线缝置完毕后，则于距离摄像头最远处开始缝置其他缝线，最后是靠近摄像头的缝线（图17-13）。再次定位补片，使得造口肠管自补片侧方进入，然后走向内侧筋膜缺损处。如果缝线不理想，应该将其拉回腹腔后，再次于另一个位置重置缝线。非常重要的是，只有在全部缝线完全缝置完毕后，才可打结。如此可保持足够的张力和彻底覆盖缺损，避免补片皱褶或覆盖不全。此时，同时拉紧各缝线，再次确认补片位置理想，造口肠管无受压，然后将各缝线打结（图17-14）。除了造口肠管处补片边缘，其他边缘则用补片固定钉每间隔大约1 cm予以固定。金属或可吸收固定钉均可，依术者习惯而定。一些术者喜欢在补片中部再予以固定，但要避免造口和疝缺损部位。

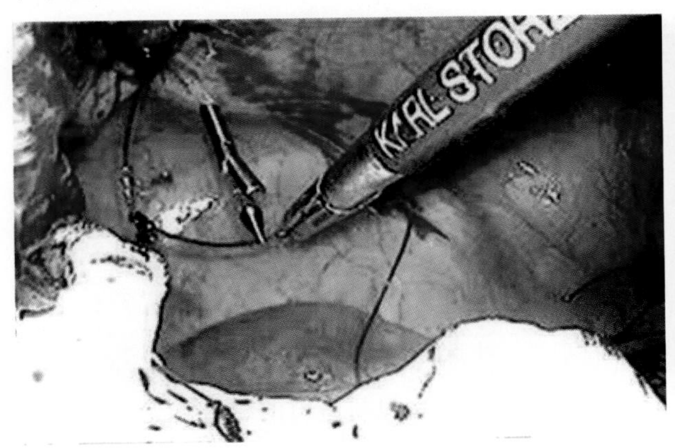

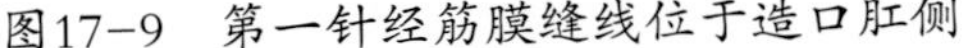

图17-9 第一针经筋膜缝线位于造口肛侧

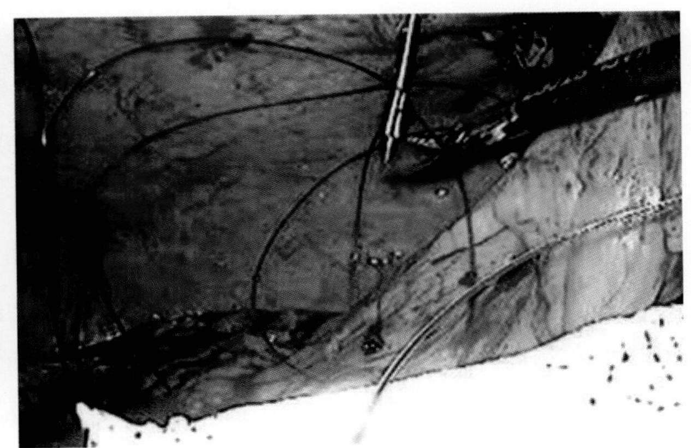

图17-10 第二针位于造口头侧

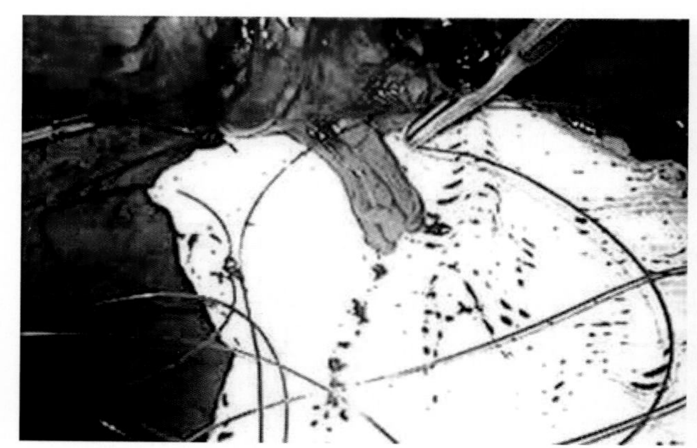
图17-11　将前两针缝线拉紧后补片外观

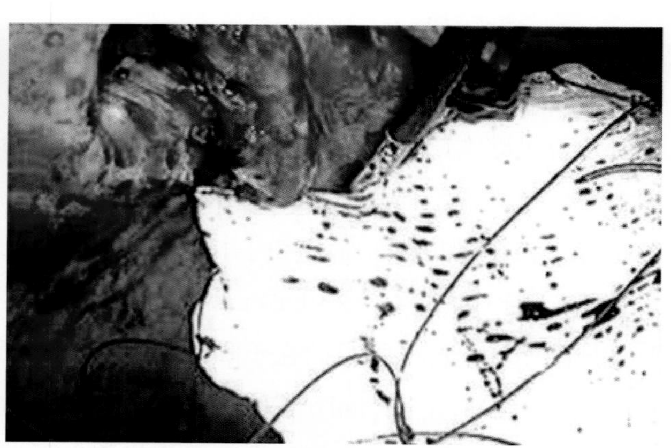
图17-12　将抓钳置入补片和造口肠管之间，确保肠管无受压的风险

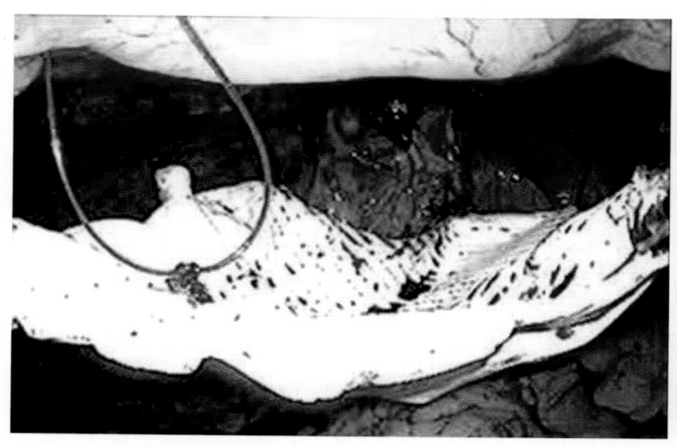
图17-13　缝置其他经筋膜缝线

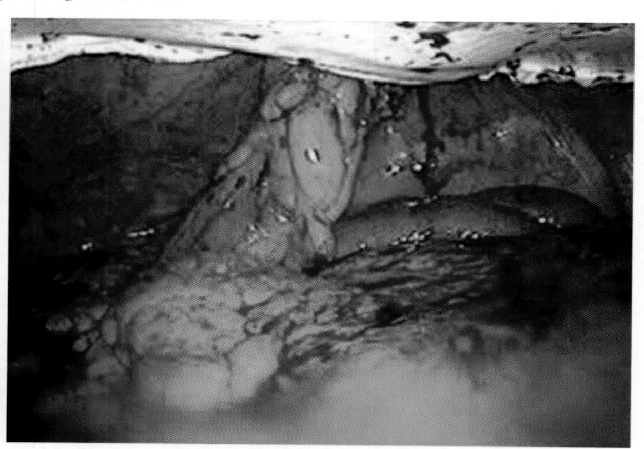
图17-14　所有缝线打结后补片外观

（5）补片固定：钥匙孔（Keyhole）术。钥匙孔术需要在补片头侧中间剪开，将补片抗粘连面朝向腹腔，将剪开线延续至补片中央，然后十字切开，确保造口肠管可顺利通过。体外缝线缝置方法同前述。将其置入腹腔后，定位补片，使中间的裂孔环绕造口肠管。固定缝线方法同前述。使用粗的单股不可吸收缝线关闭先前剪开的补片裂隙。第一针需要靠近造口肠管，但要留有足够大的肠管通道。如果此缝针恰位于疝缺损处，则难以和筋膜固定。然后，关闭其余的补片裂隙。

（6）造口移位术。实施造口移位术也可采用腹腔镜技术。粘连松解和肠内容物回纳同前述。使用腹腔镜切割闭合器自筋膜缺损处切割闭合造口肠管，将腹壁内的造口肠管留于原位。然后游离腹腔内造口肠管，确保其有足够的长度以到达新的造口部位。切开新的造口处皮肤，参照本书第十五章所述的方法将造口肠管拉出体外。撤除气腹，切除腹壁内残留的造口肠管，按照开放手术方法，行切口疝修补术。然后需再次建立气腹，评估修补情况，确保止血彻底，补片完全覆盖疝缺损部位，新造口肠管方位准确，再次探查有无其他异常情况。移除Trocar，以标准的方式实施新造口的缝合固定。

四、术后处理

笔者的处理方法为早期下床活动，手术当晚予足量流质饮食，不常规使用鼻胃管，术后1天拔除Foley导尿管。如果患者能耐受流质饮食，则于术后1天改为正常普通饮食。因为粘连松解范围多较大，所以患者易于出现肠梗阻，其饮食计划应予以相应调整。早期及多次下床活动至关重要，笔者常规给予标准的抗凝药物，以避免深静脉血栓形成。镇痛是术后至关重要的处理措施，此措施和住院时间长短密切相关。如果患者有并发肠梗阻的倾向，则减少麻醉镇痛药的使用，添加痛力克和对乙酰氨基酚。另外，可考虑区域疼痛控制措施，包括硬膜外、布比卡因脂质体或区域镇痛置管等措施。笔者常规使用患者自控麻醉镇痛泵，但在患者耐受经口进食后，则改用口服麻醉镇痛药。

五、并发症

术中并发症相对少见，发生率不足5%，多为肠管切开或出血。在大范围分离粘连的情况下，可意外导致肠管切开，通常可予以一期修补。依术者的习惯，可选择腹腔镜修补，也可选择中转开腹手术，值得注意的是，此时应该选择生物补片。术中出血罕见，可见于粘连松解过程中，也可能为Trocar置入或缝置筋膜缝线时损伤上腹部血管所致。上腹部血管损伤可用缝线传递器予以缝扎止血。

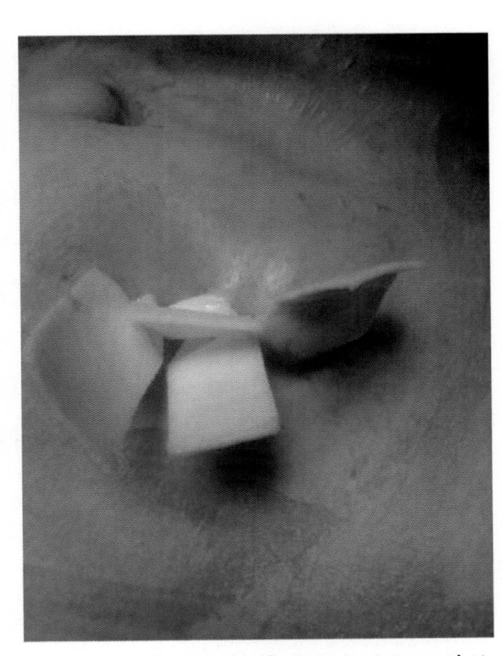

图17-15 皮肤钉简单对合皮肤切口并纱布条引流

术后并发症可分为早期和晚期两类。早期并发症包括肠梗阻、手术部位感染、呼吸道和尿路感染、出血。若患者出现难以控制的术后出血，应将患者送入手术室予以彻底止血。肠梗阻的处理包括减少麻醉镇痛药的用量，添加痛力克等镇痛药。如果出现呕吐，则需要留置鼻胃管，行胃肠减压处理。随着时间推移和麻醉镇痛药使用减少，肠梗阻多可逐渐缓解。但是，如果是缝线或补片导致的肠梗阻，则会逐渐加重。此种情况下，横断图像扫描颇有帮助，可见补片水平的肠梗阻，在补片和造口之间的肠管则塌陷。经造口造影剂灌肠也可提供颇有价值的诊断信息。如果没有肠管切开，深部的手术部位感染颇为少见。浅层的手术部位感染可予以打开切口，然后每日换药处理即可，多不需要使用抗生素。如果实施了造口移位，原造口部位的切口则不予以缝合，行每日更换干敷料即可获得二期愈合；另外一种选择是用2～3枚皮肤钉将皮肤切口对拢，在皮肤钉间隙置入Telfa纱布条（图17-15），但应在出院前将纱布条拔除，通常是在术后第3天时实施。通过严格的无菌置管技术和早期拔除Foley导尿管，可预防尿路感染并发症。降低呼吸道感染的措施包括早期下床活动、使用诱导性肺量器、有效控制疼痛以避免疼痛导致的呼吸受限。

最常见的晚期并发症为疝复发，与修补方式、补片使用、合并症（如肥胖、慢性阻塞性肺疾病）及术者经验有关，复发率为6%～46%。另外，许多因素与之有关，如患者的选择。尽管造口患者PH较为常见，但术者务必权衡手术修补的利弊，充分考虑患者自身特性。可调节因素应该使其最优化，比如鼓励患者减轻体重和戒烟。使用补片可降低疝复发率。大部分术者建议患者限制活动和负重6～8周，还有术者常规嘱患者使用腹带，但尚无有关腹带能否降低疝复发率的文献报道。精准的疝补片放置技术对减少疝复发颇为重要，务必确保补片覆盖所有的疝缺损部位。补片相关感染相当罕见，却是灾难性的，需要将补片移除后方可治愈。

六、临床结局

PH修补术具有多种方式，传统的为开放手术，目前腹腔镜手术逐渐增加，其技术层面的安全性和可行性已得到认可，另外其尚有腹腔镜独特的优势，包括手术及住院时间缩短、总的并发症发生率和手术部位感染率低[5]。修补方式包括开放一期手术、造口移位、腹腔镜Keyhole术和Sugarbaker术。尽管前瞻性的随机对照试验少见，但几项荟萃分析和Cohort研究证实补片修补优于原位一期缝合修补术，后者术后疝复发率是补片修补组的9倍[4]。对比Keyhole术和Sugarbaker术的文献结果不统一，一些文献报道二者复发率类似[1]，而有的文献发现Sugarbaker手术组低于Keyhole手术组（0～29% vs 58%～72%）[3-8]。超过40%的PH患者共存切口疝，可同时予以成功修补[9]。文献报道生物补片和合成补片的复发率类似，但值得注意的是此文献为回顾性的小样本研究，随访时间也较短[10]。尚无文献证实哪一种生物补片更为优越。由于较高的复发率和修补困难，许多术者探索预防策略。一项荟萃分析建议在永久性造口患者中，首次手术时即使用生物补片以加强造口周围腹壁，可有效降低PH发生率[11]，然而其他的前瞻性研究并没有发现此种优势，因此尽管此项技术令人鼓舞，但尚有待大样本的前瞻性随机对照试验予以证实。

手术技巧

- 术前确认同时存在的切口疝对手术方式和补片选择均颇为重要，是PH和切口疝修补成功的关键。
- 确保补片和疝缺损有足够的重叠区（4～5 cm）。
- 补片切勿压迫造口肠管，以免导致肠梗阻。
- 选择适宜的补片和缝线颇为重要，在最后统一收紧打结缝线之前，务必再次确认补片定位无误及造口肠管无受压现象。
- 确保补片无菌和肠管完好无损是手术成功的关键。

七、小结

PH是造口常见并发症，修补颇具挑战性。腹腔镜PH修补术安全有效，和开放手术相比，优势颇多，包括住院时间短、总体并发症少、手术部位感染率低。手术操作精准是PH修补术成功的关键，Sugarbaker术的复发率最低，值得进一步推广。

参考文献

[1] HELGSTRAND F, ROSENBERG J, KEHLET H, et al. Risk of morbidity, mortality, and recurrence after parastomal hernia repair: a nationwide study[J]. Dis Colon Rectum, 2013, 56(11): 1265–1272.

[2] TURNBULL G B. Ostomy statistics: the $64,000 question[J]. Ostomy Wound Manage, 2003, 49(6): 22–23.

[3] ASIF A, RUIZ M, YETASOOK A, et al. Laparoscopic modified Sugarbaker technique results in superior recurrence rate[J]. Surg Endosc, 2012, 26(12): 3430–3434.

[4] HANSSON B M, SLATER N J, VAN DER VELDEN A S, et al. Surgical techniques for parastomal hernia repair: a systematic review of the literature[J]. Ann Surg, 2012, 255(4): 685–695.

[5] HALABI W J, JAFARI M D, CARMICHAEL J C, et al. Laparoscopic versus open repair of parastomal hernias: an ACS–NSQIP analysis of short–term outcomes[J]. Surg Endosc, 2013, 27(11): 4067–4072.

[6] PASTOR D M, PAULI E M, KOLTUN W A, et al. Parastomal hernia repair: a single center experience[J]. JSLS, 2009, 13(2): 170–175.

[7] CRAFT R O, HUGUET K L, MCLEMORE E C, et al. Laparoscopic parastomal hernia repair[J]. Hernia, 2008, 12(2): 137–140.

[8] MUYSOMS E E, HAUTERS P J, VAN NIEUWENHOVE Y, et al. Laparoscopic repair of parastomal hernias: a multi–centre retrospective review and shift in technique[J]. Acta Chir Belg, 2008, 108(4): 400–404.

[9] HANSSON B M, MORALES–CONDE S, MUSSACK T, et al. The laparoscopic modified Sugarbaker technique is safe and has a low recurrence rate: a multicenter cohort study[J]. Surg Endosc, 2013, 27(2): 494–500.

[10] SLATER N J, HANSSON B M, BUYNE O R, et al. Repair of parastomal hernias with biologic grafts: a systematic review[J]. J Gastrointest Surg, 2011, 15(7): 1252–1258.

[11] WIJEYEKOON S P, GURUSAMY K, EL–GENDY K, et al. Prevention of parastomal herniation with biologic/composite prosthetic mesh: a systematic review and meta–analysis of randomized controlled trials[J]. J Am Coll Surg, 2010, 211(5): 637–645.

第三部分

技术挑战与解决策略

第十八章　腹腔镜手术腹部操作挑战的解决策略

Eric K. Johnson

关键点

- 重力是腹腔镜手术的有力帮手，应将其用至极致。
- 不要担心增加Trocar数量。
- 使用牵拉与反牵拉作用是成功实施腹腔镜手术的重要保障。
- 使用手辅助腹腔镜设备可避免中转开腹。
- 游离结肠脾曲颇具挑战性，术者应熟悉并联合使用多种手术方法。
- 腹腔镜结肠手术中最困难的是游离横结肠和切断中结肠血管。
- 高位结扎主要供血血管，便于肠管游离，应切除更多的系膜，符合肿瘤学手术原则。
- 术中注意保护边缘血管，确保远侧结肠/吻合口血运良好。

电子补充材料参见：10.1007/978-1-4939-1581-1_18.
视频网址：http://www.springerimages.com/videos/978-1-4939-1580-4.

Eric K. Johnson，MD，FACS，FASCRS（通讯作者）
Associate Professor of Surgery，Uniformed Services University of the Health Sciences and Madigan Army Medical Center，Joint Base Lewis，McChord，WA 98431，USA
E-mail： doktrj@gmail.com

一、简介

自从2004年COST试验结果发布以来，腹腔镜结直肠手术得到迅猛发展[1]。尽管在20世纪90年代早期，腹腔镜手术在普通外科手术中已占据主要地位，但腹腔镜结直肠手术尚未广泛开展。除腹腔镜结肠切除颇具挑战外，还有其他几个原因。患者体型和体积不同，肥胖、腹腔内大量脂肪以及解剖困难等因素均导致腹腔镜手术颇具挑战性。上述因素，如同时存在术者经验不足、资料匮乏、临床结局原本不佳等原因，最终导致腹腔镜结直肠手术开展受阻。尽管随着时间推移，手术设备和操作技术日益增加并进一步改善，但腹腔镜结直肠手术依然存在陷阱和危险。随着术者学习腹腔镜技术时间的增加以及对腹腔镜技术进一步熟练掌握，他们就更愿意在更复杂的情况下使用微创技术。本章之目的在于为读者提供解决上述问题的方法。

二、患者体位及其固定

实施高效的腹腔镜手术极大程度上依赖于充分利用重力的牵引作用。大自然仅给我们两只手，腹腔镜手术处理巨大包块又是仅使用直径为5 mm和10 mm的手术器械，我们必须借助重力作用以协助手术操作。睿智地借助重力作用可减少Trocar数量或者避免中转开腹。术者可使用Trendelenburg和反Trendelenburg体位，向左侧或右侧倾斜手术床。一般而言，在手术中可能使用全部或大部分上述体位。低的截石位不但可充分显示会阴部和肛门，而且允许术者或助手站于患者两腿之间，便于游离脾曲，符合人体工程学原理，保持术者的分离方向和腹腔镜显示方向呈一条直线。

采用非常陡直的体位并不罕见。如果采用该体位，在摆放体位之前，应在手术床之上放置蚕豆袋。这一点非常重要，因为采用陡直体位时，患者可以向前或向后移动，这种情况下，很容易导致神经压迫于脚蹬而致其损伤，也可出现其他相关并发症。许多术者使用2in（约5.1 cm）或3in（约7.6 cm）宽的绑带将患者胸部和手术床绑绕三圈以确保患者安全，尽管非常实用，但绑扎切勿太紧。目前已有预防患者采取陡直体位时躯体移动的专利设备。将患者双上臂包裹后固定于躯体两侧，方便术者和助手站于患者的同侧，特别是单侧病变更为合适。然而，通常而言，术者和助手需要互相换位。切勿固守一个站位，因为简单改变术者站位即可明显地改善分离操作。使患者大腿尽量与地面平行，可确保术中患者膝关节不干扰手术器械的传递和操作。妥善的“手术床安放”可确保术者合理站位，最大限度地发挥腹腔镜手术器械的微创优势。

三、牵拉与反牵拉

腹腔镜手术最大的挑战在于术者将术中所见的二维图像转化为三维立体结构，这一点在显露术野时极为明显。在任何腹腔镜手术过程中，牵拉与反牵拉均具有重要的作用，在横结肠和结肠脾曲游离过程中则更为重要。当显露和视野不佳时，很可能是由于缺乏足够的适宜牵拉造成的，改善相应器官组织的牵拉方向和力度，可解决上述问题。当然，反牵拉作用同样重要，可在上、下、右、左、朝向或远离腹腔镜方向予以牵拉。如果通过改变牵拉方向仍不能改善术野，此时应毫不犹豫地增加一把5 mm Trocar，这样仅轻微增加并发症发生率，但可明显降低手术难度。处于训练阶段的术者往往不愿大力抓持脏器浆膜面，担心空腔脏器撕裂伤，然而肠管通常可承受较大的牵拉力。抓持时应尽量保证较大抓持面，如此浆膜或空腔脏器撕裂的风险较低。不容置疑，术者的腹腔镜操作水平会随时间的积累而日趋提升。

四、手辅助腹腔镜

手辅助腹腔镜（hand-assisted laparoscopic surgery，HALS）开展早期同完全腹腔镜手术一样存在争议。随着设备发展和工艺进步，HALS已成为常见的术式。尽管存在争议，研究证实HALS结直肠手术临床结局和完全腹腔镜技术相同[2]。术者操作手是一个理想的无损伤牵拉器，是腹腔镜和开放手术之间的桥梁。由于操作手体积较腹腔镜设备大得多，需要占据一定的操作空间，因此术者必须学会灵活应用的技巧，包括腕部屈曲、伸展或旋转，术者有时颇感不适（图18-1至图18-3）。操作手不但是理想的牵拉器，还可用作分离、整理、清洗软组织及触摸视觉难以定位的病灶。

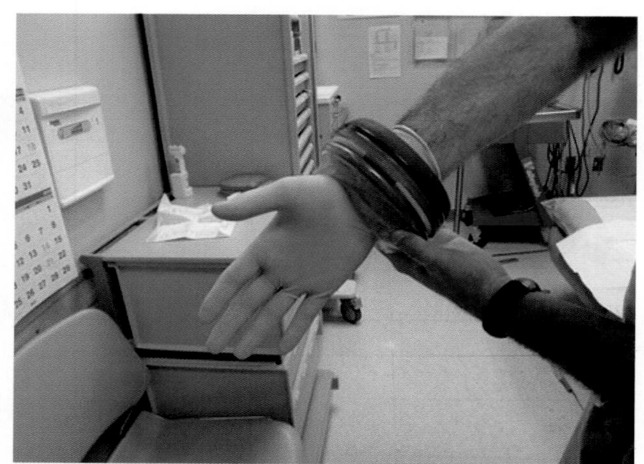

图18-1　操作手置入手辅助器自然通道，但这种方位很少使用

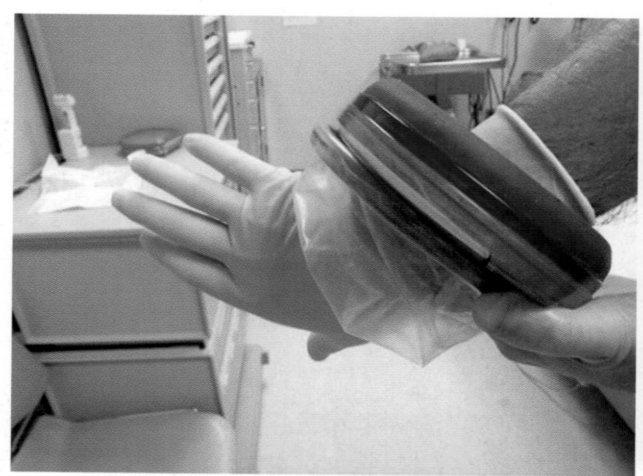

图18-2　操作手腕部屈曲或伸展

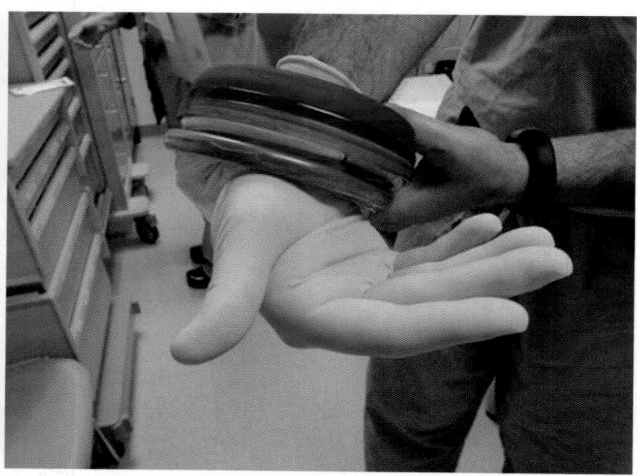

图18-3　操作手腕部不同方位运动，确保良好视野

五、游离结肠脾曲的策略

常见的结肠脾曲游离困难的原因包括：位置较高、含有血管的脾结肠韧带极短且与富含脂肪的大网膜紧密相连、大网膜和降结肠广泛粘连、横结肠和大网膜之间具有复杂的融合粘连。因此在解离结肠脾曲之前，应对此部位的解剖予以翔实的探查。

有几种手术方法游离结肠脾曲，最好是将它们有机结合起来一并使用，以策游离安全。通常而言，“首先解离结肠脾曲”的方法颇为有效，特别是术者已经确认结肠脾曲必须游离之时。由于游离结肠脾曲颇具挑战性，一开始不进行此步操作将导致偷工减料，对于可疑需要游离的患者，可能将其省略。在改变其他手术解剖平面之前解离结肠脾曲颇有帮助。自降结肠外侧向头侧延伸解剖结肠脾曲要优于自内向外解剖降结肠的方法。将患者置于Trendelenburg体位并将左侧躯体升高。将降结肠外侧肠系膜向腹侧提起，切开Toldt白线并向头侧延伸，向内侧自Toldt间隙游离，此时肠系膜下静脉即和结肠系膜一起被游离，便于高位结扎（图18-4）。这种操作可确保吻合所需降结肠的长度足够，淋巴结清扫范围也彻底，同时手术游离平面恰位于结肠脾曲下方。

如果开始行内侧手术入路，难以继续拓展时，另外一种选择为将注意力转移至结肠脾曲头侧和侧方的附着结构。此时，将患者置于反Trendelenburg体位，左侧躯体依然升高。由于内侧手术入路已分离很大范围，在降结肠外侧和结肠脾曲头侧可见黑色的粘连附着结构（图18-5）。在内侧解剖层次的指引下，于正确的解剖平面，极易将这些附着结构予以离断。由于脾结肠韧带及其周围组织结构往往存在血管，应使用双极电刀或超声能量平台将其切断。

第三种方法是自横结肠中点将大网膜自横结肠解离并进入小网膜囊，向外侧结肠脾曲方向继续分离大网膜和横结肠及其之间的附着组织。如此操作即增加结肠脾曲的游离度，因此联合使用上述方法颇有帮助，可安全游离结肠脾曲。

选择IMV下方入路时，在头侧分离过程中务必小心，因为此处紧靠胰腺下缘。对此区域解剖不熟悉的术者，不经意间即进入胰腺后间隙，通常进入脾静脉后方平面，这是因为结肠后方Toldt间隙和胰腺前、后方间隙相交通，有时很难分辨胰腺组织，特别是肥胖患者，损伤颇为容易。如果怀疑胰腺损伤，应该在胰腺后方放置闭式引流管。为避免胰腺损伤，一旦显露IMV，术者应向头侧探查与降结肠和横结肠系膜后方间隙相连续的位于胰腺和结肠系膜之间的无血管平面。沿此平面游离，即可将胰腺留于原位，避免胰腺损伤及任何有症状的并发症，同时可进入小网膜囊。

完全游离结肠脾曲需要游离左侧半横结肠。如果术者在IMV下方平面或侧方和后方手术入路到达结肠脾曲困难，此时改为游离横结肠则极有帮助（图18-6）。将大网膜向头侧翻转，置于胃表面。将患者再次置于Trendelenburg体位，利用重力作用保持大网膜持续位于头侧。切开大网膜与横结肠的附着处，向结肠脾曲方向进一步延伸，充分打开小网膜囊，显露横结肠及其系膜，将后者自胰腺下缘予以切断。如果分离困难，术者应综合采用上述任何便于操作的方法，完全游离结肠脾曲。如果需要，可使用手辅助腹腔镜技术，采用各种手术入路，以充分游离结肠脾曲。

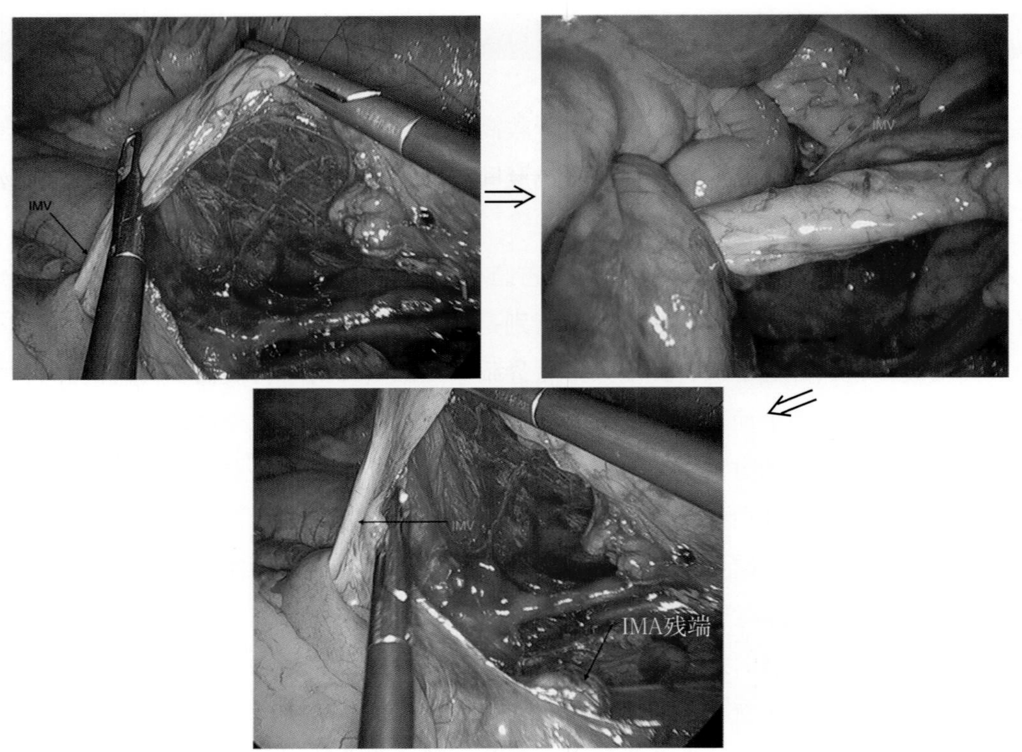

图18-4　内侧手术入路，显示IMV

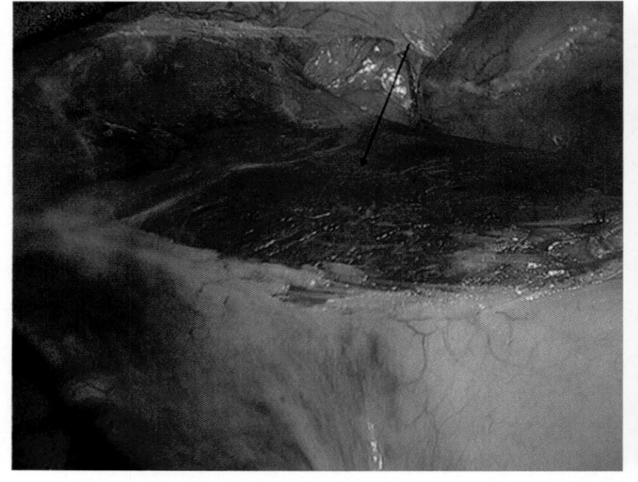

图18-5　自另外一个手术入路解剖，和先前的解剖平面相遇时，可见颜色较暗的组织平面，提示游离平面正确

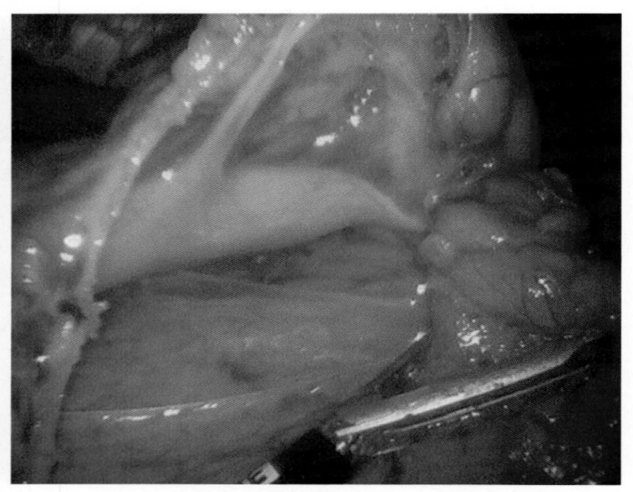

图18-6　自横结肠中点将大网膜自横结肠解离并进入小网膜囊，向外侧结肠脾曲方向继续分离大网膜和横结肠及其系膜之间的附着组织

六、横结肠

横结肠中点是相对活动的结构，长度富裕。腹腔镜游离横结肠和离断相应血管是一项颇具挑战性的苦差事。多数情况下，在游离和切断左结肠血管或右结肠血管之后，再处理横结肠。这往往是扩大右半结肠或左半结肠的一部分，目的在于创建一个无张力吻合口；也可能是结肠全切或结直肠全切的

一部分。实施横结肠节段切除术并不常见，不在本章讨论之内。

1. 自右侧分离

解离横结肠有左侧或右侧两种手术入路。如果自右侧开始手术，明智的做法是游离结肠肝曲，分离大网膜，进入小网膜囊。自右侧解剖较左侧入路更为容易。但此区域血管丰富，可使用大功率能量平台将其离断。确认中结肠血管时有困难，特别是在肥胖的患者中。从横结肠系膜上方或下方进行游离，采用自内向外和经典的手术入路相联合的方式。如果在内侧入路显露回结肠血管，很容易继续向内侧和头侧游离，直至显示中结肠血管。使用钉合器或能量平台离断中结肠血管，此时横结肠的活动度将会大幅度增加。

一种潜在的风险是损伤肠系膜上动脉（superior mesenteric artery，SMA）的右结肠动脉，该血管少见，出现率约为10%[3]。此时，应将右结肠动脉和中结肠动脉分开，在跨过横结肠持续分离其系膜过程中可遇到这两条血管。无论如何这是手术过程中必需的步骤，但这可导致血管解剖混乱，使术者担心切断SMA的风险。

自内侧入路达中结肠血管的另一种困境是大网膜和横结肠系膜粘连固定，导致显露和分离中结肠血管困难。首先完全打开小网膜或将大网膜自横结肠解离，对显露血管颇有帮助。通过打开小网膜，可降低术野出血或邻近脏器意外损伤的可能性。

在横结肠上方解剖中结肠血管的手术步骤同常规开放手术，术者用右手操作相对简单，务必小心以避免损伤十二指肠、胰头、胆囊。一旦进入小网膜囊，将横结肠系膜自后腹膜组织提起，清楚显示其前、后面，使用钉合器或能量平台将其离断。值得注意的是，如果使用能量平台离断系膜，需清楚显示所需切断的系膜血管，将能量平台钳口以垂直血管走行的方向完全夹闭血管，否则会导致严重的迟发性出血。因为中结肠血管可能很短，起点较高，如果控制不佳将导致出血。此区域为胃、胰腺、十二指肠和肠系膜上血管的聚集地，因此操作务必谨慎，彻底止血。

2. 自左侧分离

如果自左侧分离横结肠，解剖上有一点困难，但其优势在于无须先处理中结肠血管。由于大网膜和横结肠系膜在靠近结肠脾曲附近融合，在横结肠中点位置开始分离此平面较为容易，此时可将大网膜向头侧牵拉，即可显露其与横结肠的融合处。切开此无血管的融合处，即进入小网膜囊，如此也可保留大网膜。若不保留大网膜，则打开小网膜囊后，用能量平台横断胃结肠韧带。也可以一开始即打开小网膜囊并向左侧延伸。在实施上述操作之前，最大限度地游离左半结肠颇为重要。如果在正确的解剖平面完全解离结肠脾曲，术者就可以向横结肠中点方向尽可能远地游离。通常而言，由于大网膜和结肠脾曲融合，多联合采用左、右两侧手术入路来游离结肠脾曲。

如果实施扩大左半结肠切除术，应切断中结肠血管，需要一并切除大部分横结肠，下一步行无张力结直肠吻合时可能会遇到困难。此时可充分游离结肠肝曲，在回结肠血管和SMA最后分支之间的肠系膜开窗，经此裂孔可将结肠和直肠无张力吻合（图18-7）[4]。

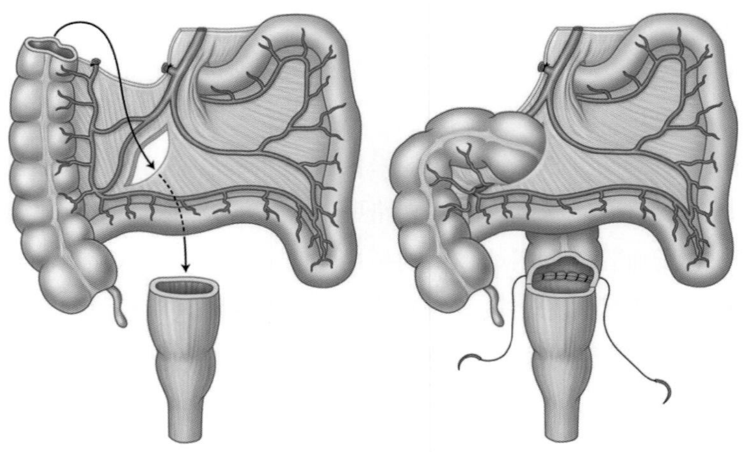

图18-7　游离结肠肝曲，在回结肠血管和SMA最后分支之间的肠系膜开窗，经此裂孔可将结肠和直肠无张力吻合

七、如何获得更长的结肠

前面已提到许多延长结肠的方法，这里进行进一步探讨。三种经典的需要延长结肠的情况：右半结肠切除术体外吻合、结肠造口、无张力结直肠或结肠肛管吻合。

在右侧充分游离结肠颇为重要，以便自标本取出切口将右半结肠拉出，切除足够的结肠及其系膜并行回结肠无张力吻合。有三种策略可以借鉴：将升结肠自右髂窝至十二指肠完全游离（图18-8）、游离结肠肝曲、自右髂窝和右侧盆壁（少见）游离末段回肠。高位结扎回结肠血管便于游离右半结肠，大部分手术需要此种操作。升结肠癌患者，尚需结扎中结肠血管的右侧分支。消瘦患者便于将标本拉出体外而结扎血管，但对于肥胖患者，强行拉出标本，有可能撕裂上述血管，因此在腹腔内结扎血管更为安全。末段回肠先天性粘连至右髂窝和盆腔右侧壁的情况少见（图18-9），务必将其解离，以便将标本拉出体外。如果将标本拉出体外后，横结肠游离度不够，可将大网膜自远侧横结肠游离，往往可获得足够长的结肠以供切除和吻合。

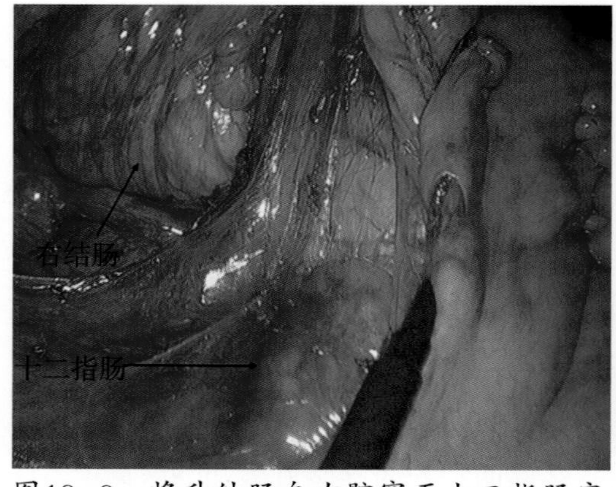

图18-8　将升结肠自右髂窝至十二指肠完全游离

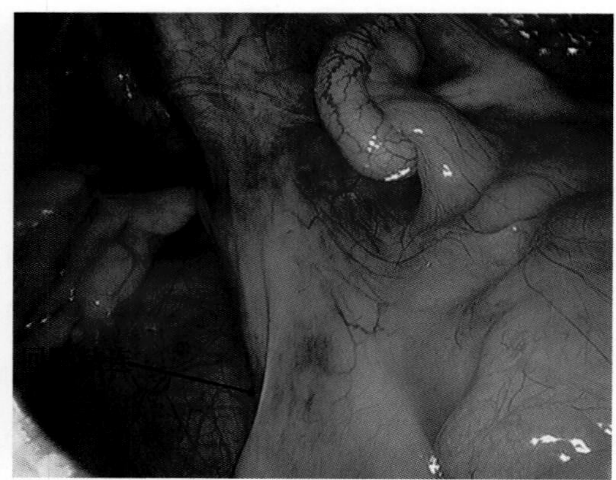

图18-9　末段回肠可先天性粘连至右髂窝和盆腔右侧壁

结肠造口、结直肠吻合或结肠肛管吻合往往需要在左侧游离结肠，方法包括：高位结扎IMA、在胰腺下缘切断IMV、游离结肠脾曲、将大网膜自横结肠解离、自胰腺下缘切断横结肠系膜。上述操作务必保证结肠边缘血管未受损伤，从而确保待吻合肠管血供良好。最好在做标本取出切口之前即游离足够长的肠管。如果将标本拉出体外时发现肠管长度不够，需要重新关闭标本取出切口的筋膜层或使用手辅助腹腔镜设备，以便重建气腹，进一步游离肠管。

八、中转开腹

并非所有的患者均需要中转开腹，需立即中转开腹手术的原因往往是手术进程受阻。重要的是需要考虑在中转开腹之前尚有哪些步骤可经腹腔镜完成。许多手术困难可通过改变手术入路来解决，包括内侧、外侧、下方或上方。如果在中转开腹之前完成一些困难的手术步骤，则可行腹部小切口，患者依然可从微创手术获益。值得注意的是，对于术中出血或邻近脏器损伤，主动的中转开腹较被动的中转开腹对改善患者的预后更为有利。

九、避免肠管扭转

在实施回结肠吻合时，务必使回肠和结肠的系膜切缘根部和肠管断端成一条直线，确保肠管无扭转。在开放手术时易于完成，但在腹腔镜手术将肠管拉出体外吻合时，存在风险。尽管经标本取出切口显露系膜根部存在困难，但通常依然可以显示。在使用Pfannenstiel切口时，此种局限表现明显。如果难以明确系膜有无扭转，可将已闭合的肠管切缘断端Lembert缝合几针，再将其放回腹腔，腹腔镜确认系膜有无扭转，但通常并不需要此种处理方法。有时使用手辅助腹腔镜设备可简化上述手术操作。

手术结束前，腹腔镜再次检查吻合口，确保肠管无扭转。尽管系膜裂隙无须关闭[5]，但经标本取出切口易于将其缝合关闭，这也是一种避免肠管扭转的方法。

十、术野出血

无论术者如何努力，术野出血难以避免。即使少量出血也可使术野模糊不清，由于血液对光线的吸收，可导致术野变暗。用吸引灌洗设备很难清除术野血迹，同时对气腹有不利影响。经12 mm Trocar置入一小块海绵或“Ray-Tec”颇有帮助，可获得清除血液和压迫的双重效果。如果使用手辅助器，可将一块小的剖腹垫置入腹腔，可获得更好的术野效果。像任何置入腹腔内的设备一样，所有纱布、器械务必清点，准确无误后，方可关闭腹腔。

十一、保护交感神经

由于自内向外的手术入路逐渐流行，此方法首先高位结扎IMA，因此需要有意识地保护腰交感神经丛（图18-10）。通常而言，行乙状结肠或左半结肠切除术时，在直肠上动脉（superior rectal artery，SRA）的背侧打开乙状结肠系膜，将SRA牵向腹侧，在乙状结肠系膜下方进行分离（图18-11、图18-12）。向头侧方向进一步游离，高位结扎IMA（图18-13）。在此过程中及盆腔游离时，均可损伤上腹下神经丛。通常而言，SRA易于提起，若提起困难，则提示游离平面可能过于靠近背侧，此时可以将分离平面向SRA方向进一步靠近。一旦进入正确的无血管平面，可顺势抵达SMA，即可避免损伤腰交感神经丛及其分支，进而杜绝男性患者出现逆向射精的并发症。在骨盆边缘SRA下方开始分离对避免神经损伤颇有帮助。若能尽早进入上方的直肠后间隙，则很容易向头侧延伸至正确的手术分离平面。

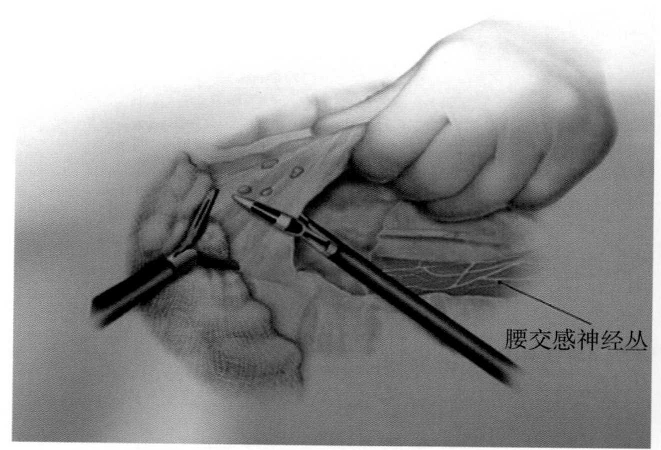

图18-10 腰交感神经丛及其周围结构

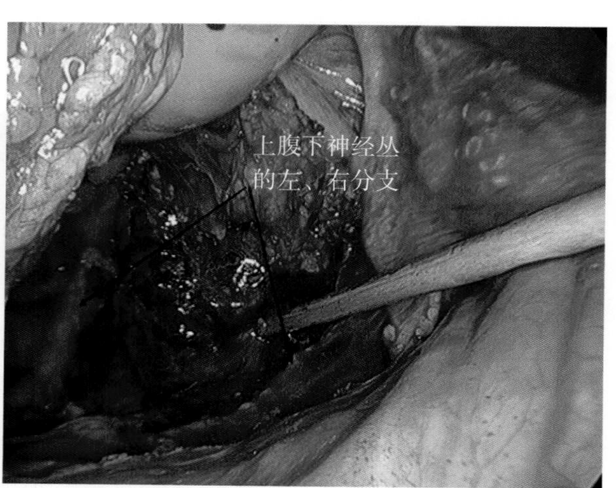

图18-11 将SRA拉向腹侧，进入直肠后间隙，可见上腹下神经丛的左、右分支

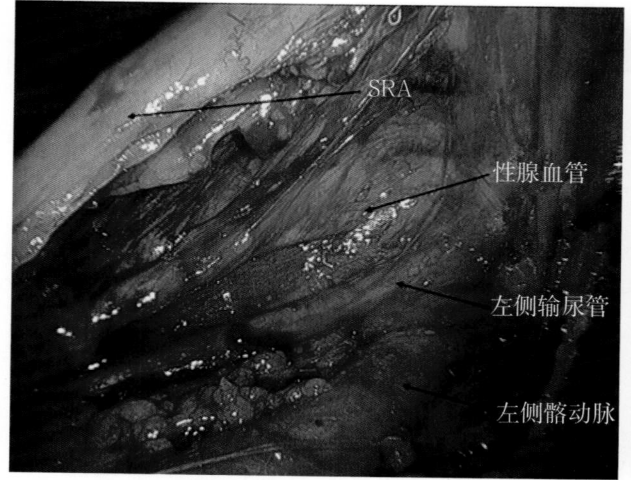

图18-12 将SRA拉向腹壁，显露输尿管和IMA根部

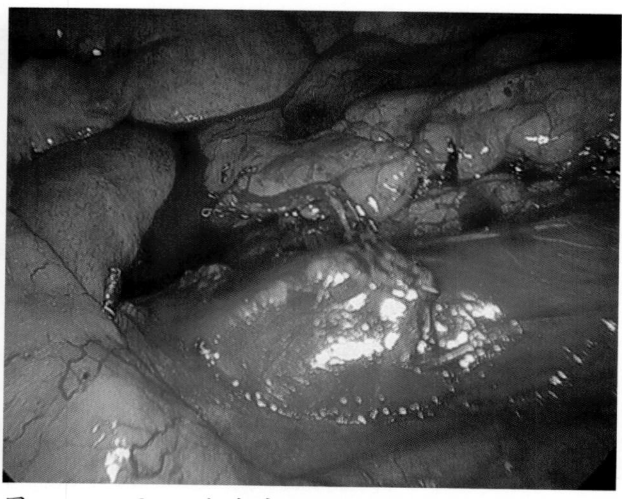

图18-13 于IMA根部高位结扎离断

十二、显露输尿管

左半结肠切除术中早期显露和保护左侧输尿管颇为重要，不同手术入路操作要点不同。采用自内向外的手术入路，需要在SRA下方打开后腹膜，进入正确的间隙，稍作分离即可见输尿管。如在显示输尿管之前即显露腰肌，提示分离平面过深、过远，应立即停止分离。最可能发生的情况是输尿管和性腺血管已被提起，需要腹腔镜重新定位，在更浅的平面予以分离解剖，将输尿管上方的肾前筋膜予以保留，即可显露输尿管和性腺血管，继续向外侧拓展手术平面。在切断结扎IMA之前务必确认并保护输尿管。若仍然未能显露输尿管，则在IMV背侧进入后腹膜间隙（译者注：Toldt间隙）。一旦进入正确的解剖间隙，即可向尾侧进一步延伸。

采用自外向内的手术入路，需沿Toldt白线分离，避免在其外侧分离，实际上，在其内侧靠近结肠壁分离更为安全。输尿管在骨盆边缘跨过髂血管，有时恰在Toldt白线的下方。乙状结肠和后腹膜先天性粘连往往形成乙状结肠间窝。乙状结肠间窝是一个小凹陷，实际上包括Toldt白线的一部分，其走行并未引起人们的足够关注（图18-14）。乙状结肠往往粘连固定于左髂窝，打开此粘连处，即可显示真正的Toldt白线。若存在乙状结肠间窝，则输尿管就在其背侧，除非肿瘤或以前手术将其破坏。如果术前担心显露输尿管困难、局部炎症严重或肿瘤粘连，可放置输尿管支架[6]。一些支架带有颜色或可发光，便于术中显露输尿管。

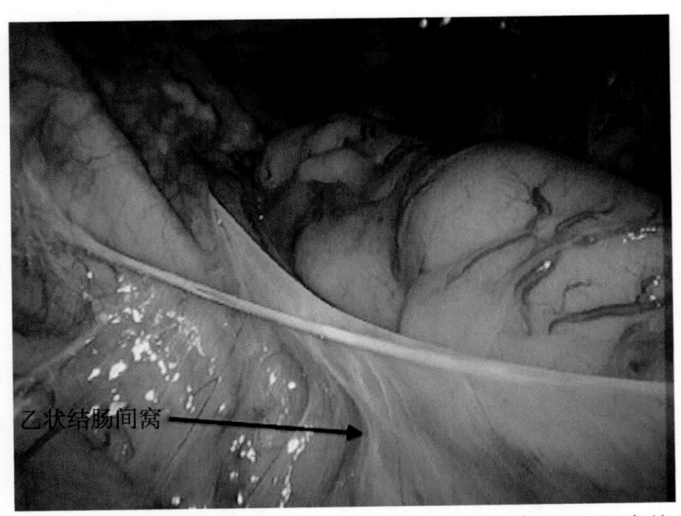

图18-14　乙状结肠间窝，多被忽视，但其下方即为输尿管

十三、肠系膜肥厚

过度肥厚的肠系膜可导致腹腔镜分离困难，通常情况下，系膜可用闭合器或能量平台予以离断。克罗恩病导致的增厚发炎的肠系膜不能用此方法予以处理。如果仅是单纯性肥胖，可使用能量设备一层层离断系膜脂肪，显露其中血管，直视下将其离断。克罗恩病患者可采用腹腔镜游离肠管后，将标本拉出体外再处理的方法，或者直接实施开放手术，盲目使用闭合器处理此种系膜必将导致术中明显出血。

十四、再次手术患者（结肠术后、血管解剖术后）

结肠等手术史并不是腹腔镜手术禁忌证，临床实践中此类患者并不少见。术前务必对既往手术情况予以详细了解，特别是和本次手术残留肠管血供相关的手术操作。静脉对比造影CT检查血管成像可很好地评估需保留肠管的血供情况。在离断重要血管之前，如回结肠动脉或IMA，务必确保尚有足够的血流供应保留的肠管。做好术前评估、手术计划、影像扫描，以及术中保证肠管血供良好都是手术成功的重要保障。有几种市售术中判断肠管血供的新设备[7]，文献报道这些设备效果优于多普勒血流成像和Wood灯荧光观察，但后两者在腹腔镜手术中难以实施，借助这些设备可容易地观察判断肠管血供情况。

十五、术中结肠镜检查

某些患者，腹腔镜手术中可能需要结肠镜检查，但此检查可导致肠管扩张，影响手术视野。最好使用CO_2扩张肠管，因其很快被吸收，几分钟内肠管即可减压，可惜CO_2灌注设备难以获得。

手术技巧

- 腹腔镜手术需要配备各种器械，虽然没必要全部打开，但各种长度的腹腔镜、控制出血设备（血管夹、ENDOLOOP™）等务必确保随手可得。
- 即使是仅做完全腹腔镜的外科医生，双手依然是最好的手术器械，早晚有一天会使用双手完成手术。熟练掌握并不断提高各种手术技艺，有可能成为决定继续实施腹腔镜手术或改行急症开放手术的关键因素。
- 横结肠游离颇为困难，甚至游离大网膜也不容易，不经意间即可进入结肠系膜内。娴熟掌握局部解剖，需要特别注意中结肠血管。
- 在IMV下方存在无血管的解剖平面，在Treitz韧带外侧，向肛侧分离，可显示IMA头侧部分；自骶骨岬向头侧解剖可达IMA背侧。从两个方向解剖不但有利于显露正确的解剖平面，而且可很好地显示IMA及其分支。
- 术者务必不断改变手术入路，因为术中往往需要多个角度显示解剖平面，以避免分离困难。

十六、小结

在微创手术领域，腹腔镜结肠手术具有一定的挑战性。熟练掌握正常及变异的解剖知识是手术成功不可或缺的基础。像其他手术一样，该手术具有多种手术入路，理解各种手术入路的优缺点对实施微创手术颇有帮助，可确保手术成功，从而使患者自微创手术获益最大。

参考文献

[1] The Clinical Outcomes of Surgical Therapy Study Group. A comparison of laparoscopically assisted and open colectomy for colon cancer[J]. N Engl J Med, 2004, 350 (20): 2050–2059.

[2] MARCELLO P W, FLESHMAN J W, MILSOM J W, et al. Hand–assisted laparoscopic vs. laparoscopic colorectal surgery: a multicenter, prospective, randomized trial[J]. Dis Colon Rectum, 2008, 51 (6): 818–828.

[3] GARĆIA–RUIZ A, MILSOM J W, LUDWIG K A, et al. Right colonic arterial anatomy. Implications for laparo–scopic surgery[J]. Dis Colon Rectum, 1996, 39 (8): 906–911.

[4] LE T H, GATHRIGHT J B. Reconstitution of intestinal continuity after extended left colectomy[J]. Dis Colon Rectum, 1993, 36 (2): 197–198.

[5] CAUSEY M W, OGUNTOYE M, STEELE S R. Incidence of complications following colectomy with mesenteric closure VS. no mesenteric closure: does it really matter?[J]. J Surg Res, 2011, 171 (2): 571–575.

[6] SENAGORE A J, LUCHTEFELD M. An initial experience with lighted ureteral catheters during laparoscopic colectomy[J]. J Laparoendosc Surg, 1994, 4 (6): 399–403.

[7] PACHECO P E, HILL S M, HENRIQUES S M, et al. The novel use of intraoperative laser–induced fluorescence of indocyanine green tissue angiography for evaluation of the gastric conduit in esophageal reconstructive sur–gery[J]. Am J Surg, 2013, 205 (3): 349–353.

第十九章　腹腔镜手术盆腔操作挑战的解决策略

M. Shane Mc Nevin

关键点

- 娴熟的解剖技术是手术成功的关键。
- 即使对于肥胖患者，骶骨岬也是理想的解剖定位标志。
- 在骨盆入口处注意保护上腹下神经丛及其分支。
- 有盆腔既往手术史的患者，输尿管等重要结构往往移向中线。
- 当未见输尿管时，首先确认是否已将其和乙状结肠系膜一起分离并提起。

电子补充材料参见：10.1007/978-1-4939-1581-1_19.
视频网址：http://www.springerimages.com/videos/978-1-4939-1580-4.

M. Shane McNevin，MD（通讯作者）
Sacred Heart Hospital，105 W 8th，Suite 7010，Spokane，WA，USA
E-mail：skmcnevin@comcast.net

一、简介

随着手术设备和技术的改善，盆腔病变实施微创手术日益广泛[1-3]。盆腔微创手术较腹部微创手术更具有挑战性的原因包括：盆腔空间固定且有限、紧邻大血管和重要组织器官。尽管如此，开放和腹腔镜手术探查及精确解剖定位的原则相同[4,5]。本章将讨论腹腔镜左半结肠游离、血管离断和直肠分离的手术策略。

二、Trocar布局

在以前的章节已讲述许多Trocar布局方案，可使用Veress气腹针的封闭技术，也可使用Hasson Trocar的半开放技术，这取决于术者的习惯。虽然没有确切证据，但采用盲法将腹腔镜器械置入腹腔肯定具有损伤腹腔内脏器的风险，因此应尽量少用，最好不用。游离左半结肠，常在脐下方置入Hasson Trocar，耻骨上及右下腹各置入5 mm Trocar（图19-1）。肥胖或腹腔内粘连患者，可在左下腹增加一个5 mm Trocar。往往还需要在右上腹腋中线置入另外一个5 mm Trocar，以便游离直肠。标本取出可经下腹部中线切口或Pfannenstiel切口（图19-2），后者便于更好地显露盆腔脏器。

左半结肠和直肠的游离显露往往需要头端成角或可曲式腹腔镜。即使使用无损伤腹腔镜器械，也要时刻警觉，避免脏器损伤。许多方法可完成分离操作，最好使用双极能量设备、单极电刀、血管钉合器或血管夹，最重要的是术者熟悉、可靠和应用顺手。最好使用具有分离和血管离断两种功能的手术设备，尽量减少更换手术器械，便于手术操作，加速手术进程。

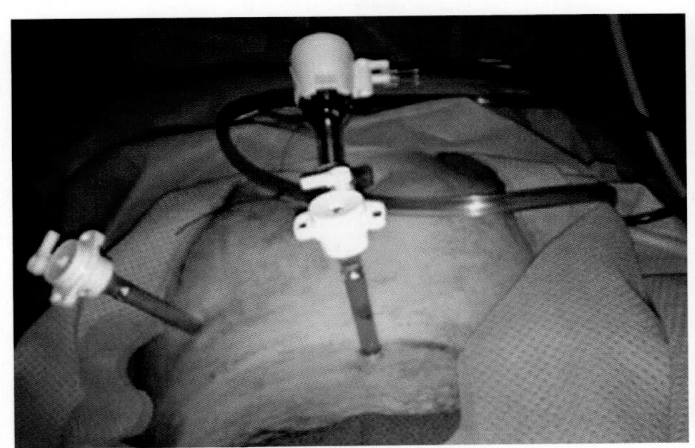

图19-1 盆腔手术Trocar布局

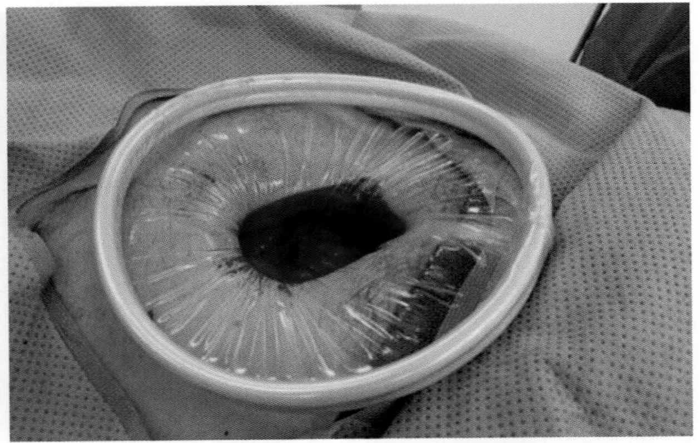

图19-2 置入切口保护器的标本取出切口

三、左半结肠自内向外的手术入路

最常用的实用手术入路即为自内向外的方法，下面将予以详细探讨，其他手术入路包括自外向内和IMV下方途径，后两者是自内向外手术入路的有益补充。随着术者腹腔镜手术经验的不断积累，自外向内和IMV下方途径有可能是某些特殊患者的唯一适用方法。

1. 腹膜后游离

自内向外的手术入路的第一步是确认肠系膜下动脉（inferior mesenteric artery，IMA）和直肠上动脉（superior rectal artery，SRA），这是进入无血管平面的关键所在。将中段乙状结肠系膜边缘向腹侧和肛侧提起，易于完成此步操作（图19-3）。为更好地显露术野，腹腔镜头端应向下方弯曲。切开乙状结肠系膜和后腹膜的移行处（图19-4），上腹下神经丛恰位于SRA的下方，钝性分离至IMA的根部（图19-5），下一步是要显露上腹下神经丛、左侧输尿管和性腺血管（图19-6）。值得注意的是，随着向外侧方向不断地游离，后腹膜的解剖平面凸向腹侧，远离手术视野。术者于Toldt间隙解剖，将左侧输尿管和性腺血管留于原位。在SRA下方开窗越大，越容易显露、识别和实施分离操作。腹腔镜头端可向腹侧弯曲，恰位于SRA下方，可清楚显示此解剖平面。向上、下方拓展此无血管平面而不是向外侧延伸，可减少损伤和出血。一开始即向外侧拓展此手术平面，可导致腹膜后组织器官撕裂和令人讨厌的出血。使用上述方法易于显露腹膜后相关组织结构，但有时难以显示输尿管，此时可有几种解决方法。第一，检查乙状结肠系膜后表面，确保输尿管没被提起；第二，清理IMA外侧组织并向外侧小心分离；第三，将此解剖平面向肛侧延伸，直达髂总动脉分叉处，此处多可见输尿管。如果还未能发现输尿管，可调整为IMV下方或自外向内手术入路。最后，若依然未能确认输尿管，则中转开放手术。

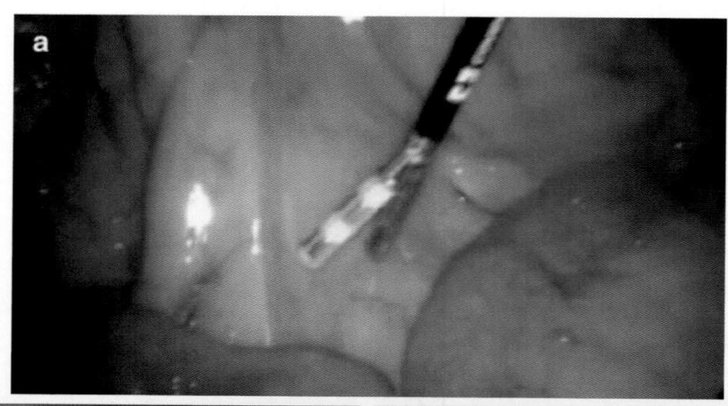

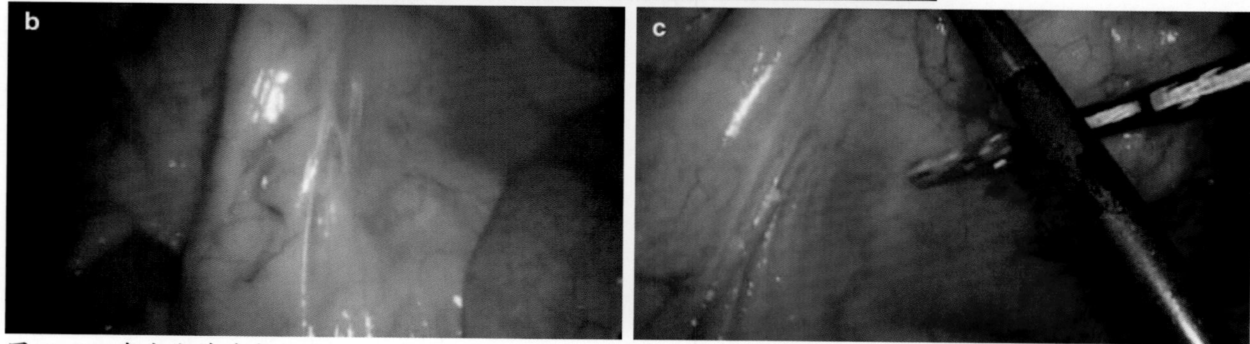

图19-3 自内向外手术入路

注：a.将IMA/SRA向腹侧提起；b.将乙状结肠系膜向肛侧牵拉，便于显露正确的手术平面；c.电灼标记后腹膜切开线。

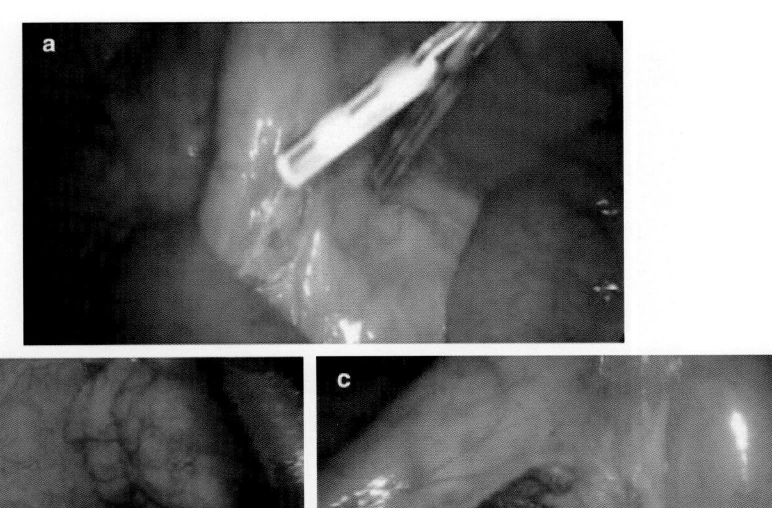

图19-4 乙状结肠系膜根部

注：a.电灼标记乙状结肠系膜切开处；b.向骶骨岬方向延伸此解剖平面；c.将解剖平面向深层拓展。

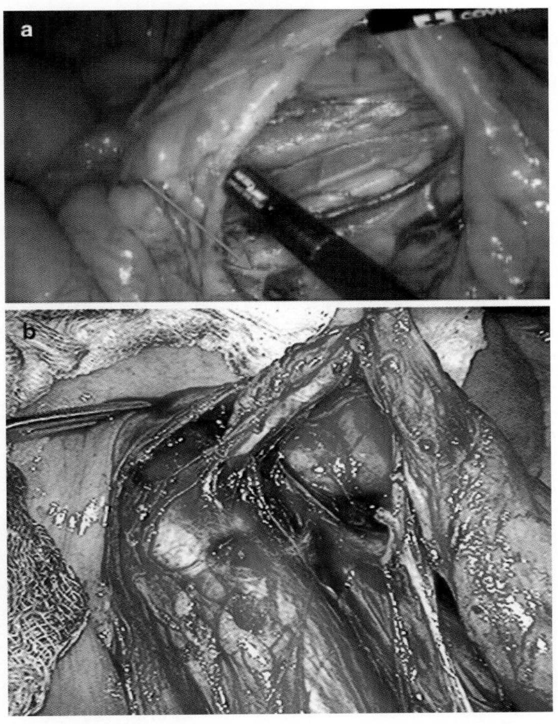

图19-5 显露上腹下神经丛

注：a.将靠近IMA根部的交感神经丛（箭头）留于原位；b.另外的视角显示该神经丛。（Jeffrey W. Milsom、Bartholomäus BÖhm、Kiyokazu Nakajima 授权）

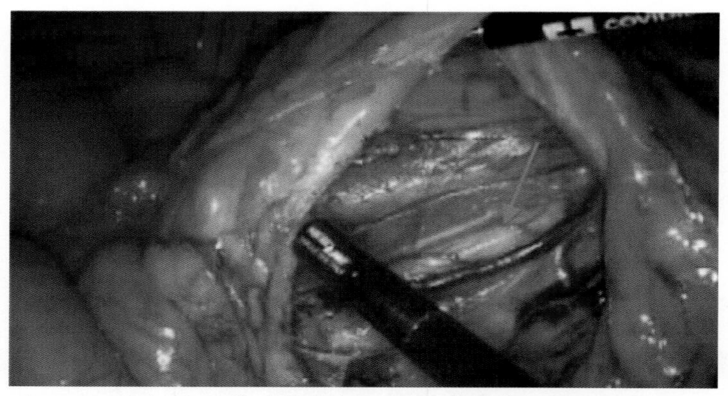

图19-6　左侧输尿管（箭头）位于性腺血管的内侧

2. 血管离断及近侧结肠游离

在确认输尿管和性腺血管后，可安全离断血管，使用双极能量平台、血管钉合器或内镜夹均可。使腹腔镜头端曲向左侧便于显露。大部分外科医生使用双极能量平台分离和离断组织，加快手术进程（图19-7）。

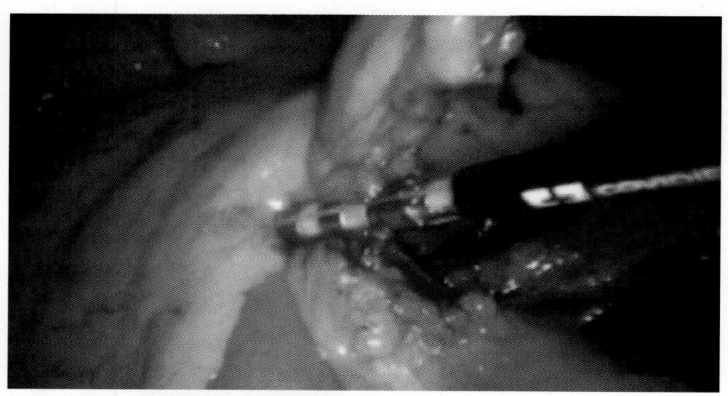

图19-7　用能量平台离断IMA

离断IMA之后，使用钝性分离方法，向上、下方拓展Toldt间隙，将肠系膜与肾前筋膜分离，后者是手术游离平面的标志性解剖结构，可确保肾脏留于原位（图19-8）。最重要的是，要在肾前筋膜的前面分离，切勿进入肾脏背侧，从而避免肾上腺损伤，减少意外出血等并发症；另外，也需确保在胰尾前面游离，避免进入胰腺后方（图19-9）。进而切断脾结肠韧带、胰结肠韧带和膈结肠韧带，解离结肠脾曲。同样向外侧拓展此平面，达Toldt白线，便于后续切开Toldt白线（图19-10）。维持适当的张力利于沿无血管平面（Toldt间隙）进行分离。

在分离Toldt间隙过程中，可同时离断结肠系膜，便于显露（图19-11）。重要的是要在系膜根部离断，而不是走向上、外侧的系膜切缘，从而确保获得足够长的结肠且未损伤边缘血管。

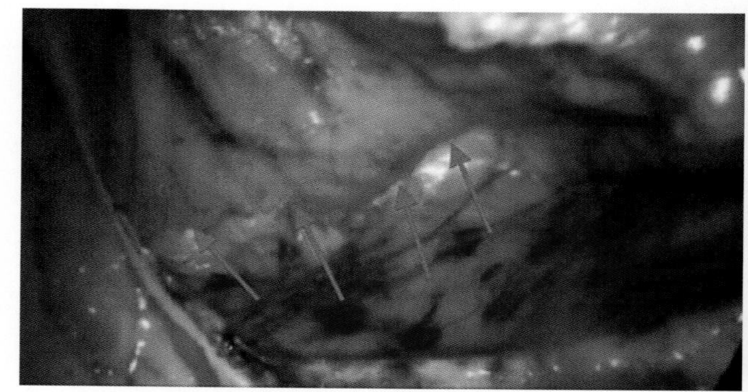

图19-8　箭头所示为Toldt间隙

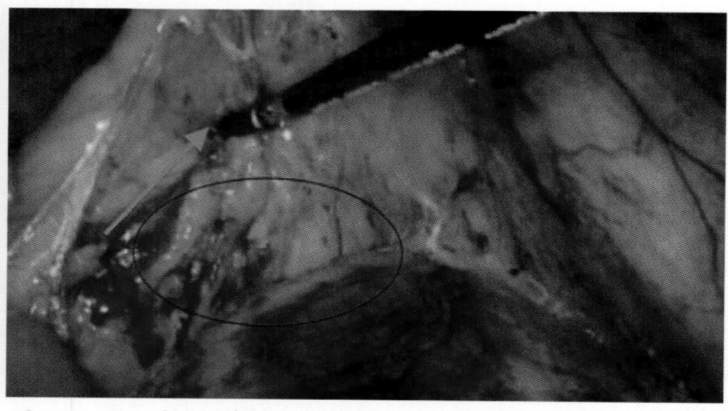

图19-9　内侧手术入路向头侧游离，篮圈显示胰尾，箭头示正确的分离平面

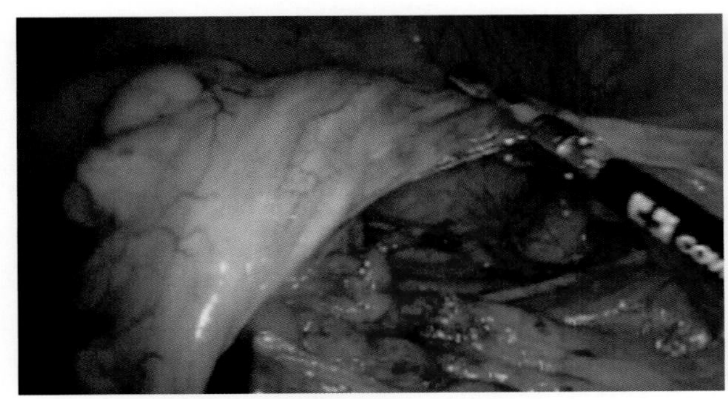
图19-10 切开Toldt白线

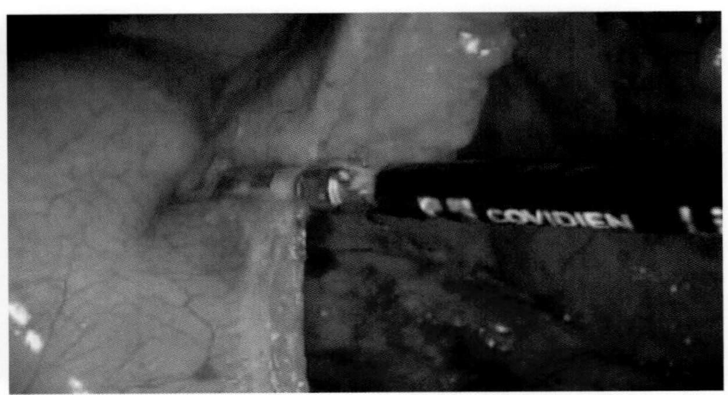

图19-11 离断结肠系膜

3. 离断肠系膜下静脉及解离结肠脾曲

切断IMA之后，向侧方游离，显露IMV，在Treitz韧带下方将其离断（图19-12）。对于左半结肠切除术而言，是否常规离断IMV和解离结肠脾曲存在争议，但实施此步骤具有三个优点：其一，可获得足够长的结肠以完成低位吻合；其二，如果不游离结肠脾曲，经标本取出切口切除病变结肠后，有时发现吻合可能存在张力，此时只能被迫中转开腹，导致操作困难、需要调整患者体位、显露不佳、延长手术用时；最后，术者如能反复常规实施上述操作，熟能生巧，在更复杂的手术过程中可能有用武之地。

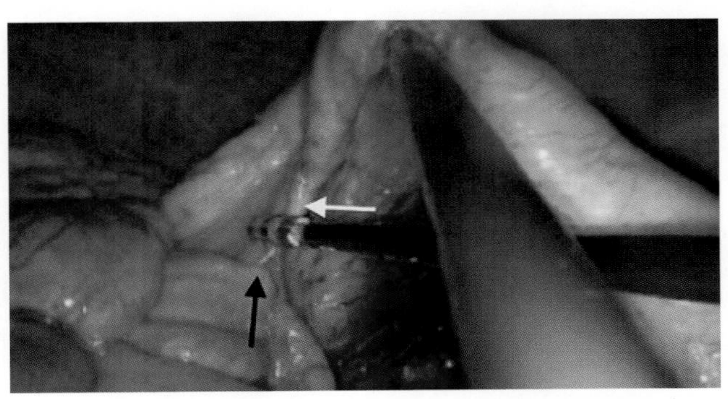
图19-12 黑色箭头示Treitz韧带，白色箭头示肠系膜下静脉

离断IMV之后，切断内侧脾结肠韧带，此处恰位于胰体中部的上方，进入小网膜囊（图19-13）。向外侧离断其余脾结肠韧带和膈结肠韧带，切断胰尾下方的胰结肠韧带（图19-14）。

至此，由内向外的游离完全结束，左半结肠系膜后方彻底游离。将乙状结肠中部拉向内侧，显示Toldt白线下方暗色区域（图19-15），切开Toldt白线直达结肠脾曲。进一步自结肠解离大网膜或切开胃结肠韧带（图19-16、图19-17）。最后，确认左半结肠完全游离（图19-18）。

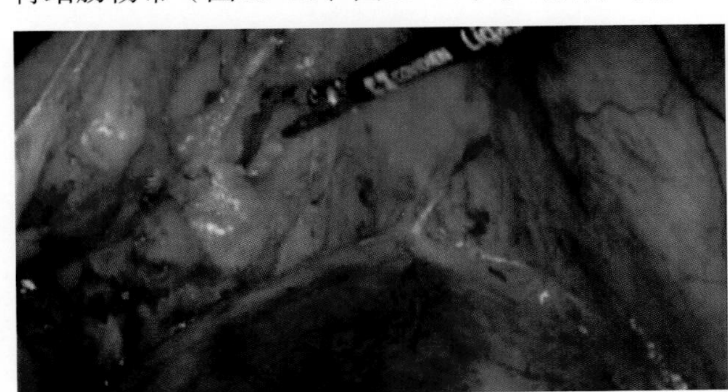
图19-13 自胰腺表面切开胰结肠韧带，进入小网膜囊

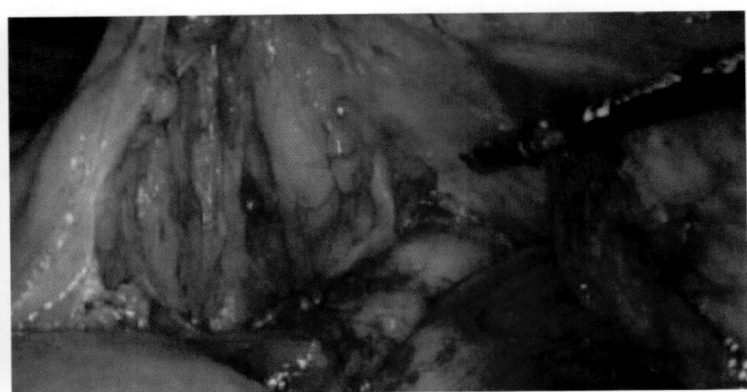
图19-14 结肠脾曲后方游离完毕

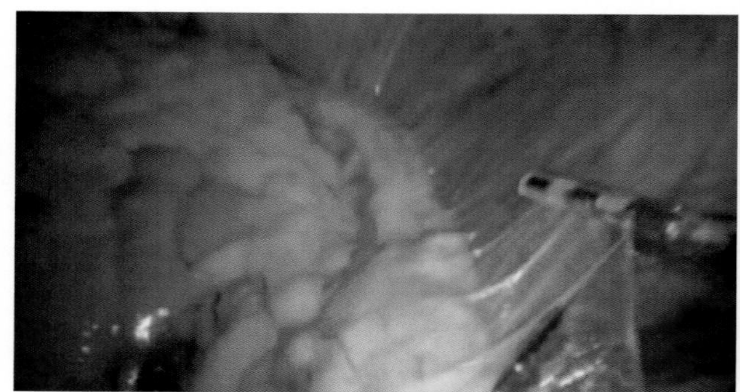
图19-15 沿Toldt白线外侧暗色区域切开侧腹膜

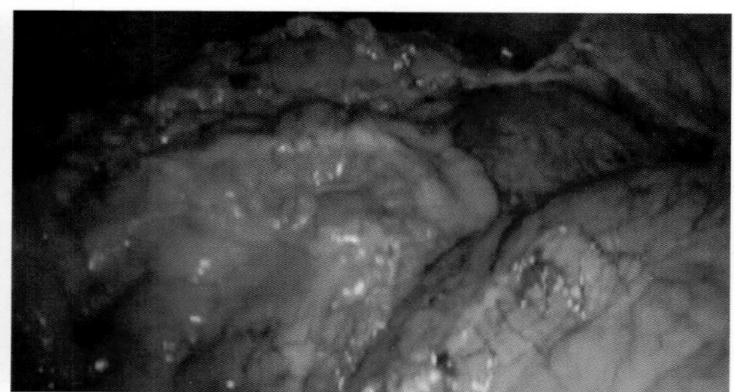
图19-16 附着于结肠脾曲的大网膜

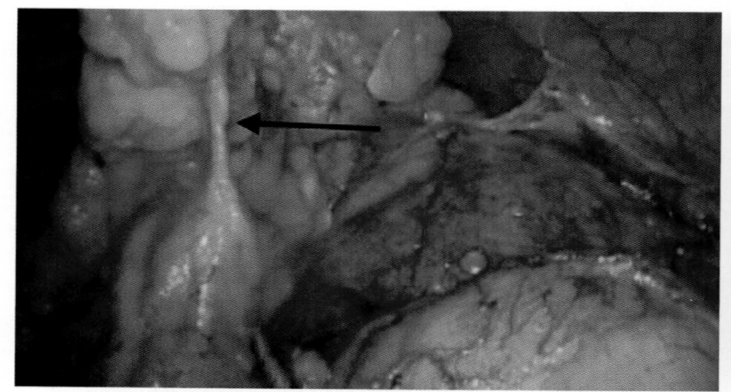
图19-17 附着于横结肠的大网膜（黑色箭头）

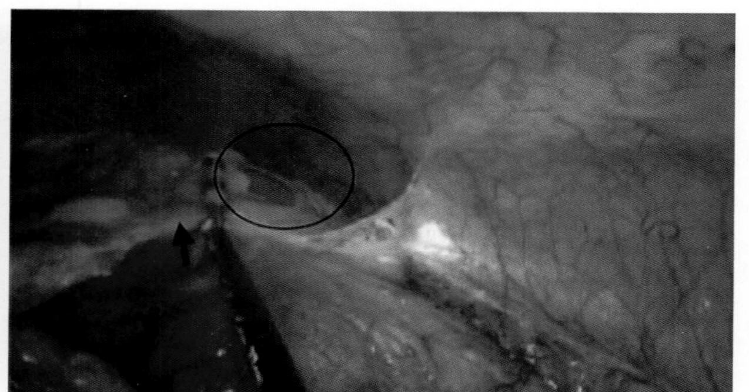
图19-18 切断脾结肠韧带（黑色箭头），圆圈示脾脏

4．直肠游离与离断

基于术者习惯，可在腹腔内或开放完成直肠游离。不管何种方法，均需要将直肠向腹侧牵拉，直视下打开直肠后间隙，确保直肠系膜完好无损。开放手术需用锐性分离，禁止钝性解剖。腹腔镜头端可曲向腹侧，便于显示术野，分离极为方便，可直达肛提肌。值得注意的是，务必清楚骶骨的三维解剖结构。正确的分离平面先自前向后，在肛提肌显示之前，则走向尾侧（译者注：意即沿骶曲和尾曲方向分离）。借助牵拉和反牵拉力，充分暴露术野，避免损伤盆腔血管。

（1）确认并保护腹下神经。在骶骨岬前面易于显示腹下神经，后者在骶前筋膜深面走向前外侧（图19-19）。向侧方拓展直肠后间隙解剖平面，用电刀切开直肠侧方腹膜反折，直达直肠侧韧带。在手术分离过程中，需将直肠拉向腹侧，导致直肠后间隙后方结构一并向腹侧迁移，如果向骶骨方向切开太深，可损伤腹下神经。

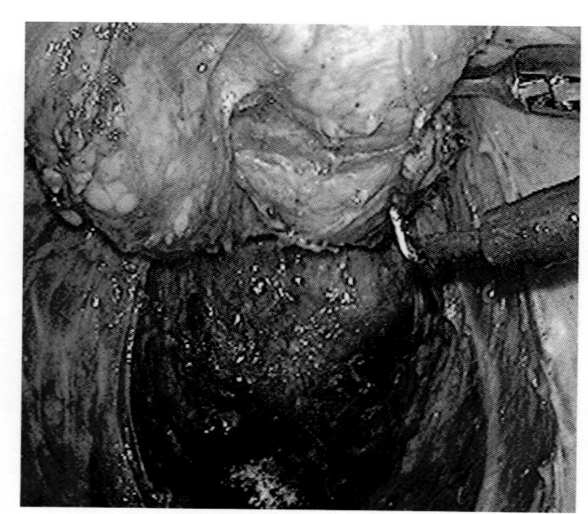
图19-19 盆腔内腹下神经

在腹膜反折下方的10点和2点方向即为勃起神经。盆腔显露良好的关键是适当的张力，牵拉方向应垂直于能量设备，可自前向后或自内至外。避免将直肠拉出盆腔，便于显露术野，这在前方和侧方游离时显现得尤为明显。在切开腹膜反折之后，将直肠拉向后方，腹膜反折拉向前

方，显露前方无血管的解剖平面。沿此平面锐性解剖，可向左、右侧牵拉直肠，以便于手术解剖。随着手术进展，可抓持更低位的直肠。沿直肠系膜固有筋膜表面解剖，过于向外侧则损伤腹下神经及下腹下神经丛，过于向内侧则丧失直肠系膜的完整性。盆腔深部的解剖依然借助适当的张力，以确保良好的视野。

（2）直肠侧方和前方解剖。游离直肠右侧时，将腹腔镜头端弯向左侧，反之亦然，以便为术者提供最大的手术空间。此时，切开腹膜反折，于Denonvilliers筋膜前、后两层之间（译者注：直肠前间隙）游离，将直肠和泌尿生殖器官分离。对于女性患者，其子宫会下垂，充填盆腔，影响手术操作，可将其缝合固定于前腹壁。带有粗线的直针刺入腹腔，穿过子宫底或绕过两侧阔韧带，然后穿出腹壁外，打结固定，即将子宫悬吊于前腹壁。

恰如前述，将直肠拉向后方，将泌尿生殖器官拉向前方，方便前方分离。将直肠拉向侧方，即可在对侧实施侧方分离。随着手术进展，应调整抓钳位置，以抓持更低位直肠。由于盆腔空间狭小，抓持点应尽量靠近分离部位，以获得最大的牵拉力。将腹腔镜头端弯向上方或下方，可方便术野显露。

（3）保护泌尿生殖器官。通过耻骨上5 mm Trocar可将泌尿生殖器官拉向前方，女性患者可将子宫悬吊于前腹壁，另外经阴道置入子宫颈棒便于显露正确的解剖平面，也可提供反向牵拉力，利于解剖显露。男性患者切开腹膜反折时，在侧方首先遇到精囊腺，应于其背侧分离，以免出血，同时可以保护勃起神经。然后在直肠前间隙向肛侧拓展游离平面，保护前列腺周围组织免受损伤。在直肠前间隙游离的同时，可实施侧方游离，直至彻底游离直肠。

（4）离断直肠。此时可使用腹腔镜钉合器完成直肠离断，但更常采用开放的手术方式完成此操作。狭小的盆腔、钉合器的长度和成角使得直肠离断多有困难。目前缺乏针对远端直肠离断的专一腹腔镜钉合器。让助手在会阴部施压，可使直肠向口侧迁移，便于手术操作。经耻骨上Trocar置入钉合器，能以近似直角方向离断直肠。尽量减少钉合器钉合次数，大于两次者，吻合口并发症增加。务必确保远切缘和肿瘤下缘的距离足够，但这一点在低位直肠肿瘤手术中颇为困难。最后，女性患者在钉合器击发前应确保阴道壁未被夹入钉合器之内。不管采用何种技术，均必须严格遵守吻合口创建的基本原则：肠管充分游离、血供良好、肠管健康、吻合技术完美无缺。

5. 盆腔出血的处理

盆腔出血可表现为令人厌烦的渗血和导致血流动力学不稳定的大出血。渗血往往导致术野模糊不清，可经10 mm Trocar置入小纱布以清除血迹；如果难以奏效，可使用冲洗吸引器。最常见的出血部位为深部盆腔的两侧壁、前方的精囊腺周围或阴道后壁。在控制出血之前，务必保证视野清楚。常见情况是损伤血管侧壁导致出血，此时应将此血管完全游离并离断。可使用单极电刀或其他能量平台。骶前出血往往难以控制，出血血管回缩至骶骨之内，后者呈弯曲状，也增加止血难度。如果出血难以控制，在盆腔置入纱垫，压迫止血并迅速中转开放手术。

手术技巧

- 在IMA根部离断之前，务必确认输尿管，即使“确信”输尿管已经不在切断范围之内，但如果未发现输尿管，仍然需要仔细寻找确认。
- 在盆腔，经常使用另外一把抓钳将小肠移出盆腔、抬举子宫或提供牵拉与反牵拉力，添加一个Trocar往往使困难的解剖变得得心应手。
- 消瘦的男性患者打开前方腹膜反折，即可遇见精囊腺，应避免损伤。
- 在盆底横断直肠时，可在会阴部施压，如此即可完成更低位的切除与吻合操作。

四、小结

微创手术适用于许多盆腔病变，无论实施腹腔镜手术还是开放手术，术野显露、解剖识别、牵拉与反牵拉的基本原则相同。本章所讨论的技术细节对成功实施盆腔腹腔镜手术颇为重要，术者应该娴熟掌握这些策略，以促进患者顺利康复。

参考文献

[1] GREENBLATT D Y, RAJAMANICKAM V, PUGELY A J, et al. Short term outcomes after laparoscopic-assisted proctectomy for rectal cancer: results from the ACS NSQIP[J]. J Am Coll Surg, 2011, 212(5): 844–854.

[2] LEE S H, LAKHTARIA P, CANEDO J, et al. Outcome of laparoscopic rectopexy versus perineal rectosigmoidectomy for full thickness rectal prolapse in elderly patients[J]. Surg Endosc, 2011, 25(8): 2699–2702.

[3] KIRAN R P, EL-GAZZAZ G H, VOGEL J D, et al. Laparoscopic approach significantly reduces surgical site infections after colorectal surgery: data from national surgical quality improvement program[J]. J Am Coll Surg, 2010, 211(2): 232–238.

[4] NIVATVONGS S, GORDON P H. Surgical anatomy[M]//GORDON P H, NIVATVONGS S. Principles and Practice of Surgery of the Colon, Rectum and Anus. 3rd ed. New York: CRC Press, 2007: 3–38.

[5] JORGE J M N, HABR-GAMA A. Anatomy and embryology[M]//BECK D E, ROBERTS P L, SACLARIDES T J, et al. The ASCRS textbook of colon and rectal surgery. 2nd ed. New York: Springer, 2011: 1–22.

第二十章 再次腹腔镜手术难点的解决策略

Brian R. Englum, M. Benjamin Hopkins, John Migaly

关键点

- 选择合适的患者和手术时机是再次腹腔镜手术成功的关键。
- 解剖结构扭曲、粘连、耗时费力的粘连松解是再次手术的难点。
- 再次腹腔镜手术Trocar置入建立气腹是最常见的脏器损伤原因。
- 粘连或既往手术史是大部分腹腔镜手术损伤的原因。
- 腹腔镜手术损伤的第二位常见原因为电灼伤，手术时务必小心谨慎。
- 术者应深知自己的不足，特别是对于实施再次腹腔镜手术的患者，这是手术成功的重要组成部分。

电子补充材料参见：10.1007/978-1-4939-1581-1_20.
视频网址：http://www.springerimages.com/videos/978-1-4939-1580-4.

Brian R. Englum，MD
Department of Surgery，Duke University Medical Center，DUMC Box #3443，Durham，NC 27710，USA
E-mail：brian.englum@duke.edu
M. Benjamin Hopkins，MD
Department of Surgery，Duke Raleigh Hospital，3404 Wake Forest Rd.，Suite 202，Raleigh，NC 27612，USA
E-mail：ben.hopkins@duke.edu
John Migaly，MD，FACS，FASCRS（通讯作者）
Department of Surgery，Duke University Medical Center，7674 HAFS Building，DN，Erwin Rd.，Durham，NC 27710，USA
E-mail：john.migaly@duke.edu

一、简介

微创腹腔镜手术在结直肠疾病中的应用越来越广，包括恶性肿瘤和炎症性肠病（inflammatory bowel disease，IBD），和开放手术相比，具有相同或更好的长期临床结局[1-3]，更好的近期结果，包括术后康复加速、并发症少、生活质量提高[4-8]。然而，大多数文献将再次手术或严重粘连的患者排除在研究之外，对这些患者能否实施腹腔镜手术存在质疑。随着患者生命延长、全球老龄化以及手术效果的持续改善，患者接受再次或三次手术的可能性逐年增加。同样随着越来越多的外科医生熟练掌握腹腔镜技术及更多的患者认同微创手术的美观效果和理想的近期疗效，再次腹腔镜结直肠手术成为一个重要且颇具挑战的临床课题。

然而，不能因为手术复杂而寻求更为简单的手术方式。解剖结构的扭曲以及粘连使得再次手术充满挑战，对开放或腹腔镜手术而言均是如此。腹腔镜手术潜在的并发症和经典开放手术相同，但其发生风险可能增加。尽管有报道声称既往手术对腹腔镜结直肠术中或术后并发症的影响很小[9,10]，但再次手术是临床结局不佳的危险因素。Franko及其同事连续实施1 000例腹腔镜结肠手术，中转开腹率在再次手术组为19%，第一次手术组为11%[11]，这种差别在具有盆腔手术史的患者中可高达23%（图20-1）。再次腹腔镜手术相关并发症增加，包括肠管切开（1.4% vs 0.2%）、肠梗阻（6.6% vs 3%）、再次手术（2.3% vs 0.2%）；然而死亡率、切口感染、输尿管损伤和吻合口漏的发生率均无显著差别。

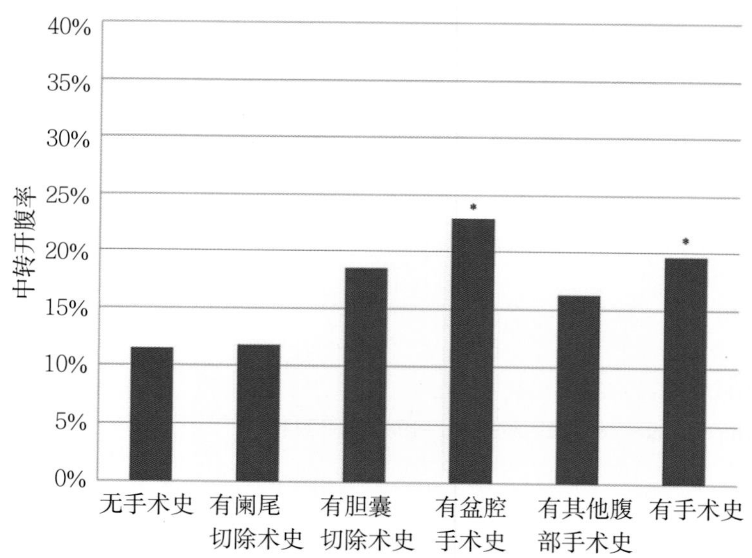

图20-1 不同类型的既往腹部手术史对中转开腹率的影响
注：*代表和无腹部手术史组相比差别具有统计学意义。
（Franko J、O'Connell B G、Mehall J R、Harper S G、Nejman J H、Zebley D M等授权）[11]

当考虑特异性并发症时，腹腔镜手术肠管损伤切开的发生率不一，Binenbaum等[12]的报道为0.6%，van der Voort及其同事的一项系统分析报道其发生率为0.13%，然而，近70%的腹腔镜小肠损伤与粘连或既往腹部手术史相关[13]。腹腔镜肠粘连松解患者，肠切开的发生率为3%～17%[14]。尽管是一种少见并发症，但其临床结局往往是灾难性的，死亡率超过3.5%[13]。如果术中未能发现肠管损伤切开者，死亡率将升高至20%～50%[15,16]。

肠粘连和腹部手术如影随形。手术次数的增加以及炎症性疾病，如肠管损伤、腹腔内脓肿、局部进展期恶性肿瘤或炎症性肠病，均使粘连程度有所增加，相关临床表现进一步恶化[17]。腹腔内致密粘连可增加再次微创手术的难度，但并不是不可战胜的困难。技术娴熟的腹腔镜外科医生足以安全有效地实施该手术，遵循以下基本步骤可降低异常复杂患者微创手术的中转开腹率（表20-1）。

表20-1　再次结直肠微创手术步骤

1. 进入腹腔
· 于非手术部位进入腹腔
· 建立气腹并探查腹腔
· 安全置入Trocar，继续步骤2手术
2. 使前腹壁保持整洁
· 自腹壁松解粘连
· 选择最佳部位置入其他Trocar，继续步骤3手术
3. 分离器官组织
· 粘连松解、游离器官，继续步骤4手术
4. 组织器官切除与重建

在考虑再次腹腔镜手术时，可将整个手术分解为几个步骤，使得术者可以聚焦几个关键点，每一步都为下一步打好基础。安全进入腹腔是手术第一步，其目的在于妥善置入数量足够的Trocar，以完成前腹壁的粘连松解，包括置入第一个Trocar、注气、探查、置入其他Trocar。第二步的焦点为粘连松解，其目的在于为解剖需切除的组织器官而置入合适的Trocar。第三步是将所要切除的器官分离出来，这是手术第四步切除和重建的基础。在开始实施困难的分离操作之前，应该有一个清晰的解剖框架，有利于每一步手术操作并更好地理解局部解剖状况。

尽管再次手术困难重重，但也并非无路可走。本章将讨论再次结直肠微创手术难点的解决方案，包括减少术前、术中及术后并发症的各种策略，以帮助患者获得更理想的临床结局。

二、一般考量

对任何手术而言，适应证选择正确是获得良好临床结局的关键，尽管大多数再次腹腔镜手术适应证和首次腹腔镜手术相同，但再次手术需要额外考虑潜在的严重粘连问题。严重粘连的患者和普通患者存在两点不同：①建立气腹时损伤腹内脏器的风险增加，改变风险-收益比，有可能使得术者在病情允许的情况下，向患者推荐非手术治疗或直接开放手术。②腹腔镜粘连松解往往是手术的主要部分。开放再次手术进腹和粘连松解所用的时间为20min至几小时[18]。尽管缺乏再次腹腔镜手术用时资料，但可以推测所用时间较开放手术更长。额外增加时间应予以考虑，需要有计划地延长麻醉阻断时间，避

免再次追加麻醉所导致的麻醉时间延长。对于那些不能耐受补液量增加及麻醉时间延长导致的应激反应增加的患者，应考虑非手术治疗或开放手术。

尽管急症手术是腹腔镜手术禁忌证，但很多急症患者安全地实施了腹腔镜手术。甚至对于那些成功实施腹腔镜手术可行性很小的患者，技术娴熟的腹腔镜外科医生发现一开始即实施腹腔镜探查的风险也很小。降低腹腔镜急症手术中转开腹的门槛，诊断性腹腔镜探查增加手术用时有限，但可提供重要的诊断信息，改变手术方案。在一些患者中，可成功实施微创手术，避免大切口及其相关并发症。有兴趣的读者可参阅本书第二十七章由Haas博士撰写的急症腹腔镜结直肠手术有关内容。

三、术前评估

因为有既往手术史，再次手术前评估不同于常规首次手术。尽管疾病和相应术式非常重要，但手术方案也取决于既往手术。务必全面评估手术次数、类型及对解剖的影响。而且还要考虑残余小肠的长度，避免短肠综合征，这对克罗恩病患者更为重要。尚需关注增加粘连的一些腹部情况，如补片放置、腹腔内脓肿、瘘、肠管损伤及其他炎性病变。

腹部视诊可见手术瘢痕，有些瘢痕可能被患者所遗忘或者忽视（图20-2）。有些瘢痕可能非常明显，促使术者重新考虑微创手术的可行性（图20-3）。这些瘢痕区域也是禁止置入Trocar的部位，因为其下方往往存在粘连肠管。如果可能，应复习既往手术记录，了解粘连存在的部位和程度，也是Trocar置入前应考虑的问题。潜在粘连部位决定Trocar布局，粘连松解是再次手术的核心问题，可能需要在特殊部位增加Trocar，以便于手术操作。

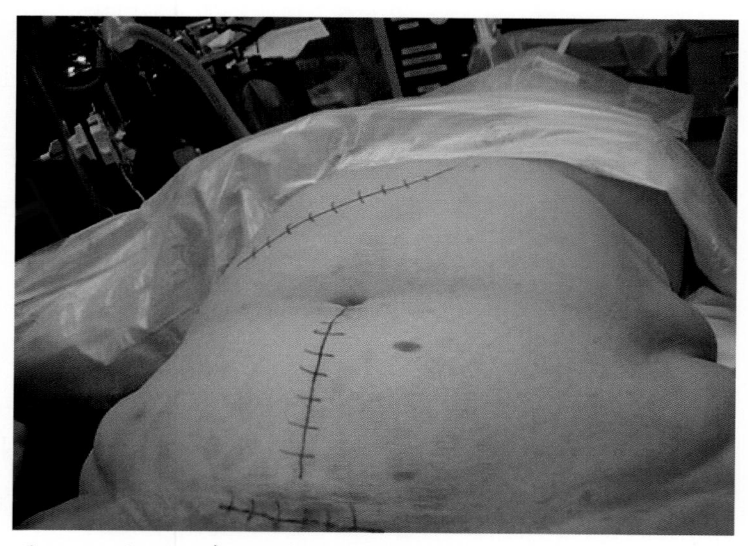

图20-2 标注所有的腹部手术瘢痕

术前应行常规影像学检查，如钡灌肠可了解吻合口情况，也是肠造口关闭前了解结肠解剖的必需检查。CT扫描可提示粘连部位，扩张肠管区域也是Trocar置入的禁区。通常而言，扩张的肠袢不可能固定于一处，选择Trocar置入部位时可灵活掌握。尽管在笔者单位并未使用，但文献报道术前超声或动态MRI检查可评判腹壁粘连情况，有利于减少Trocar置入相关损伤（图20-4）[19-21]。这些检查借助自发的或诱导的内脏滑动以确认肠袢或其他组织是否粘连于前腹壁。尽管这些检查结果和术中所见具有高度一致性，但并未能改善临床结局，能否适用于尚未研究的领域也不明确。最后，务必复习先前结肠镜检查结果资料，可减少遗漏病变，影响术中决策，如整块切除、粪便转流或术中结肠镜检查。

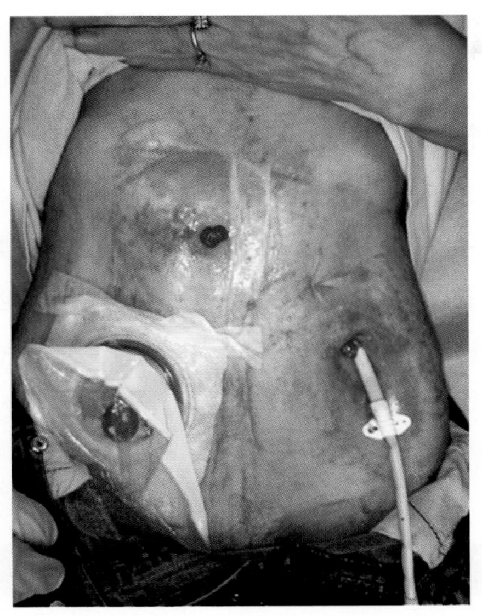

图20-3 腹部有非常明显的瘢痕是微创手术的禁忌证
（Brad Davis授权）

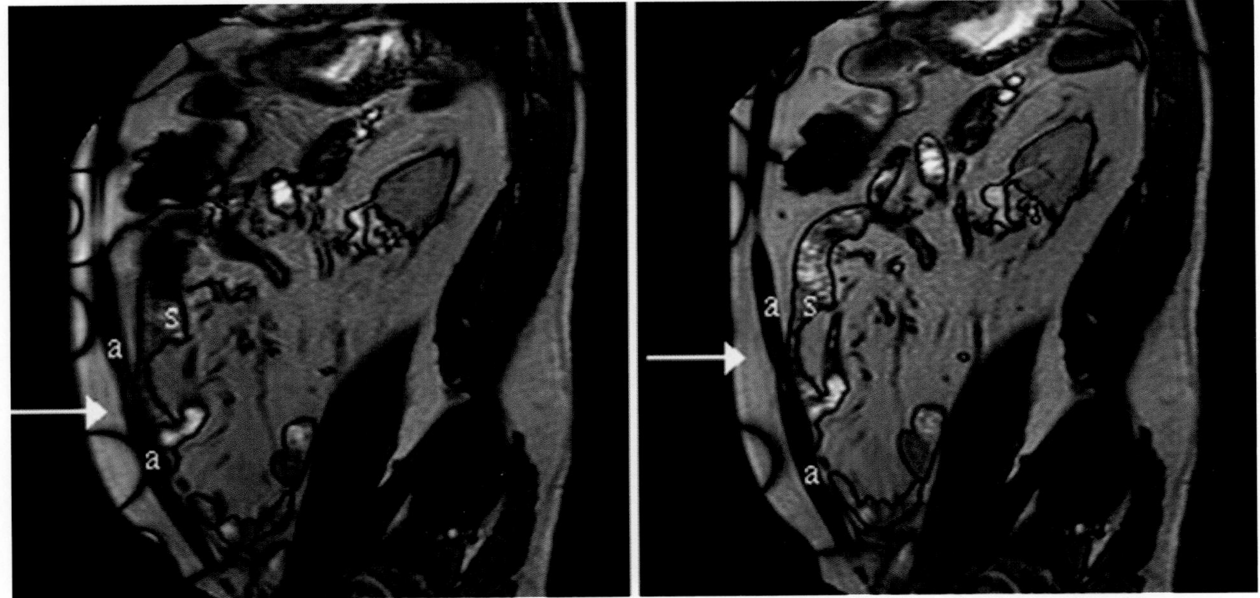

图20-4 矢状位MRI可见吸气（左）和呼气时（右）位于腹壁（a）和小肠（s）之间的粘连（箭头）（Zinther N B、Zeuten A、Marinovskij E、Haislund M、Friis-Andersen H授权）[21]

四、手术时机

尽管手术时机不受术者所控，比如穿孔、完全性肠梗阻及败血症，但大多数患者可行择期手术，具有优化患者整体状况以获得手术成功的可能性。与其他任何复杂手术一样，术前均应进一步改善患者的营养状况和心肺功能。如果和前一次手术间隔时间较久，本次手术时机和既往手术大同小异。然而，如果间隔时间较短，手术时机的选择与粘连松解的难度密切相关。术后5～8天开始形成粘连[22,23]，此时的粘连血管丰富，广泛存在，实施粘连松解极为困难且充满风险。

若能推迟手术至前次手术后3个月，如回肠造口关闭术，则粘连明确、致密度下降、血管减少[24,25]，此时手术可减少并发症、失血量及手术用时。对于不能推迟手术的患者，实施手术务必谨慎。术者和麻醉医生一起，应对患者做一个翔实的危险评估。另外，应该考虑粪便转流手术，造口部位和既往手术区域应予以标记。术者应该预计手术用时延长，术中出血较多，务必做好相应准备。由于这些病情极为复杂，患者、家属及手术团队的手术预期值切勿太高。避免使用钝性分离，因为可导致血管性粘连出血，使术野模糊，从而导致更多的出血。尽管腹腔镜手术并发症较少，但对于这些患者风险-收益比差异很大，术前务必仔细考虑斟酌。

五、建立气腹

任何微创手术的第一步都是安全建立气腹，对于再次手术患者更是如此。一篇综述报道腹腔镜手术肠管损伤的原因，42%是源自Veress气腹针或Trocar的腹腔置入，因此此步骤充满风险[13]。尽管这种损伤的发生率仅为0.18%，但超过一半发生于再次手术的患者[26]。大样本的荟萃分析显示在开放法建立气腹和封闭法建立气腹两组之间，主要并发症发生率无显著差别[27]。直视下进入腹腔的Hasson开放置入法最为安全，特别是在远离既往手术区域时更是如此[28,29]。Veress气腹针技术可快速建立气腹，无漏气之虞，为多数外科医生所采用。对于既往手术左上腹（left upper quadrant，LUQ）未剧烈翻动的患者，在此部位使用Veress气腹针技术是可行的，肠管损伤的概率为0.4%[30]，这是笔者常用的建立气腹的方法（图20-5）[11]，但是有脾切除或胃切除术史的患者则为禁忌证。可视性Trocar（图20-6）也是再次手术迅速建立气腹的好方法[31]，但文献报道此种方法不能避免腹内器官意外损伤[15,32]。

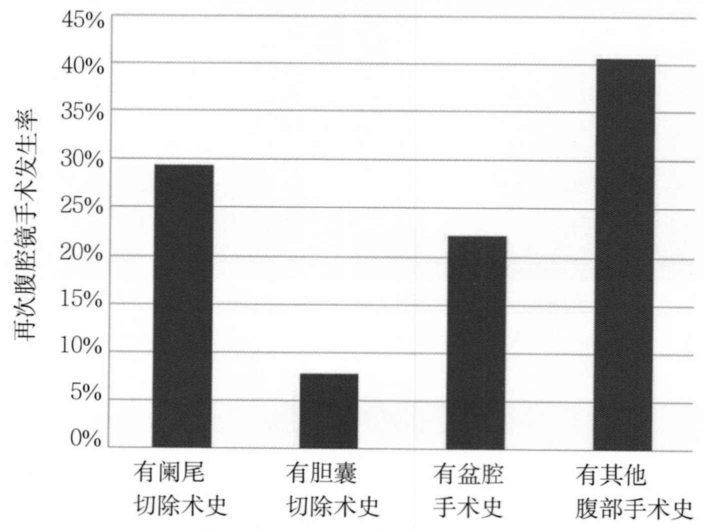

图20-5　再次腹腔镜手术患者原先手术类型比例
（Franko J、O'Connell B G、Mehall J R、Harper S G、Nejman J H、Zebley D M等授权）[11]

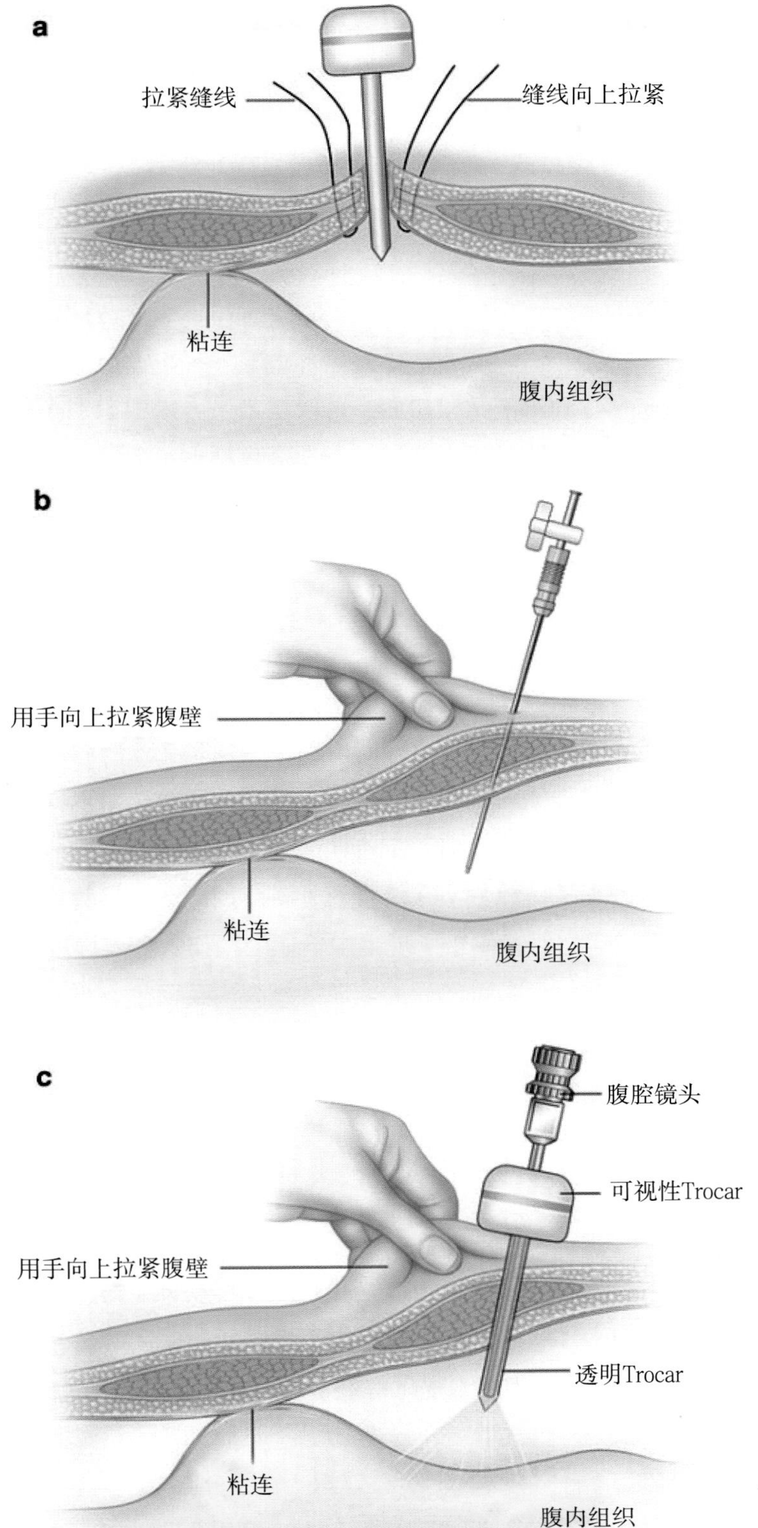

图20-6 建立气腹技术

注：a.经上腹中线使用Hasson开放置入法；b.于左上腹采用Veress气腹针技术；c.于左上腹采用可视性Trocar技术，腹腔镜头端可经透明Trocar观察相邻组织结构。

“窥视窗”技术[33]迅速发展，可快速地评价再次成功实施腹腔镜手术的可能性。此技术要求在中线做一小切口，进而评价腹腔内脏器是否适宜行腹腔镜手术。对于存在正中切口瘢痕的患者，为避免切口下粘连肠管，可离开中线一段距离做一小切口。若患者适宜做腹腔镜手术，则经此切口置入腹腔镜手辅助器，行HALS；若不适宜腹腔镜手术，则扩大切口，行开放手术。单中心资料显示立即行开放手术的比例为32%，中转开腹手术的比例为5%。

六、识别重要组织器官

由于既往手术导致的紧密粘连和解剖结构扭曲，再次手术患者术中识别指导手术的解剖标志和避免严重损伤均异常困难。在不熟悉的既往手术区域，广泛分离粘连是危险且令人胆怯的操作，因此术者应借助他人的帮助或其他技术来降低损伤风险。

1. 输尿管

保护输尿管是结直肠手术的重要步骤，对再次腹腔镜手术而言更是如此。尽管文献报道再次结直肠手术输尿管损伤率并未增加，但粘连、解剖扭曲、游离组织增加等均使如何避免输尿管损伤成为手术的核心问题[11]。一般而言，手术后的输尿管会移向内侧，特别是在盆腔内部分。然而，事实并非总是如此，如果采用常规方法在内、外侧均未发现输尿管，尚有两种方法可以借助。一种办法是从结肠脾曲（如果既往此区域未手术分离）开始分离，定位输尿管，沿其行程向肛侧追踪至盆腔。另外一种定位输尿管的方法是放置输尿管支架，此方法在结直肠外科应用颇久。尽管许多研究未能发现输尿管支架可降低输尿管损伤的概率[34,35]，但它便于发现术中输尿管损伤。随着腹腔镜结直肠外科的开展，术中难以借助触觉定位输尿管支架，于是可发光的输尿管支架应运而生，可借助视觉确认输尿管。尽管未能发现此项技术可改善临床结局，但超过80%的患者术中可借此定位输尿管[36]。涉及盆腔的复杂手术，于术前预防性置入双侧输尿管支架，便于术中识别输尿管并发现输尿管损伤。强烈建议完全腹腔镜结直肠手术患者，于术前置入可发光的输尿管支架。

2. 膀胱

涉及盆腔的复杂手术于术前放置导尿管，予以膀胱减压，可改善显露并减小膀胱损伤的可能性。导尿管也可监测尿量并评估术中液体状态，后者对再次手术需要长时间分离粘连的患者颇为重要。另外，导尿管球囊也便于盆腔定位膀胱，为手术提供解剖参考，减小膀胱损伤的可能性。

3. 大血管

结直肠外科手术操作往往邻近盆腔大血管，然而最常见的血管损伤是于腹部放置Trocar时损伤腹壁上血管。有几种避免方法，于中线放置第一个Trocar，然后于腹腔内识别腹壁血管。用腹腔镜照射前腹壁，可定位腹壁上血管。对于肥胖或致密粘连的患者，术者可紧靠正中线或于锁骨中线外侧置入Trocar。在腹直肌外侧置入工作Trocar也可降低损伤腹壁血管的可能性。最后，在放置和拔出Trocar时，应仔细检查，如发现血管损伤，应立即缝扎止血。

尽管损伤其他血管（如髂血管）颇为少见，但却是灾难性的并发症。由于盆腔解剖缺乏明确参照或分离困难，手术务必慎之又慎。术者使用能量平台离断组织时，须知再次手术患者血管搏动往往不明显。

4. 直肠残端

无论是造口关闭、肿瘤、憩室病，还是IBD，由于直肠残端深居盆腔之内，显露往往困难。为协助显露直肠残端，可在术前经结肠镜将其染色。另外，术中经肛门置入端端吻合器分拣器或直肠镜，可增加直肠残端张力、协助显露手术平面并调整直肠位置，便于手术操作。如果骶骨岬可明确定位，于其前方切开，可进入直肠后间隙，切口越大，视野越清楚。沿直肠周围的切口大小直接影响直肠显露的难易程度。

七、粘连松解

恰似前述，粘连松解是再次手术的重中之重，耗时费力，是建立气腹、置入Trocar和摆放患者体位必须考虑的问题。能否获得满意的手术视野和安全置入手术器械往往决定能否实施腹腔镜手术。松解粘连的目的在于获得足够的工作通道、清楚显示解剖结构、安全实施相应手术。足够的粘连松解是确保顺利实施腹腔镜手术的关键因素，同时安全的粘连松解与患者的临床结局也具有显著的相关性。避免术中器官损伤可减少额外的切除或重建，缩短手术用时，进而减少并发症发生率和死亡率。及时诊断术中器官损伤至关重要，因为安全处置这些术中并发症与患者的临床结局有关。

可用单极、双极电刀或超声刀予以钝性或锐性解离粘连。电刀是继Veress针、Trocar之后导致肠管损伤的第二位原因[13]，因此推荐只在清晰的解剖平面使用电刀分离。另外，在电刀和空腔脏器之间必须留有足够的距离，以避免肠壁热损伤。尽管双极能量设备热传递距离短，但需要钳夹较大块的组织，在致密粘连和狭小空间使用颇为困难。动物实验证实超声刀较电刀导致热损伤的程度小，然而文献报道并未见此种优势[37]，值得注意的是超声刀具有和双极能量平台一样的限制。通常而言，使用腹腔镜、内镜打结器、吸引灌洗器或其他钝头设备实施钝性分离，可迅速并安全分离致密粘连并为置入另外的Trocar创建足够的空间。大部分患者需要用无损伤抓钳在脏器之间或与腹壁之间创造张力，如此，术者即可用腹腔镜剪刀将粘连带予以锐性分离。

自显露良好的区域向显露欠佳的区域逐步分离解剖，术者可区分粘连瘢痕和正常肠管或其他组织。另外，术者可先处理易于解离的粘连，然后再处理解剖困难的部分，如此即可获得最大的安全性和有效性。在分离困难区域，从不同的Trocar置入腹腔镜并改变视角可更好地显露术野。原手术区域的腹壁疝导致显露和手术解剖均非常困难，在外部推压肠内容物利于显露并安全解离粘连组织。采用外部施压、自多个Trocar置入腹腔镜、更换手术器械及仔细分离粘连等措施，这些疝内容物多可安全回纳腹腔；即使不能完全回纳者，也允许继续手术分离。如果距离前次手术用时间隔充分（至少3个月），粘连组织内血管少，钝性或锐性分离都安全有效，而且出血很少。当在粘连组织发现血管系统时，术者应再次确认解剖层次准确无误，可使用电刀、超声刀或血管夹等，以免术中出血。如果解剖模糊不清，不能确认瘢痕和肠管，应中转开腹手术。继续腹腔镜手术，特别是使用钝性分离，可导致肠管全层或部分医源性损伤，后继并发症发生率增加。如果发现肠管损伤，应予以腹腔镜修补或后续将其拉出体外予以开放修补。对于拉出修补者，应先予以妥善标记，以便于后续手术识别。正确记录确切或怀疑肠管损伤情况至关重要，缺乏记录是医疗诉讼败诉的原因之一，术者务必客观记录。

八、置入手辅助器

许多术者喜欢使用手辅助腹腔镜技术完成结直肠手术，特别是肥胖、深部盆腔手术或行全结肠切除术患者。HALS娴熟的术者可使用钝性分离技术，可触摸血管、输尿管、输尿管支架或导尿管球囊。文献报道，HALS和完全腹腔镜手术的近期临床结局相同，但节省手术用时，行乙状结肠切除术可节省30min，行全结肠切除术大约节省1h[38,39]。尽管在再次手术方面的资料有限，但HALS是适应再次手术的一个很好的折中办法，手术用时缩短，可更好地实施钝性分离、游离和牵拉组织器官，降低开放手术并发症发生率。

常用手辅助器系统有GelPort™（Applied Medical，Rancho Santa Margarita，CA）（图20-7）、HandPort®（Smith & Nephew，Inc.，Endoscopy Division，Andover，MA）和 DEXTRUS（Ethicon，Inc.，Cincinnati，OH），均使用长7～9 cm下腹部正中切口或Pfannenstiel切口。再次手术患者，其部位可相应调整。置入部位可位于一开始打开腹腔的切口，也可在粘连松解后选择适宜的切口。将手辅助器置入腹腔，建立气腹，术者操作手进入腹腔，完成钝性分离、牵拉、触摸或止血等操作。

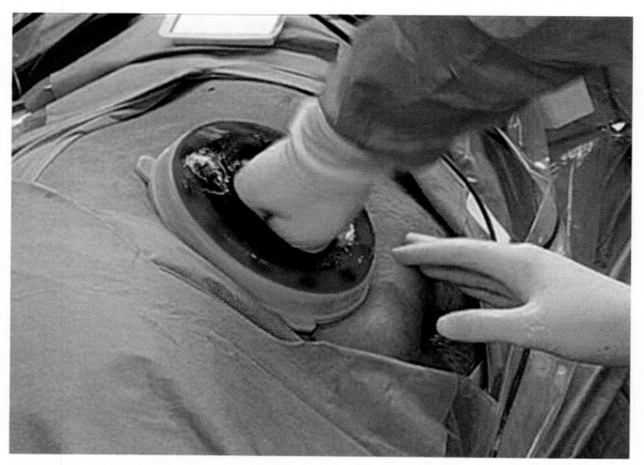

图20-7　GelPort™（Applied Medical，Rancho Santa Margarita，CA）
（Applied Medical授权）

对于手术特别复杂的患者，术者难以继续顺畅手术，此时可取消气腹，移除手辅助器，经其通道切口完成游离操作，然后，再次实施HALS。若上述方法无效，则扩大手辅助器切口，实施开放手术。

九、中转开腹

中转开腹手术与失血量增加、手术用时延长、肠功能恢复延迟、吻合口功能不良和需再次手术有关[40]，但上述结果往往与解剖困难相混淆，而不一定与中转开腹手术相关。有关比较早期或晚期中转开腹手术的资料有限，解剖结构复杂的患者一开始实施腹腔镜手术最终中转开腹手术的研究同样缺乏。然而，业已明确的是及时中转开腹手术较出现术中并发症时被迫中转开腹有更好的临床结局。由于证据缺乏，依据经典的外科临床教学实践，在视野不佳或显露困难导致腹腔镜操作充满危险时，中转开腹手术是明智之举，可避免手术用时延长，降低腹内脏器损伤的风险。尽管有关中转开腹手术时机的选择没有明确的指南，对于手术进程受阻的复杂患者，以下因素可资参考，如手术用时、失血量、视野、增加Trocar的安全性、粘连松解的进程及难度、心肺功能、肿瘤学根治原则。尽管推荐尽早中转开腹手术，但它也不是万能的。然而开放手术具有特殊的优势，如显露改善、具有触觉反馈、手指钝性分离，需要术者予以考虑。如果开放手术依然不能改善分离，那么继续使用腹腔镜技术予以谨慎游离有可能奏效，这是因为腹腔镜有改善视野的优势。特别是肥胖患者，中转开腹手术往往不能改善视野，解剖依然困难，临床结局未必改善，此时使用HALS技术较完全腹腔镜手术更具优势[41]。

十、特殊问题

1. 肠造口关闭术

肠造口关闭术是一种强制性的再次手术，腹腔镜手术的优势在于出血量减少、住院时间短和并发症少[42]。造口关闭术并发症已有详细报道，尽管腹腔镜手术可以减少其发生，但不能杜绝。并发症发生率为10%～25%，医患双方均应该具有合理的期望值[42-44]。腹腔镜技术具有良好的视野，利于造口关闭的各个手术步骤，包括游离Hartmann手术直肠残端及高效拆除造口。一旦粘连松解完毕，肠管完全游离，即可在腹腔内使用钉合器或手工缝合的方法完成吻合。另外，若吻合口可达到造口部位，则可将其拉出体外吻合。恰似前述，推荐置入双侧输尿管支架，因为需要在盆腔内实施大范围解剖和游离。

术者也可用标准的方法先将造口拆除，解离与造口周围腹壁的粘连，利用此切口作为安全通道。游离充分后，将GelPOINT®单孔腹腔镜系统（Applied Medical，Rancho Santa Margarita，CA）（图20-8）或其他类似具有密封作用的设备置入腹腔，以建立气腹。经GelPOINT®通道可置入腹腔镜设备，从而经一个切口即完成手术操作。可能需要另外增加Trocar，此时可将造口通道改变为手辅助器置入通道，术者易于使用操作手完成分离和牵拉等操作。可实施腹腔镜下吻合或将肠管经造口部位拉出体外吻合。

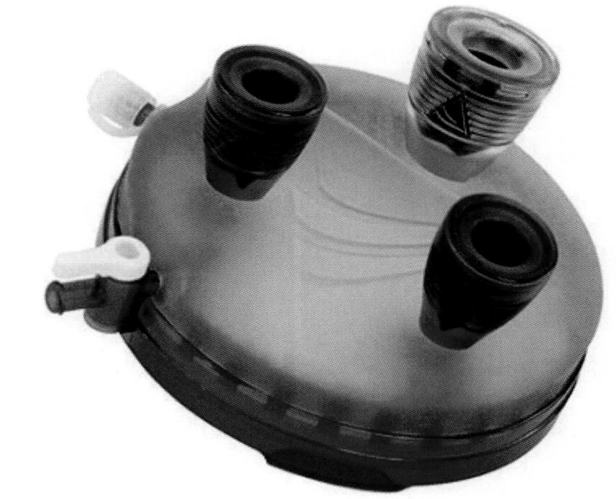

图20-8 GelPOINT®单孔腹腔镜系统（Applied Medical，Rancho Santa Margarita，CA）可密封腹壁，置入腹腔镜器械，实施微创手术（Applied Medical授权）

甚至在肠管吻合并保护性的近侧肠管袢式造口

患者，一些术者也选择腹腔镜手术，能充分显露造口周围粘连组织并安全实施粘连松解，尽管总体并发症发生率相同，但可降低切口感染率和肠梗阻发生率[45]。对于这些患者，可经腹腔镜完成腹腔内粘连松解，然后采用开放的手术方式，将造口拆除并完成吻合。关于腹腔镜造口关闭术更为详细的讲解请参阅Gorgun编写的第十六章有关内容。

2. 结直肠肿瘤

常规结直肠腹腔镜手术很少有粘连，但再次腹腔镜手术切除结直肠癌往往需要行费时费力的粘连松解术。在非结直肠手术如子宫低位切除术后再次行直肠低位前切除术，此时主要问题是致密粘连以及由此而导致的解剖扭曲。进入腹腔和松解粘连均需要慎之又慎。即使松解粘连并适当显露后，游离标本依然困难重重，原因在于赖以确认组织器官的解剖标志发生扭曲。大量的瘢痕组织也使得分离淋巴结更加困难。另外，如果在病变周围的粘连组织过于致密，有时难以发现经结肠镜注射染料标记的病变。

另外一种挑战是需要在已经部分切除的结直肠肠段予以再次切除。对于切除边缘阳性或局部恶性肿瘤复发的患者，存在上述所有的技术挑战。对于这些患者，解剖结构不单是扭曲问题，而是发生剧烈改变。如果第一次手术医生不参与此次手术，术中确认组织器官将更为困难。定位先前切除和吻合口位置颇费周折，有时令人手足无措。为实施无张力吻合，需要进一步广泛游离，术者对此应有预先判断。一旦游离完毕，可按常规腹腔镜手术进行下一步手术。

3. 憩室病

由于憩室炎反复发作和炎症迁延不愈，此类患者粘连往往极为严重，即使没有手术史也是如此。再次手术患者更具有经典的挑战性，包括建立气腹、粘连及解剖扭曲。文献报道支持采用微创手术，适应证同样包括狭窄、脓肿、肠瘘[46–49]。再次建议使用双侧输尿管支架，最好是发光的输尿管支架，以便于在全腹腔镜手术中辨识输尿管，避免术中损伤。

4. 炎症性肠病

对于克罗恩病患者，即使在没有手术史的情况下，粘连也非常严重，首次手术和再次手术一样，充满艰辛和困难。许多研究包括一些再次手术患者，均证实克罗恩病并发症实施腹腔镜手术具有明显优势，可减少住院时间并加速肠功能恢复[6,50–53]。克罗恩病、再次手术及任何微创手术患者，均有可能实施再次手术，术者应提前预判并做出相应处理。

溃疡性结肠炎行全结直肠切除术后，许多患者预期行再次手术以重建消化道连续性。回肠贮袋肛管吻合术多采取二期或三期手术，文献报道腹腔镜手术具有同等的或更好的临床结局，包括提高生殖率[2,5,54]。术前应考量既往吻合口漏或腹腔脓肿等增加腹腔内粘连程度的各种因素，确保再次腹腔镜回肠贮袋肛管吻合术或造口关闭术安全有效。

5. 腹壁疝

腹壁疝手术面临三种挑战：和补片之间的致密粘连（图20-9）、进入腹腔困难及合成补片可能污染。然而，有关这些患者处置决策的医学文献少之又少，最好不要暴露这些永久性补片，因为可能存在污染而导致感染和后续补片切除。不幸的是，腹前壁巨大补片往往迫使经补片置入Trocar，有时尚需经补片取出标本。为数不多的专业机构的有限经验显示无须取出补片，然而，应该和患者讨论补片污染而导致手术失败的问题，术者在术前考量中也务必考虑风险-收益比的问题。恰如前述，术前应该检查患者腹部，详细了解既往手术情况，清楚补片大小、位置、类型。放置较久的生物补片或可吸收补片对手术计划的影响较小，但前腹部粘连的严重程度增加，更需要予以重视。尽管最好于远离补片位置放置Trocar，但术者切勿使用位置不理想的Trocar实施手术，以免增加发生手术并发症的风险。

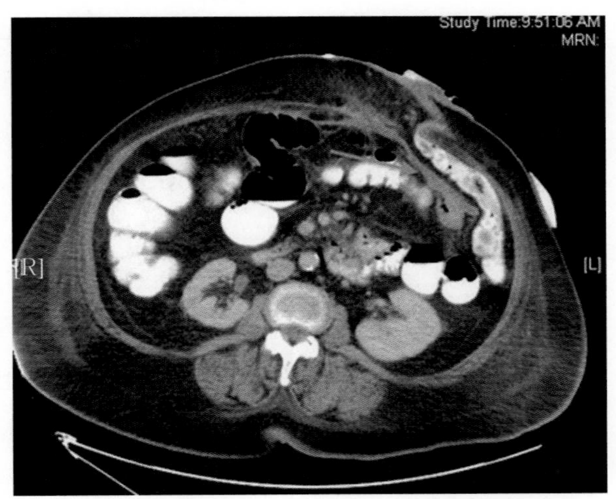

图20-9 CT示结肠造口Sugarbaker补片修补术后和前腹壁粘连的补片（箭头）

手术技巧

- 详细回顾病史和体格检查是选择患者和制订手术计划的基础。
- 将整个手术分解为几个有特定目标的小手术。
- 建立气腹时务必详细规划并谨慎操作。
- 松解粘连时需不断评估判断可能损伤的器官。
- 尽量避免使用能量设备，除非解剖结构清晰明了。
- 综合使用各种方法以完成困难的解剖与游离。

十一、小结

尽管曾经作为微创手术禁忌证，再次结直肠微创手术同样具有明显优势，如缩短住院时间、缓解疼痛以及减少并发症。随着腹腔镜技术不断改善，中转开腹手术的可能性越来越小，再次结直肠手术首选腹腔镜技术必将日益推广。

参考文献

[1] FLESHMAN J, SARGENT D J, GREEN E, et al. Laparoscopic colectomy for cancer is not inferior to open surgery based on 5-year data from the COST Study Group trial[J]. Ann Surg, 2007, 246(4): 655–662 [discussion: 662–664].

[2] BARTELS S A, D'HOORE A, CUESTA M A, et al. Significantly increased pregnancy rates after laparoscopic restorative proctocolectomy: a cross-sectional study[J]. Ann Surg, 2012, 256(6): 1045–1048.

[3] INDAR A A, EFRON J E, YOUNG-FADOK T M. Laparoscopic ileal pouchanal anastomosis reduces abdominal and pelvic adhesions[J]. Surg Endosc, 2009, 23(1): 174–177.

[4] ABRAHAM N S, YOUNG J M, SOLOMON M J. Meta-analysis of short-term outcomes after laparoscopic resection for colorectal cancer[J]. Br J Surg, 2004, 91(9): 1111–1124.

[5] DUNKER M S, BEMELMAN W A, SLORS J F, et al. Functional outcome, quality of life, body image, and cosmesis in patients after laparoscopic-assisted and conventional restorative proctocolectomy: a comparative study[J]. Dis Colon Rectum, 2001, 44(12): 1800–1807.

[6] WU J S, BIRNBAUM E H, KODNER I J, et al. Laparoscopic-assisted ileocolic resections in patients with Crohn's disease: are abscesses, phlegmons, or recurrent disease contraindications?[J]. Surgery, 1997, 122(4): 682–688 [discussion: 688–689].

[7] VELDKAMP R, KUHRY E, HOP W C, et al. Laparoscopic surgery versus open surgery for colon cancer: short-term outcomes of a randomised trial[J]. The Lancet Oncology, 2005, 6(7): 477–484.

[8] WEEKS J C, NELSON H, GELBER S, et al. Short-term quality-of-life outcomes following laparoscopic-assisted colectomy vs open colectomy for colon cancer: a randomized trial[J]. JAMA, 2002, 287(3): 321–328.

[9] LAW W L, LEE Y M, CHU K W. Previous abdominal operations do not affect the outcomes of laparoscopic colorectal surgery[J]. Surg Endosc, 2005, 19(3): 326–330.

[10] MAGGIORI L, COOK M C, BRETAGNOL F, et al. Prior abdominal open surgery does not impair outcomes of laparoscopic colorectal surgery: a case-control study in 367 patients[J]. Colorectal Dis, 2013, 15(2): 236–243.

[11] FRANKO J, O'CONNELL B G, MEHALL J R, et al. The influence of prior abdominal operations on conversion and complication rates in laparoscopic colorectal surgery[J]. JSLS, 2006, 10(2): 169–175.

[12] BINENBAUM S J, GOLDFARB M A. Inadvertent enterotomy in minimally invasive abdominal surgery[J]. JSLS, 2006, 10(3): 336–340.

[13] VAN DER VOORT M, HEIJNSDIJK E A, GOUMA D J. Bowel injury as a complication of laparoscopy[J]. Br J Surg, 2004, 91(10): 1253–1258.

[14] SZOMSTEIN S, LO MENZO E, SIMPFENDORFER C, et al. Laparoscopic lysis of adhesions[J]. World J Surg, 2006, 30(4): 535–540.

[15] BHOYRUL S, VIERRA M A, NEZHAT C R, et al. Trocar injuries in Laparoscopic surgery[J]. J Am Coll Surg, 2001, 192(6): 677–683.

[16] PERRONE J M, SOPER N J, EAGON J C, et al. Perioperative outcomes and complications of laparoscopic ventral hernia repair[J]. Surgery, 2005, 138(4): 708–715 [discussion: 715–716].

[17] VAN DER KRABBEN A A, DIJKSTRA F R, NIEUWENHUIJZEN M, et al. Morbidity and mortality of inadvertent enterotomy during adhesiotomy[J]. Br J Surg, 2000, 87(4): 467–471.

[18] VAN GOOR H. Consequences and complications of peritoneal adhesions[J]. Colorectal Dis, 2007, 9 (Suppl 2): 25–34.

[19] CAPRINI J A, ARCELUS J A, SWANSON J, et al. The ultrasonic localization of abdominal wall adhesions[J]. Surg Endosc, 1995, 9(3): 283–285.

[20] LANG R A, BUHMANN S, HOPMAN A, et al. Cine–MRI detection of intraabdominal adhesions: correlation with intraoperative findings in 89 consecutive cases[J]. Surg Endosc, 2008, 22(11): 2455–2461.

[21] ZINTHER N B, ZEUTEN A, MARINOVSKIJ E, et al. Detection of abdominal wall adhesions using visceral slide[J]. Surg Endosc, 2010, 24(12): 3161–3166.

[22] DECHERNEY A H, DIZEREGA G S. Clinical problem of intraperitoneal postsurgical adhesion formation following general surgery and the use of adhesion prevention barriers[J]. Surg Clin North Am, 1997, 77(3): 671–688.

[23] DIZEREGA G S. Biochemical events in peritoneal tissue repair[J]. Eur J Surg Suppl, 1997, 577: 10–16.

[24] FABRI P J, ROSEMURGY A. Reoperation for small intestinal obstruction[J]. Surg Clin North Am, 1991, 71(1): 131–146.

[25] JOBANPUTRA S, WEXNER S D. Systematic guide to complex cases from adhesive disease[J]. Colorectal Dis, 2007, 9 (Suppl 2): 54–59.

[26] SCHAFER M, LAUPER M, KRAHENBUHL L. Trocar and Veress needle injuries during laparoscopy[J]. Surg Endosc, 2001, 15(3): 275–280.

[27] AHMAD G, O'FLYNN H, DUFFY J M, et al. Laparoscopic entry techniques[J]. Cochrane Database Syst Rev, 2012 (2): CD006583.

[28] BONJER H J, HAZEBROEK E J, KAZEMIER G, et al. Open versus closed establishment of pneumoperitoneum in laparoscopic surgery[J]. Br J Surg, 1997, 84(5): 599–602.

[29] GERSIN K S, HENIFORD B T, ARCA M J, et al. Alternative site entry for laparoscopy in patients with previous abdominal surgery[J]. Journal Laparoendosc Adv Surg Tech Part A, 1998, 8(3): 125–130.

[30] AGARWALA N, LIU C Y. Safe entry techniques during laparoscopy: left upper quadrant entry using the ninth intercostal space–a review of 918 procedures[J]. J Minim Invasive Gynecol, 2005, 12(1): 55–61.

[31] RABL C, PALAZZO F, AOKI H, et al. Initial laparoscopic access using an optical trocar without pneumoperitoneum is safe and effective in the morbidly obese[J]. Surg Innov, 2008, 15(2): 126–131.

[32] FULLER J, ASHAR B S, CAREY–CORRADO J. Trocar–associated injuries and fatalities: an analysis of 1399 reports to the FDA[J]. J Minim Invasive Gynecol, 2005, 12(4): 302–307.

[33] READ T E, SALGADO J, FERRARO D, et al. "Peek port": a novel approach for avoiding conversion in laparoscopic colectomy[J]. Surg Endosc, 2009, 23(3): 477–481.

[34] BOTHWELL W N, BLEICHER R J, DENT T L. Prophylactic ureteral catheterization in colon surgery. A five–year review[J]. Dis Colon Rectum, 1994, 37(4): 330–334.

[35] TSUJINAKA S, WEXNER S D, DASILVA G, et al. Prophylactic ureteric catheters in laparoscopic colorectal surgery[J]. Tech Coloproctol, 2008, 12(1): 45–50.

[36] SENAGORE A J, LUCHTEFELD M. An initial experience with lighted ureteral catheters during laparoscopic colectomy[J]. J Laparoendosc Surg, 1994, 4(6): 399–403.

[37] TOU S, MALIK A I, WEXNER S D, et al. Energy source instruments for laparoscopic colectomy[J]. Cochrane Database Syst Rev, 2011 (5): CD007886.

[38] Hals Study Group. Hand–assisted laparoscopic surgery vs standard laparoscopic surgery for colorectal disease: a prospective randomized trial[J]. Surg Endosc, 2000, 14(10): 896–901.

[39] MARCELLO P W, FLESHMAN J W, MILSOM J W, et al. Hand–assisted laparoscopic vs. laparoscopic colorectal surgery: a multicenter, prospective, randomized trial[J]. Dis Colon Rectum, 2008, 51(6): 818–826.

[40] SCHEIDBACH H, GARLIPP B, OBERLANDER H, et al. Conversion in laparoscopic colorectal cancer surgery: impact on short– and long–term outcome[J]. J Laparoendosc Adv Surg Tech Part A, 2011, 21(10): 923–927.

[41] HENEGHAN H M, MARTIN S T, KIRAN R P, et al. Laparoscopic colorectal surgery for obese patients: decreased conversions with the hand–assisted technique[J]. J Gastrointest Surg, 2013, 17(3): 548–554.

[42] SIDDIQUI M R, SAJID M S, BAIG M K. Open VS. laparoscopic approach for reversal of Hartmann's procedure: a systematic review[J]. Colorectal Dis, 2010, 12(8): 733–741.

[43] KAISER A M, ISRAELIT S, KLARISTENFELD D, et al. Morbidity of ostomy takedown[J]. J Gastrointest Surg, 2008, 12(3): 437–441.

[44] ROSEN M J, COBB W S, KERCHER K W, et al. Laparoscopic restoration of intestinal continuity after Hartmann's procedure[J]. Am J Surg, 2005, 189(6): 670–674.

[45] RUSSEK K, GEORGE J M, ZAFAR N, et al. Laparoscopic loop ileostomy reversal: reducing morbidity while improving functional outcomes[J]. JSLS, 2011, 15(4): 475–479.

[46] O'SULLIVAN G C, MURPHY D, O'BRIEN M G, et al. Laparoscopic management of generalized peritonitis due to perforated colonic diverticula[J]. Am J Surg, 1996, 171(4): 432–434.

[47] SHER M E, AGACHAN F, BORTUL M, et al. Laparoscopic surgery for diverticulitis[J]. Surg Endosc, 1997, 11(3): 264–267.

[48] SIDDIQUI M R, SAJID M S, KHATRI K, et al. Elective open versus laparoscopic sigmoid colectomy for diverticular disease: a meta–analysis with the Sigma trial[J]. World J Surg, 2010, 34(12): 2883–2901.

[49] KOCKERLING F, SCHNEIDER C, REYMOND M A, et al. Laparoscopic resection of sigmoid diverticulitis. Results of a multicenter study. Laparoscopic Colorectal Surgery Study Group[J]. Surg Endosc, 1999, 13(6): 567–571.

[50] SCHMIDT C M, TALAMINI M A, KAUFMAN H S, et al. Laparoscopic surgery for Crohn's disease: reasons for conversion[J]. Ann Surg, 2001, 233(6): 733–739.

[51] SOOP M, LARSON DW, MALIREDDY K, et al. Safety, feasibility, and short–term outcomes of laparoscopically

assisted primary ileocolic resection for Crohn's disease[J]. Surg Endosc, 2009, 23(8): 1876–1881.

[52] TILNEY H S, CONSTANTINIDES V A, HERIOT A G, et al. Comparison of laparoscopic and open ileocecal resection for Crohn's disease: a metaanalysis[J]. Surg Endosc, 2006, 20(7): 1036–1044.

[53] VANGEENBERGHE N, DE VOGELAERE K, HAENTJENS P, et al. Laparoscopically assisted ileocolectomy in patients with Crohn's disease: a study of 50 consecutive patients[J]. Surg Endosc, 2009, 23(8): 1797–1801.

[54] OUAISSI M, ALVES A, BOUHNIK Y, et al. Three-step ileal pouch-anal anastomosis under total laparoscopic approach for acute or severe colitis complicating inflammatory bowel disease[J]. J Am Coll Surg, 2006, 202(4): 637–642.

第二十一章　手术并发症防治策略

Bradley R. Davis

关键点

- 置入第一个Trocar损伤腹腔内脏器的风险最高，术者务必熟悉开放和穿刺建立气腹的技术方法，单独使用一种技术导致损伤的风险增加。
- 肠管损伤切开、浆膜损伤、电灼伤是复杂腹腔镜手术的一部分，术者应熟悉处置方法。对于肠管切开者，术者应立即决策是否中转开腹，以将污染降至最低。浆膜层或电灼伤应该马上处理，延迟修补，也可能难以发现损伤肠管。
- 尽管有几种肠管吻合技术，但传统的原则务必坚守，包括适当的组织处理、确保血供丰富、无张力吻合，这是吻合口理想愈合的保障。
- 左半结肠切除术确保肠管长度足够的方法包括适当游离结肠脾曲及其系膜、靠近Treitz韧带切断肠系膜下静脉及切断肠系膜下动脉，必要时游离直肠。
- 对于复杂、困难的吻合，术者应该有一个分阶段的、全局式的手术路线图。
- 精湛的腹腔镜游离结肠技术和理想的手术视野是降低并发症的关键因素。
- 左半结肠务必实施注气测漏试验，发现吻合口漏或远、近切缘不完整者，应该予以相应处理。

电子补充材料参见：10.1007/978-1-4939-1581-1_21.
视频网址：http://www.springerimages.com/videos/978-1-4939-1580-4.

Bradley R. Davis，MD（通讯作者）
Department of Surgery，University of Cincinnati Medical Center，231 Albert Sabin Way，ML 0058，Cincinnati，OH 45267，USA
E-mail： davisbd@ucmail.uc.edu； bradley.davis@uc.edu

一、简介

外科临床实践需要术者掌握大量技术，而且对外科医生的要求越来越高。腹腔镜结直肠手术为患者提供微创手术机会的同时，也向外科医生提出更多的挑战。新技术层出不穷，促使外科医生不断学习与进步，许多技术并不在他们的初始培训之内。并发症和技术失误一旦发生将使术者和患者均处于水深火热之中，因此预防其发生具有重要意义。

二、Trocar置入相关并发症

关键内容：第一个Trocar置入损伤腹腔内脏器的风险最高，术者应熟悉几种建立气腹的方法，此点对减少器官损伤至关重要。

首个Trocar置入是导致内脏损伤最危险的阶段，是不良临床结局的重要原因。文献已经报道几种Trocar置入方法[1]，包括开放技术、使用Veress气腹针的盲法穿刺技术及可视性Trocar技术（经腹腔镜可监视腹壁各层结构）。术者应娴熟掌握一种技术，以安全建立气腹；同时还应该熟悉其他方法，可使术者和患者脱离困境，然而没有一种方法具有绝对的优势[2,3]。最近一项包括28个随机对照试验研究的文献，报道4 860例腹腔镜手术患者的临床结局，结果显示在预防血管和内脏损伤方面，任何一种建立气腹的方法都没有绝对优势可言。与Veress气腹针方法相比，开放法进入腹腔技术失败率较低（*OR*=0.12，95%*CI*：0.02～0.92）。直接将Trocar置入腹腔的技术有三种优势，包括失败率低（*OR*=0.21，95%*CI*：0.14～0.31）、皮下气肿发生率低（*OR*=0.18，95%*CI*：0.13～0.26）及大网膜损伤少（*OR*=0.28，95%*CI*：0.14～0.55）。

开放技术的拥护者认为此方法最为安全有效，尽管其本身也有一定的局限性[4]。保持皮肤切口小于1 cm相当困难，需要置入11 mm或12 mm Trocar，以维持足够的气腹。12 mm Trocar并非必需，特别是在中线部位。离开中线部位以开放方法置入Trocar颇为困难，除非患者极其消瘦。另外，即便使用5 mm Trocar也可导致急性和慢性Trocar切口疝[5]，现常规缝合关闭直径大于12 mm的Trocar切口筋膜层[6,7]，因此开放法手术耗时较长。开放法建立气腹的相关并发症包括：肠管损伤与切开、血管和实质脏器损伤、急性和慢性Trocar切口疝，后者有可能导致术后近期肠梗阻，需要急症手术修补（图21-1）。肥胖患者有可能难以显露筋膜缺损部位，必要时需扩大切口，改善视野，妥善修补关闭筋膜缺损。因此该方法不适用于过度肥胖的患者。

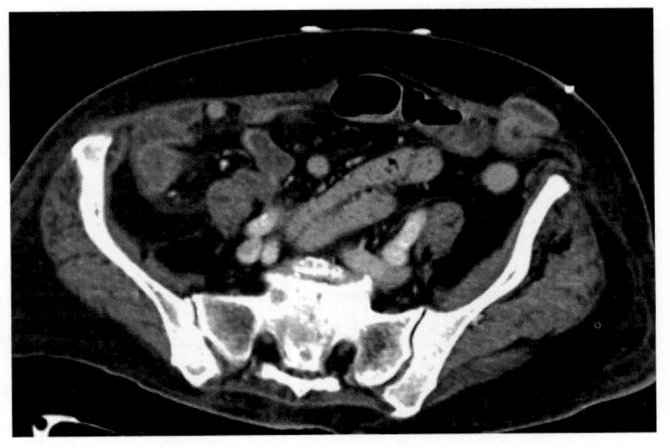

图21-1　CT显示Trocar切口疝

可单独使用Veress气腹针技术或将其和可视性Trocar技术相结合。传统的Veress气腹针大小为14 G（2.0 mm），具有弹簧式头端，遇到阻力时，钝性头端回缩至针尖之内，筋膜或腹膜等组织则被刺穿，一旦进入腹腔，钝性头端将弹出，从而避免腹腔脏器损伤。

术者将Veress气腹针置入腹腔时具有落空感，可感觉到一定程度的“弹出”感，如感知无任何阻力，应停止继续刺入。当选择中线穿刺时，术者可感知两次阻抗，分别位于中线的筋膜和腹膜，后者在气腹针遇到阻力并停止前进时，引发弹出机制，相当于Veress气腹针刺破腹膜，进入腹腔。在Veress气腹针末端连接注射器，拔出内芯，注入生理盐水，如生理盐水顺利流入腹腔，则证明Veress气腹针已进入腹腔。笔者认为上述方法过于烦琐，更喜欢将注气管直接连接Veress气腹针，以3 L/min的流速注气，检测气腹机所示的腹腔内压力变化，开始时压力值很低，近似为0，这与患者的体重相关[8]；对于非病态肥胖的患者，如果压力较大，提示Veress气腹针位置不当，应立即停止注气，将Veress气腹针重新定位或采用其他方法建立气腹。Veress气腹针的刺入位置多选腹中线，但对于再次手术且中线部位存在切口瘢痕者，可选择离开中线的其他部位予以穿刺，最好选择左上腹（Palmer点），因为于此处穿刺导致脏器损伤的可能性很小[9]。与之不同的是，右上腹往往存在肝脏边缘，而右下腹往往可导致小肠和血管损伤，因此二者均不是Veress气腹针穿刺的理想部位。

在使用此方法时，许多术者喜欢提升患者腹壁，但其结果是导致筋膜和皮肤之间的距离加大，穿刺更加困难。许多实施胃旁路手术治疗肥胖症的术者推荐直接穿刺即可，不需要提升腹壁。如果不提升腹壁，术者可感知同样的触觉反馈，而且不需要将整个Veress气腹针全部刺入，对于皮下脂肪极为丰富的患者更是如此。Veress气腹针相关损伤包括血管、肠管、膀胱、实质脏器损伤及气体栓塞[2]，成功置入的关键在于反复训练与实践。一般不需要反复穿刺，更不需要使整个Veress气腹针（长度通常为12～15 cm）全部没入腹壁。

透视下置入技术（又称Trocar直接置入技术）是一种新方法，依赖于Trocar本身具有的透明套管，将0°腹腔镜置入其中，其头端恰位于Trocar套管末端上方。操作过程中无须提升腹壁，以免对肥胖患者有不利影响，这是因为Trocar长度有限，难以跨越整个腹壁。随着内芯不断深入，可观察腹壁各层。该技术如果和Veress气腹针技术联合使用，由于腹腔充气，采用透视下置入技术极易进入腹腔。如果没有提前建立气腹，只有经验丰富的术者才能使用此法，可经Trocar套管正确判断腹壁各层[10]。然而，即使经验丰富的腹腔镜医生，如果对此项技术不熟悉，也往往将Trocar置入过深或过浅。

三、肠管损伤切开、浆膜损伤及热损伤

关键内容：肠管损伤切开和腹腔镜手术如影随形，第一个Trocar置入和再次手术粘连松解，均是危险因素，为避免污染，应立即控制、修补或行肠切除。

腹腔镜腹部手术时常发生肠管损伤，常见于置入第一个Trocar之时，发生率为0.5%～0.75%[11,12]。再次手术患者中，其发生率虽不足1%，也明显超过首次手术的患者[13]。在处理相互缠绕的小肠和盆腔粘连时，推荐使用锐性分离，以避免使用能量平台和电刀等导致的热损伤。锐性分离导致肠管意外损伤，如果范围明确，可即刻修补，如此即可避免肠内容物溢出而污染腹腔，也杜绝了手术结束时不能再次发现损伤肠管的弊端。如果术者不能在腹腔镜下安全可靠地修补损伤之处，应做一个小切

口，将肠管拉出体外予以修补。在将肠管拉出体外之前，应标记损伤部位。肠管损伤也可发生在视野之外，因此应该避免用暴力将手术器械置入腹腔内，因为有可能为小肠所缠绕。这在患者取陡直的Trendelenburg或“大”字形体位时更易发生。另外，能量平台钳口温度较高，当将其取出腹腔时，可导致术野内、外的肠管热损伤。在器械未冷却之前拔出时应小心谨慎，最好在冷却后再将其取出。

另外一种常见损伤为浆膜损伤或热损伤，推荐立即使用3-0的Vicryl线行Lembert浆肌层修补，即使推迟几分钟，也可能难以发现损伤肠管。一个不争的事实是腹腔镜探查整个小肠较开放手术要困难得多。关于浆膜损伤修补的有效性缺乏依据，但动物试验未见任何益处[14]。非常浅的筋膜层损伤可能经常发生，不予以修补也无大碍，尽管未见明显损害，依然推荐予以修补，以防迟发肠管穿孔和肠漏等并发症。及时识别热损伤同样重要（图21-2），可见于使用电刀、双极能量设备或超声刀之时，估计发生率为0.06%～0.3%[15]。热损伤的原因包括直接损伤、隔离失败、直接钳夹和电容耦合，直接损伤最为常见且易于识别。同样，及时诊断和修补至关重要，否则，在腹腔镜下寻找损伤将变得极为困难。术者依据个人经验，判断肠管完整性，决定是否修补及如何修补。电凝伤深度较切凝混合模式或电切模式更深[16]，白色损伤灶往往是热损伤导致的蛋白变性，但不一定代表全层损伤。如果仅为短暂的灼伤，局部变化很小，此时不予以处理也是安全的，无须过虑。

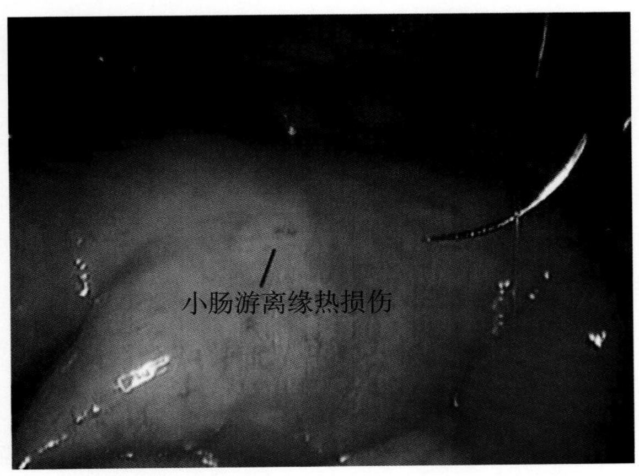

图21-2 小肠游离缘热损伤，为局部发白灼伤灶，不处理可能也无问题，但予以修补则安全很多

四、腹腔和盆腔出血

关键内容：腹腔内安全结扎血管的方法很多，术者应该娴熟掌握一种方法，而且知晓在该方法失败时如何应急处理。值得注意的是，任何一种结扎方法均可能失败，因此术者应该熟练掌握几种处理方法。

使用可靠的能量设备可成功结扎主要血管，使得腹腔镜结直肠手术逐渐成为医患双方的主要选择。外科医生可借助可靠的方法离断直径达7 mm的大血管，它是术中、术后大出血的重要原因，因此腹腔镜手术医生可能面临更大的挑战。当腹腔镜手术发生大出血时，术者不但需要依靠自己娴熟的止血技巧，还需要训练有素的助手施以援助。丝线和Vicryl线结均可自动脱落，开放手术较腹腔镜手术止血相对简单，术者应该具备一套处理措施和计划，以控制腹腔镜手术中出血。目前止血措施包括使用腹腔镜钉合器、血管夹、双极能量设备、超声刀，以及这些方法的各种变通方法。通常而言，双极能量设备止血效果可靠，同样可妥善封闭直径7 mm的血管[17]。许多术者喜欢使用超声刀，但须知和双极能量设备相比，超声刀仅能控制直径小于5 mm的血管，手术用时较长且失血量较多[18-20]。

单极电刀适用于在无血管平面分离，但不能有效处理明显的血管出血。目前基本上已经放弃使用血管夹处理系膜和血管蒂的方法[19,21,22]。术者务必娴熟掌握一种止血方法，反复使用必将熟能生巧，减少因错误处理而导致的出血[20]。如果事先没打开任何能量设备的话，笔者个人经验是使用钉合器于腹腔内处理血管蒂。所有能量设备均产生热能并有一定的传导距离。术者脑海中务必清楚此种现象，拔出能量设备或借助其离断靠近重要结构的组织时，可能导致热损伤。当结扎主要血管时，张力切勿太大，以免组织太少，难以封闭而导致出血。血管硬化严重的患者不能使用能量平台，因为没有足够的蛋白质变性以封闭血管断端，应选择血管夹等其他可靠方法。幸运的是，当能量设备失败后，术者可立即采用其他方法予以处理，延迟出血和因已经明显封闭血管再出血而返回手术室的情况相当罕见[23]。

当出血确实发生时，最重要的第一步是妥善控制其近侧，若不能控制出血源，而盲目钳夹或结扎出血系膜或具名血管，则难以止血，还有可能导致重要组织结构损伤。Maryland抓钳是完成此项任务绝佳的手术设备，应该随手可得。最好不再使用导致出血的血管离断方法，而直接使用ENDOLOOP™（3-0 PDS™ Ⅱ，Ethicon Endo-Surgery，Cincinnati，OH）。反复使用能量平台以处理出血血管可能奏效，但如果残留近端短小或靠近系膜根部，止血失败的可能性很大。在处理静脉性出血时更是如此，术者切勿掉以轻心。笔者个人经验是在距离十二指肠约几厘米的地方离断肠系膜下静脉，一旦出血，易于控制。若IMV残端过于短小，则会回缩至胰腺后方，腹腔镜下处理往往难以成功。

若为弥漫性出血，则出血部位难以明确，术者可选择的方法有限，因为易于堵塞，腹腔镜吸引灌洗器难以奏效。阴道填塞纱颇为有用，可将其剪裁成长15 ~ 20 cm的纱条，经12 mm Trocar置入腹腔，可清除渗血，也可和吸引灌洗器联合使用。鼻腔填塞纱大小适宜，是另一种可靠选择，但务必将其立即取出腹腔，切勿遗漏。也可用海绵纱布，其弊端是易于分散且剪裁时难以保留不透X线的条带。剖腹垫可经手辅助器轻松置入腹腔，是清理术野的理想方法。在难以控制的出血发生时，术者务必保持冷静。最好在腹腔镜下妥善止血，如果中转开放手术，将增加手术用时和出血量，因为需要打开无影灯、护士重新站位、打开腹腔及确认出血部位。中转开放手术时，用海绵纱布压迫出血部位，若难以奏效，则压迫出血血管的主干。

对于开放手术和腹腔镜手术而言，盆腔大出血令人望而生畏。腹腔镜下处理骶前出血需要综合使用各种技术，包括使用带脂肪腹直肌的焊接技术[24]。也可使用螺旋钉将牛心包钉于出血部位。最好的策略是依然保持直肠后正确的解剖平面，使用能量平台于侧方切断直肠侧韧带和腹膜，从而扩大手术野，确保术野干净。

一种罕见的情况是搏动性出血使腹腔镜镜头模糊不清，令人焦急万分，手足无措。判断出血程度至关重要，确认是网膜血管还是IMA损伤，需尽快将其妥善控制。一般而言，如果持镜手缺乏经验，高年资医生应该将其替换，以便更有效地掌控腹腔镜。在获得良好视野之前，做任何事情都没有意义，因此第一步是将腹腔镜取出，清洗镜头。Trocar套管内的血迹会干扰视野，如果不能迅速将其清除，需要从其他Trocar置入腹腔镜，只要能充分显示术野即可。另外，也可将5 mm Trocar扩大为10 mm Trocar，后者清除血迹和组织碎块较为容易。一旦术野显示清楚，即可评估出血情况并予以适当处理。必要时，可增加一个5 mm Trocar，以便置入其他设备或ENDOLOOP™。切勿因避免追加5 mm或10 mm Trocar而导致中转开腹手术，在紧急状态下，往往缺乏像这样的建议和忠告。

五、吻合口漏

关键内容：术中判断吻合口是否安全可靠的关键因素包括待吻合肠管血供丰富和无张力吻合，如果达不到上述任何一个条件，术者应决定是否中转开腹手术，以避免吻合口漏。术者能娴熟使用腹腔镜器械是肠管妥善吻合的重要前提。

目前，有大量研究探讨防治吻合口并发症的各种策略，其中某些方法已达成共识。预防吻合口漏有多种手术技巧，手术医生对吻合口的愈合具有重要影响，务必确保吻合口肠管血供良好且无张力。目前，有大量资料显示肠管黏膜氧张力和吻合口漏有关。动物试验发现，吻合口张力增加将导致黏膜血流下降。对吻合口具有破坏作用的机械性张力对不良预后的促进作用不容置疑。术者应千方百计确保吻合口无任何张力。右半结肠切除术后吻合口漏率很低，其原因即为血供良好和无张力吻合。务必小心，切勿将肠管扭转180° 后吻合，遗憾的是其发生率高于预期，特别是在侧侧吻合时更易发生，肠管系膜扭转则影响血供。左半结肠切除术可出现血供和张力两方面问题。结扎IMA根部会影响相应肠管血供，如果横结肠或降结肠作为吻合肠管，血供多无问题；如果使用乙状结肠，仅依靠边缘血管，血供可能不足，导致肠管血运不佳[25,26]。如果必须使用乙状结肠完成结直肠吻合或结肠肛管吻合，应保留左结肠动脉[27,28]。切开Toldt白线、Toldt间隙和游离结肠脾曲可获得足够长的待吻合肠管。首先在IMA侧方结扎IMV，然后于胰腺下缘紧邻Treitz韧带处将其结扎切断（图21-3）。在小心保护结肠脾曲边缘血管的前提下，分两次结扎IMV可增加几厘米肠管长度。一个常见的错误是向结肠脾曲方向离断肠系膜，如果不幸离断边缘血管，将造成远端肠管缺血。如果在游离结肠脾曲或结扎肠系膜时，损伤边缘血管，待吻合肠管必然缺血，极易发生吻合口漏。一般而言，若吻合后，肠系膜切缘和骨盆边缘之间不能允许一个手指（腹腔镜5 mm抓钳）轻松滑过，则提示吻合口有张力（图21-4），血供可能欠佳；另外，即使吻合处肠管无张力也不能否认上述问题。即使已采用各种方法延长肠管，但吻合口依然存在张力，此时应再采用其他相应方法以解除系膜张力，多数情况下仅需要解离少许粘连即可。一般而言，如果系膜松弛，吻合口多无张力。对于一些仅需要松解几厘米即可获得无张力吻合口的患者，游离直肠也是一种较好的方法。

不幸的是，时常会遇到即使完全游离左半结肠及其系膜，待吻合肠管依然不能到达盆腔的困境，原因很多，但通常是肥厚缩短的肠系膜所致。此时，术者会发现为获得更长的肠管，需要切断更多的系膜（通常是横结肠系膜），不幸的是可能导致待吻合肠管缺血更为严重，于是需要再进一步游离肠管。上述情况发生时，可行全结肠切除回直肠吻合术或逆时针旋转升结肠180°后行结直肠吻合，从而保留回盲瓣，该方法也称为Deloyers术[29]，业已证明安全有效，然而尚未见将其和回直肠吻合术相比较的文献报道（图21-5）。理论推测，如果完全保留直肠，回直肠吻合术简单实用，给患者带来的益处要超过Deloyers术；但如果切除部分直肠，回直肠吻合术的临床结局不佳，可能需要永久性肠造口，而Deloyers术则可避免。Deloyers术血供来源于回结肠动脉，需解离升结肠外侧Toldt白线和其后方的Toldt间隙并保留边缘血管。升结肠逆时针旋转180°，然后与直肠吻合（译者注：此时最好切除阑尾）。也有报道穿过回肠系膜窗吻合，但并不必要，因为如此操作将使结肠位于回肠的后方。Manceau等[30]报道连续48例患者实施Deloyers术，随访26个月，无吻合口漏，但有65%的患者实施了预防性粪便转流回肠造口术。

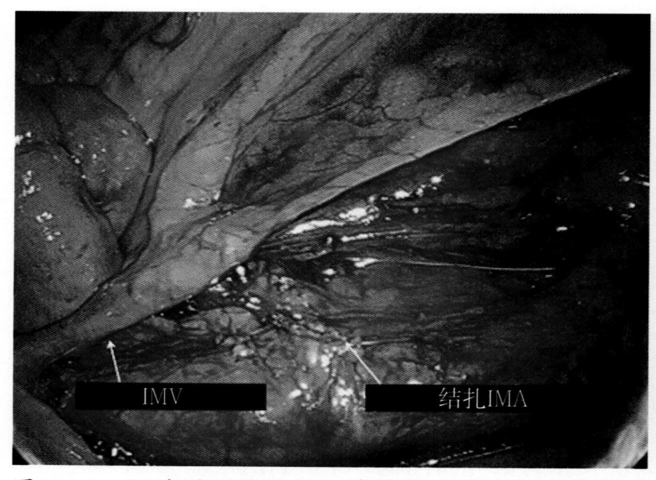

图21-3　肠系膜下静脉汇入脾静脉，并不与肠系膜下动脉并行，可牵拉待吻合肠管而导致吻合口张力；在Treitz韧带附近定位IMV，可使用血管夹、钉合器或能量平台将其离断

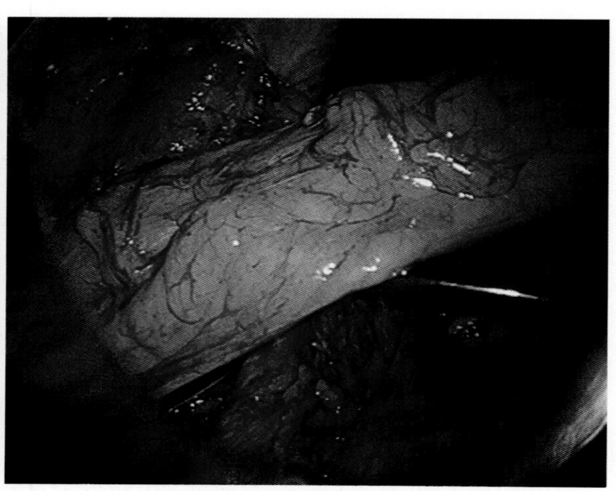

图21-4　吻合肠管系膜横跨骨盆缘，抓钳可于其下方自由滑动，提示吻合口无张力

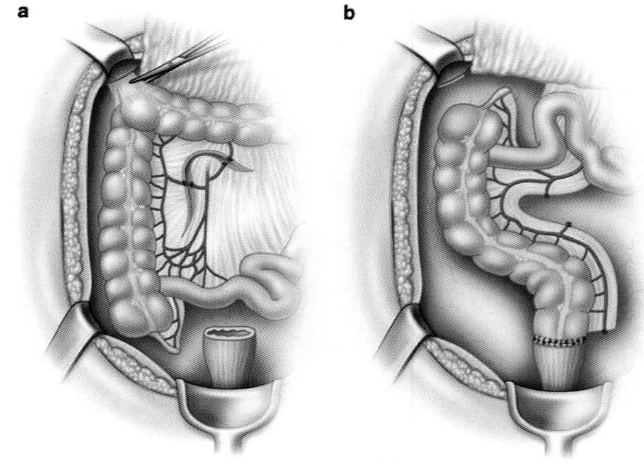

图21-5　Deloyers术

注：a.打开升结肠外侧Toldt白线及其背侧Toldt间隙，离断肝结肠韧带，血管离断如图所示；b.围绕回结肠血管蒂逆时针旋转180°，保留回盲瓣，实施结直肠吻合。

左半结肠切除结直肠吻合术需立即行注气测漏试验，以利于预防或诊断吻合口漏[31–33]。一些术者喜欢内镜检查，可同时发现吻合口出血[34]，但此种方法的临床意义不明[35]。腹腔镜手术内镜评估的优势在于容易确认肠管扩张状态。如果使用腹腔镜抓钳夹闭结肠，行注气试验，由于缺乏触觉反馈，有时难以确定肠管是否已扩张。如果注气试验阳性或发现其他问题（如浆膜层撕裂或出血），在有技术保障的前提下，可予以腹腔镜修补[34, 35]。如果吻合口位于直肠上段，应先试用腹腔镜修补，必要时行开放手术或HALS。除注气试验外，还需要检查远、近切缘是否完整。尽管不完整的远、近切缘和吻合口是否完整的相关性未明，但该检查还是有利于术者正确决策吻合口漏的处理方法。

不管是哪一个生产厂家，所有的钉合器都有失败率，更为重要的是，在设备失败后，术者应该有补救措施。确切的失败率难以估计，但Mardestein于2007年报道在12个月内FDA共登记1 188例钉合器失败案例[36]，其中有588例发生在结直肠手术中，没能形成有效的钉合，其中不能移除吻合器最为常见；266例发生于直肠切除术，80例问题严重，23例施行非计划的永久性肠造口术。腹腔镜手术吻合器击发失误可导致43%的中转开腹率，此点已经为Pandya连续实施的200例结肠切除病例研究所证实[37]。很难估计有多少案例和术者有关，但是有一点至关重要，所有手术团队成员均应熟悉手术器械的正确使用方法。主刀不可能操控吻合器，如果想当然认为其他术者也能胜任其操作，失误就可能发生。在笔者手术时，住院医生常常操作吻合器，但一般不允许在实际手术中首次操作。笔者为避免上述失误，在进入手术室之前，对他们进行严格训练，使其掌握各种吻合器的正确使用方法。这种训练也可在手术暂停时或术前进行，以确保正确定位与操作。

六、吻合口狭窄

关键内容：吻合口狭窄通常源于肠管缺血，然而，使用大小不当的吻合器也是原因之一。IBD复发也可导致狭窄，使用钉合器可切除部分狭窄组织，缓解狭窄程度。

结肠吻合口狭窄是一种广为人知的并发症，但其确切定义尚未明确。一些小狭窄对于某些患者可能是严重狭窄或根本不是狭窄。而且，如果没有症状或未行有计划的结肠镜复查，也可能成年累月地不检查吻合口。因此确切的吻合口狭窄率实难明确。2012年，Neutzling及其同事更新Cochrane数据库资料，包括9项随机对照试验，共计1 233例结直肠吻合患者入组，其中622例吻合器吻合，611例手工缝合[38]，尽管未发现哪一种更具有优势，但笔者证实吻合器法吻合口狭窄更为常见［风险差异（随机效应模型）为4.6%，95%*CI*：1.2%～8.1］。尽管没有资料证实哪一种直径的吻合器具有优势，但笔者尽量使用能够安全置入近端肠管的最大直径且能顺畅置入直肠的吻合器。对于大部分成年患者，通常使用29 mm吻合器，笔者很少使用33 mm或25 mm的吻合器。有一些资料证实回肠贮袋肛管吻合术使用29 mm吻合器组出现有症状狭窄的概率高于33 mm吻合器组[39]。另外一些研究者认为狭窄是机械性环形钉合的功能性表现，与吻合器大小无关[40]。笔者没有发现上述相关性，但证实如果确保吻合口血供良好，采用端端吻合或端侧吻合，术后发生症状性吻合口狭窄的可能性均很小[41,42]。

七、中转开腹的时机与策略

关键内容：中转开腹手术是任何一种腹腔镜手术的有机组成部分，术者应该知道存在中转开腹率及相应的临床结局，其目的在于保障患者获得理想的手术效果。HALS是一种替代中转开腹手术的良好策略。

腹腔镜手术中转开腹不足为奇，常见原因为设备障碍、出血、解剖混乱、局部进展期恶性肿瘤及腹腔内粘连。术者经验也与中转开腹手术有关，跨越学习曲线需要30～50例次腹腔镜手术[43]。虽然决定中转开腹手术多有困难，但必须尽快实施，因为尽早中转开腹可改善患者的临床结局[44]。当术者执意继续实施腹腔镜手术时，必然延长手术用时，导致损伤和出血，和及时中转开腹相比，可导致更糟糕的临床结局[45]。中转开腹手术多采用中线切口，但对于一个熟悉HALS的腹腔镜医生而言，采用不经中线切口的HALS也是很好的选择，比如左半结肠或盆腔手术行Pfannenstiel切口时，显露良好，可安全实施HALS，然而术者应该知道经下腹部横切口不可能完成所有手术操作。比如，经Pfannenstiel切口处理IMA出血或上腹部来源的出血相当困难。当将手辅助器置于Pfannenstiel切口时，有时需要增加中线切口，有限的资料显示，在二者之间至少要保留2 cm的皮肤桥才能避免切口完全裂开。当面对有既往手术史的患者时，应该考虑到中转开腹的可能性，可先使用最少量的一次性设备，置入一个Trocar，评估腹腔镜手术的可行性，从而降低费用，节省时间。另外一种选择是于中线切口置入手辅助器，评估粘连情况，避免打开大量一次性设备，降低医疗费用。“窥视窗”技术可明显降低中转开腹率，值得一试[46]。

八、手术关键点与陷阱（肥厚大网膜、小肠和气腹维持）

关键内容：成功实施腹腔镜结直肠手术要求清楚显示重要的解剖结构。气腹的建立和维持、大网膜和小肠放置技术、适当的患者体位对获得良好视野均至关重要。

1. 大网膜

大网膜可对腹腔镜手术造成麻烦，原因在于其可与腹腔内任何发炎或曾经手术的部位粘连，另外脂肪过多也不利于手术操作[47,48]。对于再次手术的患者而言，大网膜多粘连于腹壁切口并广泛固定于前腹壁。第一个Trocar置入腹腔时可穿过大网膜，当置入腹腔镜时，可使初学者手足无措。此时应拔出Trocar，通过开放切口或其他部位置入Trocar，在腹壁和大网膜之间建立分离平面。肥胖患者大网膜肥厚，使得术野显露困难，在北美洲肥胖问题相当严重，术者如实施腹腔镜手术，应该想办法摆脱此种困境。建立气腹后，肥厚的大网膜将占据大量的空间，导致显露重要组织器官困难。比如，许多术者采用Trendelenburg体位实施右半结肠切除术，目的在于利用重力将小肠和大网膜移至上腹部，这样易于显露并结扎回结肠血管蒂。如果大网膜肥厚，已占据上腹部大部分空间，小肠将无处容身，导致显露术野困难。肥胖患者实施右半结肠切除术，笔者个人的方法是利用重力并向头侧定位回结肠血管蒂。将患者置于陡直的反Trendelenburg体位，小肠自动地移至下腹部和盆腔内。将大网膜移至上腹部并由站于患者右侧的助手将其固定，如此即可显露升结肠和血管蒂。可将横结肠向腹壁方向提起，即可阻挡大网膜于上腹部。可能需要增加一个Trocar，利于解剖困难或肥胖患者的手术操作。

通常而言，左半结肠手术问题较少，然而，在游离结肠脾曲时大网膜可能导致操作困难，特别是一开始进入小网膜囊时，将大网膜移出左上腹会遇到和右半结肠切除术一样的手术空间不足的问题。另外一种方法同样利用重力，需切开胃结肠韧带，使大网膜借助重力而移至下腹部。

尽管在全结肠切除术时往往保留大网膜，如果其体积过大，为避免中转开腹手术，有时需要将其切除，使用能量平台可很容易地完成此种操作，在向心性肥胖患者中使用较多，这些患者往往身材较矮，导致安全显露重要器官困难，包括肠系膜、主要血管、十二指肠、输尿管等，需要术者倍加小心。

2. 小肠

实施腹腔镜结肠手术时，和大网膜一样，小肠也可制造麻烦。如果不中转开腹手术或行HALS，不同手术方式所具有的困难不同。肥胖患者的问题最大，因为他们的肠系膜肥厚且短缩，阻碍视野显露。对于男性患者情况会更为糟糕，原因是腹腔内大量脂肪堆积。

对于右半结肠切除术而言，可将患者置于陡直的反Trendelenburg体位，小肠即自动地移至下腹部和盆腔内，因此通常不是一个严重的问题。如果小肠导致显露困难，可选择自外向内的手术入路，方便手术操作，但解决此问题的秘籍是解离结肠肝曲。可将大网膜置于左半结肠上方或者将其自结肠离断（即使在该体位也可完成此操作），自左向右使用双极或其他能量设备离断肝结肠韧带，游离结肠肝曲。迅速确认十二指肠，自上而下解离升结肠。直到需要游离阑尾和回肠末段时，才将患者体位调整为Trendelenburg体位。一旦右半结肠完全游离，需要判断采用腹腔内或开放方法以离断血管蒂。

对于左半结肠切除术，患者取陡直的Trendelenburg体位，将小肠置于上腹部。末段回肠往往阻碍肠系膜下动脉下方手术窗的显露。此时，应检查是否存在需离断的粘连，以便将回肠和盆腔右侧壁分离。通常而言，有时存在先天性粘连将小肠固定于盆腔内，使得小肠向上腹部移位困难重重（图21-6）。若上述处理后显露依然困难，则供术者选择的方法有限。一种方法是采用自外向内的手术入路游离降结肠和结肠脾曲。小肠很少会阻碍结肠脾曲的游离。另一种方法是行HALS，借助术者的操作手推开小肠。另外，也可置入一块海绵垫，保护肠管免受电灼或能量平台损伤。

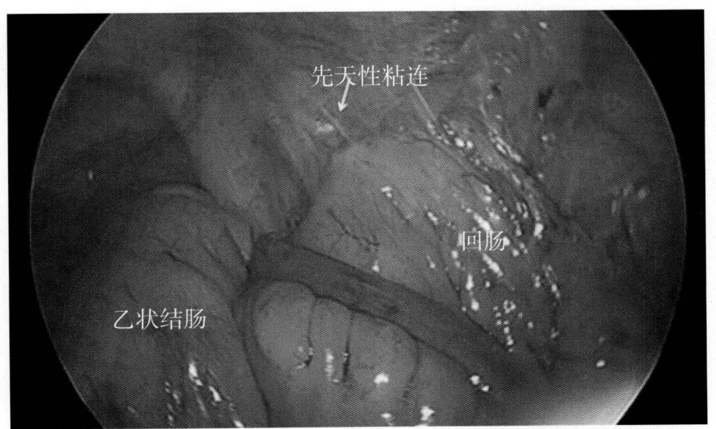

图21-6　如果小肠不能自由地移至上腹部，术者应该检查是否存在粘连组织将小肠固定于下腹部，将其离断后，回肠末段将在重力的作用下移至上腹部

3. 食管意外插管

一个罕见的问题是食管意外插管，处理极为困难。仅仅是几次气囊挤压即可使气体充满整个小肠，不幸的是处理乏术。如果术前考虑困难气道，需要麻醉团队和术者予以充分讨论，尽量避免此种并发症。目前，借助先进的视频喉镜技术，此种并发症已经罕见。

4. 气腹

建立气腹是腹腔镜手术的重要基础，尽管每一例患者均有不同程度的生理改变，但相应的临床改变相对有限。这些改变可因使用陡直的头低脚高位和肥胖而进一步加重[49-51]。降低气腹压可缓解上述不良反应，但是除非实施不充气的腹腔镜手术，没有医生能实施对生理无任何影响的腹腔镜手术。因此麻醉团队和手术医生充分交流颇为重要，尽量避免不良事件的发生。限制极端体位和气腹时间是很好的策略，可减少对患者血流动力学和呼吸的不利影响。气腹的维持取决于Trocar或手辅助器和腹壁通道之间的密封性。如果气腹难以维持，术者应检查各个切口，确认CO_2漏出部位。增加气体灌注流速和选择最大的Trocar灌注气体可解决上述问题。当不能妥善封闭漏气部位时，可缝合皮肤或筋膜，也可更换较大的Trocar。顶端带有球囊的Trocar（Kii Advanced Fixation， Applied Medical，Rancho Santa Margarita， CA）可以获得理想的封闭效果。

九、小结

理解腹腔镜结直肠手术陷阱和技术挑战可时刻提醒术者小心谨慎，有利于获得理想的手术效果，降低中转开腹率，顺利跨越学习曲线。肥厚的腹壁和既往手术史可导致Trocar置入困难，有许多方法可以解决进腹问题。肠管损伤难以避免，多源于牵拉或解剖分离，掌握腹腔镜缝合技术将使术者如虎添翼，同样的方法可以处置浆膜层损伤和热损伤。出血如影随形，有时也难以避免，需要迅速做出决策，妥善止血。如果出血部位近侧可以控制，使用ENDOLOOP™多可获得成功。吻合口漏多与张力和缺血有关，各种增加血供和肠管长度的方法均可缓解愈合不利因素所致的不良影响。充分显露是手术成功的保障，当患者肥胖或因粘连而限制小肠和大网膜移动时，显露往往困难，需要调整手术策略，充分显露术野，从而确保手术安全。

参考文献

[1] VARMA R, GUPTA J K. Laparoscopic entry techniques: clinical guideline, national survey, and medicolegal ramifications[J]. Surg Endosc, 2008, 22(12): 2686–2697.

[2] AHMAD G, O'FLYNN H, DUFFY J M, et al. Laparoscopic entry techniques[J]. Cochrane Database Syst Rev, 2012 (2): CD006583.

[3] DEFFIEUX X, BALLESTER M, COLLINET P, et al. Risks associated with laparoscopic entry: guidelines for

clinical practice from the French College of Gynaecologists and Obstetricians[J]. Eur J Obstet Gynecol Reprod Biol, 2011, 158(2): 159–166.

[4] MCKERNAN J B, CHAMPION J K. Access techniques: Veress needle–initial blind trocar insertion versus open laparoscopy with the Hasson trocar[J]. Endosc Surg Allied Technol, 1995, 3(1): 35–38.

[5] MOREAUX G, ESTRADE–HUCHON S, BADER G, et al. Five–millimeter trocar site small bowel eviscerations after gynecologic laparoscopic surgery[J]. J Minim Invasive Gynecol, 2009, 16(5): 643–645.

[6] CHIONG E, HEGARTY P K, DAVIS J W, et al. Port–site hernias occurring after the use of bladeless radially expanding trocars[J]. Urology, 2010, 75(3): 574–580.

[7] YAMAMOTO M, MINIKEL L, ZARITSKY E. Laparoscopic 5–mm trocar site herniation and literature review[J]. JSLS, 2011, 15(1): 122–126.

[8] VILOS G A, VILOS A G, ABU–RAFEA B, et al. Three simple steps during closed laparoscopic entry may minimize major injuries[J]. Surg Endosc, 2009, 23(4): 758–764.

[9] VILOS G A, TERNAMIAN A, DEMPSTER J, et al. The Society of O, Gynaecologists of C. Laparoscopic entry: a review of techniques, technologies, and complications[J]. J Obstet Gynaecol Can, 2007, 29(5): 433–465.

[10] AGRESTA F, MAZZAROLO G, BEDIN N. Direct trocar insertion for laparoscopy[J]. JSLS, 2012, 16(2): 255–259.

[11] LAROBINA M, NOTTLE P. Complete evidence regarding major vascular injuries during laparoscopic access[J]. Surg Laparosc, Endosc Percutan Tech, 2005, 15(3): 119–123.

[12] TEN BROEK R P, VAN GOOR H. Laparoscopic reintervention in colorectal surgery[J]. Minerva Chir, 2008, 63(2): 161–168.

[13] YAMAMOTO M, OKUDA J, TANAKA K, et al. Effect of previous abdominal surgery on outcomes following laparoscopic colorectal surgery[J]. Dis Colon Rectum, 2013, 56(3): 336–342.

[14] BINNEBOSEL M, KLINK C D, GROMMES J, et al. Influence of small intestinal serosal defect closure on leakage rate and adhesion formation: a pilot study using rabbit models[J]. Langenbeck's Arch Surg, 2011, 396(1): 133–137.

[15] WU M P, OU C S, CHEN S L, et al. Complications and recommended practices for electrosurgery in laparoscopy[J]. Am J Surg, 2000, 179(1): 67–73.

[16] CHINO A, KARASAWA T, URAGAMI N, et al. A comparison of depth of tissue injury caused by different modes of electrosurgical current in a pig colon model[J]. Gastrointest Endosc, 2004, 59(3): 374–379.

[17] TOU S, MALIK A I, WEXNER S D, et al. Energy source instruments for laparoscopic colectomy[J]. Cochrane Database Syst Rev, 2011 (5): CD007886.

[18] DI LORENZO N, FRANCESCHILLI L, ALLAIX M E, et al. Radiofrequency versus ultrasonic energy in laparoscopic colorectal surgery: a metaanalysis of operative time and blood loss[J]. Surg Endosc, 2012, 26(10): 2917–2924.

[19] TARGARONA E M, BALAGUE C, MARIN J, et al. Energy sources for laparoscopic colectomy: a prospective

randomized comparison of conventional electrosurgery, bipolar computer-controlled electrosurgery and ultrasonic dissection. Operative outcome and costs analysis[J]. Surg Innov, 2005, 12(4): 339–344.

[20] CAMPAGNACCI R, DE SANCTIS A, BALDARELLI M, et al. Electrothermal bipolar vessel sealing device vs. ultrasonic coagulating shears in laparoscopic colectomies: a comparative study[J]. Surg Endosc, 2007, 21(9): 1526–1531.

[21] HUBNER M, DEMARTINES N, MULLER S, et al. Prospective randomized study of monopolar scissors, bipolar vessel sealer and ultrasonic shears in laparoscopic colorectal surgery[J]. Br J Surg, 2008, 95(9): 1098–1104.

[22] MARCELLO P W, ROBERTS P L, RUSIN L C, et al. Vascular pedicle ligation techniques during laparoscopic colectomy. A prospective randomized trial[J]. Surg Endosc, 2006, 20(2): 263–269.

[23] ABARCA F, SACLARIDES T J, BRAND M I. Laparoscopic colectomy: complications causing reoperation or emergency room/hospital readmissions[J]. Am Surg, 2011, 77(1): 65–69.

[24] D'AMBRA L, BERTI S, BONFANTE P, et al. Hemostatic step-by-step procedure to control presacral bleeding during laparoscopic total mesorectal excision[J]. World J Surg, 2009, 33(4): 812–815.

[25] RUTEGARD M, HEMMINGSSON O, MATTHIESSEN P, et al. High tie in anterior resection for rectal cancer confers no increased risk of anastomotic leakage[J]. Br J Surg, 2012, 99(1): 127–132.

[26] KARANJIA N D, CORDER A P, BEARN P, et al. Leakage from stapled low anastomosis after total mesorectal excision for carcinoma of the rectum[J]. Br J Surg, 1994, 81(8): 1224–1226.

[27] LANGE M M, BUUNEN M, VAN DE VELDE C J, et al. Level of arterial ligation in rectal cancer surgery: low tie preferred over high tie. A review[J]. Dis Colon Rectum, 2008, 51(7): 1139–1145.

[28] BUUNEN M, LANGE M M, DITZEL M, et al. Level of arterial ligation in total mesorectal excision (TME): an anatomical study[J]. Int J Color Dis, 2009, 24(11): 1317–1320.

[29] DELOYERS L. Suspension of the right colon permits without exception preservation of the anal sphincter after extensive colectomy of the transverse and left colon (including rectum). technic-indications-immediate and late results[J]. Lyon Chir, 1964, 60: 404–413.

[30] MANCEAU G, KAROUI M, BRETON S, et al. Right colon to rectal anastomosis (Deloyers procedure) as a salvage technique for low colorectal or coloanal anastomosis: postoperative and long-term outcomes[J]. Dis Colon Rectum, 2012, 55(3): 363–368.

[31] BEARD J D, NICHOLSON M L, SAYERS R D, et al. Intraoperative air testing of colorectal anastomoses: a prospective, randomized trial[J]. Br J Surg, 1990, 77(10): 1095–1097.

[32] YALIN R, AKTAN A O, YEGEN C, et al. Importance of testing stapled rectal anastomoses with air[J]. Eur J Surg, 1993, 159(1): 49–51.

[33] RICCIARDI R, ROBERTS P L, MARCELLO P W, et al. Anastomotic leak testing after colorectal resection: what are the data?[J]. Arch Surg, 2009, 144(5): 407–411 [discussion: 411–412].

[34] LI V K, WEXNER S D, PULIDO N, et al. Use of routine intraoperative endoscopy in elective laparoscopic

colorectal surgery: can it further avoid anastomotic failure?[J]. Surg Endosc, 2009, 23(11): 2459–2465.

[35] SHAMIYEH A, SZABO K, ULF WAYAND W, et al. Intraoperative endoscopy for the assessment of circular-stapled anastomosis in laparoscopic colon surgery[J]. Surg Laparosc, Endosc Percutan Tech, 2012, 22(1): 65–67.

[36] MARDERSTEIN E T J, STULBERG J, CHAMPAGNE B, et al. Analysis of stapler misfire during colorectal surgical procedures using a national event report database [EB/OL]. 2007. http: //www.casesurgery.com/research/Abstract08WEB. pdf.

[37] PANDYA S, MURRAY J J, COLLER J A, et al. Laparoscopic colectomy: indications for conversion to laparotomy[J]. Arch Surg, 1999, 134(5): 471–475.

[38] NEUTZLING C B, LUSTOSA S A, PROENCA I M, et al. Stapled versus hand-sewn methods for colorectal anastomosis surgery[J]. Cochrane database Syst Rev (Online), 2012, 2: CD003144.

[39] KIRAT H T, KIRAN R P, LIAN L, et al. Influence of stapler size used at ileal pouch-anal anastomosis on anastomotic leak, stricture, long-term functional outcomes, and quality of life[J]. Am J Surg, 2010, 200(1): 68–72.

[40] POLESE L, VECCHIATO M, FRIGO A C, et al. Risk factors for colorectal anastomotic stenoses and their impact on quality of life: what are the lessons to learn?[J]. Colorectal Dis, 2012, 14(3): e124–128.

[41] KYZER S, GORDON P H. Experience with the use of the circular stapler in rectal surgery[J]. Dis Colon Rectum, 1992, 35(7): 696–706.

[42] DETRY R J, KARTHEUSER A, DELRIVIERE L, et al. Use of the circular stapler in 1 000 consecutive colorectal anastomoses: experience of one surgical team[J]. Surgery, 1995, 117(2): 140–145.

[43] TEKKIS P P, SENAGORE A J, DELANEY C P. Conversion rates in laparoscopic colorectal surgery: a predictive model with, 1 253 patients[J]. Surg Endosc, 2005, 19(1): 47–54.

[44] CASILLAS S, DELANEY C P, SENAGORE A J, et al. Does conversion of a laparoscopic colectomy adversely affect patient outcome?[J]. Dis Colon Rectum, 2004, 47(10): 1680–1685.

[45] GUILLOU P J, QUIRKE P, THORPE H, et al. Short-term endpoints of conventional versus laparoscopic-assisted surgery in patients with colorectal cancer (MRC CLASICC trial): multicentre, randomised controlled trial[J]. Lancet, 2005, 365(9472): 1718–1726.

[46] READ T E, SALGADO J, FERRARO D, et al. “Peek port”: a novel approach for avoiding conversion in laparoscopic colectomy[J]. Surg Endosc, 2009, 23(3): 477–481.

[47] NGU S F, CHEUNG V Y, PUN T C. Left upper quadrant approach in gynecologic laparoscopic surgery[J]. Acta Obstet Gynecol Scand, 2011, 90(12): 1406–1409.

[48] LEVRANT S G, BIEBER E, BARNES R. Risk of anterior abdominal wall adhesions increases with number and type of previous laparotomy[J]. J Am Assoc Gynecol Laparosc, 1994, 1 (4, Part 2): S19.

[49] KADONO Y, YAEGASHI H, MACHIOKA K, et al. Cardiovascular and respiratory effects of the degree of head-down angle during robot-assisted laparoscopic radical prostatectomy[J]. Int J Med Robotics, 2013, 9(1): 17–22.

[50] MEININGER D, WESTPHAL K, BREMERICH D H, et al. Effects of posture and prolonged pneumoperitoneum

on hemodynamic parameters during laparoscopy[J]. World J Surg, 2008, 32(7): 1400–1405.

[51] NGUYEN N T, WOLFE B M. The physiologic effects of pneumoperitoneum in the morbidly obese[J]. Ann Surg, 2005, 241(2): 219–226.

第四部分

外科技术进展

第二十二章　单孔腹腔镜结直肠切除术

Virgilio George

关键点

- 大部分结直肠手术采用单孔腹腔镜技术安全可行。
- 单孔腹腔镜技术的学习曲线很短，对于具有常规腹腔镜手术技巧的外科医生甚至不存在学习曲线的问题，特别是已掌握腹腔镜右半结肠切除术的术者更是如此。
- 使用不同长度的手术器械和直径5 mm的30° 腹腔镜，尽量避免手术器械互相干扰。
- 需要一个直角光源适配器。
- 无论采取何种手术方式，均不能牺牲手术安全性，更不能随意缩减手术范围。

电子补充材料参见：10.1007/978-1-4939-1581-1_22.
视频网址：http://www.springerimages.com/videos/978-1-4939-1580-4.

Virgilio George，MD（通讯作者）
Associate Professor of Surgery，Indiana University School of Medicine，Department of Surgery，Richard L. Roudebush VA Medical，Center，545 Barnhill Dr.，#500，Indianapolis，IN 46202，USA
E-mail：vigeorge@iupui.edu

一、简介

世界范围内新技术层出不穷。尽管部分技术并没有大放异彩，但确有另外一部分成为外科医生的秘籍。单孔腹腔镜手术（single-incision laparoscopic surgery，SILS）逐渐流行，适用于各种各样的外科手术，在结直肠外科也是如此，往往是学术讨论的中心话题。总的看来，在一段时间内，SILS依然是外科治疗方法的一种选择。随着单孔腹腔镜技术应用领域不断扩大，相关文献数量逐渐增加。到目前为止，SILS已应用到普通外科、泌尿外科及妇产科领域，相关文献主要评估各种术式的安全性和可行性[1-7]。尽管手术技术有所不同，似乎适用于常规腹腔镜手术的各种适应证均适用于SILS[8]。

近年来，SILS结直肠手术相关文献日益增加，突飞猛进[9,10]。到目前为止，笔者团队发表了最大宗的SILS右半结肠切除术相关报道，而且处理复杂病例所取得的经验也日益丰富[11]。在成为高手之前，掌握任何一种新技术都需要一定的学习曲线，SILS也不例外。尽管结肠切除手术步骤已经程序化，术者取得腹腔镜手术资格也可能已很久，但开展SILS还是有点难度，也需要一定的学习曲线[12-14]。然而，尚没有专一的有关SILS结直肠手术学习曲线的文献报道。本章将讨论各种SILS结直肠手术的技术特色，重点讲述各种技巧，从而使该技术更易于学习和掌握。

二、手术适应证

和开放手术相比，腹腔镜手术的优势包括：降低并发症发生率、缓解疼痛、加速康复、缩短住院时间[15,16]。同时，COST试验和MRC CLASICC试验均证实开放手术和腹腔镜手术的肿瘤学临床结局相同[17-20]。SILS仅做一个腹壁切口，其他所有手术操作均通过此切口进行，但是也必须遵循腹腔镜手术的基本原则：充分显露、手术器械呈三角形布局、确保手术器械和特制的设备位于视野之内。

在过去的几年，大量文献报道SILS的可行性，包括复杂的结直肠手术[10]。到目前为止，所有结直肠手术均可实施SILS，从创伤甚微的肠造口术直至全结直肠切除回肠贮袋肛管吻合术。虽然没有前瞻性随机对照试验资料作为依据，但大量的临床实践业已证明SILS、常规腹腔镜技术与开放手术的临床结局相同。对一些特定患者，术者往往优选SILS。本章将讨论最常见的几种SILS，包括右半结肠切除术、乙状结肠切除术和全结直肠切除回肠J形贮袋肛管吻合术。

三、术前准备

无论实施开放手术还是SILS，均必须进行全面的病史采集和详细的体格检查。另外，合适的患者还需行全血细胞计数检查、生化检查、CEA检测，可以提示合并症和疾病进展情况。其他的评价方法还包括用于分期和定位的CT和肠镜检查，后者还可用印度墨水定位病变。尽管存在争议，是否行肠道准备需要根据不同单位和术者而定。在笔者单位，右半结肠切除术前不予以肠道准备，而对其他结直肠手术则给予口服缓泻剂。所有患者均予以围术期预防性使用抗生素。如何强调选择合适的患者均不过分。以笔者的个人经验，最好选择体重指数低的患者。另外，既往手术史需要松解粘连而耗时较久以及巨大肿瘤难以处置的患者也应排除在外。随着手术经验的积累，笔者现在使用SILS可完成右半结肠切除术以及全直结肠切除回肠J形贮袋肛管吻合术；对于体重指数过大或有既往手术史的患者，如果患者注重美观效果，实施SILS乙状结肠和左半结肠切除术也是可行的。

四、单孔腹腔镜手术操作平台的类型及其置入

多通道操作平台不断更新，以促进微创SILS的进一步发展，机器人单孔操作平台是一个新成员。目前，常用的SILS操作平台系统如下所述。

（1）SILS Port™操作平台（Covidien，Inc. Norwalk，CT）最为常用，由具有弹性的高分子聚合物构成，呈沙漏状，可通过长约2 cm的筋膜切口，表面具有4个开口，1个连接直角注气管，另外3个可允许5～15 mm的Trocar置入腹腔。

（2）GelPOINT®操作平台（Applied Medical，Rancho Santa Margarita，CA）使用切口保护器，便于标本取出，含有多个5～12 mm的Trocar通道。本平台为多个Trocar提供灵活的密封位置，从而确保Trocar易于形成三角形布局，避免相互干扰。切口保护器的直径足够大，可以使用常规器械将肠管拉出体外并予以切除和吻合。通过提供更大的操作范围、最大的标本取出通道和最佳的术野显露，GelPOINT®操作平台具备最大的灵活性，适用于经腹和经肛门的大部分手术。

（3）TriPort®操作平台（Advanced Surgical，Co. Wicklow，Ireland）具有3个通道，1个为12 mm，另2个为5 mm。

（4）QuadPort操作平台（Advanced Surgical）具有4个通道，1个为15 mm，2个为10 mm，1个为5 mm。

（5）Uni-X操作平台（Pnavel Systems Morganville，NJ）允许通过一个筋膜切口同时使用3个5 mm腹腔镜手术器械，需要用缝线将其固定于筋膜，应使用可弯曲的腹腔镜器械。本系统多用于泌尿外科[4,21-23]。技术操作要点请参阅Remzi的文献报道[10]。

（6）Ethicon Endo-Surgery SSL操作平台（Ethicon，Cincinnati，OH）为低切迹设计，有2个5 mm和1个15 mm密封通道。其独特设计为密封帽可旋转360°，允许术中迅速重新定位手术器械，减少器械更换。

五、右半结肠切除术

麻醉生效后，置入导尿管和口胃管。将患者置于平卧位，将左上臂用布巾包裹固定于身体一侧。用蚕豆袋、胸带或腿带将患者妥善固定，以防在改变体位时患者滑落。按标准方式消毒、铺巾。术者站于患者左侧，监视器尽量多放置，置于术者的对侧，确保术者观看舒适及清晰（图22-1）。

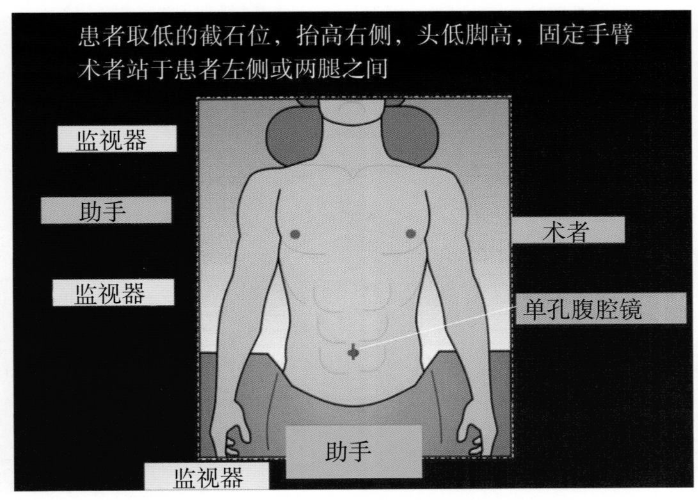

图22-1 单孔腹腔镜右半结肠切除术操作平台置入及手术室布局，值得注意的是左半结肠切除术操作平台可位于脐部或Pfannenstiel切口位置

采用开放手术方法在脐部制作SILS Port™操作平台置入通道，如此可避免腹腔内脏器意外损伤并具有减少瘢痕的美观效果[24]。做一个长2～3 cm的筋膜切口（图22-2），过大的切口经常导致气腹难以维持，不利于手术操作，打击术者的积极性。

笔者多使用标准的腹腔镜手术器械，术者使用自己熟悉的器械得心应手，可缩短学习曲线。使用标准的减肥手术所用的直径5 mm 30° 视角腹腔镜（罕见使用10 mm腹腔镜）以及2把5 mm直线型手术器械，即无损伤抓钳及大功率能量平台，如EnSeal™（Ethicon Endo-Surgery，Inc，Cincinnati，OH）（图22-3）。

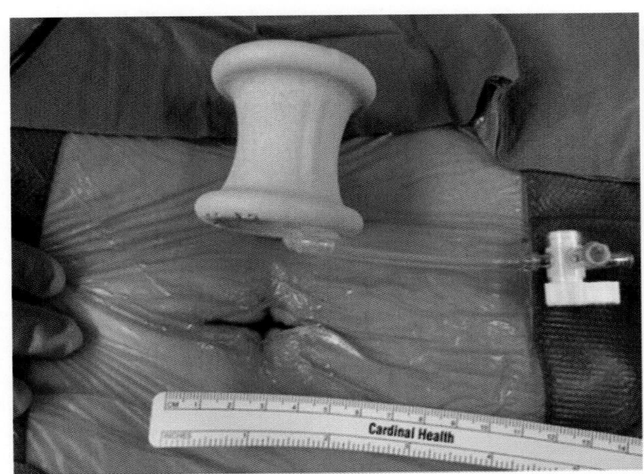

图22-2 单孔腹腔镜操作平台和脐部切口，切口应尽量小，便于更好地维持气腹

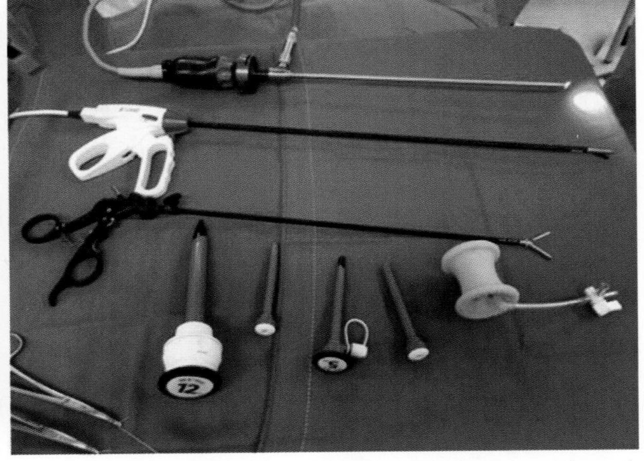

图22-3 手术器械：30° 腹腔镜、能量平台、减肥手术所用加长无损伤抓钳，不同长度的器械可减少在体外操作时相互干扰

笔者喜欢使注气管指向患者足侧，从而定位各个Trocar，使5 mm的Trocar通道呈三角形布局，腹腔镜经头侧5 mm Trocar置入腹腔（图22-4）。

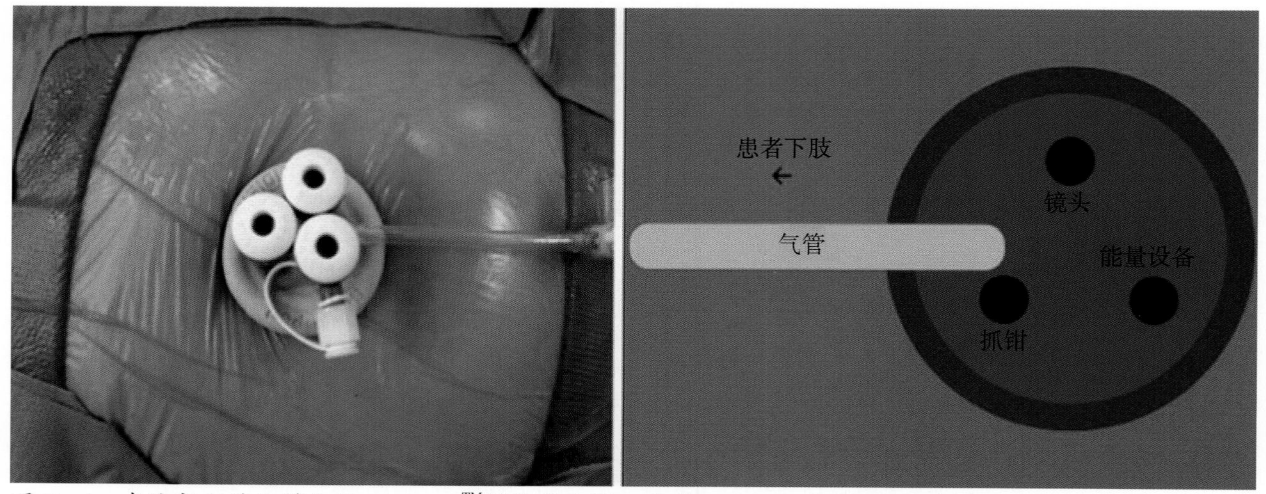

图22-4 在脐部制作足够大的SILS Port™操作平台置入通道，显示三角形Trocar布局

探查腹腔，松解粘连，结肠恶性肿瘤患者还需仔细探查腹膜和肝脏有无转移灶。将患者置于Trendelenburg体位并抬高右侧躯体，将大网膜置于横结肠之上。笔者个人喜欢自内向外的手术方式，在游离肿瘤之前，结扎系膜血管。通过适度牵拉盲肠，遵循标准的肿瘤学原则，采用“无触摸”技术实施右半结肠切除术[25]。将小肠置于腹腔左侧，提起回结肠血管蒂，即可显示系膜根部。用腹腔镜剪刀或能量平台切开回结肠血管蒂背侧和系膜根部腹膜（图22-5），将右半结肠及其系膜自右侧Toldt间隙游离，保护十二指肠，显露胰头。然后围绕回结肠血管蒂制造系膜窗，使用能量平台离断回结肠血管。

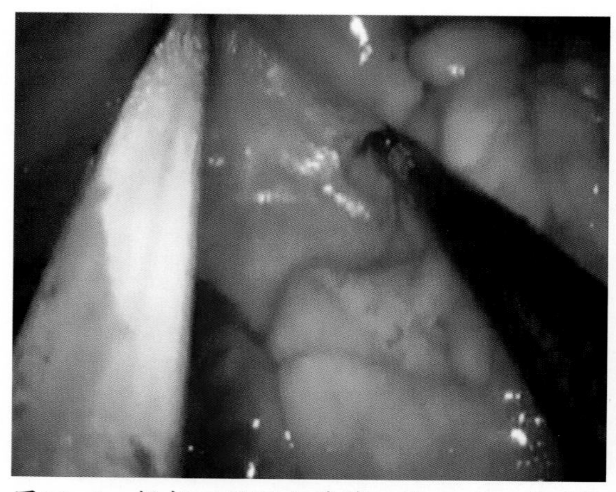

图22-5 提起回结肠血管蒂，即可显示系膜根部，用腹腔镜剪刀或能量平台切开回结肠血管蒂背侧和系膜根部腹膜

离断回结肠血管之后，向头侧拓展手术平面，恰位于十二指肠腹侧，即十二指肠第一部分和横结肠系膜之间。在中结肠血管根部分离并确认其右侧分支（图22-6），使用能量平台将其离断。游离横结肠系膜，使肠管整洁，以备吻合。将患者置于反Trendelenburg体位，提起大网膜，根据整块切除的原则，将其纵行离断，直达横结肠附着处。下一步，游离结肠肝曲，自上而下切开升结肠外侧Toldt白线（图22-7）。于右下腹手术时，务必小心，切勿损伤右侧输尿管。在确认彻底游离并切断回肠末端系膜之后，将盲肠用带锁定装置的抓钳提起（图22-8）。必要时扩大筋膜切口，将标本提出腹外，切除右半结肠，确保正确解剖方位，行回肠与横结肠侧侧或端侧吻合器吻合。推荐使用切口保护器，避免切口污染或肿瘤种植，同时有助于显露术野（图22-9）。将吻合肠管放回腹腔，再次确认肠系膜无扭转，系膜裂孔可不予以缝合。使用连续或“8”字缝合方法缝合筋膜切口（图22-10）。

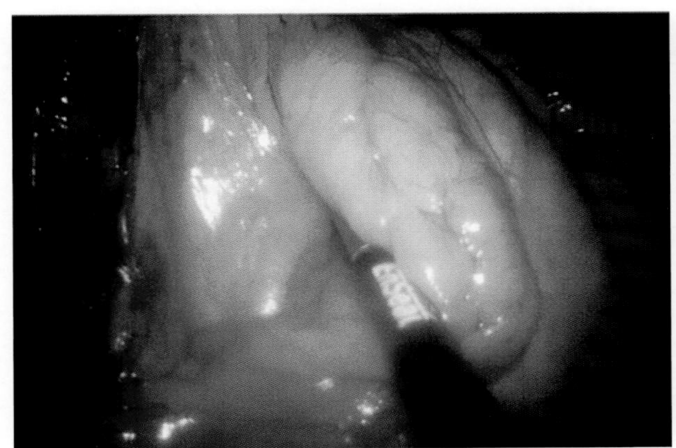

图22-6 中结肠血管右侧分支，注意离断回结肠血管蒂影响十二指肠显露

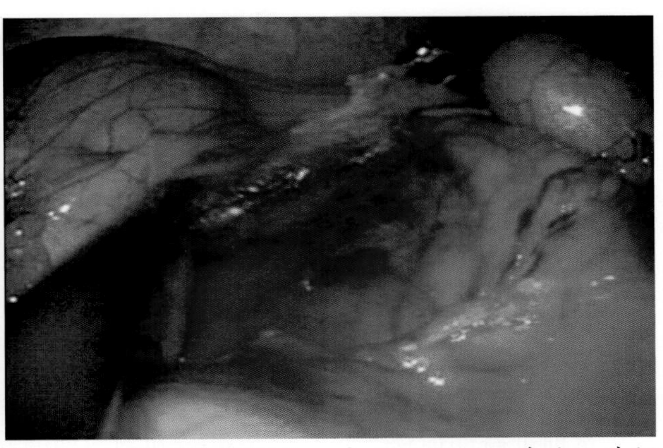

图22-7 游离结肠肝曲，自上而下切开升结肠外侧Toldt白线

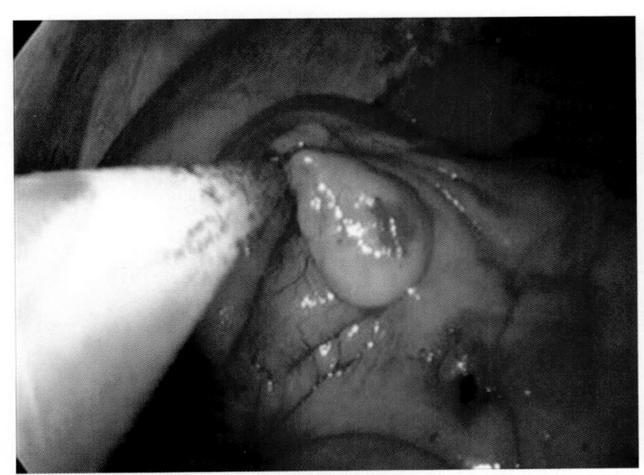

图22-8 在确认彻底游离并切断回肠末端系膜之后，将盲肠用带锁定装置的抓钳提起

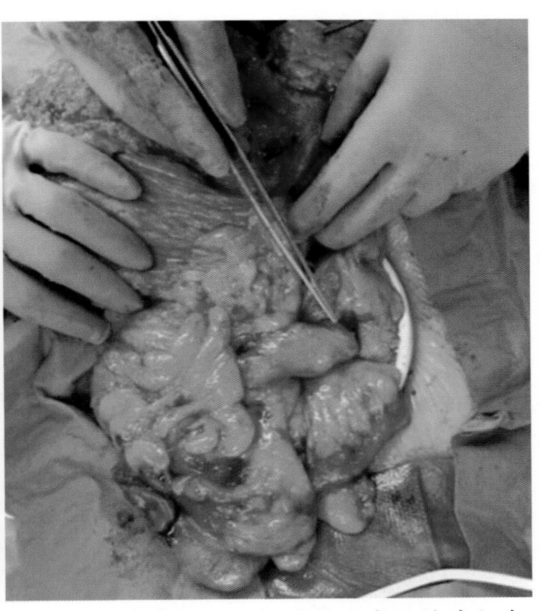

图22-9 通过切口保护器拉出盲肠肿瘤标本，手术镊尖端为回结肠血管蒂

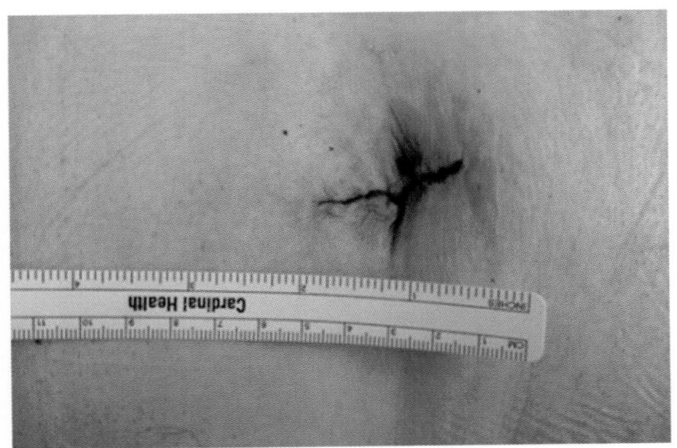

图22-10 使用连续或“8”字缝合方法缝合筋膜切口

六、单孔腹腔镜左半结肠切除术

左半结肠SILS适应证和开放或标准的腹腔镜左半结肠切除术相同。SILS的优势源于术者的经验，是手术方式的另外一种选择，具有更好的美观效果，患者满意度非常高[26–28]。和右半结肠切除术一样，没有绝对禁忌证，前提是手术遵循严格的外科标准。如果需要，还可以增加Trocar，以便于置入腹腔镜或牵拉器械。

1. 术前准备

术前准备同前述，包括肠道准备和围术期静脉使用抗生素。麻醉生效后，将患者置于截石位，双上臂包裹固定于躯体两侧。将患者妥善固定于手术床，以免在采取极端体位时，导致患者移位或滑落。常规置入输尿管支架不能避免输尿管损伤，但可以早期发现输尿管而加速手术进程，术中也可以及时发现输尿管损伤并予以修补[29]。

2. 脐部置入操作平台

如果于患者脐部置入操作平台，术者和助手均站于患者的右侧；如果置于耻骨上方，术者站于患者的两腿之间，助手站于患者的右侧。耻骨上置入操作平台可隐藏瘢痕，还可作为标本取出通道，而且其位置恰位于直肠与乙状结肠交界处，便于直视、离断直肠和吻合。

以开放手术方式做一个长约3 cm的切口，置入SILS操作平台，建立气腹，检查腹腔以确认粘连和转移情况。恶性肿瘤患者需明确肿瘤部位。理想的办法是于术前在结肠镜下用印度墨水标记病变或者术中采用CO_2充气的结肠镜检查来定位病灶。二者的准确性均高于术中仅靠器械碰触而确定病灶部位的方法。将患者调整为Trendelenburg体位并抬高左侧躯体，如此体位即可借助重力的牵拉作用而将小肠移至右上腹。将大网膜置于横结肠上方，便于确认横结肠、定位中结肠血管和Treitz外侧的IMV。自IMA至IMV，电灼标记需切开的后腹膜，采用自内而外的手术方式游离左半结肠，确保输尿管留于原位。如果SILS操作平台位于脐部，位于IMA和IMV之间的组织使用单极剪刀易于分离，打开二者之间的腹膜，切口越大，显露后腹膜结构越充分（图22-11）。

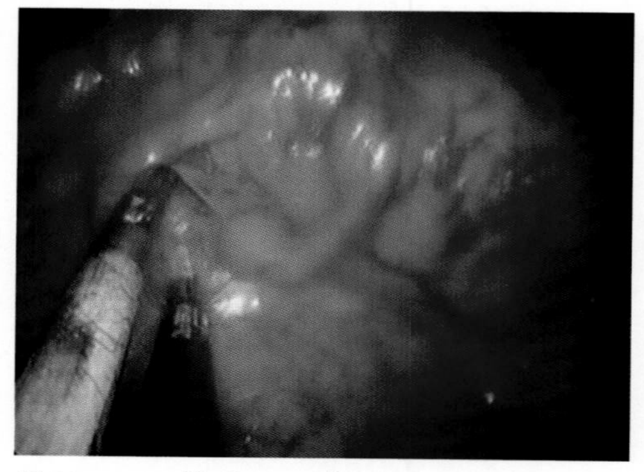

图22-11　位于IMA和IMV之间的组织使用单极剪刀易于分离，打开二者之间的腹膜，切口越大，显露后腹膜结构越充分

将降结肠系膜向腹侧及肛侧牵拉，在降结肠系膜后方游离，即可进入Toldt间隙，钝性分离即可，不会出血（图22-12）。

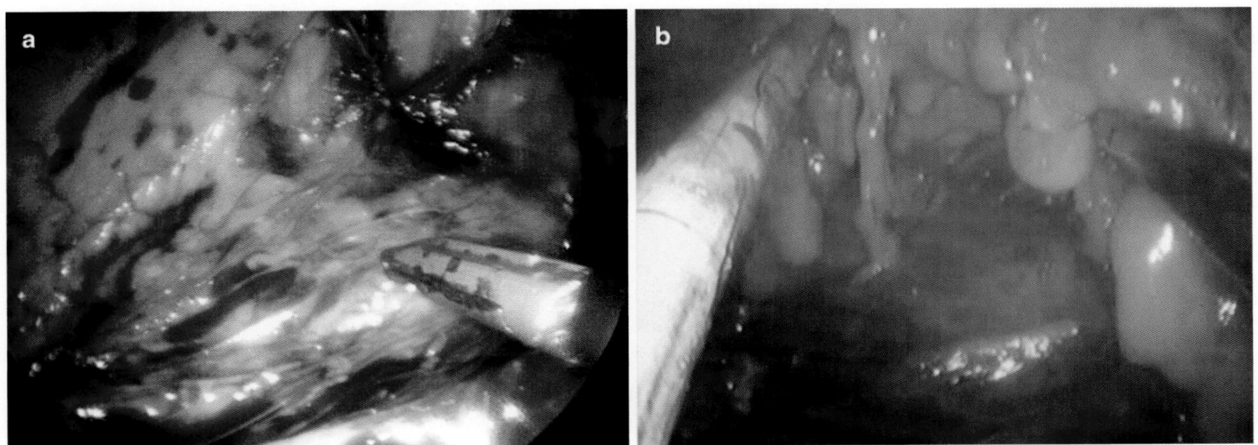

图22-12　将降结肠系膜向腹侧及肛侧牵拉，在降结肠系膜后方游离，即可进入Toldt间隙，钝性分离即可，不会出血

a.IMA离断前；b.IMA离断后。

将IMV提起，在Toldt间隙继续分离，达胰腺下缘，向外侧达Toldt白线，此过程需要不断地交换两手的手术器械（图22-13）。

继续向肛侧环绕IMA游离，显示左侧输尿管。一旦完成此步操作，即可显露IMA根部，将上腹下神经丛留于原处，避免交感神经和副交感神经损伤。可使用能量平台、钉合器和血管夹离断IMA（图22-14）。解剖IMV而不离断便于自内向外游离结肠脾曲和小网膜囊。过早离断IMV将使厚重光滑的肠系膜垂落至腹腔镜头端，影响手术操作，往往导致为牵开系膜而被迫增加Trocar。于Toldt间隙大范围游离，便于后续离断降结肠外侧的Toldt白线。

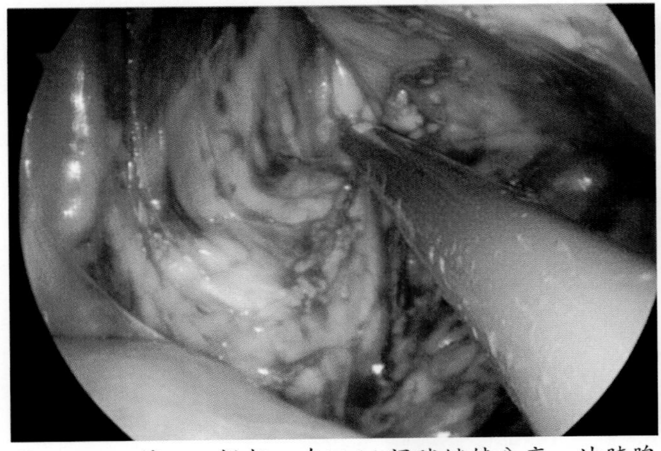

图22-13　将IMV提起，在Toldt间隙继续分离，达胰腺下缘，向外侧达Toldt白线

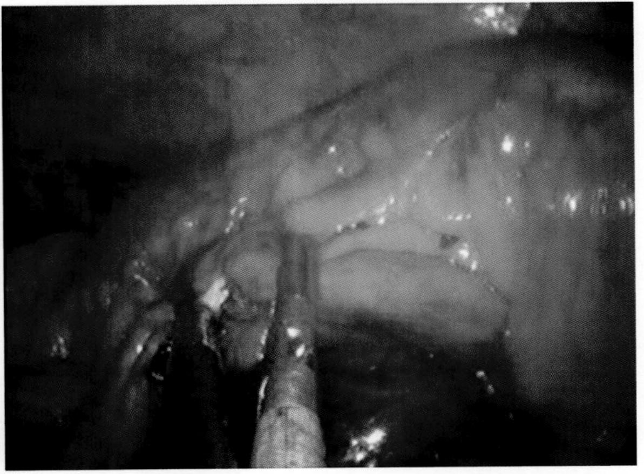

图22-14　使用能量平台离断IMA，注意视野内设备，手术器械相互交叉呈三角形结构

下一步为打开胰头上方的无血管的胰腺被膜，进入小网膜囊，显示胃后壁即证实位于正确的解剖

位置（图22-15）。用能量平台离断胰结肠韧带，直至结肠脾曲左侧的Toldt白线。

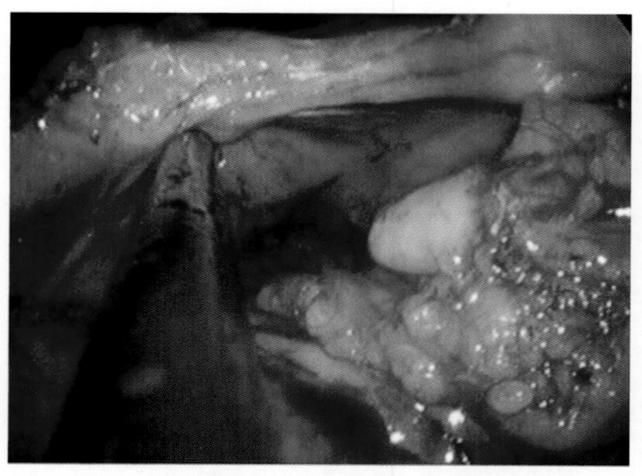

图22-15　打开胰头上方的无血管的胰腺被膜，进入小网膜囊，显示胃后壁即证实位于正确的解剖位置

将乙状结肠拉向内侧，显露骨盆入口处乙状结肠外侧Toldt白线（图22-16），用单极电刀切开Toldt白线，可显露输尿管。术者左手抓钳维持降结肠向内侧的张力，右手电剪向头侧打开Toldt白线，直至完全游离左半结肠（图22-17）。

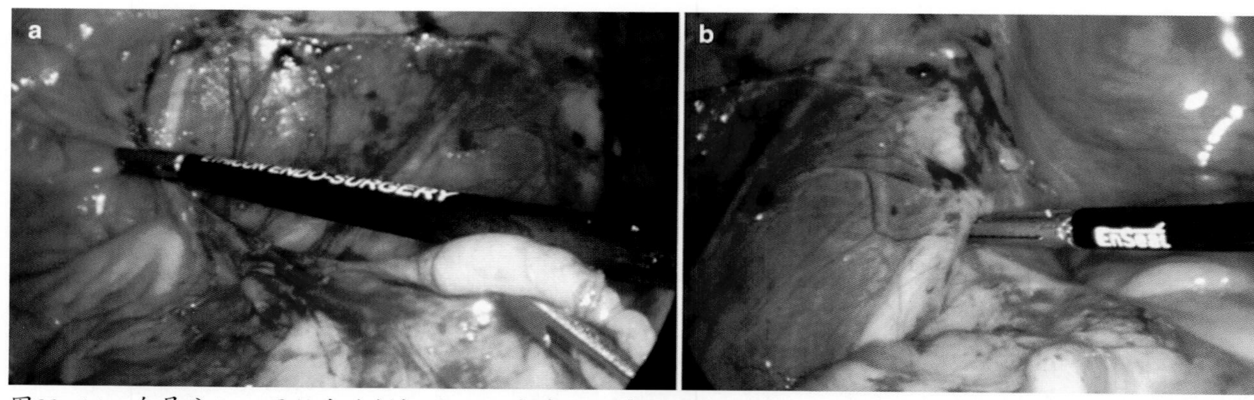

图22-16　自骨盆入口开始向头侧切开Toldt白线，注意视野内器械
注：a.腹膜后性腺血管；b.器械头端为左侧输尿管。

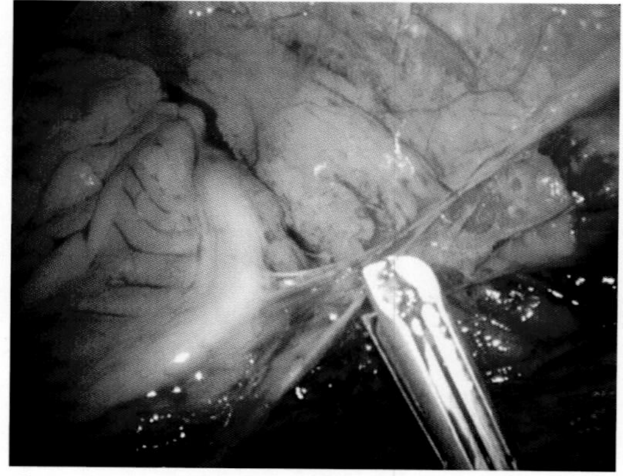

图22-17　离断Toldt白线

3. 耻骨上置入操作平台

经Pfannenstiel切口置入SILS操作平台，初始探查方法同前述，尽管自肛侧向头侧观察有些许差异。将患者左侧升高，以便于小肠移至右上腹。术者左侧手操控无损伤钳（肥胖患者胃旁路手术所用的加长抓钳）将乙状结肠或降结肠向腹侧提起，在骶骨岬处显露直肠上动脉，于该动脉背侧切开后腹膜，进入Toldt间隙，自尾侧向头侧游离，向外侧尽量达Toldt白线，显露输尿管，使IMA根部整洁，自IMV和IMA之间显露术野。采用术者熟悉的方法离断IMA。将血管带提起，继续向头侧游离Toldt间隙，直达胰腺下缘，显示IMV。确保在Toldt间隙游离，从而使输尿管留于原位。在Treitz韧带水平，游离IMV，在无张力的情况下，使用能量平台离断。务必注意，IMV撕裂可导致快速的大出血且难以控制，如果发生，应毫不迟疑地增加Trocar以便于止血。内侧分离至此已经完全结束，同前述方法游离左半结肠（图22-16、图22-17）。

笔者喜欢使用EnSeal™能量平台解离结肠脾曲，自侧方进入小网膜囊，显露胰腺下缘。将患者调整为反Trendelenburg体位，便于显露大网膜于横结肠的附着处。用左手器械提起大网膜，用能量平台逆时针方向离断大网膜附着处，横结肠则借助重力而下垂。继续向右侧游离，直达横结肠中点或镰状韧带。将整个左半结肠拉向内侧，于残留的Toldt间隙使其游离。离断膈结肠韧带和脾结肠韧带之后，即进入小网膜囊，继续向内侧离断胰结肠韧带直达中线部位，显露IMV。将结肠置于原位，再将患者调整为陡直的Trendelenburg体位。经SILS置入12 mm Trocar，进而置入腹腔镜切割闭合器，在结肠直肠交界处予以离断。另外，也可经过Pfannenstiel切口以开放手术方法离断直肠，尽管显露有些许困难。放置Alexis®切口保护器，将结肠拉出体外。选择结肠近切缘，用能量平台离断结肠系膜。近侧结肠断端置入抵钉座，荷包缝合线打结于中心杆，将其置入腹腔内。

重新置入SILS操作平台，如果筋膜切口过大，可缝合部分筋膜切口两侧角，以确保良好的密封性。如果将切口保护器仍留于原位，使用湿纱布垫也可保持密封性。重建气腹，扩张肛门内括约肌，置入端端吻合器，紧靠钉合线背侧穿出穿刺锥，如此操作便于发现和处理可能发生的吻合口前壁缺陷（译者注：此点值得借鉴）。对合穿刺锥和抵钉座中心杆，收紧吻合器，确保未夹入其他组织，击发吻合器。移除吻合器，检查远、近切缘是否完整，盆腔内注入生理盐水，用可曲式乙状结肠镜行注气测漏试验，确保吻合口无漏气。清除腹腔内液体，检查小肠，将其置于结肠系膜切缘腹侧，避免内疝形成，移除SILS操作平台，关闭腹部切口。

七、使用标准的腹腔镜器械实施单孔腹腔镜全结直肠切除回肠贮袋肛管吻合术

SILS备受瞩目，其优势已超过常规多孔腹腔镜技术[26-28]，其美观效果不容置疑，然而尚未有大型的随机试验证实其他优势，包括减少住院时间、降低并发症发生率或医疗费用。同时，几项小的系列研究报道溃疡性结肠炎和家族性腺瘤性息肉病患者发病年龄较小，他们更关心手术的美观效果，渴望术者为他们实施SILS。在此，笔者将讲述通过SILS操作平台在腹部不同区域实施全结直肠切除回肠J形贮袋肛管吻合术的手术步骤，众所周知，此手术是结直肠外科最复杂的手术之一。

1. 术前准备和患者体位

造口师应提前于右下腹标记回肠造口的适当位置。麻醉成功后，患者取低的截石位，双腿置于Allen镫之上，双手臂包裹固定于躯体两侧，避免尺神经和桡神经因压迫而受损，在手术不同阶段也便于术者交换站位。用3 in（约7.6 cm）宽的丝带将胸部和手术床妥善固定在一起，便于术中频繁且剧烈的体位更换（图22–18）。输尿管支架颇有益处，可于此时置入[29]。同其他结直肠手术一样，术前给予机械性肠道准备，切开皮肤前30 min静脉给予抗生素。

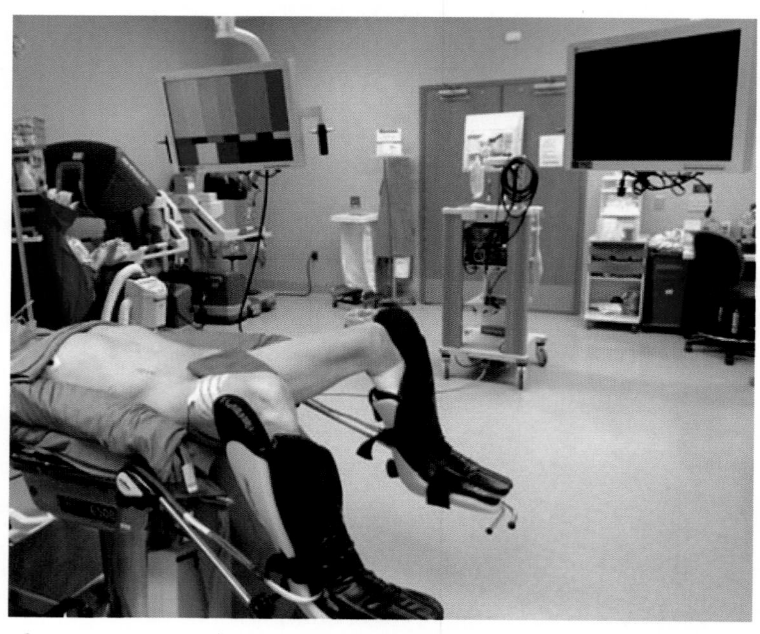

图22–18 用3 in（约7.6 cm）宽的丝带将胸部和手术床妥善固定在一起，便于术中频繁且剧烈的体位更换

有经验的腹腔镜外科医生足以胜任SILS全结肠切除术，助手可提供一定的帮助，其作用在手术不同阶段有所不同，但他们至少应该能娴熟掌控腹腔镜。手术经SILS Port™操作平台实施，笔者喜欢使用5 mm的30° 腹腔镜，许多术者喜欢使用可曲式腹腔镜，以增加腹腔镜持镜手和术者之间的距离，然而同时也增加持镜手困难，需要更多的经验。手术器械包括：无损伤抓钳、不同电容的能量平台、EnSeal™（Ethicon Endo-Surgery，Inc.）、腹腔镜60 mm钉合器（蓝钉）、25 mm或26 mm端端吻合器、Alexis®切口保护器。

2. 单孔腹腔镜操作平台（SILS Port™操作平台）的置入

右半结肠切除时，患者取Trendelenburg体位，升高右侧躯体，小肠借助重力而移至左侧腹腔，便于识别回结肠动脉。横结肠切除时，患者取反Trendelenburg体位，手术床取水平位。左半结肠切除及直肠切除时，患者取Trendelenburg体位并升高左侧躯体。

术者在回肠造口部位做一环形切口，向下分离至腹直肌鞘前层，钝性分开腹直肌，切开腹直肌鞘后层，切口大小以容纳SILS Port™操作平台且不漏气为宜。

3. 结肠游离

按前述方法切除右半结肠，然后首先于回结肠血管蒂背侧切开后腹膜，在离断血管蒂之前，以由内向外的方式游离结肠，然后从上至下切开升结肠外侧Toldt白线。将大网膜留于原位，游离并离断横结肠血管。在解离左半结肠之前，首先离断肠系膜下动脉，便于由内向外游离结肠，务必保护左侧输尿管（图22-19）。采用自肛侧向头侧的方式离断降结肠外侧Toldt白线，至此，全部结肠游离完毕。

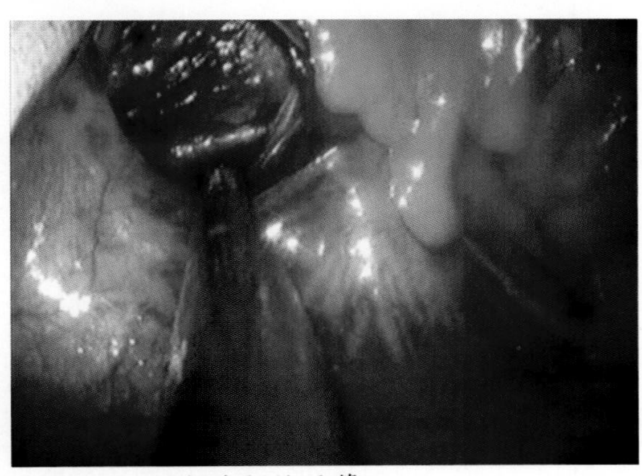

图22-19 保护左侧输尿管

4. 切除直肠

使用单极电刀可很好地游离直肠，使用腹腔镜剪刀即可获得无血的手术分离平面，而且进展迅速。于骨盆入口确认左侧输尿管至关重要，避免输尿管和神经损伤（图22-19）。在直肠后间隙继续游离直肠，于中线切开Waldeyer筋膜，进而达肛提肌（图22-20）。切勿过度靠近骶骨分离，以免损伤骶前静脉丛而导致大出血。需将一个5 mm Trocar更换为12 mm Trocar，便于置入可曲式腹腔镜切割闭合器。使用腹腔镜Allis钳将直肠拉向左侧，经右侧盆腔置入切割闭合器，其钳口部分向左下方弯曲（图22-21）。关键是充分牵拉直肠，最大限度使用吻合器可旋转组件。另外，直肠游离应达肛管部位，清除直肠周围脂肪组织。尽量一次或两次击发即离断直肠。有时需要于左下腹增加Trocar，以协助操作，术毕可经其放置盆腔引流管。

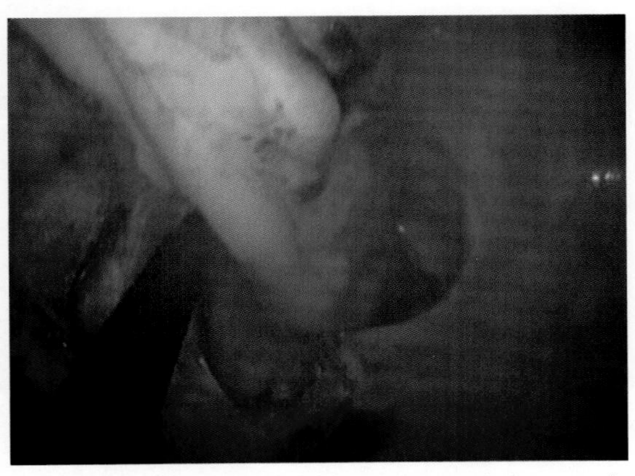

图22-20 在直肠后间隙继续游离直肠，于中线切开Waldeyer筋膜，进而达肛提肌

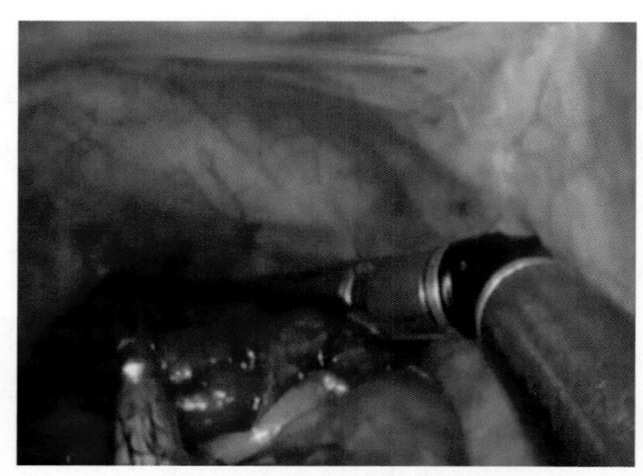
图22-21　用腹腔镜Allis钳将直肠拉向左侧，经右侧盆腔置入切割闭合器，其钳口部分向左下方最大限度地弯曲

5. 取出标本

在回肠造口部位置入切口保护器，将标本取出，离断回肠末段。关键是创建一个无张力吻合口，在腹腔外制作贮袋时，判断吻合口有无张力或有困难。笔者的做法是确保贮袋顶端可无张力达到耻骨联合（译者注：最好达耻骨联合下方3 cm）。然后，使用腹腔镜切割闭合器制作12～15 cm的回肠J形贮袋，抵钉座置于其顶端，荷包线妥善打结，然后将贮袋放回腹腔。

6. 回肠肛管吻合术

实施双吻合技术，建立气腹后，确保贮袋无张力且无扭曲。经肛门置入吻合器，紧靠肛管上端闭合线背侧穿出穿刺锥，将其与抵钉座中心杆对合，收紧吻合器，确保未夹入其他组织，击发后，行测漏试验并检查远、近切缘是否完整（图22-22）。

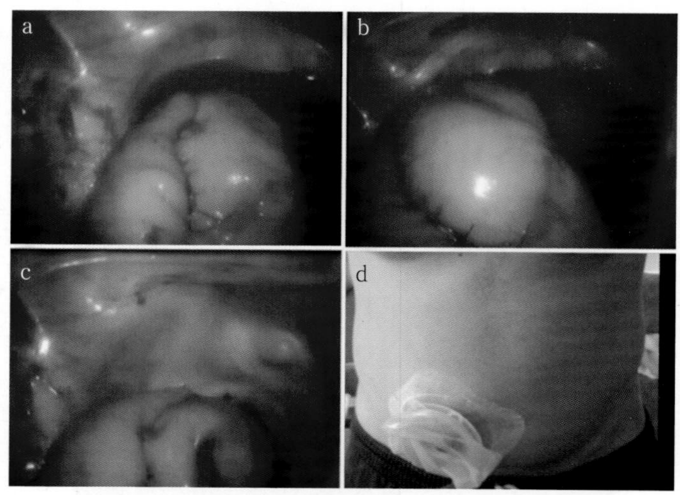

图22-22　贮袋注气测漏试验

a.贮袋肛管吻合；b.盆腔注入生理盐水淹没吻合口，经直肠镜注入气体，可见贮袋充气扩张；c.检查完毕，排出气体，贮袋塌陷；d.术后第1天腹部仅见回肠造口。

7. 肠造口

再次检查整个腹腔，利用距离贮袋15～20 cm的回肠，以标准方式行暂时性回肠袢式造口。一般无须引流管，患者腹部仅有一个肠造口，美观效果良好。

八、术后处理

所有患者均以布比卡因行区域阻滞麻醉及静脉给予对乙酰氨基酚，妥善术后镇痛。患者可口服添加营养素的清流质饮食，若可以耐受，则逐渐减少静脉补液量并逐渐恢复普通饮食。大部分患者术后第1天即可拔除导尿管。当患者可以经口正常饮食时，可改为口服止痛药。一旦患者熟悉造口护理、造口排气，能摄入足够的能量和液体，则可准其出院。

九、术后并发症

以笔者个人经验，适宜行传统腹腔镜手术的患者，实施SILS同样安全有效，仅仅是增加几把手术器械而已，不增加并发症发生率和死亡率。SILS可发生常见并发症，如切口感染和脓肿。由于SILS难以构建三角形器械布局，又缺少增加Trocar的空间，术中出血处理难度增加。处理术中出血的方法包括：使用血管夹、ENDOLOOP™（Ethicon，Cincinnati，OH）、能量平台或增加一个Trocar。

十、临床结局

和标准腹腔镜手术相比，SILS最主要的优势即为美观效果。对于年轻患者而言，自己的身体形象颇为重要，SILS恰具备此种优势，并且术后疼痛减轻、需要止痛药较少、可早期下床活动、恢复较快、出院较早。

手术技巧

- SILS使标准腹腔镜手术经脐部一个切口即可完成，而且在手术过程中，随时可以更改为标准腹腔镜手术。
- 调整手术技巧，不需要增加Trocar即可完成结肠切除术，利用SILS操作平台切口取出标本，也不需要额外开腹，可减少手术创伤。
- 刚开始实施SILS时，手术用时有可能较长，但随着术者经验的增加，时长会逐渐缩短。
- 与常规腹腔镜结肠手术不同，SILS难以教学，原因在于只有一个人实施手术操作，而且术者和持镜手的站位有时也存在冲突。
- SILS离断血管时应避免组织存在张力，须知在SILS过程中发生的迅猛大出血难以控制，可能导致灾难性后果。

十一、小结

SILS在结直肠外科日益流行，然而，因为是相对较新的手术方法，许多术者尚未接受正规训练。目前，也未能明确安全实施SILS所需的手术例数。许多术者发现SILS的学习曲线相当短，对于熟悉常规腹腔镜操作的术者而言几乎不存在任何问题，对已经娴熟掌握腹腔镜右半结肠切除术者而言，更是如此。

参考文献

[1] BRUNNER W, SCHIRNHOFER J, WALDSTEIN–WARTENBERG N, et al. Single incision laparoscopic sigmoid colon resections without visible scar: a novel technique[J]. Colorectal Dis, 2010, 12 (1): 66–70.

[2] ROMANELLI J R, EARLE D B. Single–port laparoscopic surgery: an overview[J]. Surg Endosc, 2009, 23 (7): 1419–1427.

[3] RANE A, RAO P, RAO P. Single–port–access nephrectomy and other laparoscopic urologic procedures using a novel laparoscopic port (R–port)[J]. Urology, 2008, 72 (2): 260–263.

[4] KAOUK J H, GOEL R K, HABER G P, et al. Single–port laparoscopic radical prostatectomy[J]. Urology, 2008, 72 (6): 1190–1193.

[5] NGUYEN NT, HINOJOSA M W, SMITH B R, et al. Single laparoscopic incision transabdominal (SLIT) surgery–adjustable gastric banding: a novel minimally invasive surgical approach[J]. Obes Surg, 2008, 18(12): 1628–1631.

[6] GUMBS A A, MILONE L, SINHA P, et al. Totally transumbilical laparoscopic cholecystectomy[J]. J Gastrointest Surg, 2009, 13(3): 533–534.

[7] ESPOSITO C. One–trocar appendectomy in pediatric surgery[J]. Surg Endosc, 1998, 12 (2): 588–594.

[8] PFLUKE J M, PARKER M, STAUFFER J A, et al. Laparoscopic surgery performed through a single incision: a systematic review of the current literature[J]. J Am Coll Surg, 2011, 212(1): 113–118.

[9] BUCHER P, PUGIN F, MOREL P. Single port access laparoscopic right hemicolectomy[J]. Int J Colorectal Dis, 2008, 23 (10): 1013–1016.

[10] REMZI F H, KIRAT H T, KAOUK J H, et al. Single–port laparoscopy in colorectal surgery[J]. Colorectal Dis, 2008, 10(8): 823–826.

[11] WATERS J A, RAPP B M, GUZMAN M J, et al. Single–port laparoscopic right hemicolectomy: the first 100 resections[J]. Dis Colon Rectum, 2012, 55 (2): 134–139.

[12] GAWART M, DUPITRON S, LUTFI R. Laparoendoscopic single–site gastric bands versus standard multiport gastric bands: a comparison of technical learning curve measured by surgical time[J]. Am J Surg, 2012, 203 (3): 327–329 [discussion: 30].

[13] HERNANDEZ J, ROSS S, MORTON C, et al. The learning curve of laparoendoscopic single–site (LESS)

cholecystectomy: definable, short, and safe[J]. J Am Coll Surg, 2010, 211 (5): 652–657.

[14] WANG L, LIU B, WU Z, et al. Transumbilical laparoendoscopic single–site surgery: more than 1–year experience in radical nephrectomy and its learning curve study[J]. J Endourol, 2011, 25 (12): 1859–1865.

[15] LACY A. Colon cancer: laparoscopic resection[J]. Ann Oncol, 2005, 16 (Suppl 2): 88–92.

[16] CURET M J. Laparoscopic–assisted resection of colorectal carcinoma[J]. Lancet, 2005, 365 (9472): 1666–1668.

[17] The Clinical Outcomes of Surgical Therapy (Cost) Study Group. A comparison of laparoscopically assisted and open colectomy for colon cancer[J]. N Engl J Med, 2004, 350 (20): 2050–2059.

[18] FLESHMAN J, SARGENT D J, GREEN E, et al. Laparoscopic colectomy for cancer is not inferior to open surgery based on 5–year data from the COST Study Group trial[J]. Ann Surg, 2007, 246 (4): 655–662.

[19] LEUNG K L, KWOK S P, LAM S C, et al. Laparoscopic resection of rectosigmoid carcinoma: prospective randomized trial[J]. Lancet, 2004, 363 (9416): 1187–1192.

[20] JAYNE D G, GUILLOU P J, THORPE H, et al. Randomized trial of laparoscopic–assisted resection of colorectal carcinoma: 3–year results of the UK MRC CLASICC Trial Group[J]. J Clin Oncol, 2007, 25 (21): 3061–3068.

[21] KAOUK J H, HABER G P, GOEL R K, et al. Single–port laparoscopic surgery in urology: initial experience[J]. Urology, 2008, 71 (1): 3–6.

[22] GOEL R K, KAOUK J H. Single port access renal cryoablation (SPARC): a new approach[J]. Eur Urol, 2008, 53 (6): 1204–1209.

[23] KAOUK J H, PALMER J S. Single–port laparoscopic surgery: initial experience in children for varicocelectomy[J]. BJU Int, 2008, 102 (1): 97–99.

[24] OPILKA M, STARZEWSKI J, LORENC Z, et al. Open versus closed laparoscopy entry–which are the evidences?[J]. Hepatogastroenterology, 2009, 56(89): 75–79.

[25] TURNBULL R B, KYLE K, WATSON F R, et al. Cancer of the colon: the influence of no–touch isolation technic on survival rates[J]. Ann Surg, 1967, 166 (3): 420–427.

[26] GANDHI D P, RAGUPATHI M, PATEL C B, et al. Single incision versus hand–assisted laparoscopic colectomy: a case–matched series[J]. J Gastrointest Surg, 2010, 14 (12): 1875–1880.

[27] CAHILL R A, LINDSEY I, JONES O, et al. Single–port laparoscopic total colectomy for medically uncontrolled colitis[J]. Dis Colon Rectum, 2010, 53 (8): 1143–1147.

[28] ADAIR J, GROMSKI M A, LIM R B, et al. Single–incision laparoscopic right colectomy: experience with 17 consecutive cases and comparison with multiport laparoscopic right colectomy[J]. Dis Colon Rectum, 2010, 53 (11): 1549–1554.

[29] DA SILVA G, BOUTROS M, WEXNER S D. Role of prophylactic ureteric stents in colorectal surgery[J]. Asian J Endosc Surg, 2012, 5(3): 105–110.

第二十三章　经自然腔道手术

Mark H. Whiteford

关键点

- 经自然腔道内镜手术（natural orifice translumenal endoscopic surgery，NOTES）包括经自然腔道（口腔、肛门、阴道）置入器械、在空腔器官制作手术通道、手术器械置入腹腔实施手术。
- NOTES具有几种不同的方式：完全NOTES、类NOTES、经自然腔道取出标本手术（natural orifice specimen extraction，NOSE）。
- 结直肠外科医生娴熟掌握重要的外科技能是实施NOTES的保障。
- 经验丰富的外科医生可安全实施腹腔镜乙状结肠切除并乙状结肠NOSE。
- 经肛门NOTES目前尚属试验阶段。
- 经肛门全直肠系膜切除术是经肛门NOTES的绝佳术式。

电子补充材料参见：10.1007/978-1-4939-1581-1_23.
视频网址：http://www.springerimages.com/videos/978-1-4939-1580-4.

Mark H. Whiteford，MD，FACS，FASCRS（通讯作者）
Gastrointestinal and Minimally Invasive Surgery Division，The Oregon Clinic，Portland，OR，USA；Providence Cancer Center，4805 NE Glisan，Suite 6N60，Portland，OR 97213，USA；Oregon Health & Science University，Portland，OR，USA
E-mail：mwhiteford@orclinic.com

一、简介

腹部手术切口是麻醉下人为地在身体重要且感觉敏感区域所做的创伤，对患者危害极大。这种损害以往认为是实施腹腔内手术不可或缺的组成部分。腹腔镜微创手术已证实小切口可使患者术后近期受益，同时遵循了开放手术所建立的基本原则。腹腔镜手术避免了腹部大切口相关疼痛和并发症，因此在普通外科的应用迅速普及。

2004年，Kalloo等发表了一篇有关微创手术通道的文献，经猪的口腔置入手术器械，在胃壁打孔，完成腹腔内手术[1]。不久，Rao和Reddy采用上消化道内镜胃壁打孔的方法为一例患者成功实施了阑尾切除术[2]。这些术式的开创性优势在于避免腹部切口及其相关并发症，其名称也已经定为NOTES。与NOTES开创者明显不同的是，目前着重关注这种新术式在各个领域使用的方法及其安全性问题。美国胃肠内镜学会（American Society of Gastrointestinal Endoscopy，ASGE） 和美国胃肠内镜外科学会（Society of American Gastrointestinal and Endoscopic Surgery，SAGES）合作实施一项独一无二的研究，组建工作组制定NOTES的安全准入、研究和临床推广等准则，该研究小组取名为NOSCAR®，意即Natural Orifice Surgery Consortium for Assessment and Research。他们早期的研究以及临床工作的讨论和推荐意见均已写入NOTES白皮书[2]，促进了这项技术平稳、安全、周全及协作发展。与此同时，进行NOTES研究的组织机构迅猛发展，包括欧洲（EURONOTES、European Association for Translumenal Surgery、D-NOTES）、南美洲（Natural Orifice Surgery Latin America、NOTES Research Group Brazil）、亚洲（India NOTES、Japan NOTES）等的研究组织。命名法也取得一定进展，目的是使用统一的准确定义，便于疗效对比和学术交流（表23-1）。

表23-1 NOTES分类及释义

分类	释义
类NOTES	NOTES+另一种手术方式（如腹腔镜手术）
NOSE	经自然腔道取出标本手术
NOTES	经自然腔道内镜手术
完全NOTES	完全经自然腔道手术，无须其他手术，如皮肤切口
taTME	经肛门全直肠系膜切除术，即经腹（开放或腹腔镜手术）联合经肛门内镜全直肠系膜切除
Viscotomy	于空腔脏器打孔，进入腹膜腔（腹膜后、胸腔、纵隔），对位于此空间内的脏器病变予以诊断或治疗

NOTES面世最初几年令人兴奋，目前更加严格的科学评估阶段已来临，实验室和临床研究已证实几种术式的安全性和可行性，解除了早期对NOTES的顾虑，特别是潜在腹腔污染风险、空腔脏器切开和关闭的安全性、合理的技术步骤。因此NOTES临床研究多集中在几个特定的术式，以探讨其和常规手术入路相比何者为优。目前各种研究的进展不一，手术方式也不同。最常见的经阴道的手术包括胆囊切除术、阑尾切除术、腹腔镜结肠切除经阴道标本取出术[3,4]。尚有适用于贲门失弛缓症的经口内镜括约肌切开术（per-oral endoscopic myotomy，POEM）和胃小肿瘤的经胃切除术。经肛门途径是NOTES

较少用的通路，到目前为止，大部分为腹腔镜直肠乙状结肠切除经肛门取出标本手术以及适用于良、恶性病变的经肛门腹腔镜直肠乙状结肠切除术。其中最成熟的NOTES为适用于直肠癌的经肛门和腹腔镜全直肠系膜切除术。

二、胃肠道NOTES

对于胃肠道NOTES，自然腔道有3种用途：第一种用途是作为标准的腹腔镜切除标本的取出通道，也称为NOSE，一个典型的例子就是腹腔镜乙状结肠切除经肛门标本取出，而不是经腹部切口取出。第二种用途是利用自然腔道作为进入腹腔的常规途径，实施诊断或手术治疗，比如经阴道胆囊切除术。第三种用途是经自然通道切除该通道内的病变，比如经胃切除胃肿瘤或经肛门全直肠系膜切除术。由于目前经肛门NOTES尚未用于非结直肠病变，本章重点讨论NOSE及taTME。

三、经自然腔道取出标本手术

腹腔镜直肠乙状结肠切除术已经成为直肠、乙状结肠癌和憩室炎的标准术式，其关键步骤，如左半结肠和结肠脾曲游离、系膜血管离断以及腹腔内吻合，可经5 mm和10 mm Trocar置入相应器械予以安全实施。然而，取出标本需要在腹部做一长5～10 cm切口。有才华的外科医生为避免腹部切口而经直肠取出标本，从而使患者从微创手术获得最大的益处，这种术式被命名为NOSE。经肛门和经阴道均有报道[5]，但本章仅聚焦于前者。在过去的10年，人们对NOSE的兴趣有增无减。Franklin是第一个报道大宗腹腔镜直肠和乙状结肠切除并NOSE的学者，时间可追溯至1991年[6,7]，当时的描述为："经解剖学通道而不是腹部切口取出标本。"该项技术随即被广泛采用并予以相应调整[8,9]，其关键步骤参见表23-2。采用标准的腹腔镜技术，遵循全直肠系膜切除原则，完成直肠低位前切除术。术中结肠镜或直肠镜检查定位病变。在离断直肠之前，使用5%聚维酮碘溶液冲洗直肠。于腹腔内使用锐性或内镜钉合器离断肠管，确保足够的肿瘤学边缘。将标本置入标本袋，经业已扩张的肛管置入卵圆钳，将标本经打开的直肠拉出体外。将抵钉座置入待吻合近侧结肠并荷包线妥善固定，经直肠置入腹腔。用腹腔镜线型切割闭合器闭合直肠上端。经肛门置入端端吻合器，完成端端或侧端吻合。最后，行吻合口测漏试验。

表23-2　腹腔镜乙状结肠切除并NOSE的步骤

1. 腹腔镜游离左半结肠和直肠
2. 定位病变（即术中内镜检查）
3. 5%的聚维酮碘溶液冲洗直肠
4. 腹腔内切除病变（如能量平台、剪刀）
5. 将标本置入标本袋
6. 轻柔扩张肛管，经肛门取出标本
7. 端端吻合
8. 注气测漏试验

Franklin等报道277例NOSE患者相当理想的临床结局，吻合口漏发生率为1.1%，主要并发症发生率为3.6%；住院时间为6.9天，和标准腹腔镜手术相当；轻微的肛门粪污见诸文献，但明显的大便失禁仅见于3例（1%）患者[6,7]。他们并没有报道所取出标本大小的界值，巨大标本经肛门取出可能导致直肠或肛门括约肌损伤。其他研究限定经肛门取出标本的大小为4～5 cm，更大的标本则经腹部切口取出。然而，为了成功实施此手术，感染和吻合口漏等并发症发生率不能高于常规开放手术或腹腔镜手术。一项前瞻性随机对照试验报道腹腔镜结肠切除使用NOSE组腹腔液体细菌培养阳性率为100%，而经腹取出标本组为89%；17例实施NOSE的患者有1例发生吻合口漏；两组感染性并发症发生率无显著差别[10]。尽管有上述支持的文献，由于技术要求和手术用时增加，该项技术尚未得到广泛推广。另外，对直肠和括约肌复合体的潜在损伤以及粪便污染依然是关注重点。像其他复杂的腹腔镜手术一样，随着临床经验和可信度的不断提升，将会有更多的医生接受并开展此种充满魅力的新术式。

四、经肛门直肠乙状结肠切除、经肛门TME（taTME）及其发展前景

早期NOTES多经口腔或经阴道途径，但经口腔途径需要可曲式器械，因此其发展受阻。目前，和腹腔镜相比，可曲式内镜平台设备不能提供持续可靠的牵拉和反牵拉力，视野不佳，难以止血，空腔脏器开孔的缝合关闭困难。另外，由于食管和喉部直径小，大体积的标本难以取出。经阴道途径因能解决上述问题而得到广泛应用，使用此平台，可经阴道置入术者熟悉的长腹腔镜器械。自然腔道切开（即阴道切开）和缝合相对简单安全，并发症少见，较大标本也可经阴道取出。开展经肛门NOTES极为困难，因为存在腹腔粪便污染以及肠管切开部位不愈合而发生肠漏的风险。尽管存在上述担心，NOTES的关键步骤是结直肠外科培训和实践的重要内容。结直肠外科医生经常经自然腔道（如肛门）实施手术，有能力避免、确认和处置相关并发症。许多结直肠外科医生熟练掌握内镜诊治技术和高级腹腔镜手术技巧。最后，经肛门进入腹腔和关闭脏器切口在结直肠外科并不少见，如治疗直肠脱垂的Altemeier术经会阴直肠乙状结肠切除术[11]及经肛门内镜手术[12]。从解剖学上讲，经肛门和直肠途径优于经阴道途径，其切开部位更靠近自然腔口（＜15 cm），顺应性较大，便于置入较大外科器械和取出较大的标本。这些关键技术和临床实践经验的积累，使得经肛门NOTES得以快速发展。

众所周知，全直肠系膜切除术（total mesorectal excision，TME）是直肠癌手术金标准，要求于直肠后间隙和直肠前间隙直视下锐性分离，直达盆底[13]，如此即可避免损伤支配泌尿生殖器官的自主神经。尽管业已广泛开展TME，但在骨盆深部保持正确的解剖平面确有困难。骶骨的曲度使得显露前方组织困难，肥胖或前列腺增生的男性患者更是如此，需要带光源的长拉钩和头灯，以改善深部盆腔脏器的显露。确认直肠远切缘的方法包括触摸法、直肠指检和借助术前进行的病灶印度墨水染色。尽管此时距离手术结束仅一步之遥，但此时使用腹腔镜钉合器离断直肠也有困难，这是因为钉合器的角度有限，一次击发难以完全离断并闭合直肠，可能需要多次击发，从而导致吻合口漏的风险增加[14,15]。

尽管NOTES需要严格选择患者且在专一中心开展，事实上，其发展经历了3个阶段：第一个阶段是

临床应用前确认其安全性和有效性，明确适宜的手术方式，探讨技术因素和发展手术器械。第二个阶段是早期联合应用成熟的腹腔镜技术和经肛门手术，此时NOTES开始受到关注，尽管还不成气候。随着经验的积累和新器械的发展，腹腔镜手术有可能被逐步淘汰。第三个阶段完全经肛门NOTES手术应运而生，其发展势头极好。

1. 第一个阶段：临床前NOTES阶段

NOTES先驱White Paper提出NOTES在临床使用之前，务必开展实验室先期研究[2]，自那以后，几位研究者开始探讨经肛门NOTES的基本组成及其安全性和可行性。首先在尸体上使用现成的经肛门内镜手术器械成功实施经肛门根治性乙状结肠切除并腹腔内吻合术，证实该术式具有可行性，明确了该手术的主要步骤[16]。其他研究也证实可以采用该技术实施盆腔直肠分离[17-19]。基于上述研究结果，似乎限制完全直肠乙状结肠切除术+NOTES的技术因素不是盆腔分离，而是骶曲和骶骨岬，二者不利于置入目前使用的硬质和可曲性手术器械，在腹腔内较高位置分离也不甚安全。使用目前的硬质或可曲式手术器械难以完成直肠乙状结肠切除术的关键步骤，如高位结扎IMA和IMV、游离结肠脾曲和左半结肠[17,19,20]。为解决上述问题，联合实施经肛门直肠切除及腹腔镜协助完成腹腔内操作，从而使经肛门NOTES成为现实。

这种杂交式的经肛门TME的优势在于通过自下而上的游离方式，避免了常规深部盆腔显露困难的问题，其原因包括：因易于牵拉和分离，可很好地显露直肠系膜；确认远切缘更为准确可靠。不利因素包括：在新视角下的学习曲线问题、技术操作困难、潜在细菌或肿瘤细胞污染腹腔。基于上述限制和对患者安全性的担心，第一例经肛门TME采用杂交术式，盆腔深部解剖经肛门完成，标准腹腔镜手术完成左半结肠游离、血管离断、盆腔上部解剖和注气测漏试验。可以预期在一定时间内，尚需腹腔镜辅助手术，直至经肛门外科手术器械发展足以胜任腹腔内安全游离且费用低廉之时。

2. 第二个阶段：NOTES初步临床应用（联合腹腔镜和taTME）

第一例联合腹腔镜和taTME于2009年由Sylla和Lacy团队完成[2]，患者76岁，女性，诊断为直肠癌并淋巴结转移，术前接受放、化疗，实施经肛门、经阴道和腹腔镜TME。自那以后，将近100例患者接受taTME，具体手术细节有不同调整[3,21]。业已收集的证据显示癌症患者实施taTME是可行的，在适宜的患者中可获得满意的直肠标本、环周切缘阴性、回收的淋巴结数量足够、并发症发生率未见增加[21]。遗憾的是，到目前为止，尚未见长期肿瘤学临床结局的文献报道，但taTME的推广实施务必建立在不影响患者长期预后的基础之上。

联合腹腔镜和taTME的研究对象是肿瘤分期为T1-3、N0-1、M0，且术前临床和影像学检查排除环周切缘阳性的患者。有一项研究纳入特别高危的T4肿瘤患者、复发患者及肿瘤边缘距离环周切缘不足1 mm的患者[22]，该研究的环周切缘阳性率高达13%，复发率同样较高。目前，应当将这些高危患者排除在外，以便更确切地评估taTME临床结局。联合腹腔镜和taTME的手术步骤参见表23-3。

表23-3 联合腹腔镜和taTME手术步骤

1. 经肛门确认下切缘并荷包缝合关闭直肠
2. 经可重复使用的硬质肛门内镜外科手术平台或一次性经肛门微创手术平台行经肛门直肠系膜切除
3. 单极和双极能量平台经肛门游离盆腔
4. 确认并保护盆腔神经
5. 腹腔镜左半结肠和结肠脾曲游离，高位结扎血管，往往和经肛门手术同时进行
6. 经肛门取出标本
7. 结肠肛门手工或端端吻合器吻合
8. 大部分患者需要行暂时性回肠袢式造口术

联合腹腔镜和taTME术前准备：机械性肠道准备、围术期使用抗生素、药物预防深静脉血栓。最佳体位为截石位，便于同时进行经腹和经会阴手术（图23-1）。使用肛门镜检查直肠和肿瘤。距离肿瘤下缘2 cm做一荷包缝合并打结，关闭直肠腔，避免术中粪便污染术野（图23-2）。紧靠荷包缝合线环形全层切开直肠壁，彻底止血。可通过传统肛门镜或经肛门内镜外科（transanal endoscopic surgery，TES）平台实施上述手术。目前可获得的平台包括TEM（transanal endoscopic microsurgery，Richard Wolf GmbH，Knittlingen，Germany）、TEO（transanal endoscopic operations，Karl Storz GmbH，Tuttlingen，Germany）。也可用TAMIS（transanal endoscopic minimally invasive surgery）的一次性平台：SILS Port™（Covidien，Mansfield，MA）或GelPOINT® Path（Applied Medical，Rancho Santa Margarita，CA）（图23-3）。盆腔游离使用上述手术平台之一即可完成。

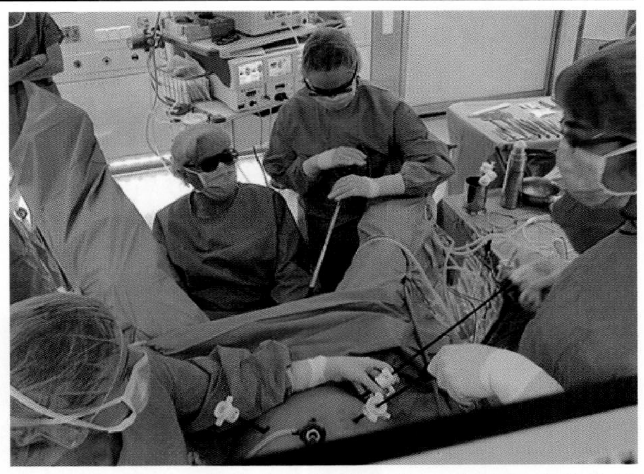

图23-1 taTME手术患者取截石位，便于同时实施经腹和经会阴手术
（Mark Whiteford、Antonio Lacy授权）

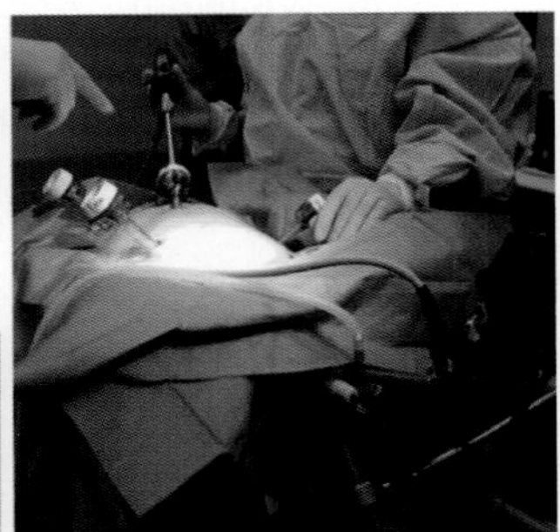

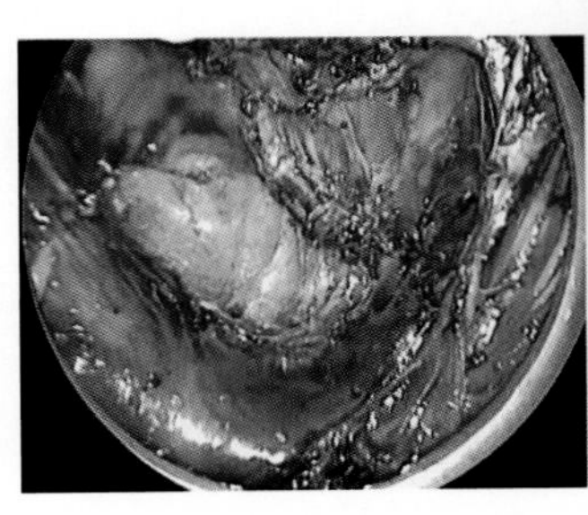

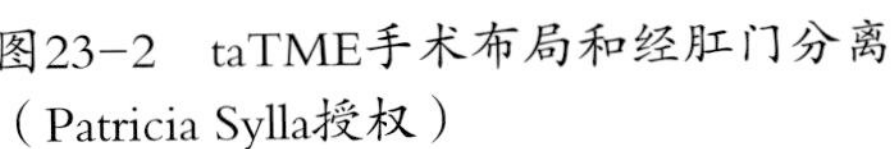

图23-2 taTME手术布局和经肛门分离
（Patricia Sylla授权）

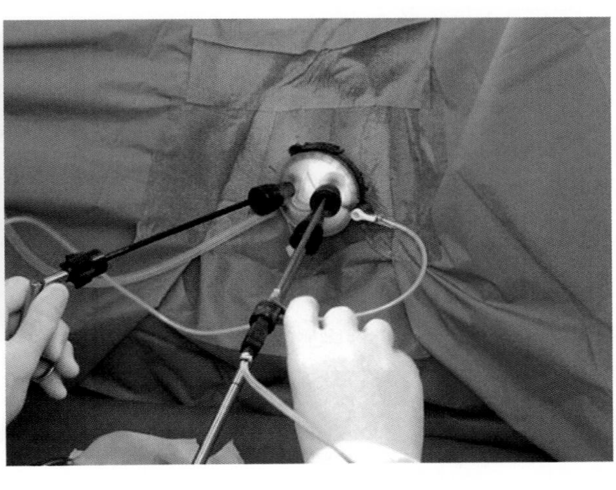

图23-3 taTME会阴部手术布局
（Mark Whiteford、Antonio Lacy授权）

环绕直肠系膜固有筋膜，沿着肛提肌，开始向头侧分离。术野充入CO_2便于识别正确的解剖平面，自后方向外侧分离，然后行前方解剖。阴道指检便于前方分离。使用单极或双极能量设备和一块纱布即可获得无血的解剖平面。在盆腔中部解剖时，要保护S3～S5的副交感神经根。循骶曲走行方向，于直肠后间隙向头侧解剖。前方分离平面位于直肠和Denonvilliers筋膜之间（译者注：应在Denonvilliers筋膜前、后叶之间，即直肠前间隙）。注气扩张术野对维持足够的视野和提供反牵拉力颇为重要，在盆腔主要游离完成之前，切勿进入腹腔，特别是在前方分离时，更应小心（图23-4）。一旦进入腹腔，充气张力消失，术野塌陷，整个手术野显露极为困难。

taTME手术有几个技术挑战，盆腔开始分离时，确认正确的直肠后间隙颇有困难。游离平面过于靠外侧或范围过大可能损伤盆腔神经、盆腔侧壁组织器官、骶前血管、尿道、前列腺或阴道；相反则有损伤直肠和直肠系膜固有筋膜之虞。然而，一旦进入直肠后间隙，其外观和常规腹腔镜手术相同。

腹腔镜手术部分可同时开始（图23-5），以常规方式完成左半结肠和结肠脾曲解离、肠系膜血管离断、输尿管识别和近侧直肠系膜分离。腹部手术组和会阴部手术组需要在直视下于前方汇合，汇合点通常位于或略低于腹膜反折处。协同手术，彻底游离直肠系膜。

经肛门取出标本后，手工或用吻合器行结肠肛门吻合

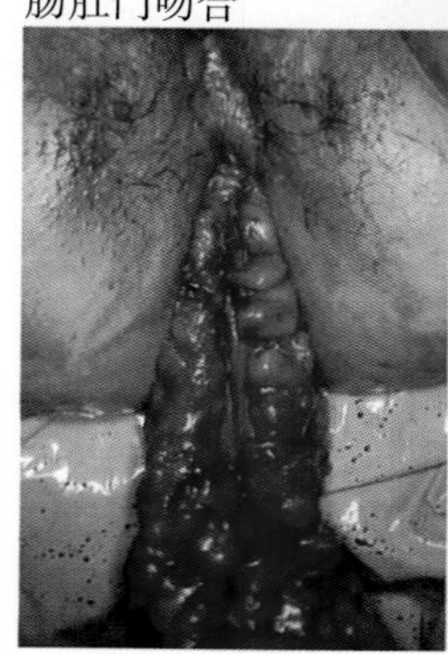

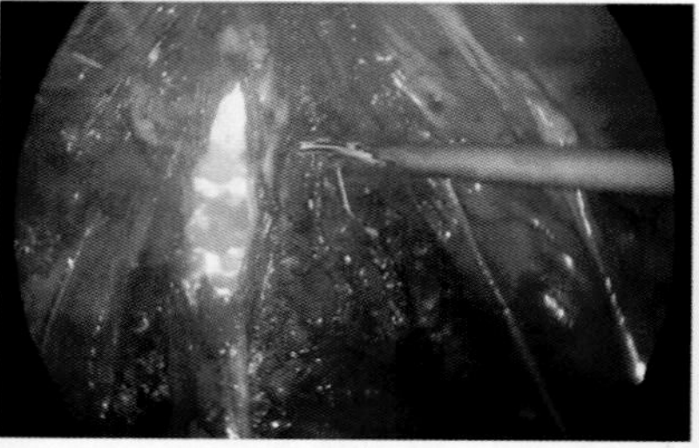

经肛门完成腹膜前入路，联合腹腔镜及肛门入路切除直肠和直肠系膜

图23-4　taTME前方分离进入腹腔，取出标本
（Patricia Sylla授权）

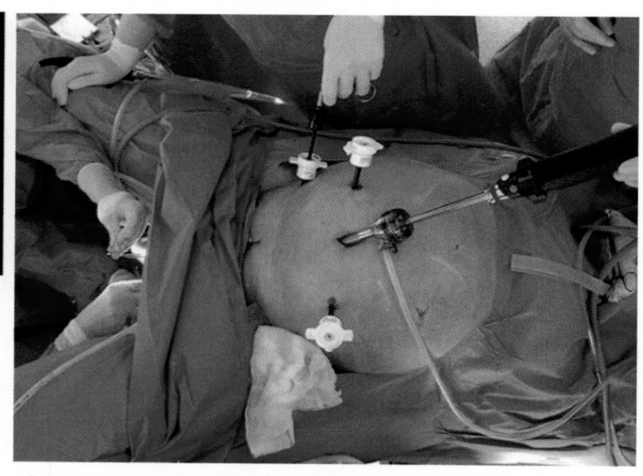

图23-5　taTME腹腔镜手术器械布局
（Mark Whiteford、Antonio Lacy授权）

使用腹腔镜血管封闭设备离断肠管切缘附近系膜，定位标本并将其自肛门拉出后离断。如果标本巨大，可另行腹部切口，以免导致直肠肛管损伤或肿瘤细胞种植。确认直肠系膜完整切除，环周切缘足够。采用手工缝合或吻合器法完成吻合。后者包括将抵钉座置入待吻合肠管并妥善固定，直肠远切缘缝置荷包线，实施双荷包端端吻合器吻合，行注气测漏试验，大部分患者尚需行近侧肠管暂时性造口，以转流粪便。

临床结局：一项包含前72例taTME患者的综述结果令人振奋[21]，各研究的患者平均体重指数均≤26kg/m^2。大部分为中、低位直肠癌患者，接受分期的适宜新辅助放化疗。总体手术用时范围为125～460 min，其中大部分持续4～5 h。局部进展期或复发患者几乎全部出现术中并发症，包括2例尿道损伤，2例中转开腹手术。一篇文献报道5例患者中，2例术后出现尿潴留，可能是继发于暂时的副

交感神经损伤[22]。短期的肿瘤学临床结局令人满意。所有标本直肠系膜完整，术前肿瘤分期≤T_3的患者，切缘均为阴性，淋巴结回收数量和既往常规TME患者相同。长期肿瘤学临床结局尚未报道，值得期待。

3. 第三个阶段：完全NOTES（经肛门切除术）

目前，文献仅报道2例未经腹腔镜辅助taTME 手术[23-25]，均使用硬质或可曲式经肛门手术平台，一期吻合，直肠系膜固有筋膜完整，淋巴结数量足够，均未行造口术，近期临床结局良好。一例患者并发术后血肿，予以引流处理。二者均不需要游离结肠脾曲。显而易见，尚需要更多的临床实践来确认该术式的可行性与安全性。

手术技巧

- 尽管NOSE和NOTES具有一些理论上的优越性，但是需要经验丰富的手术团队或在特殊监控的环境下才能开展。
- 在获得更多的经验之前，对于复发或切缘阳性可能性较大的患者，不宜实施该手术。
- 尽管NOTES具有独特的技术要求，但所遵循的肿瘤学和外科基本原则与开放或标准腹腔镜手术相同。

五、小结

自从2006年NOTES白皮书发布以来，大量试验研究和临床实践见诸文献，应该理性地推广这项新技术。NOTES的发展应该是逐步的，而不可能一蹴而就。腹腔镜手术开始于20世纪初期，直到20世纪80年代才得以广泛使用。腹腔镜手术突破点在于技术进步，即磁性微芯片的出现，结束了一人操作的单目镜时代，取而代之的是团队工作模式，通力协作，以完成复杂的工作[26]。

结直肠NOTES正在逐步变为现实。腹腔镜手术经验丰富的术者可安全实施腹腔镜结直肠切除经肛门标本取出术。由于可以较容易地完成盆腔深部的解剖，有关taTME的早期基础研究和临床试验均获得了令人满意的效果。随着时间的推移和经验的增加，taTME会更加优化，更多医生和单位会逐渐开展这一技术。但在可预期的将来，结直肠NOTES必将依然是腹腔镜、经肛门和经其他自然腔道取出标本术的联合应用技术，直到技术上NOTES完全胜任安全彻底切除病变时，才有可能转化为彻底的NOTES。然而，有关NOTES的梦想推动了普通外科手术发展，包括单孔腹腔镜、经肛门微创和高级内镜手术（如适用于贲门失弛缓症的无瘢痕经口内镜括约肌切开术）等，这些新方法方兴未艾。

参考文献

[1] KALLOO A N, SINGH V K, JAGANNATH S B, et al. Flexible transgastric peritoneoscopy: a novel approach to

diagnostic and therapeutic interventions in the peritoneal cavity [J]. Gastrointest Endosc, 2006, 60 (1): 114–117.

[2] RATTNER D, KALLOO A. ASGE/SAGES Working Group on Natural Orifice Translumenal Endoscopic Surgery. October 2005[J]. Surg Endosc, 2006, 20(2): 329–333.

[3] FUCHS K H, MEINING A, VON RENTELN D, et al. Euro–NOTES status paper: from the concept to clinical practice[J]. Surg Endosc, 2013, 27 (5): 1456–1467.

[4] LEHMANN K S, RITZ J P, WIBMER A, et al. The German registry for natural orifice translumenal endoscopic surgery: report of the first 551 patients[J]. Ann Surg, 2010, 252(2): 263–270.

[5] SANCHEZ J E, MARCET J E. Colorectal natural orifice transluminal endoscopic surgery (NOTES) and transvaginal/transrectal specimen extraction[J]. Tech Coloproctol, 2013, 17 (Suppl 1): 69–73.

[6] FRANKLIN J R M E, LIANG S, RUSSEK K. Natural orifice specimen extraction in laparoscopic colorectal surgery: transanal and transvaginal approaches[J]. Tech Coloproctol, 2013, 17 (Suppl 1): 63–67.

[7] FRANKLIN J R M E, LIANG S, RUSSEK K. Integration of transanal specimen extraction into laparoscopic anterior resection with total mesorectal excision for rectal cancer: a consecutive series of 179 patients[J]. Surg Endosc, 2013, 27(1): 127–132.

[8] WANG Q, WANG C, SUN D–H, et al. Laparoscopic total mesorectal excision with natural orifice specimen extraction[J]. World J Gastroenterol, 2013, 19(5): 750–754.

[9] LEROY J, COSTANTINO F, CAHILL R A, et al. Laparoscopic resection with transanal specimen extraction for sigmoid diverticulitis[J]. Br J Surg, 2011, 98(9): 1327–1334.

[10] COSTANTINO F A, DIANA M, WALL J, et al. Prospective evaluation of peritoneal fluid contamination following transabdominal vs. transanal specimen extraction in laparoscopic left–sided colorectal resections[J]. Surg Endosc, 2012, 26(6): 1495–1500.

[11] ALTEMEIER W A, CULBERTSON W R, SCHOWENGERDT C, et al. Nineteen years' experience with the one–stage perineal repair of rectal prolapse[J]. Ann Surg, 1971, 173(6): 993–1006.

[12] GAVAGAN J A, WHITEFORD M H, SWANSTROM L L. Full–thickness intraperitoneal excision by transanal endoscopic microsurgery does not increase short–term complications[J]. Am J Surg, 2004, 187(5): 630–634.

[13] HEALD R J, MORAN B J, RYALL R D H, et al. Rectal Cancer: the basingstoke experience of total mesorectal excision, 1978–1997[J]. Arch Surg, 1998, 133 (8): 894–899.

[14] ITO M, SUGITO M, KOBAYASHI A, et al. Relationship between multiple numbers of stapler firings during rectal division and anastomotic leakage after laparoscopic rectal resection[J]. Int J Colorectal Dis, 2008, 23(7): 703–707.

[15] KIM J S, CHO S Y, MIN B S, et al. Risk factors for anastomotic leakage after laparoscopic intracorporeal colorectal anastomosis with a double stapling technique[J]. J Am Coll Surg, 2009, 209(6): 694–701.

[16] WHITEFORD M H, DENK P M, SWANSTROM L L. Feasibility of radical sigmoid colectomy performed as natural orifice translumenal endoscopic surgery (NOTES) using transanal endoscopic microsurgery[J]. Surg

Endosc, 2007, 21(10): 1870–1874.

[17] RIEDER E, SPAUN G O, KHAJANCHEE Y S, et al. A natural orifice transrectal approach for oncologic resection of the rectosigmoid: an experimental study and comparison with conventional laparoscopy[J]. Surg Endosc, 2011, 25(10): 3357–3363.

[18] MCLEMORE E C, COKER A M, DEVARAJ B, et al. TAMIS–assisted laparoscopic low anterior resection with total mesorectal excision in a cadaveric series[J]. Surg Endosc, 2013, 27(9): 3478–3484.

[19] TELEM D A, HAN K S, KIM M C, et al. Transanal rectosigmoid resection via natural orifice translumenal endoscopic surgery (NOTES) with total mesorectal excision in a large human cadaver series[J]. Surg Endosc, 2013, 27(1): 74–80.

[20] SYLLA P, RATTNER D W, DELGADO S, et al. NOTES transanal rectal cancer resection using transanal endoscopic microsurgery and laparoscopic assistance[J]. Surg Endosc, 2010, 24(5): 1205–1210.

[21] EMHOFF I A, LEE G C, SYLLA P. Transanal colorectal resection using natural orifice translumenal endoscopic surgery (NOTES)[J]. Dig Endosc, 2014,26 (Suppl 1): 29–42.

[22] ROUANET P, MOURREGOT A, AZAR C C, et al. Transanal endoscopic proctectomy: an innovative procedure for difficult resection of rectal tumors in men with narrow pelvis[J]. Dis Colon Rectum, 2013, 56(4): 408–415.

[23] SYLLA P, BORDEIANOU L G, BERGER D, et al. A pilot study of natural orifice transanal endoscopic total mesorectal excision with laparoscopic assistance for rectal cancer[J]. Surg Endosc, 2013, 27(9): 3396–3405.

[24] LEROY J, BARRY B D, MELANI A, et al. No–scar transanal total mesorectal excision: the last step to pure NOTES for colorectal surgery[J]. JAMA Surg, 2013, 148(3): 226–230.

[25] ZHANG H, ZHANG Y S, JIN X W, et al. Transanal single–port laparoscopic total mesorectal excision in the treatment of rectal cancer[J]. Tech Coloproctol, 2013, 17(1): 117–123.

[26] NAGY A G. History and development of laparoscopic surgery[M]// EUBANKS W S, SWANSTROM L L, SOPER N J. Mastery of endoscopic and laparoscopic surgery. Philadelphia: Lippincott, Williams, and Wilkins, 2000.

第二十四章　机器人手术

Mehraneh Dorna Jafari, David E. Rivadeneira, Alessio Pigazzi

关键点

- 机器人手术适应证不断扩大。
- 机器人手术优势包括：更好的手术视野、术者本人控制摄像系统、更符合人体工程学原理、操作灵活准确。
- 目前，盆腔手术较结肠手术更能将机器人手术优势发挥至极致。
- 机器人右半结肠切除术完成腹腔内吻合极其方便。
- 使用1种或2种对接方法，可实施联合机器人和腹腔镜或完全机器人左半结肠切除和盆腔手术。
- 开展机器人手术者应该具有丰富的腹腔镜手术经验。

电子补充材料参见：10.1007/978-1-4939-1581-1_24.
视频网址：http://www.springerimages.com/videos/978-1-4939-1580-4.

Mehraneh Dorna Jafari，MD（通讯作者）
Department of Surgery，University of California，Irvine School of Medicine，333 City Blvd. West Ste 850，Orange，CA 92868，USA
E-mail：jafarim@uci.edu；apigazzi@uci.edu
David E. Rivadeneira，MD，MBA，FACS，FASCRS
North Shore-LIJ Health System，Huntington Hospital，Hofstra University School of Medicine，Huntington，NY，USA
E-mail：drivadeneira@nshs.edu
Alessio Pigazzi，MD，PhD
Colorectal Surgery，University of California，Irvine Medical Center，333 City Blvd. West Ste 850，Orange，CA 92868，USA
E-mail：jafarim@uci.edu；apigazzi@uci.edu

一、简介

自1994年首次报道以来，机器人手术取得进一步发展。2000年，FDA首次同意远程使用da Vinci®robotic 系统（Intuitive Surgical Inc.，Sunnyvale，CA，USA）完成腹腔内手术。最近10年，机器人手术呈井喷式发展，至2011年，共实施350 000例手术（图24-1）。机器人手术数量的增加，使得盆腔外科（如泌尿外科和妇产科）机器人手术得以进一步发展（图24-2）。2001年首次报道机器人结直肠手术，2006年首次报道机器人全直肠系膜切除术[1,2]。尽管多个病例系列报道和至少一个前瞻性随机对照试验证实机器人结直肠手术安全可行[3-12]，但其数量的增加颇为缓慢。美国最新的研究资料显示机器人手术仅占微创手术的2.8%[13]。缓慢增加的手术量和广为流传的机器人手术优势（如更好的视野、更符合人体工程学原理及良好的灵活准确性）颇不相符。机器人手术提供3D立体视野和良好的深度感觉。另外，术者一个人完全控制摄像系统，排除常规腹腔镜手术所需的助手干扰。机器人手术的灵活性来源于该操作系统具有7个自由度、180° 水平旋转和540° 垂直旋转的特性，所有上述特点均使机器人手术可在狭小的空间内顺畅实施。机器人手术允许准确移动并避免肌肉震颤，此点也优于常规腹腔镜手术。Moorthy等报道机器人手术可增加约65%的手术灵活性，减少约93%的手术失误和节省40%的手术用时[14]。机器人手术更符合人体工程学原理，像灵活性增加和视野改善一样，对在狭窄空间内手术颇有帮助，对泌尿外科、妇产科和结直肠外科等盆腔外科医生颇具吸引力[15]。

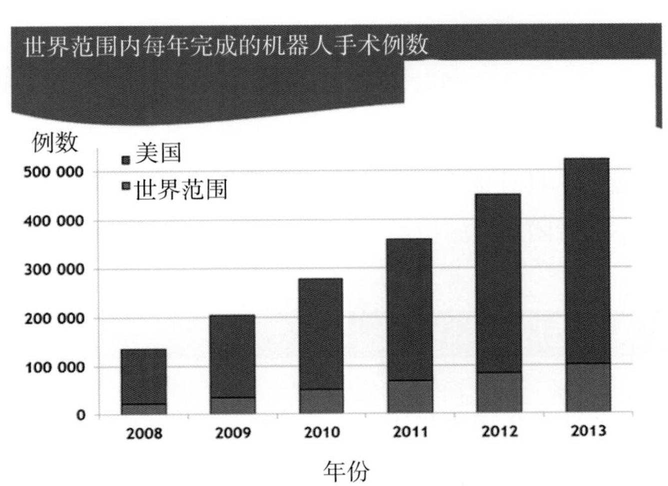

图24-1 世界范围内每年完成的机器人手术例数（2008—2013）

（Intuitive Medical授权）

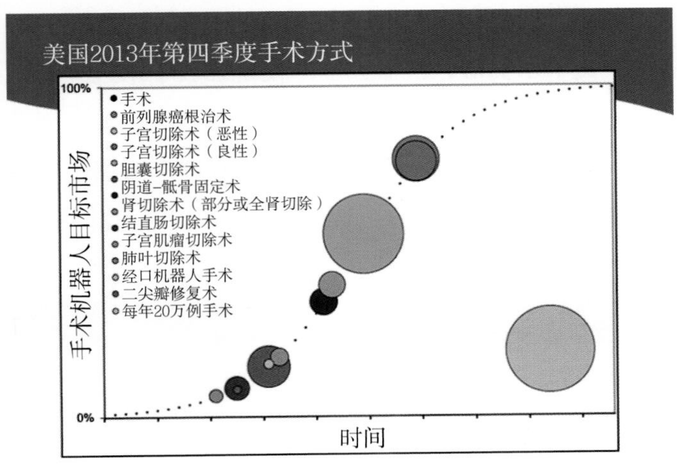

图24-2 不同手术方式的机器人手术

（Intuitive Medical授权）

2012年美国全年前列腺切除术比2011年减少15%，这与美国预防服务工作组反对前列腺特异性抗原检查及推荐前列腺癌低风险治疗取代彻底切除术有关；根据2012年、2013年第三季度数据估计，目标市场将下降15%。

机器人手术的劣势为缺乏触觉反馈、手术用时延长及费用增加。将床旁机械臂移至手术台旁，将机器人手术器械与其四个机械臂妥善安装并经专用Trocar置入腹腔的过程称为机器人入位。机器人手术用时较长和入位耗时较久有关，特别是对某些需要多次入位或更换手术器械的完全机器人手术而言更是如此。然而，随着机器人直肠手术经验的增加，手术用时相应缩短[16]，最近的荟萃分析证实手术耗时和常规腹腔镜手术类似[12,17]。然而，对于手术费用尚存争议，特别是目前尚未证实机器人手术较腹腔镜手术具有更大的临床获益则更是如此，但毫无疑义的是它为手术医生提供了另一种选择。本章将分享笔者团队实施机器人结直肠手术的外科策略和技术要点。

二、适应证

与腹腔镜手术相比，专一的机器人手术适应证在不断发展。但遗憾的是，到目前为止，尚没有大规模的前瞻性随机对照试验证实机器人结直肠手术较腹腔镜手术更具优势。事实上，详细阐述机器人手术的研究多为单中心的病例研究。因此，专一的机器人结直肠手术适应证的明确需要更新的证据。总体而言，机器人和腹腔镜手术的临床结局类似。机器人结直肠手术的取舍取决于手术医生的选择。恰似前述，机器人手术增加手术用时，但随着手术经验的增加，此问题可迎刃而解。机器人结肠节段切除使用EndoWrist®技术易于完成腹腔内缝合，但并没有带来更佳的临床结局[18]。简而言之，尽管机器人结肠切除术具有技术优势和可行性，但并没有明显改善患者的临床结局[13,19,20]。然而，虽然腹腔镜结肠切除术和机器人手术的临床结局类似，但住院费用更少且手术用时更短。

目前尽管机器人全直肠系膜切除术（total mesorectal excision，TME）中转开腹率较低，但没有更强的手术适应证[12,13,21]。和结肠相比，盆腔解剖的限制使得直肠手术更具挑战性，对微创手术而言更是如此。TME具有高度精确性，是直肠癌手术获得良好临床结局的重要保障。而且，TME难度与盆腔大小相关[22]。腹腔镜TME颇具挑战性，特别是对于男性、低位直肠肿瘤和肥胖患者更是如此[23]。腹腔镜手术器械没有关节，手术视野显露欠佳，导致较高的中转开腹率[24,25]。机器人手术具有上述优势，手术难题可迎刃而解，中转开腹率较低[12,13]。术者应该知晓不存在绝对的机器人手术禁忌证，仅仅是术者的专长和经验与之有关。和腹腔镜手术类似，机器人手术仅是开放手术之外的一种选择而已。机器人手术适应证包括：憩室病、炎症性肠病及恶性肿瘤。对于炎症性肠病患者，因术中缺乏触觉反馈，处理炎症组织时应格外小心谨慎。然而，机器人手术适应证很大程度上取决于潜在疾病的进展状态，对于盆腔病变患者还需考虑能否耐受气腹、陡直的Trendelenburg体位以及可能的手术用时延长等问题。

三、手术设备

所有机器人手术均需要Bafford博士在本书第一章所列出的各种腹腔镜设备，当使用联合机器人和腹腔镜手术时更是如此。需增加床旁机械臂以固定摄像系统、注气设备及电外科设备，另外还需额外的手术监视器。手术室需要有足够的空间以便于医护人员和较大设备的移动，在术者操控平台可容易地观察术野，允许在不同角度将机器人入位（图24-3）。

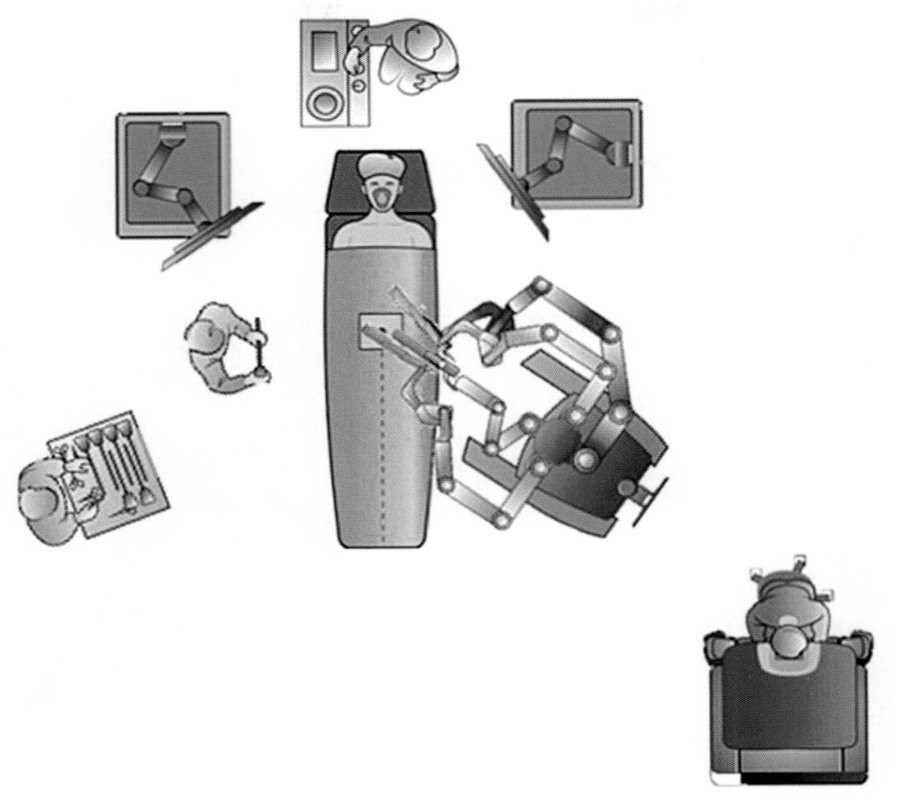

图24-3 手术室布局应该为机器人手术器械车、腹腔镜和机器人机械臂提供足够大的空间，机器人手术系统包括机器人手术器械车、外科医生控制台和机器人机械臂（Intuitive Medical授权）

四、机器人系统组成

da Vinci®具有4种机型，包括：标准机型、流线（streamline，S）型、高精确度S型（S-high definition，S-HD）、集成高准确度S型（S-integrated HD，S-IHD）。在撰写此文之时，新一代da Vinci Xi®已面世，新系统改善机械臂运动能力，在任何操作臂均可安放摄像机。标准的机器人系统具有3个机械臂。2006年面世的S型机器人具有许多改进，包括动力化床旁机械臂系统、颜色标示的可视连接设备、器械更换便利、优化的Trocar、手术器械移动范围进一步扩大。da Vinci®系统包括3部分：医生操作平台、床旁机械臂系统和电子视频平台（图24-3）。S-HD具有高精准度摄像头，最新的版本视觉分辨率更是高达1080i，医生操作平台有所改进且有可能升级为双操作平台。医生操作平台如图24-4所示，3D立体图像可经立体放映机获得，后者可经机械臂控制系统予以调整。该系统设备经主控制器和脚踏板予以控制。只有术者的头靠近立体放映机时，才可以使用手术器械和操作平台，确保术者离开术野时，机械臂立即停止工作。外科医生使用示指和拇指操作手术器械，机器人技术可无延迟地感知、滤过并将术者指令传递给手术器械。术者应熟知使用主控制器的人体工程学原理，坐姿舒适，切勿拉伸。机器人具有单极及双极设备，可同时使用。

床旁机械臂具有3～4个操作手臂，其中一个控制摄像头，每一个手臂均具有多个抓持按钮，可控制手术器械完成粗略的及精细的操作（图24-5）。

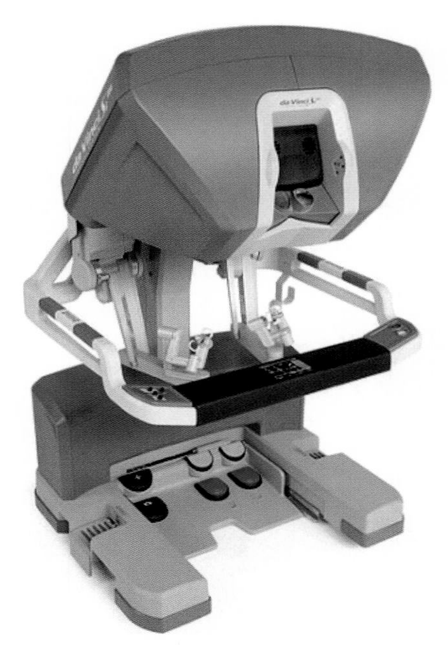

图24-4　da Vinci Si^{TM}医生操作平台的主控制器和脚踏板（Intuitive Medical授权）

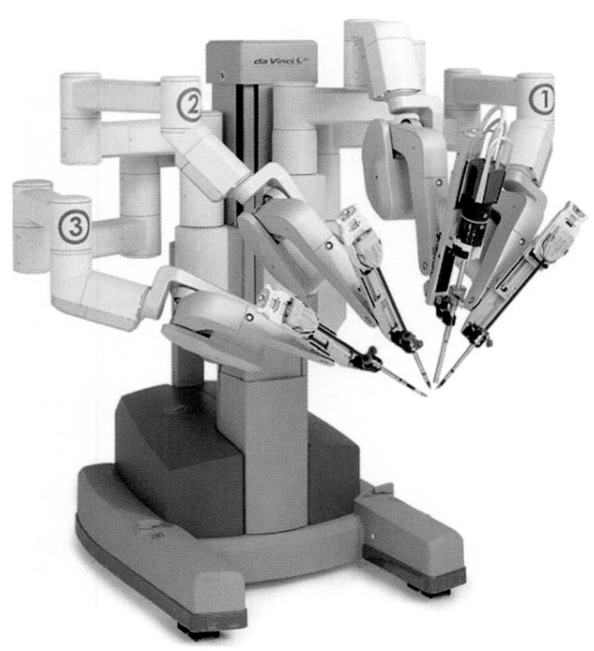

图24-5　da Vinci Si^{TM}机器人的4个床旁机械臂（Intuitive Medical授权）

五、内镜（摄像机）

机器人手术内镜具有0°视角和30°视角两种，结肠手术时笔者多使用30°视角内镜，而TME多用0°视角内镜。该内镜具有数码变焦，通过触压左侧主控制区的左、右箭头或踏下内镜脚踏板即可使主操作臂靠近或远离手术野而予以调整。

六、手术器械

如前文所述，EndoWrist®手术器械具有7个自由度、180°水平旋转和540°垂直旋转的特性。手术器械虽可重复使用，但有使用次数限制，系统自动跟踪并记录。S型机器人手术器械长57 cm，外套为蓝色，具有解锁手柄、器杆、腕部和头端。手术器械为5 mm的“蛇节”形或8 mm的“成角关节”形（图24-6、图24-7），前者在旋转时较后者需要更大的操作半径。在实施结肠切除和TME时，将抓钳安装于机械臂3、双极钳安于机械臂2、单极剪/钩安装于机械臂1。由于缺乏触觉反馈，当抓持组织时务必小心谨慎。切勿抓持直肠系膜，以免撕裂和出血。

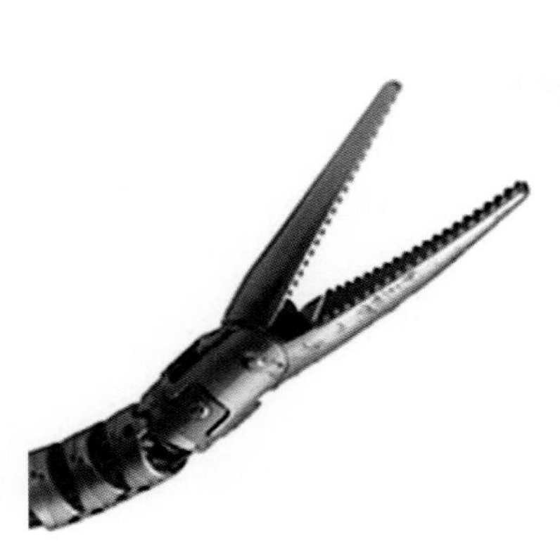

图24-6 “蛇节”形5 mm Maryland 分离钳
（Intuitive Medical授权）

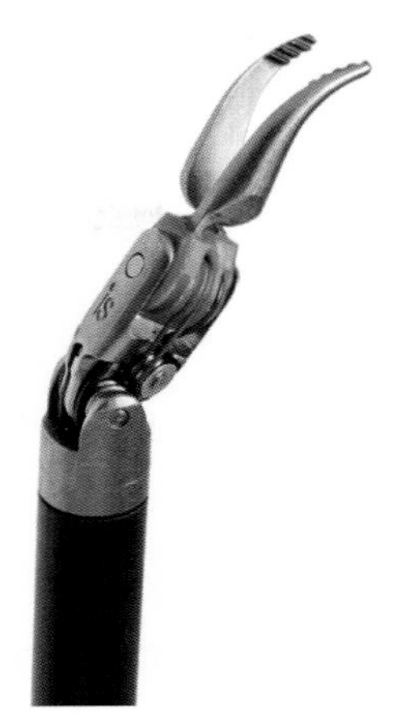

图24-7 “成角关节”形8 mm双极分离钳
（Intuitive Medical授权）

七、与手术方式相关的特殊考量

1. 体位

患者体位的特殊原则同本书第二章有关内容。然而，依然需要重申将患者安全固定于手术床的重要性，以避免患者在手术过程中滑落。严禁使用颈肩部的限制措施，以免导致臂丛神经损伤。笔者成功使用过蚕豆袋、凝胶垫和Pink Pad™（腹腔镜和机器人手术专用垫）。对于直肠手术患者，应充分显露肛门，避免手术台和机器人机械臂系统将其遮挡。机器人入位方法根据不同手术方式而定。

2. Trocar布局

本章仅讨论适用于S/SI型机器人系统的Trocar置入方法，新Xi系统在机器人手术入路方面发生巨大改变，但在Trocar置入方面无明显不同。本章所探讨的在1～2个手术区域置入Trocar的策略适用于大部分患者。将来新Xi系统更易于在多个手术区域操作，但目前经验有限，难以详述。

机器人手术和腹腔镜手术一样，要求Trocar呈三角形布局，不能和躯体纠缠在一起，床旁机械臂不能互相缠绕。Trocar之间相距至少一手掌宽度。直视下置入Trocar，机器人入位前将小肠移出手术区域。

下面将针对每一种术式讲解Trocar布局策略，将摄像机Trocar定义为C，其余三个Trocar分别定义为R1、R2、R3。除非特殊注明，否则通常机械臂1接入R1、机械臂2接入R2、机械臂3接入R3。机械臂1通常作为操作臂，连接单极剪、电凝钩、机器人血管闭合器。机械臂2和3提供牵拉和反牵拉作用，以利于解剖。机械臂2通常连接双极能量设备。也可另外增加一个腹腔镜辅助Trocar，可协助牵拉、吸引和灌洗。

八、右半结肠切除术

1. 体位

患者取平卧位或改良截石位，双上臂包裹固定于身体两侧，为助手和床旁机械臂留置足够空间。一旦进入腹腔并确认解剖结构适宜行微创手术后，就将手术床右侧升高20°～30°。床旁机械臂位于患者右侧，于左侧腹置入Trocar的方法见下述。手术助手站于患者左侧。

2. Trocar布局

摄像机Trocar（C）位于剑突和耻骨联合连线中点向左侧旁开两横指处。R1及R2均为8 mm Trocar，R1位于C的头侧和外侧，R2位于C的肛侧和内侧，二者均与C相距一手掌宽度。R3位于剑突下方。12 mm腹腔镜辅助Trocar（L1）位于C和左髂前上棘（anterior superior iliac spine，ASIS）连线中点，经此Trocar可完成钉合、额外牵拉和缝合（图24–8）。

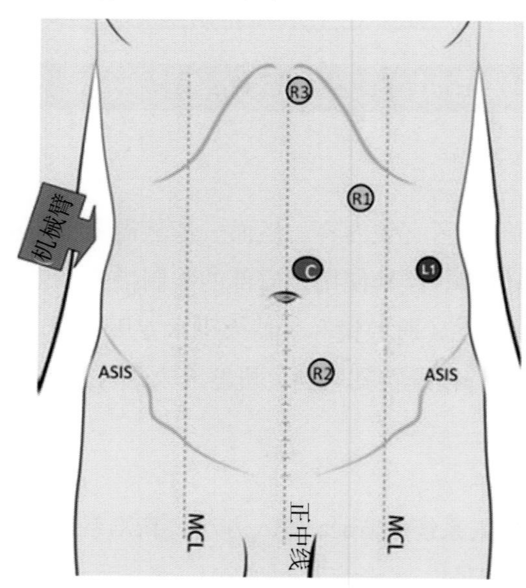

图24–8　右半结肠切除术Trocar布局

注：C为摄像机置入Trocar，L1为12 mm腹腔镜辅助Trocar，R1、R2、R3均为8 mm机器人手术Trocar，MCL为锁骨中线，ASIS为髂前上棘。（Intuitive Medical授权）

3. 手术步骤

一旦Trocar放置完毕且将患者置于适当体位，即将机器人入位。笔者多采用由内向外的手术入路。使用机械臂3将升结肠拉向前腹壁（提供对抗牵拉力），机械臂1和2完成分离和精细牵拉。将回盲部系膜呈幕状拉起，识别回结肠血管蒂，经机械臂1置入单极电凝将其分离，同时经R2提供牵拉力。使用机械臂1和2于右Toldt间隙游离，将腹膜后结构如十二指肠和胰头留于原位（图24–9）。一旦血管蒂分离完毕，就经L1使用daVinci EndoWrist®One™ Vessel Sealer、血管夹、腹腔镜血管封闭设备或钉合设备将其离断（图24–10）。笔者经常使用Weck®Hem-o-lok®血管夹和血管闭合设备。癌症患者应于血管根部离断血管。血管离断后，在十二指肠和胰腺表面继续分离，将结肠系膜轻轻拉向外侧，确认并离断中结肠血管右侧分支。至此右半结肠自后腹壁和盆腔侧壁完全解离。机械臂3将结肠拉向内侧，机械臂2提供反牵拉力，经机械臂1使用单极电刀切开升结肠外侧Toldt白线。右半结肠完全游离后，经剖腹小切口将其拉出体外，完成切除和吻合。

笔者多采用经小Pfannenstiel切口拉出标本，实施腹腔外吻合。将末段回肠和横结肠呈逆蠕动并列，切开回肠和结肠少许，置入60 mm直线型切割闭合器，完成回结肠侧侧吻合，然后用可吸收线连续缝合关闭回肠及结肠切开部位（图24–11、图24–12）。

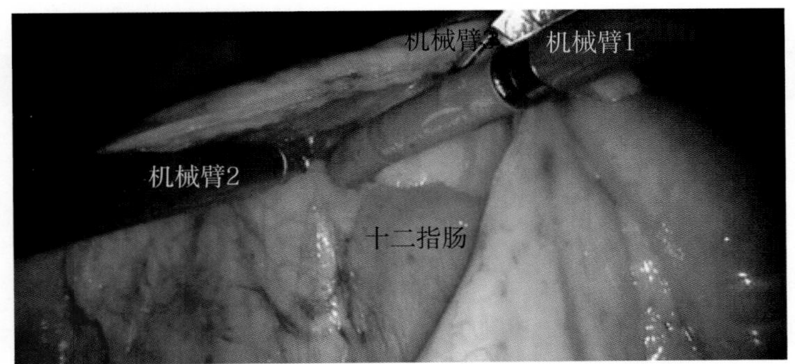

图24–9　使用机械臂1和2于右Toldt间隙游离，将腹膜后结构如十二指肠和胰头留于原位

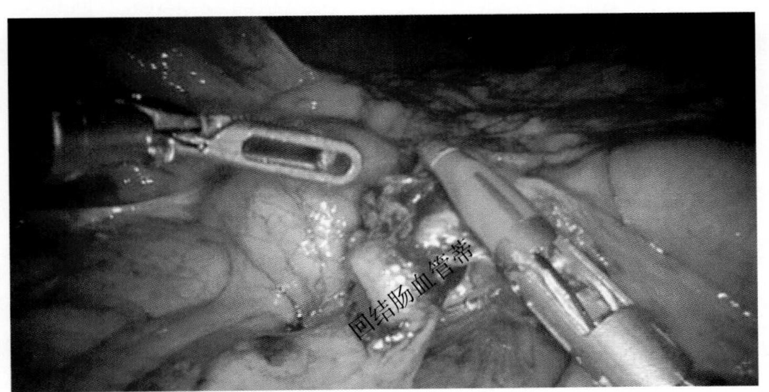

图24–10　使用机器人手术血管封闭设备离断回结肠血管蒂

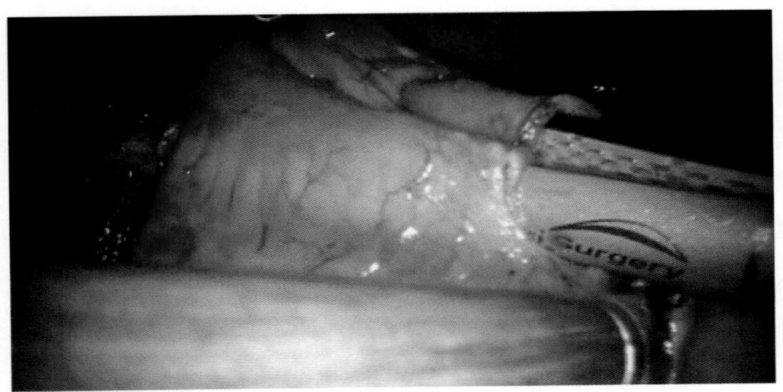

图24–11　将末段回肠和横结肠呈逆蠕动并列，切开回肠和结肠少许，置入60 mm直线型切割闭合器，完成回结肠侧侧吻合

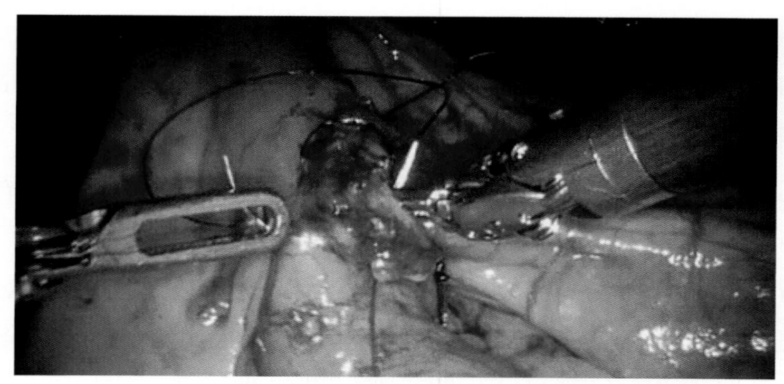

图24-12 用可吸收线连续缝合关闭回肠及结肠切开部位

九、左半结肠切除术和直肠低位前切除术

1. 简述

如果实施完全机器人左半结肠切除术，需要将床旁机械臂入位两次，以便于分别游离结肠脾曲和降结肠。若行结肠脾曲游离则将床旁机械臂自患者左肩部入位，若行降结肠游离则自患者左髋部入位。完全机器人直肠低位前切除术也需要两次入位，以便于获得理想的手术视野和Trocar三角形布局。然而，笔者多采用机器人和腹腔镜联合的手术方式，首先完成腹腔镜由内向外的结肠游离和血管离断，然后将机器人入位，完成盆腔内的游离操作，实践证明此种方法颇为简洁、有效，值得推广。

将患者置于改良截石位，手臂包裹固定于身体两侧。安全进入腹腔，将小肠移出盆腔并置于右上腹，手术床左侧升高20°～30°。将床旁机械臂自患者左髂部入位，助手站于患者的右侧。

在腹腔镜彻底游离结肠脾曲和降结肠、乙状结肠并将血管离断后，将患者置于Trendelenburg体位。床旁机械臂自患者左髋部入位[26]，也可自盆腔入位[10]，但后者妨碍直肠指检、经肛吻合和内镜检查。助手站于患者右侧。

2. Trocar布局

（1）降结肠切除术。摄像机Trocar（C）位于剑突和耻骨联合连线中点右侧旁开两横指处。R1为12 mm Trocar，位于C和右ASIS连线中点，机器人手术或腹腔镜钉合器使用此通道。R2为8 mm Trocar，位于C的头侧，与C相距一手掌宽度。R3为8 mm Trocar，位于左上腹，与R2相距一手掌宽度，可提供牵拉和反牵拉力。5 mm或12 mm腹腔镜辅助Trocar（L1）位于右侧中腹部（图24-13）。

（2）直肠低位前切除术。摄像机Trocar（C）位于剑突和耻骨联合中点。R1为12 mm Trocar，位于C和右ASIS连线与右锁骨中线交界处，回肠造口或腹腔镜钉合器使用此通道。R2为8 mm Trocar，位于R1的对侧。R3为8 mm Trocar，位于R2外侧8～10 cm，多位于左髂前上棘上方。5 mm辅助Trocar（L1）位于R1上方12 cm处，行直肠低位切除的患者，也可将此通道扩大至12 mm，以完成钉合操作。L2为5 mm Trocar，位于右锁骨中线和正中线的中点，距离L1约12 cm。R1、L1、L2和C通道用于联合手术中的腹腔镜部分，适用于盆腔肿块切除、直肠固定术和经腹会阴直肠切除术。笔者多采用联合的手术方式，经R1、L1、L2和C通道完成结肠游离，然后再实施机器人TME（图24-14）。

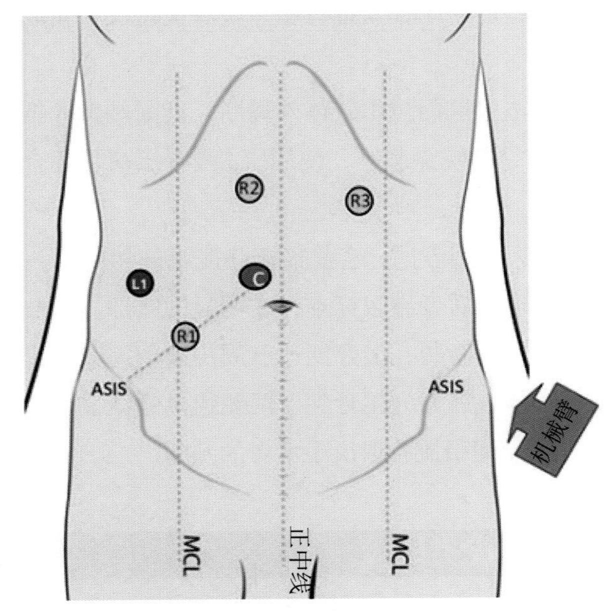

图24-13　降结肠切除Trocar布局

注：C为摄像机置入Trocar，L1为5 mm或12 mm腹腔镜辅助Trocar，R1为12 mm机器人手术Trocar，R2、R3均为8 mm机器人手术Trocar，MCL为锁骨中线，ASIS为髂前上棘。（Intuitive Medical授权）

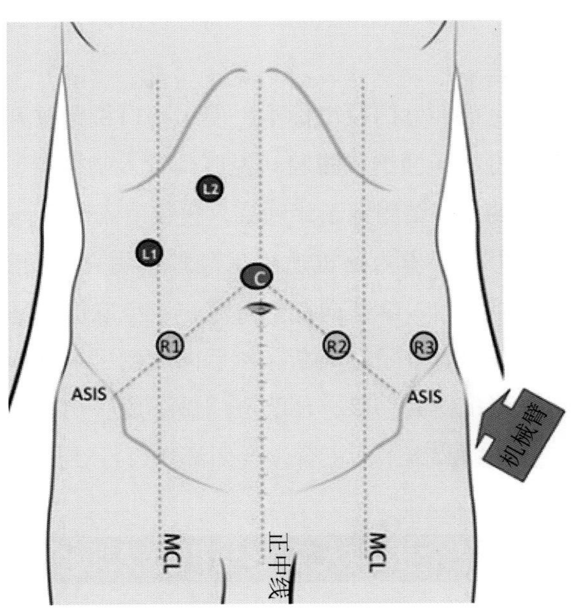

图24-14　机器人辅助腹腔镜直肠低位前切除术Trocar布局

注：C为摄像机置入Trocar，L1、L2为5 mm腹腔镜辅助Trocar，R1为12 mm机器人手术Trocar，R2、R3均为8 mm机器人手术Trocar，MCL为锁骨中线，ASIS为髂前上棘。（Intuitive Medical授权）

3. 手术步骤

（1）腹腔镜结肠脾曲游离及由内向外的方法游离降结肠。左半结肠切除后，待吻合结肠务必可无张力抵达盆腔，通常在IMV部位开始游离，该静脉恰位于Treitz外侧。一旦离断IMV，就将乙状结肠系膜拉向腹侧，可见帐篷样的肠系膜下动脉（inferior mesenteric artery，IMA）。使用锐性分离方法，解剖腹膜后结构，沿Toldt间隙予以分离。此时避免损伤上腹下神经丛。确认左侧输尿管之后，使用血管夹、血管闭合设备或钉合器离断IMA，恶性肿瘤患者需要于其根部离断。将降结肠拉向内侧，切开其外侧Toldt白线。打开小网膜囊，解离结肠脾曲，离断脾结肠韧带和胃结肠韧带，避免损伤胰尾。基于术式不同调整游离范围，但必须确保结直肠或结肠肛管吻合口无张力。

（2）全直肠系膜切除。机器人入位方法如前述，自后方开始分离。助手经L2通道将直肠拉向腹侧和头侧，经L1予以反牵拉。机器人操控台使用机械臂3提供牵拉力，机械臂1和2于直肠后间隙分离，向尾骨方向解剖尽量远。然后向侧方解剖，避免损伤位于此间隙的盆腔自主神经。使用机械臂3向前方牵拉Douglas窝前方腹膜，机械臂2向背侧推压直肠，于直肠前间隙游离，切除Denonvilliers筋膜后叶。向肿瘤下方游离直肠周围组织，使用带关节的机器人器械易于离断低位直肠和盆底之间的连接组织。在直肠末端，直肠系膜消失，可见裸露的直肠壁。需做几次肛门指诊，必要时行术中结肠镜检查，确定肿瘤位置和足够的远切缘。一旦确定足够的远切缘，就经R1或R2通道使用机器人切割闭合器或由助手使用腹腔镜切割闭合器离断直肠，这取决于显露直肠前壁所需牵拉力的大小。将床旁机械臂移除，经Pfannenstiel切口将肠管拉出体外，离断近侧结肠，近断端置入抵钉座，腹腔镜监视下完成端端吻合。

也可经肛门拉出标本，使用切口拉钩拉开肛门，将标本自肛门拉出，体外离断，近断端置入抵钉座，将结肠回纳入腹腔。经肛门置入吻合器，旋出穿刺锥，围绕穿刺锥，使用PDS线一层荷包缝合直肠残端并打结固定于穿刺锥，腹腔镜监视下，完成吻合。

上述手术入路也适用于经腹会阴直肠切除术，在大多数情况下，笔者实施肛提肌外切除。一旦TME完成后，继续向肛侧游离，避免肛提肌部位出现圆锥形，后者导致标本存在明显的腰部。在肛提肌骨盆附着处予以离断，然后向肛侧尽量远地切除坐骨直肠窝脂肪，最好能达肛周皮肤。完成此步骤后，将机器人移除，环绕肛门做一皮肤切口，前方为会阴体、后方为尾骨尖、两侧达坐骨结节，直至和腹腔内游离平面汇合。会阴部切口行3层缝合关闭。是否使用引流管取决于术者的判断。

十、完全机器人手术与机器人联合腹腔镜手术的优劣比较

确切的手术方法取决于外科医生，没有研究证实哪一种方法优于另外一种。然而，任何一种方法均有内在的优势和劣势。完全机器人手术适用于右半结肠切除术和左半结肠切除术，低位前切除术和经腹会阴直肠切除术也可使用。但对于需要游离结肠脾曲和行TME的患者而言，实施完全机器人手术多有不便，因为游离结肠脾曲需要重新将机器人入位而增加手术用时。多次机器人入位需要精准的Trocar置入，评估多个操作区域可导致机器人手术布局混乱不堪。

联合的手术方式部分操作由腹腔镜完成，主要用于低位前切除术，其中的结肠脾曲游离、降结肠游离和血管离断均经腹腔镜完成，然后将机器人入位，实施TME。对于空间有限的盆腔手术，机器人具有独特的优势。机器人手术医生务必熟悉高级的腹腔镜手术，足以胜任腹腔镜手术的任何一部分操作；另外，术中腹腔镜检查可指导调整患者体位。

手术技术

● 机器人手术医生务必胜任以下工作。

（1）克服张力和触觉反馈缺失的弊端。

（a）基于组织张力和处置感觉寻找可视线索。

（b）构思机器人设备的空间相对关系，在不能直视下依然可以安全重新定位。

（c）将患者体外手术器械相互碰撞的影响降至最低，脑海中构思机械臂的相互空间关系，最优化其机动性和移动范围。

（2）术者在开展机器人手术之前，务必掌握娴熟的腹腔镜技术，以便于胜任上述操作。

● 避免并发症的策略。

（1）术者务必清楚腹腔镜手术基本原则，如三角形布局和良好视野，这同样是机器人手术所必须遵守的

原则。

（a）确保术野显露良好，手术器械位于视野之内。

（b）Trocar相距至少一手掌宽或10 cm，以免机械臂相互碰撞。

（2）新手务必清楚自己所胜任的手术，在为患者实施机器人手术之前，应该在模拟环境接受机器人、手术器械及操作平台使用方法的培训。

（3）术者应深知机器人手术缺乏触觉反馈，务必注意以下几个问题。

（a）抓持组织务必轻柔，特别是处理急性溃疡性结肠炎和克罗恩病所致的质脆肠管及其系膜时更应如此。

（b）在行TME时，避免抓持直肠系膜，应该用带窗的双极抓钳轻轻牵拉直肠。

（4）术者确保熟知所有手术器械的使用方法。

（a）不能正确使用手术器械可导致意外损伤。

（b）确保正确启动机械臂，保障手术器械位于视野之内。

（c）使用机械臂3牵拉的一个良好技术，是将其锁定并固定于原位，使用其他2个机械臂实施手术。

（5）任何一种手术均可借助机械臂3提供牵拉/反牵拉力。

（6）床旁机械臂入位务必适宜手术操作。

（7）联合机器人和腹腔镜手术的效率很高，只需床旁机械臂入位操作一次即可完成手术。

声明：Pigazzi和Rivadeneira博士是Intuitive Surgical（Sunnyvale，CA）的高级顾问医生。

参考文献

[1] BALLANTYNE G H M P, WEBER A, WASIELEWSKI A. Robotic solutions to the pitfalls of laparoscopic colectomy[J]. Osp Ital Chir, 2001, 7(405): 405–412.

[2] PIGAZZI A, ELLENHORN J D, BALLANTYNE G H, et al. Robotic-assisted laparoscopic low anterior resection with total mesorectal excision for rectal cancer[J]. Surg Endosc, 2006, 20(10): 1521–1525.

[3] WEBER P A, MEROLA S, WASIELEWSKI A, et al. Telerobotic-assisted laparoscopic right and sigmoid colectomies for benign disease[J]. Dis Colon Rectum, 2002, 45(12): 1689–1694[discussion: 1695–1696].

[4] DELANEY C P, LYNCH A C, SENAGORE A J, et al. Comparison of robotically performed and traditional laparoscopic colorectal surgery[J]. Dis Colon Rectum, 2003, 46(12): 1633–1639.

[5] D'ANNIBALE A, ORSINI C, FISCON V, et al. Videolaparoscopic surgery in the treatment of colorectal disease: our experience with 200 patients[J]. Chirurgia Italiana, 2002, 54(6): 777–783.

[6] BRAUMANN C, JACOBI C A, MENENAKOS C, et al. Computer-assisted laparoscopic colon resection with the Da Vinci system: our first experiences[J]. Dis Colon Rectum, 2005, 48(9): 1820–1827.

[7] RAWLINGS A L, WOODLAND J H, CRAWFORD D L. Telerobotic surgery for right and sigmoid colectomies: 30 consecutive cases[J]. Surg Endosc, 2006, 20(11): 1713–1718.

[8] RAWLINGS A L, WOODLAND J H, VEGUNTA R K, et al. Robotic versus laparoscopic colectomy[J]. Surg Endosc, 2007, 21(10): 1701–1708.

[9] HELLAN M, ANDERSON C, ELLENHORN J D, et al. Short–term outcomes after robotic–assisted total mesorectal excision for rectal cancer[J]. Ann Surg Oncol, 2007, 14(11): 3168–3173.

[10] SPINOGLIO G, SUMMA M, PRIORA F, et al. Robotic colorectal surgery: first 50 cases experience[J]. Dis Colon Rectum, 2008, 51(11): 1627–1632.

[11] BAIK S H, KO Y T, KANG C M, et al. Robotic tumor–specific mesorectal excision of rectal cancer: short–term outcome of a pilot randomized trial[J]. Surg Endosc, 2008, 22(7): 1601–1608.

[12] TRASTULLI S, FARINELLA E, CIROCCHI R, et al. Robotic resection compared with laparoscopic rectal resection for cancer: systematic review and meta–analysis of short–term outcome[J]. Colorectal Dis, 2012, 14(4): e134–156.

[13] HALABI W J, KANG C Y, JAFARI M D, et al. Robotic–assisted colorectal surgery in the United States: a nationwide analysis of trends and outcomes[J]. World J Surg, 2013, 37(12): 2782–2790.

[14] MOORTHY K, MUNZ Y, DOSIS A, et al. Dexterity enhancement with robotic surgery[J]. Surg Endosc, 2004, 18(5): 790–795.

[15] KENNGOTT H G, FISCHER L, NICKEL F, et al. Status of robotic assistance–a less traumatic and more accurate minimally invasive surgery?[J]. Langenbecks Arch Surg, 2012, 397(3): 333–341.

[16] BAEK S J, KIM S H, CHO J S, et al. Robotic versus conventional laparoscopic surgery for rectal cancer: a cost analysis from a single institute in Korea[J]. World J Surg, 2012, 36(11): 2722–2729.

[17] YANG Y, WANG F, ZHANG P, et al. Robot–assisted versus conventional laparoscopic surgery for colorectal disease, focusing on rectal cancer: a meta–analysis[J]. Ann Surg Oncol, 2012, 19(12): 3727–3736.

[18] MAGISTRO C, LERNIA S D, FERRARI G, et al. Totally laparoscopic versus laparoscopic–assisted right colectomy for colon cancer: is there any advantage in short–term outcomes? A prospective comparative assessment in our center[J]. Surg Endosc, 2013, 27(7): 2613–2618.

[19] BAIK S H. Robotic colorectal surgery[J]. Yonsei Med J, 2008, 49(6): 891–896.

[20] PARK J S, CHOI G S, PARK S Y, et al. Randomized clinical trial of robot–assisted versus standard laparoscopic right colectomy[J]. Br J Surg, 2012, 99(9): 1219–1226.

[21] ANTONIOU S A, ANTONIOU G A, KOCH O O, et al. Robot–assisted laparoscopic surgery of the colon and rectum[J]. Surg Endosc, 2012, 26(1): 1–11.

[22] BAIK S H, KIM N K, LEE K Y, et al. Factors influencing pathologic results after total mesorectal excision for rectal cancer: analysis of consecutive 100 cases[J]. Ann Surg Oncol, 2008, 15(3): 721–728.

[23] CHAMPAGNE B J, MAKHIJA R. Minimally invasive surgery for rectal cancer: are we there yet?[J]. World J Gastroenterol, 2011, 17(7): 862–866.

[24] GUILLOU P J, QUIRKE P, THORPE H, et al. Short–term endpoints of conventional versus laparoscopic–assisted

surgery in patients with colorectal cancer (MRC CLASICC trial): multicentre, randomised controlled trial[J]. Lancet, 2005, 365(9472): 1718–1726.

[25] NG K H, NG D C, CHEUNG H Y, et al. Laparoscopic resection for rectal cancers: lessons learned from 579 cases[J]. Ann Surg, 2009, 249(1): 82–86.

[26] HELLAN M, STEIN H, PIGAZZI A. Totally robotic low anterior resection with total mesorectal excision and splenic flexure mobilization[J]. Surg Endosc, 2009, 23(2): 447–451.

第二十五章　经肛门微创手术

Francisco Quinteros, Kumaran Thiruppathy, Matthew R. Albert

关键点

- 经肛门微创手术（transanal minimally invasive surgery，TAMIS）具有优化术野显露和可操作性强的优势，可进一步改善经肛门手术的临床结局。
- 笔者推荐在切除病灶之前，环病灶一周电灼标记切除区域。
- TAMIS操作平台可使用标准的腹腔镜手术器械，然而，对于操作困难者，可使用更高级的手术器械。
- 切除后直肠缺损的理想处理方法是妥善缝合关闭，但并非必需。
- 切除高位病灶有进入腹腔的风险，可联合使用腹腔镜和TAMIS予以修补。

电子补充材料参见：10.1007/978-1-4939-1581-1_25.
视频网址：http://www.springerimages.com/videos/978-1-4939-1580-4.

Francisco Quinteros，MD；Matthew R. Albert，MD，FACS，FASCRS（通讯作者）
Department of Colorectal Surgery，Center for Colon and Rectal Surgery，Florida Hospital Orlando，601 East Rollins St，Orlando，FL 32803，USA
E-mail：matthew.albert.md@flhosp.org
Kumaran Thiruppathy，FRCS（Eng），MBBS，M Phil，B Sc
Department of Colorectal Surgery，Center for Colon and Rectal Surgery，Florida Hospital Orlando，601 East Rollins St，Orlando，FL 32803，USA
Department of Colorectal Surgery，Colchester General Hospital，Turner Road，Essex CO4 5JL，UK

一、简介

在先驱者的不断努力下，手术技术和设备持续更新，TAMIS再次获得新生。传统认为经肛门手术视野不佳，可操作性也不高，特别是处理和肛门缘距离超过5 cm的病变，使得TAMIS进展缓慢。然而，20世纪80年代出现的经肛门内镜微创手术（transanal endoscopic microsurgery，TEM）极大地改善了术野显露和可操作性，术后临床结局得以改善[1]。和传统经肛门手术相比，TEM切除质量较高，降低了复发率，提高了生存率。

TEM使用一个固定的直径4 cm的操作平台和具有不同长度的硬质乙状结肠镜，后者固定于带有关节的固定臂。TEM操作平台具有双目镜或标准的腹腔镜，还有一个手术器械通道。专用的注气部件可完成持续的低压气体灌注，也可实施吸引和灌洗。TEM手术视野范围为180°～210°，允许一个医生使用特殊的TEM设备实施直肠手术。由于陡直的学习曲线、病灶部位限制和医疗费用，在世界范围内，TEM仅限于由专业中心的专科医生开展。

最近TAMIS操作平台的面世使结直肠外科医生易于掌握经肛微创手术，促进TAMIS的再次发展。在美国，FDA允许使用的两种操作平台为GelPOINT®（Applied Medical，Rancho Santa Margarita CT）和SILS Port™（Covidien，Samford，CT）[2,3]（图25-1）。联合使用上述操作平台、标准的气体灌注设备和传统的腹腔镜手术器械，可获得良好的直肠腔内视野，能处理距离肛门缘高达15 cm的病变。和传统经肛门手术相比，早期研究证实TAMIS拥有TEM的所有优势，而且进一步提高了肿瘤的可切除性[4]。另外，TAMIS的学习曲线短，对于已掌握腹腔镜技术的外科医生而言更是如此，而且手术费用低，因此TAMIS迅速成为一种颇具吸引力的手术方式[5]。

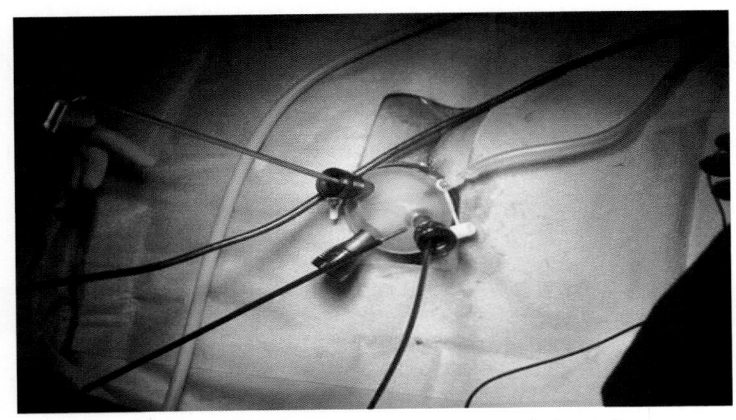

图25-1　TAMIS操作平台及经Trocar置入的手术器械

传统上，经肛门切除适用于良性病变或者不适宜行经典根治性切除的恶性病变。随着对药物治疗、肿瘤生物学及疾病进展研究的进一步深入，经过严格选择的患者可实施TAMIS，以降低大手术相关的并发症发生率和死亡率[4,6]。随着外科技术和手术器械的革新，TAMIS成为实施经肛门全直肠系膜切除术（transanal total mesorectal excision，taTME）和经自然腔道肿瘤标本取出术（natural orifice tumor extraction surgery，NOTES）的关键技术，然而目前尚属试验阶段[7]。研究（无对照组）结果显示ta-

TME具有明显的优势，适用于侵犯内括约肌的低位直肠肿瘤，特别是因骨盆狭小而导致操作异常困难的肥胖患者[8]。

二、手术适应证

TAMIS切除肿瘤的适应证同TEM，包括良性、癌前病变和有选择的恶性肿瘤，后者不适宜经内镜切除，往往需要行低位前切除术同时行或不行结肠造口术。传统而言，肿瘤占据直肠范围不能超过直肠周径的30%。然而，经验丰富的术者可切除更大肿瘤，甚至可以安全实施环周袖状切除术。

严格满足以下条件的恶性肿瘤可以实施TAMIS：直径不足3 cm、高-中分化、T1（sm1、sm2）、无淋巴管血管侵犯或其他增加淋巴结转移的不良病理因素。进展期病变不能行根治性切除的患者可行TAMIS，予以姑息处理。易于切除的病变与肛门缘最大距离尚未统一。然而，基于笔者实施的125例直肠肿瘤切除术的经验，TAMIS可以切除直肠镜可见的所有病变（检查时不考虑患者舒适与否），有几例患者肿瘤和肛门缘的距离为14～16 cm[4,9]。

传统的直肠癌外科治疗的金标准为低位前切除术（low anterior resection，LAR）或经腹会阴切除术（abdominoperineal resection，APR）[10,11]。这些术式具有较高的并发症发生率和死亡率，包括吻合口漏、泌尿和性能障碍、大便失禁和几乎难以避免的慢性功能改变（低位前切除综合征）[12,13]。经严格选择的T1N0直肠癌患者，淋巴结转移的风险很低，可获得根治性效果，明显降低了出现并发症和死亡的风险。事实上，尽管几个研究证实局部复发率有所上升，但没有资料证实根治性切除具有生存优势。正在进行的随机对照试验（TREC trail，Birmingham University Hospital，UK）将为此问题提供明确答案。

局部进展期肿瘤接受新辅助治疗后可形成无肉眼可见病灶的瘢痕，适宜行TAMIS将其局部切除，以确认病理学上局部完全缓解（ypT0）[14]。现代的新辅助放、化疗使20%～50%的患者获得病理学上的完全缓解[15,16]，这些患者不实施LAR或APR的风险相当低。如果TAMIS发现切缘阳性、术前分期不足或不良组织病理学特性，追加LAR或APR对患者长期生存率无不良影响。推荐6周或更长时间后再实施手术，以便于直肠系膜缺损愈合，确保直肠后间隙解剖平面清晰。

三、术前准备

诊断时精准且详细的直肠肿瘤分期是制定理想处理措施的基础。因此所有患者术前均需予以充分的肿瘤学评估，包括结肠镜或其他影像学方法检查整个结肠，以排除同时性病变。直肠指检和直肠镜/乙状结肠镜检查以明确括约肌张力、肿瘤高度及位置。评估局部肿瘤和淋巴结分期的方法包括直肠腔内超声、直肠内线圈MRI或3-T MRI。所有上述措施均可提供关于肿瘤浸润深度和淋巴结转移的详细信息，MRI尚可判断腔外血管浸润（extramural vascular invasion，EMVI）、环周切缘（circumferential resection margin，CRM）受侵以及黏蛋白沉积情况，所有这些均对预后产生不良影响，与治疗方法的选择有关[17-19]。对于恶性肿瘤，需行胸、腹及盆腔CT或CT/PET扫描。

四、手术策略

所有患者均需行机械性肠道准备，将粪便污染的程度降至最低，以最大限度地改善视野。对于肠道准备欠佳的患者，经直肠镜或导管予以灌洗，但其效果不甚理想。若经上述处理后，视野依然难以改善，则推迟手术。术前约30 min静脉给予一定剂量的抗生素。TAMIS可采用各种体位，笔者多采用高的截石位，对麻醉师和术者均有颇多优势，术者坐姿舒适，在患者两腿之间观察监视器时，颈部无须过度伸展，同时便于麻醉师有效管理气道（图25-2、图25-3）。患者取截石位时，不管直肠肿瘤部位，通用型的TAMIS操作平台便于术者切除病灶，这一点不同于TEM系统。Trendelenburg体位便于在整个TAMIS过程中观察直肠腔，特别是直肠前壁肿瘤，后者若行传统TEM，则需要颇具挑战的体位，术者曾将患者置于侧卧位或俯卧位，但行TAMIS采用高的截石位适用于所有部位的肿瘤，术中没有任何限制。另外，如果术中需要开腹，此体位也颇为方便。

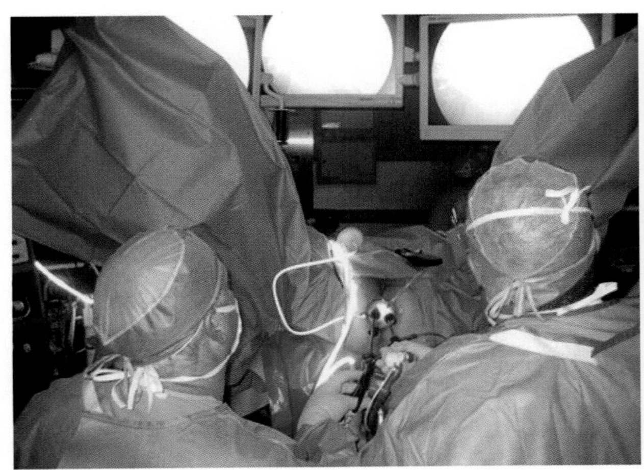

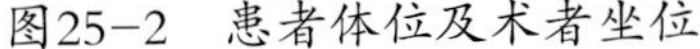
图25-2　患者体位及术者坐位

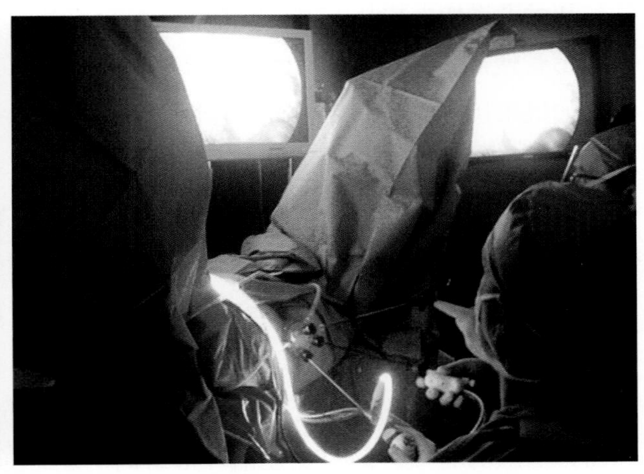

图25-3　经患者两腿之间便于观察显示器

目前所开展的TAMIS多采用同样的技术。使用或不使用肛周麻醉，轻柔扩肛两指。用手或卵圆钳，将充分润滑的操作平台置入直肠，直至妥善安放于肛管直肠环。借助密闭装置便于放置GelPOINT系统或Endorec系统（Aspide Medicale，La Talaudiere，France）。确认操作平台放置正确后，将其用缝线妥善固定。尽管操作平台脱出相当罕见，但固定缝线可防止术中操作平台旋转，避免意外将腹腔镜和工作通道相混淆，降低肛管直肠的损伤风险。最近设计的操作平台在Trocar布局方面有些许改变，主要目的是避免手术器械相互干扰，通常是3个5 mm Trocar呈三角形布局。

足够的注气是该手术成功的重要保障，确保术中直肠腔充分扩张。充气Trocar应置于操作平台顶部，以避免气体吹向集聚的血液。可使用标准的腹腔镜充气设备，予以高流量注气，压力15 mmHg，需要时压力可进一步升高，使用胃旁路手术气腹灌注设备可获得25 mmHg的直腔内压。

到目前为止，尚未见气体灌注导致结直肠气压伤或其他并发症的报道。气管内置管全身麻醉可使患者机体完全放松，此点至为重要，可避免直肠塌陷或呼吸运动导致的风箱效应，后者在切除小肿瘤时更为明显。最近，也有报道使用硬膜外麻醉行TAMIS，然而，一旦出现问题均需立即中转全身麻醉[9]。尽管几乎所有实施TEM或TAMIS的外科医生，均遇到过充气不佳的困境，但丰富的常规腹腔镜困境解决方案可确保良好的充气效果，为完成此手术提供满意的手术空间。

手术器械的选择有多种方案。30° 视角的5 mm腹腔镜颇为理想，视野分辨率高，可显露各种因肿瘤部位不同而导致的手术死角。有可能需要较大的腹腔镜和相应的Trocar，但小号的腹腔镜更为合适，因为手术操作空间有限，体积小者也可获得高质量的手术图片。Mclemore报道采用标准的结肠镜可获得宽广的视野，具有更大的灵活性[20]。带有关节的腹腔镜业已面世，但需要有经验的持镜手，费用也相应增加，但遗憾的是其图像并未改善。

通常而言，基本的手术器械应该胜任抓持和钝性分离组织、电灼、清除气体和血液。手术主要操作可使用胜任精细抓持的Maryland剥离器和连接于吸引器的针状或铲状电凝器完成。实际上，也可使用Maryland剥离器完成电凝操作，以处理直肠系膜内出血的血管。更为严重的出血可采用双极能量设备或超声刀处理。这些豪华设备对处理难以显露和控制的近侧病变出血颇有帮助。加长的设备可降低器械和术者操作手相互干扰的可能性。

不管使用传统的TEM平台还是TAMIS平台，切除标本的质量至关重要，此为临床结局优劣的标志。如果采用此方法切除的直肠恶性肿瘤和潜在的恶性腺瘤比例有所增加，那么就需要制定严格的手术适应证，而且手术程序务必精准且易于执行。

电凝距离病灶5～10 mm的黏膜，标记切除边缘（图25-4）。在肛侧最远的标记处，开始切开黏膜或全层肠壁（图25-5）。随着张力改变，不断调整抓钳，尽量抓持标本切缘，使用单极电凝予以分离，需要不断调整腹腔镜角度和牵拉方向。必要时可调整交换腹腔镜和工作通道，以便于获得更佳的视野。禁止直接抓持肿瘤，以免肿瘤破碎或种植。当实施全层切除时，分离平面在固有肌层深面，紧靠直肠周围的脂肪组织，充气压可导致蜂窝组织充气而易于分离。在肿瘤下方继续向头侧牵拉和分离的方法颇为有效。向口侧逐渐环形游离病灶，通常而言在切断前需要重新评估近切缘（图25-6至图25-10）。最后离断近切缘，移除标本，需注意的是要将标本向近侧直肠牵拉，而不是牵向腹腔镜和操作平台，如此便于手术操作（图25-11）。

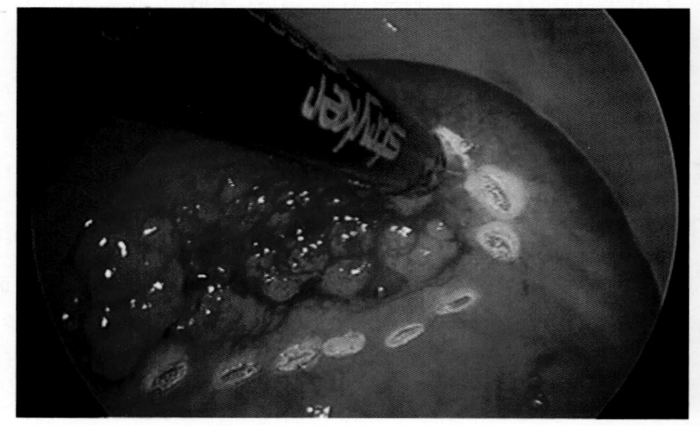
图25-4　标记切除边缘

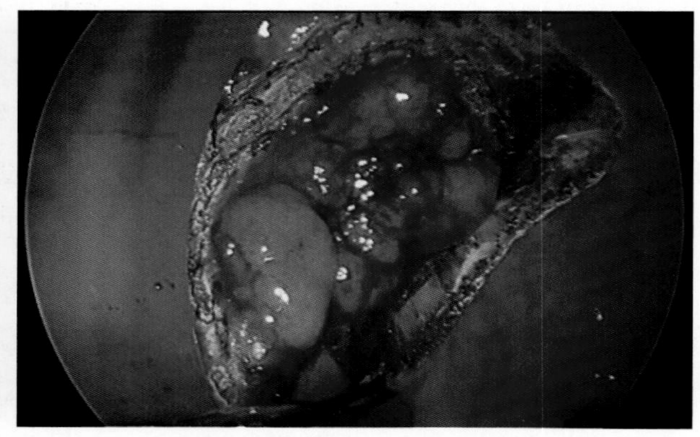
图25-5　肿瘤外缘全部切开，可见气体分离和组织回缩效应

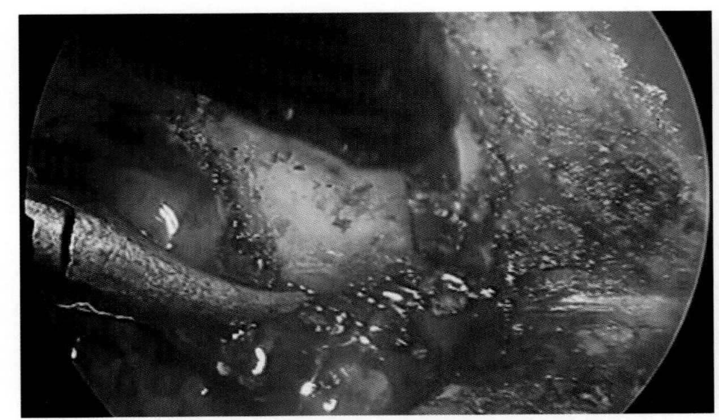
图25-6 电切直肠全层，牵拉肿瘤组织侧切缘利于分离

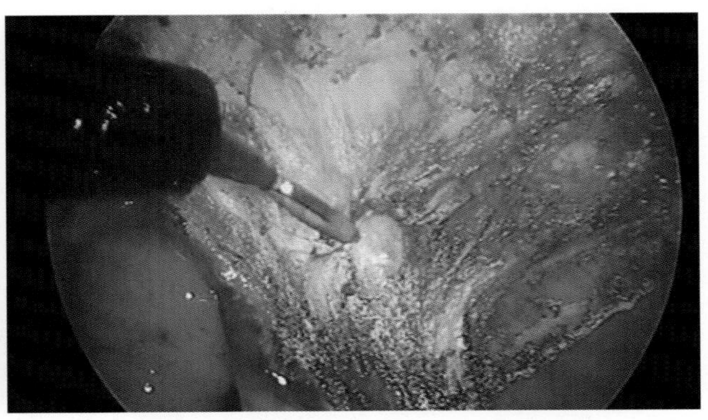
图25-7 在内侧继续全层分离

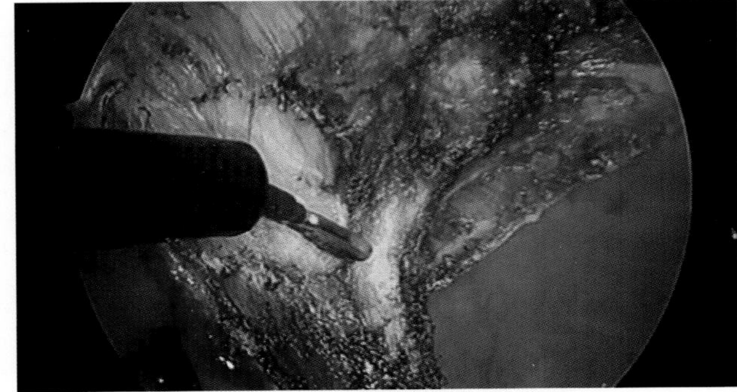
图25-8 适当牵拉便于全层切除

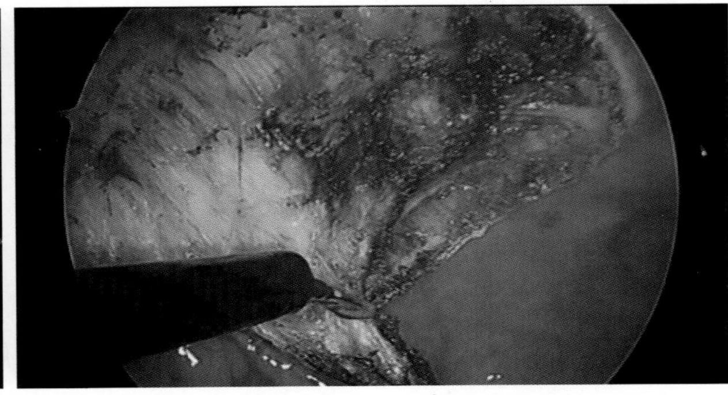
图25-9 在肿瘤背侧游离，彻底止血

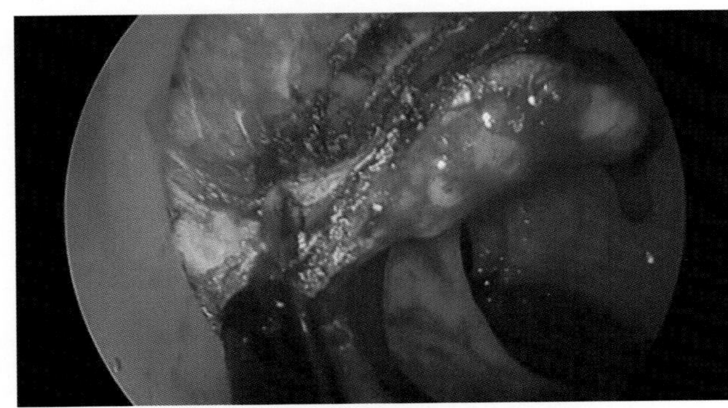
图25-10 完全游离侧方边界

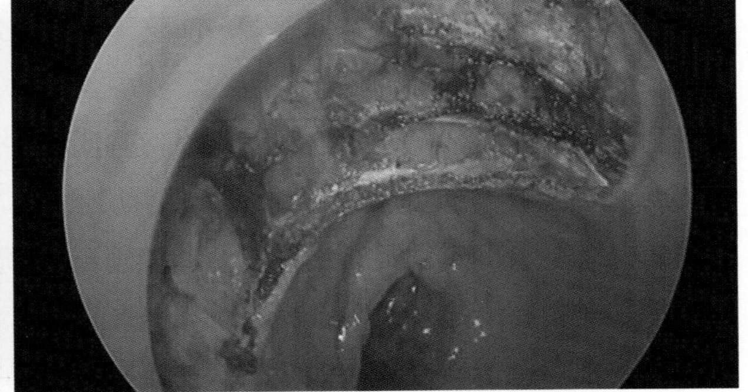
图25-11 几乎达到40%直肠周径的缺损区

为保持标本的完整性和避免其向口侧迁移，在完全切除标本后即将其取出，用大头针固定标本或根据术者和病理医生的建议予以标记（图25-12、图25-13）。移除操作平台的面板即可将标本取出，然而一些操作平台需要将其完全移除，标本取出后再将其置入直肠肛管，进而将创面予以缝合关闭。通常考虑创面具有坏死的肿瘤细胞和细菌，多用稀释的聚乙烯吡咯酮碘溶液予以冲洗，然而，并没有循证医学的证据支持此种操作。

对于那些极低位肿瘤，如远端直肠或紧靠齿状线的肿瘤，可使用联合的手术方式予以彻底切除，具有TAMIS的优势。尽管使用肛门拉钩也可切除此类病变且费用低廉，但笔者发现使用经肛门微创手术平台具有巨大优势，特别是对大的易碎的绒毛状肿瘤、环周或近乎环周的肿瘤、向直肠口侧方向延伸较远的肿瘤。首先于肿瘤肛侧予以切除并向口侧分离一段距离，然后上置TAMIS操作平台，进而采用上述方法完整切除病灶。

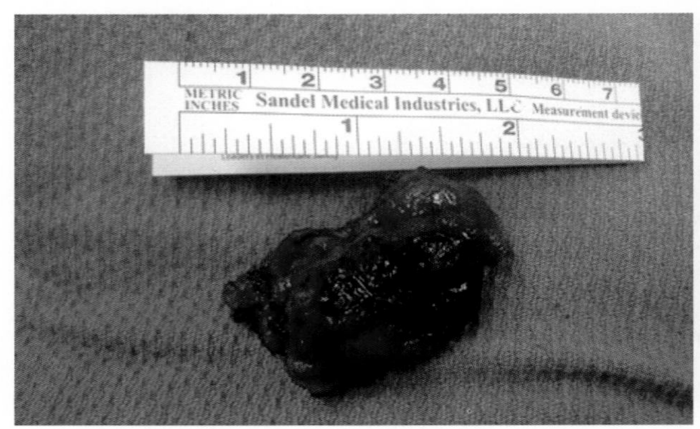

图25-12 全层切除标本，直肠系膜脂肪组织位于标本底部

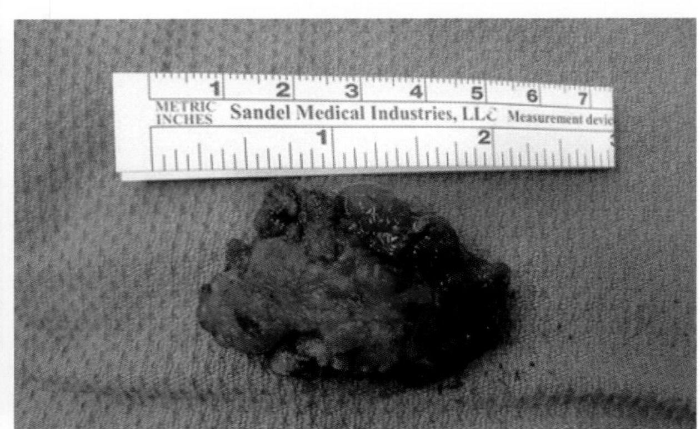

图25-13 直肠周围脂肪证实全层切除

在口侧直肠缺损边缘中点缝置牵引线，移除TAMIS操作平台，置入肛管直肠拉钩，关闭直肠壁缺损。早期行关闭术可使直肠缺损呈线状对合。目前关于直肠壁缺损是否关闭未达成共识。当然，这是本手术最为困难的一步。腹膜外全层直肠壁缺损可不予以缝合，原因是关闭术耗时费力，通常认为切口裂开和脓肿形成难以避免。除具有美观效果外，作者推荐使用2-0或3-0的可吸收线，缝合关闭创面可获得术后良好的止血效果；术后直肠镜检查可见大多数创面闭合良好，因此也促进了创面愈合。

由于人体工程学原因，在狭小的空间使用腹腔镜技术缝合颇具挑战。可采用间断的“8”字缝合或连续缝合。首先，降低3～5 mmHg的注气压力，可减小创面。采用横行缝合而不是纵行缝合，以避免直肠狭窄。尽管直肠壁的顺应性有限，一般而言并不需要游离近侧直肠即可对合创面。首先自中间部位缝合创面便于后续缝合（图25-14）。在直肠腔内打结耗时费力，可使用标准的25 mm腹腔镜推结器或缝线自动打结装置。

另外，使用带倒刺的缝线行连续缝合可避免打结操作。使用现代腔内腹腔镜缝合设备（Endostitch，Ethicon，Cincinnati，OH； LSI，Covidien，CT）缝合关闭创面的学习曲线很短，可精准对合，但相关费用增加。随着临床实践的不断丰富，创面缝合所需手术用时和技术难度仅有少许增加，笔者认为关闭创面可降低所有并发症发生率（图25-15）。

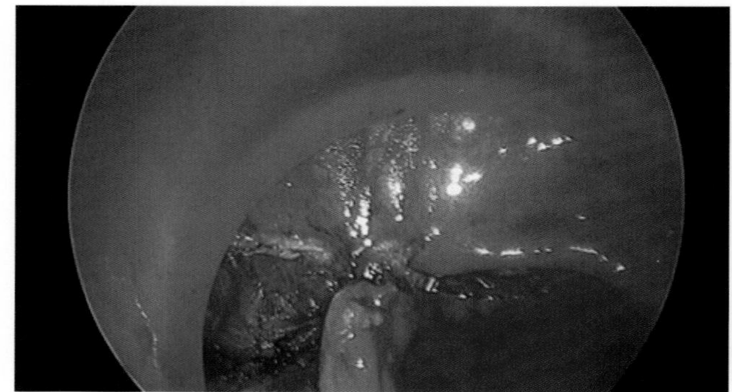

图25-14 首先自中间部位缝合创面便于后续缝合

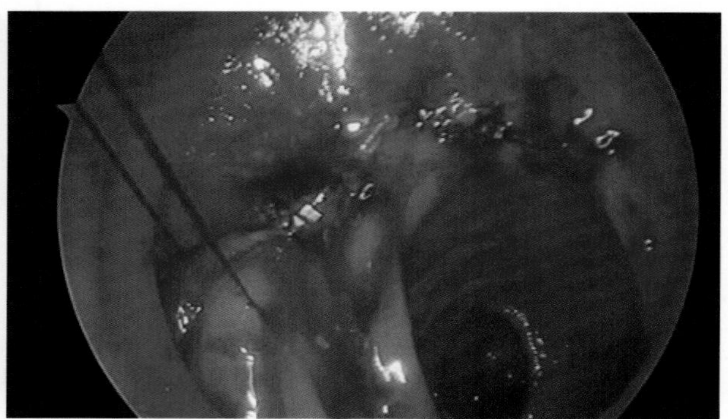

图25-15 创面即将完全关闭，最后一针缝线尚未打结，可清楚显示直肠腔，无狭窄存在

在前壁肿瘤切除后进入腹腔的患者并不少见，特别是女性患者，因为其腹膜反折较低，直肠周围脂肪较少（图25-16）。术前直肠镜评估病灶部位可预见其发生，需要提前预警并与患者充分讨论。

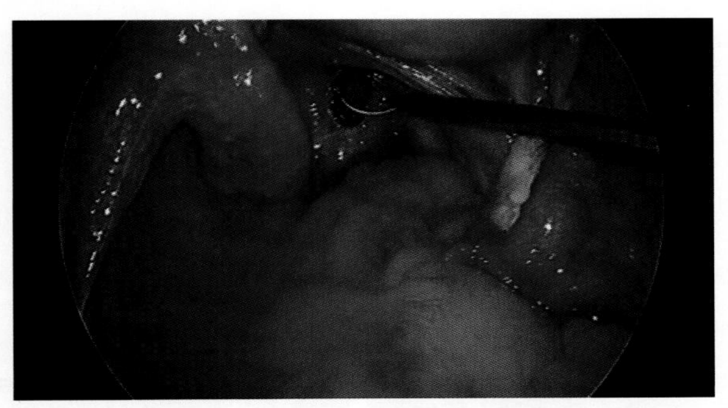

图25-16 直肠前壁肿瘤切除术导致穿孔入游离腹腔（腹腔内观察），直肠塌陷导致自肛门修补困难，需要腹腔镜间断缝合修补腹膜裂口，然后再次直肠内充气，予以间断缝合关闭直肠壁缺损

在实施TEMS的早期阶段，上述情况往往需要中转开腹手术，切除节段肠管并行肠造口术。另外也存在腹腔内肿瘤种植的担心，最近Gavagan证实此为小概率事件，无须强制中转开腹手术[21]。显而易见，妥善缝合关闭破裂口则是强制性的。推荐两层缝合关闭浆膜层后再全层缝合关闭直肠缺损。在这种情况下，一些术者推荐于出院前一天早晨行水溶性造影剂造影。在笔者实施的TAMIS患者中，有两例进入腹腔，均因直肠不能维持扩张状态而导致经肛门修补困难，二者均行剖腹探查修补腹膜缺损后再次直肠内充气，行直肠腔内修补术，术后1天出院，未行其他检查。

出院当天所需术后处理极为有限，除非同时罹患严重合并症的患者。无须使用抗生素，可立刻恢复饮食和下床活动。术后1年，定期使用直肠镜监控腺瘤是否复发。经内镜可极为容易地切除小的复发灶。恶性肿瘤患者需参照NCCN或区域指南予以随诊，每3个月1次，包括检测CEA水平。行MRI或腔内超声检查，以便早期发现局部切除后的直肠及其系膜内的复发灶，然而，目前没有标准的指南以资借鉴。若较术前判断病期更晚或术后发现淋巴结转移，则需要行补救性手术，笔者的资料证实补救性手术并不影响患者的预后。

手术技巧

- 理智选择患者，特别是刚开始实施TAMIS之时。最好的适应证为位于中段直肠后壁且直径小于3cm的病变。即便可实施经典的经肛门切除术，使用TAMIS也可以改善视野，利于手术操作。
- 患者体位颇为重要，应最大可能地符合人体工程学原理，该手术具有一定的复杂性，如果术者操作不舒适或身体过于伸展，将增加手术难度（图25-17至图25-19）。
- 确保足够的手术切缘，在开始实施此手术时，务必保持1 cm的切缘和全层切除，尽管创面较大，但优于面对切缘阳性的尴尬局面。
- 麻醉务必彻底，必要时予以追加麻醉药，否则将影响手术视野的显露。

- 及时处理令人厌烦的出血，不要让少量血液影响视野。
- 尽管病灶是固定的，但术者可改变腹腔镜视角，也可调整交换腹腔镜和工作通道，难以观察的角落往往可借助上述方法而清楚显示。
- 在切除病灶之前，需要将标本准确定位，以便于病理学检查。用抓钳钳夹远切缘的正中部分，便于定位。
- 术者使用上述方法可轻松完成体内缝合，避免术者精疲力竭及随之而来的沮丧。
- 术前和患者讨论TAMIS切除不彻底的可能性，尚有进入腹腔的风险，如不幸发生，则需要行剖腹探查术。

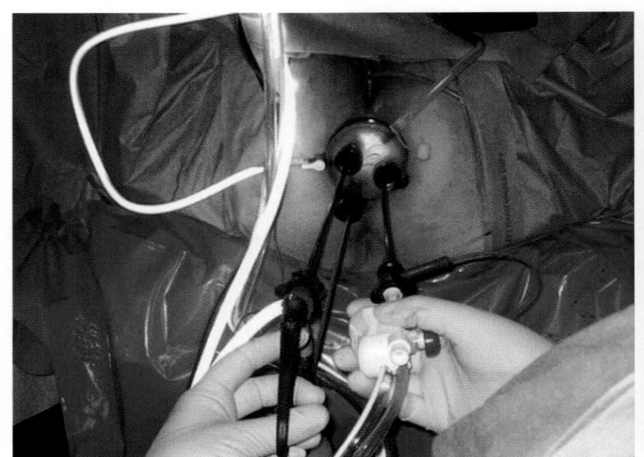

图25-17　手术装置的安装务必让术者舒适

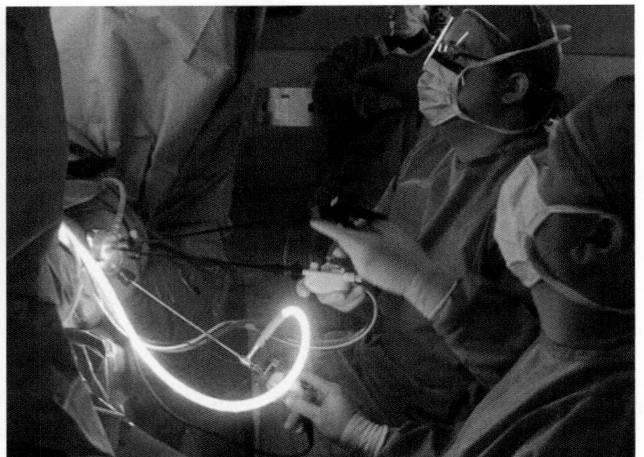

图25-18　经验丰富的助手对外科医生的帮助意义重大

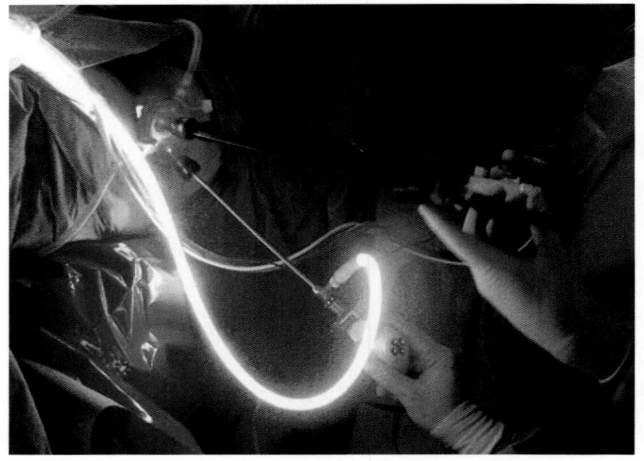

图25-19　在不同手术器械之间保留足够的空间，避免相互影响

五、小结

TAMIS具有可行性，微创技术和不断革新的腹腔镜手术器械使其颇具优势。更为有效地进入直肠

的优势确保了TAMIS具有更加优化的视野，可切除性很高，也可达到经肛手术的上限，因此明显优于传统的经肛门切除术。TAMIS应当成为所有结直肠外科医生的必备技能之一。

声明：Quinteros和Thiruppathy博士未公开个人信息。Albert博士是Applied Medical的职业发言人、项目总监和顾问医生，同时也是Lifecell的发言人。

参考文献

[1] BUESS G, THEISS R, GUNTHER M, et al. Transanal endoscopic microsurgery[J]. Leber Magen Darm, 1985, 15(6): 271–279.

[2] ATALLAH S, ALBERT M, LARACH S. Transanal minimally invasive surgery: a giant leap forward[J]. Surg Endosc, 2010, 24(9): 2200–2205.

[3] MATZ J, MATZ A. Use of a SILS port in transanal endoscopic microsurgery in the setting of a community hospital[J]. J Laparoendosc Adv Surg Tech A, 2012, 22(1): 93–96.

[4] ALBERT M R, ATALLAH S B, DEBECHE–ADAMS T C, et al. Transanal minimally invasive surgery (TAMIS) for local excision of benign neoplasms and early–stage rectal cancer: efficacy and outcomes in the first 50 patients[J]. Dis Colon Rectum, 2013, 56(3): 301–307.

[5] ATALLAH S B , ALBERT M R. Transanal minimally invasive surgery (TAMIS) versus transanal endoscopic microsurgery (TEM): is one better than the other?[J]. Surg Endosc, 2013, 27(12): 4750–4751.

[6] ALLAIX M E, AREZZO A, CALDART M, et al. Transanal endoscopic microsurgery for rectal neoplasms: experience of 300 consecutive cases[J]. Dis Colon Rectum, 2009, 52(11): 1831–1836.

[7] DE LACY A M, RATTNER D W, ADELSDORFER C, et al. Transanal natural orifice transluminal endoscopic surgery (NOTES) rectal resection: “down–to–up” total mesorectal excision (TME)–short–term outcomes in the first 20 cases[J]. Surg Endosc, 2013, 27(9): 3165–3172.

[8] MARKS J, NASSIF G, SCHOONYOUNG H, et al. Sphincter–sparing surgery for adenocarcinoma of the distal 3 cm of the true rectum: results after neoadjuvant therapy and minimally invasive radical surgery or local excision[J]. Surg Endosc, 2013, 27(12): 4469–4477.

[9] LEE T G, LEE S J. Transanal single–port microsurgery for rectal tumors: minimal invasive surgery under spinal anesthesia[J]. Surg Endosc, 2013, 28(1): 271–280.

[10] HEALD R J, MORAN B J, RYALL R D, et al. Rectal cancer: the Basingstoke experience of total mesorectal excision, 1978—1997[J]. Arch Surg, 1998, 133(8): 894–899.

[11] MACFARLANE J K, RYALL R D, HEALD R J. Mesorectal excision for rectal cancer[J]. Lancet, 1993, 341(8843): 457–460.

[12] MORINO M, PARINI U, GIRAUDO G, et al. Laparoscopic total mesorectal excision: a consecutive series of 100 patients[J]. Ann Surg, 2003, 237(3): 335–342.

[13] HENDREN S K, O'CONNOR B I, LIU M, et al. Prevalence of male and female sexual dysfunction is high following surgery for rectal cancer[J]. Ann Surg, 2005, 242(2): 212–223.

[14] MORINO M, AREZZO A, ALLAIX M E. Transanal endoscopic microsurgery[J]. Tech Coloproctol, 2013, 17 (Suppl 1): 55–61.

[15] HABR-GAMA A, PEREZ R O, NADALIN W, et al. Operative versus nonoperative treatment for stage 0 distal rectal cancer following chemoradiation therapy: long-term results[J]. Ann Surg, 2004, 240(4): 711–717.

[16] ZMORA O, DASILVA G M, GURLAND B, et al. Does rectal wall tumor eradication with preoperative chemoradiation permit a change in the operative strategy?[J]. Dis Colon Rectum, 2004, 47(10): 1607–1612.

[17] SALERNO G V, DANIELS I R, MORAN B J, et al. Magnetic resonance imaging prediction of an involved surgical resection margin in low rectal cancer[J]. Dis Colon Rectum, 2009, 52(4): 632–639.

[18] SHIHAB O C, MORAN B J, HEALD R J, et al. MRI staging of low rectal cancer[J]. Eur Radiol, 2009, 19(3): 643–650.

[19] BROWN G. Thin section MRI in multidisciplinary pre-operative decision making for patients with rectal cancer[J]. Br J Radiol, 2005, 78(Spec No. 2): 117–127.

[20] MCLEMORE E C, COKER A, JACOBSEN G, et al. eTAMIS: endoscopic visualization for transanal minimally invasive surgery[J]. Surg Endosc, 2013, 27(5): 1842–1845.

[21] GAVAGAN J A, WHITEFORD M H, SWANSTROM L L. Full-thickness intraperitoneal excision by transanal endoscopic microsurgery does not increase short-term complications[J]. Am J Surg, 2004, 187(5): 630–634.

第二十六章 内镜联合腹腔镜手术

Kelly A. Garrett, Sang W. Lee

关键点

- 内镜联合腹腔镜手术（combined endo-laparoscopic surgery，CELS）适用于不能经内镜切除的结肠息肉患者。
- 在首次就诊时应该详细了解结肠镜和病理检查结果。
- 使用CO_2充气的结肠镜利于手术获得成功。
- 首先在内镜下予以定位并用稀释的靛洋红溶液标记息肉。
- 使用腹腔镜推压息肉附近结肠壁，便于将息肉套扎切除。
- 若行结肠破裂口修补术，则需结肠镜注气测漏试验。
- 对于某些患者，可实施内镜辅助的腹腔镜结肠壁切除术。
- 若为恶性肿瘤，则行腹腔镜结肠切除术。
- CELS术后病理证实为恶性肿瘤者，应追加结肠切除术。

电子补充材料参见：10.1007/978-1-4939-1581-1_26.
视频网址：http://www.springerimages.com/videos/978-1-4939-1580-4.

Kelly A. Garrett，MD，FACS，FASCRS
Division of Colorectal Surgery，Department of Surgery，NY Presbyterian Hospital，Weill Cornell Medical College，525 East 68th Street，Box 172，New York，NY 10065，USA
Sang W. Lee，MD，FACS，FASCRS（通讯作者）
Division of Colon and Rectal Surgery，Department of Surgery，Weill-Cornell Medical College，New York Presbyterian Hospital，New York，NY，USA
E-mail：sal2013@med.cornell.edu

一、简介

内镜切除较大息肉及位于结肠皱襞之上或其后方息肉颇为困难，尽管可以使用内镜黏膜切除术和黏膜下剥除术，但也不能解决所有问题，而且在一些医院尚未开展上述技术[1,2]。对于不能经内镜切除的息肉，推荐行传统的结肠节段切除术。大量研究证实，和开放手术相比，腹腔镜结肠切除术后康复快，肠功能恢复及下床活动均较早。然而，尽管腹腔镜结肠切除术后并发症较少，但在美国实施此手术的患者依然很少[3]。而且，尽管是微创手术，但它仍然是一种较大的腹部手术，具有一定的并发症发生率。作为一种替代手术，对某些患者而言，CELS切除息肉是一种很好的选择[3-10]。

1993年首次报道腹腔镜辅助息肉切除术，其目的是避免大段结肠切除术后并发症[4]。大量回顾性研究证实CELS安全有效[3,6,7,10-12]，其优势包括：推压肠壁便于内镜下切除息肉（图26-1）；直视下确认结肠壁有无穿孔；如果发现破裂口可及时修补；如果内镜难以切除或证实为恶性肿瘤，可行腹腔镜结肠切除术。已报道的几种手术方式，包括腹腔镜辅助结肠镜息肉切除术、内镜辅助腹腔镜结肠楔形切除术、内镜辅助腹腔镜结肠切除术[13-15]。到目前为止，最大宗研究由Franklin等人报道，160例患者切除209个息肉，平均随访65个月（6～196个月），息肉彻底切除者均无复发[16]。

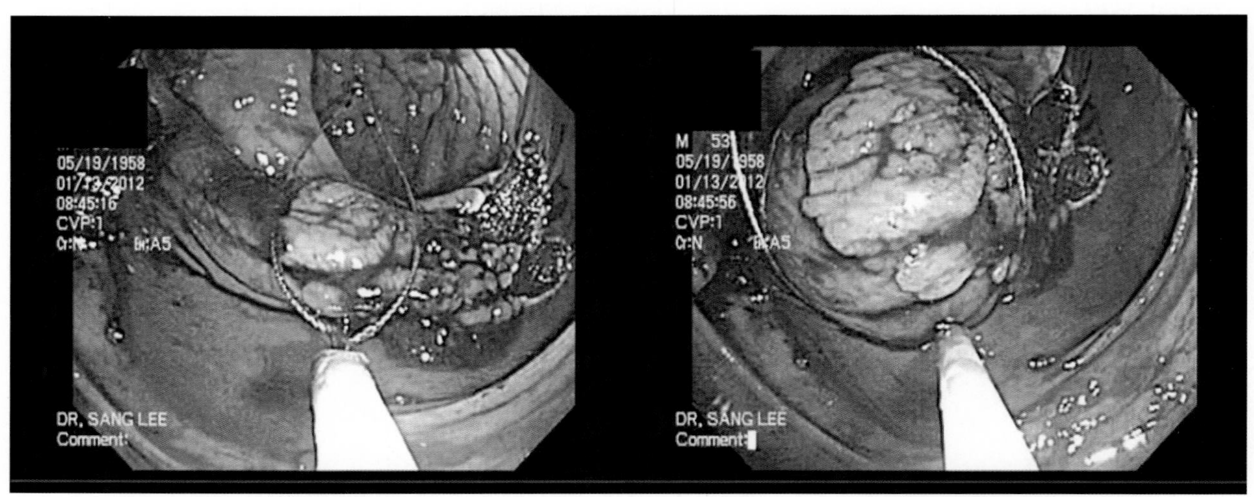

未推压肠壁　　推压肠壁

图26-1　腹腔镜辅助内镜息肉切除术，使用腹腔镜向肠腔内推压肠壁，便于内镜下切除息肉

二、手术适应证和禁忌证

目前CELS适应证包括体积较大的良性息肉、因位置特殊而不能行内镜圈套切除的息肉、经传统的内镜技术未能彻底切除的息肉。术前需行内镜活检证实为良性息肉，也包括高级别的不典型增生息肉。如果息肉多发，可同时行内镜切除或CELS者也为适应证。禁忌证为结肠息肉病综合征。最后，相对禁忌证包括多次腹部手术史或邻近回盲瓣的息肉。

三、术前准备

术前需行全面的病史采集和体格检查，还包括既往用药史和手术史。如果患者既往有多次手术史，实施CELS颇为困难。若患者在其他医院行结肠镜检查，则需要调阅结肠镜检查报告、病理检查结果以及病理切片。若息肉位于降结肠，则在门诊行可曲式乙状结肠镜检查来定位病变，明确息肉特性并评估实施CELS的可行性。术前需行血常规、生化、心电图以及胸部X线检查。患者务必行彻底的机械性肠道准备，以便于发现并处理息肉。当和患者讨论手术方式时，应告知患者首先尝试内镜息肉切除术，若难以切除或有恶性肿瘤证据，则行腹腔镜结肠切除术。另外，尚需告知患者，即使经CELS完整切除息肉，若术后病理证实为恶性肿瘤，则还需要追加结肠切除术。

四、手术步骤

1. 手术室准备与布局

全身麻醉生效后，穿戴Venodyne靴，留置鼻胃管和Foley导尿管。将患者置于改良截石位，确保两下肢外展并将其置于黄色脚蹬之上，此体位便于术中实施结肠镜检查。双上肢包裹固定于身体两侧，腕部及双手予以衬垫。备好所有结肠镜息肉切除术、腹腔镜和开放结肠切除术所需的手术器械（表26-1）。手术开始之前，皮下注射肝素及静脉予以抗生素。参照病变位置，安放腹腔镜监视器；对于升结肠息肉，将其置于患者的右侧，面向手术床头侧（图26-2）；对于降结肠息肉，将其置于患者左侧，面向手术床尾侧；对于横结肠、结肠肝曲及脾曲息肉，腹腔镜监视器位于手术床头侧，术者站于患者两腿之间，与内镜医生的站位相同。

表26-1 CELS所需手术器械

成人或小儿结肠镜及监视器（最好灌注CO_2）
生理盐水稀释的50%靛洋红溶液
内窥镜注射器
内窥镜套扎器
内镜Roth net®（US Endoscopy，Mentor，OH）
吸引器
Bovie电凝器
腹腔镜监视器
高分辨率可曲式腹腔镜
Trocar：5 mm×4，10 mm×1，12 mm×1
腹腔镜肠管抓钳
腹腔镜剪刀
腹腔镜持针器
腹腔镜能量平台
小号腹腔镜器械
腹腔镜线形切割闭合器
内镜标本袋（Covidien，Norwalk，CT）
切口保护器
Polysorb或Vicryl缝线

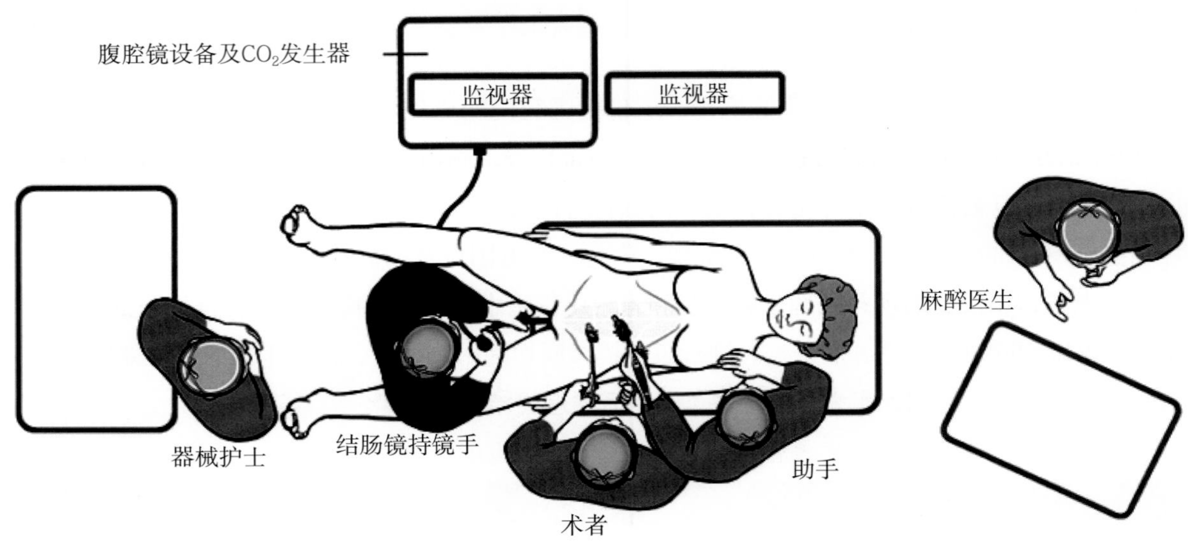

图26-2　右侧CELS患者体位及手术室布局

内镜设备选择较多，术者可能更喜欢小儿内镜。另外，笔者认为手术室务必准备CO_2，因为腹腔镜和内镜同时使用室内空气将使得手术操作极为困难，导致术野显示不清，影响暴露。如果没有CO_2气体，可用腹腔镜抓钳夹闭末端小肠，如此可避免小肠扩张，但笔者发现即使仅有结肠扩张，也足以给手术带来极大的困难[3,4]。自2003年开始，笔者团队在腹腔镜探查过程中使用CO_2作为结肠镜检查灌注气体，因为肠管吸收CO_2的速度是室内空气的150倍，结肠扩张轻微，同时行结肠镜和腹腔镜检查可保持良好的视野。笔者业已报道上述结果，推荐使用CO_2作为CELS过程中结肠镜检查的灌注气体[9,17]。

2. 腹腔镜辅助内镜息肉切除术

（1）内镜息肉定位。腹部消毒、铺巾之后，使用CO_2结肠镜定位病变（图26-3），使用生理盐水稀释的50%靛洋红溶液于息肉下方和四周予以注射标记。

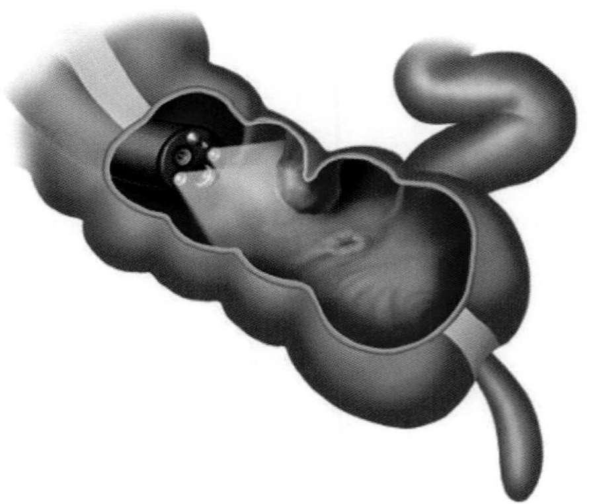
图26-3　CO_2结肠镜定位病变
（Yuko Tonohira授权）

（2）腹腔镜Trocar放置。

（a）腹腔镜置入：于脐周做一切口，锐性切开筋膜，置入5 mm Trocar，建立气腹，最好置入直径为5 mm的高分辨率可曲式腹腔镜以便获得高清视野。探查整个腹腔，确认先前标记的病灶部位。

（b）后续2个Trocar：通常选用2个5 mm的Trocar，升结肠病变，则于左下腹和耻骨上方置入；降结肠病变，则位于右下腹和耻骨上方；横结肠病变，则可置于两侧的上、下腹。最好使用3 mm的腹腔镜手术器械。

（c）可选Trocar：若实施结肠镜辅助腹腔镜结肠切除术，则需要1个5～12 mm的Trocar，以便置入切割闭合器。

（d）GelPort™手辅助器：对于CELS而言并不需要手辅助器；然而，若实施节段或标准的结肠切除术，一些术者喜欢实施手辅助腹腔镜结肠切除术，则需要GelPort™手辅助器。

（3）显露病变肠段。

（a）对于腹腔镜辅助结肠镜息肉切除术，内镜医生定位病变。借助透壁光源，腹腔镜可定位病变；也可使用腹腔镜推压肠壁而使内镜易于发现病灶（图26-4），这种方法也可显露先前未发现的病灶，后者多为皱褶和纠结的结肠所遮挡。明确息肉和腹膜的相对关系颇为重要。位于后腹膜侧或肠系膜侧的息肉需要游离结肠，方可充分显露病变区域。

（b）如果息肉位于难以显露的部位，如结肠肝曲、脾曲或靠近结肠系膜缘，难以予以推压，需要游离结肠，可采用标准的腹腔镜技术予以完成。使用能量设备切开Toldt白线，然后向内侧沿Toldt间隙游离，一旦结肠游离充分，就可推压息肉所在的结肠壁，协助内镜手术操作。

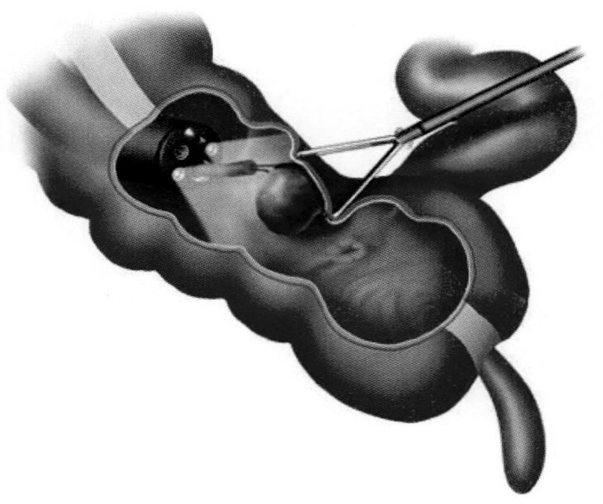

图26-4　腹腔镜推压结肠壁，使得息肉便于内镜下切除
（Yuko Tonohira授权）

（4）息肉切除。

（a）恰如前述，生理盐水稀释的50%靛洋红溶液于息肉下方和四周予以标记可使病变抬起，便于观察，和四周正常黏膜的界限清楚，也有助于腹腔镜定位病变部位，为内镜下息肉切除提供缓冲区，以免透壁性肠管损伤。

（b）使用具有电凝切割作用的套扎器切除息肉，可一次完成或分片切除。对于扁平息肉或位于显露困难部位的息肉，腹腔镜推压便于内镜套扎器套扎息肉（图26-5）。

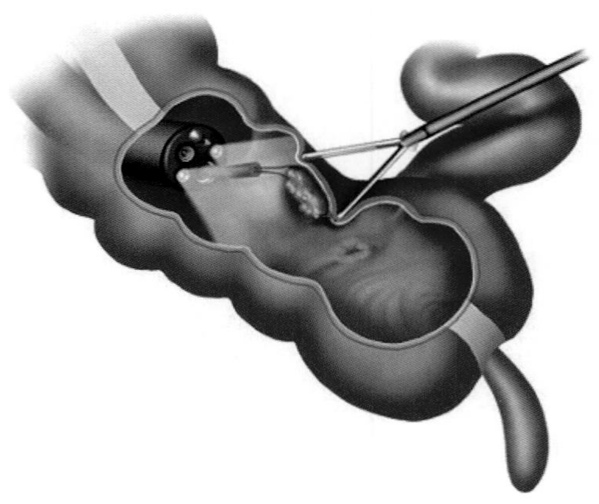

图26-5　腹腔镜推压便于内镜套扎器套扎息肉
（Yuko Tonohira授权）

（c）在切除息肉过程中，腹腔镜严密观察浆膜层，任何轻微的改变均需要及时发现并妥善缝合（图26-6）。如果是全层热损伤或穿孔，往往需要浆肌层缝合关闭。即使仅为肌层发白或变性，也需要上述处理，以免术后发展为透壁损伤。腹腔镜修补损伤的优势为更大范围的息肉切除保驾护航。

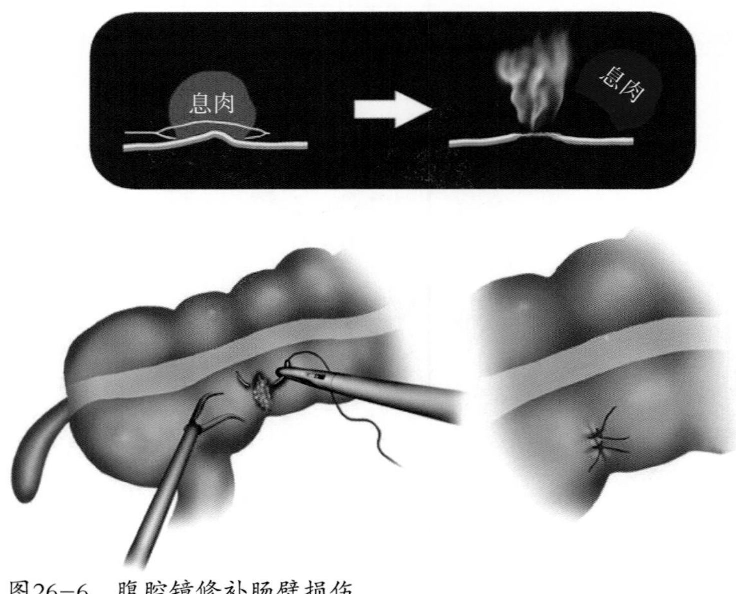

图26-6　腹腔镜修补肠壁损伤
（Yuko Tonohira授权）

3. 结肠镜辅助腹腔镜结肠壁切除术

（1）对于盲肠息肉，由于此处结肠壁薄，可实施腹腔镜盲肠部分切除术。

（2）结肠镜定位并确保足够的切缘，值得注意的是如果息肉靠近回盲瓣，结肠镜监视可以避免损伤回盲瓣。

（3）经12 mm Trocar置入腹腔镜线形切割闭合器切除部分盲肠壁（图26-7），将标本置入标本袋中，经12 mm Trocar取出体外，于手术台上打开标本，确保有足够的切缘。

（4）必要时，包埋盲肠壁闭合线。

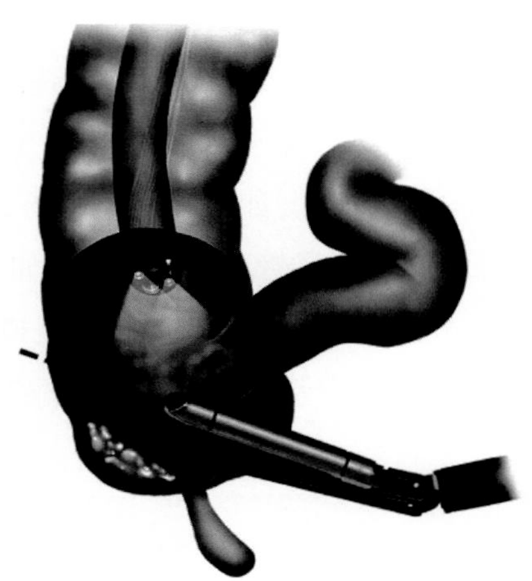

图26-7　CELS切除部分盲肠壁
（Yuko Tonohira授权）

4．注气测漏试验

将修补的结肠节段置于生理盐水之中，经结肠镜注入CO_2，行注气测漏试验。

5．标本回收

对于完整切除的息肉标本，可使用内镜Roth net®（US Endoscopy，Mentor，OH）予以回收。对于分片切除的标本，则将回收设备连接于吸引器之上，即可回收标本。

五、术后处理

对于行标准的内镜下圈套切除术和术中未做特殊处理的患者，在医院观察很短的时间后即可出院。大多数报道留院观察1～2天，但也有一项研究报道需要住院4～8天[9,12,16]。部分或透壁损伤的患者以及行结肠镜辅助腹腔镜结肠壁切除的患者，需要留院观察直至肠道功能恢复。应该将这些患者和腹腔镜腹部手术患者一样对待，鼓励患者尽量早活动和多下床活动，用力深呼吸和排痰，以减少术后并发症。采用皮下注射肝素和序贯加压装置以预防深静脉血栓形成。逐渐恢复饮食，肠道功能恢复后，停止静脉补液和镇痛药。出院后2周随诊，讨论最终病理结果，决定是否需要追加治疗措施。

六、并发症

术中并发症与结肠镜操作、腹腔镜Trocar置入及游离结肠有关。在一项回顾性的大宗研究中，结肠镜穿孔的发病率不足1%[18]。CELS的优势在于可及时修补因电凝、气压伤或结肠镜导致的结肠全层损伤。Franklin等报道浆膜修补率为10%[16]，笔者资料的数据高达43%，然而所有患者均没有结肠壁全层损伤的确切证据，仅仅是肠壁可疑部分或全层损伤[9]。同时行结肠镜检查可行注气测漏试验，明确缺陷部位，予以妥善修补。

腹腔镜相关并发症和其他腹腔镜腹部手术类似，如果未游离结肠，并发症发生率较低。Trocar置入可导致腹壁和腹腔内损伤，抓钳或能量平台可损伤肠管和周围内脏，如肠管、输尿管、性腺或髂血管。

成功实施CELS的患者，术后并发症发生率较低。Franklin等报道并发症发生率为9%，均不甚严重，多为肠梗阻、肺不张和血清肿[16]，而笔者的资料为4.2%，多为尿潴留和切口血肿[7]。

七、临床结局

几乎没有探讨CELS切除息肉的大宗研究报道。Franklin和笔者联合的试验研究平均随访65个月[7,16]。总体而言，CELS的长期临床结局颇为理想。良性息肉彻底切除术后的复发率不一，笔者的资料有5例复发（10%），其中4例患者再次行内镜息肉切除术，1例行腹腔镜结肠节段切除术[7]。Franklin报道平均随访65个月，复发率为0，但有3例患者因其他部位息肉而再次手术[16]。对于最终病理证实为恶性肿瘤的患者，还存在着肿瘤穿孔的风险。然而，尽管随访时间有限，最后病理证实为恶性肿瘤的患者，追加常规结肠切除术后均未见复发[16]。

手术技巧

- 对于良性息肉患者，术前应考虑病理诊断在不同医院之间存在差异，需要自己单位的病理科重新阅读病理切片，术者复习结肠镜检报告和图片，确保患者适宜行CELS。
- 重要的是麻醉后先行结肠镜检查，有时术前不能行常规结肠镜切除的息肉，此时有可能允许经结肠镜切除。
- CELS具有一定的技术难度，术者应熟悉结肠镜和腹腔镜手术操作，开始实施CELS时，最好有对CELS熟悉的助手提供帮助，以确保手术成功。
- 在实施CELS过程中，非常重要的是识别恶性肿瘤的迹象。很多情况下，息肉活检或先前的尝试圈套切除可导致瘢痕形成，黏膜下注射也难以将病变抬起，必须将上述现象和恶性肿瘤表现相区别，后者包括：中心凹陷、溃疡、窄带成像血管模式、质地硬。如果存在上述表现，可行术中快速冰冻病理检查或常规的结肠切除术。
- 不推荐对所有的切除息肉标本均行术中快速冰冻病理检查，因为增加手术用时和费用。笔者的资料显示误诊良性息肉的概率为2%（1/48），因此只有怀疑恶性肿瘤时，才行术中快速冰冻病理检查。

笔者的资料有12例因怀疑恶性肿瘤而行结肠切除术，其中仅有4例最终确诊为恶性肿瘤。尽管敏感性很低，但小心驶得万年船，避免漏诊恶性肿瘤颇为重要。

八、小结

CELS是良性结肠息肉安全且有效的治疗手段，大多数患者可避免行腹腔镜结肠切除术。

参考文献

[1] FUJISHIRO M, GOTO O, KAKUSHIMA N, et al. Endoscopic submucosal dissection of stomach neoplasms after unsuccessful endoscopic resection[J]. Dig Liver Dis, 2007, 39(6): 566–571.

[2] ZHOU P H, YAO L Q, QIN X Y. Endoscopic submucosal dissection for colorectal epithelial neoplasm[J]. Surg Endosc, 2009, 23(7): 1546–1551.

[3] FRANKLIN J R M E, DIAZ–E J A, ABREGO D, et al. Laparoscopic–assisted colonoscopic polypectomy: the texas endosurgery institute experience[J]. Dis Colon Rectum, 2000, 43(9): 1246–1249.

[4] BECK D E, KARULF R E. Laparoscopic–assisted full–thickness endoscopic polypectomy[J]. Dis Colon Rectum, 1993, 36(7): 693–695.

[5] GULLER U, JAIN N, HERVEY S, et al. Laparoscopic vs open colectomy: outcomes comparison based on large nationwide databases[J]. Arch Surg, 2003, 138(11): 1179–1186.

[6] OMMER A, LIMMER J, MOLLENBERG H, et al. Laparoscopic–assisted colonoscopic polypectomy—indications and results[J]. Zentralbl Chir, 2003, 128(3): 195–198.

[7] LEE S W, GARRETT K A, SHIN J H, et al. Dynamic article: long–term outcomes of patients undergoing combined endolaparoscopic surgery for benign colon polyps[J]. Dis Colon Rectum, 2013, 56(7): 869–873.

[8] LEE M K, CHEN F, ESRAILIAN E, et al. Combined endoscopic and laparoscopic surgery may be an alternative to bowel resection for the management of colon polyps not removable by standard colonoscopy[J]. Surg Endosc, 2013, 27(6): 2082–2086.

[9] YAN J, TRENCHEVA K, LEE S W, et al. Treatment for right colon polyps not removable using standard colonoscopy: combined laparoscopic–colonoscopic approach[J]. Dis Colon Rectum, 2011, 54(6): 753–758.

[10] WILHELM D, VON DELIUS S, WEBER L, et al. Combined laparoscopic–endoscopic resections of colorectal polyps: 10–year experience and follow–up[J]. Surg Endosc, 2009, 23(4): 688–693.

[11] FRANKLIN JR M E, LEYVA–ALVIZO A, ABREGO–MEDINA D, et al. Laparoscopically monitored colonoscopic polypectomy: an established form of endoluminal therapy for colorectal polyps[J]. Surg Endosc, 2007, 21(9): 1650–1653.

[12] WINTER H, LANG R A, SPELSBERG F W, et al. Laparoscopic colonoscopic rendezvous procedures for the

treatment of polyps and early stage carcinomas of the colon[J]. Int J Colorectal Dis, 2007, 22(11): 1377–1381.

[13] FEUSSNER H, WILHELM D, DOTZEL V, et al. Combined endoluminal and endocavitary approaches to colonic lesions[J]. Surg Technol Int, 2003, 11: 97–101.

[14] MAL F, PERNICENI T, LEVARD H, et al. Colonic polyps considered unresectable by endoscopy. Removal by combinations of laparoscopy and endoscopy in 65 patients[J]. Gastroenterol Clin Biol, 1998, 22(4): 425–430.

[15] LE PICARD P, VACHER B, POULIQUEN X. Laparoscopy-assisted colonic polypectomy or how to be helped by laparoscopy to prevent colectomy in benign colonic polyps considered to be unresectable by colonoscopy[J]. Ann Chir, 1997, 51(9): 986–989.

[16] FRANKLIN JR M E, PORTILLO G. Laparoscopic monitored colonoscopic polypectomy: long-term follow-up[J]. World J Surg, 2009, 33(6): 1306–1309.

[17] NAKAJIMA K, LEE S W, SONODA T, et al. Intraoperative carbon dioxide colonoscopy: a safe insufflation alternative for locating colonic lesions during laparoscopic surgery[J]. Surg Endosc, 2005, 19(3): 321–325.

[18] HAMDANI U, NAEEM R, HAIDER F, et al. Risk factors for colonoscopic perforation: a population-based study of 80118 cases[J]. World J Gastroenterol, 2013, 19(23): 3596–3601.

第五部分

特殊问题

第二十七章　急症腹腔镜结直肠手术

Rodrigo Pedraza, Eric M. Haas

关键点

- 对于大多数急症患者，腹腔镜手术安全可行，选择正确的适应证是获得理想临床结局的基础。
- Trocar置入颇具挑战性，尽管左上腹经常作为置入区域，但如果担心安全问题，可选择右上腹，此时应避免损伤肝组织。
- 推荐采用可视性Trocar。
- 对于结肠镜肠穿孔，可行一层修补术或节段结肠切除术，亦可同时行结肠造口术。
- 对于憩室炎穿孔，依据患者病情，可行腹腔镜冲洗或结肠切除并造口术。
- 小肠梗阻是腹腔镜手术的理想适应证，因为大部分患者仅行粘连松解即可解决问题。
- 腹腔镜处理恶性肠梗阻往往导致严重的并发症，而且术中并发症亦多见，因此手术方式尽量采用近端结肠造口、远侧结肠减压术。

电子补充材料参见：10.1007/978-1-4939-1581-1_27.
视频网址：http://www.springerimages.com/videos/978-1-4939-1580-4.

Rodrigo Pedraza，MD；Eric M. Haas，MD，FACS，FASCRS（通讯作者）
Division of Minimally Invasive Colon and Rectal Surgery，Department of Surgery，The University of Texas Medical School at Houston，7900 Fannin Street，Suite 2700，Houston，TX 77030，USA
E-mail：ehaas@houstoncolon.com

一、简介

在过去的20年里，腹腔镜结直肠手术得到广泛认可，已经证实具有临床优势。然而，最近的报道仅有45%的择期结肠切除术选择腹腔镜方法[1-3]，急症腹腔镜手术则更为少见，占所有急症手术的比例不足10%，提示即使经验丰富的术者，该手术也因极为复杂而颇具挑战性。能否实施急症腹腔镜手术取决于患者和术者双方。最常见的适应证为急性憩室炎和恶性肠梗阻。另外，结肠镜肠穿孔也推荐急症腹腔镜修补术[4]。然而，和开放手术相比，任何一个患者均具有特殊性，包括安全、风险和获益大小。本章将讨论急症腹腔镜结直肠手术的发展趋势、适应证与陷阱，探讨急症状态下的一般性原则，特殊情况尚需要其他的处理策略。

二、急症腹腔镜结直肠手术的优势与不足

常规腹腔镜结直肠手术原则同样适用于急症手术。绝对的手术禁忌证包括患者因病情不稳定而难以耐受气腹、不能安全进腹以及术者腹腔镜经验欠缺。尽管颇具挑战性，急症腹腔镜结直肠手术具有多种优势。在置入腹腔镜后，术者可以探查整个腹腔，安全置入其他Trocar，可避免大的切口。通常而言，腹腔镜探查可明确病理性质。即使需要开放手术，腹腔镜探查也可明确病变位置、缩短切口长度、降低术后疼痛、减少术后并发症、加速康复。在大多数情况下，中转开腹手术可为手辅助腹腔镜手术所代替。在急症情况下，避免开放手术具有颇多优势。开放手术大切口难以关闭，具有罹患腹腔筋膜室综合征的风险。采用小切口也有可取之处，因为这类患者常存在免疫抑制、败血症或休克，所有这些不利因素均影响切口完整性及其愈合。腹腔镜手术可减少手术切口并发症，包括切口裂开、内脏脱出及感染，这是术后并发症和死亡的主要原因之一。而且，切口并发症可导致切口疝形成，后者无疑需要再次手术，相继而来的是患者占用更多的医疗资源和付出更高的医疗费用。

尽管急症腹腔镜结直肠手术具有优势，但是其应用也具有一定的限制。第一个Trocar的置入务必安全，因其具有损伤肠管、实质脏器和血管的风险，有可能将一个困难的手术变成一场灾难。推荐术者掌握各种进腹的方法，最好是直视下采用可视性Trocar，如OptiView®（Ethicon Endo-Surgery，Cincinnati，OH）和Visiport™ Plus（Covidien，Mansfield，MA，USA）。另外，需要充分考虑气腹可导致静脉回流不足和外周血管阻力增加的问题，二者将诱发血流动力学不稳定。术者和麻醉师务必及时交流患者的总体状况，必要时撤除气腹，立即恢复血流动力学稳定状态，采用其他微创方式尽快完成手术。另外的禁忌证包括患者不能采取极端体位、手术器械缺乏、没有受过训练的助手提供帮助。

三、第一个Trocar置入的方法与策略

考虑采用微创手术时，第一个Trocar的置入颇为关键。急症患者往往表现为腹胀和腹肌紧张，Trocar置入时务必小心谨慎。通常而言上述情况不适宜行腹腔镜手术，然而麻醉生效及腹肌松弛后，

采用腹腔镜手术也是可行的。即使安全置入了腹腔镜Trocar，其他Trocar的置入也同样充满挑战，这是由于炎症反应严重的患者，质脆的大网膜往往和腹膜粘连。笔者通常采用常规的多Trocar腹腔镜技术或手辅助腹腔镜手术。在左上腹肋弓下方置入第一个Trocar往往十分安全（图27-1）；否则选择右上腹，但应避免损伤肝脏。笔者推荐直视下使用可视性Trocar进入腹腔，和盲目置入相比，其安全性大很多。这种技术也适用于有既往手术史或病变性质及其范围未明的患者。另外一种选择是采用手辅助腹腔镜手术或单孔腹腔镜技术，当然此时进入腹腔依然困难，但这是经剖腹小切口可实施的理想的手术方式。

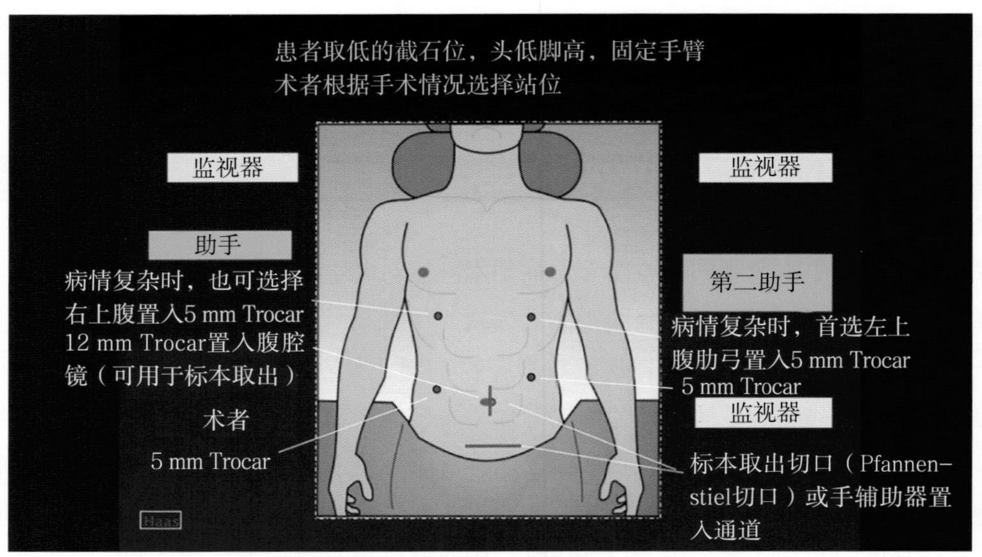

图27-1　急症腹腔镜结直肠手术切口及Trocar布局

四、适应证及手术策略

1. 结直肠穿孔

（1）结肠镜结肠穿孔。对于急性和延迟的结肠镜肠穿孔而言，腹腔镜手术颇为合适，具体术式取决于穿孔的原因和程度、手术时机、腹腔内污染程度以及患者的总体状况。几乎所有的患者均可实施腹腔镜手术，予以穿孔修补、肠管切除伴或不伴造口术。手术步骤如下。

（a）直视下于左上腹置入腹腔镜可视性Trocar。

（b）彻底探查腹腔和盆腔，确认穿孔部位、范围、肠液或粪便污染情况。如果存在粪便污染，可能需要中转开放手术或手辅助腹腔镜手术，充分灌洗腹腔并实施肠切除和造口。单纯的腹腔镜冲洗或许不能彻底清除粪便。然而，如果仅为轻度的污染，肠管损伤可予以一期修补。另外，需检查全部结肠，因有时存在多个穿孔部位。术中使用CO_2结肠镜检查有助于发现穿孔部位。一旦发现损伤，就将其近侧结肠予以夹闭，避免粪便继续污染腹腔。

（c）腹腔镜结肠穿孔手术方式。腹腔镜结肠穿孔可行腹腔镜结肠穿孔修补术，首先应确认穿孔边缘，清除失活组织，使用可吸收线行一层缝合修补（图27-2）。多层修补有可能导致结肠狭窄，特别是乙状结肠。需行注气测漏试验以及肠腔内直接观察，确保修补彻底可靠。损伤延续至结肠系膜者，修补颇为困难，务必显露整个穿孔部位。系膜边缘往往出血，使得视野模糊不清，显露和处理整个穿孔部位较为困难。

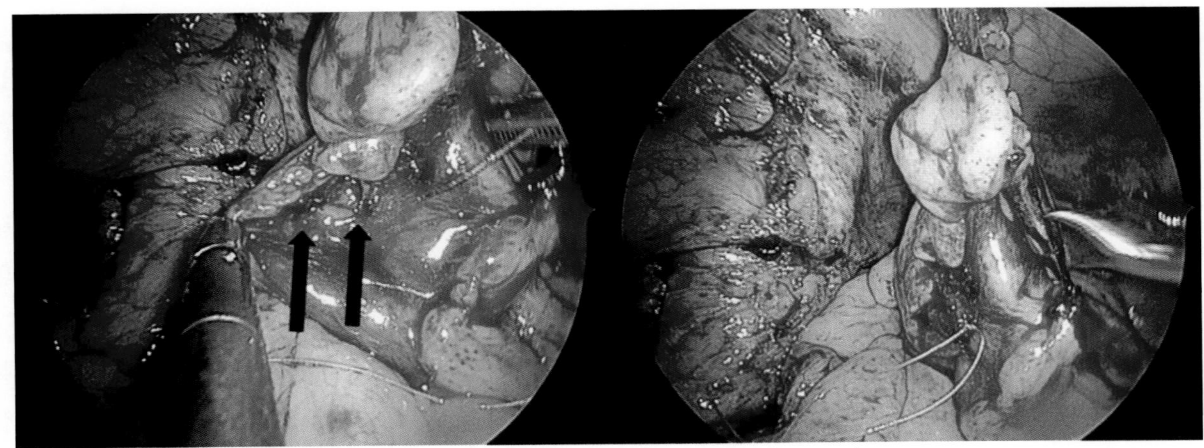

图27-2 结肠镜穿孔术中所见（箭头），一层缝合即可妥善关闭穿孔肠管

若不适宜行穿孔修补术，则行结肠节段切除术，伴或不伴造口术。需遵循和腹腔镜结肠手术相同的外科原则，采用自内向外的手术入路，避免遭遇因肠管炎症而导致的粘连和质脆组织。

对于一些特殊患者，可行近侧肠管造口术及远侧肠管灌洗术。

上述修补术和结肠节段切除术可同时行造口术，这取决于术者的判断和取舍。

（2）急性憩室炎穿孔。急性憩室炎穿孔的处理策略不一，这取决于患者的临床表现，处理必须遵循个体化的原则。需要急症处理的情况包括：游离腹腔穿孔、腹腔内脓肿、腹膜炎。腹腔镜手术具有诊断和治疗的双重作用。治疗手段包括：脓肿引流术、灌洗、一期缝合关闭穿孔、肠切除、粪便转流术。尽管通常认为粪性腹膜炎需要行开放手术，但笔者使用手辅助腹腔镜技术同样成功地清除了腹腔内污染物，值得参考。手术步骤如下。

（a）直视下于左上腹置入可视性Trocar。

（b）探查整个腹腔，评估污染程度。通常而言，发炎的大网膜往往粘连至壁层腹膜和盆腔，需要充分游离。对于Hinchey 3型（化脓性腹膜炎）患者，笔者予以腹腔镜灌洗，修补穿孔，经Trocar通道放置引流管。识别肠间脓肿至关重要，若漏诊或未能彻底引流，则治疗难以成功。定位穿孔部位同样颇为重要，隐匿性脓肿或者脓肿即将穿孔部位的周围往往有炎性组织将其覆盖。对于Hinchey 4型（粪性腹膜炎）患者，笔者通常采用手辅助腹腔镜技术，可清除粪便并实施乙状结肠切除术，需经长5～7 cm的脐部切口或Pfannenstiel切口放置手辅助器。然而，若粪便难以彻底清除，则改为开放手术。

（c）彻底灌洗整个腹腔，包括肝脏周围、脾脏周围、升结肠旁沟、降结肠旁沟和盆腔。在此过程中，往往可发现隐匿性脓肿。灌注液总量没有统一标准，笔者推荐直至回收的液体清澈为止。腹腔镜灌洗器颇具优势，可迅速将加热的灌注液注入腹腔，利于清除腹腔内漏出的肠液。

（d）穿孔部位的处理。典型的憩室穿孔往往被周围组织包裹，需轻柔地分离穿孔周围组织，因为隐匿性脓肿可能位于穿孔周围。对于那些乙状结肠与周围组织致密粘连的患者，应避免大范围游离，因为可导致新的穿孔。如果发现穿孔部位，一些术者推荐采用多层缝合以修补穿孔，可借助周围的系膜或大网膜制作补片。然而，并没有明确的指南可资借鉴，应根据患者具体病情而予以个体化处理。然而，较为理想的处理方法为病变肠管切除。

（e）粪便转流术。如果考虑行保护性粪便转流，可实施腹腔镜回肠袢式造口术或结肠造口术，这取决于患者的临床表现，可行标准的腹腔镜造口术，具体可参阅第十五章有关内容。在上述两种情况下，如果未行肠切除术，需要在手术台上行造口远侧肠管灌洗术，以清除肠道残留的肠内容物。

（f）腹腔镜结肠切除术。有一些患者可能需要切除节段结肠，可使用自内向外的方法切除乙状结肠，参见第六章及第七章有关内容。需早期确认左侧输尿管和性腺血管，置入输尿管支架和采用手辅助腹腔镜技术便于手术操作。

（3）术后吻合口漏。吻合口漏可表现为吻合口周围脓肿、化脓性腹膜炎或粪性腹膜炎。孤立的脓肿可在影像学引导下予以置管引流，然而多发脓肿或腹膜炎可能需要腹腔镜灌洗和进一步处理。尽管这种穿孔最好使用开放手术处理，但对于腹腔镜手术经验丰富的术者，实施腹腔镜手术也是安全有效的可选方法之一[5]。手术步骤如下。

（a）直视下于左上腹置入可视性Trocar。

（b）不管任何部位的吻合口漏，均需彻底探查整个腹腔，往往遇到极其困难的窘境，特别是炎症粘连的大网膜和系膜可能导致探查困难重重。

（c）将全部腹腔内的污染物彻底清除。

（d）拆除吻合口及造口。所有的患者均应考虑拆除吻合口并行近侧肠管造口术。有时难以显示吻合口，如深入盆腔者，此时可行近侧肠管造口术，并将远侧肠管予以彻底灌洗。

2. 肠梗阻

（1）术后小肠梗阻。小肠梗阻是腹腔镜手术的理想适应证，这是由于大部分患者仅行粘连松解即可，任何长度的切口都是不必要的。非手术治疗肠梗阻的基本原则包括胃肠减压，维持水、电解质及酸碱平衡和静脉给予抗生素。在手术前后，予以上述措施同样至关重要。小肠梗阻的患者腹胀明显，使得许多术者放弃行腹腔镜手术，然而，在麻醉诱导生效后，腹胀明显缓解，实施腹腔镜手术也是安全可行的。手术步骤如下。

（a）直视下于左上腹置入可视性Trocar。如果此区域有手术瘢痕，可使用右上腹。然后，在直视下于任何部位置入第二个Trocar，但通常而言也极其困难。一旦第二个Trocar成功置入，就可分离粘连，以期增加另一个Trocar。若难以实施，则于脐下正中线做一切口，置入手辅助器。然而，在此种情况下，手辅助腹腔镜技术并没有明显优势，因为肠管扩张导致腹腔内没有多余的手术空间。

（b）彻底探查腹腔和盆腔，明确肠梗阻的原因。

（c）切除肠管。若患者病情需行节段肠管切除术，如严重的绞窄性肠梗阻导致肠管坏死（图27–3），则游离受累肠管，放置切口保护器，将肠管拉出体外，然后切除坏死肠管并行一期吻合。

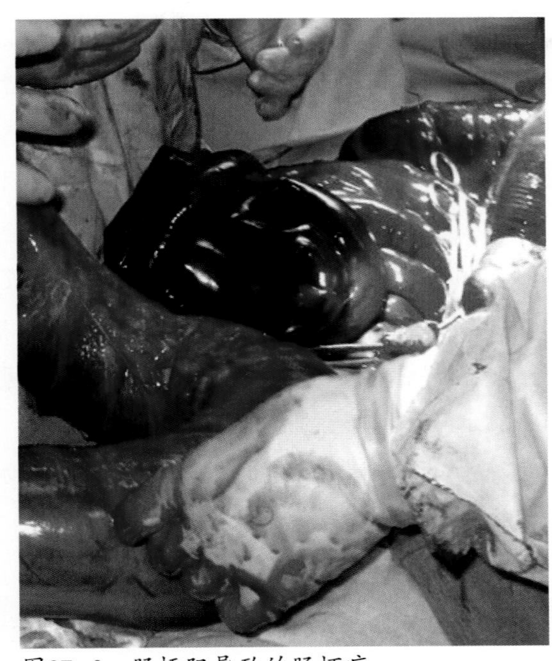

图27-3 肠梗阻导致的肠坏疽

（2）恶性肠梗阻。急症所遇见的恶性肠梗阻往往位于降结肠、乙状结肠，多为局部进展期病变，常有明显扩张和质脆的近侧肠管。在这种情况下，一期切除往往出现严重的并发症，包括术中并发症亦相当多见。因此在采取手术治疗之前，应考虑非手术治疗，如腔内支架植入术，以降低肠管内压力。腹腔镜手术往往采用近侧肠管造口术，以便于促进患者总体状况尽快恢复。另外，急症状态下因远侧、近侧肠管直径差别很大而导致吻合困难，可先行结肠袢式造口或结肠端式造口并黏膜瘘成形术，以期降低造口远侧肠管内压力。手术步骤如下。

（a）置入腹腔镜Trocar。肠梗阻患者由于肠管扩张，置入Tocar导致肠管破裂的风险很高，特别是置入第一个腹腔镜Trocar时更是如此。对于采用多Trocar腹腔镜手术而言，可选择左上腹或右上腹，这取决于病变位置。对于进行造口的患者，于造口部位做一腹腔镜Trocar切口即可。对于拟行肠管切除术的患者，可实施手辅助腹腔镜手术。此方法可安全进入腹腔，也为遵循肿瘤学切除原则提供足够的空间。依据肿瘤部位选择切口，位于右半结肠的肿瘤，可行中线小切口；降结肠肿瘤，最好行Pfannenstiel切口。

（b）肠管减压。肠管严重扩张的患者，必须行肠管造口术，可将肠管拉出体外，做一肠管小切口，行肠管减压，利用此段肠管行造口术。肠管减压后，有可能允许行微创切除术，通常使用手辅助腹腔镜技术。

（c）节段结肠切除术。可实施常规的腹腔镜节段结肠切除术，应遵循肿瘤学手术原则，采用自内向外的手术入路，具体参阅第四至第七章有关内容。即使需要行开放手术，也可使用腹腔镜技术完成结肠肝曲及脾曲游离等一些困难的手术步骤，如此可缩短手术切口的长度。

手术技巧

- 术者熟知自己的不足，正确选择腹腔镜手术适应证。例如，脓毒症患者不应执意实施微创手术，以免耗费大量时间，和开放手术相比，其风险更高，临床结局更差。
- 游离穿孔的憩室可伴发隐匿性脓肿，但不要去游离致密粘连的肠管，因为可能导致额外损伤，有可能被迫行肠切除术。
- 重力有助于使小肠远离手术区，从而改善视野。然而，当遇到扩张的炎症肠管时多有困难。腹腔内大便或脓液，可使用海绵纱布将其清除。
- 大网膜往往粘连于术野，影响观察。务必松解粘连，特别是和盆腔之间的粘连带。将大网膜向头侧游离并置于横结肠之上，如此便于显露术野。
- 腹腔镜冲洗器颇为实用，可迅速向腹腔内灌注温热冲洗液。术中务必彻底冲洗脾周围、肝脏周围、升结肠旁沟、降结肠旁沟和盆腔，以降低术后脓肿形成的风险。

五、小结

急症腹腔镜结直肠手术最常见的适应证为急性憩室炎和恶性肠梗阻。另外，结肠镜肠穿孔也推荐行急症腹腔镜修补术。绝对的手术禁忌证包括患者病情不稳定而难以耐受气腹、不能安全进腹以及术者腹腔镜经验欠缺。其他禁忌证包括患者不能采取极端体位、手术器械缺乏及没有受过训练的助手提供帮助。急症腹腔镜结直肠手术原则同常规腹腔镜手术。最好选择腹腔镜可视性Trocar在直视下置入。对于结肠镜肠穿孔，可行一层修补术或节段结肠切除术，患者亦可同时行结肠造口术。对于憩室炎穿孔，依据患者病情，可行腹腔镜冲洗或结肠切除并造口术。小肠梗阻是腹腔镜手术的理想适应证，因为大部分患者仅行粘连松解即可解决问题。腹腔镜处理恶性肠梗阻往往导致严重的并发症，而且术中并发症亦多见，因此手术方式尽量采用近端结肠造口、远侧结肠减压术。需注意的是，气腹导致静脉回流不足和外周血管阻力增加，二者均导致血流动力学不稳定。术者和麻醉师务必及时交流患者的状况，必要时撤除气腹，立即恢复血流动力学稳定状态，然后采用其他微创方式，尽快完成手术。

参考文献

[1] HAAS E M P R, RAGUPATHI M, CARMAN R, et al. Is laparoscopic colectomy a clinically and economically favorable approach in the modern health care environment: results from a cohort of 56 000 patients[R]. Phoenix: The American Society of Colon and Rectal Surgeons annual meeting, 2013, Abstract: S12.

[2] DELANEY C P, CHANG E, SENAGORE A J, et al. Clinical outcomes and resource utilization associated with laparoscopic and open colectomy using a large national database[J]. Ann Surg, 2008, 247(5): 819–824.

[3] FOX J, GROSS C P, LONGO W, et al. Laparoscopic colectomy for the treatment of cancer has been widely adopted in the United States[J]. Dis Colon Rectum, 2012, 55(5): 501–508.

[4] HAAS E M, PEDRAZA R, RAGUPATHI M, et al. Laparoscopic primary colorrhaphy for acute iatrogenic perforations during colonoscopy[J]. Minim Invasive Surg, 2013, 2013: 823506.

[5] HAAS E M P R, FARAJ C, RAGUPATHI M, et al. Reoperative minimally invasive surgery for the management of colorectal surgical complications[R]. Los Angeles: Society of American Gastrointestinal and Endoscopic Surgeons, 2013,Abstract.

第二十八章　老年患者腹腔镜手术

Joshua I.S. Bleier, Brian R. Kann

关键点

- 对老年患者的评估是基于生理年龄而非时间年龄。
- 术前务必予以全面且详细的病史采集和体格检查，判断是否存在高危的合并症。
- 术前检查的选择基于功能学评估和已知的合并症。
- 老年患者实施腹腔镜结肠手术的数量不断增加，这和各年龄段患者实施腹腔镜结直肠手术量增加相一致。
- 在实施快速康复外科的前提下，老年患者和年轻患者一样，也可从腹腔镜结肠手术中获益。
- 气腹可对罹患多种合并症的老年患者的各种生理功能产生明显的不利影响。

Joshua I. S. Bleier，MD，FACS，FASCRS.（通讯作者）
Division of Colon and Rectal Surgery，Pennsylvania Hospital，University of Pennsylvania，800 Walnut St. 20th Floor，Philadelphia，PA 19106，USA
E-mail：joshua.bleier@uphs.upenn.edu
Brian R. Kann，MD，FACS，FASCRS
Division of Colon and Rectal Surgery，Pennsylvania Hospital，University of Pennsylvania，51 N. 39th St Suite W-266，Philadelphia，PA 19104，USA
E-mail：brian.kann@uphs.upenn.edu

一、简介

一般而言，患者年龄按年月累计所得，然而，主观的、生理的和医学的年龄颇有不同，问询患者“自己感觉多大年龄”可从生理功能上判断患者的年龄。在很大程度上，不管是良性病变还是恶性病变，结直肠疾病的处理策略取决于病变性质。在大部分患者中，可以切除的结肠癌可行结肠切除术，转移性肿瘤可行辅助治疗，反复发作的憩室炎需要结肠切除术，未侵及括约肌的低位直肠癌可实施保留括约肌的手术，包括结肠肛管吻合术。然而，睿智的外科医生深知适应证并非决定手术的唯一因素，虽然病变性质可作为手术适应证的判断指标，但不是手术决策的唯一依据，必须考虑患者因素。对已拟行手术治疗患者的每一次评估，均需考虑是否适宜手术以及能否耐受手术创伤。然而，需明确年龄在决策方程式中的地位，事实上，年龄仅是一个非特异性因素，可预判患者耐受此手术的可能性。通常而言，患者年龄越大，则存在的合并症越多，康复所面临的问题更多，大便控制和括约肌功能的贮备更差，发生心血管意外风险更高。时间年龄无可置疑，但生理年龄则差异很大。早衰综合征患者幼年时即可出现正常老年人才出现的疾病，如心脏病、卒中、动脉粥样硬化，他们很少能活过13岁。但是，在2011年多伦多马拉松比赛上，一位百岁老人却成功跑完整个赛程，可见生理年龄才是评估老年患者的参考依据。判断患者的生理年龄需要综合多种生理学参数，后者与手术及术后康复有关。以前将年龄作为手术的相对禁忌证，目前已被患者是否适宜手术所替代。围术期处理策略的发展已证实单纯依据年龄不能决定是否适宜手术，也不能据此而武断判断患者术后的恢复能力。高龄仅仅提示手术风险较高，同时手术干预的可行性取决于手术所影响的生理学因素的改变程度。腹腔镜手术具有独特的风险，手术决策时务必予以充分考虑。本章将讨论与年龄相关的一些问题及其影响因素。

二、术前评估

1. 老年人的界定

世界卫生组织将老年人的定义扩展到适合领取抚恤金的任何人。然而，不管世界上各种各样的标准，任何人一旦超过50岁即可将其视为老年人。在美国这种定义是不适宜的，美国人退休年龄为65岁，六十几岁时，健康风险并未明显增加。然而，大多数检查结果在50岁以上人群中确实发生了变化，推荐术前予以胸部X线检查和相应的实验室检查，对于术前心电图检查的年龄没有强制性标准，这取决于术者的判断与选择。

2. 术前危险因素评估

适当的术前评估是术者义不容辞的责任。这对老年患者尤其重要，因为随着年龄的增长，会出现明显的合并症。最新的心脏协会指南详细讲述了危险分层的评估方法[1]。毫无疑问的是进行详细的病史采集和体格检查是评估危险因素的基础。

第一步是确定是否存在与围术期发生心脏并发症等不良事件相关的心脏病变。通常而言，有活动性心脏病，如不稳定性的冠状动脉综合征、失代偿或恶化的慢性充血性心力衰竭、明显的心律失常或心脏瓣膜病，应该予以心脏评估和最基本的心脏功能检测（表28-1）。

表28-1　非心脏手术患者术前需评估和治疗的活动性心脏病[1]

心脏病变	举例
不稳定性冠状动脉综合征	不稳定性或严重的心绞痛（加拿大心血管协会Ⅲ级或Ⅳ级），也包括稳定性心绞痛 30天之内发生的心肌梗死
失代偿的心力衰竭（纽约心脏协会心脏功能Ⅳ级、恶化或新发心力衰竭）	—
明显的心律失常	指房室传导比例超过2：1的高度房室传导阻滞 莫氏Ⅱ型房室传导阻滞 Ⅲ度房室传导阻滞 有症状的室性心律失常 室上性心律失常（包括心房纤颤）伴不能控制的心室率（休息时心率＞100 bpm） 有症状的心动过缓 新近诊断的室性心动过速
严重的心脏瓣膜病	严重的主动脉瓣狭窄（平均压力差＞40 mmHg、主动脉瓣面积＜1.0 cm^{2}或有症状） 有症状的二尖瓣狭窄（进行性运动性呼吸困难、运动性晕厥或心力衰竭）

注：Fleisher L A、Beckman J A、Brown K A等授权。

在没有严重合并症的情况下，简单的活动耐受情况评估可用来确定是否需要行进一步检查（表28-2）。年龄仅作为50岁以上患者实施心电图和胸部X线检查的依据，更大的年龄不是实施进一步心脏检查的适应证。对于可以耐受大于4个代谢当量（metabolic equivalent，MET）的患者而言，实施任何手术都不需要行进一步的心脏检查[2]。值得注意的是，择期腹部手术是一种中度风险的手术。

表28-2　各种活动所需代谢当量[1]

代谢当量	活动类型
1个MET	进食、穿衣、如厕
2个MET	在室内走动
3个MET	以2～3 mile/h的速度（3.2～4.8 km/h）在平地上步行1~2个街区（译者注：街区大小不一，一般为100～200 m）
4个MET	胜任轻松的家务（打扫灰尘、洗盘子）
5个MET	爬一层楼或一座小山
6个MET	在平地上以4 mile/h（约6.4 km/h）的速度步行
7个MET	短跑
8个MET	可做繁重的家务（拖地板、抬搬家具）
9个MET	可参加中度的娱乐活动（高尔夫、划船、跳舞、网球双打、棒球或橄榄球）
＞10个MET	可参加剧烈运动（游泳、网球单打、足球、篮球、滑雪）

注：Fleisher L A、Beckman J A、Brown K A等授权。

其他的临床危险因素包括缺血性心脏病史、代偿期或濒临发作的慢性充血性心力衰竭、糖尿病、肾功能不全和脑血管疾病等，均为合并症而需要术前评估。活动耐力测定是一种评估是否适宜手术的理想方法，耐受良好的患者，即使存在多个临床危险因素，通常而言，可实施中度风险的手术，其总的手术风险尚可接受。具有上述危险因素的患者，围术期务必使用β肾上腺素受体阻滞剂控制心率，可减少心脏相关并发症及其死亡率[3]。当患者并发任何一种明显的合并症时，可参照美国心脏协会指南制订专一的处理计划[2]。

（1）呼吸系统疾病：限制性或阻塞性肺部疾病显著增加围术期肺部并发症。这些患者需要予以肺部检查，以了解肺容量及其弥散功能、对气管扩张剂的反应、血气分析基线，以指导术后的治疗。

（2）糖尿病：这是和年龄相关的病变，往往导致冠心病。胰岛素依赖型糖尿病增加围术期心肌缺血和心力衰竭的风险。在输注胰岛素的前提下，妥善给予葡萄糖以及严格控制血糖水平，可减少冠状动脉搭桥患者术后切口感染的风险，此原则也适用于腹部大手术的患者。

（3）肾功能衰竭：这和围术期心脏并发症增加明显相关。另外，与术前肌酐水平＞2 mg/dL（176.8 μmol/L）和术后肾功能衰竭、心脏病并发症及死亡率增加均有关。

（4）血液系统疾病：术前贫血影响心脏应激状态、加重缺血、恶化业已存在的充血性心力衰竭。一项实施前列腺和大血管手术的研究证实，红细胞压积＜28%和围术期心肌缺血及术后并发症增加有关。

三、老年患者实施腹腔镜手术的临床结局

随着健康保健服务的改善和医疗水平的提高，老年人口越来越多，结直肠外科医生需要评估和手术的老年患者也随之增加。和传统的开放手术相比，腹腔镜手术可减少术后并发症，加速患者康复，使患者明显获益。英国一项以人群为基础的研究证实，腹腔镜结直肠手术所占比例2006年为10.0%，2008年为28.4%；在58 135例患者中，54.6%的患者年龄超过70岁；年龄不是决定是否实施腹腔镜手术的依据，在大于70岁的患者中实施腹腔镜切除术占比为18.5%，在全部研究群体中占比为18.8%[4]。

1. 早期研究

早期开展的腹腔镜结直肠手术重点关注其安全性。和开放手术相比，腹腔镜结直肠手术应该具有相同的或更少的并发症发生率和死亡率。1995年，Peters和Fleshman开展了一项前瞻性随机对照研究，探讨腹腔镜结肠切除术的临床结局，103例年龄大于65岁的患者中，有78.6%的患者成功实施了腹腔镜手术，和中转开腹手术组相比，并发症发生率无显著差别，但住院时间明显缩短（5.3 天 vs 8.1 天，$P<0.001$）[5]。1996年，Reissman和Wexner报道36例年龄超过60岁（平均年龄73岁）的老年患者实施腹腔镜结直肠手术或手辅助腹腔镜结直肠手术，与36例年轻患者（平均年龄44岁）相比，并发症发生率（11% vs 14%）、中转开腹率（8% vs 11%）、术后肠梗阻时间（2.8 天 vs 4.2 天）及住院时间（5.2 天 vs 6.5 天）等均无显著差别[6]。2009年，全国住院患者抽样数据库的资料显示，腹腔镜结直肠

手术所占比例为35.4%[7]，在控制包括年龄在内的多个变量后，证实腹腔镜手术可提高近期临床效果，减少住院时间，降低医疗费用。

2. 年轻患者和老年患者实施腹腔镜手术临床结局比较

大量研究证实二者的近期临床结局无显著差别，可惜的是，大部分研究均为小样本研究或病例对照研究（表28-3）。

表28-3　年轻患者和老年患者实施腹腔镜手术临床结局比较

作者	发表年份	年龄	例数	中转开腹率/%	住院天数/天	并发症发生率/%	死亡率/%
Reissman等[6]	1996	＜60	36	8	5.2	11	0
		＞60	36	11	6.5	14	0
Delgado等[39]	2000	＜70	70	11.4	5±2	15.6	0
		＞70	59	16.9	6±2	21.4	1.6
Senagore等[22]	2003	＜60	181		3.9±5.9	10.5	0
		＞70	50		4.2±3.0	16	0
Sklow等[8]	2003	＜75	38	16	6.1± 0.4	29	0
		＞75	39	8	6.1± 0.3	31	2.6
Chautard等[9]	2008	＜70	103	16	10 ± 9	27	0
		＞70	75	21	11 ± 8	32	0
Akiyoshi等[11]	2010	＜75	228	0.4	15	13.6	0
		＞75	44	0	19	11.8	0
Fiscon等[20]	2010	＜75	50	4	9	8	0
		＞75	50	6	10	24*	0
Roscio等[10]	2011	＜70	101	2	8.1± 2.8	3.8	0
		＞70	58	1.7	10.8±6.6*	3.4	1.7

注：*代表$P<0.05$。

Sklow发表了一项回顾性病例配对研究，该研究证实，以75岁作为界值，实施腹腔镜或开放结肠手术，两组并发症发生率类似，但腹腔镜组肠功能恢复快、术后麻醉镇痛药物用量少；有趣的是，腹腔镜左半结肠切除术后恢复快于开放手术，而右半结肠切除术则相反[8]。2008年，Chautard等报道了一项病例配对研究结果，大于70岁老年患者75例，对照组为103例年龄不到70岁的患者，均实施腹腔镜结直肠切除术，虽然老年组术前并存心血管疾病多见（80% vs 33%，$P<0.001$），而两组间手术用时［（244±89）min vs（242±80）min］、并发症发生率（32% vs 26%）和住院时间［（11±8）天 vs（10±9）天］均无显著差别[9]。Roscio等报道连续为159例患者实施腹腔镜结直肠癌手术，以70岁为界值分为两组，结果显示肠功能恢复时间和术后并发症发生率无显著差别，但老年组合并症多见，住院时间较长[10]。

Akiyoshi等的研究局限于直肠肿瘤，分为3组，A组为44例年龄大于75岁的腹腔镜直肠癌切除术患者，B组为228例年龄小于75岁的腹腔镜全直肠切除术患者，C组为43例年龄大于75岁的开放直肠癌切除术患者。结果显示A组的ASA分级高于B组，但两组间术后并发症发生率类似（13.6% vs 11.8%）。A组并发症发生率低于C组（13.6% vs 25.6%），但差别没有统计学意义；A组排气时间早（1.3 天 vs 3.7 天，$P<0.001$）、口服流质饮食早（2.2 天 vs 7.0 天，$P<0.001$）、住院时间短（19 天 vs 22 天，$P=0.002$）[11]。

3. 老年患者实施腹腔镜手术和开放手术临床结局比较

和上述比较老年患者与年轻患者实施腹腔镜手术的研究一样，探讨老年患者实施腹腔镜手术和开放手术临床结局的大部分研究也为病例对照研究（表28-4）。2000年，Stocchi等报道一项病例对照研究，42例年龄大于75岁的患者实施腹腔镜辅助结肠切除术，对照组实施开腹手术，结果显示：腹腔镜组手术用时较长（190 min vs 142 min，$P<0.001$），但并发症发生率低（14.3% vs 33.3%，$P=0.04$）、麻醉镇痛药用时短（2.7 天 vs 4.8 天，$P<0.001$）、肠功能恢复快（3.9 天 vs 5.9 天，$P<0.001$）、住院时间短（6.5 天 vs 10.2 天，$P<0.001$）、术后独立生活的患者比例高（35/37 vs 29/38，$P=0.025$），后者是许多研究未能涉及但对判断临床结局极为重要的因素[12]。

表28-4 老年患者实施腹腔镜结肠手术和开放结肠手术临床结局比较

作者	发表年份	手术方式	例数	中转开腹率/%	住院天数/天	并发症发生率/%	死亡率/%
Stewart等[13]	1999	腹腔镜手术	42	11.9	9	16.6	7.1
		开放手术	35	—	17	42.8*	11.4
Delgado等[39]	2000	腹腔镜手术	59	16.9	6 ± 2	10.2	1.6
		开放手术	67	—	7 ± 3*	31.3*	0
Stocchi等[12]	2000	腹腔镜手术	42	14.3	6.5 ± 4.0	14.3	0
		开放手术	42	—	10.2 ± 4.4*	33.3*	0
Law等[14]	2002	腹腔镜手术	65	12.3	7	27.7	1.5
		开放手术	89	—	9*	37	5.6
Senagore等[22]	2003	腹腔镜手术	50	—	4.2 ± 3.0	16	0
		开放手术	123	—	9.3 ± 7.6*	37.4*	1.6
Sklow等[8]	2003	腹腔镜手术	39	8	6.1 ± 0.3	31	2.6
		开放手术	39	—	7.8 ± 0.6*	31	0
Vignali等[15]	2005	腹腔镜手术	61	6.1	9.8	21.5	1.6
		开放手术	61	—	12.9*	31.1	2.2
Feng等[16]	2006	腹腔镜手术	51	3.9	—	17.6	0
		开放手术	102	—	—	37.3*	1.9
Frasson等[17]	2007	腹腔镜手术	89	4.5	9.5	18	4.5
		开放手术	112	—	13*	42*	0.9
Akiyoshi等[11]	2009	腹腔镜手术	44	0	19	13.6	0
		开放手术	43	—	22*	25.6	2.3
Lian等[18]	2010	腹腔镜手术	97	14.4	6	37.1	5.2
		开放手术	97	—	7*	43.3	5.2

注：*代表$P<0.05$。

Stewart等于1999年报道80岁以上老年患者实施腹腔镜结直肠手术（42例）和开放手术（35例）的差别，结果显示：开放手术组具有较高的心脏并发症、肺部并发症、切口感染、术后肠梗阻及ICU入住率；腹腔镜手术组住院时间短，出院直接回家的可能性大，而不是去康复机构，大多数不需要家庭护理。随访6个月，腹腔镜手术组中82%的术前可独立生活的健在患者，术后依然如故；但在开放手术组能独立生活者仅有64%，提示实施腹部大手术的患者，有相当一部分失去独立生活的能力[13]。

Law等比较70岁以上老年患者实施腹腔镜手术和开放手术的差别，结果显示腹腔镜组术中出血少、肠功能恢复快、恢复固体食物早、住院时间短、心脏并发症及肺部并发症少[14]。2005年，Vignali等完成一项配对病例对照研究，61例80～89岁患者行腹腔镜结肠癌切除术，61例患者行开放手术，配对因素包括性别、年龄、手术年份、肿瘤部位及合并症。和开放手术组相比，腹腔镜手术组手术用时较长（220 min vs 171 min，P=0.01）、术后并发症发生率类似（25.5% vs 31.1%，P=0.30），但肠功能恢复快（4.8 天 vs 5.9 天，P=0.005）、住院时间短（9.8 天 vs 12.9 天，P=0.001）、术后保持独立生活的比例高（98% vs 82%，P=0.02）[15]。

Feng等于2006年报道将51例70岁以上的实施腹腔镜结直肠癌切除术患者作为试验组，对照组102例患者实施开放手术。腹腔镜手术组并发症发生率明显降低（17.6% vs 37.3%，P= 0.013），提示腹腔镜手术可使老年人获益[16]。Frasson及其同事报道一项队列研究，将535例结直肠疾病患者随机分为腹腔镜手术组和开放手术组，其中37.6%的患者年龄超过70岁，结果显示在所有患者中，腹腔镜手术组并发症发生率和住院时间均下降；但是这种优势在老年组更为明显，再次提示老年患者可自腹腔镜手术获益[17]。Lian及其同事报道一项病例对照研究，97例80岁以上（平均年龄82.8岁）患者行择期腹腔镜结肠手术，对照组行开放手术，腹腔镜手术组住院时间短（6 天 vs 7 天，P=0.001），而并发症发生率、再次入院率和死亡率大致相同；与其他报道不同的是，出院后独立生活的患者比例在两组之间无显著差别（63.9% vs 62.9%，P=0.88）[18]。

4. 老年患者能否自腹腔镜手术获益

和大部分研究不同的是，部分研究发现老年患者实施腹腔镜手术的临床结局不佳。Kirchhoff等对择期腹腔镜结直肠切除术予以多变量危险因素分析，患者的年龄大于75岁是术中并发症（OR=1.69，95%CI：1.09～2.62，P=0.019）和术后并发症（OR=1.57，95%CI=1.15～2.13，P=0.004）的高危因素[19]。在ASA分级和手术等级匹配的前提下，Fiscon等将50例年龄大于75岁（平均79.7岁）的实施腹腔镜结直肠癌手术患者和50例年龄不足75岁（平均62岁）的患者予以对比研究，结果显示老年组并发症发生率明显升高（24% vs 8%，P=0.05）[20]。（译者注：此种分组方法明显不合理，应该比较同一年龄组不同手术方式之间的差异[15]）

5. 老年患者腹腔镜结直肠手术快速康复外科的应用

大量的文献已报道腹腔镜结直肠手术后，实施快速康复外科可使患者明显受益。最近，快速康复外科也在老年患者中取得良好的临床结局。事实上，80～89岁的老年患者在腹腔镜右半结肠癌切除术后24 h内出院早已见诸文献[21]。2003年，Senagore等在年龄匹配的病例对照研究中发现，腹腔镜结肠切除术患者和开放节段结肠切除术患者予以快速康复外科的处理方法，结果显示腹腔镜组住院时间短，组内大于70岁的患者住院费用下降（$3 920 vs $6 448），但年龄小于60岁的患者无显著差别（$3 616 vs $3 804）。再入院率在老年患者组无显著差别（6.0% vs 6.5%，P=NS），但在年轻患者腹腔镜手术组明显升高（9.4% vs 4.1%，$P<0.05$）。术后并发症发生率老年组实施腹腔镜手术者明显下降（16% vs 37.4%，$P<0.05$），但在年轻患者组无显著差别（10.5% vs 13.1%，P=NS），作者的结论是老年患者实施腹腔镜结肠手术后予以快速康复外科处理可使患者获益[22]。

一项少见的随机对照研究探讨年龄大于65岁（平均71岁）的老年患者实施腹腔镜结直肠手术后采取快速康复外科处理和常规处理的临床结局的差别，78例采用快速康复外科处理的患者肠功能恢复快、住院时间短（5.5 天 vs 7.0 天，$P<0.001$）、并发症少见（5.0% vs 21.1%，P=0.045）[23]。Pawa等报道688例结直肠切除术采用快速康复外科处理的临床结局，其中18.9%的住院患者年龄大于80岁，老年患者组行腹腔镜手术者占93.1%，年轻患者组为97.1%，两组住院时间和再入院率类似，但是老年组并发症多见，主要为心脏、肺部和泌尿系并发症（26.2% vs 9.3%，$P<0.000\ 1$），笔者认为老年患者采取快速康复外科处理依从性差，特别是即刻停用导尿管和静脉输液较为困难[24]。

6. 长期临床结局

尽管关于老年患者实施腹腔镜结直肠手术的近期临床结局报道较多，但遗憾的是，报道远期效果的文献颇为少见。COST试验报道腹腔镜结直肠手术和开放手术的长期肿瘤学临床结局无显著差别，但该研究并未就年龄差别而予以分层。然而，大多数研究将年龄超过70岁定义为老年，在COST研究中，腹腔镜组平均年龄为70岁，开放手术组为69岁，可以推测，至少在严格的随机对照试验中，老年患者实施两种手术方式的肿瘤学临床结局无显著差别[25]。Cheung等探讨101例80～89岁（平均83岁）老年患者实施腹腔镜结直肠手术的长期临床结局，平均随访24个月，22例（21.8%）出现复发，5年总生存率为51%，5年无病生存率为49%[26]。明确老年患者实施腹腔镜结直肠手术的长期临床结局是否优于开放手术需要随机对照试验予以证实，而且该试验应包括对有关生活质量指标的评估。

四、气腹对脏器功能的影响

1. 生理学功能

有关老年患者能否耐受腹腔镜手术常见的关注点为生物年龄，但是实际上更应关注的是合并症和有无足够的生理储备。在以前，老年患者不被推荐实施腹腔镜手术，原因在于这些患者心肺功能储备业已存在不足，气腹易对血流动力学造成不良影响。腹腔镜手术用时可能延长，极端体位也会加重心肺功能储备的不足，这些均引起人们的广泛关注（图28-1）。

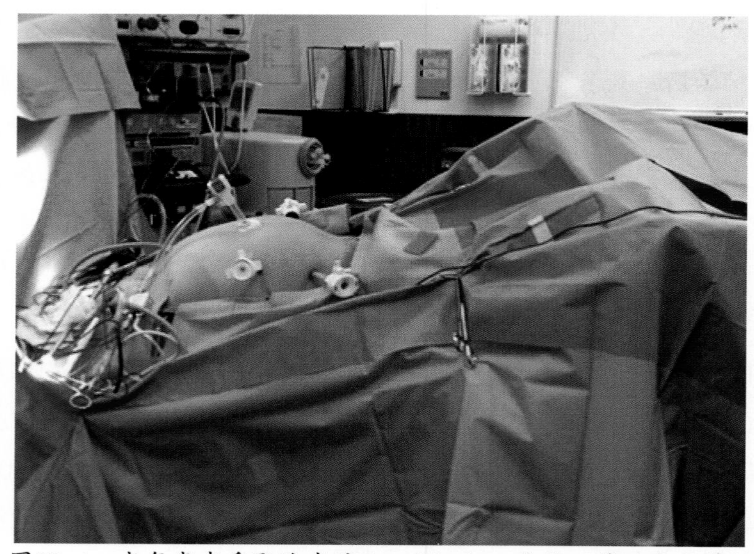

图28-1 老年患者采取陡直的Trendelenburg体位可导致生理学问题

腹腔镜手术创建气腹可导致许多生理学改变（表28-5）。对于一个生理功能贮备良好的患者，15 mmHg的气腹压导致的生理学改变微不足道。然而，对于罹患合并症而导致生理储备功能不足的老年患者，气腹导致的生理学改变可引起严重后果[27]。

表28-5 气腹的生理效应

参数	变化	
呼吸		
功能残气量	下降	
肺泡无效腔	升高	
最高气道压	升高	
肺顺应性	下降	
第1秒用力呼气容积	下降	
强制肺活量	下降	
最大呼气流量	下降	
血流动力学	伴高碳酸血症	伴腹内压升高
心率	升高	升高
平均动脉压	升高	升高或下降[a]
中心静脉压	升高	升高或下降[a]
心搏出量	升高	下降
心输出量	升高	升高或下降[a]
肾脏		
尿量	下降	
肾小球滤过率	下降	
肾血流量	下降	
血肌酐	升高或无变化	
抗利尿激素	升高	

注：a表示升高或降低取决于几个因素。前负荷下降时，平均动脉压和心搏出量会代偿性升高，但是一旦前负荷下降持续存在或前负荷大幅度下降，平均动脉压和心搏出量均会相应下降。

2. 酸碱平衡

制造气腹常用的气体为极易清除的CO_2，腹膜将其吸收后，经过肺的呼吸交换而排出体外。气腹压可使最多50%的CO_2弥散入肺脏，需要每分通气量增加16%方可维持正常的血碳酸浓度[28]。老年患者往往伴有严重阻塞性肺疾病、心输出量下降、高代谢率和细胞代谢率增加（如败血症），如果不监测呼气末CO_2浓度和动脉血pH，可能导致明显的高碳酸血症[29]。

3. 肺功能

气腹可导致膈肌运动受阻、功能性残气量下降、肺泡无效腔增加，另外也会增加最高气道压，降低肺顺应性[27]。总而言之，上述因素可导致明显的低氧血症，强制性通气可降低低氧血症和肺泡性肺不张的程度，但可导致通气或灌注比例失调[30]。再次强调，气腹对呼吸容量和氧合具有抑制作用，老年患者因为潜在的肺部疾病而对上述改变更为敏感。

4. 心血管功能

气腹影响心血管系统的生理功能，这源于高碳酸血症和气腹压升高对胸腔的压迫作用。在CO_2分压为55～70 mmHg时，高碳酸血症和酸中毒导致心肌抑制和血管扩张，从而诱发血流动力学改变，心率、平均动脉压、心输出量和心搏出量均下降。上述效应可经中枢介导的交感神经刺激而缓解，因为这种刺激可导致心动加速和血管收缩[27]。对于具有潜在肺部疾病的患者，其清除高碳酸血症的能力下降，这将导致相当严重的后果。气腹压对血流动力学影响远远超过高碳酸血症。在右心房压力下降的情况下，气腹压压迫下腔静脉，导致静脉回流下降；而在右心房灌注压升高时，下腔静脉对气腹压具有一定的抵抗作用，此时升高的气腹压可促进静脉回流[31,32]。

另外，气腹压增加可压迫小的容量血管，进一步增加静脉回流。在血容量增加的前提下，平均主动脉压和静脉回流增加将导致心输出量增加。在血容量正常或下降的情况下，腔静脉压和静脉回流下降将进一步增加主动脉压，导致心输出量下降，后者和腹内压增加具有明显的相关性[33]。

具有潜在心血管疾病的老年患者，实施腹腔镜手术需要特殊考量。心率和后负荷增加可能增加心室壁张力及相继的心肌缺血的风险。在建立气腹的过程中，左心室储备功能不足可导致短暂的心脏功能失代偿，降低氧输送能力，诱导肺动脉压反应性增加。具有潜在心脏病的患者实施腹腔镜手术时，术中需要直接监测的指标包括动脉测压及中心静脉压。

5. 肾功能

气腹压上升会通过各种机制降低肾脏血流和肾小球滤过率。心输出量下降肯定导致肾脏血流下降，动物试验已经证实上述现象[34,35]，尽管确切机制未明，但推测与血管及肾实质受压有关，也有证据证实气腹导致抗利尿激素分泌增加，促进水重吸收，降低尿排出量。具有肾功能潜在受损的老年患者实施腹腔镜手术，务必维持足够的血容量，以保障充足的肾脏血流。遗憾的是，气腹对肾功能长期影响的资料匮乏，短暂影响，如血肌酐升高、肾小球滤过率及尿量下降等，在术后均会迅速恢复。

6. 免疫系统

腹腔镜手术后，几种急性时相血清反应蛋白相应增加，这是对组织损伤的一种应激反应。最常应用的是C-反应蛋白（C-reactive protein，CRP），术后4～12 h即可增加，24～72 h达到高峰，术后2周依然升高[36]。值得注意的是，上述CRP改变在剖腹探查手术中较腹腔镜手术更为明显。白介素-6（interleukin-6，IL-6）是一种针对急性血清反应蛋白的重要细胞因子，是组织损伤的早期标志物。和CRP一样，腹腔镜术后IL-6升高的程度不及剖腹探查术[37]。和室内空气相比，灌注CO_2导致IL-6变化相对较轻。和室内空气或氮气相比，培养细胞时采用CO_2导致肿瘤坏死因子-α和IL-6的分泌量相对降低[38]，提示CO_2灌注对于促炎症反应具有调节作用。

五、老年患者腹腔镜手术的调整要点

老年患者实施腹腔镜结直肠手术需遵守同样的基本原则：安全进入腹腔、良好的视野和显露、Trocar三角形布局、运用牵拉或反牵拉力轻柔处理组织。这些均为成功实施腹腔镜手术的有力保障。许多老年人有既往手术史，腹腔内粘连导致进入腹腔困难。使用Veress气腹针或可视Trocar置入技术进入腹腔时，可能损伤粘连于腹壁的肠管。在这种情况下，最好使用直接切开筋膜或Hasson开放置入法。对于有腹部手术史的患者，为充分显露目标器官，可能需要行广泛的腹腔镜粘连松解术。该项工作耗时费力，可导致意外的肠管损伤，腹腔镜下修补充满挑战。老年患者往往伴有合并症，如果需要大范围的粘连松解，术者需要考虑腹腔镜手术用时延长所带来的弊端，权衡利弊后方可实施腹腔镜手术。恰如前述，老年患者潜在的合并症可加重气腹导致的心肺功能的改变。另外，为显露视野，往往采取极端体位，后者进一步加重气腹导致的血流动力学改变。老年患者可能不能耐受气腹导致的生理学改变，需要降低气腹压力。肺动脉高压或右心衰的患者可能难以耐受陡直的Trendelenburg体位所导致的回心血量增加。若气腹压或极端体位导致血流动力学不稳定，则应考虑中转开腹手术。患者体位是另一个颇为重要的问题。基线水平的凝血功能障碍、药物治疗、血小板功能低下、脆弱的皮肤等均易导致挤压伤。在采用改良截石位时，需用衬垫保护骨骼突出部位、骶骨和双下肢（图28-2至图28-4）。

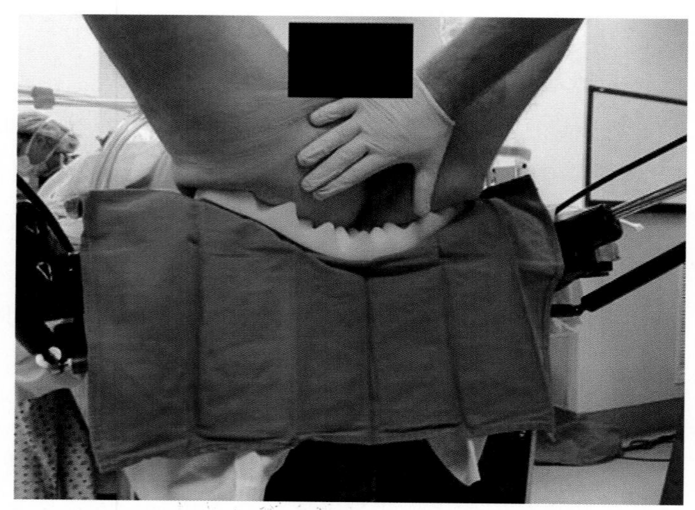

图28-2　骶骨衬垫

老年患者实施腹腔镜手术后处理也有所不同。早期下床活动可能不现实，部分患者术前即存在运动障碍[24]。早期拔除导尿管往往引起护士的抱怨，因为部分患者出现尿失禁，前列腺增生或盆底脱垂也可导致尿潴留而需再次置入导尿管，后者还会增加术后尿路感染的风险。老年患者实施腹腔镜手术后给予早期肠内喂养需要谨慎，因为存在恶心、呕吐导致吸入性肺炎的可能性，后者病情往往危重，需要机械性通气。

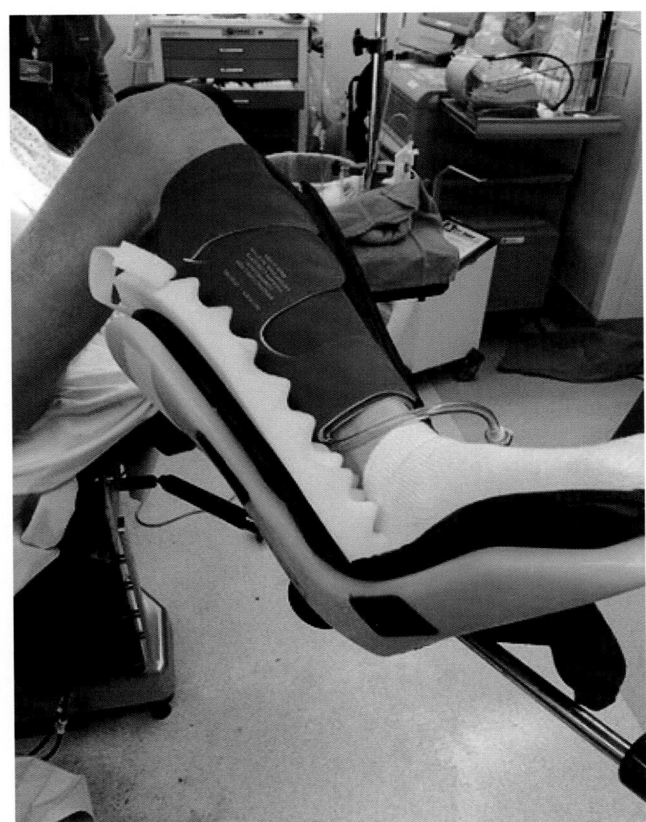

图28-3 脚蹬添加衬垫

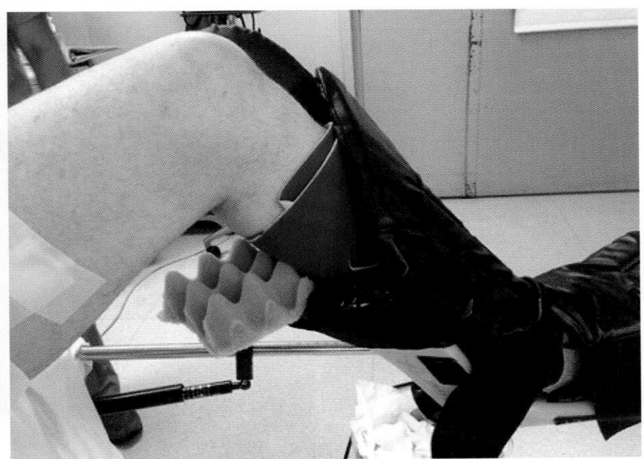

图28-4 小腿腓侧添加衬垫，已放置机械性序贯压迫装置

六、小结

老年结直肠疾病患者的处理颇为复杂，涉及诊治的各个方面。手术干预的每一项措施均需要对合并症和适应证予以恰当评估。尽管以前将高龄作为腹腔镜手术禁忌证，但目前证实老年患者和年轻患者一样可自腹腔镜手术获益。结直肠外科医生务必充分认识腹腔镜手术所导致的围术期独特且重要的生理学改变，另外还必须考虑老年患者常见的合并症。然而，只要术前准备充分，老年患者同样可自腹腔镜手术获益，可能不久的将来腹腔镜手术也会成为老年人标准的手术方式。

参考文献

[1] FLEISHER L A, BECKMAN J A, BROWN K A, et al. ACC/AHA 2007 guidelines on perioperative cardiovascular evaluation and care for noncardiac surgery: executive summary[J]. J Am Coll Cardiol, 2007, 50(17): 1707–1732.

[2] American College of Cardiology/American Heart Association Task Force on Practice Guidelines (Writing Committee to Revise The 2002 Guidelines on Perioperative Cardiovascular Evaluation For Noncardiac Surgery), American Society of Echocardiography, American Society of Nuclear Cardiology, et al. ACC/AHA 2007 guidelines on perioperative cardiovascular evaluation and care for noncardiac surgery: executive summary[J]. Anesth Analg, 2008, 106(3): 685–712.

[3] American College of Cardiology Foundation/American Heart Association Task Force on Practice Guidelines, American Society of Echocardiography, American Society of Nuclear Cardiology, et al. 2009 ACCF/AHA focused update on perioperative beta blockade incorporated into the ACC/AHA 2007 guidelines on perioperative cardiovascular evaluation and care for noncardiac surgery[J]. J Am Coll Cardiol, 2009, 54(22): e13–e118.

[4] TAYLOR E F, THOMAS J D, WHITEHOUSE L E, et al. Population-based study of laparoscopic colorectal cancer surgery 2006–2008[J]. Br J Surg, 2013, 100(4): 553–560.

[5] PETERS W R, FLESHMAN J W. Minimally invasive colectomy in elderly patients[J]. Surg Laparosc Endosc, 1995, 5(6): 477–479.

[6] REISSMAN P, AGACHAN F, WEXNER S D. Outcome of laparoscopic colorectal surgery in older patients[J]. Am Surg, 1996, 62(12): 1060–1063.

[7] KANG C Y, CHAUDHRY O O, HALABI W J, et al. Outcomes of laparoscopic colorectal surgery: data from the Nationwide Inpatient Sample 2009[J]. Am J Surg, 2012, 204(6): 952–957.

[8] SKLOW B, READ T, BIRNBAUM E, et al. Age and type of procedure influence the choice of patients for laparoscopic colectomy[J]. Surg Endosc, 2003, 17(6): 923–929.

[9] CHAUTARD J, ALVES A, ZALINSKI S, et al. Laparoscopic colorectal surgery in elderly patients: a matched case-control study in 178 patients[J]. J Am Coll Surg, 2008, 206(2): 255–260.

[10] ROSCIO F, BERTOGLIO C, DE LUCA A, et al. Outcomes of laparoscopic surgery for colorectal cancer in elderly patients[J]. JSLS, 2011, 15(3): 315–321.

[11] AKIYOSHI T, KUROYANAGI H, FUJIMOTO Y, et al. Short-term outcomes of laparoscopic colectomy for transverse colon cancer[J]. J Gastrointest Surg, 2010, 14(5): 818–823.

[12] STOCCHI L, NELSON H, YOUNG-FADOK T M, et al. Safety and advantages of laparoscopic vs. open colectomy in the elderly: matched-control study[J]. Dis Colon Rectum, 2000, 43(3): 326–332.

[13] STEWART B T, STITZ R W, LUMLEY J W. Laparoscopically assisted colorectal surgery in the elderly[J]. Br J Surg, 1999, 86(7): 938–941.

[14] LAW W L, CHU K W, TUNG P H. Laparoscopic colorectal resection: a safe option for elderly patients[J]. J Am Coll Surg, 2002, 195(6): 768–773.

[15] VIGNALI A, DI PALO S, TAMBURINI A, et al. Laparoscopic vs. open colectomies in octogenarians: a case-matched control study[J]. Dis Colon Rectum, 2005, 48(11): 2070–2075.

[16] FENG B, ZHENG M H, MAO Z H, et al. Clinical advantages of laparoscopic colorectal cancer surgery in the

elderly[J]. Aging Clin Exp Res, 2006, 18(3): 191–195.

[17] FRASSON M, BRAGA M, VIGNALI A, et al. Benefits of laparoscopic colorectal resection are more pronounced in elderly patients[J]. Dis Colon Rectum, 2008, 51(3): 296–300.

[18] LIAN L, KALADY M, GEISLER D, et al. Laparoscopic colectomy is safe and leads to a significantly shorter hospital stay for octogenarians[J]. Surg Endosc, 2010, 24(8): 2039–2043.

[19] KIRCHHOFF P, DINCLER S, BUCHMANN P. A multivariate analysis of potential risk factors for intra- and postoperative complications in 1316 elective laparoscopic colorectal procedures[J]. Ann Surg, 2008, 248(2): 259–265.

[20] FISCON V, PORTALE G, FRIGO F, et al. Laparoscopic resection of colorectal cancer: matched comparison in elderly and younger patients[J]. Tech Coloproctol, 2010, 14(4): 323–327.

[21] ROGERS J P, DOBRADIN A, KAR P M, et al. Overnight hospital stay after colon surgery for adenocarcinoma[J]. JSLS, 2012, 16(2): 333–336.

[22] SENAGORE A J, MADBOULY K M, FAZIO V W, et al. Advantages of laparoscopic colectomy in older patients[J]. Arch Surg, 2003, 138(3): 252–256.

[23] WANG Q, SUO J, JIANG J, et al. Effectiveness of fast-track rehabilitation vs. conventional care in laparoscopic colorectal resection for elderly patients: a randomized trial[J]. Colorectal Dis, 2012, 14(8): 1009–1013.

[24] PAWA N, CATHCART P L, ARULAMPALAM T H, et al. Enhanced recovery program following colorectal resection in the elderly patient[J]. World J Surg, 2012, 36(2): 415–423.

[25] Clinical Outcomes of Surgical Therapy Study Group. A comparison of laparoscopically assisted and open colectomy for colon cancer[J]. N Engl J Med, 2004, 350(20): 2050–2059.

[26] CHEUNG H Y, CHUNG C C, FUNG J T, et al. Laparoscopic resection for colorectal cancer in octogenarians: results in a decade[J]. Dis Colon Rectum, 2007, 50(11): 1905–1910.

[27] GRABOWSKI J E, TALAMINI M A. Physiological effects of pneumoperitoneum[J]. J Gastrointest Surg, 2009, 13(5): 1009–1016.

[28] BROWN D R, FISHBURNE J I, ROBERSON V O, et al. Ventilatory and blood gas changes during laparoscopy with local anesthesia[J]. Am J Obstet Gynecol, 1976, 124(7): 741–745.

[29] SAFRAN D B, ORLANDO Ⅲ R. Physiologic effects of pneumoperitoneum[J]. Am J Surg, 1994, 167(2): 281–286.

[30] GUTT C N, ONIU T, MEHRABI A, et al. Circulatory and respiratory complications of carbon dioxide insufflation[J]. Dig Surg, 2004, 21(2): 95–105.

[31] DIAMANT M, BENUMOF J L, SAIDMAN L J. Hemodynamics of increased intra-abdominal pressure: interaction with hypovolemia and halothane anesthesia [J]. Anesthesiology, 1978, 48(1): 23–27.

[32] KASHTAN J, GREEN J F, PARSONS E Q, et al. Hemodynamic effect of increased abdominal pressure[J]. J Surg Res, 1981, 30(3): 249–255.

[33] DEXTER S P, VUCEVIC M, GIBSON J, et al. Hemodynamic consequences of high-and low-pressure

capnoperitoneum during laparoscopic cholecystectomy[J]. Surg Endosc, 1999, 13(4): 376–381.

[34] CHIU A W, AZADZOI K M, HATZICHRISTOU D G, et al. Effects of intra-abdominal pressure on renal tissue perfusion during laparoscopy[J]. J Endourol, 1994, 8(2): 99–103.

[35] SHUTO K, KITANO S, YOSHIDA T, et al. Hemodynamic and arterial blood gas changes during carbon dioxide and helium pneumoperitoneum in pigs[J]. Surg Endosc, 1995, 9(11): 1173–1178.

[36] VITTIMBERGA JR F J, FOLEY D P, MEYERS W C, et al. Laparoscopic surgery and the systemic immune response[J]. Ann Surg, 1998, 227(3): 326–334.

[37] URE B M, NIEWOLD T A, BAX N M, et al. Peritoneal, systemic, and distant organ inflammatory responses are reduced by a laparoscopic approach and carbon dioxide versus air[J]. Surg Endosc, 2002, 16(5): 836–842.

[38] WEST M A, HACKAM D J, BAKER J, et al. Mechanism of decreased in vitro murine macrophage cytokine release after exposure to carbon dioxide: relevance to laparoscopic surgery[J]. Ann Surg, 1997, 226(2): 179–190.

[39] DELGADO S, LACY A M, GARCÍA VALDECASAS J C, et al. Could age be an indication for laparoscopic colectomy in colorectal cancer?[J]. Surg Endosc, 2000, 14(1): 22–26.

第二十九章 肥胖患者腹腔镜结直肠手术

Arida Siripong, H. David Vargas

关键点

- 在普通外科和结直肠外科，肥胖患者实施结直肠手术颇为常见。
- 肥胖患者实施腹腔镜结直肠手术中转开腹率高，手术用时长，原因在于存在技术难度，术者需具备丰富的专业经验。
- 为确保手术安全与成功，患者和术者均需要特殊准备，制订独特的技术策略，准备专用的手术器械。
- 成功的腹腔镜手术可使肥胖的结直肠肿瘤患者受益。

电子补充材料参见：10.1007/978-1-4939-1581-1_29.
视频网址：http://www.springerimages.com/videos/978-1-4939-1580-4.

Arida Siripong，MD；H. David Vargas，MD，FACS，FASCRS（通讯作者）
Department of Colon and Rectal Surgery，Ochsner Clinic，1514 Jefferson Highway，New Orleans，LA 7021，USA
E-mail：aridasir@gmail.com；dvargas@ochsner.org

一、简介

近年来，肥胖人群不断壮大，导致巨大的卫生健康难题。基于疾病控制和预防中心资料，美国肥胖患者占比为37.5%，每年财政投入达1 470亿美元[1]。通常而言，体重指数（body mass index，BMI）超过30 kg/m^{2}定义为肥胖，超过40 kg/m^{2}定义为病态肥胖。尽管BMI可作为分析的简单工具，但不能反映某些重要因素，包括脂肪分布、肌肉组织构成、种族和性别差异[2,3]。腹部内脏脂肪（visceral abdominal fat，VAF）和腰臀比（waist-to-hip ratio，WHR）更能代表肥胖导致的生理学改变及其对健康的影响[4,5]。

基于对技术和围术期风险考虑，向心性肥胖是外科医生必须面对的难题。使用VAF指标和CT扫描图像可测量中心脂肪沉积程度，它是多种内科合并症重要的危险因素，比如胰岛素抵抗、糖尿病、高血压、心血管疾病、高脂血症和阻塞性睡眠呼吸暂停[4-7]。有几种判断VAF的方法，包括CT检查、超声检查、测量腰围（waist circumference，WC）及测量WHR，后两者是直接测量VAF的人体测量学标志[8-10]。相对而言，CT检查提供更加精确的测量数值，缺点是昂贵、耗时及患者遭受离子放射暴露[11-13]。测量和定义肥胖的方法不断发展，有可能为手术风险分析提供依据。尚存在一种所谓的健康肥胖患者的定义，指的是年龄较轻，尚未出现与肥胖相关合并症的患者。尽管外观显示健康，外科医生应该尽全力寻找与肥胖相关的合并症。为肥胖患者实施任何结直肠手术之前，外科医生务必为其合并症（如心血管疾病、肺部疾病、高血压、糖尿病等）提供理想的治疗措施，以降低手术风险，规避潜在的与腹部手术有关的内科并发症，当并发症处于萌芽状态时最为关键。在围术期，最明智的做法是及时请内科专家予以会诊和指导治疗，这一点如何强调都不过分！

另外，肥胖和结直肠疾病之间的相关性已有详细报道[14-16]。肥胖与结直肠新生物和腺瘤的形成有关，在癌变过程中，胰岛素样生长因子起到介导作用[14-16]。最近的研究证实肥胖可加重憩室性病变的严重程度[17]，也和炎症性肠病的早期临床表现相关[18]。肥胖症的高发性及其对结直肠病变的影响，使得外科医生在面对更多的肥胖患者时，需选择更理想的治疗手段。腹腔镜结直肠手术可作为开放手术的另一种选择，适用于肥胖和非肥胖的患者，两种手术方式的肿瘤学临床结局相同[19-21]。肥胖患者实施腹腔镜手术同样获益，包括肠功能恢复快、术后疼痛轻、住院时间短[22-25]。然而，给肥胖患者实施腹腔镜手术具有技术难度，表现为手术用时长和中转开腹率高。本章的目的在于介绍为肥胖患者实施腹腔镜手术的最佳策略，希望对读者有些许帮助。

二、技术考量

当考虑为肥胖患者实施腹腔镜结肠手术时，术者首先要考虑患者的实际情况，然后才制订手术策略。提前考虑的细节包括肥胖患者的体积和重量，术者务必准备合适的、特制的手术器械。手术床和脚蹬的体重限制、加长Trocar和手术器械、在改变体位时确保有安全的固定和保护措施等在术前均需要仔细考量（图29-1）。无疑，详细讨论上述细节颇为重要，而且相关技术也在不断改进。因为肥胖患者的人群在不断扩大，更全面且实用的新技术不断涌现，外科医生应该熟悉相应的改变。笔者将从实用性和策略性两方面予以讨论，希望使手术流程更加简单，易于掌握和应用。

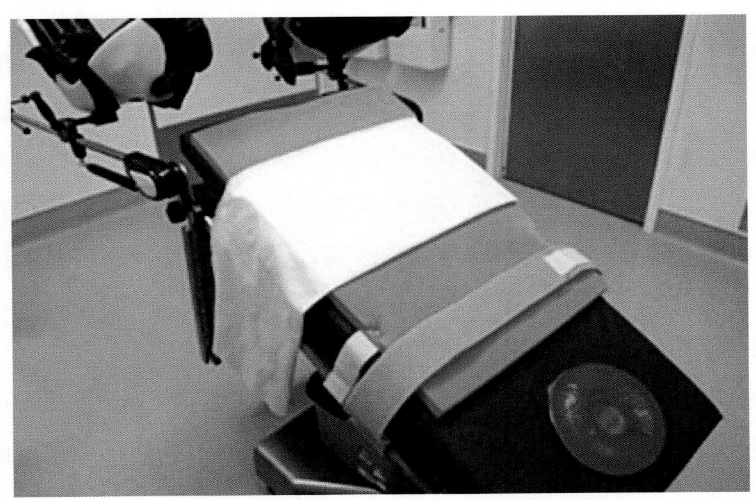

图29-1 Pigazzi™患者手术床系统，注意陡直的体位

三、制订手术计划和术前确定病灶的位置

术前最重要的工作之一即是制订手术计划（表29-1）。择期结直肠手术，包括术前诊断、预期切除范围、切口或Trocar位置、显露策略、解剖游离、血管结扎、肠管离断和吻合。

表29-1 术前考量

术者具有丰富的腹腔镜手术经验
患者选择
术前预期
中转开腹率高
手术用时长
肠道准备
可能需要较长时间的肠道准备
肠管减压后可改善视野
预防性使用抗生素
以体重为标准术前给予抗生素
围术期预防深静脉血栓形成

执行上述手术计划尚需根据手术时的具体情况而定。在手术之前，外科医生应该考虑可能遇到的各种变化及当意外发生时应该采取的应对措施。尽管不能预测所有的变化，但减少各种变量的发生可增加手术的安全性与有效性。病变位置的确认是术前计划最重要的部分，在病变较小或为息肉时更是如此。对于炎症性病变，影像学检查通常可以确认需要切除的节段肠管。对于息肉或肿瘤，术前结肠镜检查颇有帮助。结肠镜描述的病变位置仅作为参考，使用印度墨水标记病变位置便于术中确认病

灶。很明显的是，经验丰富的外科医生知晓结肠镜描述的病变位置仅作参考，因其定位不准。印度墨水标记技术可提供可靠的依据。但是对于肥胖患者，即使术前已经标记，术中也可能难以明确病变位置，导致游离肠管缺乏针对性。肥厚的大网膜、增大的肠脂垂、多余的腹膜后脂肪和肠系膜内脂肪等均可使标记难以显示。在采取自内向外的手术入路时则更为困难，更为麻烦的是，此时多需要首先离断近侧血管。在没有确认标记的病变位置之前，术者采取首先离断血管的方法时务必慎之又慎，因为肥胖患者大网膜体积和重量均较大，位于结肠肝曲和乙状结肠之间的病变标记往往遇到上述困难。许多手术室可以实施术中结肠镜检查，其弊端是耗费时间，可能导致污染，扩张的肠管可能导致灾难性后果。尽管手术团队会付出精力和时间，但对这种患者而言是值得的。如果行术中结肠镜检查，推荐使用CO_2，因为CO_2易于吸收，肠管扩张效应轻微。

术前定位病变的方法包括影像学和结肠镜检查。恰如前述，钡灌肠或CT检查可定位大的病变。术者也可再予以结肠镜检查以确认病变部位，使用两种方法定位：一为腹部透视，内镜顶端位于病变处（图29-2）；二为在病变处上置内镜夹，立即行腹部平片检查（图29-3）。

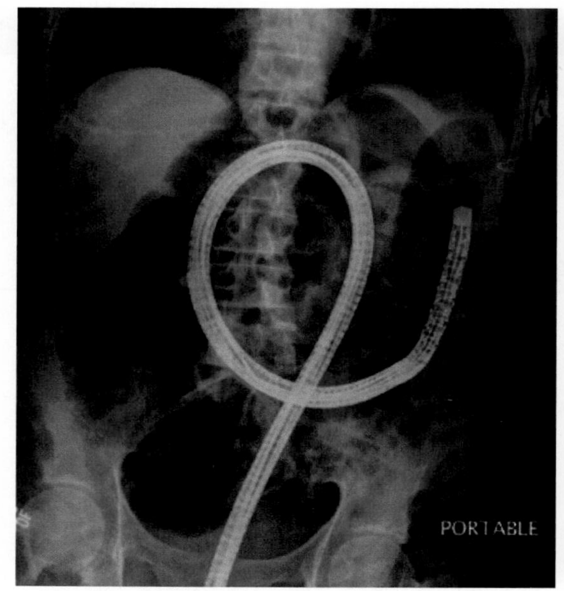

图29-2 结肠镜联合腹部透视定位小肿瘤

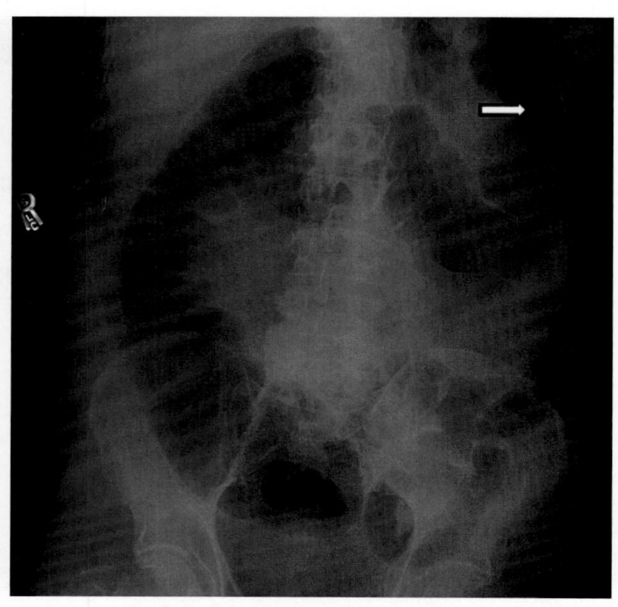

图29-3 内镜夹定位肿瘤（箭头）

腹部影像学检查标记病变可使术者在术前即确认不适宜行标准的节段结肠切除术的患者，包括位于结肠肝曲和降结肠之间的病变。实施手术困难的肥胖患者，提前做好准备可使手术计划便于执行。术者也应该彻底了解患者对术中和术后功能改变的期望。比如，术前诊断为乙状结肠病变的患者，若术中证实为降结肠近端或结肠脾曲病变，则需要术中调整手术计划，对于肥胖患者而言，新的手术颇具挑战性。从本质上讲，总的目标是尽量减少术中意外事件的发生，以免影响手术计划的执行。

四、肥胖患者解剖改变和技术难题

肥胖患者实施腹腔镜手术的独特之处在于腹腔内空间有限和腹壁肥厚。对于男性肥胖患者或向心性肥胖患者，腹腔内空间狭小是更为严重的问题，这是因为大量的腹膜后脂肪和腹腔内脂肪组织减少了气腹所创造的手术空间，使得术野显露极为困难。增粗变重的肠管和肥厚的肠系膜，使得操作更为困难，腹腔镜器械牵拉难以奏效。另外，牵拉小肠也极为困难，腹腔内空间狭小，常用的改变体位和利用重力的方法往往难见成效，需要更复杂的技术方可奏效。

增厚的系膜使得分离和控制血管极为困难，增加了显露术野的难度，一旦出血则更是举步维艰。系膜脂肪可缩短有效肠管长度，不利于肠管吻合。最重要的是，肥胖患者手术的每一步都充满挑战，术者务必做好充分准备。一种方法是增加气腹压，以获得更大的“圆顶”效应。一些术者建议采用两个气体灌注器以达到上述目的。然而，静脉回流降低必然导致心肺功能下降，表现为高碳酸血症或低血压。手术团队和麻醉医生应该密切监测患者心肺功能改变，着重考虑潜在心肺功能储备不足、肠道准备、预期出血量和手术用时长短等因素的影响。

五、肥胖患者腹腔镜结直肠手术人体工程学问题

腹腔镜手术整套装备在人和机器的协调方面存在冲突。手术器械的设计、监护器高度和位置、手术床高度、术者站位和姿势都影响手术操作，进而改变整个手术进程。在腹腔镜手术期间，术者精神和体力高度紧张，手术历时达4 h，即可发生手术疲劳综合征（surgical fatigue syndrome，SFS），包括精神疲倦、操作灵活度和判断力下降[26]，在为肥胖患者手术过程中更容易发生SFS。为避免SFS，术者可以调整手术床的高度、增加与手术床的侧方距离、改变站位和姿势。为在肘水平良好操作，术者可站于高度合适的脚蹬之上，使手和腕部操作更加便利舒适[27]。当Trocar远离术者重心时，其肩部必须弯曲且内收，这不符合人体工程学原理，使得手术成为一件苦差事。虽然短时间内微不足道，但是做长时间的手术时，则变得非常明显。疲劳和精神紧张将导致术者沮丧，即使对复杂手术（如腹腔镜结肠手术）业已预期的额外困难也变得不能忍受。对肥胖患者，上述问题会更加严重。因此当计划为肥胖患者实施手术时，术者应该千方百计地寻找降低身体应激和使外科手术操作更符合人体工程学的方法，提高手术舒适度，进而改善患者的临床结局。

六、为肥胖患者实施腹腔镜结直肠手术的学习曲线

除人体工程学问题外，另一个需要考虑的重点是为肥胖患者实施复杂手术的学习曲线问题。通常而言，腹腔镜结直肠手术学习曲线较其他腹腔镜手术要长，这首先与不同术式有关，比如右半结肠切除术、左半结肠切除术、全结肠切除术[28]。考虑患者因素时，肥胖可导致技术困难，学习曲线较长。Sarli等报道随着手术团队经验的增加，肥胖患者腹腔镜手术中转开放手术的风险下降[29]。其次，学习

曲线也和疾病性质有关，如炎症（憩室炎或克罗恩病）、局部进展期恶性肿瘤等。因此在实施腹腔镜结直肠手术的早期阶段，务必考虑与手术复杂化有关的以下因素：① 患者相关因素，如肥胖或严重的合并症；②疾病相关因素，如严重感染伴蜂窝织炎、肿块或瘘；③伴有局部侵犯的大肿瘤；④复杂手术，如左半结肠切除术、扩大切除术、全结肠切除术或全结直肠切除术；⑤急症手术，如穿孔、出血或结肠梗阻。上述每一种因素在行腹腔镜结直肠手术之前均应慎重考虑。

如果超过1/3的患者BMI > 30 kg/m^2，那么在长时间内，年轻的外科医生不可避免地需要为此类患者实施腹腔镜手术。为此，强烈建议在任何情况下为肥胖患者实施腹腔镜结直肠手术之时，即使术者非常熟悉腹腔镜右半结肠切除术、不伴有炎症或瘘的良性病变切除术，也应该将其看作首次为肥胖患者实施腹腔镜手术。另外，经验丰富的助手，最好是更有经验的腹腔镜外科医生或同事，对整个手术过程均颇有帮助。这个助手可改善牵拉和显露，减少手术应激，无疑利于良好的手术决策，进而改善患者的临床结局。

七、手术细节

有关肥胖患者的手术细节参见表29-2。

表29-2 有关肥胖患者的手术细节

患者体位
术中压迫或肌肉牵拉易导致神经损伤
肥胖患者因肢体外展而导致神经损伤或压迫导致压疮
经验丰富的助手
增加Trocar
4 ~ 6把肠管抓钳利于牵拉和暴露
加长Trocar和手术器械
100 cm或150 cm器械
在做Trocar切口前予以充分估计
避免在脐部置入手辅助器
肥胖患者脐部过于靠近肛侧
如需中转开腹手术，应当机立断
体内血管结扎的能量设备
肥厚缩短的肠系膜
EnSealT™或 LigaSure™
为便于取出标本，必要时将大网膜完全分离
标本较大时，及时扩大标本取出切口
腹壁Trocar通道关闭设备

1. 肥胖患者体位摆放与固定

肥胖患者的体重和构成比给腹腔镜结直肠手术造成诸多不便。手术床和腿蹬足以支撑患者巨大的体重，但二者均有一定的重量限制，生产商可提供适宜的装备以承载肥胖患者。传统的上臂包裹用品可能难以使用，需将患者双臂外展并妥善固定（图29-4）。尽管上臂托板可将其固定于躯干两侧，但这种体位将使术者和助手远离手术区域，导致人体工程学方面出现困难。另外，应多加衬垫，确保手臂安全固定于上臂托板，减少外周神经损伤的风险。手术床系统应该可将患者安全固定，因为患者体型巨大，而且术中需采取极端的头低脚高体位，便于利用重力作用以改善显露（图29-5）。笔者多用3 in（约7.6 cm）宽的布制绑带或丝制绑带，环绕患者胸部和手术床3圈，以确保妥善固定（图29-6）。其他方法包括在患者躯体下方放置蚕豆袋和凝胶垫。不管采取何种方法，在消毒、铺巾之前，应将患者置于预期的体位，如Trendelenburg体位，确保手术室内所有人均可观察患者躯体和四肢的任何移动（图29-7）。

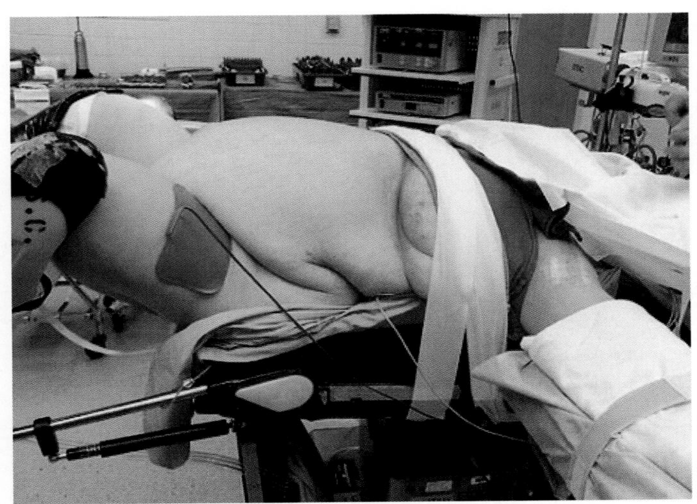

图29-4 BMI为55kg/m^{2}的患者体位
（Conor Delaney授权）

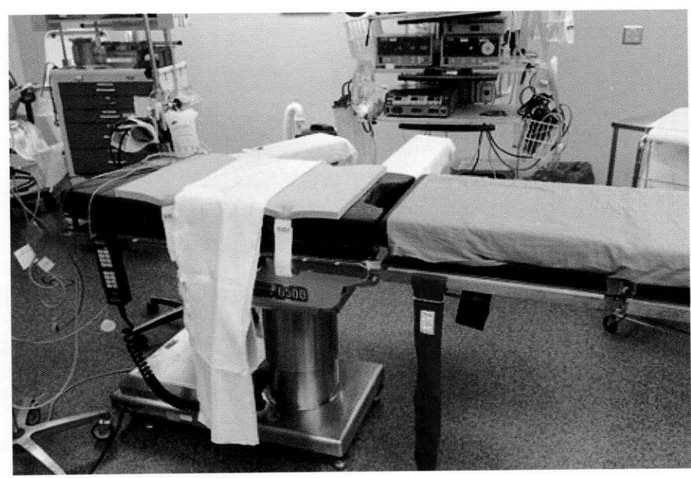

图29-5 配有额外衬垫的手术床

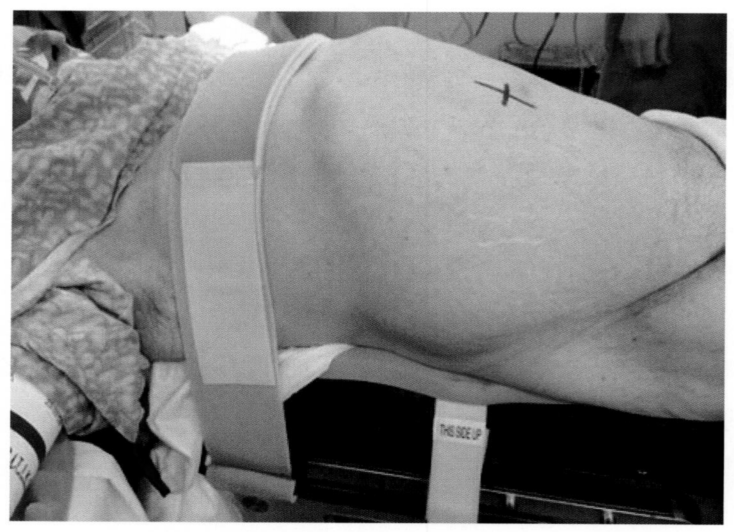

图29-6　用胸部绑带固定患者，也可使用3 in（约7.6cm）宽的丝制绑带

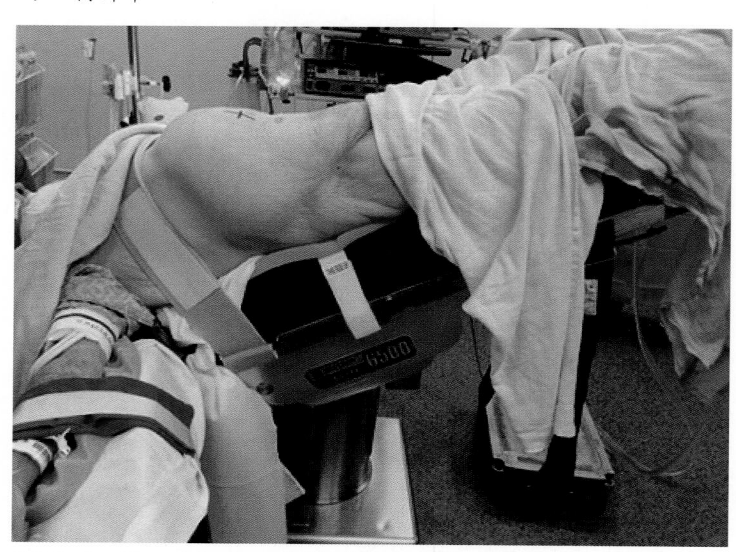

图29-7　Trendelenburg体位时患者不能发生移位

2. 选择性使用输尿管支架

增厚的腹膜后脂肪可保护腹膜后结构（如输尿管），但是过多的解剖层次使得视野难以辨认。另外，如果分离平面错误，可导致出血，使术野模糊不清。一般而言，要求在离断肠系膜下动脉或直肠上动脉之前，应该确认输尿管。手辅助腹腔镜技术保留有触觉反馈。输尿管支架有助于识别输尿管及其术中损伤，但不能避免其发生。在留置输尿管支架增加手术用时和在Toldt间隙安全解剖显露输尿管之间存在一个平衡点。笔者推荐选择性使用输尿管支架，尽管在腹腔镜结直肠切除术学习曲线未完成之前，留置支架可缓解手术压力。留置输尿管支架的适应证包括：输尿管和髂血管周围存在炎症反应（如克罗恩髂窝脓肿及向背侧发展的憩室脓肿）；有放疗史、左半结肠切除术史或盆腔手术史而导致的解剖结构扭曲、粘连致密、输尿管走行改变；孤立肾。

3. Trocar放置及显露技巧

肥胖患者体表解剖标志发生改变，特别是肚脐更是如此，放置Trocar时应予以考虑（图29-8）。由于下腹部腹壁严重下垂，肚脐不在腹部中央，此点不同于正常体重的患者。事实上，对于病态肥胖患者，最好忽略肚脐的位置。由于骨性标志相对固定，如肋缘、髂嵴、耻骨联合、剑突，即使BMI较大的患者，也可据此而定位腹腔内组织器官，提供最佳的显露途径（图29-9）。

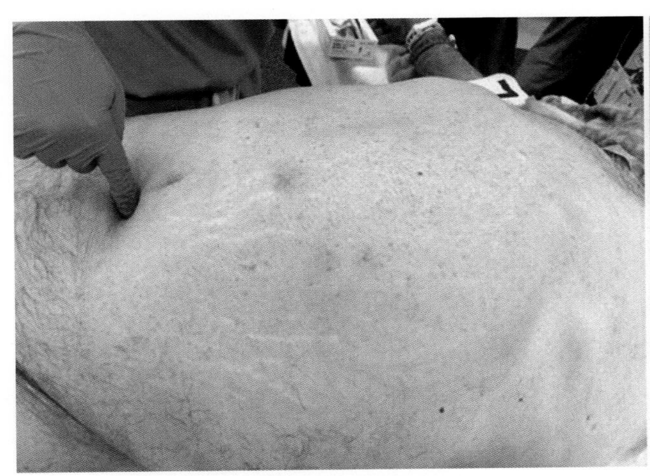
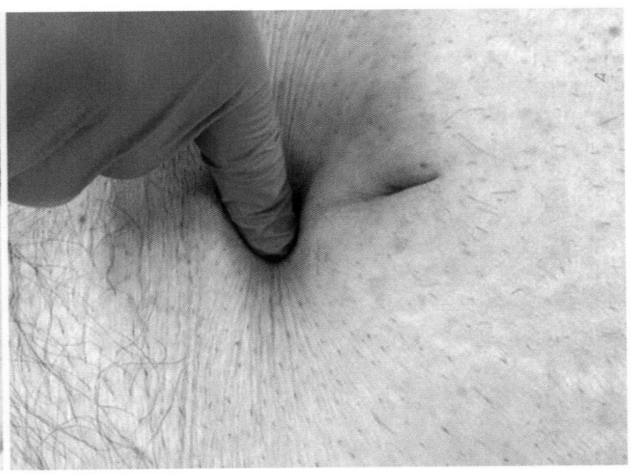

图29-8　WHR为1.2的患者肚脐下移

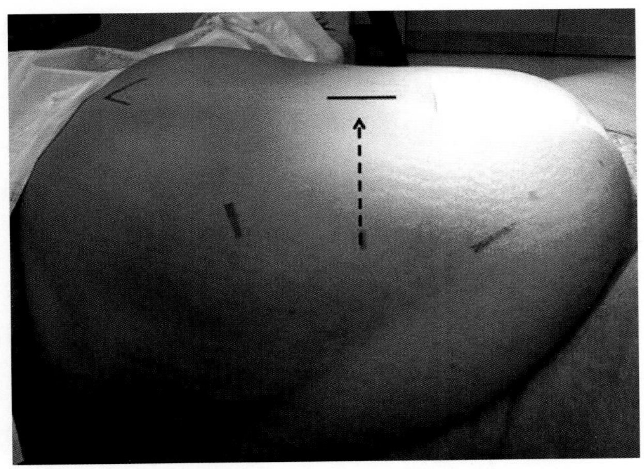

图29-9　依据骨性标志确定标本取出切口（箭头所示为外侧Trocar和标本取出切口之间的距离）

在不同的视觉和工作区域，具有不同的扭矩和杠杆效应，术者需注意Trocar置入的轨迹和角度。这种扭矩可导致筋膜缺损增大，关闭时应予以考虑，因为术后有可能发生Trocar疝和肠梗阻。Trocar通道本身很长，特别是BMI > 50 kg/m^{2}的患者。通常而言，标准Trocar的长度已足够。最后，在切开和置入Trocar之前，术者应该标记草拟的Trocar部位，模拟手术器械可达范围及相对位置。如此即可判断Trocar布局是否能满足手术要求，是否需要加长的手术器械。通常而言，肥胖患者实施腹腔镜结肠手术需要的Trocar数量较多。由于重力牵引作用不足以及腹腔内空间有限，需要更多的无损伤肠钳将小肠及其系膜移出术野。为避免肠管意外损伤、视野不佳、手术用时延长和术者遭受打击而沮丧等不利情况，术者应时刻准备增加Trocar数量。Leroy等在实施左半结肠切除术时，使用5～6个Trocar，其中1个Trocar专门用来牵拉小肠系膜根部[30]。在任何情况下，操控5～6个Trocar需要2个助手。多数术者认为左半结肠切除术要比右半结肠切除术复杂，相应的学习曲线业已证明上述观点[28]。因此，为肥胖患者实施复杂的结肠手术需要足够数量的Trocar和良好的显露。在多个区域实施解剖分离要求不断调整手术床角度和患者体位，手术团队应考虑其他附属设备也需要调整，如Mayo工作台、器械台、监视器和吊塔等。

八、手辅助腹腔镜结直肠手术

手辅助腹腔镜结直肠手术是腹腔镜手术的方式之一。通过腹部切口（手辅助器）将操作手置入腹腔，此切口也可作为标本取出通道。这对肥胖患者颇为实用，可解决上述技术限制和挑战。特别是操作手可完成有效的无损伤牵拉和良好显露。对于肠系膜肥厚的患者，保留触觉可及时鉴别重要结构，安全分离系膜。触觉可使术者保留本体感觉，在腹腔内手术空间消失及视野不佳时，有助于手术分离。虽然不能验证其真实性，但手辅助技术最大的优势可能是让术者拥有自信和良好的操控感，肥胖患者手术困境往往导致术者因手术受挫而沮丧。使用模拟器研究手辅助腹腔镜手术效应证实，和常规腹腔镜手术相比，其具有技术优势[31-34]。尽管有关肥胖患者的资料有限，但毫无疑问手辅助腹腔镜技术适用于此类患者。Cleveland医学中心证实手辅助腹腔镜结肠手术的中转开腹率低于常规腹腔镜手术（3.5% vs 12.7%），但手术切口略长（7.0 cm vs 5.7 cm），手术用时、住院时间、并发症发生率和死亡率等临床结局均无显著差别；但中转开腹手术组手术用时、失血量和住院时间均增加[34]。然而，和常规腹腔镜手术相比，手辅助腹腔镜技术具有独特性。对于肥胖患者更是如此，存在一些细节差异，如理想的Trocar布局和手辅助器切口，后者可作为标本取出切口和吻合通道。最为重要的是，操作手置入务必符合人体工程学原理，以便于顺利实施牵拉、分离、系膜隔离及自始至终保持良好的腹腔镜视野。影响腹腔镜视野是手辅助腹腔镜技术遭受质疑的原因之一，肥胖患者腹腔内空间有限，腹腔镜视野已受干扰，操作手和腹腔镜的相对位置使得上述问题更加严重。对于一个新手而言，手辅助腹腔镜结直肠手术还是新生事物，易导致失败和沮丧，对肥胖患者尝试行此类手术是不明智的。

手辅助器的位置应该保证可达腹腔内所有区域（图29-10），这对向心性肥胖和腹壁下垂导致难以实施Pfannenstiel切口的患者尤为重要（图29-11）。因此笔者推荐采用中线切口置入手辅助器，切记此切口应该便于所有手术操作，如标本取出、评估系膜血供、肠管吻合。术者务必知晓肚脐位置不能反映腹腔内实际的解剖情况，如自头侧向尾侧的系膜走向，在肚脐的头侧置入手辅助器颇为重要。在右半结肠切除术中，该切口便于取出回肠末段和横结肠以行吻合；如果位置过低，由于中结肠血管和横结肠系膜牵拉，难以将横结肠拉出体外，术者只能强行牵拉，如此可能导致灾难性的系膜静脉撕裂出血。对于左半结肠切除术患者，经中线切口易于将整个左半结肠拉出体外，可评估待吻合肠管的血供，安全实施肠管吻合。在左半结肠切除术（包括直肠低位前切除术）中，笔者常规在腹腔外用剪刀剪开边缘动脉，确保看见搏动性出血，以保证待吻合肠管血运良好。

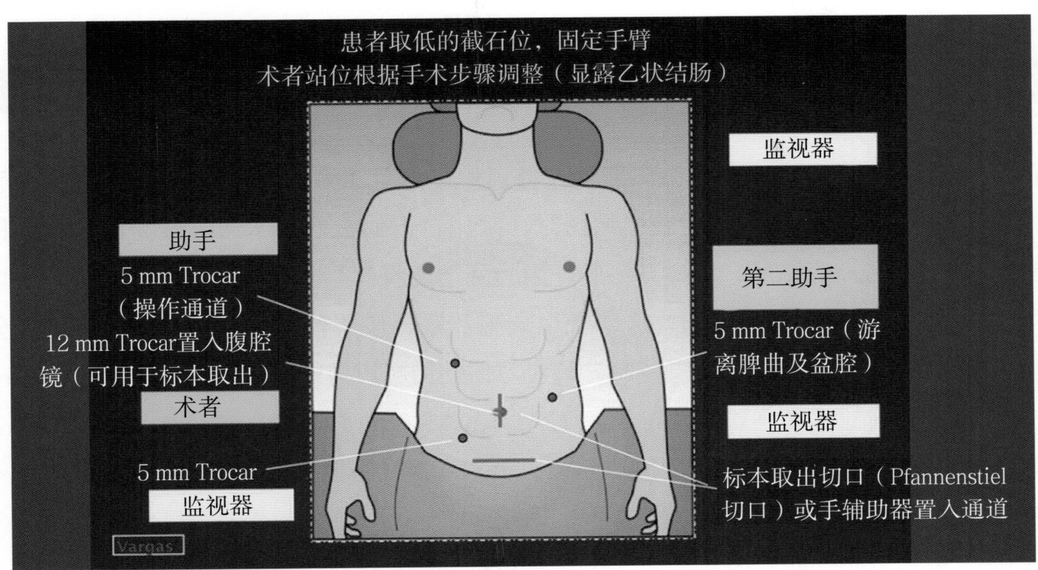

图29-10　肥胖患者手辅助器和Trocar布局

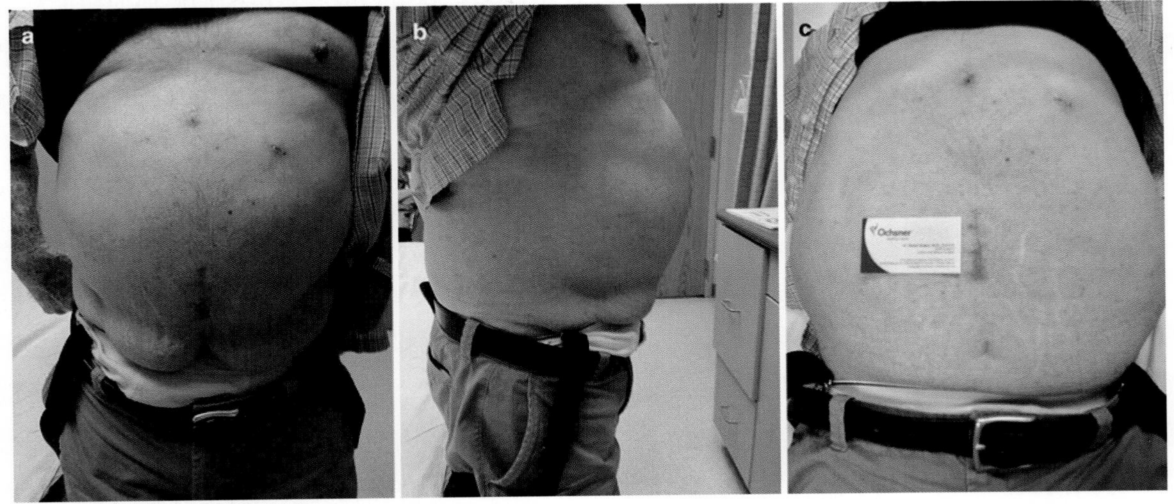

图29-11　向心性肥胖

肥胖患者脐上腹壁是最薄的地方，经此处置入手辅助器，术者无须为对抗下垂的腹壁而耗费额外的体力，标准的手辅助器即可经此进入腹腔并保持良好的密封性。此处为“万能”的手术区域，中转开腹手术时，延长此切口即可。因此取中线切口置入手辅助器便于实施手辅助腹腔镜结肠切除术，符合人体工程学原理。这并不是说术者在颇具挑战的手术中，如肥胖患者手术，可尝试此术式。更为常见的是，手辅助腹腔镜手术为常规腹腔镜手术遇到困难时的一种变通方法。不幸的是，已置入Trocar可能对放置手辅助器有不利影响，徒增术者疲劳和沮丧。手术进程不顺利对后续手辅助腹腔镜手术具有负面影响。为成功实施手辅助腹腔镜手术，术者应该首先对较为容易的患者实施此手术，然后在困难的情况下（如为肥胖患者）实施手辅助腹腔镜手术。在为肥胖患者实施手辅助腹腔镜手术时，强烈推荐开始时即做好手辅助腹腔镜手术和完全腹腔镜手术的各种准备，以便于选择最佳的Trocar和手辅助器置入位置。

九、解剖分离

通常而言，术者应该熟悉肥胖患者的游离路径。特别是自内向外的手术入路，即使增加Trocar数量和助手，手术依然充满挑战。因此游离右半结肠时，采用自下而上的手术入路较为简单。同样，采用自外向内的游离方式分离降结肠，可避开小肠，因为降结肠将其挡在术野之外。术者必须考虑所有的分离技术，但没有一种技术是万能的，应当予以调整和联合使用各种技术。使用能量平台分离组织可减少出血，后者因吸收光线而使视野变暗。笔者习惯使用超声刀Harmonic Scalpel™（Ethicon，Cincinnati，OH），也有其他术者喜欢LigaSure™（Covidien，Samford，CT）或EnSeal™（Ethicon，Cincinnati，OH）。这些设备费用较高，但可减少出血，为术者提供帮助，分离清楚，视野清晰，另外还具有分离和止血两种功能，可减少器械更换频率，提高手术效率。

对于肥胖患者，分离务必彻底，因其需分离的范围更大，需 “过度分离”，高位结扎血管，在背侧游离至系膜根部、自横结肠解离更多的大网膜，这是因为肥胖患者的肠系膜因增厚而向腹侧移位。为肥胖患者实施手术，吻合口张力是一个严重的问题，特别是在行左半结肠切除术时。如果没有足够的游离，通过肥厚的腹壁拉出标本、肠管切除及吻合等操作均极为困难，具有导致视野不清、系膜意外撕裂及并发症增加等弊端。

1. 大网膜

大网膜是额外能量和脂肪组织的储存库。面对大网膜包块、庞大体积和复杂的分层，即使经验丰富的外科医生也颇感头痛。在试图分离大网膜时，其增大程度和技术难度令术者吃惊和沮丧。不管实施右半结肠切除术，还是左半结肠切除术，均必须处置大网膜。通常而言，术者必须自结肠解离大网膜或在游离结肠肝曲、脾曲时解离大网膜。右半结肠切除时，因为大网膜和胃结肠韧带融合而需要切除部分大网膜。然而，几乎没有例外的是，大网膜和升结肠、降结肠及腹膜各部分之间均可存在粘连，这和手术适应证无关。分离这些粘连较为容易，但需要耐心和毅力，因此实施此手术成为对术者信念和技巧的考验。而且，即使将大网膜置于横结肠上方有时也相当困难，这是因为在腹壁和胃及肝脏之间没有多余的空间。考虑到标本和大网膜体积较大，经过6 cm的切口也难以将其拉出体外，因此有时需要切除部分大网膜，但并不是说因为肿瘤需整块切除就可以无限制地扩大切口。如果不行大网膜切除术，术者应保留其良好的血供，特别是胃网膜左动脉。很多情况下，在肥胖患者腹腔镜结直肠手术中，大网膜的处理相当困难，是一种对身体和精神的挑战，考验术者的耐心和手术技巧。

2. 标本取出切口位置选择

标本取出切口的位置选择需要考虑术中的其他用途，可能还被用作系膜离断和肠管吻合的通道。虽然完全腹腔内吻合亦见诸文献[35]，但大多数外科医生还是采取经标本取出切口进行肠管切除和吻合。因为肥胖患者标本体积较大，该切口相对较长（图29-12）。

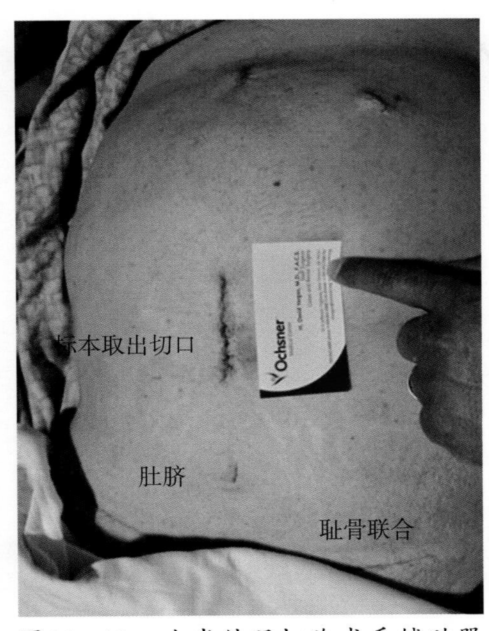

图29-12　右半结肠切除术手辅助器（标本取出）切口

对于肥胖患者，往往难以经切口将远侧、近侧肠管及其系膜一并拉出体外，在右半结肠切除术中更是如此。因此术者或者在腹腔内离断一端，或者先拉出近侧肠管，然后拉出远侧肠管，于体外予以离断。左半结肠手术时，可于腹腔内离断远侧肠管，如此便可容易地将近侧肠管拉出体外。主要血管必须于体内予以离断，避免撕裂缩短的系膜而导致出血。另外，几乎总是有一些系膜（特别是靠近肠管断端处）尚未切断，需要进一步整理肠管。如果肠管游离充分，肠管断端周围系膜可经标本取出切口而予以处理。在右半结肠切除术中，务必完全游离结肠肝曲，离断右结肠动脉（出现率为11%）和中结肠动脉右侧分支，以便于拉出标本，避免撕裂系膜，如果不幸撕裂中结肠静脉分支将是一种灾难，往往需要立即中转开腹手术。在左半结肠切除术中，需要完全游离结肠脾曲直达Treitz韧带附近，高位结扎肠系膜下动脉，于Treitz韧带高度结扎肠系膜下静脉。由于系膜较短，可能需要“超范围游离”，意即要比正常体重的患者所需游离的范围更大，如此即可减少因张力所带来的一些问题，也可避免标本切除后还需要进一步游离的困境。

最后，完成最为关键的肠管吻合，标本取出切口再次起到重要作用。在右半结肠切除术中，将待吻合肠管断端拉出体外，术者采用熟悉的方式予以吻合。再次强调，下腹部腹壁下垂可导致肚脐下移（图29-13）。如果标本取出切口太靠近肛侧，横结肠取出可能困难，此时术者不得不向头侧牵拉切口，以便拉出横结肠行肠管吻合术。为避免此种困境，笔者依据骨性标志定位标本取出切口，取腋前线与肋弓缘交点为A，与髂棘交点为B，在AB连线中点作一水平线，此线和正中线交点即为标本取出切口的中点，此切口恰位于十二指肠第三段的尾侧，适用于右半结肠、左半结肠切除术。对于肥胖患者，切口位于肚脐的头侧（图29-14）。毫无疑问，这种切口非常明显，然而美观远不及复杂手术的成功重要，而且和患者巨大的腹围相比，这种切口依然微不足道。

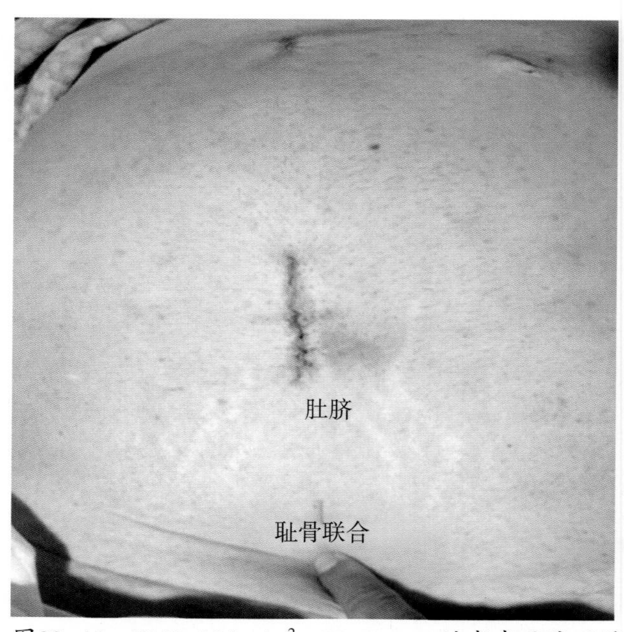

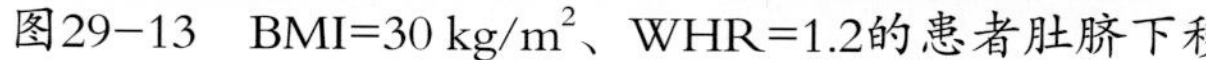

图29-13 BMI=30 kg/m²、WHR=1.2的患者肚脐下移

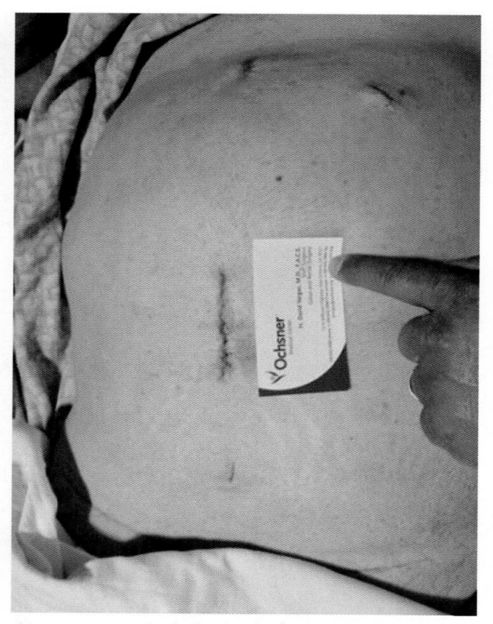

图29-14 肚脐上方的手辅助器切口

十、盆腔手术

1. 基本技术调整

由于脐尿管、膀胱、子宫、前列腺和侧方的腹膜后脂肪组织限制手术视野，因此盆腔的分离需要更好地显露。显而易见，增加Trocar数量、置入抓钳和扇形拉钩，便于显露直肠后间隙手术平面。用带粗缝线的直针刺入腹腔，将子宫和膀胱悬吊于前腹部，可以改善视野。另外，45° 的腹腔镜可很好地显露深部盆腔前方的组织器官。这两种手术策略是改善盆腔深部解剖显露的不二法宝。

2. 盆腔深部分离的策略

通常而言，直肠后间隙解剖向尾侧可直达肛提肌，但后方应避免牵拉和损伤腹下神经，此间隙为疏松的网状结构，盆腔外科医生对此极为熟悉。背侧沿直肠系膜固有筋膜分离，前方切开Douglas窝处腹膜，确认直肠固有筋膜，沿Denonvilliers筋膜前叶、后叶之间（译者注：即直肠前间隙）分离。对于女性患者，助手自阴道置入肠管大小分拣器于阴道穹窿，向腹侧推移阴道，便于直肠前方的分离。一旦建立理想的分离平面，术者可在阴道后方置入扇形拉钩，再将直肠系膜固有筋膜拉向背侧，向肛侧分离可远达肛管直肠环。对于男性患者，可将扇形拉钩置于精囊腺和前列腺的背侧。在前方和背侧分离平面的引导下，实施侧方分离。侧方分离往往被忽视，争论颇多，因为侧方有大量的多余组织。腹膜后脂肪组织填充挤压直肠系膜解剖平面，牵拉与反牵拉的作用减弱。目前的趋势是尽量靠侧方分离，尽管肿瘤学方面可能获益，但易于损伤髂内动脉分支，男性还易于损伤勃起神经，女性则易于损伤子宫动脉。众所周知，侧方分离可导致灾难性后果，在正确的解剖平面不会出血，令人厌烦的出血提示解剖平面错误，继续解剖只能是自取其辱。如果发生出血，术者应该停止分离，调整分离平面，比如从前向后分离时发生出血，则改行自后向前分离，反之亦然。术中直肠指检确认肛管直肠环可判断是否已分离至盆底和耻骨直肠肌平面。总而言之，肥胖患者，特别是男性肥胖患者的盆腔解剖非常困难，要求术者有耐心、毅力和高超的手术技巧，也需要经验丰富的助手。总体要求为无血分离、完善的肛管吻合和保留完好的括约肌功能。

3. 切口处理

肥胖患者切口感染依然是术后常见的并发症之一。和开放手术相比，腹腔镜结肠手术切口感染率较低，但切口感染率和BMI之间依然存在正相关性，最近美国国家手术质量改进计划（National Surgical Quality Improvement Program，NSQIP）数据库资料显示肥胖患者切口感染率高达20%[36]。目前的一些降低切口感染率的方法缺乏确凿的依据。术中上置切口保护器，术后用含杆菌肽的生理盐水予以脉冲式冲洗，后者可清除坏死脂肪组织，减少细菌污染。虽然没有对照资料，但是笔者发现该方法可降低切口感染率，即使发生感染，其严重程度也较轻，切口脓肿和裂开则极为罕见。肥胖患者皮下脂肪层较厚是不争的事实。尽管杆菌肽和脉冲灌洗装置会增加费用，但切口一旦感染费用会更高，上述方法有可能节省此项费用。

十一、术后处理和快速康复外科

肥胖患者实施腹腔镜结肠手术后处理方法参见表29-3。尽管没有统一的标准，但许多快速康复外科的方法得以广泛使用，包括微创外科技术、围术期限制补液、减少术后恶心呕吐、术后早期进食、避免使用胃管、早期下床活动、预防深静脉血栓形成等。研究证实快速康复外科可改善结肠手术后的临床结局，包括减少肠梗阻、术后并发症、住院时间和住院费用[37]。从本质上讲，肥胖患者实施快速康复外科处理并没有禁忌证，但依然需要根据个体化的原则予以合理应用。

表29-3 术后处理

术后处理
早期下床活动
围术期预防深静脉血栓形成
防治肺不张
防治切口感染
防治心血管功能不全
清除肺部痰液

十二、静脉血栓栓塞的预防

术后静脉血栓栓塞（venous thromboembolism，VTE）的预防与否多有争议。VTE的危险因素包括肥胖、恶性肿瘤、炎症性肠病、盆腔游离、结直肠切除。结直肠手术VTE发生率为4%～10%，和其他手术相比，肺栓塞的发病率升高4倍。因此肥胖患者结直肠术后预防VTE颇为重要。

美国胸科医师学会（ACCP）发布了预防术后VTE的最新指南，该指南基于改良的Caprini风险评估模型（表29-4）。参照此评估系统，实施结直肠手术的肥胖患者，大部分归为中危组或高危组。尽管指南推荐术前和术后使用机械（气体序贯加压设备）和药物（未分段肝素或低分子肝素）的方法预防VTE，但在高危患者的用药方案和使用时间上并没有达成共识。ACCP指南建议对于存在高危因素的患者，如VTE发作史、腹部或盆腔的恶性肿瘤手术，推荐预防用药4周[38-43]。然而，肥胖患者的预防策略尚不清楚。

表29-4 普通外科患者改良的Caprini风险评估模型[38]

1分	2分	3分	4分
· 41～60岁 · 小手术 · BMI＞25 kg/m^2 · 败血症（不足1个月） · 肺炎等严重的肺部疾病（不足1个月） · 急性心肌梗死 · 炎症性肠病 · 充血性心力衰竭	· 61～74岁 · 大的开放手术（45 min） · 腹腔镜手术（45 min） · 恶性肿瘤 · 制动（＞72 h） · 中心静脉置管	· 年龄＞75岁 · VTE病史 · VTE家族史 · 莱顿第五因子 · 肝素诱导的血小板减少症病史 · 先天性高凝状态	· 卒中发作（不足1个月） · 择期关节成形术 · 髋、骨盆或下肢骨折 · 急性脊髓损伤（不足1个月）

手术风险分类	评分	无预防措施时VTE风险	推荐预防策略
极低风险	0	＜0.5	· 早期下床活动
低风险	1～2	1.5	· 间断气体序贯压迫
中度风险	3～5	3.0	· 低分子肝素（30 mg，每天2次，或40 mg，每天1次）或未分段肝素（5 000 U，皮下注射，每天3次） · 间断气体序贯压迫
高度风险	⩾5	6.0	· 低分子肝素（延长使用时间）联合间断气体序贯压迫

除ACCP指南外，胃旁路手术文献和美国减肥与代谢外科学会的声明均强调目前尚无共识，有关病态肥胖患者VTE预防用药时间的文献数量有限[44]。然而，最近发表的文献证实腹腔镜胃旁路手术后给予长期的VTE预防措施可降低VTE发生率，同时出血性并发症并未增加[45-47]。值得注意的是，具体的预防治疗时间并没有共识，出院后多用药10～30天。胃旁路手术患者多为严重肥胖者，因此他们的资料不能直接用于肥胖的结直肠手术患者。总之，目前缺乏共识，推荐意见尚需不断完善。

十三、肥胖患者腹腔镜结直肠手术的临床结局

通常而论，和非肥胖患者相比，肥胖患者的围术期临床结局较差。不幸的是，这种观点影响很多

术者的临床决策。更不幸的是，这种偏见被无对照组的研究结果进一步强化。事实上，和开放手术相比，肥胖患者可自腹腔镜结直肠手术获益。和非肥胖患者一样，肥胖患者实施腹腔镜结直肠手术围术期临床结局也得以改善，如肠功能恢复快、恢复进食早、疼痛轻、并发症少，但是改善程度不及非肥胖患者。最近Makino等完成了一项系统性综述报道，前瞻性对比试验结果证实，和非肥胖患者相比，肥胖患者腹腔镜结直肠手术操作具有挑战性，需要更多的Trocar，手术用时更长，中转开腹率更高，但出血、切口感染、吻合口漏等并发症发生率和死亡率在两组之间均无显著差别[48]。值得注意的是，该研究存在异质性，包括肥胖定义不同，队列差异，而且仅有几个前瞻性随机对照试验研究。毫无疑问的是死亡率没有增加。希望未来的试验能改善研究方法，提供有关腹腔镜结直肠手术在肥胖患者中的使用效能和获益方面的确切证据，最终推动此颇具挑战性的手术得以进一步发展。

手术技巧

- 肥胖患者腹腔镜结直肠手术用时长，具有更高的技术难度，中转开腹多见。
- 对肥胖患者实施腹腔镜结直肠手术需要调整各种因素，以便更好地符合人体工程学原理。
- 肠道准备可减少肠管体积，降低其重量，改善视野和牵拉效果。
- 腹腔内空间狭小，器官体积和重量较大，影响手术显露，需要增加Trocar数量和有经验的助手。
- 对于肥胖的患者，手辅助腹腔镜技术可改善牵拉、显露和分离。
- 切口感染风险较高，需要缜密的处理措施，及时打开切口，充分引流。
- 为预防深静脉血栓形成，可延长预防性抗凝药用药时间。

十四、小结

对于结直肠外科医生和普通外科医生而言，肥胖患者的手术颇具挑战性。不幸的是，肥胖患者往往需要实施结直肠手术，基于肥胖症患者越来越多，外科医生难以逃避。然而手术难度之大，有时亦令经验丰富的腹腔镜外科医生望而生畏。特殊准备、富有经验的助手和合理的手术策略可确保手术效果良好。手辅助腹腔镜技术具有独特的优势，应该成为结直肠外科医生的必杀技之一，在肥胖患者手术中具有一席之地。最重要的是，虽然肥胖患者腹腔镜结直肠手术难度大，令术者疲惫不堪，但一旦成功实施，患者将获益匪浅，因此值得付出。

参考文献

[1] OGDEN C L, CARROLL M D, KIT B, et al. Prevalence of obesity in the United States, 2009–2010[R]. NCHS Data Brief, 2012 (82): 1–8.

[2] DEURENBERG P, YAP M, VAN STAVEREN W A. Body mass index and percent body fat: a meta analysis among different ethnic groups[J]. Int J Obes Relat Metab Disord, 1998, 22(12): 1164–1171.

[3] RAZAK F, ANAND S S, SHANON H, et al. Defining obesity cut points in a multiethnic population[J]. Circulation, 2007, 115(16): 2111–2118.

[4] MATSUZAWA Y, FUNAHASHI T, NAKAMURA T. The concept of metabolic syndrome: contribution of visceral fat accumulation and its molecular mechanism[J]. J Atheroscler Thromb, 2011, 18(8): 629–639.

[5] SCAGLIONE R, DI CHIARA T, CARIELLO T, et al. Visceral obesity and metabolic syndrome: two faces of the same medal?[J]. Intern Emerg Med, 2010, 5(2): 111–119.

[6] DESPRES J P, LEMIEUX I. Abdominal obesity and metabolic syndrome[J]. Nature, 2006, 444: 881–887.

[7] MATHEIU P, POIRER P, PIBAROT P, et al. Visceral obesity: the link among inflammation, hypertension and cardiovascular disease[J]. Hypertension, 2009, 53(4): 577–584.

[8] JANSSEN I, KATZMARZYK P T, ROSS R. Body mass index, waist circumference, and health risk: evidence in support of current National institutes of Health guidelines[J]. Arch Intern Med, 2002, 162(18): 2074–2079.

[9] CHAN D C, WATTS G F, BARRETT P H R, et al. Waist circumference, waist–to–hip ratio and body mass index as predictors of adipose tissue in compartments in men[J]. Q J Med, 2003, 96(6): 441–447.

[10] ONAT A, AVCI G S, BARLAN M M, et al. Measures of abdominal obesity assessed for visceral adiposity and relation to coronary risk[J]. Int J Obes Relat Metab Disord, 2004, 28(8): 1018–1025.

[11] ARMELLINI F, ZAMBONI M, ROBBI R, et al. Total and intra–abdominal fat measurements by ultrasound and computerized tomography[J]. Int J Obes Relat Metab Disord, 1993, 17(4): 209–214.

[12] SUZUKI R, WATANABE S, HIRAI Y, et al. Abdominal wall fat index, estimated by ultrasonography, for assessment of the ratio of visceral fat to subcutaneous fat in the abdomen[J]. Am J Med, 1993, 95(3): 309–314.

[13] SHUSTER A, PATLAS M, PINTHUS J H, et al. The clinical importance of visceral adiposity: a critical review of methods for visceral adipose tissue analysis[J]. Br J Radiol, 2012, 85(1009): 1–10.

[14] PISCHON T, LAHMANN P H, BOEING H, et al. Body size and risk of colon and rectal cancer in the European prospective investigation into cancer and nutrition (EPIC)[J]. J Natl Cancer Inst, 2006, 98(13): 920–931.

[15] MOGHADDAM A A, WOODWARD M, HUXLEY R. Obesity and risk of colorectal cancer: a meta–analysis of 31 studies with 70 000 events[J]. Cancer Epidemiol Biomarkers Prev, 2007, 16(12): 2533–2547.

[16] LARSON S C, WOLK A. Obesity and colon and rectal cancer risk: a meta–analysis of prospective studies[J]. Am J Clin Nutr, 2007, 86(3): 556–565.

[17] DOBBINS C, DEFONTGALLAND D, DUTHIE G, et al. The relationship of obesity to the complications of diverticular disease[J]. Colorectal Dis, 2006, 8(1): 37–40.

[18] BERTIN B, DESREUMAUX P, DUBUQUOY L. Obesity, visceral fat, and Crohn's disease[J]. Curr Opin Clin Nutr Metab Care, 2010, 13(5): 574–580.

[19] PIKARSKY A J, SAIDA Y, YAMAGUCHI T, et al. Is obesity a high–risk factor for laparoscopic colorectal surgery?[J]. Surg Endosc, 2002, 16(5): 855–858.

[20] SENAGORE A J, DELANEY C P, MADBOULAY K, et al. Laparoscopic colorectal surgery in obese and non–

obese patients: do differences in body mass indices lead to different outcomes?[J]. Surg Endosc, 2004, 18(10): 1452–1456.

[21] DOSTALIK J, MARTINEK L, VAVRA P, et al. Laparoscopic colorectal surgery in obese patients[J]. Obes Surg, 2005, 15(9): 1328–1331.

[22] ZHOU Y, WU L, LI X, et al. Outcomes of laparoscopic colorectal surgery in obese and nonobese patients: a meta-analysis[J]. Surg Endosc, 2012, 26(3): 783–789.

[23] KAMOUN S, ALVES A, BRETAGNOL F, et al. Outcomes of laparoscopic colorectal surgery in obese and nonobese patients: a case-matched study of 180 patients[J]. Am J Surg, 2009, 198(3): 450–455.

[24] DELANEY C P, POKALA N, SENAGORE A J, et al. Is laparoscopic colectomy applicable to patients with BMI > 30? A case-matched comparative study with open colectomy[J]. Dis Colon Rectum, 2005, 48(5): 975–981.

[25] PARK J W, LIM S W, CHOI H S, et al. The impact of obesity on outcomes of laparoscopic surgery for colorectal cancer in Asians[J]. Surg Endosc, 2010, 24(7): 1679–1685.

[26] CUSCHIERI A. Whither minimally access surgery: tribulations and expectations[J]. Am J Surg, 1995, 169(1): 9–19.

[27] BERQUER R, SMITH W D, DAVIS S. An ergonomic study of the optimum operating table height for laparoscopic surgery [J]. Surg Endosc, 2002, 16(3): 416–421.

[28] TEKKIS P P, SENAGORE A J, DELANEY C P, et al. Evaluation of the learning curve in laparoscopic colorectal surgery: comparison of right-sided and left-sided resections[J]. Ann Surg, 2005, 242(1): 83–91.

[29] SARLI L, ROLLO A, CECCHINI S, et al. Impact of obesity on laparoscopicassisted left colectomy in different stages of the learning curve[J]. Surg Laparosc Endosc Percutan Tech, 2009, 19(2): 114–117.

[30] LEROY J, ANANIAN P, RUBINO F, et al. The impact of obesity on technical feasibility and postoperative outcomes of laparoscopic left colectomy[J]. Ann Surg, 2005, 241(1): 69–76.

[31] SJOERDSMA W, MEIJJER D W, JANSEN A, et al. Comparison of efficiencies of three techniques for colon surgery[J]. J Laparoendosc Adv Surg Tech A, 2000, 19(1): 47–53.

[32] CLAUS G P, SJOERDSMA W, JANSEN A, et al. Quantitative standardized analysis of advanced laparoscopic surgical procedures[J]. Endosc Surg Allied Technol, 1995, 3(4): 210–213.

[33] LEBLANC F, SENAGORE A J, ELLIS C N, et al. Assessment of comparative skills between hand-assisted and straight laparoscopic colorectal training on augmented reality simulator[J]. Dis Colon Rectum, 2010, 53(9): 1323–1327.

[34] HENEGHAN H M, MARTIN S T, KIRAN R P, et al. Laparoscopic colorectal surgery for obese patients: decreased conversions with the handassisted technique[J]. J Gastrointest Surg, 2013, 17(3): 548–554.

[35] IORIO T, BLUMBERG D. Totally intracorporeal laparoscopic colectomy (TILC) is associated with similar surgical outcomes in high and low operative risk patients[J]. Surg Laparosc Endosc Percutan Tech, 2013, 23(2): 154–158.

[36] MUSTAIN W C, DAVENPORT D L, HOURIGAN J S, et al. Obesity and laparoscopic colectomy: outcomes from

the ACS-NSQIP database[J]. Dis Colon Rectum, 2012, 55(4): 429–435.

[37] STEIN S L, DELANEY C P. postoperative management[M]//BECK D E, ROBERTS P L, SACLARIDES T J, et al. ASCRS textbook of colon and rectal surgery. 2nd ed. New York: Springer, 2011: 137–156.

[38] GOULD M K, GARCIA D A, WREN S M, et al. Prevention of VTE in nonorthopedic surgical patient: antithrombotic therapy and prevention of thrombosis, 9th ed: American College of Chest Physicians Evidence-Based Clinical Practice Guidelines [J]. Chest, 2012, 141 (Suppl 2): 227–277.

[39] RASMUSSEN M S. Preventing thromboembolic complications in cancer patients after surgery: a role for prolonged thromboprophylaxis[J]. Cancer Treat Rev, 2002, 28(3): 141–144.

[40] RASMUSSEN M S, JORGENSEN L N, WILLIE-JORGENSEN P, et al. Prolonged prophylaxis with dalteparin to prevent late thromboembolic complications in patients undergoing major abdominal surgery: a multicenter randomized open-label study[J]. J Thromb Haemost, 2006, 4(11): 2384–2390.

[41] KAKKAR V V, BALIBREA J L, MARTINEZ-GONZALEZ J, et al. Extended prophylaxis with bemiparin for the prevention of venous thromboembolism after abdominal surgery for cancer: the ACANBESURE randomized study[J]. J Thromb Haemost, 2010, 8(6): 1223–1229.

[42] LYMAN G H, KHORANA A A, KUDERER N M, et al. Venous thromboembolism prophylaxis and treatment in patients with cancer: American Society of Clinical Oncology clinical practice guideline update[J]. J Clin Oncol, 2013, 31: 2189.

[43] AKI E A, TERRENATO I, BARBA M, et al. Extended perioperative thromboprophylaxis in patients with cancer: a systematic review[J]. Thromb Haemost, 2008, 100(6): 1176–1180.

[44] American Society For Metabolic and Bariatric Surgery Clinical Issues Committee. ASMBS updated position statement on prophylactic measures to reduce the risk of venous thromboembolism in bariatric surgery patients[J]. Surg Obes Relat Dis, 2013, 9(4): 493–497.

[45] BORKGREN-OKONEK M J, HART R W, PANTANO J E, et al. Enoxaparin thromboprophylaxis in gastric bypass patients: extended duration, dose stratification and antifactor Xa activity[J]. Surg Obes Relat Dis, 2008, 4(5): 625–631.

[46] HAMAD G G, CHOBAN P S. Enoxaparin for thromboprophylaxis in morbidly obese patients undergoing bariatric surgery: findings of the prophylaxis against VTE outcomes in bariatric surgery patients receiving enoxaparin (PROBE) study[J]. Obes Surg, 2005, 15(10): 1368–1374.

[47] RAFTOUPOULOS I, MARTINDALE C, CRONIN A, et al. The effect of extended post-discharge chemical thromboprophylaxis on venous thromboembolism rates after bariatric surgery: a prospective comparison trial[J]. Surg Endosc, 2008, 22(11): 2384–2391.

[48] MAKINO T, SHUKLA P J, RUBINO F, et al. The impact of obesity on perioperative outcomes after laparoscopic colorectal resection[J]. Ann Surg, 2012, 255(2): 228–236.

第三十章　克罗恩病微创手术

Chang Sik Yu

关键点

- 为避免遗漏跳跃性病变，应检查全部小肠，推荐将小肠拉出体外予以触摸检查。
- 如果发现存在复杂的瘘道，应及时中转开放手术或改为手辅助腹腔镜手术。
- 较为复杂的手术，如腹腔镜结直肠切除术，中转开腹率高，应该由腹腔镜手术经验丰富的专家实施。

电子补充材料参见：10.1007/978-1-4939-1581-1_30.
视频网址：http://www.springerimages.com/videos/978-1-4939-1580-4.

Chang Sik Yu，MD，PhD（通讯作者）
Department of Colon & Rectal Surgery，Asan Medical Center，University of Ulsan College of Medicine，388-1 Poongnap-dong，Songpa-gu，Seoul 138-736，Korea
E-mail：csyu@amc.seoul.kr；csyu007@amc.seoul.kr

一、简介

20世纪90年代早期，腹腔镜结直肠手术开始应用于各种结直肠疾病。克罗恩病（Crohn's disease，CD）是腹腔镜手术的良好适应证，因为不需要像恶性肿瘤一样高位结扎系膜血管、清扫淋巴结和分离系膜。而且，CD患者通常年轻，社会活动多，对身体形象要求高，因此美观、康复快、尽快恢复日常活动是这一组人群的关注重点。

目前，CD难以治愈，接受手术治疗的患者中，有一半尚需要再次手术。微创外科（minimally invasive surgery，MIS）是术者和患者均看重的手术方式，因为术后粘连少见，恢复迅速。CD手术关注的重点为炎症严重程度及其所累及的范围，最常见的手术方式为回盲部切除及造口术。肠系膜增厚、炎性包块或蜂窝织炎、肠瘘等因素使得腹腔镜手术极为困难（图30-1），对于病情复杂的患者可能成为相对的禁忌证。然而，经验丰富的专家足以胜任这种复杂的手术。随机对照试验和荟萃分析已经证实MIS可使患者近期获益，遗憾的是这些研究大部分样本量较小，主要手术方式为回盲部切除术。

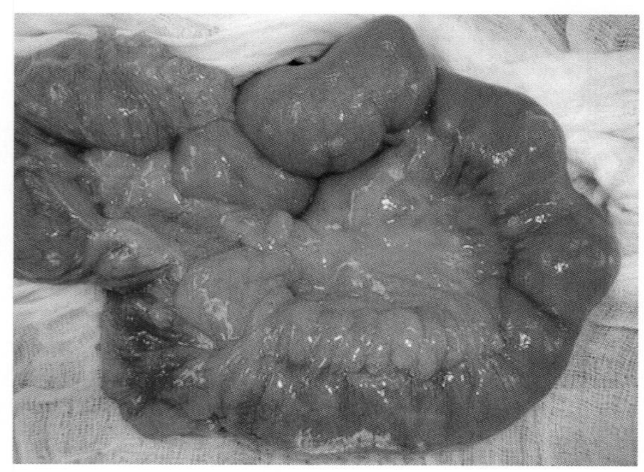

图30-1　末段回肠CD

二、适应证和禁忌证

尽管CD腹腔镜手术的主要方式为回盲部切除术，但包括全结直肠切除术在内的其他术式也见诸文献。然而，这些MIS手术的中转开腹率高，其危险因素包括并发瘘、脓肿以及复发性疾病。Schmidt等分析45例（40%）中转开腹手术患者的临床资料发现，其危险因素包括可触及包块、并发瘘、术前营养不良、回盲部以外病变、使用类固醇激素[1]。Moorthy等采用多变量分析发现复发和临床发现肿块是中转开腹手术的危险因素[2]（表30-1）。

表30-1　中转开腹手术的危险因素

作者	发表时间	病例数	中转开腹率/%	危险因素
Schmidt等 [1]	2001	110	40	内瘘、吸烟、使用类固醇激素、回盲部之外病变、营养不良
Moorthy等 [2]	2004	48（复发者26例，原发者22例）	42.3 vs 13	年龄、复发、临床肿块
Alves等 [31]	2005	69	30	复发的临床表现、腹腔内脓肿或瘘
Okabayashi等 [21]	2007	91	13.2	维也纳分类标准B3L3/4

有趣的是，关于中转开腹手术的研究显示术后并发症发生率和不需要中转者大致相同，提示经验丰富的外科医生可使用腹腔镜技术开展所有术式，处理各种CD并发症。肥胖对于腹腔镜手术和开放手术都是一种挑战。Canedo等报道213例炎症性肠病患者实施腹腔镜手术的中转开腹率BMI=18.5～24.9 kg/m^{2}组为18%，BMI≥25 kg/m^{2}组为22% [3]，差别无统计学意义，组间术后并发症发生率和住院时间也大致相同，提示超重或肥胖不是炎症性肠病患者实施腹腔镜手术的禁忌证。

三、文献证据

自从开展腹腔镜结直肠手术以来，许多术者业已报道给CD患者实施腹腔镜手术的近期临床结局。然而，大部分研究资料来自单中心的病例对照而非随机对照试验，而且，大部分研究使用回盲部切除术作为探讨腹腔镜手术和开放手术差别的手术类型。本章将汇总高质量的研究结果和最新的试验证据，以了解MIS在CD患者治疗中的应用价值。

四、回肠结肠炎实施腹腔镜手术和开放手术比较

目前有两项随机对照试验（randomized controlled trial，RCT）文献报道，一项为来自Cleveland医学中心的Milsom等人的研究[4]，另一项为来自荷兰的Maartense等人的研究[5]；前者腹腔镜手术31例，开放手术29例，后者则均为30例；入组标准为炎症仅限于回盲部者，行择期手术；排除标准为急症手术、多部位病变、既往手术史、BMI＞32 kg/m^2。两项报道均证实腹腔镜术后并发症少见，住院时间短；前者报道肺功能恢复快，后者发现进食早及费用减少，但吗啡使用和生活质量评分两组之间无显著差别。Stocchi等[6]和Eshuis等[7]分别报道上述两项RCT的长期临床结局，分别平均随访10.5年和6.7年，其结论是开放手术易导致切口疝和小肠梗阻，复发率大致相同；Eshuis等发现腹腔镜手术组在身体形象和美观方面具有优势。Dasari等完成一项Cochrane文献综述，包括3项RCT研究，发现围术期临床结局和因复发而再手术率均无显著差别[8]，作者声明由于仅有两项小样本RCT研究的资料，尚难以确定腹腔镜手术优势。然而，其他的荟萃分析报道腹腔镜手术的优势包括肠功能恢复快、进食早、住院时间短、并发症发生率低（表30-2）。除Dasari等人的研究外（因其入组标准限制），其他研究均发现CD患者实施腹腔镜回盲部切除术具有近期临床优势[8-12]。

表30-2　CD患者实施腹腔镜回盲部切除术和开放回盲部切除术的荟萃分析

作者	发表时间	研究数量	病例数	手术用时	肠功能恢复	住院时间	并发症发生率	复发率
Dasari等[8]	2011	2	120	不详	无显著差别	无显著差别	无显著差别	无显著差别
Tan等[9]	2007	14	881	↑	↓	↓	↓	无显著差别
Polle等[10]	2006	14	729	无显著差别	↓	↓	无显著差别	不详
Tilney等[11]	2006	15	783	↑	↓	↓	无显著差别	不详
Rosman等[12]	2005	16	840	↑	↓	↓	↓	↓

Lesperance等人[13]分析2000—2004年美国住院患者样本（Nationwide Inpatient Sample，NIS）登记的资料，49 609例CD患者实施手术治疗，仅有6%的患者为腹腔镜手术，后者多为年龄小于35岁（*OR*=2.4）、女性（*OR*=1.4）、回盲部病变（*OR*=1.4）、入住教学医院（*OR*=1.2）的患者；开放手术是住院患者出现并发症的独立危险因素（*OR*=3.4）。Lee等分析了NSQIP数据库资料（2005—2009年），共计1 917例CD患者实施回盲部切除术，其中644例（33.6%）为腹腔镜手术，后者术后30天严重并发症和轻微并发症发生率较低，住院时间较短[14]。

五、腹腔镜结肠切除术

目前缺乏支持CD患者实施腹腔镜结肠手术的证据，相反，只有几个回顾性的病例对照研究。Umanskiy及其同事完成了最大宗的研究，包括125例前瞻性收集的患者，55例（44%）实施了腹腔镜手术，最常见的术式为全结肠切除术和全结直肠切除回肠造口术，令人吃惊的是腹腔镜组手术用时较短（212 min vs 286 min，*P*=0.032），不同于其他研究，作者将其归因为术者丰富的腹腔镜手术经验，其他近期优势包括出血少、肠功能恢复快、住院时间短[15]。由Cleveland 医学中心[16]完成的一项病例配对研究包括27例腹腔镜结肠手术患者和27例开放手术患者，前者的手术用时长（240 min vs 150 min，*P*=0.01），未见其他近期临床优势。Nakajima等[17]将38例因CD而行次全结肠或全结肠切除术的患者分为3组，14例行开放手术，18例行手辅助腹腔镜手术，6例行全腹腔镜手术，结果显示手辅助腹腔镜组手术用时短于全腹腔镜组，但并发症发生率或出血量3组之间均无显著差别。

对其他病变实施手辅助腹腔镜手术的效果尚存争议，Orenstein等[18]报道实施该术式有较好的临床结局，但Moloo等[19]的Cochrane综述仅发现该术式中转开腹率较低而已。没有确凿的证据证明CD患者实施手辅助腹腔镜手术具有优势，这可能与病变范围分散、外科技术复杂、单中心缺少足够的病例数以开展RCT研究等因素有关。

六、复杂的克罗恩病

CD患者可伴有多种炎症反应，包括脓肿、蜂窝织炎或肠瘘，导致实施腹腔镜手术颇具挑战性。一些术者将其作为腹腔镜手术的相对禁忌证，因为中转开腹率和术后并发症发生率均较高。Goyer等报道54例因复杂CD而行腹腔镜回盲部切除术患者的临床资料，其中43%伴有瘘，30%伴有脓肿，27%为复发患者，结果显示复杂CD手术用时增加（214 min vs 191 min，$P<0.05$）、中转开腹率高（37% vs 14%，$P<0.01$）和暂时造口率增加（39% vs 9%，$P<0.001$），术后并发症发生率和住院时间大致相同[20]。Okabayashi等探讨维也纳分型和临床结局的相关性，107例CD患者实施腹腔镜手术，维也纳分型CD（B3，L3/4）组中转开腹率高，但并发症发生率无显著差别[21]。最近，Beyer-Berjot等发表了一项病例配对研究，11例CD伴有瘘的患者实施腹腔镜回盲部切除术，22例配对患者，结果显示手术用时（120 min vs 120 min）、中转开腹率（9% vs 0%）、术后并发症发生率（18% vs 32%）和住院时间（8

天 vs 9 天）均没有明显差异[22]。

外科治疗的患者约50%为复发患者，病期持续10～15年，肠管粘连和复杂的炎症状况使得外科手术举步维艰，然而外科医生依然不断尝试处理复发CD的各种术式。Aytac等[23]完成了一项病例配对研究，探讨复发CD采用腹腔镜切除术和开放切除术的疗效差异，结果显示26例实施了各种腹腔镜手术的试验组和配对组相比，中转开腹率为12%，第一位原因为肠粘连，除腹腔镜组切口感染率较低外，其他近期临床结局大致相同。Pinto等[24]及Chaudhary等[25]报道CD患者实施首次和再次腹腔镜手术的围术期和术后并发症发生率类似，在手术有效性和可行性方面也没有差别。Holubar等[26]及Bergamaschi等[27]报道再次腹腔镜手术的中转开腹率为20%，中转开腹组并发症发生率没有增加（表30–3）。

表30–3　复发性CD患者腹腔镜手术（病例配对研究）

作者	发表时间	对照组	病例数	中转开腹率/%	手术用时/min	并发症发生率/%
Holubar等 [26]	2010	中转开腹	30 vs 10	25	159 vs 165	10 vs 30
Pinto等 [24]	2011	首次腹腔镜手术	50 vs 80	32 vs 18.7	201 vs 182	40 vs 36.2
Chaudhary等 [25]	2011	首次腹腔镜手术	30 vs 29	6.7 vs 10.3	125 vs 85	16.7 vs 24.1
Aytac等 [23]	2012	开放手术	26 vs 26	12	169 vs 158	38.5 vs 69.2

七、技术考量

1. 回盲部切除术的基本外科技术

（1）Trocar数量。标准的Trocar布局为腹腔镜Trocar位于脐部，左髂窝及左侧腹各置入5 mm Trocar，依据病变特殊部位，可在右侧腹置入5 mm Trocar（图30–2）。

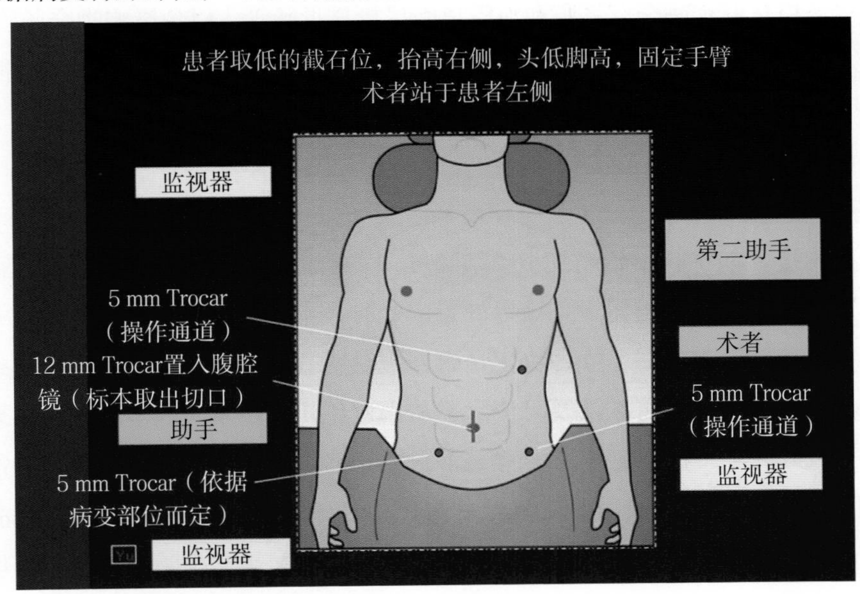

图30–2　腹腔镜回盲部切除术Trocar布局

（2）检查全部肠管。尽管目前所使用的术前影像学检查，如CT或MRI，具有很高的可信度，然而术中务必检查自Treitz韧带至回盲部的所有小肠。强烈推荐在腹腔内使用无损伤肠钳抓持肠系膜，彻底评估全部小肠。然而，笔者推荐在游离右半结肠后，将小肠拉出体外，沿系膜缘触诊，因为这是避免漏诊跳跃性病变的最好办法。特别是需要仔细检查回肠末段，判断有无内瘘。

（3）游离肠管。由于系膜肥厚、脓肿或蜂窝织炎、肠瘘等原因，最好使用自外向内的手术入路（图30-3）。结肠游离范围基于可能需要切除的结肠节段而定。除回盲部切除术外，游离结肠肝曲便于后续的肠管吻合。如果肠系膜增厚不明显，也可采用自内而外的手术入路。鉴别右侧输尿管颇为重要，特别是对伴有脓肿或蜂窝织炎的复杂CD患者。

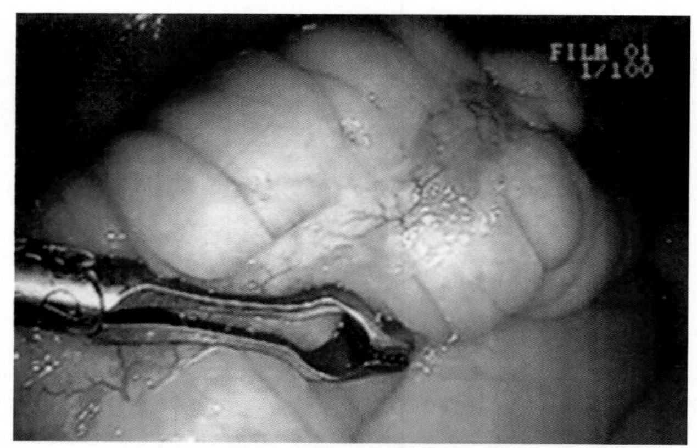

图30-3　腹腔镜下所见小肠CD所致的肥厚肠系膜

（4）切断肠系膜。可于腹腔内或腹腔外使用各种能量设备将其离断。腹腔外离断方法和开放手术相同，因此当系膜炎症严重时，拉出体外处理颇为容易。笔者基于血管粗细和游离彻底程度，选择血管离断设备。尽量保留健康肠管，柔软的肠管和肠系膜边缘是离断的边界，因此笔者推荐将肠管拉出体外，仔细触摸后予以离断和吻合。系膜和血管离断尽量靠近肠管，以免影响吻合肠管的血供。

（5）肠管吻合。最为常用的回结肠吻合方式是使用两把线型吻合器行功能性端端吻合，可于腹腔内或腹腔外实施[27,28]，外加浆肌层缝合加固，系膜裂隙可不予以处理。

2. 伴有复杂肠瘘的处理

有几种类型的内瘘，如小肠小肠瘘或小肠结肠瘘，实施腹腔镜手术较为容易。然而有几种内瘘、外瘘或严重的蜂窝织炎，使用腹腔镜设备难以处置。此时，术者务必及时决定行中转开放手术或手辅助腹腔镜手术。在腹腔镜探查之后，立即决定是否开腹是明智的选择。如果术中遇见蜂窝织炎伴脓肿形成，最好的办法是利用吸引器将脓液及时清除，从而避免污染整个腹腔。另外，需要更多的腹腔内缝合，术者务必完成好此项工作。对于CD伴瘘或脓肿的患者，可能意外进入肠腔或者需要切开肠管，以便于将瘘管切除。将瘘口妥善关闭（或标记后拉出体外予以关闭或切除）是避免术后并发症的关键。简单的肠管内脏瘘，如小肠乙状结肠瘘或小肠小肠瘘，切除病变小肠，关闭对侧瘘口即可。小的膀胱瘘口可不予以处理，但需保留Foley导尿管至少7天。

3. 手辅助腹腔镜手术

文献已报道该术式对CD患者具有可行性和优越性，特别是对复杂的CD患者，可减少中转开腹率。

4. 单孔腹腔镜结肠手术

MIS已包括单孔腹腔镜手术。理论上讲，这种小切口具有美观效果、术后疼痛轻、康复较快。然而，目前的证据有限。Rijcken等[29]分析了34篇因炎症性肠病而实施单孔腹腔镜结肠手术的研究文献，术式包括回盲部切除术、乙状结肠切除术、全结肠切除术和全结直肠切除回肠肛管吻合术，总的并发症发生率大致相同。Yang等[30]完成一项关于单孔腹腔镜结肠手术方式的对比研究，疾病类型包括恶性疾病，共计15项研究，试验组467例，常规腹腔镜结肠手术539例作为对照组，结果显示试验组住院时间短、切口长度短、出血量少，但术后并发症发生率无显著差别，然而，作者坚信需要前瞻性随机对照试验研究以明确单孔腹腔镜结肠手术是否具有优越性。

手术技巧

- 注意在一个患者身上可能存在相互连通的多发瘘管，外观相当简单的患者，其腹腔内病变可能极为复杂，大量肠管可能缠绕成团。
- 务必检查整个小肠，术前影像学检查有可能漏诊，务必避免遗漏潜伏的问题。
- 回肠乙状结肠瘘或回肠结肠瘘，需要同时予以切除。
- 要直言不讳地与患者交流粪便转流的必要性，因为他们多有营养不良和免疫抑制，极易发生愈合不良。暂时性造口，尽管不甚理想，但可避免因吻合口漏而导致的灾难性后果。

八、小结

CD患者实施腹腔镜手术安全可行，然而应依据病情不同和术者的能力选择手术方式，而且具体手术仍需不断调整和改进。需要更多的RCT研究，确认最理想的手术适应证，以帮助患者顺利康复。

参考文献

[1] SCHMIDT C M, TALAMINI M A, KAUFMAN H S, et al. Laparoscopic surgery for Crohn’s disease: reasons for conversion[J]. Ann Surg, 2001, 233(6): 733–739.

[2] MOORTHY K, SHAUL T, FOLEY R J. Factors that predict conversion in patients undergoing laparoscopic surgery for Crohn’s disease[J]. Am J Surg, 2004, 187(1): 47–51.

[3] CANEDO J, PINTO R A, REGADAS S, et al. Laparoscopic surgery for inflammatory bowel disease: does weight matter?[J]. Surg Endosc, 2010, 24(6): 1274–1279.

[4] MILSOM J W, HAMMERHOFER K A, BÖHM B, et al. Prospective, randomized trial comparing laparoscopic vs. conventional surgery for refractory ileocolic Crohn's disease[J]. Dis Colon Rectum, 2001, 44(1): 1–8.

[5] MAARTENSE S, DUNKER M S, SLORS J F, et al. Laparoscopic-assisted versus open ileocolic resection for Crohn's disease: a randomized trial[J]. Ann Surg, 2006, 243(2): 143–149 [discussion: 150–153].

[6] STOCCHI L, MILSOM J W, FAZIO V W. Long-term outcomes of laparoscopic versus open ileocolic resection for Crohn's disease: followup of a prospective randomized trial[J]. Surgery, 2008, 144(4): 622–627 [discussion: 627–628].

[7] ESHUIS E J, SLORS J F, STOKKERS P C, et al. Long term outcomes following laparoscopically assisted versus open ileocolic resection for Crohn's disease[J]. Br J Surg, 2010, 97(4): 563–568.

[8] DASARI B V, MCKAY D, GARDINER K. Laparoscopic versus Open surgery for small bowel Crohn's disease[J]. Cochrane Database Syst Rev, 2011, 1(1): CD006956.

[9] TAN J J, TJANDRA J J. Laparoscopic surgery for Crohn's disease: a meta-analysis[J]. Dis Colon Rectum, 2007, 50(5): 576–585.

[10] POLLE S W, WIND J, UBBINK D T, et al. Short-term outcomes after laparoscopic ileocolic resection for Crohn's disease. A systematic review[J]. Dig Surg, 2006, 23(5–6): 346–357.

[11] TILNEY H S, CONSTANTINIDES V A, HERIOT A G, et al. Comparison of laparoscopic and open ileocecal resection for Crohn's disease: a meta-analysis[J]. Surg Endosc, 2006, 20(7): 1036–1044.

[12] ROSMAN A S, MELIS M, FICHERA A. Meta-analysis of trials comparing laparoscopic and open surgery for Crohn's disease[J]. Surg Endosc, 2005, 19(12): 1549–1555.

[13] LESPERANCE K, MARTIN M J, LEHMANN R, et al. National trends and outcomes for the surgical therapy of ileocolonic Crohn's disease: a population-based analysis of laparoscopic vs. open approaches[J]. J Gastrointest Surg, 2009, 13(7): 1251–1259.

[14] LEE Y, FLEMING F J, DEEB A P, et al. A laparoscopic approach reduces short-term complications and length of stay following ileocolic resection in Crohn's disease: an analysis of outcomes from the NSQIP database[J]. Colorectal Dis, 2012, 14(5): 572–577.

[15] UMANSKIY K, MALHOTRA G, CHASE A, et al. Laparoscopic colectomy for Crohn's colitis. A large prospective comparative study[J]. J Gastrointest Surg, 2010, 14(4): 658–663.

[16] DA LUZ M A, STOCCHI L, REMZI F H, et al. Laparoscopic surgery for patients with Crohn's colitis: a case-matched study[J]. J Gastrointest Surg, 2007, 11(11): 1529–1533.

[17] NAKAJIMA K, NEZU R, HIROTA M, et al. The role of hand-assisted laparoscopic surgery in subtotal and total colectomy for Crohn's colitis[J]. Surg Endosc, 2010, 24(11): 2713–2717.

[18] ORENSTEIN S B, ELLIOTT H L, REINES L A, et al. Advantages of the hand-assisted versus the open approach to elective colectomies[J]. Surg Endosc, 2011, 25(5): 1364–1368.

[19] MOLOO H, HAGGAR F, COYLE D, et al. Hand-assisted laparoscopic surgery versus conventional laparoscopy

for colorectal surgery[J]. Cochrane Database Syst Rev, 2010, 10(10): CD006585.

[20] GOYER P, ALVES A, BRETAGNOL F, et al. Impact of complex Crohn's disease on the outcome of laparoscopic ileocecal resection: a comparative clinical study in 124 patients[J]. Dis Colon Rectum, 2009, 52(2): 205–210.

[21] OKABAYASHI K, HASEGAWA H, WATANABE M, et al. Indications for laparoscopic surgery for Crohn's disease using the Vienna Classification[J]. Colorectal Dis, 2007, 9(9): 825–829.

[22] BEYER–BERJOT L, MANCINI J, BEGE T, et al. Laparoscopic approach is feasible in Crohn's complex enterovisceral fistulas[J]. Dis Colon Rectum, 2013, 56(2): 191–197.

[23] AYTAC E, STOCCHI L, REMZI F H, et al. Is laparoscopic surgery for recurrent Crohn's disease beneficial in patients with previous primary resection through midline laparotomy? A case–matched study[J]. Surg Endosc, 2012, 26(12): 3552–3556.

[24] PINTO R A, SHAWKI S, NARITA K, et al. Laparoscopy for recurrent Crohn's disease: how do the results compare with the results for primary Crohn's disease?[J]. Colorectal Dis, 2011, 13(3): 302–307.

[25] CHAUDHARY B, GLANCY D, DIXON A R. Laparoscopic surgery for recurrent ileocolic Crohn's disease is as safe and effective as primary resection[J]. Colorectal Dis, 2011, 13(12): 1413–1416.

[26] HOLUBAR S D, DOZOIS E J, PRIVITERA A, et al. Laparoscopic surgery for recurrent ileocolic Crohn's disease[J]. Inflamm Bowel Dis, 2010, 16(8): 1382–1386.

[27] BERGAMASCHI R, HAUGHN C, REED 3RD J F, et al. Laparoscopic intracorporeal ileocolic resection for Crohn's disease: is it safe?[J]. Dis Colon Rectum, 2009, 52(4): 651–656.

[28] CHANG K, FAKHOURY M, BARNAJIAN M, et al. Laparoscopic right colon resection with intracorporeal anastomosis[J]. Surg Endosc, 2013, 27(5): 1730–1736.

[29] RIJCKEN E, MENNIGEN R, SENNINGER N, et al. Single–port laparoscopic surgery for inflammatory bowel disease[J]. Minim Invasive Surg, 2012, 2012: 106878.

[30] YANG T X, CHUA T C. Single–incision laparoscopic colectomy versus conventional multiport laparoscopic colectomy: a meta–analysis of comparative studies[J]. Int J Colorectal Dis, 2013, 28(1): 89–101.

[31] ALVES A, PANIS Y, BOUHNIK Y, et al. Factors that predict conversion in 69 consecutive patients undergoing laparoscopic ileocecal resection for Crohn's disease: a prospective study[J]. Dis Colon Rectum, 2005, 48(12): 2302–2308.

第三十一章 溃疡性结肠炎微创手术

Marco E. Allaix, Alessandro Fichera

关键点

- 对于内科治疗失败、并发不典型增生或癌变的溃疡性结肠炎（ulcerative colitis，UC）患者，外科手术是治疗的金标准。
- 最适宜的手术方式为消化道重建的全结直肠切除回肠贮袋肛管吻合术（restorative proctocolectomy with ileal pouch–anal anastomosis，RP-IPAA）。
- 贮袋感染相关并发症与近期、远期不良临床结局有关。
- 为减少术后并发症，应予以分期手术。
- 在近20年内，为减少创伤，微创手术如腹腔镜手术、手辅助腹腔镜手术（hand-assisted laparoscopic surgery，HALS）及单孔腹腔镜手术（single-incision laparoscopic surgery，SILS），均已在UC患者这一脆弱的群体中广泛开展。
- HALS兼具开放手术触觉反馈和腹腔镜手术微创的优势。
- 对于UC合并早期直肠癌的患者，可安全实施RP-IPAA。

电子补充材料参见：10.1007/978-1-4939-1581-1_31.
视频网址：http://www.springerimages.com/videos/978-1-4939-1580-4.

Marco E. Allaix，MD
Department of Surgery，University of Chicago Pritzker School of Medicine，5841 S. Maryland Avenue，MC 5031，Chicago，IL 60637，USA
E-mail：meallaix@gmail.com
Alessandro Fichera，MD, FACS，FASCRS（通讯作者）
Department of Surgery，University of Washington Medical Center，959 NE Pacific Street，Box 356410，Seattle，WA 98195，USA
E-mail：afichera@uw.edu

一、简介

最近10年，UC患者的内科治疗取得长足进展，包括缓解率的提高和良好的症状控制效果[1]。但是对于内科治疗失败、并发不典型增生或癌变的患者，外科手术依然是治疗的金标准[2]。RP-IPAA是目前UC患者外科手术的理想术式，可保留较好的肛门括约肌功能[3]。然而，该术式具有专属的并发症，最常见的术后并发症包括粘连性肠梗阻、切口感染和贮袋漏[4]。为减少贮袋相关并发症，推荐行分期手术[5]。顽固性UC患者实施手术治疗，术后并发症风险很高，这与免疫抑制剂的使用、营养不良及病变本身的特性有关。在近20年，针对这一脆弱群体，大量研究集中探讨采取何种措施以减少手术创伤并提高近期、远期临床结局。20世纪90年代早期，微创腹腔镜手术开始应用于结直肠疾病患者[6]。然而，临床应用并未能迅速展开，特别是对于UC患者。完全腹腔镜手术固有的复杂性和内在限制，导致手术用时较长，促使HALS应运而生，后者手术用时缩短，具有微创手术优势[7]。最近，尽管SILS技术要求更高，但其近期效果令人满意[8]。

笔者所在中心的UC患者多实施腹腔镜辅助的切除术，肥胖患者偶尔也予以HALS手术。对于总体状况不佳或接受高强度内科治疗的UC患者，为减少并发症，笔者实施三期手术：一期是全结肠切除回肠端式造口术，二期是RP-IPAA并回肠袢式造口术，三期是回肠袢式造口关闭术。对于状况较好的患者，可行二期手术：一期是RP-IPAA并回肠袢式造口术，二期是回肠袢式造口关闭术。当前的争议包括：①最佳手术方式（腹腔镜手术、HALS、SILS或开放手术）；②手术策略（三期或二期）；③UC合并直肠癌的处置策略，这与肿瘤学临床结局和贮袋功能有关。本章将讨论各种手术方式的优劣及有关UC患者手术适应证选择的实用依据。

二、常规腹腔镜手术和HALS

1. 一期手术：全结肠切除回肠端式造口术

不管拟行何种手术，在笔者所在中心，全结肠切除回肠端式造口术是手术的第一步。

（1）患者体位、Trocar布局和腹腔探查。全身麻醉生效及所有监视器安放妥善后，将患者置于截石位并安全固定于手术床，将双臂包裹固定于身体两侧，给予预防性抗生素，皮下注射肝素以预防深静脉血栓形成，如果需要，可予以应激剂量的类固醇激素。置入导尿管。用稀释的碘溶液冲洗直肠。常规消毒、铺巾。手术开始时，监视器位于手术床头侧。紧靠肚脐下方，采用Hasson开放置入法置入腹腔镜Trocar，建立15 mmHg的CO_2气腹。在实施常规腹腔镜手术时，先简单探查腹腔后，于腹壁4个象限置入5 mm Trocar，然后进一步探查整个腹腔（图31-1）。

当考虑实施HALS时，仅在左下腹、右下腹置入5 mm Trocar（图31-2）。在确认可以实施腹腔镜手术后，于耻骨联合上方两横指处行Pfannenstiel切口。撤除气腹，置入手辅助器并妥善固定。如果允许，在后续回肠造口部位可置入Trocar。

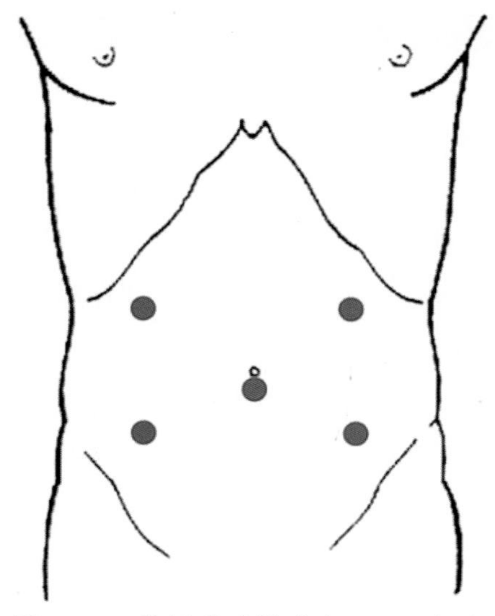

图31-1　常规腹腔镜手术Trocar布局

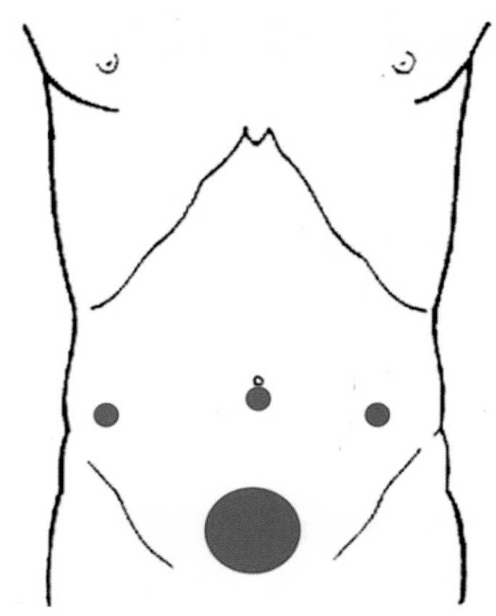

图31-2　HALS手术Trocar布局

（2）游离结肠。重建气腹，将患者置于反Trendelenburg体位，抬高左侧躯体。术者站于患者两腿之间，持镜手多站于患者左侧，掌控5 mm的30° 腹腔镜。确认Treitz韧带，检查全部小肠，排除小肠病变，以免影响贮袋构建。将患者调整为陡直的Trendelenburg体位并抬高右侧躯体，便于将小肠移出术野。确认回结肠血管带，予以牵拉、分离，使用血管闭合设备予以离断。尽量保留回结肠血管的最后一个分支，此时不要靠近结肠离断回结肠血管带。采用自内向外的方法于Toldt间隙游离升结肠直至结肠肝曲，此时，需自结肠肝曲直至回盲部切开Toldt白线（图31-3）。术者移位至患者右侧，将手术床调整为反Trendelenburg体位，自结肠肝曲直达结肠脾曲，游离横结肠，在胃网膜血管弓外逐步离断胃结肠韧带，横结肠系膜予以同样处理（图31-4至图31-6）。

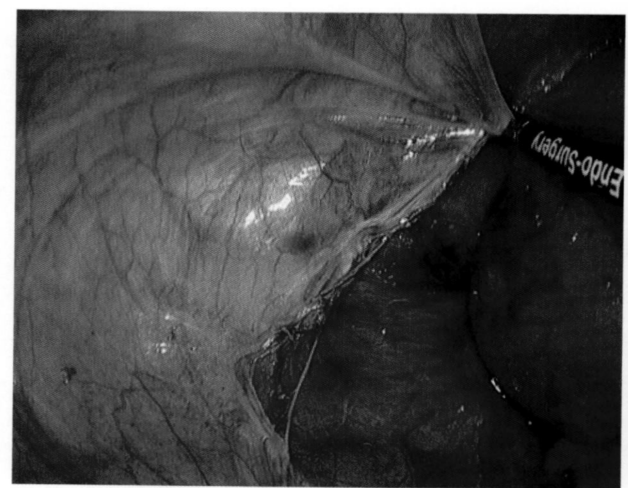

图31-3　游离升结肠

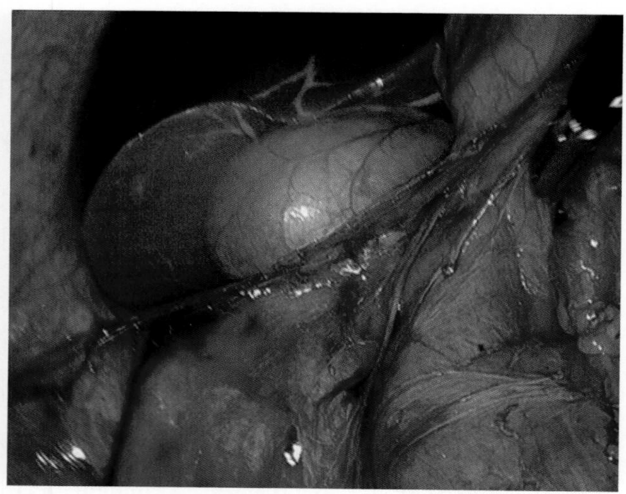

图31-4　游离结肠肝曲

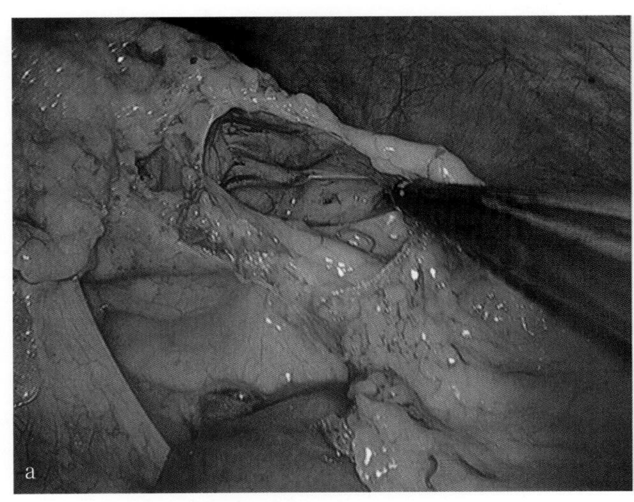

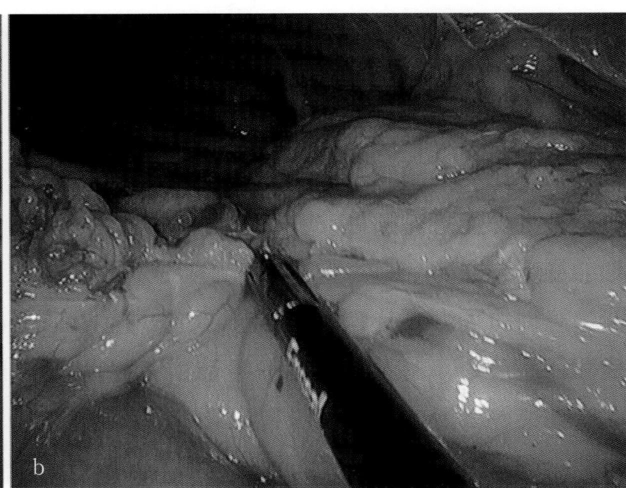

图31-5 游离横结肠
注：a.打开小网膜囊；b.切断胃结肠韧带。

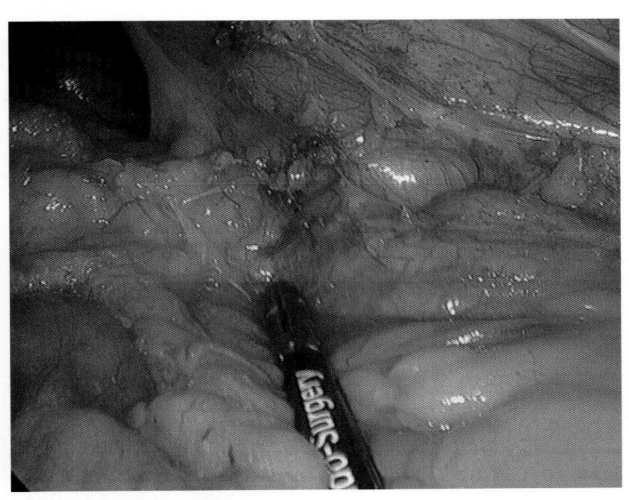

图31-6 解离结肠脾曲

将大网膜和标本一并切除，以便于分离。以顺行方向，采用钝性联合锐性分离的方法，解离结肠脾曲，对于分离困难的患者，可采用顺行和逆行两种方法予以分离。此时，术者应站于患者的双腿之间，切开降结肠外侧Toldt白线，游离并切断降结肠系膜（图31-7）。此时，撤除气腹，行Pfannenstiel切口，上置切口保护器，经其将标本拉出体外。整理回肠末端系膜，使用直线型切割闭合器（gastrointestinal anastomosis，GIA）离断回肠，进而行回肠端式造口术。

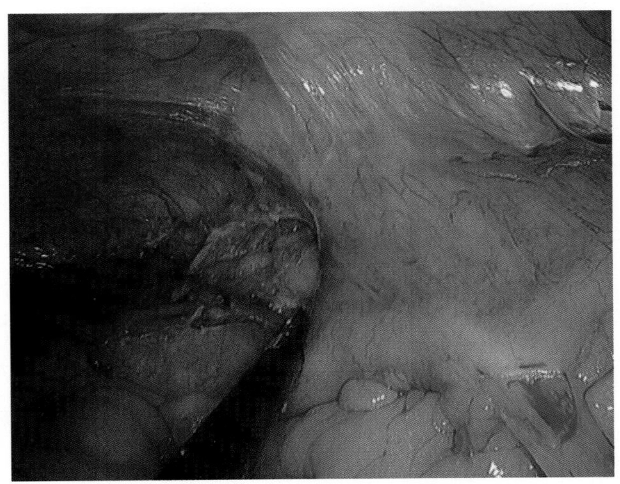

图31-7 游离降结肠

2. 二期手术：全直肠切除回肠贮袋肛管吻合术及回肠袢式造口术

在笔者所在中心，全直肠切除回肠贮袋肛管吻合术（ileal pouch-anal anastomosis，IPAA）及回肠袢式造口术是分期手术的第二步。

（1）患者体位、Trocar置入和腹腔探查。患者体位同前述。环绕空肠造口做一切口，游离造口肠管，使用GIA离断末端回肠。经造口通道置入12 mm Trocar。彻底探查整个腹腔后，在四个象限置入5 mm Trocar。

（2）游离小肠系膜。将患者置于反Trendelenburg体位，术者站于患者两腿之间，将小肠系膜根部提起，沿Toldt间隙游离小肠系膜直达十二指肠第三段。

（3）盆腔分离。将监视器移位至手术床尾侧，术者站于患者右侧，助手位于对侧，将直肠向头侧及腹侧提起。游离Hartmann手术后直肠残端。识别并保护双侧输尿管。解剖直肠上血管，使用血管闭合设备予以离断。确认并保护上腹下神经丛。在确认上述结构之后，进入直肠后间隙，行全直肠系膜切除术（total mesorectal excision，TME）。即使是良性病变，笔者也推荐实施TME手术，可减少出血并精确游离直肠。注意确认两侧的神经血管束（图31-8）。分离顺序：首先是后方，然后是侧方，最后是前方。直肠后方的游离尽量直达盆底肛提肌，然后切断包括直肠中动脉在内的直肠侧韧带，进而游离至盆底，最后完成前方的游离。直肠全部游离后，可在盆底平面使用GIA离断直肠，行吻合器法IPAA，也可锐性离断，行黏膜切除并手工缝合法IPAA。

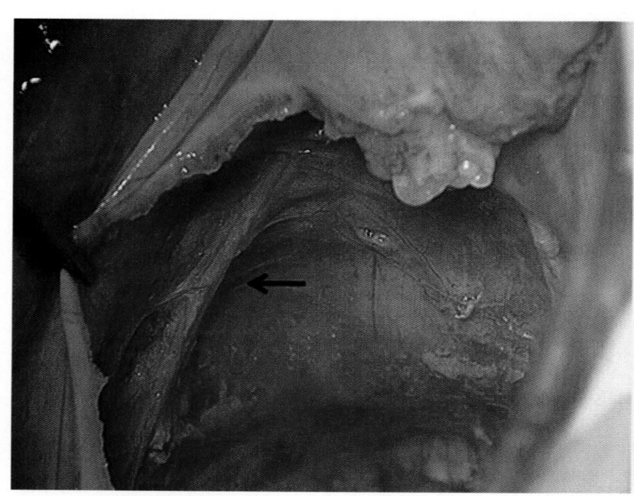
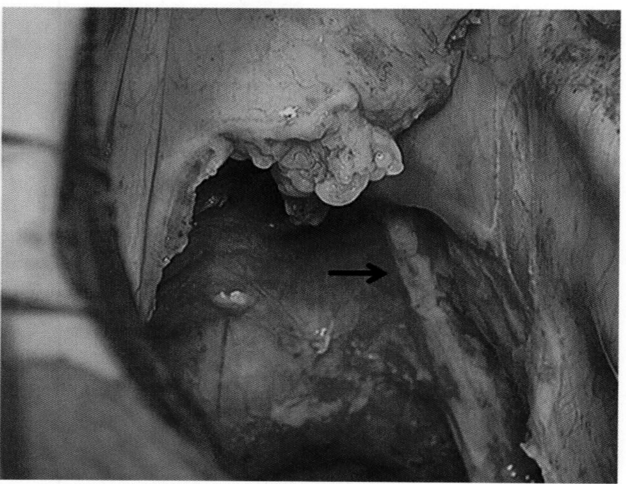

图31-8 腹下神经

（4）回肠贮袋肛管吻合术。有几种类型的贮袋可供选择，笔者常用J形贮袋。在笔者所在中心，对于伴有不典型增生的UC患者，不管位置和严重程度，多采用黏膜切除并手工缝合法IPAA[9]，但对于大部分无不典型增生的患者，则采用吻合器法IPAA。

经空肠造口通道置入切口保护器，拉出回肠末段，正确定位小肠系膜，选择最可靠的小肠袢。用长度为3 in（约7.6 cm）的3-0丝线标记贮袋顶端（图31-9），4-0非可吸收线将贮袋两臂对拢缝合固定（图31-10）。使用湿剖腹垫保护腹腔，在近侧肠管放置肠钳，切开两臂肠管少许，构建贮袋[10]。

经肠管切口，置入80 mm直线型GIA，击发后，向贮袋顶端方向翻开贮袋，再使用GIA进一步离断吻合两侧臂，保证彻底止血（图31-11至图31-13）。当构建贮袋完成后，将肠管翻回复位，分层关闭两侧臂肠管切口（图31-14）。采用上述方法，可确保后续用来吻合的贮袋顶端免受损伤。若行吻合器法IPAA，则将抵钉座置入贮袋顶部，用端端吻合器完成IPAA。对于手工缝合法IPAA，须经肛门实施黏膜切除术。将含有局部麻醉药的肾上腺素溶液注入直肠黏膜和肛管移行区黏膜下方，可获得良好的止血效果。经肛门放置Lone Star™拉钩（Lone Star Co，Stafford，TX），便于实施黏膜切除术（图31-15）。此时需确认并保留环形的肛门内括约肌，如果残端很短，切勿扩张肛管或过多地操作括约肌复合体。笔者多采用电刀自齿状线开始游离黏膜，止血效果良好，将贮袋小心置入盆腔（图31-16），彻底止血后，完成两层间断贮袋肛管吻合（图31-17）。

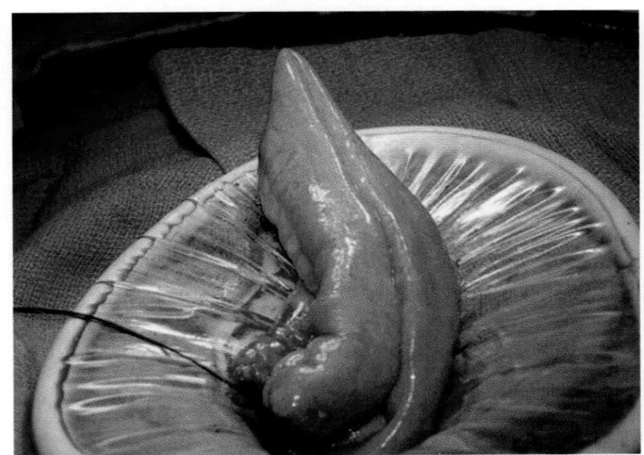

图31-9　丝线标记贮袋顶端

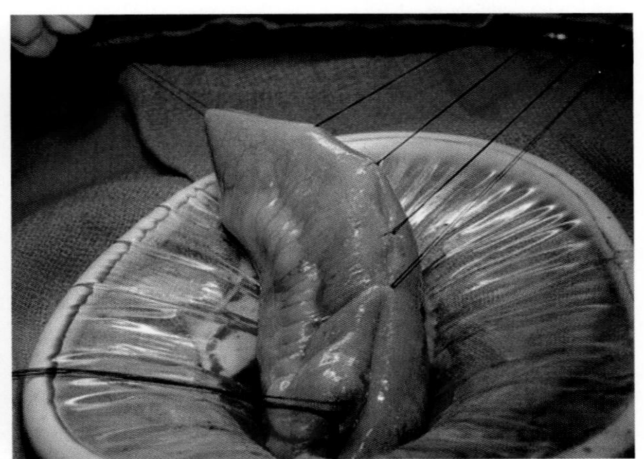

图31-10　Lembert法缝合对拢两侧臂

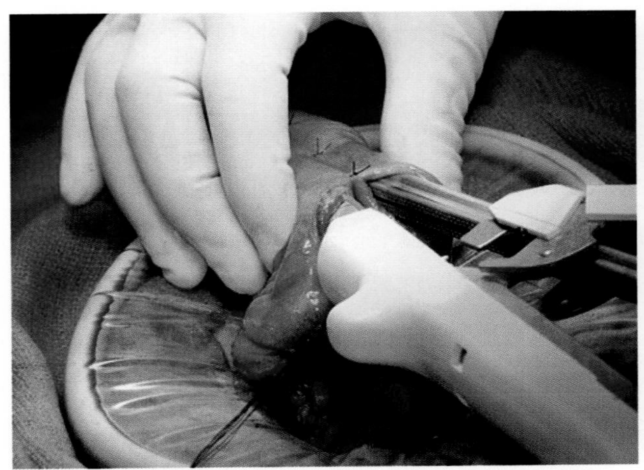

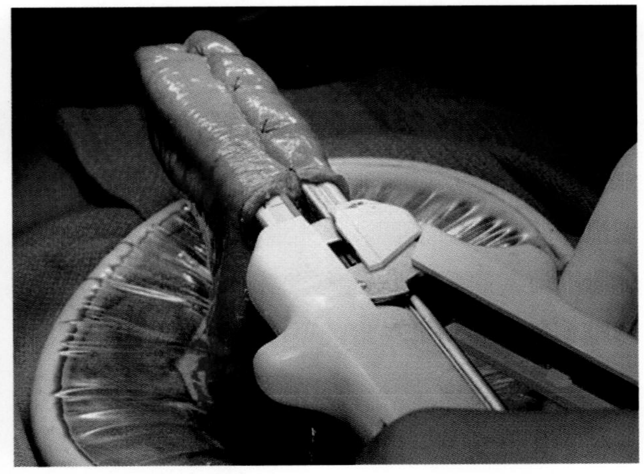

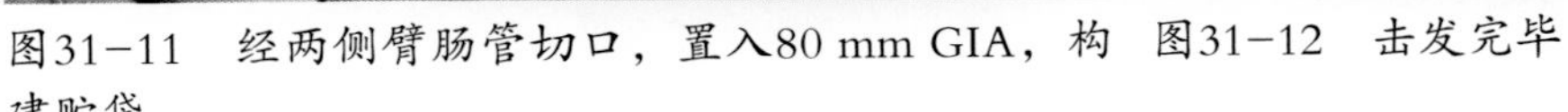

图31-11　经两侧臂肠管切口，置入80 mm GIA，构建贮袋

图31-12　击发完毕

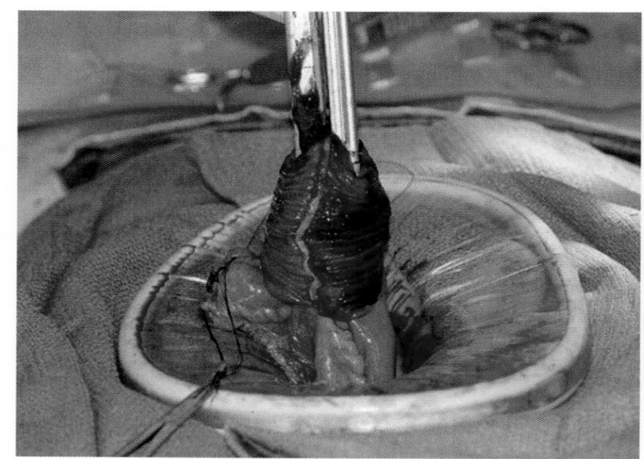
图31-13　将贮袋外翻，向贮袋顶端方向逐步切割并吻合两侧臂

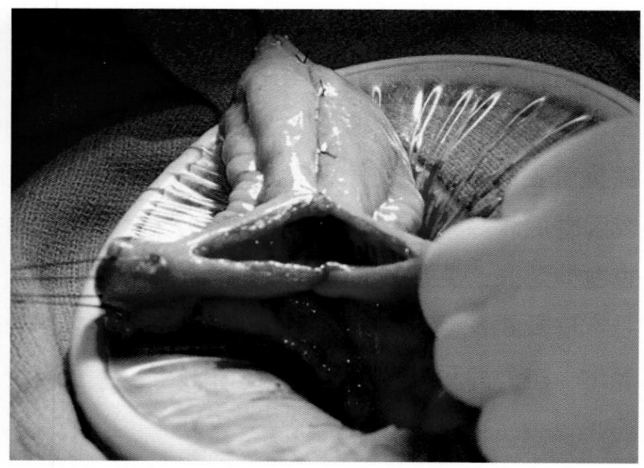
图31-14　贮袋构建完毕，关闭肠管切口

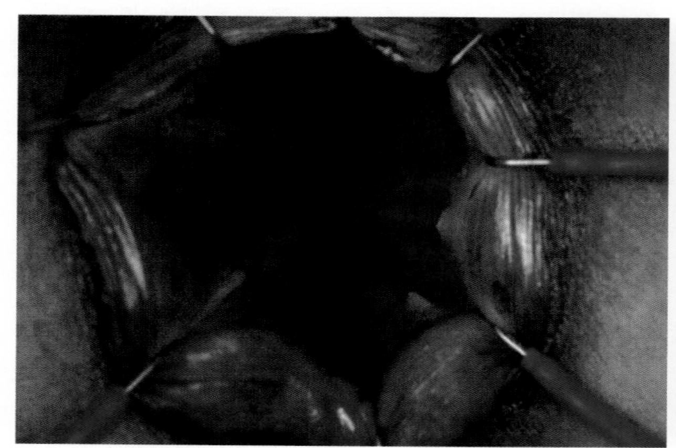
图31-15　显露肛管，行黏膜切除术

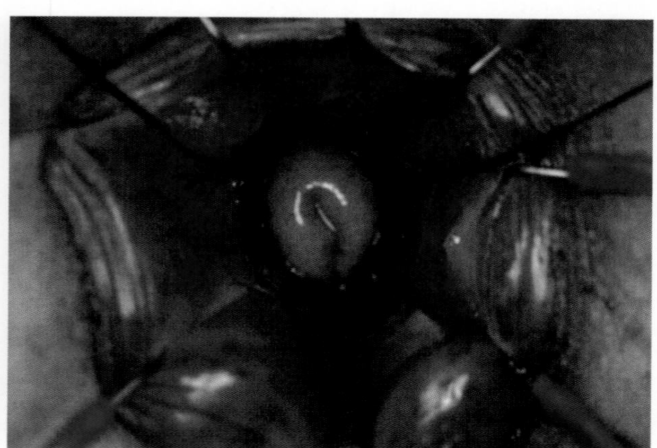
图31-16　将贮袋置入盆腔，在齿状线位置可见贮袋顶端

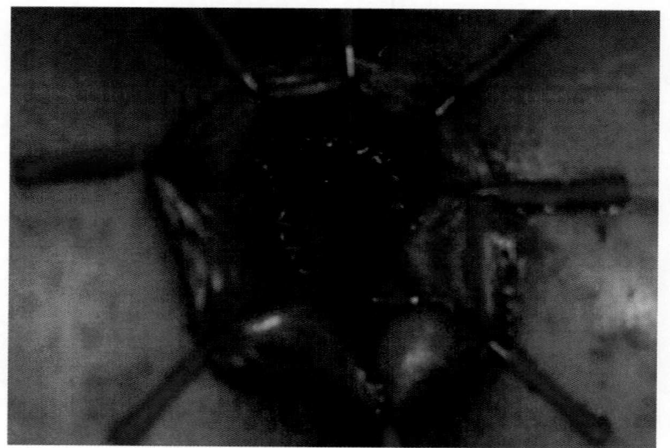
图31-17　两层手工缝合法完成贮袋肛管吻合

使用可曲式乙状结肠镜检查吻合口，确保止血彻底和吻合口通畅，行吻合口注气测漏试验。目前，很少使用盆腔引流管。腹腔和盆腔彻底灌洗和止血后，选择适宜的空肠段行袢式造口术。将14-F

的红色橡胶管穿过肠系膜，经以前的回肠造口通道拉出体外，用非可吸收线将橡胶管与皮肤缝合固定。为便于后续的造口关闭术，常使用防止粘连的一些方法关闭Pfannenstiel切口。保护造口处切口，使用3-0的铬制肠线间断缝合造口肠管与皮肤切口，构建标准的Brooke回肠造口（图31-18）。

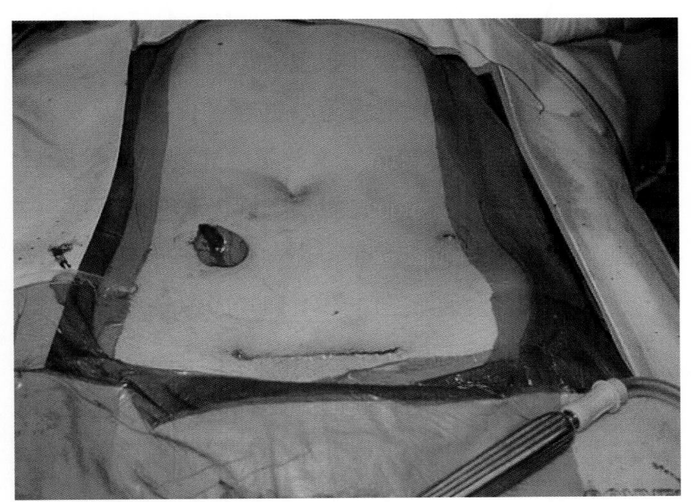

图31-18 RP-IPAA并回肠造口术

若贮袋和肛管吻合口存在张力，则吻合口裂开的风险增加，近期及远期的不良后果均十分严重[11]。几项研究报道了延长小肠系膜的几种方法，包括完全游离小肠系膜直达其根部、在回结肠血管起始部离断以及横向切开小肠系膜[12]。对于大部分患者，上述方法有效。笔者对上述方法缺乏经验，因为笔者采取分期手术，可以调整患者体重、改善组织特性和身体总体状况，不需要行上述系膜延长策略。

Goes等报道另一种适用于肠系膜过短患者的手术策略，就是切断升结肠和边缘血管弓之间的几支直血管，保留中结肠动脉的右侧分支，从而为回结肠动脉提供血流。右结肠动脉和回结肠动脉在起始处离断，肠系膜上血管在其远侧1/3处离断[13]。这种方法的几个缺点为耗费时间、技术困难、存在贮袋缺血风险，但在极端情况下，确实能额外增加系膜长度。

3. 三期手术：回肠袢式造口关闭术

请参见本书第十六章有关内容。

三、单孔腹腔镜技术

1. 一期手术：全结肠切除回肠端式造口术

（1）患者体位、Trocar置入及腹腔探查。患者体位同前述。将GelPOINT®操作平台（Applied Medical，Rancho Santa Margarita，CA）经后续回肠造口的圆形通道置入腹腔。GelSeal®盖具有1个12 mm及3个5 mm Trocar通道，确保手术器械呈三角形布局（图31-19）。使用常规的腹腔镜手术设备，包括

12 mm30° 腹腔镜和1个5 mm双极能量平台，可行组织分离和血管封闭。手术过程中，需要不断调整Trendelenburg体位并向两侧适度倾斜 [14]。

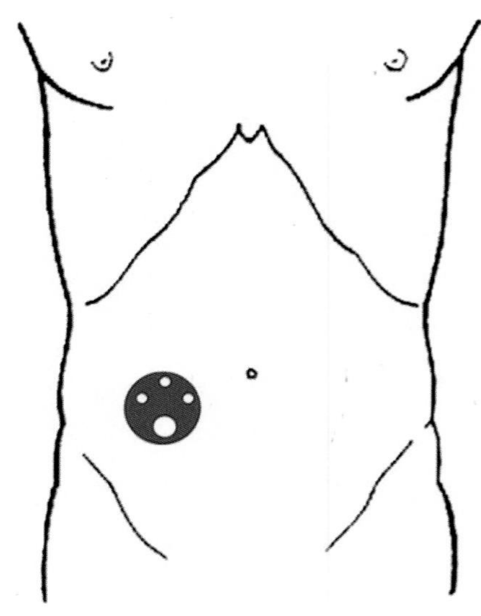

图31-19　SILS Trocar布局

手术开始需探查整个腹腔。手术关键步骤是分离切断位于手术通道下方的回结肠血管蒂，此是中转开腹手术风险较高的原因。因此笔者习惯自升结肠开始，顺时针方向分离，直达直肠和乙状结肠交界处。

（2）升结肠游离。患者取Trendelenburg体位并向左侧倾斜，术者位于患者左侧。调整GelPOINT®以确保腹腔镜通道位于内侧。经头侧Trocar置入组织封闭设备。用抓钳将盲肠向上方及外侧牵拉，确认回结肠血管蒂，于Toldt间隙游离，在确认右侧输尿管和十二指肠后，予以离断回结肠血管蒂。采用自内向外的途径游离升结肠，直达结肠肝曲。

（3）结肠肝曲和横结肠游离。将患者调整为反Trendelenburg体位，术者站于患者两腿之间。用抓钳将结肠肝曲拉向尾侧及内侧。在锐性分离肝结肠韧带之后，将手术床调整为右低左高，以移位小肠，术者移位至患者右侧。GelPOINT®旋转180°。横结肠和大网膜的分离同前述。

（4）游离结肠脾曲和降结肠。此时需要将GelPOINT®适当旋转，将结肠向内侧及尾侧牵拉，以便于锐性分离结肠脾曲。然后锐性打开Toldt白线，钝性分离Toldt间隙，显露左侧输尿管。

（5）于直肠和乙状结肠交界处横断并将标本拉出体外。将患者调整为Trendelenburg体位并向左侧轻度倾斜，再次调整GelPOINT®方位，以充分显示乙状结肠。离断肠系膜下静脉和乙状结肠动脉分支。此时，经GelSeal®盖置入5 mm腹腔镜。结肠系膜离断后，使用腹腔镜切割闭合器离断直肠和乙状结肠交界处。将标本自GelPOINT®腹壁通道取出，于腹腔外离断回肠，进而完成回肠造口。常规将20 F的红色橡胶肛管置入直肠并用尼龙缝线将其固定于肛周皮肤，行直肠减压。

2. 二期手术：直肠切除及IPAA

手术开始为游离造口回肠于体外完成贮袋构建并于其顶端置入抵钉座，将贮袋放回腹腔。经回肠造口通道，置入GelPOINT®。将患者置于反Trendelenburg体位，以显露并彻底游离回肠系膜。后续IPAA及回肠袢式造口手术步骤同前述。

3. 三期手术：回肠袢式造口关闭术

请参见本书第十六章有关内容。

四、UC患者手术方式的选择：常规腹腔镜手术、HALS、SILS及开放手术

尽管腹腔镜手术在几种结直肠病变中广泛应用，和开放手术相比，其具有明显的近期临床优势，但因为手术操作复杂，在UC患者中的应用进展缓慢。Peters等于1992年首次报道UC腹腔镜手术治疗[6]。自那以后，几项研究探讨腹腔镜手术和开放手术行RP-IPAA的优劣性[15]，近期临床结局，如围术期并发症、二次手术率、再入院率、早期死亡率，均无显著差别，但腹腔镜手术的美观效果较好且患者生活质量较高。几项对照研究报道远期功能性临床结局也无显著差别[16]。腹腔镜手术也可应用于急症UC患者，术后效果优于开放手术[17,18]。

UC患者实施腹腔镜手术的主要缺点是手术用时长。考虑到手术复杂性问题，HALS应运而生，目的在于缩短手术用时的同时，尚有微创的优势。几项研究比较了UC患者行腹腔镜、开放全结肠切除术和全结直肠切除术的优劣[19-24]。在该领域，Marcello等报道了唯一的一项前瞻性随机对照试验结果[23]，两组患者在年龄、性别、体重指数和既往手术史方面均无显著差别，结果显示HALS手术用时较短，中转开腹率无显著差别，近期临床结局类似。几项研究比较了HALS和开放手术的差别[25,26]，如Maartense于2004年报道了一项关于HALS和开放结直肠切除术的随机对照临床试验，每组患者均为30例，结果显示HALS组手术用时长，费用增加，但术后疼痛、并发症发生率、术后住院时间等均无显著差别。

最近，为减少UC患者手术创伤，开展了SILS，特别是对全结肠切除术而言，SILS确实做到了无瘢痕，这是因为造口通道同时也是单孔腹腔镜平台进入腹腔的通路。与腹腔镜手术和HALS相比，有经验的专家可安全实施SILS全结肠切除术，围术期临床结局无显著差别[27]。有趣的是，SILS全结肠切除术用时较短，主要是由于可很快关闭唯一的手术切口[27]。关于UC患者实施SILS的可行性、安全性和有效性尚有待大规模的前瞻性随机对照试验予以证实。

五、手术策略

UC患者RP-IPAA术后吻合口失败是一种影响远期功能性预后的严重并发症[28]。为减少贮袋相关的感染性并发症，进而减少贮袋功能不良的后果，临床上均推荐分期手术[5]。到目前为止，有几项研究专门探讨二期和三期微创手术临床结局的差别。Pandey等比较68例连续诊治的UC患者行二期手术和50

例患者行三期手术的差别[29]，后者曾接受强度更高的内科治疗，整体并发症发生率无显著差别（55% vs 52%，P=0.4），但后者的感染性并发症较多（38% vs 21%，$P<0.05$）。三期手术的潜在优势包括：①暂时性回肠袢式造口，可降低贮袋漏的临床严重程度，进而提高贮袋远期功能；②在全结肠切除术后，患者停止药物治疗；③在准备行复杂的手术如IPAA之前，患者的营养状况得以改善；④标本检查可明确诊断，对于拟诊UC而行全结肠切除术的患者，术后修正诊断为克罗恩病或未定型结肠炎的情况并非少见，而基于结肠标本病理检查可制订最适宜的消化道重建手术策略。分期腹腔镜手术优势还包括：①一期和二期手术间隔缩短[30,31]；②腹腔内粘连少，二期手术不必耗费大量时间和精力用于松解粘连，而且术中损伤也有所减少。

六、直肠癌和溃疡性结肠炎

UC患者发展为结直肠癌的风险增加，与患病时间和病变范围有关[32]。和散发性结直肠癌相比，大部分UC相关的结直肠癌分化差，基因背景不同。目前，探讨UC相关直肠癌的临床后果、肿瘤学结局及最佳外科治疗方法的文献有限。Radice等[33]于1998年报道77例结直肠癌行开放IPAA的临床资料，其中结肠癌56例、直肠癌17例、4例为同时性结直肠癌，Ⅰ期、Ⅱ期患者比例超过70%，平均随访6（2～15）年，贮袋失败率为16%，而IPAA登记资料为7%，在癌症患者和非癌症患者之间，手术并发症、功能性结局（平均大便次数、大便失禁、使用衬垫、贮袋炎）和肿瘤学结局均无显著差别，其结论为尽管贮袋失败（主要因为术后放疗或疾病进展）常见，但结直肠癌患者可实施IPAA，对长期的IPAA功能和肿瘤学临床结局均无影响。2003年，Remzi等[34]报道在70例UC相关结直肠癌患者（其中26例直肠癌）中也发现类似结果，平均随访7.5（0.5～17）年，UC相关恶变率为10%，Ⅰ期、Ⅱ期患者比例为73%，距离肛门8 cm之内的不典型增生或恶变的UC患者，均不行吻合器法IPAA，而是予以黏膜切除并手工缝合法IPAA，作者认为对于UC合并恶变的患者，可成功实施RP-IPAA。2012年，Merchea等[35]回顾性分析41例UC相关直肠癌患者的临床资料，术前确诊率为83%，8例位于距离肛门10 cm以上的直肠，19例位于距离肛门5～10 cm的直肠，13例位于距离肛门5 cm以内的直肠；Ⅰ期、Ⅱ期患者比例为68%；有趣的是，有6例（16%）直肠癌患者曾行结肠次全切除联合回直肠吻合术或回肠造口术，术后均未接受完善的内镜监控；51%的患者接受了全结直肠切除并回肠端式造口术；在11例（37%）IPAA并回肠造口的患者中，6例为双吻合器吻合，5例为手工缝合；新辅助放化疗的患者不行IPAA；结果显示术后并发症发生率为10%，总的贮袋失败率为18%，5例（12%）的患者出现局部复发，几乎90%的复发见于Ⅲ～Ⅳ期直肠癌患者，远处转移率为22%。

到目前为止，尚未见探讨UC相关直肠癌患者实施腹腔镜手术对肿瘤学临床结局有影响的报道，基于目前掌握的有限资料，可以推测：①早期直肠癌因无须放化疗而可行RP-IPAA，对于局部进展期直肠癌或低位直肠癌应行经腹会阴直肠切除术；②术后必须予以强制性结肠镜监控，以便早期诊治复发；③病程较久的患者务必遵守肿瘤学根治原则，术后标本检查发现癌变率为17%；④Ⅲ期直肠癌患者予以新辅助放化疗可降低复发风险，提高无病生存率，和非UC相关直肠癌患者的近期临床结局类似[36]。

手术技巧

- RP-IPAA是UC标准的外科治疗方法。
- UC行微创手术是开放手术的另一种选择，其美观效果和良好的功能均令人满意。
- 推荐分期手术以减少术后并发症，如贮袋感染等相关并发症可影响近期、远期临床结局。
- 保护腹下神经，避免泌尿功能和性功能障碍。沿直肠后间隙解剖，术野清晰并可避免出血。
- 务必彻底游离小肠系膜，杜绝张力吻合。
- 对于UC合并早期直肠癌患者，因为不需要放化疗，可实施RP-IPAA，推荐使用黏膜切除联合手工缝合法IPAA。

七、小结

UC患者围术期并发症多见，微创手术可减少手术创伤。尽管HALS兼具微创和开放手术的优势，但在笔者所在中心仅选择性使用。关于SILS在UC患者中的使用有待更多的研究予以证实。分期微创手术可减少手术并发症和两次手术之间的时间间隔。有关UC合并直肠癌患者实施微创手术对生存率的确切影响尚需进一步研究。

声明：本文作者非所述内容受益方。

参考文献

[1] RUTGEERTS P, SANDBORN W J, FEAGAN B G, et al. Infl iximab for induction and maintenance therapy for ulcerative colitis[J]. N Engl J Med, 2005, 353(23): 2462–2466.

[2] HANCOCK L, MORTENSEN N J. How often do IBD patients require resection of their intestine?[J]. Inflamm Bowel Dis, 2008, 14 (Suppl 2): 68–69.

[3] MICHELASSI F, LEE J, RUBIN M, et al. Long-term functional results after ileal pouch anal restorative proctocolectomy for ulcerative colitis: a prospective observational study[J]. Ann Surg, 2003, 238(3): 433–441 [discussion: 442–445].

[4] HEUSCHEN U A, HINZ U, ALLEMEYER E H, et al. Risk factors for ileoanal J pouch-related septic complications in ulcerative colitis and familial adenomatous polyposis[J]. Ann Surg, 2002, 235(2): 207–216.

[5] ALVES A, PANIS Y, BOUHNIK Y, et al. Subtotal colectomy for severe acute colitis: a 20-year experience of a tertiary care center with an aggressive and early surgical policy[J]. J Am Coll Surg, 2003, 197(3): 379–385.

[6] PETERS W R. Laparoscopic total proctocolectomy with creation of ileostomy for ulcerative colitis: report of two cases[J]. J Laparoendosc Surg, 1992, 2(3): 175–178.

[7] DARZI A. Hand-assisted laparoscopic colorectal surgery[J]. Surg Endosc, 2000, 14(11): 999–1004.

[8] FICHERA A, ZOCCALI M. Single-incision laparoscopic total abdominal colectomy for refractory ulcerative

colitis[J]. Surg Endosc, 2012, 26(3): 862–868.

[9] FICHERA A, RAGAUSKAITE L, SILVESTRI M T, et al. Preservation of the anal transition zone in ulcerative colitis. Long–term effects on defecatory function[J]. J Gastrointest Surg, 2007, 11(12): 1647–1652.

[10] MICHELASSI F, BLOCK G E. A simplified technique for ileal J–pouch construction[J]. Surg Gynecol Obstet, 1993, 176(3): 290–294.

[11] MCMULLEN K, HICKS T C, RAY J E. Complications associated with ileal pouch–anal anastomosis[J]. World J Surg, 1991, 15(6): 763–767.

[12] BURNSTEIN M J, SCHOETZ JR D J, COLLER J A, et al. Technique of mesenteric lengthening in ileal reservoir–anal anastomosis[J]. Dis Colon Rectum, 1987, 30(11): 863–866.

[13] GOES R N, NGUYEN P, HUANG D, et al. Lengthening of the mesentery using the marginal vascular arcade of the right colon as blood supply to the ileal pouch[J]. Dis Colon Rectum, 1995, 38(8): 893–895.

[14] FICHERA A, ZOCCALI M, GULLO R. Single–incision ("scarless") laparoscopic total abdominal colectomy with end ileostomy for ulcerative colitis[J]. J Gastrointest Surg, 2011, 15(7): 1247–1251.

[15] WU X J, HE X S, ZHOU X Y, et al. The role of laparoscopic surgery for ulcerative colitis: systematic review with meta–analysis[J]. Int J Colorectal Dis, 2010, 25(8): 949–957.

[16] FICHERA A, SILVESTRI M T, HURST R D, et al. Laparoscopic restorative proctocolectomy with ileal pouch anal anastomosis: a comparative observational study on long–term functional results[J]. J Gastrointest Surg, 2009, 13(3): 526–532.

[17] MARCELLO P W, MILSOM J W, WONG S K, et al. Laparoscopic total colectomy for acute colitis: a case–control study[J]. Dis Colon Rectum, 2001, 44(10): 1441–1445.

[18] BELL R L, SEYMOUR N E. Laparoscopic treatment of fulminant ulcerative colitis[J]. Surg Endosc, 2002, 16(12): 1778–1782.

[19] AALBERS A G J, BIERE S S A Y, VAN BERGE HENEGOUWEN M I, et al. Hand–assisted or laparoscopic–assisted approach in colorectal surgery: a systematic review and meta–analysis[J]. Surg Endosc, 2008, 22(8): 1769–1780.

[20] NAKAJIMA K, LEE S W, COCILOVO C, et al. Laparoscopic total colectomy: hand–assisted vs standard technique[J]. Surg Endosc, 2004, 18(4): 582–586.

[21] RIVADENEIRA D E, MARCELLO P W, ROBERTS P L, et al. Benefits of hand–assisted laparoscopic restorative proctocolectomy: a comparative study[J]. Dis Colon Rectum, 2004, 47(8): 1371–1376.

[22] POLLE S W, VAN BERGE HENEGOUWEN M I, SLORS F M, et al. Total laparoscopic restorative proctocolectomy: are there any advantages compared with the open and hand–assisted approach?[J]. Dis Colon Rectum, 2008, 51(5): 541–548.

[23] MARCELLO P W, FLESHMAN J W, MILSOM J W, et al. Hand–assisted laparoscopic vs. laparoscopic colorectal surgery: a multicenter, prospective, randomized trial[J]. Dis Colon Rectum, 2008, 51(6): 818–826.

[24] TSURUTA M, HASEGAWA H, ISHII Y, et al. Hand–assisted versus conventional laparoscopic restorative proctocolectomy for ulcerative colitis[J]. Surg Laparosc Endosc Percutan Tech, 2009, 19(1): 52–56.

[25] MAARTENSE S, DUNKER M S, SLORS J F, et al. Hand–assisted laparoscopic versus open restorative proctocolectomy with ileal pouch anal anastomosis: a randomized trial[J]. Ann Surg, 2004, 240(6): 984–991.

[26] ZHANG L Y. Hand–assisted laparoscopic vs. open total colectomy in treating slow transit constipation[J]. Tech Coloproctol, 2006, 10(2): 152–153.

[27] FICHERA A, ZOCCALI M, FELICE C, et al. Total abdominal colectomy for refractory ulcerative colitis. Surgical treatment in evolution[J]. J Gastrointest Surg, 2011, 15(11): 1909–1916.

[28] HEUSCHEN U A, ALLEMEYER E H, HINZ U, et al. Outcome after septic complications in J pouch procedures[J]. Br J Surg, 2002, 89(2): 194–200.

[29] PANDEY S, LUTHER G, UMANSKIY K, et al. Minimally invasive pouch surgery for ulcerative colitis: is there a benefit in staging?[J]. Dis Colon Rectum, 2011, 54(3): 306–310.

[30] OUAÏSSI M, LEFEVRE J H, BRETAGNOL F, et al. Laparoscopic 3–step restorative proctocolectomy: comparative study with open approach in 45 patients[J]. Surg Laparosc Endosc Percutan Tech, 2008, 18(4): 357–362.

[31] GU J, STOCCHI L, GEISLER D P, et al. Staged restorative proctocolectomy: laparoscopic or open completion proctectomy after laparoscopic subtotal colectomy?[J]. Surg Endosc, 2011, 25(10): 3294–3299.

[32] RUTTER M D, SAUNDERS B P, WILKINSON K H, et al. Thirty–year analysis of a colonoscopic surveillance program for neoplasia in ulcerative colitis[J]. Gastroenterology, 2006, 130(4): 1030–1038.

[33] RADICE E, NELSON H, DEVINE R M, et al. Ileal pouch–anal anastomosis in patients with colorectal cancer: long–term functional and oncologic outcomes[J]. Dis Colon Rectum, 1998, 41(1): 11–17.

[34] REMZI F H, PREEN M. Rectal cancer and ulcerative colitis: does it change the therapeutic approach?[J]. Colorectal Dis, 2003, 5(5): 483–485.

[35] MERCHEA A, WOLFF B G, DOZOIS E J, et al. Clinical features and oncologic outcomes in patients with rectal cancer and ulcerative colitis: a single–institution experience[J]. Dis Colon Rectum, 2012, 55(8): 881–885.

[36] GREEN S, STOCK R G, GREENSTEIN A J. Rectal cancer and inflammatory bowel disease: natural history and implications for radiation therapy[J]. Int J Radiat Oncol Biol Phys, 1999, 44(4): 835–840.

第三十二章　小儿结直肠疾病微创手术

Eric J. Krebill, Daniel J. Robertson

关键点

- 尽管进入腹腔的方法和成人一样，但需考虑幼儿腹壁厚度，避免医源性腹内脏器和血管损伤。
- 和成人相比，患儿腹腔内操作空间有限，选择Trocar及其置入位置时应予以考虑。
- 基于患儿体重和体积大小，选择适宜的气腹压，避免对心、肺造成压迫。
- 尽管许多手术方式和成人相同，但是依然有明显差别，术者务必予以考虑。
- 患儿最好实施黏膜切除并手工缝合法回肠贮袋肛管吻合术（ileal pouch-anal anastomosis，IPAA）。

Eric J. Krebill，MD
Department of General Surgery Residency，Michigan State University，221 Michigan St NE，Grand Rapids，MI 49503，USA
E-mail：eric.krebill@gmail.com
Daniel J. Robertson，MD（通讯作者）
Department of Pediatric Surgery，Helen Devos Children's Hospital，330 Barclay Ave NE Suite 202，Grand Rapids，MI 49503，USA
E-mail：daniel.robertson@helendevoschildrens.org

一、简介

本章讨论小儿结直肠疾病微创手术的有关问题。在此领域，微创手术发展与推广遇到颇多障碍，包括缺少大小适宜的手术器械、小儿外科医生腹腔镜技术相对缺乏、婴幼儿结直肠疾病相对少于成年患者。随着手术器械尺寸逐渐变小，几个开拓者的技术日臻娴熟，小儿微创外科的优势日趋明显，手术范围急剧扩展。小儿微创外科手术（minimally invasive surgery，MIS）优势和成人相同，包括切口小、感染风险低、手术精确度增加、视野放大且不同观察者之间没有视差、住院时间短、住院费用低。小儿MIS独特之处在于操作空间狭小，使得手术操作颇具挑战性，学习曲线陡直。尽管具有内在和生理上的挑战性，小儿结直肠疾病微创外科手术技巧业已获得巨大突破。本章将探讨小儿和成人标准MIS不同的技术要点及其相应的调整原则，对成人患者可能的使用情况也一并予以讲述。

二、小儿微创手术史

Eric Mühe[1]于1985年首次报道腹腔镜胆囊切除术，至少10年后，MIS才应用于患儿。尽管在20世纪80年代，成人MIS日趋流行，但大部分儿科医生行动缓慢。他们被成人尺寸的腹腔镜手术器械、能量平台和Trocar所阻碍，这些手术器械在患儿身上形成较长的切口。如此长的切口往往已可以实施相应的开放手术，这导致一些术者认为小儿微创手术缺乏合理性。他们还振振有词地提出一个不成立的假设，开放手术切口和多个MIS小切口总长度相同，因此切口并发症类似。实际情况是切口的闭合张力和切口长度的平方呈正比[2]。换言之，总的切口张力增大和切口长度增长并不呈线性关系。作为对照，2个3 mm Trocar切口增加的张力要低于1个5 mm切口（译者注：比例应该为18：25）。这可能是腹腔镜手术切口并发症少见的原因之一，切口优势包括疼痛轻、瘢痕少、切口感染或裂开及切口疝的发生率均较低。

小儿MIS进展缓慢的原因之一为技术因素，早期的手术器械较长，尺寸较大，需要大的Trocar切口。相对柔嫩的小儿组织器官而言，抓钳损伤也较大。另外，小儿操作空间有限。参照几何变换公式，身高为成人一半的患儿，腹腔镜手术时操作空间仅有成人的1/8。据估计，为食管闭锁患儿实施胸腔镜修补术时，操作空间仅为1 cm^3大小。在20世纪90年代和21世纪早期，开拓先锋Holcomb、Georgeson和Rothenberg为许多小儿疾病的MIS治疗打下坚实基础，这些疾病包括幽门狭窄、阑尾炎、胃食管反流[3]，进而使得MIS广泛应用于很多更复杂的儿科疾病，包括新生儿结直肠疾病，如肛门闭锁和Hirschsprung病（先天性巨结肠）。

三、适应证和患者体位

尽管幼儿腹腔镜手术入路和成人类似，但外科器械、患儿体位和手术操作均需要调整。许多新生儿和幼儿患有先天性心肺异常，如左心发育不全或先天性膈疝并肺发育异常，这些患儿不适宜行

MIS，因为气腹压升高可导致肺功能残气量下降和高碳酸血症，诱发生理应激反应，患儿难以有效代偿。其他的相对禁忌证包括既往开腹手术史及小肠梗阻，当然这类患儿中一部分仍然可实施MIS。

患儿由于身体较小，方便术者于多方位实施手术。某些手术，如肛门闭锁腹腔镜拖出修补术，将患儿置于侧卧位较为合适。可以将这些患儿乳头水平下方的全部躯体予以消毒，然后自成人用大手术单的中间孔洞穿出（图32-1）。如此即可一次完成腹部和会阴部的消毒和铺巾。需要注意的是，和成人患者相比，患儿的头部较长，相对于躯干不成比例。在患儿躯体下方放置调整体位的“动力泵”非常方便手术操作，特别是盆腔深部手术。

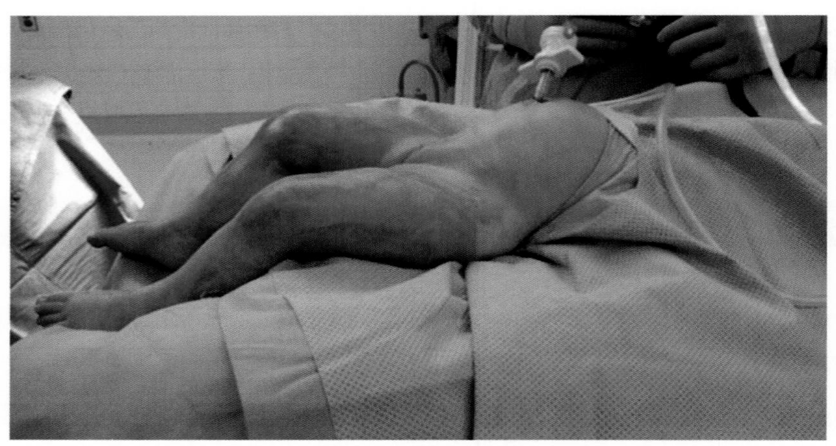

图32-1　将患儿乳头水平下方的全部躯体予以消毒，然后自成人用大手术单的中间孔洞穿出

另外，将患儿置于手术床尾端，便于术者直接以直线操作的方式实施上腹部手术，比如胃或食管裂孔手术。许多患儿不需要脚蹬，仅需要在放置“青蛙腿”截石位之前，将双脚绑缚在泡沫垫之上即可。基于Trocar布局，患儿体位的摆放相当重要。和成人相比，这些Trocar较为密集，患儿体位应该让手术团队便于站位。如图32-1所示使用成人有孔大单，此方法特别便于腹腔镜辅助经直肠拖出手术，后者适用于Hirschsprung病或先天性肛门闭锁的患儿。

四、Trocar选择和置入技术

随着对小儿Trocar、手术设备和能量平台的要求不断提高，生产商不断努力，终于填补了小儿腹腔镜手术的空白。适宜的Trocar及其布局和置入技术可避免因人体工程学不佳、显露困难和较长的手术用时而导致术者沮丧。创建气腹的方法和成人大致相同，但仍有几点不同的地方。

许多患儿和成人患者，至少在肚脐的基底部做一个筋膜切口，可确保安全进入腹腔。肚脐往往不深，笔者通常直接在其最底部予以纵向皮肤切开，然后将止血钳直接置入腹腔，再更换第一个Trocar，通常耗时不足20 s。传统的Hasson开放置入法对体型较大的患儿依然可用。与成人相比，幼儿腹壁较薄，依从性更大，由于腹壁柔韧性增加，特别是在重建气腹之前，应避免使用可视性技术，如Visiport^{TM}（Covidien，Mansfield，MA）。对体型弱小的患儿置入其他Trocar时，可闻及轻柔的爆破音“pop”，但是术者用力往往非常小，甚至在气腹压正常的情况下也是如此。实际上，小儿微创手术的Trocar置入是大部分灾难性并发症的原因之一，血管损伤概率虽然仅有0.05%，但其死亡率高达20%[4]。对于手术用时短的患儿，可使用Credé手法降低腹压，从而使膀胱排空。对于手术用时长的患儿，术中可使用Foley导尿管，手术结束时或术后早期予以拔除。在先天性肛门闭锁男性患儿实施腹腔镜直肠尿道瘘分离之后，往往需要留置导尿管1周，行排泄性膀胱尿道造影（voiding cystourethrogram，VCUG）之后，方可将其拔除。

许多患儿腹壁相当薄，这既有有利之处，也有弊端。在Trocar置入时，采用腹壁透照技术对避免血管损伤颇有帮助。为固定于腹壁，不同的Trocar具有不同的设计方法，对腹壁较薄的患儿颇为实用。在体型较大的患儿或在脐部置入Trocar时，许多术者使用扩张型Step^{TM} Trocar（Covidien，Mansfield，MA），其长度有75 mm和100 mm两种，带有可膨胀性外套，最初直径为1.7 mm，和Veress气腹针一并置入腹腔。其他Trocar借助塑料的螺纹结构抓持腹壁，或者借助气囊充气后向腹外牵拉，使气囊固定于腹壁内侧，但是这些气囊在患儿中使用不佳。气囊可能占据有限的手术空间，使得其他Trocar不能很好地固定于腹壁，可能逐渐脱出，特别是更换手术器械时更易发生。因此笔者多选择可重复使用的2.7 mm或3.5 mm Trocar，由Karl Storz（Tuttlingen，Germany）公司制造，外带一段14 F套管，其在Trocar上的位置可以调整（图32-2），从而确保其腹腔内长度更加准确，同时允许术者将套管和皮肤固定，避免Trocar移位。这些Trocar的头端较小，可避免在本已狭小的空间内相互拥挤。

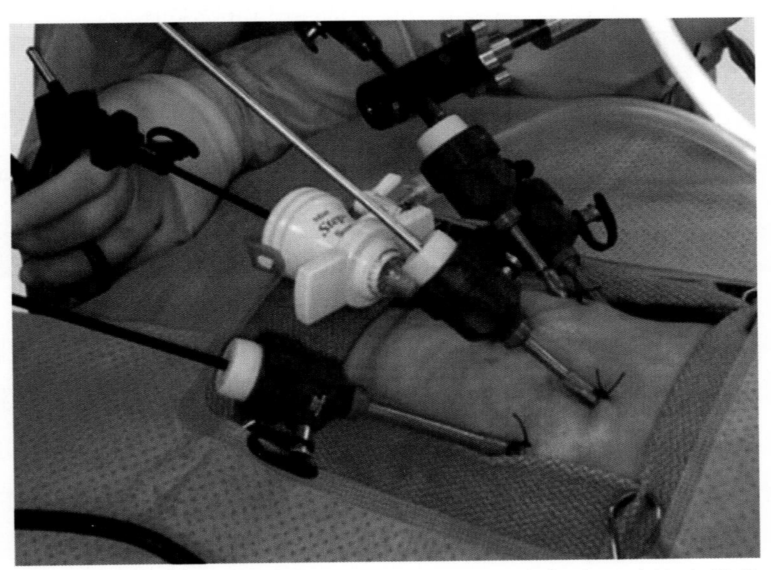

图32-2 Step^{TM}为直径3.5 mm和2.7 mm可重复使用的快速扩张Trocar，带有14 F的外套管，便于固定于皮肤

对于成年患者，大部分外科医生不关闭5 mm Trocar的筋膜戳孔；但对于患儿而言，发生Trocar疝的风险较高，因此最好予以缝合关闭[5,6]。对于小儿MIS，一些术者使用穿刺切口而不是常规的经腹或胸腔Trocar置入手术器械[7]。笔者使用此方法实施腹腔镜幽门肌切开术，因为该手术术中很少需要更换手术器械。对于更为复杂的手术，更换频繁的手术器械多经小号Trocar置入，因为它们对腹壁的损伤最小。

手术技巧

- 幼儿腹壁极为柔软，Trocar置入时务必小心谨慎，避免损伤腹膜后器官。
- 需选择适用于幼儿并可固定于瘦弱腹壁的Trocar，以避免术中Trocar发生移位。

五、建立气腹

目前，业已明确气腹具有导致幼儿患者明显生理学改变并诱发并发症的可能性。比如，可导致呼气末CO_2增加、膈肌向胸腔移位、肺顺应性下降、气道阻力增加，后者可经增加每分通气量而改善。另外，如果腹腔内压（intra-abdominal pressures，IAP）下降，可导致静脉回流增加，心输出量上升，动脉血压上升20%～25%。此外，如果IAP上升至20 mmHg，下腔静脉受压，则导致静脉回流、心输出量和肾血流均下降。大部分幼儿可以耐受15 mmHg的气腹压，但是体重不足5 kg的婴儿气腹压应控制在10～12 mmHg[8]。笔者依据患儿体重大小选择气腹压（表32-1）。某些气体灌注设备对腹内压快速改变的反应极不敏感，极可能导致意外的过度灌注。尽管研究人员不断努力设计适应幼儿的气体灌注设备，可以灌注少量气体或者降低气体灌注流速，但是依然没有发现一种适用于幼儿的标准的气体灌注设备。

表32-1　依据患儿体重选择安全的气腹压

患者体重/kg	气腹压/mmHg
<5	10
5～10	12
>10	15

六、幼儿腹腔镜手术器械

对于婴幼儿而言，成人腹腔镜手术器械太长（32～36 cm）、直径过大（5～10 mm）。如果使用成人腹腔镜设备，将导致80%的设备留于体外，这不符合人体工程学原理，手术困难，操作欠精确。为避免运动视差，应该使手术器械的2/3位于体内，1/3位于体外。通常而言，幼儿患者腹腔镜手术器械头端较小，具有各种不同的长度，术者根据患者体重不同，选择适宜的手术器械。对于婴儿患者，通常使用长度为20 cm、直径为2.7 mm的手术器械；幼儿患者则需准备长度为25～30 cm、直径为2.7～5 mm的手术器械；青少年患者则使用长度为30 cm、直径为5 mm的手术器械。笔者同样使用0°或成角腹腔镜，自长度为20 cm、直径为2.7 mm的腹腔镜直至标准长度、直径为5 mm的腹腔镜。在腹股沟疝修补术中，使用70°腹腔镜便于显露对侧腹股沟解剖[9]。有多种适用于幼儿腹腔镜手术的能量平台设备，以前使用和熟悉的能量平台为选择手术器械提供重要参考，但是务必确保操作部分位于视野之内，使用最低的功率，以降低侧方损伤和击穿脏器的风险。

为婴幼儿患者实施手术时，术者操作手的位置相当重要。许多术者使用左手操控倒转的触发手柄手术器械，笔者常规使用此种方法，特别对于新生儿患者更是如此（图32-3）。在狭小的空间内采用这种手法，可确保术者和助手的操作手之间具有足够空间。

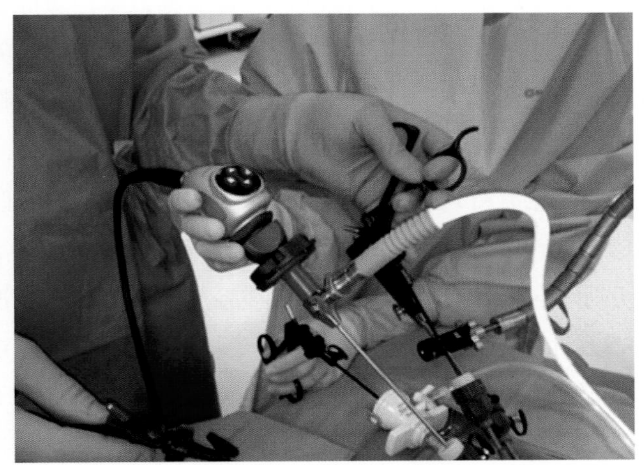

图32-3 术者左手操控标准的倒置的触发手柄手术器械，确保术者和助手的操作手之间有足够的空间

笔者多使用2.7 mm的手术器械行腹腔内缝合打结，不用自动缝合器，如Covidien公司的Endo Stitch™，因后者需要至少5 mm的Trocar。笔者通常手工弯曲或弄直适合患儿大小的缝针，使用流线型的具有环状手柄的腹腔镜持针器，如Jarit（Integra，Plainfield，New Jersey）。

对于幼儿腹腔镜手术安全性和有效性的质疑已不复存在，现在的问题不是幼儿能否实施MIS，而是手术适应证选择问题。比如，目前腹腔镜先天性膈疝修补术已广泛开展，但是目前资料显示，和开放手术相比，该MIS的复发率高得令人难以接受。

下面内容将讨论笔者选择的幼儿疾病及MIS手术策略，尽管某些疾病（如先天性巨结肠和肛门闭锁）是儿科特有的疾病，但此处讨论的手术技巧同样适用于成人结直肠疾病。

七、阑尾炎

1. 临床表现及手术适应证

急性阑尾炎依然是儿科医生和普通外科医生处置最多的外科疾病。每年幼儿发病70 000例，发病高峰在10～17岁（25/10 000）。和成人患者相比，幼儿诊断急性阑尾炎可能更为直接，其依据为转移性腹痛、腹膜炎和白细胞增加。比如，转移性腹痛诊断急性阑尾炎的阳性预测值（positive predictive value，PPV）幼儿为94.2%，成人为89.6%[10]。在缺乏典型症状和体征的患者中，诊断性影像学检查颇有帮助。由于放射对幼儿具有一定的损害，超声检查是一种较好的检查方法，当然某些情况下尚需要CT检查。

2. 腹腔镜阑尾切除术要领

在美国，幼儿腹腔镜阑尾切除术多采用三孔技术。笔者推荐在脐部置入12 mm Trocar，基于患儿体重选择另外两个2.7 mm或5 mm的Trocar，一个位于左侧腹，另一个位于耻骨上方。对于体型非常小的患者，耻骨上Trocar可移位至左下腹，以增加手术器械和阑尾之间的距离。术者站于患者左侧，助手开始位于患者右侧，Trocar置入完成后，助手移位至患者左侧，掌控腹腔镜，确保其和视野保持一致。笔者多使用小号抓钳将小肠移出术野，避免肠管损伤，笔者也尽量避免抓持阑尾的发炎或易碎部位，仅抓持相对健康的部分，偶尔需要一把长的德巴基型血管钳来夹持肥厚发炎的阑尾。不管患者体重大小，笔者均使用电凝钩处理阑尾系膜。尽管保留侧系膜很少出血，但是对于可能出血区域可用Maryland分离器予以钳夹并电凝处理。还有医生喜欢使用能量平台处理阑尾系膜，如LigaSure™（Covidien，Norwalk，CT）或Harmonic Scalpel™（Ethicon，Cincinnati，OH），但笔者认为并非必需。一些术者喜欢使用腹腔镜切割闭合器处理阑尾系膜，但在系膜处于炎症的情况下，其效果差强人意。笔者使用35 mm的钉合器（2.5 mm吻合钉）紧靠盲肠离断阑尾系膜。一种经济、安全、有效的方法是使用电凝钩或Maryland分离器处理阑尾系膜，然后使用0-PDS ENDOLOOP™（Ethicon Endo-Surgery，Cincinnati，OH）结扎阑尾根部，两道位于近侧，一道位于远侧[11]。尽管在脐部使用5 mm Trocar具有额外优势（12 mm Trocar可便于使用钉合器），但经其使用ENDOLOOP™颇为困难，且在回结肠交界处发炎的阑尾有可能导致轻度污染。另外，经12 mm Trocar可将阑尾取出，不需要标本袋。

几项研究结果颇不一致，关于最佳手术方式难以达成共识。后来的研究证实，对于适宜的患者，腹腔镜阑尾切除术可减少术后并发症，切口筋膜层感染明显下降，住院时间稍微缩短[12-14]。一些较早的文献报道穿孔性阑尾炎幼儿实施腹腔镜手术后脓肿形成的发病率较高[15]，然而Nadler及其同事的研究发现感染性并发症发生率无显著差别，围术期总的并发症发生率有所下降[16]。与成人普通外科相比，儿科专业培训对患儿的临床结局几乎没有影响，包括再次入院率、切口感染、腹腔内感染、平均住院日[17]。其原因为在不同年龄组之间，腹腔镜阑尾切除的手术技巧类似，大部分外科医生曾实施大量的成人阑尾切除术，但实施小儿阑尾切除术的例数可能较少。

手术技巧

- 避免钳夹阑尾炎症明显或坏疽部分，以免术中阑尾破裂。
- 对于手术困难的患者，向内侧仔细游离盲肠，使其自后腹膜完全游离，利于明确解剖关系。

八、炎症性肠病

1. 临床表现和手术适应证

在所有的人群中，炎症性肠病（inflammatory bowel diseases，IBD）包括溃疡性结肠炎（ulcerative colitis，UC）、克罗恩病（Crohn's disease，CD）和未定型结肠炎（indeterminate colitis，IC），发病率有所上升[18]。UC及IC多见于3～5岁的幼儿；而CD多见于青少年，发病高峰在15岁。手术适应证包括疾病恶化且内科治疗无效或出现并发症。IBD发病高峰在15～25岁，为外科手术问题，既可以就诊于儿科医院，也可以在成人医院就诊[18]。Jan等的研究发现在青少年患者和成人患者中，不同类型的医院和术者，特别是前者，其手术并发症存在差异[19]。尽管在儿科医院并发症发生率较高，但儿科医生手术并发症的发生风险最低，30天再入院率为24%，而普通外科医生为39%，结直肠外科医生为35%。IBD患者因并发症（肠穿孔、肠梗阻、肠瘘、脓肿形成、中毒性巨结肠、大出血）而需手术的终身风险为40%～70%，手术并发症发生率为13%～55%[20-24]。其他的幼儿特有的外科适应证包括更加缓慢的症状，如青春期延迟或身体发育受阻，后者可参照正常的生长曲线而确诊。

2. 手术要领

对于CD导致的难以逆转的回肠末段梗阻，腹腔镜回盲部切除术可使用四孔技术。参照具体情况，可将右下腹Trocar切口予以扩大，在腹腔内或体外行吻合器法吻合术，笔者多采用体外吻合法。幼儿CD患者实施回盲部切除术少见，但成人手术经验证实腹腔镜手术具有较好的美观效果且住院时间短、并发症少[25-27]。额外的手术技巧将在本专著其他部分叙述。

在UC内科治疗失败或并发肿瘤时，手术是唯一确定性的治疗方法。和成人患者相比，患儿手术技巧有几点显著不同。患儿多接受二期或三期手术，这取决于行全结肠切除术时，患儿的疾病和身体状况。如果患儿为危症巨结肠或正在使用高剂量的类固醇激素，此时只能行全结肠切除回肠造口术，直肠全切及J形回肠贮袋肛管吻合术需二期进行。对于可以耐受上述手术的患儿，笔者实施腹腔镜手术的策略同本书第十三章所述。虽然可经回肠造口部位将标本取出，但由于标本往往较脆且有不同程度的扩张，必须将此切口予以扩大才能取出。笔者往往另行耻骨上横切口，拉出结肠标本。

成人和幼儿手术策略最大的区别在于会阴部的分离方法与途径。回肠贮袋肛管吻合术（ileal pouch-anal anastomosis，IPAA）对成人患者多采用超低位端端吻合的方式。文献研究报道近50%的直肠黏膜切除并手工缝合法IPAA患者，术后早期出现夜间大便失禁[28]，促使IPAA手术进一步改进。吻合器法IPAA尽管保留了神经丰富的肛管移行区（anal transition zone，ATZ），但早期在降低大便频率或减少大便失禁次数方面并无优势[29]。尽管大型的荟萃分析显示吻合器法IPAA可改善早期夜间大便控制功能，同时肛管直肠静息压及收缩压升高相一致，但两种吻合方法均有各自的优点[30]。吻合器法残留几厘米的直肠黏膜，具有发展为UC、息肉、不典型增生和恶性肿瘤的风险。绝大多数术者推荐对残留的直肠黏膜予以终生结肠镜检查监控。由于绝大多数幼儿预期寿命较长，应避免如此烦琐的监测方法，可实施直肠黏膜切除并手工缝合法IPAA，从而避免了恶变风险。直肠低位前切除术可经腹腔镜或耻骨上横切口实施，然后经肛门切除直肠黏膜。紧靠齿状线做一环形黏膜切口（图32-4），在黏膜套袖缝置几针牵引线（图32-5），间断缝合即可，易于操作，缝线长度一致。然后使用

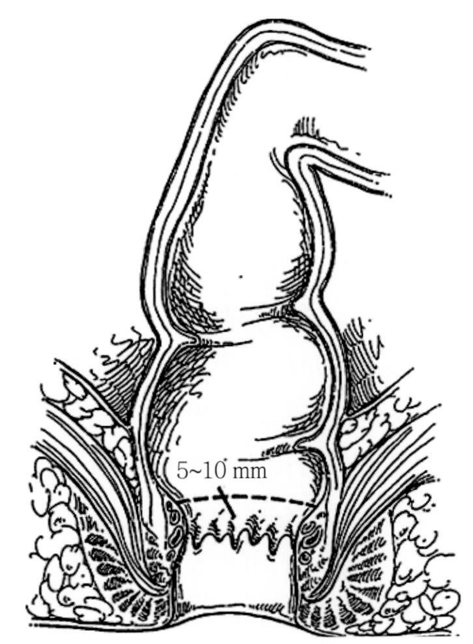

图32-4　黏膜切开线距离齿状线约为5～10 mm
（Keith Georgeson授权）

Colorado尖头Bovie电刀分离此黏膜套袖和固有肌层（图32-6）。如果开始时未在黏膜下层分离而是游离直肠全层，手术往往困难。黏膜套袖缺损需要及时修补，遗憾的是修补可导致黏膜皱缩，致使难以回归正确的解剖平面。"剥离子"有助于在正确平面解剖，小的出血点可予以电凝处理。

一旦向近侧游离足够远，肌层套袖将外翻（图32-5），环形切开肌层套袖，从而全层切断直肠（图32-7），将固有肌层套袖回纳入肛管直肠内，避免导致梗阻。

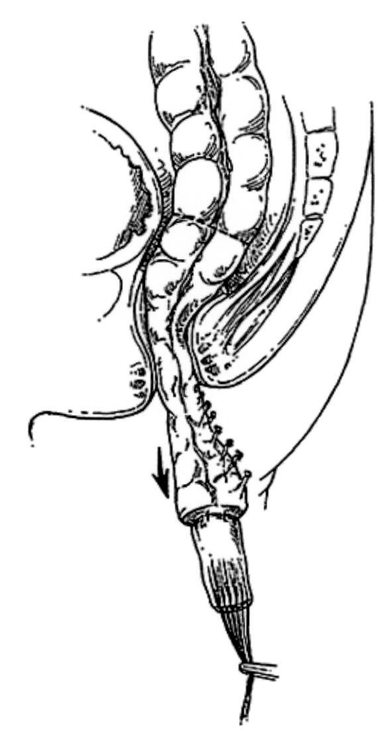

图32-5　将结直肠（包括移行区）经肛门持续拉出体外
（Keith Georgeson授权）

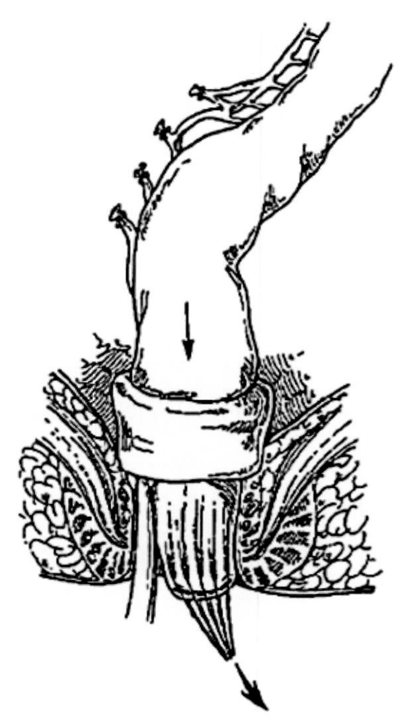

图32-6　黏膜套袖缝置缝线，使用钝性分离方法于黏膜下层予以分离
（Keith Georgeson授权）

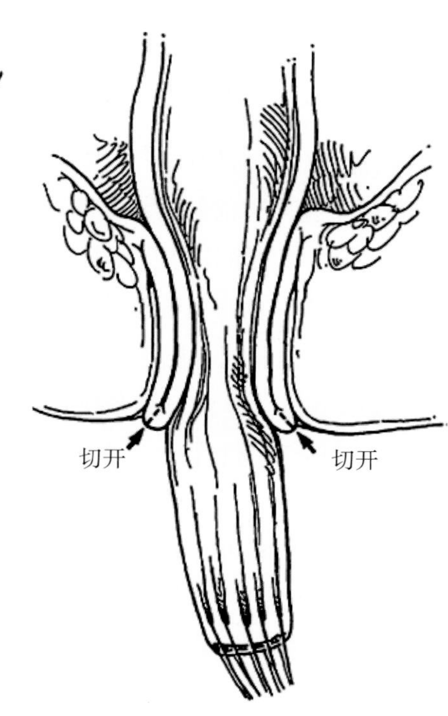

图32-7　自后方开始横断直肠肌层套袖
（Keith Georgeson授权）

如果腹腔内游离直肠系膜已足够远，此时可很容易地将标本移除。制作5～6 cm的J形回肠贮袋颇具挑战性。游离小肠系膜，确保回肠长度足够及J形贮袋血供良好，多处横行切开小肠系膜也可降低贮袋长度不足的风险。笔者的经验是在将J形贮袋置入盆腔并准确定位后，切开贮袋顶端。然后，于腹腔内自上方将J形贮袋两侧臂用直线型切割闭合器予以切开吻合，用全层间断缝合的方法关闭共同的肠管切口，如此可避免输入袢梗阻。接着，打开贮袋顶端，随即于4个象限缝置4针固定线，再于每2针之间加缝几针，贮袋侧为全层肠管，直肠侧为健康的齿状线处的肠管（图32-8）。由于盆腔游离范围大，吻合口多，笔者常规性行回肠造口，以保护远侧的吻

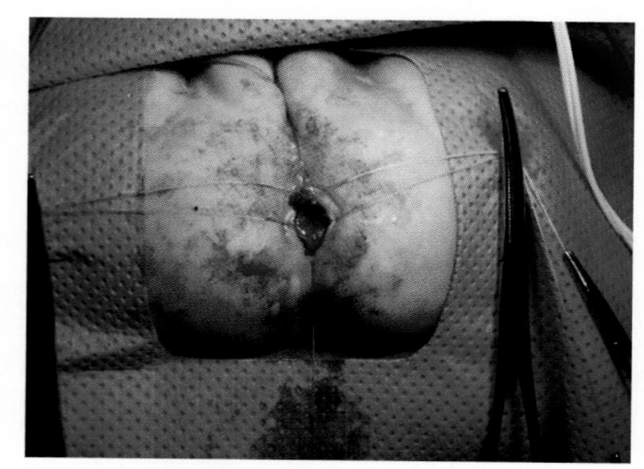

图32-8　经肛门吻合

合口。袢式造口优于端式造口，因为可降低因分离小肠系膜而损害贮袋血供的风险。对于一期全结肠切除术，笔者选择的端式回肠造口位置同袢式造口术。

手术技巧

- 黏膜切除术时，特别是开始时，如果分离特别容易，分离平面可能过深，肌层被一并切除，需要重新调整分离平面，仅剥离黏膜层。
- 确保自背侧开始离断直肠肌袖，并将其平滑地回纳入肛管之内，避免阻塞肛管直肠。
- 尽管在吻合器法IPAA中，可经贮袋顶端打开，置入直线型切割闭合器，完成贮袋两侧臂切开吻合，但在手工缝合法IPAA中，应该自上方完成该手术步骤。
- 由于在手工缝合法IPAA中，贮袋长度往往不足，因此在打开其顶端之前，切勿牵拉贮袋顶端，以免肠管损伤而导致吻合口愈合不良。

九、Hirschsprung病（先天性巨结肠）

1. 临床表现和手术适应证

Hirschsprung病（先天性巨结肠）是一种肠神经系统的病变，新生儿发病率为1/5 000[31]，是妊娠4～12周时神经嵴节细胞迁移失败所致。此种病变多位于直肠与乙状结肠交界处，远侧结肠不能舒张从而导致功能性肠梗阻。如果新生儿在出生后24～48 h未排胎粪或幼儿难以排便、喂养困难、体重增加缓慢及进行性腹胀，应该考虑诊断此病。20世纪90年代晚期，Georgeson报道了腹腔镜经直肠拖出术，此为新生儿和幼儿Hirschsprung病外科处置策略的革命性改变[32]。Hirschsprung病多在青少年期或成年期已确诊，但如果患者出现迁延不愈的便秘，应排除此病[33]。对于体重不足10 kg的婴儿，可行床边直肠针吸活检，本病可见黏膜下有肥大的神经干，缺乏神经节细胞，但不能确定其范围。较大的患儿或成年患者，可于手术室行全层活检。钡灌肠可确认移行区，但是难以确定神经节细胞缺乏范围，对于新生儿更是如此。Hirschsprung病外科处置要求切除无神经节肠管，将神经节健全的近侧肠管拉至肛管水平。因此腹腔镜活检对于确定近侧肠管切除范围特别重要。

2. 腹腔镜经直肠拖出术要领

适用本术式的常见儿科病变为UC、Hirschsprung病、家族性息肉病综合征（familial polyposis syndromes，FPS）。笔者以Hirschsprung病为例讲解手术过程，但黏膜切除术同UC。将患儿横放于手术床的尾部，身体下方放置毯式动力泵。将患儿的肩部固定于手术床边，此处也是放置患儿双足的地方，应倍加小心谨慎。消毒自上腹以下的躯体，然后穿过大手术单中间孔洞（图32–1），于右侧中腹部置入第一个可纵向扩张的5 mm Trocar，以增加额外的手术空间，即使此通路因需通过腹壁各层而有点费时费力，但也“物有所值”。对于体型较大的患儿，可将脐部作为第一个Trocar置入部位。直视下于左上腹和右下腹各置入一个2.7 mm Trocar。用精细的Maryland分离钳抓持少许拟活检的结肠带，精细剪刀行浆肌层活检，剪开少许后，将标本边缘提起，用剪刀将黏膜下层推开，剪取三角形的标本。必须保持剪刀成一定角度靠近结肠，以免黏膜穿孔，一旦穿孔，可予以腹腔内缝合关闭。活检标本送快速冰冻病理检查以明确具有健全节细胞的肠段，在此节段近侧的肠管不再需要活检。大约10%的患儿具有长节段的Hirschsprung病变肠管，此类患儿也可经腹腔镜游离结肠，实施拖出手术。对于全结肠Hirschsprung病患儿，笔者推荐常规病理检查以确定此病。阑尾也可用作寻找节细胞的活检部位。对这些患儿笔者推荐先行回肠造口术，在确定有健全的节细胞肠管后，再行确定的拖出术，值得注意的是小肠也可缺乏节细胞。腹腔镜直肠后拖出吻合巨结肠根治术在患儿9个月大小可予以实施，该手术将无神经节的直肠留于原位，于直肠后方将正常神经支配的结肠和直肠吻合，具体手术细节请参阅其他专业书籍。

一旦经活检确认正常神经节支配的肠管节段，就行相应肠管切除术（图32-9）。无菌置入Foley导尿管，使膀胱空虚，便于显露盆腔术野。对患儿使用电凝钩靠近结肠分离颇为有效，但应远离后腹膜组织。需切开Toldt白线，以充分游离足够长的结肠。然后，参照上述方法实施黏膜切除术。在撤除气腹后，将患儿双足置入无菌海绵并固定于患儿头侧的绑带之上，即取膀胱截石位。缝置丝线，使肛门外翻，实施黏膜切除术，此种方法可使直肠肌袖很好外翻（图32-10）。离断后，将标本经肛门拉出体外（图32-5）。将标记正常节细胞节段的丝线作为选择吻合口的依据。如果可能，尽量选择标记线的近侧肠管用作吻合，避免过于靠近移行区肠管。在离断标本之前，先完成前壁吻合（图32-11）。推荐将标本近切缘送大标本快速冰冻病理检查。

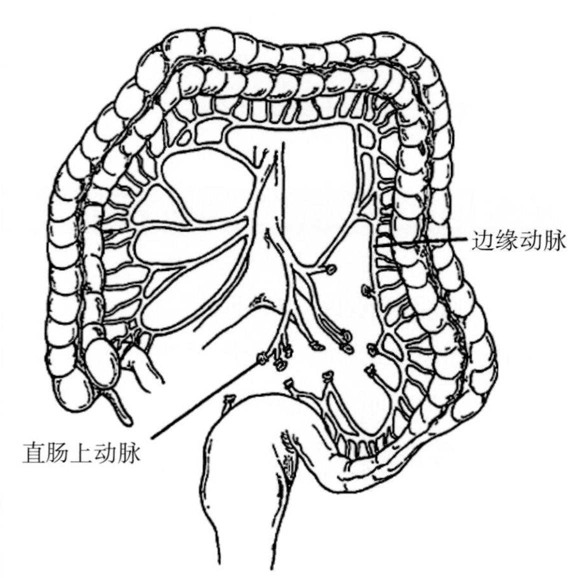

图32-9　腹腔镜经直肠拖出术系膜离断（Keith Georgeson授权）

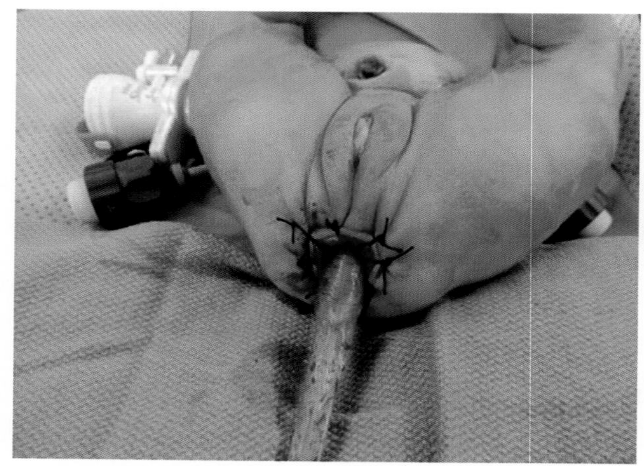
图32-10　Hirschsprung病患儿行拖出手术、黏膜切除术后直肠肌袖外翻

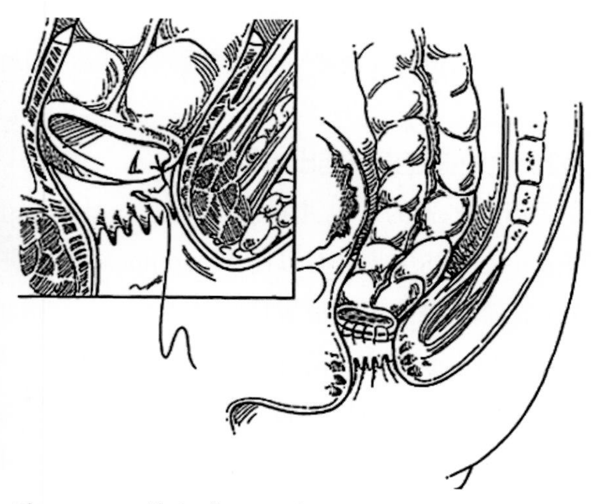
图32-11　将新直肠和直肠肌袖妥善缝合固定（Keith Georgeson授权）

手术技巧

- 腹腔镜游离乙状结肠系膜直至盆腔，便于自下方移除标本，有时标本可自肛管自由滑落。
- 盆腔彻底游离后，方可开始会阴部手术。
- 往往需要切开Toldt白线，必要时游离结肠脾曲。
- 在长节段Hirschsprung病患儿实施扩大的结肠切除术之前，需等待确切的病理报告，腹腔镜活检颇为实用。
- 即使经验丰富的儿科病理学专家，在小样本冰冻切片上确认有无节细胞也相当困难。
- 选择最后活检处的近侧肠管作为待吻合肠管，避免选择移行区。
- 推荐将标本近切缘送大标本快速冰冻病理检查。

十、肛门闭锁

1. 临床表现和手术适应证

肛门直肠畸形疾病谱很广，涉及下消化道和泌尿生殖道。肛门闭锁在出生后即可确诊。尽管该疾病名称很好地诠释了病变的外部表现，但畸形有许多模式，在直肠、泌尿生殖道和会阴之间可存在窦道。早期小儿外科医生面临巨大挑战，他们总是试图联合腹部、骶骨和会阴部手术一次性修补所有缺损。目前，外科医生的首要任务是遴选哪些患者适合一期修补术，哪些患者需要先行结肠造口，二期再行确定性手术。1982年，Peña等报道了开放手术后矢状位肛管直肠成形术（posterior sagittal anorectal-plasty，PSARP）或后矢状位肛管直肠阴道尿道成形术（posterior sagittal anorectal-vaginoplasty urethroplasty，PSARVUP）的临床结果[34]。大约20年之后，Georgeson等报道了腹腔镜辅助肛管直肠拖出术（laparoscopically assisted anorectal pull-through，LAARP）修补高位肛门闭锁，会阴部做一小切口，保留直肠远端，使直肠通过肛提肌和括约肌复合体[35]。

2. 腹腔镜辅助肛管直肠拖出术要领

高位肛门闭锁是一种复杂的畸形，在出生24～48 h之内，务必行结肠造口术，包括男婴的直肠尿道瘘、女婴的直肠阴道瘘或泄殖腔。女婴的直肠前庭瘘在阴道口以内，未累及处女膜。一些术者实施一期会阴部肛管成形术，直肠和阴道的共用壁可能需要尽可能大的分离。此类畸形也往往选择结肠造口，等待2～3个月后，再行确定性手术。行结肠造口术时，应在降结肠和乙状结肠交界处离断，尽可能保留较长的结肠，便于后续的确定性拖出手术。同时形成远侧乙状结肠黏膜瘘，便于后续对比检查，以确认和尿道或膀胱的异常通道（男婴），女婴异常通道则位于直肠和阴道之间。21-三体综合征患者不存在瘘管，不主张行袢式造口，因为大便依然可进入远侧肠管而导致尿路感染。

LAARP适合直肠尿道瘘的男婴患者，然而笔者对没有瘘管的21-三体综合征女婴患者也使用此术式。对于大多数高位肛门闭锁的女婴患者，需要开腹行PSARP。LAARP患者体位同前述Hirschsprung病。Trocar布局参见图32-12。有泌尿道瘘的患儿应留置Foley导尿管，术后1周拔除。定位乙状结肠黏膜瘘，分离乙状结肠直至盆腔，务必保留直肠系膜直达直肠尿道瘘处（图32-13、图32-14）。通常，在走向泌尿道的过程中，直肠逐渐变窄（图32-15）。术者需要辨认并避免邻近组织器官损伤，包括输尿管、输精管和前列腺。经第4个Trocar置入抓钳，将瘘管提出盆腔并予以结扎，非常重要的是要尽量靠近泌尿道结扎，避免残留过多的结肠黏膜（图32-16），因为有形成黏液囊肿的可能性。尽管文献报道LAARP术后并发症罕见，但日本的一个小儿外科医生组织推荐常规行MRI检查，以明确残余瘘管或囊肿形成[36]。笔者使用两道丝线结扎瘘管，再于二者之间切断，当然也有使用腹腔镜夹的报道。位于盆底的极低位直肠尿道瘘，笔者使用切割闭合器将其成功离断。在离断瘘管之后，也可使用ENDOLOOP™（Ethicon Endo-Surgery，Cincinnati，OH），但若不牵拉直肠，则上置ENDOLOOP™较为困难。

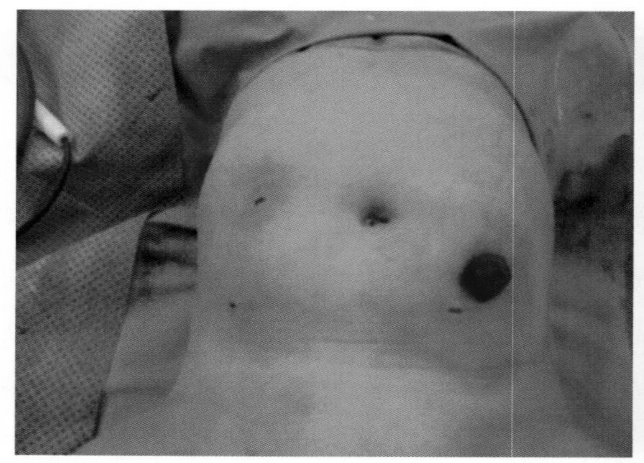
图32-12　Trocar布局

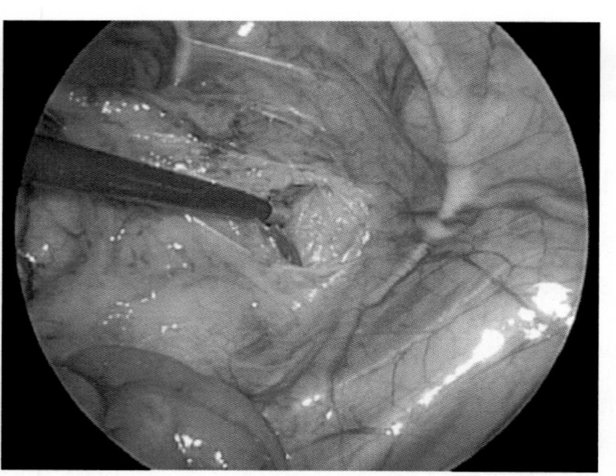
图32-13　定位乙状结肠黏膜瘘，分离乙状结肠直至盆腔，务必保留直肠系膜直达直肠尿道瘘

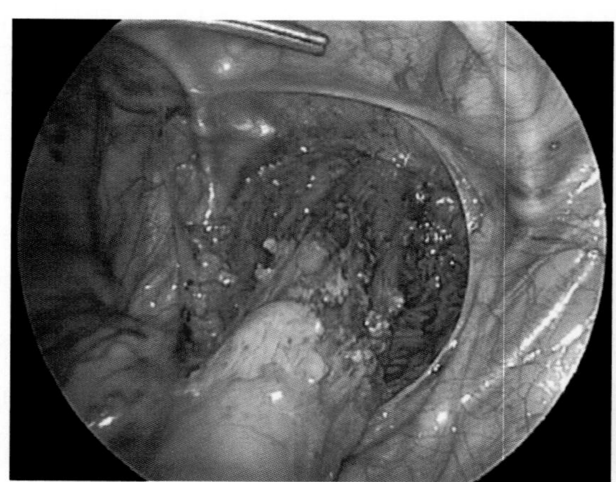
图32-14　已将直肠分离至盆底

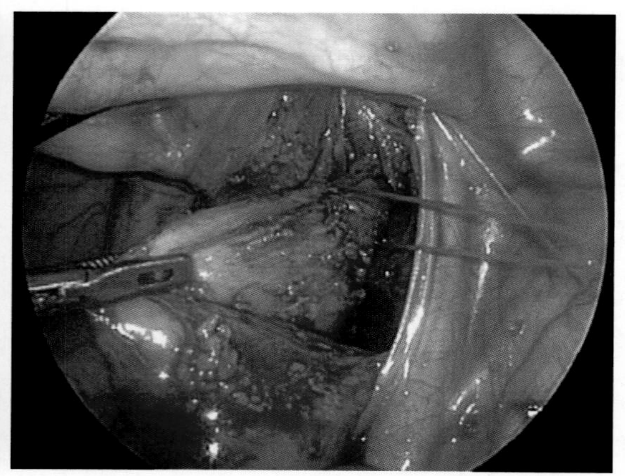
图32-15　在走向泌尿道的过程中，直肠逐渐变窄

离断瘘管之后，将患儿置于膀胱截石位。使用Peña肌肉刺激器定位肛门外括约肌最大的收缩点，切除此处12 mm椭圆形皮肤。腹腔镜观察盆底，没有直肠的盆底具有另外一种表现。将一个12 mm Step™ Trocar鞘和气腹针经耻骨直肠肌之间置入盆腔（图32-16），将Trocar置入套管。腹腔镜抓钳抓持

直肠末端并将其拉出至会阴部。若经Trocar难以拉出直肠，则需要更换大号止血钳，轻柔地将直肠引导至会阴部，环周单层缝合直肠和皮肤，构建新肛门（图32-17）。将直肠向头侧牵拉，以进一步加深肛管。

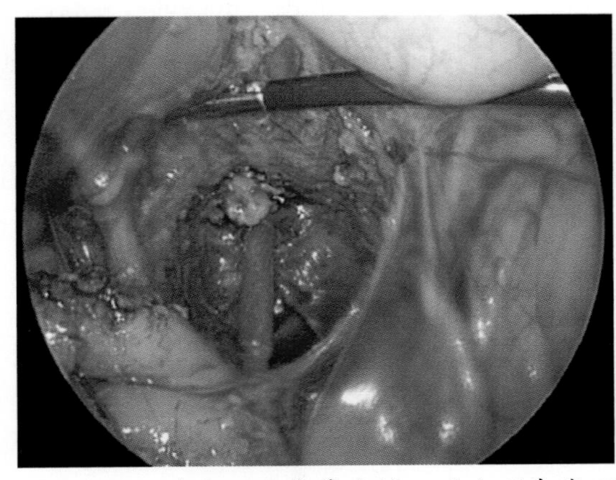

图32-16 前方可见瘘管残端，后方正中线可见一Trocar套管

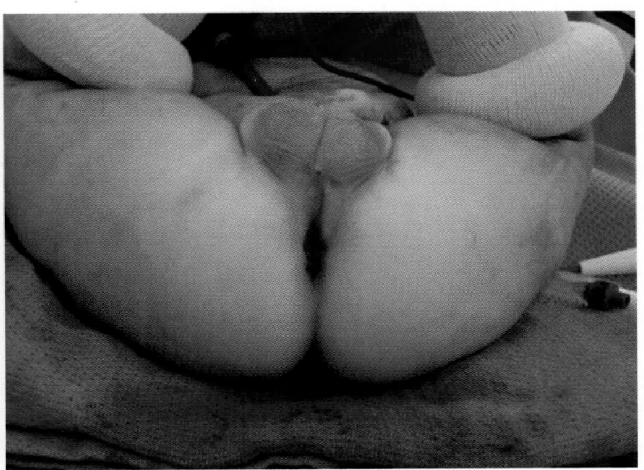

图32-17 新生患儿吻合完毕

早期的术后临床研究结果显示，和PSARP相比，腹腔镜手术具有良好的肛管直肠测量结果，后者为大便控制能力良好的标志。LAARP术后可明显检测出直肠肛管抑制反射，降低直肠静息压，并提高直肠适应性[37]。高位或中位肛门闭锁患者，实施LAARP后具有满意的排便功能，至少这一点和PSARP相同[38]。LAARP其他的优势包括住院时间短、直肠移位风险低（可经MRI检查而确定）[39]。

手术技巧

- 非常重要的是要尽量靠近泌尿道结扎，避免残留过多的结肠黏膜而导致形成黏液囊肿。
- 术者需要辨认并避免邻近组织器官损伤，包括输尿管、输精管和前列腺。

十一、大便失禁

1. 临床表现和手术适应证

许多患儿具有先天性肛管直肠畸形，如Hirschsprung病、脊髓异常等，均可导致大便失禁，对患儿心理发展及其社会活动造成不利影响。标准的非手术治疗方法的目的在于获得正常的排便习惯和大便黏滞度，方法包括饮食调节、药物和常规灌肠，以期获得正常的结肠排空功能。婴儿患者每天灌肠多无问题，但幼儿患者往往难以耐受，依从性较差。历史上，对于非手术治疗失败的患儿，往往实施转流粪便的结肠造口术，其结果是因造口护理而给家属带来巨大负担，患儿也因造口而背负沉重的社会压力。永久留置盲肠内导管可在患儿方便时顺行灌肠，以保持结肠清洁。此方法优于直肠灌肠，因为后者仅能部分清空结肠，其目的是在患儿方便时快速冲洗结肠，在两次冲洗之间，避免大便失禁的发生。大多数患儿对顺行灌肠颇为满意，灌洗液甘油浓度合适时，大部分患儿可完全避免大便失禁。笔者推荐开始时灌洗液为100 mL自来水加20 mL甘油，大部分患儿每天冲洗一次即可。值得注意的是，甘油太多可导致腹痛。

1990年，Malone报道处置大便失禁的另外一种手术方式是使用阑尾作为实施顺行可控性灌肠（antegrade continence enema，ACE）的通道[40]。对于曾行阑尾切除术的患者，可借助管化盲肠瓣制作新阑尾。两者均具有置管通道，使患者避免永久性插管的困境。阑尾长度足够，柔韧性良好，当拔出灌注管后发生漏的情况亦罕见，大多数患者简单佩戴Band-aid®或其他黏附性绑带覆盖造口即可。笔者喜欢将阑尾造口置于肚脐基底部，以便更好地隐藏。对于仅能坐在轮椅之上的肥胖患者，其肚脐较深，于此部位插管极为困难，应选择其他的造口部位，比如右下腹。

笔者仅对那些心理和社会活动方面均已成熟且愿意每天行插管灌洗的患者实施阑尾造口术。

2. 腹腔镜阑尾造口术要领

Trocar布局和腹腔镜阑尾切除术类似，但脐部选择10 mm Trocar。自侧方游离回盲部，便于使阑尾末端到达肚脐。务必保护阑尾系膜。经脐部Trocar，用腹腔镜抓钳将阑尾提至肚脐，在此过程中，同时拔除Trocar。用阑尾钳固定阑尾。将阑尾浆肌层和筋膜用4-0的缝线缝合固定两针。用电刀切除阑尾末端，将10 F或12 F的Foley导尿管经阑尾腔插入盲肠。用4-0的缝线将阑尾开口和皮肤环周缝合。将Foley导尿管用缝线固定于皮肤，避免向内移位，保留4～6周，直至造口和皮肤彻底愈合。术后2周经Foley导尿管予以少量灌洗液灌肠，以维持通道开放，此后再予以治疗剂量的灌洗液。拔除Foley导尿管后，每天予以插管处理，以防造口狭窄，后者的发生率高达20%。一些外科医生使用脐部阑尾V-Y成形术以期降低造口狭窄的风险，但笔者发现每天进行ACE处理足以预防其发生。

手术技巧

- 患者需要每天于通道内置管，以最大限度地降低造口狭窄的风险。

十二、小结

MIS已成为小儿外科的常用手术方式，许多结直肠病变可行MIS。小号的手术器械和小儿微创手术培训是成功开展MIS的基础。目前缺乏大宗的前瞻性随机对照试验以确认MIS的优越性。追求小切口、住院时间短及尽快恢复术前活动能力是促进小儿MIS发展的强大动力。

参考文献

[1] MÜHE E. Long-term follow-up after laparoscopic cholecystectomy[J]. Endoscopy, 1992, 24(9): 754–758.

[2] BLINMAN T. Incisions do not simply sum[J]. Surg Endosc, 2010, 24(7): 1746–1751.

[3] HOLCOMB G W, GEORGESON K, ROTHENBERG S. Atlas of pediatric laparoscopy and thoracoscopy[M].

Philadelphia, PA: Saunder/Elsevier, 2008.

[4] ROVIARO G C, VAROLI F, SAGUATTI L, et al. Major vascular injuries in laparoscopic surgery[J]. Surg Endosc, 2002, 16(8): 1192–1196.

[5] BAX N M A, VAN DER ZEE D C. Complications in laparoscopic surgery in children [M]//BAX N M A, GEORGESON K E, NAJMALDIN A, et al. Endoscopic surgery in children. Berlin: Springer, 1999: 357–370.

[6] CHEN M K, SCHROPP K P, LOBE T E. Complications of minimal–access surgery in children[J]. J Pediatr Surg, 1996, 31(8): 1161–1165.

[7] OSTLIE D J, HOLCOMB 3RD G W. The use of stab incisions for instrument access in laparoscopic operations[J]. J Pediatr Surg, 2003, 38(12): 1837–1840.

[8] PENNANT J H. Anesthesia for laparoscopy in the pediatric patient[J]. Anesthesiol Clin North America, 2001, 19(1): 69–88.

[9] BAX N M A. Instrumentation in pediatric endoscopic surgery[M]//LOBE T E. Pediatric laparoscopy. Georgetown, TX: Landes Bioscience, 2002.

[10] LEE S L, HO H S. Acute appendicitis: is there a difference between children and adults?[J]. Am Surg, 2006, 72(5): 409–413.

[11] PONSKY T A, ROTHENBERG S S. Division of the mesoappendix with electrocautery in children is safe, effective, and cost–efficient[J]. J Laparoendosc Adv Surg Tech A, 2009, 19 (Suppl 1): 11–13.

[12] AZIZ O, ATHANASIOU T, TEKKIS P P, et al. Laparoscopic versus open appendectomy in children: a meta–analysis[J]. Ann Surg, 2006, 243(1): 17–27.

[13] SCHMELZER T M, RANA A R, WALTERS K C, et al. Improved outcomes for laparoscopic appendectomy compared with open appendectomy in the pediatric population[J]. J Laparoendosc Adv Surg Tech A, 2007, 17(5): 693–697.

[14] TSAO K J, ST PETER S D, VALUSEK P A, et al. Adhesive small bowel obstruction after appendectomy in children: comparison between the laparoscopic and open approach[J]. J Pediatr Surg, 2007, 42(6): 939–942 [discussion: 942].

[15] MCKINLAY R, NEELEMAN S, KLEIN R, et al. Intraabdominal abscess following open and laparoscopic appendectomy in the pediatric population[J]. Surg Endosc, 2003, 17(5): 730–733.

[16] NADLER E P, REBLOCK K K, QURESHI F G, et al. Laparoscopic appendectomy in children with perforated appendicitis[J]. J Laparoendosc Adv Surg Tech A, 2006, 16(2): 159–163.

[17] EMIL S G, TAYLOR M B. Appendicitis in children treated by pediatric versus general surgeons[J]. J Am Coll Surg, 2007, 204(1): 34–39.

[18] LOFTUS JR E V. Clinical epidemiology of inflammatory bowel disease: incidence, prevalence, and environmental influences[J]. Gastroenterology, 2004, 126(6): 1504–1517.

[19] JAN S, SLAP G, DAI D, et al. Variation in surgical outcomes for adolescents and young adults with inflammatory

bowel disease[J]. Pediatrics, 2013, 131(Suppl 1): 81–89.

[20] MUNKHOLM P, LANGHOLZ E, DAVIDSEN M, et al. Intestinal cancer risk and mortality in patients with Crohn's disease[J]. Gastroenterology, 1993, 105(6): 1716–1723.

[21] SOLBERG I C, VATN M H, HØIE O, et al. Clinical course in Crohn's disease: results of a Norwegian population based ten–year follow–up study[J]. Clin Gastroenterol Hepatol, 2007, 5(12): 1430–1438.

[22] WU X J, HE X S, ZHOU X Y, et al. The role of laparoscopic surgery for ulcerative colitis: systematic review with meta–analysis[J]. Int J Colorectal Dis, 2010, 25(8): 949–957.

[23] HURST R D, MOLINARI M, CHUNG T P, et al. Prospective study of the features, indications, and surgical treatment in 513 consecutive patients affected by Crohn's disease[J]. Surgery, 1997, 122(4): 661–667 [discussion: 667–668].

[24] FICHERA A, PENG S L, ELISSEOU N M, et al. Laparoscopy or conventional open surgery for patients with ileocolonic Crohn's disease? A prospective study[J]. Surgery, 2007, 142(4): 566–571 [discussion: 571.e1].

[25] LAITURI C A, FRASER J D, GAREY C L, et al. Laparoscopic ileocecectomy in pediatric patients with Crohn's disease[J]. J Laparoendosc Adv Surg Tech A, 2011, 21(2): 193–195.

[26] DUTTA S, ROTHENBERG S S, CHANG J, et al. Total intracorporeal laparoscopic resection of Crohn's disease[J]. J Pediatr Surg, 2003, 38(5): 717–719.

[27] MILSOM J W, HAMMERHOFER K A, BOHM B. Prospective, randomized trial comparing laparoscopic versus conventional surgery for refractory ileocolic Crohn's disease[J]. Dis Colon Rectum, 2001, 44(1): 1–8.

[28] JOHNSTON D, HOLDSWORTH P J, NASMYTH D G, et al. Preservation of the entire anal canal in consecutive proctocolectomy for ulcerative colitis: a pilot study comparing end–to–end ileo–anal anastomosis without mucosal resection with mucosal proctectomy and endo–anal anastomosis[J]. Br J Surg, 1987, 74(10): 940–944.

[29] REILLY W T, PEMBERTON J H, WOLFF B G, et al. Randomized prospective trial comparing ileal pouch–anal anastomosis performed by excising the anal mucosa to ileal pouch–anal anastomosis performed by preserving the anal mucosa[J]. Ann Surg, 1997, 225(6): 666–677.

[30] LOVEGROVE R E, CONSANTINIDES V A, HERIOT A G, et al. A comparison of hand–sewn versus stapled ileal pouch–anal anastomosis (IPAA) following proctocolectomy: a meta–analysis of 4183 patients[J]. Ann Surg, 2006, 244(1): 18–26.

[31] AMIEL J, LYONNET S. Hirschsprung's disease, associated syndromes, and genetics: a review[J]. J Med Genet, 2001, 38(11): 729–739.

[32] GEORGESON K E, FUENFER M M, HARDIN W D. Primary laparoscopic pull–through for Hirschsprung's disease in infants and children[J]. J Pediatr Surg, 1995, 30(7): 1017–1022.

[33] WHEATLEY M J, WESLEY J R, CORAN A G, et al. Hirschsprung's disease in adolescents and adults[J]. Dis Colon Rectum, 1990, 33(7): 622–629.

[34] PEÑA A, DE VRIES P A. Posterior sagittal anorectoplasty: important technical considerations and new

applications[J]. J Pediatr Surg, 1982, 17(6): 796–811.

[35] GEORGESON K E, INGE T H, ALBANESE C T. Laparoscopically assisted anorectal pull–through for high imperforate anus – a new technique[J]. J Pediatr Surg, 2000, 35(6): 927–930.

[36] UCHIDA H, IWANAKA T, KITANO Y, et al. Residual fistula after laparoscopically assisted anorectoplasty: is it a rare problem?[J]. J Pediatr Surg, 2009, 44(1): 278–281.

[37] LIN C L, WONG K K, LAN L C, et al. Earlier appearance and higher incidence of the rectoanal relaxation reflex in patients with imperforate anus repaired with laparoscopically assisted anorectoplasty[J]. Surg Endosc, 2003, 17(10): 1646–1649.

[38] WONG K K, WU X, CHAN I H, et al. Evaluation of defecative function 5 years or longer after laparoscopic assisted pull–through for imperforate anus[J]. J Pediatr Surg, 2011, 46(12): 2313–2315.

[39] TONG Q S, TANG S T, PU J R, et al. Laparoscopically assisted anorectal pull–through for high imperforate anus in infants: intermediate results[J]. J Pediatr Surg, 2011, 46(8): 1578–1586.

[40] MALONE P S, RANSLEY P G, KIELY E M. Preliminary report: the antegrade continence enema[J]. Lancet, 1990, 336(8725): 1217–1218.

第三十三章 妊娠患者腹腔镜手术

Melissa M. Alvarez-Downing, David J. Maron

关键点

- 妊娠期实施腹腔镜手术是安全的。
- 妊娠期腹痛的诊治原则和非妊娠期患者相同。
- 基于胎龄和妊娠子宫大小，决定足够数量的Trocar和手术入路。
- 消极等待对患者和婴儿而言均颇具危险，应予以杜绝。

电子补充材料参见：10.1007/978-1-4939-1581-1_33.
视频网址：http://www.springerimages.com/videos/978-1-4939-1580-4.

Melissa M. Alvarez-Downing，MD；David J. Maron，MD，MBA.（通讯作者）
Department of Colorectal Surgery，Cleveland Clinic Florida，2950 Cleveland Clinic Boulevard，Weston，FL 33331，USA
E-mail：marond@ccf.org

一、简介

每500～600名妊娠期妇女就需要实施非产科腹部手术[1,2]。尽管常见的非产科急腹症为急性阑尾炎、胆囊炎和肠梗阻，但是多种急症手术已见诸文献。传统的手术方式为剖腹探查术，以避免损伤胎儿和妊娠子宫。由于腹腔镜手术需要注入CO_2和使用手术器械，原先认为不适用于妊娠期患者。然而，随着腹腔镜应用经验日益增加，已否定以上观点，妊娠期许多病变均可实施腹腔镜手术[3-5]。尽管大部分文献报道的是妊娠期腹腔镜阑尾切除术和胆囊切除术，但也有少数有关结直肠疾病的文献报道[4]。总之，处理妊娠期腹痛的诀窍在于迅速诊断和处理，进而改善胎儿的预后[6,7]。

二、妊娠期解剖和生理的改变

妊娠期妇女各脏器功能均发生改变，随着时间推移而逐渐明显，这是对胎儿增大和体内支持系统负荷增加的代偿性反应，最终导致妊娠期妇女生理机能发生巨大改变（表33-1）。

表33-1　妊娠期妇女生理机能改变

心血管系统	血浆容量↑（40%～50%） 心搏出量↑ 心输出量↑（50%） 全身血管阻力↓
呼吸系统	总肺活量不变 功能性残气量↓ 深吸气量↑ 每分通气量↑
血液系统	红细胞体积↑ 红细胞压积↓（血液稀释性所致） 高凝状态↑
胃肠道	胃排空↓ 食管胃结合部张力↓ 结肠动力↓

心血管系统血浆容量增加40%～50%，导致心搏出量增加，心输出量增加50%[8]。血液内黄体酮浓度增加导致全身血管阻力下降，进而降低血压，心率平均增加15 bpm。另外，红细胞体积增加20%～30%，同时存在血浆容量增加，最终导致稀释性红细胞压积下降。而且，肝脏生产凝血因子增加，如果妊娠期妇女活动减少，极易导致血液高凝状态和血栓形成。

妊娠期呼吸系统同样发生改变，不断增大的子宫将膈肌向胸腔挤压并导致腹内压不断升高[9]，作为代偿性改变，肋间韧带松弛，胸壁体积增大。尽管总肺活量不变，但功能性残气量下降20%～30%，包括补呼气量和残气量。潮气量增加30%～50%，补偿性增加了深吸气量，维持了总肺活量不变，因此呼吸实验指标（如第1秒用力呼气容积等）妊娠和非妊娠患者均无明显变化，这也是肺容量没有明显改变的证据。最后，每分通气量增加，为潮气量增加所致。临床上，有60%～70%的妊娠期妇女抱怨劳力性呼吸困难，20%出现静息呼吸困难[10]，这是黄体酮诱发的通气刺激效应所致。

胃肠道改变包括胃排空延迟、食管胃结合部张力下降、结肠动力下降[11]。临床表现为腹胀、反酸和便秘。当考虑予以全身麻醉时，上述问题均需斟酌。

妊娠期妇女除生理功能发生巨变外，解剖结构亦发生显著改变。妊娠期体重增加11～16 kg[12]，每个患者相差很大，这将影响手术方式的选择。另外，妊娠子宫从7.5 cm逐渐增大至35 cm，妊娠3个月后即进入腹腔，进而影响手术入路和Trocar置入。

三、腹腔镜手术适应证

妊娠期和非妊娠期患者实施腹腔镜手术的适应证相同[3]（表33-2），均具有相同的优势，包括术后疼痛轻、肠梗阻少、住院时间短、术后康复快[13]。以前临床认为妊娠3个月内不宜手术，以免流产，但目前研究证实在妊娠期任何时候实施腹腔镜手术都是安全的[13,14]。事实上，拖延手术可增加妊娠期妇女和胎儿的并发症发生率，Babler于1908年指出："妊娠期阑尾炎患者死亡的罪魁祸首为犹豫不决[15]。"

表33-2　妊娠期腹腔镜手术适应证

可以观察等待的疾病	早期小肠梗阻 无并发症的急性憩室炎 轻度炎症性肠病加剧
需要急症手术的疾病	急性阑尾炎 急性胆囊炎、复发性胆囊炎 晚期完全性小肠梗阻 急性憩室炎并发症 嵌顿疝 肠扭转或坏死 腹膜炎 重度炎症性肠病恶化 结直肠癌[如果合适，Ⅱ～Ⅲ期直肠癌和Ⅳ期结肠癌可行（新）辅助放疗、化疗]

1. 可以观察等待的疾病

（1）早期小肠梗阻。妊娠期粘连性肠梗阻的处理策略和非妊娠期患者相同，非手术治疗失败、完全性肠梗阻、腹痛加剧、发热、白细胞升高或有其他病情恶化表现的患者，需要急症手术。

（2）无并发症的急性憩室炎。年轻患者可罹患憩室炎，也可于妊娠期发作。如果患者无并发症，表现为轻度腹痛和白细胞升高，没有败血症或游离穿孔的证据，予以非手术治疗已足够，包括静脉注射或口服抗生素、减少进食量。住院患者应予以密切观察，确保患者对治疗有适宜的反应。

（3）轻度炎症性肠病加剧。炎症性肠病在生育年龄的成人多见，可表现为妊娠期腹痛。尽管妊娠期和非妊娠期患者炎症性肠病发病情况类似，有1/3～1/2在妊娠期疾病静止的患者，在妊娠期前3个月或产后病变复发[11,16,17]。在受孕时疾病活动或未能控制的患者，更易于恶化[16]。轻度、中度发作可予以药物治疗，包括氨基水杨酸、抗生素、类固醇，必要时予以免疫制剂。关于早产和对胎儿影响的资料已见诸文献[11,18]。然而，大部分患者内科处理有效，可达到足月生产[16]。如果临床状况恶化或对内科治疗无反应，应该像非妊娠患者一样予以手术治疗。

2. 需要急症手术的疾病

（1）急性阑尾炎。急性阑尾炎是妊娠期妇女实施非产科手术的最常见原因，发病率为1/3 000～1/500[2,19]。急性阑尾炎是妊娠期外科急腹症，穿孔性阑尾炎是外科手术导致流产的常见原因[20]。尽管既往认为妊娠期阑尾炎是腹腔镜手术的禁忌证，但自1981年Semm首次成功实施后，许多患者接受了此种手术[21]。和开放手术相比，许多研究证实腹腔镜阑尾切除术具有优势，包括住院时间短、术后疼痛轻、恢复日常活动早[22,23]。另外腹腔镜手术还有以下优势：易于定位被增大子宫推移的阑尾、减少对子宫的刺激（减少应激和流产）、可探查腹腔其他引起腹痛的病变等[13,22–24]。

（2）急性胆囊炎和有症状的胆囊炎。急性胆囊炎可出现二次发作、阻塞性黄疸、结石性胰腺炎和腹膜炎，是妊娠期胆囊切除的适应证。有症状的胆囊炎是否需要行胆囊切除术尚存争议，以前多推荐非手术治疗。然而，几项研究证实非手术治疗可增加总体并发症和妊娠相关并发症发生率[6,7,25]。在非手术治疗组，胆道症状复发率、急诊就诊率和住院率均增加，另外这些患者早期引产率也较高[6,25]。与之相对的是，在妊娠期任何时期均可安全实施腹腔镜胆囊切除术，对母婴的危害最小[13,25]。这些结果及可以避免再次发作带来的并发症等优势，使得腹腔镜胆囊切除术成为任何妊娠期胆囊炎的理想治疗方法[3]。

（3）晚期完全性小肠梗阻。尽管非手术治疗可作为肠梗阻的首选治疗方法，但肠梗阻依然是妊娠期患者实施非产科手术的第3位常见原因，在妊娠后期最为常见，因为此时妊娠子宫不断增大。此外，随着接受胃旁路手术（胃空肠Roux-en-Y吻合术）患者增加，小肠梗阻更为多见。当予以肠道休息、液体及电解质复苏等非手术治疗失败或出现完全性肠梗阻、肠套叠或内疝时，应予以手术治疗[26]。无论处于妊娠期任何阶段，使用腹腔镜技术成功处理肠梗阻已见诸文献[5,27]，尽管增大的子宫和扩张的肠管使得腹腔内空间有限。

（4）急性憩室炎并发症。妊娠期急性憩室炎并发症（如游离穿孔、脓肿、败血症）是一种罕见急症，仅有为数不多的个案报道[4,28,29]。尽管没有明确的治疗方案，妊娠期患者和非妊娠期患者应该予以同样的治疗策略，尽可能使用腹腔镜技术。急性憩室炎并发症患者使用腹腔镜灌洗已获得成功，此方法同样适用于妊娠期患者。妊娠期20周的右半结肠憩室炎患者，出现局限性压痛、反跳痛和轻度发热，予以腹腔镜腹腔灌洗及引流已获得成功，对胎儿无不利影响，也未诱发早产[4]。

（5）腹膜炎。任何一个妊娠期患者出现急腹症或临床腹膜炎症状务必立即手术，炎症可导致早产已是不争的事实，穿孔和腹膜炎等导致的炎症反应诱发的早产率为10%[1]，因此立即予以腹腔镜手术或剖腹探查手术对改善母婴预后极为重要。

（6）重度炎症性肠病恶化。炎症性肠病出现暴发性结肠炎、中毒性巨结肠、穿孔、梗阻或出血等并发症需要急症手术干预。一些文献报道妊娠期炎症性肠病患者实施手术可导致早产和死胎率增加，然而其他文献持反对意见[11,18]。总体而言，妊娠期炎症性肠病恶化而实施手术治疗是极端罕见的情况，有关实施腹腔镜手术的证据匮乏[18,30]。

（7）结直肠癌。妊娠期结直肠癌罕见，发病率约为1/13 000[31]，由于恶性肿瘤表现和妊娠期胃肠道反应类似，使得诊断困难[32]。患者表现为非特异性临床症状，如腹痛、恶心、呕吐、便秘、直肠出血及背痛，其结果是导致诊断延误，因此妊娠期结直肠癌和非妊娠期患者相比，其分期较晚。然而，尽管如此，妊娠期患者和非妊娠期患者的生存率是一样的[32]。另外，和非妊娠期患者多为结肠癌不同，妊娠期患者多为直肠肿瘤[32,33]，文献报道41例妊娠期结直肠癌患者中直肠癌比例为64%，另一项包含205例患者的研究报道为86%[32]。

妊娠期结直肠癌的处理需要遵循个体化原则和多学科协作治疗，需考虑胎龄、肿瘤分期、原发结肠肿瘤还是直肠肿瘤、急症手术还是择期手术、患者将来生育愿望，以及与肿瘤或妊娠相关的任何复杂因素[11,34]。由于放疗和化疗对妊娠期结直肠癌疗效有限，外科手术切除依然是最有效的治疗手段。尽管有限的资料仅涉及妊娠期不足20周的患者，但在妊娠早期实施手术切除后，足月生产的经验已见诸文献[34]。如果在妊娠期20周后诊断出结直肠癌，可推迟切除术直至分娩，但应该尽量缩短推迟时间。尽管没有文献资料予以支持，但实施腹腔镜结直肠手术是安全可行的。

值得注意的是，当予以辅助放疗、化疗时，手术和分娩时机的选择至关重要。尽管放疗可推迟至分娩之后，但化疗可在妊娠中后期开始，因为此时胎儿器官发生已结束[35]。需要终止妊娠的情况包括进展期肿瘤、出现穿孔或梗阻并发症、于妊娠早期确诊（会延迟辅助治疗的实施）等。

四、患者体位

基于胎龄，将患者置于Trendelenburg体位，向左侧轻度倾斜，避免子宫压迫下腔静脉，对于妊娠期超过20周的患者至关重要。大部分患者不需要取截石位，但是如果采用，则需要小心谨慎并妥善安放衬垫。和其他腹腔镜手术一样，骨骼突出部位需要予以良好衬垫。由于重力是将小肠移出术野的主要力量，因此依然需要将患者妥善固定，以便于调整手术床位置，如向侧方转位或取陡直的Trendelenburg体位。

五、胎儿监护

在手术前后，均需要产科医生团队对胎儿予以密切监护。术中并非常规需要$PaCO_2$测定或持续的子宫和胎儿监控[13,14]，但术中使用CO_2监测仪持续监测患者CO_2浓度是必不可少的监护手段[3]。

六、手术设备

妊娠期患者腹腔镜手术器械同常规腹腔镜手术。

七、Trocar置入

Trocar布局取决于手术方式和妊娠子宫的大小（图33-1）。和常规腹腔镜手术最大的不同之处为进入腹腔的位置。在妊娠初期，子宫尚位于盆腔，可于脐部采用Hasson开放置入法进腹[24,36]。在妊娠中期（14周）开始时，妊娠子宫升入腹腔，达耻骨联合和脐连线的中点位置，大部分患者20周时达脐部。因此在妊娠中后期，需要改变进入腹腔的部位，应该远离妊娠子宫，以免子宫意外损伤。最安全的位置是左上腹、右上腹的锁骨中线距肋弓两指处。推荐使用可视性Trocar（Optiview，Ethicon，Cincinnati，USA）或Veress气腹针技术建立气腹[24,37]。其他Trocar在直视下于合适的位置置入腹腔，需要考虑妊娠子宫的大小，避免意外损伤。

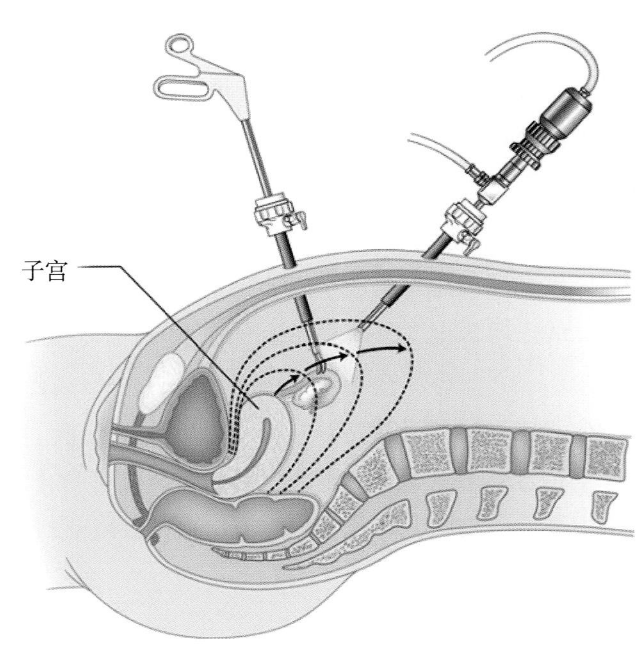

图33-1 胎龄不同导致妊娠子宫大小不同，Trocar置入时应予以考虑

八、灌注CO_2

妊娠期妇女实施腹腔镜手术最早的阻力来自灌注CO_2对胎儿产生影响的顾虑，Hunter等于1995年在妊娠绵羊试验中首次提出该问题[38]，结果证实气腹压为15 mmHg可引起母婴pH下降，可通过给予30 min恒速灌注或母亲过度通气而逆转。CO_2气腹可导致胎儿心率加快，血压升高；停止灌注CO_2后，二者均恢复正常；灌注N_2O时未见上述反应。然而，最近的研究未发现灌注CO_2（10～15 mmHg气腹压）对胎儿有不利影响[3,24]。因此美国胃肠内镜外科医师学会指南指出妊娠患者灌注CO_2（10～15 mmHg气腹压）实施腹腔镜手术安全可行。

九、手术关键点与陷阱

1. 腹痛

妊娠期患者腹痛的诊治原则和非妊娠期患者相同，妊娠相关的一些改变，如圆韧带张力增加，在鉴别诊断时应予以考虑。

2. 阑尾炎

阑尾炎一经确诊应马上手术，切勿犹豫不决。腹腔镜手术具有优势，包括清楚显示因子宫推移而移位的阑尾以及可以探查整个腹腔。

3. 憩室炎

妊娠期间的憩室炎应予以非手术治疗。然而，需要剖腹探查的患者，可使用腹腔灌洗和引流。临床可见的任何恶化迹象都需要标准的外科手术，必要时切除节段肠管。

4. 炎症性肠病和贮袋

全结直肠切除联合或不联合回肠贮袋肛管吻合术不适用于妊娠患者。炎症性肠病出现暴发性结肠炎、中毒性巨结肠、穿孔、梗阻或出血等并发症时需要急症手术，应行全结肠切除并回肠造口术，待分娩后，再行消化道重建。

5. 和患者交流病情与手术体位

术者应该用和对待非妊娠期患者一样的方式与妊娠期患者交流，详细解释治疗方式的风险和益处。同时应将患者置于轻微的左侧卧位，避免Trocar置入腹腔时损伤妊娠子宫。

6. 尽量避免打扰子宫

对妊娠患者实施手术时，尽量减少对子宫的操作。将患者妥善固定，以便于采取陡直的Trendelen-burg体位或侧卧位，从而借助重力作用将小肠移出术野。如果需要深入盆腔操作，可于脐下做一切口，置入肝脏拉钩，将子宫轻轻拉起即可。

参考文献

[1] KAMMERER W S. Nonobstetric surgery during pregnancy[J]. Med Clin North Am, 1979, 63(6): 1157–1164.

[2] KORT B, KATZ V L, WATSON W J. The effect of nonobstetric operation during pregnancy[J]. Surg Gynecol Obstet, 1993, 177(4): 371–376.

[3] PEARL J, PRICE R, RICHARDSON W, et al. Guidelines for diagnosis, treatment, and use of laparoscopy for surgical problems during pregnancy[J]. Surg Endosc, 2011, 25(11): 3479–3492.

[4] PELOSI Ⅲ M A, PELOSI M A, VILLALONA E. Right-sided colonic diverticulitis mimicking acute cholecystitis in pregnancy: case report and laparoscopic treatment[J]. Surg Laparosc Endosc, 1999, 9(1): 63–67.

[5] GAGNE D J, DEVOOGD K, RUTKOSKI J D, et al. Laparoscopic repair of internal hernia during pregnancy after Roux-en-Y gastric bypass[J]. Surg Obes Relat Dis, 2010, 6(1): 88–92.

[6] OTHMAN M O, STONE E, HASHIMI M, et al. Conservative management of cholelithiasis and its complications in pregnancy is associated with recurrent symptoms and more emergency department visits[J]. Gastrointest Endosc, 2012, 76(3): 564–569.

[7] MUENCH J, ALBRINK M, SERAFINI F, et al. Delay in treatment of biliary disease during pregnancy increases morbidity and can be avoided with safe laparoscopic cholecystectomy[J]. Am Surg, 2001, 67(6): 539–542 [discussion: 542–543].

[8] GUYTON A C, HALL J E. Guyton and Hall textbook of medical physiology[M]. 11th ed. Philadelphia: Saunders,2005.

[9] HEGEWALD M J, CRAPO R O. Respiratory physiology in pregnancy[J]. Clin Chest Med, 2011, 32(1): 1–13.

[10] MILNE J A. The respiratory response to pregnancy[J]. Postgrad Med J, 1979, 55(643): 318–324.

[11] LONGO S A, MOORE R C, CANZONERI B J, et al. Gastrointestinal conditions during pregnancy[J]. Clin Colon Rectal Surg, 2010, 23(2): 80–89.

[12] American College of Obstetricians Gynecologists. ACOG Committee opinion No. 548: weight gain during pregnancy[J]. Obstet Gynecol, 2013, 121(1): 210–212.

[13] AFFLECK D G, HANDRAHAN D L, EGGER M J, et al. The laparoscopic management of appendicitis and cholelithiasis during pregnancy[J]. Am J Surg, 1999, 178(6): 523–529.

[14] ROLLINS M D, CHAN K J, PRICE R R. Laparoscopy for appendicitis and cholelithiasis during pregnancy: a new standard of care[J]. Surg Endosc, 2004, 18(2): 237–241.

[15] BABLER E A. Perforative appendicitis complicating pregnancy[J]. JAMA, 1908, LI(16): 1310–1314.

[16] MOGADAM M, KORELITZ B I, AHMED S W, et al. The course of inflammatory bowel disease during pregnancy and postpartum[J]. Am J Gastroenterol, 1981, 75(4): 265–269.

[17] KATZ J A, PORE G. Inflammatory bowel disease and pregnancy[J]. Inflamm Bowel Dis, 2001, 7(2): 146–157.

[18] DOZOIS E J, WOLFF B G, TREMAINE W J, et al. Maternal and fetal outcome after colectomy for fulminant ulcerative colitis during pregnancy: case series and literature review[J]. Dis Colon Rectum, 2006, 49(1): 64–73.

[19] HOROWITZ M D, GOMEZ G A, SANTIESTEBAN R, et al. Acute appendicitis during pregnancy. Diagnosis and management[J]. Arch Surg, 1985, 120(12): 1362–1367.

[20] SQUIRES R A. Surgical considerations in pregnancy[J]. Audio Dig Gen Surg, 1998, 45: 6.

[21] SEMM K. Endoscopic appendectomy[J]. Endoscopy, 1983, 15(2): 59–64.

[22] KAPLAN M, SALMAN B, YILMAZ T U, et al. A quality of life comparison of laparoscopic and open approaches in acute appendicitis: a randomised prospective study[J]. Acta Chir Belg, 2009, 109(3): 356–363.

[23] LYASS S, PIKARSKY A, EISENBERG V H, et al. Is laparoscopic appendectomy safe in pregnant women?[J]. Surg Endosc, 2001, 15(4): 377–379.

[24] LEMAIRE B M, VAN ERP W F. Laparoscopic surgery during pregnancy[J]. Surg Endosc, 1997, 11(1): 15–18.

[25] DHUPAR R, SMALDONE G M, HAMAD G G. Is there a benefit to delaying cholecystectomy for symptomatic gallbladder disease during pregnancy?[J]. Surg Endosc, 2010, 24(1): 108–112.

[26] HERRINGTON A, GALA R, BECK D E, et al. Bowel obstruction in a pregnant patient with a restorative proctocolectomy and ileoanal j–pouch: a case report[J]. Ochsner J, 2012, 12(2): 170–172.

[27] CASEY F E, LAU K N, MESBAH M C, et al. Use of laparoscopy for resolution of intussusception in the third trimester of pregnancy: a case report[J]. J Reprod Med, 2009, 54(11–12): 712–714.

[28] SHERER D M, FRAGER D, ELIAKIM R. An unusual case of diverticulitis complicating pregnancy at 33 weeks' gestation[J]. Am J Perinatol, 2001, 18(2): 107–111.

[29] BODNER J, WINDISCH J, BALE R, et al. Perforated right colonic diverticulitis complicating pregnancy at 37 weeks'gestation[J]. Int J Colorectal Dis, 2005, 20(4): 381–382.

[30] BOHE M G, EKELUND G R, GENELL S N, et al. Surgery for fulminating colitis during pregnancy[J]. Dis Colon Rectum, 1983, 26(2): 119–122.

[31] GIRARD R M, LAMARCHE J, BAILLOT R. Carcinoma of the colon associated with pregnancy: report of a case[J]. Dis Colon Rectum, 1981, 24(6): 473–475.

[32] BERNSTEIN M A, MADOFF R D, CAUSHAJ P F. Colon and rectal cancer in pregnancy[J]. Dis Colon Rectum, 1993, 36(2): 172–178.

[33] MECHERY J, IKHENA S E. Cancer of the descending colon during pregnancy[J]. J Obstet Gynaecol, 2007, 27(3): 311–312.

[34] WALSH C, FAZIO V W. Cancer of the colon, rectum, and anus during pregnancy. The surgeon's perspective[J]. Gastroenterol Clin North Am, 1998, 27(1): 257–267.

[35] NESBITT J C, MOISE K J, SAWYERS J L. Colorectal carcinoma in pregnancy[J]. Arch Surg, 1985, 120(5): 636–640.

[36] HASSON H M. A modified instrument and method for laparoscopy[J]. Am J Obstet Gynecol, 1971, 110(6): 886–887.

[37] NEZHAT F R, TAZUKE S, NEZHAT C H, et al. Laparoscopy during pregnancy: a literature review[J]. JSLS, 1997, 1(1): 17–27.

[38] HUNTER J G, SWANSTROM L, THORNBURG K. Carbon dioxide pneumoperitoneum induces fetal acidosis in a pregnant ewe model[J]. Surg Endosc, 1995, 9(3): 272–277 [discussion: 277–279].

第三十四章　腹腔镜结肠手术经济效益学

Anthony J. Senagore

关键点

- 在美国，腹腔镜结肠手术占比约50%。
- 腹腔镜结肠手术费用较低的原因为住院时间短、并发症少及再次入院率低。
- 快速康复外科对腹腔镜和开放手术均有帮助。
- 微创手术远期并发症（如肠粘连和疝）均少见，节省医疗费用。
- 单孔腹腔镜技术和机器人结肠手术具有潜在的技术优势，但由于设备原因而导致费用昂贵。

Anthony J. Senagore，MD，MS，MBA（通讯作者）
Department of Surgery，Central Michigan University，School of Medicine，Saginaw，MI，USA
E-mail：anthony.senagore@cmich.edu

一、简介

腹腔镜结肠手术终于迎来了辉煌时刻，近50%的患者行此手术，这归因于一项关于结直肠癌腹腔镜手术的前瞻性随机对照试验结果[1-7]。这种转变历时较久，有多种原因。首先，人们关心Trocar通道结直肠癌复发问题，使得外科技术进一步改善[8,9]；其次，结直肠外科医生掌握腹腔镜结肠手术技巧并非易事；最后，具有腹腔镜手术经验的初级医生不断增多，作为外科手术的秘密“武器库”，已冲破重重阻挠而最终推动腹腔镜结肠手术的进一步开展。其结果是通过更加完善的培训，学习曲线进一步缩短，造就一大批胜任腹腔镜结肠手术的外科医生[10,11]。尽管一开始即明确腹腔镜结肠手术利于患者康复，但依然需要提高手术技巧和改善围术期处理策略，以便进一步推广这种成本效益良好的微创手术[12-16]。本章将讨论影响腹腔镜结肠手术成本效益的各种因素，以便充分认识这种手术的全部优势。

二、腹腔镜结肠手术优势

在腹腔镜结肠手术开始之初，大部分人对这种新的颇为复杂的手术方式给予极大关注，该手术具有学习效率低、需要特殊的手术设备、需要专业团队和较长的手术用时等特点。开始时，这些问题确实增加结肠手术费用，然而，恰如前述，腹腔镜手术患者具有不同的康复模式，足以使患者受益。开放手术快速康复外科处理措施的应用模糊了腹腔镜手术获益的真实情况。然而，目前已确认腹腔镜结肠手术联合快速康复外科可明显改善患者的康复过程[14,17-20]。技术娴熟的外科团队实施手术并采取上述处理措施后可节省医疗费用，其原因颇多，包括减少入院次数和再次入院费用、降低诸如与疝和粘连性肠梗阻相关的长期花费等。需要注意的是，这些优势使得患者和卫生保健系统均受益，对于恶性肿瘤而言，这一点更是毋庸置疑。Delaney等报道150例配对患者行开放手术或腹腔镜手术的试验结果，证实后者总的直接费用降低[18]，有趣的是，作者认为术后阶段的获益，如住院时间、床位护理费用、药物用量、实验室和放射检查次数等均减少，抵消了术中器械费用的增加。这些优势在腹腔镜结肠手术开始之初即有报道，最近的入院登记资料分析也再次证实[13,21-23]。大量文献报道腹腔镜结肠手术具有降低切口及手术部位感染率的优势，且术后肠梗阻和心、肺并发症等发生率也有所下降。尽管资料支持腹腔镜结肠手术，但如果因为迟发并发症或过于激进的出院计划而导致再次入院或非计划术后就诊次数增加的话，上述优势就荡然无存了[24-28]。现存的资料也支持腹腔镜结肠手术患者中期获益，非计划就诊减少而降低医疗费用。和开放手术相比，腹腔镜结肠手术显而易见的优势在于减少上述并发症发生率。联合使用腹腔镜技术和快速康复外科处理措施即使不能降低再次入院率，至少也不增加其发生率[26-28]。O’Brien等报道不但腹腔镜手术没有增加再次入院率，而且更重要的是，当因并发症而需再次入院处理时，也不存在因延误处理而导致更为严重的损害之虞[27]。这些优势也有益于预付制支付系统的付费方，这是因为该系统内的患者如果因并发症而导致其分级上调的话，其支付的医疗费用将相应增加，但腹腔镜手术后因严重并发症而需要支付昂贵费用的患者比例下降接近50%[29]，进而使付费方支出减少。因此在联合使用快速康复外科处理措施的前提下，技术娴熟的腹腔镜手术团队可大幅度降低医疗费用。和开放手术相比，腹腔镜手术入院次数减少，同时因病情变化而需再次入院率也有所下降。目前对再次入院率的关注可能会进一步确认确实可预防、潜在可预防和确实不能预防的并发症，以便为此类患者提供确切的费用支付额度。如此即可奖赏那些高效的诊疗活动，确保大部分患者安全缩短住院时间，同时对于少部分出院后发生并发症的患者，也可使其得到及时有效的处理。

腹腔镜结肠手术节省医疗费用的原因还在于降低长期并发症（如切口疝和粘连性肠梗阻）的风险和发生率[30-35]。对于患者和卫生保健系统支付的总费用而言，这一点并未引起重视，原因在于对于剖腹探查手术而言，上述并发症司空见惯。然而，腹腔镜手术资料显示患者满意度增加，包括对小肠梗阻或切口疝及其相关处置费用的态度问题。目前，尚未见比较不同术式再次入院满意度是否存在差异的文献报道。然而，小肠梗阻再次入院内科处理或再次手术无疑会增加风险和费用。外科处置切口疝则更为严峻，因为多需要昂贵的修复补片。长期花费更令人震惊，这是因为负责任的保健组织诊治上述并发症可能长达数年甚至终身。

三、单孔腹腔镜和机器人辅助腹腔镜手术经济学

随着腹腔镜经验积累和技术不断进步，为减少腹壁创伤和改善美观效果，单孔腹腔镜手术应运而生[36-39]。目前资料显示该手术具有安全性和可行性，但即使经验丰富的腹腔镜外科医生也需要一定的学习曲线，甚至在跨越学习曲线之后手术用时依然较长。在安全性和疾病处置方面，单孔腹腔镜和常规腹腔镜结肠手术之间并无显著差别。然而，一项前瞻性随机对照试验报道单孔腹腔镜结肠手术不但手术用时长，而且中转开腹率高[39]。有关单孔腹腔镜胆囊切除术的资料显示近期及长期切口感染的可能性增加[40]。而且，需要进一步评价单孔腹腔镜结肠手术带来的美观效果和常规腹腔镜术后少见切口疝并发症之间孰轻孰重。然而，即使术者可跨越学习曲线而使手术用时无明显延长，单孔腹腔镜手术也不可能降低相关费用。

在首次评估第一代机器人da Vinci®（Intuitive Surgical，Sunnyvale，CA）之后，人们对机器人辅助腹腔镜结肠手术的兴趣再次兴起[41]。目前资料证实机器人辅助腹腔镜结肠手术和常规腹腔镜手术一样，具有良好的近期临床结局[42-44]。然而，这些资料也显示其需高昂的医疗费用，这源于机器人购置费和手术所需的器械费用。值得注意的是，即使跨越学习曲线之后，此种昂贵的医疗费用依然存在。深部盆腔解剖时，机器人手术可实施精确的环周切缘游离并避免盆腔神经损伤[45-48]。由于资料匮乏，需要尽早开展高质量的随机对照试验以明确机器人手术的成本效益比，但该手术方式绝对不可能节省医疗费用。最近三项研究比较了腹腔镜手术和机器人手术的不同之处（表34-1）。

表34-1 腹腔镜手术和机器人手术之间的差异

作者	并发症发生率/%	手术用时/min	住院时间/d	费用/$
deSouza	21 vs 20	118 vs 158	5 vs 5	12 361 vs 15 192
Tyler	22 vs 22	未提供	5.7 vs 5.5	16 519 vs 20 696
Park	未提供	130 vs 196	未提供	10 320 vs 12 235

四、小结

目前掌握的资料显示经验丰富的腹腔镜外科医生可安全实施腹腔镜结肠手术，提供以患者为中心的高质量医疗服务，具有良好的成本效益比。最重要的是，和开放手术最好的临床结局比较，腹腔镜手术依然能明显降低并发症发生率。腹腔镜结肠手术需进一步改善的关键之处在于降低中转开腹率、优化标本取出切口和Trocar通道的关闭技术，因为切口疝影响患者生活质量，增加医疗费用，所以应尽量避免。

参考文献

[1] LACY A M, GARCIA–VALDECASAS J C, DELGADO S, et al. Laparoscopy assisted colectomy versus open colectomy for treatment of nonmetastatic colon cancer: a randomised trial[J]. Lancet, 2002, 359(9325): 2224–2229.

[2] VELDKAMP R, KUHRY E, HOP W C, et al. Laparoscopic surgery versus open surgery for colon cancer: short–term outcomes of a randomised trial[J]. Lancet Oncol, 2005, 6(7): 477–484.

[3] GUILLOU P J, QUIRKE P, THORPE H, et al. Short–term endpoints of conventional versus laparoscopic–assisted surgery in patients with colorectal cancer (MRC CLASICC trial): multicentre, randomized controlled trial[J]. Lancet, 2005, 365(9472): 1718–1726.

[4] Cost Study Group. A comparison of laparoscopically assisted and open colectomy for colon cancer[J]. N Engl J Med, 2004, 350(20): 2050–2059.

[5] BARDAKCIOGLU O, KHAN A, ALDRIDGE C, et al. Growth of laparoscopic colectomy in the United States: analysis of regional and socioeconomic factors over time[J]. Ann Surg, 2013, 258(2): 270–274.

[6] PATEL S S, PATEL M S, MAHANTI S, et al. Laparoscopic versus open colon resections in California: a cross–sectional analysis[J]. Am Surg, 2012, 78(10): 1063–1005.

[7] Surgical Care and Outcomes Assessment Program (Scoap) Collaborative, KWON S, BILLINGHAM R, et al. Adoption of laparoscopy for elective colorectal resection: a report from the Surgical Care and Outcomes Assessment Program[J]. J Am Coll Surg, 2012, 214(6): 909–918.

[8] ZANGHÌ A, CAVALLARO A, PICCOLO G, et al. Dissemination metastasis after laparoscopic colorectal surgery versus conventional open surgery for colorectal cancer: a meta–analysis[J]. Eur Rev Med Pharmacol Sci, 2013, 17(9): 1174–1184.

[9] PÅHLMAN L. The problem of port–site metastases after laparoscopic cancer surgery[J]. Ann Med, 1997, 29(6): 477–481.

[10] PRAKASH K, KAMALESH N P, PRAMIL K, et al. Does case selection and outcome following laparoscopic colorectal resection change after initial learning curve? Analysis of 235 consecutive elective laparoscopic

colorectal resections[J]. J Minim Access Surg, 2013, 9(3): 99–103.

[11] MAITRA R K, ACHESON A G, GORNALL C, et al. Results of laparoscopic colorectal surgery from a national training center[J]. Asian J Surg, 2013, 37(1): 1–7.

[12] DELANEY C P, SENAGORE A J, GERKIN T M, et al. Association of surgical care practices with length of stay and use of clinical protocols after elective bowel resection: results of a national survey[J]. Am J Surg, 2010, 199(3): 299–304 [discussion: 304].

[13] DELANEY C P, CHANG E, SENAGORE A J, et al. Clinical outcomes and resource utilization associated with laparoscopic and open colectomy using a large national database[J]. Ann Surg, 2008, 247(5): 819–824.

[14] SENAGORE A J, DELANEY C P. A critical analysis of laparoscopic colectomy at a single institution: lessons learned after 1 000 cases[J]. Am J Surg, 2006, 191(3): 377–380.

[15] SENAGORE A J, LUCHTEFELD M A, MACKEIGAN J M. What is the learning curve for laparoscopic colectomy?[J]. Am Surg, 1995, 61(8): 681–685.

[16] SENAGORE A J, LUCHTEFELD M A, MACKEIGAN J M, et al. Open colectomy versus laparoscopic colectomy: are there differences?[J]. Am Surg, 1993, 59(8): 549–553 [discussion: 553–554].

[17] SENAGORE A J, DELANEY C P, BRADY K M, et al. Standardized approach to laparoscopic right colectomy: outcomes in 70 consecutive cases[J]. J Am Coll Surg, 2004, 199(5): 675–679.

[18] DELANEY C P, KIRAN R P, SENAGORE A J, et al. Case–matched comparison of clinical and financial outcome after laparoscopic or open colorectal surgery[J]. Ann Surg, 2003, 238(1): 67–72.

[19] SENAGORE A J, DUEPREE H J, DELANEY C P, et al. Results of a standardized technique and postoperative care plan for laparoscopic sigmoid colectomy: a 30–month experience[J]. Dis Colon Rectum, 2003, 46(4): 503–509.

[20] VLUG M S, WIND J, HOLLMANN M W, et al. Laparoscopy in combination with fast track multimodal management is the best perioperative strategy in patients undergoing colonic surgery: a randomized clinical trial (LAFA–study)[J]. Ann Surg, 2011, 254(6): 868–875.

[21] GULLER U, JAIN N, HERVEY S, et al. Laparoscopic vs open colectomy: outcomes comparison based on large nationwide databases[J]. Arch Surg, 2003, 138(11): 1179–1186.

[22] KEMP J A, FINLAYSON S R. Outcomes of laparoscopic and open colectomy: a national population–based comparison[J]. Surg Innov, 2008, 15(4): 277–283.

[23] STEELE S R, BROWN T A, RUSH R M, et al. Laparoscopic vs open colectomy for colon cancer: results from a large nationwide population–based analysis[J]. J Gastrointest Surg, 2008, 12(3): 583–591.

[24] HANSEN C D, FOX C J, GROSS C P, et al. Hospital readmissions and emergency department visits following laparoscopic and open colon resection for cancer[J]. Dis Colon Rectum, 2013, 56(9): 1053–1061.

[25] HENDREN S, MORRIS A M, ZHANG W, et al. Early discharge and hospital readmission after colectomy for cancer[J]. Dis Colon Rectum, 2011, 54(11): 1362–1367.

[26] RONA K, CHOI J, SIGLE G, et al. Enhanced recovery protocol: implementation at a county institution with limited resources[J]. Am Surg, 2012, 78(10): 1041–1044.

[27] O'BRIEN D P, SENAGORE A, MERLINO J, et al. Predictors and outcome of readmission after laparoscopic intestinal surgery[J]. World J Surg, 2007, 31(12): 2430–2435.

[28] KARIV Y, WANG W, SENAGORE A J, et al. Multivariable analysis of factors associated with hospital readmission after intestinal surgery[J]. Am J Surg, 2006, 191(3): 364–371.

[29] SENAGORE A J, BRANNIGAN A, KIRAN R P, et al. Diagnosis–related group assignment in laparoscopic and open colectomy: financial implications for payer and provider[J]. Dis Colon Rectum, 2005, 48(5): 1016–1020.

[30] RESHEF A, HULL T L, KIRAN R P. Risk of adhesive obstruction after colorectal surgery: the benefits of the minimally invasive approach may extend well beyond the perioperative period[J]. Surg Endosc, 2013, 27(5): 1717–1720.

[31] BURNS E M, CURRIE A, BOTTLE A, et al. Minimalaccess colorectal surgery is associated with fewer adhesion–related admissions than open surgery[J]. Br J Surg, 2013, 100(1): 152–159.

[32] LEE L, MAPPIN–KASIRER B, SENDER LIBERMAN A, et al. High incidence of symptomatic incisional hernia after midline extraction in laparoscopic colon resection[J]. Surg Endosc, 2012, 26(11): 3180–3185.

[33] COBB W S, CARBONELL A M, SNIPES G M, et al. Incisional hernia risk after hand–assisted laparoscopic surgery[J]. Am Surg, 2012, 78(8): 864–869.

[34] DUEPREE H J, SENAGORE A J, DELANEY C P, et al. Does means of access affect the incidence of small bowel obstruction and ventral hernia after bowel resection? Laparoscopy versus laparotomy[J]. J Am Coll Surg, 2003, 197(2): 177–181.

[35] SAMIA H, LAWRENCE J, NOBEL T, et al. Extraction site location and incisional hernias after laparoscopic colorectal surgery: should we be avoiding the midline?[J]. Am J Surg, 2013, 205(3): 264–267 [discussion: 268].

[36] PARK J W, SOHN D K, PARK S, et al. Safety and efficacy of single–port colectomy for sigmoid colon cancer: a phase Ⅱ clinical trial[J]. J Laparoendosc Adv Surg Tech A, 2013, 23(9): 745–750.

[37] AL SABAH S, LIBERMAN A S, WONGYINGSINN M, et al. Single–port laparoscopic colorectal surgery: early clinical experience[J]. J Laparoendosc Adv Surg Tech A, 2012, 22(9): 853–857.

[38] FUNG A K, ALY E H. Systematic review of single–incision laparoscopic colonic surgery[J]. Br J Surg, 2012, 99(10): 1353–1364.

[39] CHAMPAGNE B J, LEE E C, LEBLANC F, et al. Single–incision vs straight laparoscopic segmental colectomy: a case–controlled study[J]. Dis Colon Rectum, 2011, 54(2): 183–186.

[40] PHILLIPS M S, MARKS J M, ROBERTS K, et al. Intermediate results of a prospective randomized controlled trial of traditional four–port laparoscopic cholecystectomy versus single–incision laparoscopic cholecystectomy[J]. Surg Endosc, 2012, 26(5): 1296–1303.

[41] DELANEY C P, LYNCH A C, SENAGORE A J, et al. Comparison of robotically performed and traditional

laparoscopic colorectal surgery[J]. Dis Colon Rectum, 2003, 46(12): 1633–1639.

[42] FUNG A K, ALY E H. Robotic colonic surgery: is it advisable to commence a new learning curve?[J]. Dis Colon Rectum, 2013, 56(6): 786–796.

[43] TYLER J A, FOX J P, DESAI M M, et al. Outcomes and costs associated with robotic colectomy in the minimally invasive era[J]. Dis Colon Rectum, 2013, 56(4): 458–466.

[44] PARK J S, CHOI G S, PARK S Y, et al. Randomized clinical trial of robot–assisted versus standard laparoscopic right colectomy[J]. Br J Surg, 2012, 99(9): 1219–1226.

[45] FERNANDEZ R, ANAYA D A, LI L T, et al. Laparoscopic versus robotic rectal resection for rectal cancer in a veteran population[J]. Am J Surg, 2013, 206(4): 509–517.

[46] ERGUNER I, AYTAC E, BOLER D E, et al. What have we gained by performing robotic rectal resection? Evaluation of 64 consecutive patients who underwent laparoscopic or robotic low anterior resection for rectal adenocarcinoma[J]. Surg Laparosc Endosc Percutan Tech, 2013, 23(3): 316–319.

[47] HALABI W J, KANG C Y, JAFARI M D, et al. Robotic–assisted colorectal surgery in the United States: a nationwide analysis of trends and outcomes[J]. World J Surg, 2013, 37(12): 2782–2790.

[48] ZAWADZKI M, VELCHURU V R, ALBALAWI S A, et al. Is hybrid robotic laparoscopic assistance the ideal approach for restorative rectal cancer dissection?[J]. Colorectal Dis, 2013, 15(8): 1026–1032.

第三十五章　腹腔镜手术的临床结局

Jennifer Leahy, Rocco Ricciardi

关键点

- 腹腔镜辅助手术（laparoscopic-assisted surgery，LAS）可分为多孔、单孔或手辅助3种类型。
- 3种手术方式的临床结局大致相同，但均优于开放手术。
- 尚需进一步的资料以评价投入产出比、以患者为中心的临床结局及长期的治疗效果。

Jennifer Leahy，BA，MS; Rocco Ricciardi，MD，MPH（通讯作者）
Department of Colon and Rectal Surgery，Lahey Clinic，41 Mall Rd.，Burlington，MA 01805，USA
E-mail：jennifer.leahy@lahey.org；Rocco.Ricciardi@lahey.org

一、简介

本章主要讨论结直肠LAS的临床结局，客观评估LAS常见及以患者为中心的优势。幸运的是，有大量的文献比较LAS和开放手术（open surgery，OS）及其他联合手术的优缺点。本章将总结这些资料，展现和OS相比，LAS不断增高的价值，同时讨论手辅助、单孔及多孔LAS的不同结果。笔者也基于病变、患者和术者的不同，评价腹腔镜手术临床结局，目的在于判断可自LAS获益最大的患者。本章将聚焦于那些具有普遍性、可重复且执行良好的研究资料，对目前研究LAS的临床指标进行全面回顾，同时建立一个以患者为中心的临床结局列表，以供术者参考。

二、常规开放手术和腹腔镜手术临床结局比较

有大量文献比较结直肠LAS和OS的优劣[1-18]（表35-1）。总计11 671例患者，比较内容包括手术用时、术中出血、住院时间及术后并发症。手术用时是一个重要变量，至少有7篇文献报道LAS组手术用时增加[1,5,8,14-16,18]。另外，几篇文献报道LAS组住院时间明显缩短[5-8,10,14-16,18]、出血减少[6,10,18]、补液量较少。

表35-1　常规开放手术（OS）和腹腔镜辅助手术（LAS）临床结局比较

项目	OS（参考文献）	LAS（参考文献）	无显著差别（参考文献）
手术用时短	[1,5,8,14-16,18,49,51,53,55-58]	—	—
中转开腹率低	—	—	—
住院时间短	—	[5-8,10,14-16,18,49,50,56-58,60-62,67,71,74-77,80, 94-98,100-102]	[64]
总体并发症少	—	[48,51,55,56,61,62]	[1,2,4-7,11,13,16,18,49-53,57,61,64]
手术部位感染少	—	[9,13,14,18]	[16,55-57,62]
术后首次排便早	—	[16,56,57,60,64,73,75-77,80,94,96,98]	[1,3,7,54]
死亡率下降	—	—	[2,5,8,11,18,48-52, 61,62]

另外，也有文献深入讨论LAS术后不良事件。文献报道LAS手术部位感染率明显下降[9,13,14,18]，但在以下方面无显著差别：吻合口漏[10-13,18]、功能性临床结局[1,3,7]、严重术后并发症[1,2,4-7,11,13,16,18]、生活质量[3,15]、再次入院率[1,6,7]、再次手术率[6,7,16]、死亡率[2,5,11,18]。Kockerling等报道了一项大样本的前瞻性研究，包括24个中心的1 143例连续入院的患者，实施腹腔镜或腹腔镜辅助手术，历时3年，其中一半以上的病例为恶性肿瘤患者，64例（5.6%）中转开腹手术；和开放手术相比，LAS术中或术后并发症、吻合口漏和死亡率大致相同。Larson等[16]前瞻性探讨腹腔镜结肠贮袋肛管吻合并回肠袢式造口术的安全性和90天临床结局，病例数试验组为100例，常规开放手术组为200例，结果显示尽管腹腔镜组手术用时明显增加103 min，但术后排便时间早、恢复普通饮食早、住院时间缩短3天[16]，然而，在其他并

发症、再次入院率或吻合口漏等方面均无显著差别，因此作者认为腹腔镜回肠贮袋肛管吻合并回肠袢式造口术安全可行，术后康复至少等同于开放手术。

尽管有术者认为中转开腹手术即为手术失败，但实际上此为确保腹腔镜手术安全的重要策略[19]，但中转开腹手术后微创手术优势大为减弱。有9篇文献探讨889例中转手术和非中转手术临床结局的差别[19–27]，其中有一些患者完全改为开放结直肠手术。为更好地理解这些临床结局，读者务必掌握中转手术的含义[21]，3项研究定义为切口长度改变[19,20,24]，也有定义为原切口意外延长[22,25,26]，尚有定义为Trocar拔除者[23]。Gervaz等报道许多研究所采用的中转手术定义并不确切，如果采用标准定义，中转手术率可能明显增加[21]。文献报道中转手术出血量明显增加[22,23]、手术用时延长[19,21,23]，然而涉及此类问题的其他研究缺乏可信度[20,22,27]。当然，中转手术肯定丧失腹腔镜手术住院时间短的优势，事实是中转手术的住院时间明显延长[19,21–23]。然而，中转手术的原因可能是影响住院时间长短的主要因素，此点并未深入研究，这些原因包括出血、粘连、肿瘤巨大或固定、手术进程受阻。术后并发症发生率[22,24,26]及死亡率[19,22]在中转手术和非中转手术之间均无显著差别，甚至和常规开放手术之间也无显著差别[22]。一项研究发现中转手术后并发症明显增加[23]。另外，手术部位感染在中转手术组明显增加[23,26]，这源于切口延长或手术复杂性的增加。这些资料显示腹腔镜中转手术对患者术后临床结局和康复并无明显的不利影响。

总之，和OS相比，大量研究证实LAS可减少住院时间和围术期失血量，并发症和死亡率无明显差别，但切口感染率LAS组确实显著减少。另外，中转手术虽然未明显恶化患者的临床结局，但确实削弱了LAS应具有的优势。

三、腹腔镜辅助手术和手辅助腹腔镜手术临床结局比较

有几项研究比较手辅助腹腔镜手术（hand-assisted laparoscopic surgery，HALS）和LAS的优劣[28–37]（表35–2），还有几项研究比较了HALS和OS的优劣[38,39]。

表35–2 腹腔镜辅助手术（LAS）和手辅助腹腔镜手术（HALS）临床结局比较

项目	LAS（参考文献）	HALS（参考文献）	无差别（参考文献）
手术用时短	—	[28,30,33,34]	[31,35]
中转开腹率低	—	[28,30,34,84]	—
住院时间短	—	[29,30,32,36]	[28,31,33–35,37]
总体并发症少	—	—	[30–33,36]
手术部位感染少	—	—	[29,30,34,36]
术后首次排便早	—	—	[28,31,33]
死亡率下降	—	—	—

在大部分研究中，HALS和LAS的临床结局类似[30-33,36,38]，但也有文献报道HALS的中转手术率较低[28,30,34]，手术用时短[28,30,33,34]或类似[31,35]。在更加复杂的手术中，HALS具有明确的优势，手术用时明显缩短[30]。2008年发表了一篇关于HALS的荟萃分析文献，和LAS相比，HALS出血量并未增加[28]，但HALS节段性结肠切除术和全结直肠切除术手术用时短，而且HALS节段性结肠切除术的中转手术率低。

恰如前述，有关HALS和LAS或OS[38,39]比较的研究结果显示总体并发症发生率均无显著差别。关于不良事件发生率HALS组和LAS组大致相同，包括手术部位感染[29,30,34,36]、切口疝[36]、吻合口漏[29,34-36]、术后出血[29,30,34]、脓肿[30,34,35]、小肠梗阻[36]、迁延不愈的肠梗阻[30,34]、再次入院率[33,35]、再次手术率[33,35,36]。HALS及LAS手术部位感染率低的原因在于使用切口保护器及手术切口短[31]。

术后恢复方面的评价指标包括住院时间、胃肠道功能恢复时间、正常饮食恢复时间及疼痛程度。大部分研究发现住院时间无显著差别[28,31,33-35,37]，但也有文献报道HALS组住院时间较长[29,30,32,36]，主要原因可能是HALS组患者病情复杂。肠道功能恢复方面HAL和LAS无显著差别[28,31,33]。在HALS和LAS[28,31,33]或OS[39]之间，术后疼痛程度类似。文献亦报道术后生活质量大致相同[31]。总体而言，关于术后优势，HALS和LAS两组之间均无显著差别，但为确切地比较HALS和LAS差异，应该关注切口疝的发病情况。

总之，除HALS可减少手术用时（特别是在复杂病例）和中转开腹率之外，和LAS相比，其他的临床结局类似，需要更多的研究以进一步明确切口疝和以患者为中心的其他临床结局是否存在差异。

四、单孔腹腔镜手术和多孔腹腔镜手术临床结局比较

难以开展比较单孔腹腔镜手术（single-incision laparoscopic surgery，SILS）和传统多孔腹腔镜手术（multi-incision laparoscopic surgery，MILS）的高质量研究。在SILS组，患者肿瘤小、体重指数（body mass index，BMI）低、术者经验丰富，这导致大部分的对比研究缺乏科学性。部分研究报道SILS和MILS中转手术率无显著差别，但也有文献研究显示SILS中转手术率较高[41,42]。SILS和MILS手术用时无明显差别[41-44]，但SILS组手术出血量少[42,44,45]，MILS组输血量较大[45]（表35-3）。

表35-3 多孔腹腔镜手术（MILS）和单孔腹腔镜手术（SILS）临床结局比较

项目	MILS（参考文献）	SILS（参考文献）	无显著差别（参考文献）
手术用时短	—	—	[40,2-46]
中转开腹率低	—	—	[40,42-47]
住院时间短	—	[40,42,44,45,47]	—
总体并发症少	—	—	—
手术部位感染少	—	—	[44,45]
术后首次排便早	—	—	—
死亡率下降	—	—	[45]

在比较手术不良事件方面，所有的研究均无差异，包括手术部位感染、肠梗阻、吻合口漏[44,45]、死亡率、切口疝、腹腔内脓肿、再次手术率、再次入院率、肾功能衰竭、心血管并发症、肺部并发症、血栓事件以及尿路感染[45]。总体而言，4项荟萃分析均提示SILS住院时间短，但在不同研究之间存在明显的异质性。SILS组切口长度较短[40,44,45]，美观效果较好[45]。也有文献评估了肿瘤学临床结局和标本边缘状态，但是研究本身存在异质性和偏倚。2项随机对照试验研究结果显示SILS和MILS住院时间和中转开腹率均无显著差别[43,46]。Poon等报道SILS和MILS术中并发症和估计出血量无区别，但SILS组术后第1天、第2天疼痛评分低，住院时间短[43]，然而，恢复经口进食时间类似[46]。文献证实SILS和MILS术后收获的淋巴结数量无显著差别[43,46]，另外即使经验丰富的腹腔镜外科医生，实施SILS也颇具挑战性[46]。Papaconstantinou等比较SILS、HALS、MILS的差别，每组29例患者，年龄、性别、既往腹部手术史、病理等均无显著差别，结果显示中转手术率、手术用时、估计术中出血量、再次入院率、轻度切口并发症发生率和收获淋巴结数目3组均大致相同；然而SILS组术后第1天、第2天疼痛评分低，但出院时3组之间均无显著差别；SILS组住院时间短；SILS组和MILS组切口长度短[47]。所有研究均证实SILS具有一定的技术难度。

总之，尽管由于患者选择偏倚导致文献质量不令人满意，但依然可以确认SILS、LAS及HALS三者围术期临床结局大致相同。SILS颇具挑战性，但新设备的不断出现，将大大降低SILS手术难度。

五、疾病相关的临床结局

1. 憩室炎

有关腹腔镜手术处置憩室炎的6篇文献共包括13 875例患者，其中6 150例实施了腹腔镜手术[48-53]，结果显示腹腔镜手术用时较长[49,51,53]，其中1篇文献估计需延长1 h[49]。术中并发症无显著差别，1篇文献报道LAS术中出血明显减少，但术中补液量无显著差别。

总并发症发生率在LAS组明显降低[48,51]，但并非总是如此[49-53]。Mbadiwe等在一项大型回顾性研究中发现LAS组术后并发症明显降低，但对于急症患者无显著差别[52]。Klarenbeek等报道憩室炎术后晚期并发症数量无显著差别[51]。其他文献报道以下并发症发生率大致相同：吻合口漏[48,49,53]、吻合口狭窄[51,53]、吻合口出血[48]、肠外瘘[51]、腹腔内脓肿[48,51]、术后小肠梗阻[48,51]、憩室炎复发[51]、再次手术及切口疝[51,53]。尽管关于手术部位感染的结论模糊不清[48,53]，但死亡率在不同手术方式之间无显著差别[48-52]。一些文献报道腹腔镜术后肠梗阻少见，但也有无显著差别的文献报道[48,49]。有3篇文献探讨了LAS术后疼痛，结论不一，但最大疼痛程度在LAS组显著下降[49]，麻醉镇痛药用量明显减少[49,50]，从而导致术后排便时间早[49]、住院时间短[49,50]。生活质量是一个需着重考量的因素，但文献报道结果不一致，1篇文献报道LAS可改善术后早期生活质量[50]，然而亦有2篇文献报道远期生活质量大致相同[51,53]。

总之，憩室炎LAS的临床结局至少等同于OS，但手术用时相对延长。对处置憩室炎并发症而言，采用腹腔镜手术颇具挑战性。

2. 炎症性肠病

克罗恩病（Crohn’s disease，CD）和溃疡性结肠炎（ulcerative colitis，UC）多见于年轻患者，后者更关心微创和手术的美观效果[54]，因此这些患者多选择LAS，但LAS处置UC及CD颇具挑战，特别是在炎症急性发作期更是如此。

有3项荟萃分析比较LAS和OS处置CD的效果[55-57]，共计1 515例患者，795例实施LAS，结果显示LAS手术用时明显延长[56,57]，出血量[57]和术后早期并发症发生率类似[57]，然而，其他2项研究报道LAS组总体并发症发生率明显下降[56]。以下并发症发生率均无显著差别：手术部位感染[55-57]、吻合口漏[56,57]、脓肿[56,57]、小肠梗阻[57]、术后肠麻痹[55]、炎症性肠病复发[56]及总体再手术率[55,56]。术后麻醉镇痛药用量类似[57]，有2项研究证实LAS组肠功能恢复较快[56,57]，大部分研究证实LAS组住院时间短[56,57]。几项随机对照试验探讨LAS在CD治疗中的价值，结果显示手术用时增加[54,58]、切口长度缩短[54]，但出血量无显著差别[59]。术后疼痛程度[58]或麻醉药用量[54]、排气时间[54]、第一次大便时间[54]均无显著差别。一项研究报道OS住院时间长，但其资料具有偏倚。Milsom等报道LAS组的轻度并发症较少，但严重并发症和复发率无显著差别。Stocchi等[59]完成一项随访研究，结果显示LAS组和OS组之间肛门直肠病变、肛门直肠手术、内镜或放射影像复发、药物治疗、每例患者平均手术次数均无显著差别，但OS组患者可能更需要多次手术。术后2周的生活质量无显著差别[58]。

有关UC患者实施LAS的临床结局的高质量文献有限，样本量均较小[60-62]，手术方式包括全结直肠切除并回肠贮袋肛管吻合术（ileal pouch-anal anastomosis，IPAA）[16,39,60,63,64]和全结肠切除术[61,62]。3项研究显示实施消化道重建的全结直肠切除并IPAA，LAS组较OS组手术用时延长，两组并发症无显著差别[16,60,62]，HALS和OS相比也是如此[39]。LAS结肠手术后并发症发生率明显降低[61,62]，如下并发症没有差别：手术部位感染[16,62]、吻合口漏[16,62,64]、脓肿[16,62]、小肠梗阻[62,64]、迁延不愈的肠梗阻[16,64]、贮袋失败[64]、再次手术率[16,61,62]、再次入院率[16]以及死亡率[61,62]。最重要的是，和OS组相比，LAS组切口疝的发病率明显下降[64]。

消化道重建结直肠切除并IPAA，LAS组和OS组相比，经口进食[16,61,62,64]及肠功能[16,60,64]恢复均较早，但也有两项荟萃分析发现肠功能恢复在两组之间无显著差别[61,62]。有4篇文献报道，LAS组和OS组相比，住院时间明显缩短[16,60-62]，然而有1篇文献报道未发现差别[64]。在LAS组、OS组及HALS组之间，患者生活质量无显著差别[63,64,39]，然而Polle等报道LAS较OS的美观效果更令患者满意，特别是对女性患者更是如此[63]，长期的排便功能和并发症发生率在LAS组和OS组之间无显著差别[63,64]。Fichera等[64]报道LAS消化道重建结直肠切除并IPAA长期优势包括稀便次数、白天及夜间穿戴坐垫数量与肛周湿疹等均减少。

总之，IBD患者实施LAS和OS具有同等的临床结局，LAS组可能具有住院时间短、美观效果好、轻度并发症少见的优势。关于IBD患者实施LAS的详细资料请参阅本书第三十章及第三十一章有关内容。

3. 恶性肿瘤

目前，有大量设计和执行良好的文献探讨LAS的肿瘤学临床结局，本节将聚焦肿瘤学结果[65-80]。

过去由于担心肿瘤学结果欠佳，LAS结直肠手术引起广泛关注[68]。目前，LAS结肠手术获得极佳的肿瘤学结果，但直肠癌LAS颇具挑战，标本边缘肿瘤残留是最大的问题，英国医学研究委员会的CLASICC试验对边缘状态予以了充分研究。LAS环周切缘阳性率为12%，而OS组仅为6%。尽管长期临床结局相同，许多外科医生对LAS直肠癌手术仍持有较高的警觉性，导致LAS直肠手术开展缓慢。后来，一项荟萃分析证实LAS直肠癌手术根治性等同于OS[69]，其他肿瘤学指标包括淋巴结清扫程度、切缘、复发率、无瘤生存率、总生存率等也均无显著差别，但也有几项研究报道在淋巴结收获数量方面略有不同[66,67,71,73,75,78,80]。8篇文献报道切缘阳性率无显著差别[66,67,71,75–77,79,80]，然而一项研究发现LAS结肠手术切缘较小[73]。LAS组和OS组相比，总复发率和复发时间无显著差别[66,72,77,78]。COST试验研究组随访5年的结果显示疾病分期相关的复发率无显著差别，中转开腹手术也未影响复发情况[72]。

在不同病期[70]或中转手术，LAS和OS[70]之间，3年[68,71]、5年[70,72,79]、10年[70]局部或远处复发率无显著差别。而且，切口或Trocar部位复发也无区别[78]。结直肠癌LAS和OS之间生存率无显著差别，不同病期[68–70,72,58]之间，3年[68,71]、5年[70,72,74,77,79]、10年[67,70,78]无瘤生存率大致相同。然而，和OS组相比，尽管中转手术5年无瘤生存率无显著差别，但10年无瘤生存率较低[70]。然而，病变和解剖因素是中转手术和较差预后的原因。最后，基于肿瘤学临床结局考虑，如获取的淋巴结数目、切缘、复发率、无瘤生存率和总生存率，LAS结直肠手术安全可靠，不影响肿瘤学临床结局[65–72,74–78,80]。

除上述肿瘤学指标外，还有其他常规指标需要考虑，包括手术用时、不良事件、切口长度、估计出血量、需输血的患者数量。LAS患者麻醉镇痛药需求较少[71,75–77]、经口进食早[73,75,77,79,80]、肠功能恢复快[73,75–77,80]、住院时间短[67,71,74–77,80]。另外，LAS组近期生活质量较高，但长期生活质量和OS组无差别[67,68]。

总之，LAS和OS具有同样的肿瘤学临床结局。在其他研究中对环周切缘阳性的顾虑并未得到支持。LAS在肠功能恢复、住院时间和麻醉镇痛药需求方面均具有优势。

六、患者因素

1. 体重指数

目前，有13项研究探讨了体重指数（body mass index，BMI）和LAS临床结局的相关性[81–93]，共计30 521例患者，其中17 305例为肥胖患者。Heneghan等报道，在肥胖患者中实施HALS手术，与LAS患者相比，中转开腹率和失血量均明显下降[84]。BMI对LAS中转开腹手术的影响存在争议，部分文献认为无影响[90,91]，但大部分文献认为BMI是中转开腹手术的预测因素[82,85,86,89,92,93]，且对手术用时无影响[89,91]。肥胖患者与普通患者相比并发症发生率[86,90]和输血量[86,88]亦无显著差别，然而，肥胖患者切口较长[85,86]，估计出血量较大[85,86,90]。关于BMI对手术不良事件的影响结论不一，有的未见差异[82,86,90,91]，有的报道其增加并发症发生率[85,89,92,93]。大部分研究证实肥胖增加手术部位感染率[85,88,89,93]，切口裂开[87,88]及切口疝[86]多见。肥胖对以下因素无影响：吻合口漏[85, 86,89–91,93]、脓肿[85,86,89,93]、再次入院率[86,92]、再次手术率[86,88,90,91]、死亡率[82,86–88,90,93]、疼痛评分[91]、经口进食时间[86,91]、肠功能恢复时间[85,86,90,91]及住院时间[86–88,90–93]。

总之，肥胖可增加中转手术率、延长手术用时、增加并发症发生率，特别是切口并发症。但是，高BMI并不是结直肠LAS的禁忌证。关于肥胖患者实施LAS的详细内容请参阅本书第二十九章有关内容。

2. 患者年龄

老年患者生理学功能发生改变，和年轻患者相比，自LAS获益更大[94]。有9项研究探讨患者年龄在LAS和OS差异方面所起的作用[94–102]。Frasson等报道老年患者和年轻患者之间在如下方面均无显著差别：感染性并发症发生率、手术部位感染、吻合口漏、出血、术后小肠梗阻。Scheibach等报道老年患者心血管事件多见，但再手术率无显著差别。Allardyce等报道老年患者并发症发生率低，在成功实施LAS后更是如此[95]。笔者认为LAS可使老年患者更加获益。LAS和OS相比，老年患者在以下各方面均无显著差别：手术部位感染率[96–98,101]、脓肿[96,98,101]、非感染性并发症[96]、吻合口漏[96–98,101,102]、出血[96,101]、术后小肠梗阻[96–98,101]、再入院率[98,100]、再手术率[98,101]。

最后，老年患者实施LAS后，和OS相比，麻醉镇痛药需求明显下降[94]、肠功能恢复快[94, 97,98]、经口进食早[97]、住院时间短[94–98,100–102]，有更多的老年患者可保持独立生活状态[94,102]。

总之，LAS对老年患者而言安全可行，具有相同或更好的临床结局。LAS术后患者器官功能没有下降，但需要更多的研究予以证实。老年患者实施LAS的详细内容请参阅本书第二十八章有关内容。

七、术者因素

LAS操作复杂，需要一定的手术经验，学习曲线陡直，随着术者经验增加和技术稳定，患者的临床结局进一步改善[103–107]。大量研究探讨LAS学习曲线问题[103–113]。在不同研究之间，术者经验和相关定义存在差异，一些研究分析术者经验和稳定状态对临床结局的影响[105,106, 108]，另一些研究则分析开展LAS早期和晚期之间的差异[103,104,107,109–111,113]。两项研究报道术者经验或手术量与中转手术率无关[103,109]，但大多数研究认为随着术者经验的增加，中转手术率大幅度下降[105,106,111]，在完成90～310例LAS时更是如此[104,106,111,112]。所有的研究均证实随着经验的增加，手术用时逐渐缩短[104,105,107,108,111–113]。大部分研究发现LAS结直肠手术较其他非结直肠手术具有更长的学习曲线[111]。尽管手术用时逐渐缩短，但术者经验并不能大幅度减少术后不良事件发生率[103,105–108,110,113]。

总之，尽管成为经验丰富的腹腔镜外科医生所需确切的LAS例数依赖于术者的个人素质和患者相关因素，但LAS需要较长的学习曲线，随着术者经验的不断积累，中转手术率逐渐下降，总体临床结局必将不断得以改善。

八、理想指标

上述大部分临床结局聚焦于传统的且易于定义和测量的指标，如手术用时、住院时间、并发症发生率、死亡率。然而，LAS具有其他优势，如功能状态、生活质量、患者满意度、生理功能恢复。另外，大部分研究关注近期临床结局而非远期疗效，如小切口避免切口疝的问题。不幸的是，这些临床结局难以测量，但确实比其他可测量指标更有价值。因此为确切评价LAS的价值以及技术花费投入增加所带来的益处，需要更完善的定义，必须包括非传统的长期临床结局指标。

九、小结

本章讨论了与LAS结直肠手术有关的一些易于定义和测量的临床结局指标，虽然具有很多优势，但LAS仍然具有一定的挑战性，不适用于一些特殊患者。随着技术和设备不断改进，LAS适应证必将不断扩展。最后，作为快速康复外科的组成部分，LAS和其他微创手术可促进患者尽快康复，具有良好的肿瘤学临床结局，必将得到日益推广。

参考文献

[1] FAJARDO A, DHARMARAJAN S, GEORGE V, et al. Laparoscopic versus open 2-stage ileal pouch: laparoscopic approach allows for faster restoration of intestinal continuity[J]. J Am Coll Surg, 2010, 211(3): 377–383.

[2] BRAGA M, PECORELLI N, FRASSON M, et al. Long-term outcomes after laparoscopic colectomy[J]. World J Gastrointest Oncol, 2011(3): 43–48.

[3] DUNKER M, BEMELMAN W, SLORS J, et al. Functional outcome, quality of life, body image and cosmesis in patients after laparoscopic-assisted and conventional restorative proctocolectomy: a comparative study[J]. Dis Colon Rectum, 2001, 44(12): 1800–1807.

[4] BRAGA M, VIGNALI A, GIANOTTI L, et al. Laparoscopic versus open colorectal surgery: a randomized trial on short-term outcome[J]. Ann Surg, 2002, 236(6): 759–767.

[5] LEZOCHE E, FELICIOTTI F, GUERRIERI M, et al. Laparoscopic versus open hemicolectomy[J]. Minerva Chir, 2003, 58: 491–502.

[6] POKALA N, DELANEY C, SENAGORE A, et al. Laparoscopic vs open total colectomy: a case-matched comparative study[J]. Surg Endosc, 2005, 19(4): 531–535.

[7] KARIV Y, DELANEY C, CASILLAS S, et al. Long-term outcome after laparoscopic and open surgery for rectal prolapse: a case-control study[J]. Surg Endosc, 2006, 20(1): 35–42.

[8] NOBLETT S, HORGAN A. A prospective case-matched comparison of clinical and financial outcomes of open versus laparoscopic colorectal resection[J]. Surg Endosc, 2007, 21(3): 404–408.

[9] YAMAMOTO S, FUJITO S, AKASU T, et al. Wound infection after a laparoscopic resection for colorectal cancer[J]. Surg Today, 2008, 38(7): 618–622.

[10] SIDDIQUI M R, SAJID M S, BAIG M K. Open vs laparoscopic approach for reversal of Hartmann's procedure: a systematic review[J]. Colorectal Dis, 2010, 12(8): 733–741.

[11] KOCKERLING F, ROSE J, SCHNEIDER C, et al. Laparoscopic colorectal anastomosis: risk of postoperative leakage. Results of a multicenter study. Laparoscopic Colorectal Surgery Study Group (LCSSG)[J]. Srug Endosc, 1999, 13(7): 639–644.

[12] GORIAINOV V, MILES A. Anastomotic leak rate and outcome for laparoscopic intra–corporeal stapled anastomosis[J]. J Minim Access Surg, 2010, 6(1): 6–10.

[13] LUMLY J, FIELDING G, RHODES M, et al. Laparoscopic–assisted colorectal surgery. Lessons learned from 240 consecutive patients[J]. Dis Colon Rectum, 1996, 39(2): 155–159.

[14] HOWARD D, DATTA G, CUNNICK G, et al. Surgical site infection rate is lower in laparoscopic than open colorectal surgery[J]. Colorectal Dis, 2010, 12(5): 423–427.

[15] EL–GAZZAZ G, KIRAN R, REMZI F, et al. Outcomes for case–matched laparoscopically assisted versus open restorative proctocolectomy[J]. Br J Surg, 2009, 96(5): 522–526.

[16] LARSON D, CIMA R, DOZAOIS E, et al. Safety, feasibility, and short–term outcomes and laparoscopic ileal–pouch–anal anastomosis: a single institutional case–matched experience[J]. Ann Surg, 2006, 243(5): 667–670.

[17] ZMORA O, HASHAVIA E, MUNZ Y, et al. Laparoscopic colectomy is associated with decreased postoperative gastrointestinal dysfunction[J]. Surg Endosc, 2009, 23(1): 87–89.

[18] SCHWENK W, HAASE O N, MULLER J. Short term benefits for laparoscopic colorectal resection[J]. Cochrane Database Syst Rev, 2005, 3(3): CD003145.

[19] BELIZON A, SARDINHA C, SHER M. Converted laparoscopic colectomy: what are the consequences?[J]. Surg Endosc, 2006, 20(6): 947–951.

[20] CASILLAS S, DELANEY C P, SENAGORE A J, et al. Does conversion of a laparoscopic colectomy adversely affect patient outcome?[J]. Dis Colon Rectum, 2004, 47(10): 1680–1685.

[21] GERVAZ P, PIKARSKY A, UTECH M, et al. Converted laparoscopic colorectal surgery[J]. Surg Endosc, 2001, 15(8): 827–832.

[22] GONZALEZ R, SMITH C, MASON E, et al. Consequences of conversion in laparoscopic colorectal surgery[J]. Dis Colon Rectum, 2005, 49(2): 197–204.

[23] MARUSCH F, GASTINGER I, SCHNEIDER C, et al. Importance of conversion for results obtained with laparoscopic colorectal surgery[J]. Dis Colon Rectum, 2001, 44(2): 207–214.

[24] ROTHOLTZ N A, LAPORTE M, ZANONI G, et al. Predictive factors for conversion in laparoscopic colorectal surgery[J]. Tech Coloproctol, 2008, 12(1): 27–31.

[25] SCHWANDER O, SCHIEDECK T H, BRUCH H. The role of conversion in laparoscopic colorectal surgery: do predictive factors exist?[J]. Surg Endosc, 1999, 13(2): 151–156.

[26] TAN P, STEPHEN J, RIEGER N, et al. Laparoscopically assisted colectomy, a study of risk factors and predictors

in open conversion[J]. Surg Endosc, 2008, 22(7): 1708–1714.

[27] CHAN A C, POON J T, FAN J, et al. Impact of conversion on the long–term outcome in laparoscopic resection of colorectal cancer[J]. Surg Endosc, 2008, 22(12): 2625–2630.

[28] AALBERS A, BIERE S, VANBERG HENEGOUWEN M, et al. Hand–assisted or laparoscopic–assisted approach in colorectal surgery: a systematic review and meta–analysis[J]. Surg Endosc, 2008, 22(18): 1769–1780.

[29] CHEN W, DINJ W, CUI L. Hand–assisted laparoscopic versus laparotomy in total proctocolectomy with ileal pouch–anal anastomosis: a clinical controlled trial[J]. Chinese J Gastrointest Surg, 2012, 15(10): 1077–1079.

[30] CIMA R, PATTANA–ARUN J, LARSON D, et al. Experience with 969 minimal access colectomies: the role of hand–assisted laparoscopy in expanding minimally invasive surgery for complex colectomies[J]. J Am Coll Surg, 2008, 206(5): 946–950.

[31] Hals Study Group. Hand–assisted laparoscopic surgery vs standard laparoscopic surgery for colorectal disease: a prospective randomized trial[J]. Surg Endosc, 2000, 14(10): 896–901.

[32] HASSAN I, YOU Y, CIMA R, et al. Hand–assisted versus laparoscopic–assisted colorectal surgery: practice patterns and clinical outcomes in a minimally–invasive colorectal practice[J]. Surg Endosc, 2008, 22(3): 739–743.

[33] MARCELLO P, FLESHMAN J, MILSOM J, et al. Hand–assisted laparoscopic vs. laparoscopic colorectal surgery: a multicenter, prospective, randomized trial[J]. Dis Colon Rectum, 2008, 51(6): 818–826.

[34] MOLOO H, HAGGAR F, COYLE D, et al. Hand assisted laparoscopic surgery versus conventional laparoscopy for colorectal surgery[J]. Cochrane Database Syst Rev, 2010, 10(10): CD006585.

[35] OZTURK E, KIREN R, GEISLER D, et al. Hand–assisted laparoscopic colectomy: benefi ts of laparoscopic colectomy at no extra cost[J]. J Am Coll Surg, 2009, 209(2): 242–247.

[36] SONODA T, PANDEY S, TRENCHEVA K, et al. Long–term complication of hand–assisted versus laparoscopic colectomy[J]. J Am Coll Surg, 2009, 208(1): 62–66.

[37] TARGARONA E, GRACIA E, GARRIGA J, et al. Prospective randomized trial comparing conventional laparoscopic colectomy with hand–assisted laparoscopic colectomy: applicability, immediate clinical outcome, infl ammatory response, and cost[J]. Srug Endosc, 2002, 16(2): 234–239.

[38] KANG J, CHUNG M, CHAO P, et al. Handassisted laparoscopic colectomy vs open colectomy: a prospective randomized study[J]. Surg Endosc, 2004, 18(4): 577–581.

[39] MAARTENSE S, DUNKER M, SLORS J, et al. Hand–assisted laparoscopic versus open restorative proctocolectomy with ileal pouch anal anastomosis[J]. Ann Surg, 2004, 240(6): 984–992.

[40] MAGGIORI L, GAUJOUX S, TRIBILLON E, et al. Single–incision laparoscopy for colorectal resection: a systematic review and meta–analysis of more than a thousand procedures[J]. Colorectal Dis, 2012, 14(10): e643–654.

[41] FUNG A, ALY E. Systematic review of single–incision laparoscopic colonic surgery[J]. Br J Surg, 2012, 99(10):

1353–1364.

[42] LV C, WU S, WU Y, et al. Single-incision versus traditional multiport laparoscopic colorectal surgery—a cumulative meta-analysis and systematic review[J]. Int J Colorectal Dis, 2013, 28(5): 611–621.

[43] POON J, CHEUNG C, FAN J, et al. Single-incision versus conventional laparoscopic colectomy for colonic neoplasm: a randomized controlled trial[J]. Surg Endosc, 2012, 26(10): 2729–2743.

[44] YANG T, CHUA T. Single-incision laparoscopic colectomy versus conventional multiport laparoscopic colectomy: a meta-analysis of comparative studies[J]. Int J Colorectal Dis, 2013, 28(1): 89–101.

[45] ZHOU Y, WU L, ZHAO Y, et al. Single-incision versus conventional laparoscopy for colorectal disease: a meta-analysis[J]. Dig Dis Sci, 2012, 57(8): 2103–2112.

[46] HUSCHER C, MINGOLI A, SGARZINI G, et al. Standard laparoscopic versus single-incision laparoscopic colectomy for cancer: early results of a randomized prospective study[J]. Am J Surg, 2012, 204(1): 115–120.

[47] PAPACONSTANTINOU H, SHARP N, THOMAS J. Single-incision laparoscopic right colectomy: a case-matched comparison with standard laparoscopic and hand-assisted laparoscopic techniques[J]. J Am Coll Surg, 2011, 213(1): 72–82.

[48] CIROCCHI R, FARINELLA E, TRASTULLI S, et al. Elective sigmoid colectomy for diverticular disease. Laparoscopic vs open surgery: a systematic review[J]. Colorectal Dis, 2012, 14(6): 671–683.

[49] GERVAZ P, INAN I, PERNEGER T, et al. A prospective, randomized, single-blind comparison of laparoscopic versus open sigmoid colectomy for diverticulitis[J]. Ann Surg, 2010, 252(1): 3–8.

[50] KLARENBEEK B, VEENHOF A, BERGAMASCHI R, et al. Laparoscopic sigmoid resection for diverticulitis decreases major morbidity rates: a randomized control trial[J]. Ann Surg, 2009, 249(1): 39–44.

[51] KLARENBEEK B R, BERMAGASCHI R, VEENHOF A A, et al. Laparoscopic versus open sigmoid resection for diverticular disease: follow-up assessment of the randomized controlled Sigma trial[J]. Surg Endosc, 2011, 25(4): 1121–1126.

[52] MBADIWE T, OBIRIEZE A, CORNWELL E, et al. Surgical management of complicated diverticulitis: a comparison of the laparoscopic and open approaches[J]. J Am Coll Surg, 2013, 216(4): 782–788.

[53] RAUE W, PAOLUCCI V, ASPERGER W, et al. Laparoscopic sigmoid resection for diverticular disease has no advantage over open approach: midterm results of a randomized controlled trial[J]. Langenbecks Arch Surg, 2011, 396(7): 973–980.

[54] MILSOM J, HAMMERHOFER K, BOHM B, et al. Prospective, randomized trial comparing laparoscopic vs. conventional surgery for refractory ileocolic Crohn’s disease[J]. Dis Colon Rectum, 2001, 44(1): 1–8.

[55] DASARI B, MCKAY D, GARDINER K. Laparoscopic verses open surgery for small bowel Crohn’s disease (Review)[J]. Cochrane Database of Syst Rev, 2011, 19(1): 6956.

[56] TAN J, TJANDRA J. Laparoscopic surgery for Crohn’s disease: a meta-analysis[J]. Dis Colon Rectum, 2007, 50(5): 576–585.

[57] TILNEY H, CONSTANTINIDES V, HERIOT A, et al. Comparison of laparoscopic and open ileocecal resection for Crohn's disease: a meta-analysis[J]. Surg Endosc, 2006, 20(7): 1036–1044.

[58] MAARTENSE S, DUNKER M, SLORS J, et al. Laparoscopic-assisted versus open ileocolic resection for Crohn's disease[J]. Ann Surg, 2006, 243(2): 143–149.

[59] STOCCHI L, MILSOM J, FAZIO V. Long-term outcomes of laparoscopic versus open ileocolic resection for Crohn's disease: follow-up of a prospective randomized trial[J]. Surgery, 2008, 144(4): 622–627.

[60] MARCELLO P, MILSOM J, WONG S, et al. Laparoscopic restorative proctocolectomy: case-matched comparative study with open restorative proctocolectomy[J]. Dis Colon Rectum, 2000, 43(5): 604–608.

[61] TAN J, TJANDRA J. Laparoscopic surgery for ulcerative colitis–a meta-analysis[J]. Colorectal Dis, 2006, 8(8): 626–636.

[62] WU X, HE X, ZHOU X, et al. The role of laparoscopic surgery for ulcerative colitis: systematic review with meta-analysis[J]. Int J Colorectal Dis, 2010, 25(8): 949–957.

[63] POLLE S, DUNKER M, SLORS J, et al. Body image, cosmesis, quality of life, and functional outcome of hand-assisted laparoscopic versus open restorative proctocolectomy: long-term results of a randomized trial[J]. Surg Endosc, 2007, 21(8): 1301–1307.

[64] FICHERA A, SILVESTRI M, HURST R, et al. Laparoscopic restorative proctocolectomy with ileal pouch anal anastomosis: a comparative observational study on long-term functional results[J]. J Gastrointest Surg, 2009, 13(3): 526–532.

[65] KUHRY E, SCHWENK W, GAUPSET R, et al. Long-term outcomes of laparoscopic surgery for colorectal cancer: a Cochrane systematic review of randomized controlled trials[J]. Cancer Treat Rev, 2008, 34(6): 498–504.

[66] NEUDECKER J, KLEIN F, BITTNER R, et al. Short-term outcomes from a prospective randomized trial comparing laparoscopic and open surgery for colorectal cancer[J]. Br J Surg, 2009, 96(12): 1458–1467.

[67] BRAGA M, FRASSON M, VIGNALI A, et al. Laparoscopic vs. open colectomy in cancer patients: long-term complications, quality of life, and survival[J]. Dis Colon Rectum, 2005, 48(12): 2217–2223.

[68] JAYNE D, GUILLOU P, THORPE H, et al. Randomized trial of laparoscopic-assisted resection of colorectal carcinoma: 3-year results of the UK MRC CLASICC Trial Group[J]. J Clin Oncol, 2007, 25(21): 3061–3068.

[69] AZIZ O, CONSTANTINIDES V, TEKKIS P P, et al. Laparoscopic versus open surgery for rectal cancer: a meta-analysis[J]. Ann Surg Oncol, 2006, 13(3): 413–424.

[70] GREEN B, MARSHALL H, COLLINSON F, et al. Long-term follow-up of the Medical Research Council CLASICC trial of conventional versus laparoscopically assisted resection in colorectal cancer[J]. Br J Surg, 2013, 100(1): 75–82.

[71] Clinical Outcomes Surgical Therapy Group. A comparison of laparoscopically assisted and open colectomy for cancer[J]. N Eng J Med, 2004, 350(20): 2050–2059.

[72] FLESHMAN J, SARGENT D, GREEN E, et al. Laparoscopic colectomy for cancer is not inferior to open surgery

based on 5-year data from the COST Study Group trial[J]. Ann Surg, 2007, 246(4): 655–662.

[73] HEWETT P, ALLARDYCE R, BAGSHAW P, et al. Short-term outcomes of the Australasian randomized clinical study comparing laparoscopic and conventional open surgical treatments for colon cancer: the ALCCaS trial[J]. Ann Surg, 2008, 248(5): 728–738.

[74] BAGSHAW P, ALLARDYCE R, FRAMPTON C, et al. Long-term outcomes of the Australasian randomized clinical trial comparing laparoscopic and conventional open surgical treatments for colon cancer: the Australasian Laparoscopic Colon Cancer Study Trial[J]. Ann Surg, 2012, 256(6): 915–919.

[75] VELDKAMP R, KUHRY E, HOP W, et al. Laparoscopic surgery versus open surgery for colon cancer: short-term outcomes of a randomized trial[J]. Lancet Oncol, 2005, 6(7): 477–484.

[76] VAN DER PAS M, HAGLIND E, CUESTA M, et al. Laparoscopic versus open surgery for rectal cancer (COLOR Ⅱ): short-term outcomes of a randomized, phase 3 trial[J]. Lancet Oncol, 2013, 14(3): 210–218.

[77] LEUNG K, KWOK S, LAM S, et al. Laparoscopic resection of rectosigmoid carcinoma: prospective randomized trial[J]. Lancet, 2004, 363(9416): 1187–1192.

[78] NG S, LEUNG K, LEE J, et al. Long-term morbidity and oncologic outcomes of laparoscopic-assisted anterior resection for upper rectal cancer: ten-year results of a prospective, randomized trial[J]. Dis Colon Rectum, 2009, 52(4): 558–566.

[79] LUJAN J, VALERO G, HERNANDEZ Q, et al. Randomized clinical trial comparing laparoscopic and open surgery in patients with rectal cancer[J]. Br J Surg, 2009, 96(9): 982–989.

[80] LIANG X, HOU S, LIU H, et al. Effectiveness and safety of laparoscopic resection versus open surgery in patients with rectal cancer: a randomized, controlled trial from China[J]. J Laparoendosc Adv Surg Tech A, 2011, 21(5): 381–385.

[81] DELANEY C, POKALA N, SENAGORE A, et al. Is laparoscopic colectomy applicable to patients with body mass index > 30? A case-matched comparative study with open colectomy[J]. Dis Colon Rectum, 2005, 48: 975–981.

[82] DENOST Q, QUINTANE L, BUSCAIL E, et al. Short- and long-term impact of body mass index on laparoscopic rectal cancer surgery[J]. Colorectal Dis, 2013, 15(4): 463–469.

[83] HARDIMAN K, CHANG E, DIGGS B, et al. Laparoscopic colectomy reduces morbidity and mortality in obese patients[J]. Surg Endosc, 2013, 27(8): 2907–2910.

[84] HENEGHAN H, MARTIN S, KIRAN R, et al. Laparoscopic colorectal surgery for obese patients: decreased conversion with the hand-assisted technique[J]. J Gastrointest Surg, 2013, 17(3): 548–554.

[85] KHOURY W, STOCCHI L, GEISLER D. Outcomes after laparoscopic intestinal resection in obese versus non-obese patients[J]. Br J Surg, 2011, 98(2): 293–298.

[86] KRANE M, ALLAIX M, ZOCCALI M, et al. Does morbid obesity change outcomes after laparoscopic surgery for inflammatory bowel disease? Review of 626 consecutive cases[J]. J Am Coll Surg, 2013, 216(5): 986–996.

[87] MERKOW R, BILIMORIA K, MCCARTER M, et al. Effect of body mass index on short-term outcomes after

colectomy for cancer[J]. J Am Coll Surg, 2009, 208(1): 53–61.

[88] MUSTAIN W, DAVENPORT D, HOURIGAN J, et al. Obesity and laparoscopic colectomy: outcomes from the ACS–NSQIP database[J]. Dis Colon Rectum, 2012, 55(4): 429–435.

[89] PIKARSKY A, SAIDA Y, YAMAQUCHI T, et al. Is obesity a high–risk factor for laparoscopic colorectal surgery?[J]. Surg Endosc, 2002, 16(5): 855–858.

[90] POULSEN M, OVESEN H. Is laparoscopic colorectal cancer surgery in obese patients associated with an increased risk? Short–term results from a single center study of 425 patients[J]. J Gastrointest Surg, 2012, 16(8): 1554–1558.

[91] SCHWANDNER O, FARKE S, SCHIEDECK T, et al. Laparoscopic colorectal surgery in obese and nonobese patients: do difference in body mass indices lead to different outcomes?[J]. Surg Endosc, 2004, 18(10): 1452–1456.

[92] SENAGORE A, DELANEY C, MADBOULAY K, et al. Laparoscopic colectomy in obese and nonobese patients[J]. J Gastrointest Surg, 2003, 7(4): 558–561.

[93] ZHOU Y, WU L, LI X, et al. Outcome of laparoscopic colorectal surgery in obese and nonobese patients: a meta–analysis[J]. Surg Endosc, 2012, 26(3): 783–789.

[94] STOCCHI L, NELSON H, YOUNG–FADOK T, et al. Safety and advantages of laparoscopic vs. open colectomy in the elderly[J]. Dis Colon Rectum, 2000, 43(3): 326–332.

[95] ALLARDYCE R, BAGSHAW P, FRAMPTON C, et al. Australasian Laparoscopic Colon Cancer Study shows that elderly patients may benefit from lower postoperative complication rates following laparoscopic versus open resection[J]. Br J Surg, 2010, 97(1): 86–91.

[96] FRASSON M, BRAGA M, VIGNALI A, et al. Benefits of laparoscopic colorectal resection are more pronounced in elderly patients[J]. Dis Colon Rectum, 2008, 51: 296–300.

[97] LAW W, CHU K, TUNG P. Laparoscopic colorectal resection: a safety option for elderly patients[J]. J Am Coll Surg, 2002, 195(6): 768–773.

[98] LIAN L, KALADY M, GEISLER D, et al. Laparoscopic colectomy is safe and leads to a significantly shorter hospital stay for octogenarians[J]. Surg Endosc, 2010, 24(8): 2039–2043.

[99] SCHEIDBACH H, SCHNEIDER C, HUGEL O, et al. Laparoscopic surgery in the old patient: do indications and outcomes differ?[J]. Langenbecks Arch Surg, 2005, 390(4): 328–332.

[100] SENAGORE A, MADBOULY K, FAZIO V, et al. Advantages of laparoscopic colectomy in older patients[J]. Arch Surg, 2003, 138(3): 252–256.

[101] SHE W, POON J, FAN J, et al. Outcome of laparoscopic colectomy for cancer in elderly patients[J]. Surg Endosc, 2013, 27(1): 308–312.

[102] STEWART B, STITZ R, LUMLEY J. Laparoscopically assisted colorectal surgery in the elderly[J]. Br J Surg, 1999, 86(7): 938–941.

[103] CHEN G, LIU Z, HAN P, et al. The learning curve for the laparoscopic approach for colorectal cancer: a single institution's experience[J]. J Laparoendosc Adv Surg Tech A, 2013, 23: 17–21.

[104] PARK I, CHOI G, LIM K, et al. Multidimensional analysis of the learning curve for laparoscopic resection in rectal cancer[J]. J Gastrointest Surg, 2009, 13(2): 275–281.

[105] TEKKIS P, SENAGORE A, DELANEY C, et al. Evaluation of the learning curve in laparoscopic colorectal surgery: comparison of rightsided and left–sided resections[J]. Ann Surg, 2005, 242(1): 83–91.

[106] LI J, LO A, HON S, et al. Institution learning curve of laparoscopic colectomy–a multi–dimensional analysis[J]. Int J Colorectal Dis, 2012, 27(4): 527–533.

[107] SCHLACHTA C, MAMAZZA J, SESHADRI P, et al. Defining a learning curve for laparoscopic colorectal resections[J]. Dis Colon Rectum, 2001, 44(2): 217–222.

[108] AGACHAN F, JOO J, WEISS E, et al. Intraoperative laparoscopic complications. Are we getting better? [J]. Dis Colon Rectum, 1996, 39(10): S14–19.

[109] BENNETT C, STRYKER S, FERREIRA M, et al. The learning curve for laparoscopic colorectal surgery. Preliminary results from a prospective analysis of 1194 laparoscopic–assisted colectomies[J]. Arch Surg, 1997, 132(1): 41–44.

[110] EVANS J, PORITZ L, MACRAE H. Influence of experience on laparoscopic ileocolic resection for Crohn's disease[J]. Dis Colon Rectum, 2002, 45(12): 1595–1600.

[111] MARUSH F, GASTINGER I, SCHNEIDER C, et al. Experience as a factor influencing the indications for laparoscopic colorectal surgery and the results[J]. Surg Endosc, 2001, 15(2): 116–120.

[112] MISKOVIC D, NI M, WYLES S, et al. Learning curve and case selection in laparoscopic colorectal surgery: systematic review and international multicenter analysis of 4 852 cases[J]. Dis Colon Rectum, 2012, 55(12): 1300–1310.

[113] YASUNAGA H, MATSUYAMA Y, OHE K, et al. Effect of hospital and surgeon volumes on operating times, postoperative complications, and length of stay following laparoscopic colectomy[J]. Surg Today, 2009, 39(11): 955–961.

第六部分

结束语

第三十六章　微创外科发展展望

Howard M. Ross, Matthew Miller Philp

关键点

- 外科进步不总是呈直线发展模式。
- 外科医生熟知工艺技术的发展，积极倾听和学习其他术者的经验和建议，必将促进自己快速发展，其结果是利于患者的顺利康复。
- 机器人技术的不断进步，必将使机器人辅助结直肠微创手术日益推广。
- 偶尔对新技术的追求，也可能在未曾预料的领域取得巨大进展，具有极高的应用价值。
- 改善患者临床结局需要多方面考虑，包括围术期处理的各个环节。

电子补充材料参见：10.1007/978-1-4939-1581-1_36.
视频网址：http://www.springerimages.com/videos/978-1-4939-1580-4.

Howard M. Ross，MD，FACS，FASCRS（通讯作者）
Division of Colon and Rectal Surgery，Department of Surgery，Temple University Health System，3401 North Broad St.，Philadelphia，PA 19140，USA
E-mail：Howard.Ross@tuhs.temple.edu
Matthew Miller Philp，MD.
Division of Colon and Rectal Surgery，Department of Surgery，Temple University Hospital，Temple University Health System，7500 Central Ave.，Physicians Office Building，Suite 210，Philadelphia，PA 19111，USA

一、简介

本书的作者们对微创手术的价值和在结直肠病变中的应用进行了深入探讨。起初，外科医生为修复器官病变而追求小切口的努力令人敬佩，当然，此过程并非一帆风顺。20世纪早期，上消化道出血患者曾经尝试使用“Lufttamponade”治疗，其要点为在腹腔内置管，泵入空气，提高腹腔内压，从而达到压迫止血之目的。Georg Kelling是第一位“腹腔镜医生”，为探讨增加腹压不能达到上消化道止血的原因，他将带有目镜的导管置入狗的腹腔，称为腹腔镜检查，由此逐渐发展为腹腔镜外科。目前将单孔腹腔镜结肠手术器械应用于经肛门手术已取得巨大进步，可成功切除浅表的直肠癌和息肉。对手术效果改善的渴望、技术的进步及打破常规思维的禁锢，必将促进微创外科平稳地向前发展。另外，高额的医疗费用限制了微创手术发展，一项新技术所需增加的额外费用应该慎重斟酌。

目前，和常规腹腔镜相比，机器人结肠手术并未在改善患者的临床结局方面具有优势，虽然其应用日趋增加，但机器人本身的消耗、手术费及器械费用高得惊人。或许很多外科医生曾接受机器人手术培训，然而，并非每一个术者都能熟练掌握精巧的手术器械，它可像人的手一样灵活并三维可视。作为教育家，笔者强调所有技术均必须经过仔细客观的全面评价，包括经济学、流程、近期和远期临床结局。当一项创新性思维确实让患者受益时，必须予以推广。外科医生熟知工艺技术进展是外科不断发展的基础之一，外科创新和改变生活的各种革新紧密相连。如果1908年Humer Hutel没有联系上匈牙利第五代器械商Victor Fischer，外科吻合器就无从谈起；而Mark Ravitch医生和US Surgical公司的Leon Hirsch的合作则促进了易于获得、效果良好、可重复或一次性使用、操作简单的外科吻合器的发展。

对技术发展的不断追求，鼓励外科医生关注患者康复的各个方面。目前流行的结直肠快速康复外科既是减少住院时间动机的结果，也是腹腔镜手术的副产品。20世纪中期的外科医生已发现腹腔镜结肠手术的患者恢复较快、肠功能恢复早、住院时间短。然而，仔细分析发现这些腹腔镜外科医生采取的措施有：常规不使用鼻胃管、患者术后早期进食和下床、减少阿片类镇痛药的使用。当在所有的腹腔镜结肠手术患者均予以上述措施处理后，同样促进患者尽快康复。

微创外科的未来肯定包括机器人手术，目前的机器人结肠手术仅是将标准的腹腔镜结肠手术Trocar和器械更换为机器人手臂和器械而已，由于腹腔内操作相同，所以机器人手术和腹腔镜手术的临床结局类似。将来的发展趋势是经一个切口置入多个机器人手臂，完成全部的切除和吻合操作。在更远的将来，可能又会放弃机器人手术，而对目前处理结直肠的方式可能难以认同。无论将来如何发展，技术进步将使得手术器械更加灵巧、视野更佳、操控性更强。术者将有更可靠的手段用于评估组织血液灌流和吻合口的完整性，每个医生的手术效果更加透明，不同生产商之间的差异将消失。在不同术者、医院和技术之间，动态的相互影响将进一步改善可检测的预后指标。

从何处来，往何处去，不忘初心，坚定前进。自从1990年开始报道腹腔镜结肠手术以来，已取得大量的辉煌成就[1]。1986年，Mouret首次报道腹腔镜胆囊切除术，随后便风靡全球，微创手术革新在普通外科领域如雨后春笋般不断涌现[2]。不幸的是，早期过度关注腹腔镜结肠手术的肿瘤学临床结局，特别是Trocar通道的复发问题[3]。为解答上述问题，外科治疗临床结局研究组开展一项随机对照试验，比较腹腔镜手术和开放手术临床结局的差异[4]，结果显示二者临床结局类似，而且腹腔镜手术患者麻醉镇痛药需求减少、住院时间缩短。上述结果业已为在欧洲开展的COLOR和CLASICC试验所证实[5,6]。

尽管有上述结果，不像腹腔镜胆囊切除术，腹腔镜结肠手术举步维艰，到目前也未能在美国普遍推广。1991年（Mouret首次报道腹腔镜胆囊切除术后5年），腹腔镜胆囊切除术占比达52%，2000年达75%[7]。与之对照的是，2009年（COST试验发表后5年），腹腔镜结肠手术占比仅为31%[8]，这已经是一个很高的增长率了。尽管临床上发现一些使用腹腔镜的预测因子，如白色人种、医院规模、地理位置等，但其应用依然受限。在专业化中心的占比并不乐观，2008—2011年，学院医疗中心的腹腔镜结肠手术比例仅为42%[9]。微创直肠手术，由于盆腔空间狭小，显露和牵拉困难，应用更少。对于可切除的直肠癌行腹腔镜手术后的临床结局目前未明。CLASICC试验发现腹腔镜直肠低位切除术的环周切缘阳性率较高（尽管没有统计学意义）。自那以后，几项其他研究证实近期和中期临床结局类似。尽管腹腔镜直肠手术开展越来越多，但缺乏具有推动力的临床试验予以支持。2008年开始的ACOSOG Z6051是一项前瞻性的三期临床试验，目的在于比较腹腔镜手术和开放手术处置距离肛门缘12 cm之内的直肠癌的临床结局，该研究有可能促进腹腔镜直肠癌手术的进一步发展[10]，从而造就一大批技术娴熟的腹腔镜直肠癌外科专家。

二、微创结直肠手术的进一步发展

腹腔镜结直肠手术未能迅速普及的原因之一即为手术操作复杂，特别是在实施完全腹腔镜手术时更是如此，为解决此问题，联合手术应运而生。手辅助腹腔镜手术使用小切口，保留触觉反馈，彻底完成组织器官的游离，经同一个切口将标本取出体外（图36-1）。完全腹腔镜手术和手辅助腹腔镜手术的直接比较试验研究证实二者在手术用时、疼痛评分、麻醉镇痛药使用、住院时间等方面没有差别[11]，而且，就像Vargas博士指出的那样，病态肥胖的患者依然可从手辅助腹腔镜手术中获益。然而，令人感兴趣的是，一项对不开展腹腔镜结肠手术的普通外科医生的调查显示，74%的医生认为手辅助腹腔镜技术不影响他们开展腹腔镜结肠手术[12]。

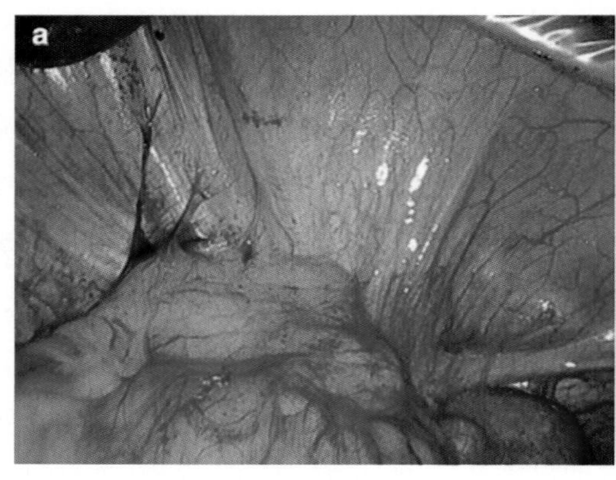

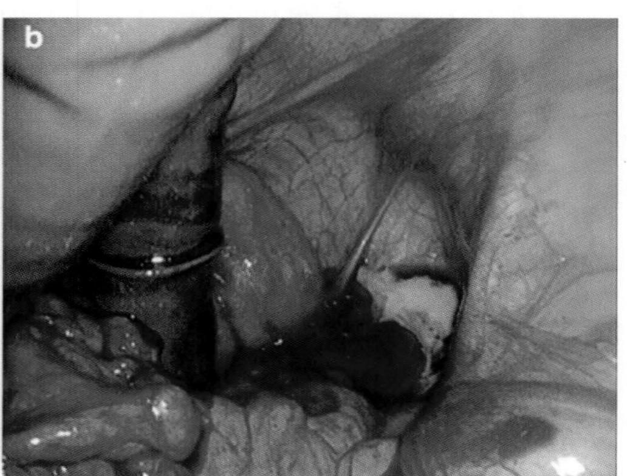

图36-1 手辅助腹腔镜手术
注：a.直肠膀胱瘘腹腔镜下表现；b.手辅助腹腔镜技术解离瘘管并展示脓腔。

三、手术设备

腹腔镜结肠手术设备持续改进并不断提高。在开展腹腔镜手术早期，仅能提供最基本的手术设备，系膜血管可用血管夹、ENDOLOOP™（Ethicon，Cincinnati，OH）或结扎线予以结扎[2]。高级的能量平台能安全、迅速、可靠地在腹腔内离断血管，外科医生使用超声、双极以及混合设备可封闭直径达7 mm的血管[13]。腹腔镜吻合设备具有不同的器身长度、吻合钉高度和弯曲度。动力性吻合器可降低术者用力强度，提供统一的压力以完成吻合。然而，这并不是说所有的事情都完美无缺。低位直肠离断依然充满挑战，这是由于没有可弯曲90° 的吻合器。随着图像质量进一步改善，腹腔镜摄像头雾化逐渐减少，手术视野会更加清晰。

针状内窥镜是另一个充满诱惑的设备，被称为微小腹腔镜，其设备的直径往往不足3 mm。这些设备已广泛应用于腹腔镜胆囊切除术、阑尾切除术等多种手术[14]。尽管它们可避免使用标准的经筋膜5 mm Trocar并减少瘢痕和术后疼痛，但因为缺少硬度，导致耐用性差、操作不畅、操控组织器官困难，特别是对病态肥胖的患者更是如此。尽管有这些不足，针状内窥镜设备依然不断发展。经皮外科设备盒（Ethicon，Cincinnati，OH）允许标准的设备头部在腹腔内装于针状内窥镜设备的器身之上，尽管FDA已同意上市，但市场上仍然难以获得，日后的普及使用将对它们的最终应用价值做出最后判决[15]。

四、有限通道腹腔镜和经自然腔道外科

就像早期的腹腔镜手术先驱者开拓微创手术一样，未来的微创外科医生将拓展有限通道腹腔镜和经自然腔道外科。有限通道腹腔镜是指尽量减少Trocar数量，理论上讲可以减少患者术后疼痛和不适，减少切口数量亦可增加美观效果。单孔腹腔镜手术（single-incision laparoscopic surgery，SILS）已成功应用于结肠手术，包括节段性结肠切除术、全结肠切除术、全结直肠切除术[16-18]。切口多选择在脐部或计划造口部位，以减少可见瘢痕的形成。多个Trocar可经一个筋膜切口或单孔腹腔镜平台置入，单孔腹腔镜的困难之处在于缺少常规腹腔镜手术器械三角形布局的优势，而需要在同一条直线上完成分离和观察。许多创新力图克服上述困难，比如可曲式腹腔镜头和弯曲的腹腔镜器械。在腹腔外操控手术器械可部分弥补缺少三角形布局的困境[19]。尽管主观上说SILS具有优势，但除了造口患者在美观效果方面有所改善外，没有验证SILS结肠手术优于常规腹腔镜手术的随机对照试验研究[20]。

不像胆囊和阑尾，微创结肠手术需要一个取出标本的切口。即使在腹腔内完成吻合，通常也需要经长约几厘米的腹部切口取出体积较大的病变结肠及其系膜。其他的解剖部位也可作为标本取出通道，现在定义为经自然腔道取出标本手术（natural orifice specimen extraction，NOSE），包括经胃、阴道和肛门[21-23]。经阴道途径使用历史最长，相对安全。经胃途径处于发展阶段，已成功实施无切口胆囊切除术[24]，关注焦点在于胃壁切口的关闭和后续漏的问题。经肛门途径颇具吸引力，在实施低位或左半结肠的结直肠吻合时，易于实施。标本经直肠残端拉出体外，避免腹部切口。然而，对于更靠近

口侧的结肠切除，需要在保留的肛侧结肠做一切口取出标本，就像经胃取出标本一样，存在增加并发症的风险（译者注：最好不要在远侧保留结肠另做切口取出标本）。

其他更多的技术见证无瘢痕外科的发展。1988年，Buess报道经肛门内镜微创手术（transanal endoscopic microsurgery，TEM）可全层切除直肠壁[25]，其位置较常规经肛门切除术更靠近口侧结肠。最近，使用同一技术经肛门直肠肿瘤直肠切除术业已见诸文献，但需要自下方进入骶前平面[26]。尽管令人着迷，但也充满挑战。自下方分离进入骶前间隙（译者注：直肠后间隙）相当困难，使用目前的技术游离结肠脾曲以完成低位直肠吻合也极其困难。因此尽管NOSE和TEM经肛门和直肠可取出标本，但为进一步拓展其应用，需要在技术和工艺上予以不断创新。另外，TEM手术器械包括一个硬质手术直肠镜、双目视镜、充气设备以及多个工作通道，其费用昂贵。最近，市场已有售一次性经肛门腹腔镜工作平台，允许使用标准的腹腔镜手术器械，费用相对较低，利于推广使用。

长久以来，可曲式内镜是结直肠外科医生必不可少的诊治工具，可用于诊治许多结直肠疾病，研究者不断努力，在内镜手术适应证方面取得巨大进展。内镜息肉切除术已远非套扎切除术的时代[27]。最近，较大的息肉可经内镜下黏膜切除（endoscopic mucosal resection，EMR）而整体移除。而且，借鉴上消化道内镜技术，甚至更大的肿物和早期结直肠癌亦可经内镜黏膜下切除（endoscopic submucosal dissection，ESD）而移除。

联合腹腔镜和内镜技术方兴未艾，腹腔镜外科医生协助内镜医生切除较大息肉或者缝合全层穿透的结肠壁。现在有仅使用结肠镜即可完全关闭结肠破裂口的新技术问世[28]。借鉴并提炼NOSE技术精华，拓展结肠内镜切除的相关技术，包括多通道的大型手术用内镜，必将促进内镜在结直肠外科领域的进一步使用[29]。

五、机器人手术

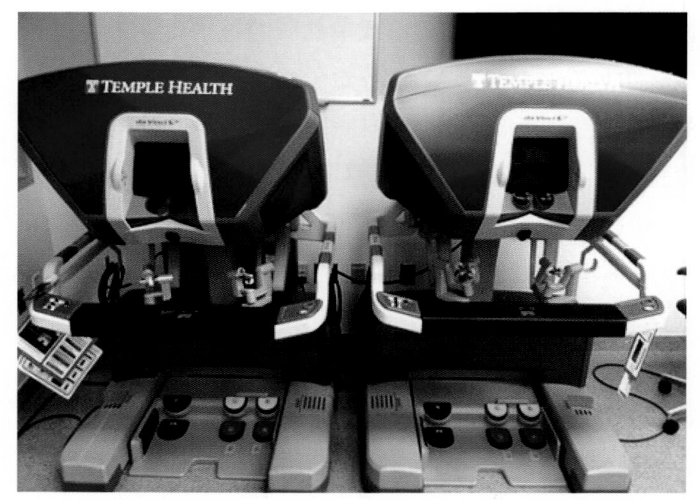

图36-2　双控制平台机器人具有高效的教学培训功能

未来微创外科的重要发展即为机器人辅助手术[30]（图36-2）。现在外科用机器人平台具有多个外科医生控制的手术臂，配有双目视镜[31]。机器人手臂具有人手腕样的自由度，避免了外科医生操作手震颤的不足。机器人手术已广泛应用于常规腹腔镜手术或开放手术，包括节段结肠切除术、单孔腹腔镜结肠手术、全结直肠切除术[32-34]，后者可能是自机器人手术获益最大的手术方式。盆腔空间狭小，机器人手术具有良好视野和精确分离的优势。一些文献报道机器人辅助直肠癌直肠切除术可降低环周切缘阳性率[35,36]。

另外，机器人还可评估肠管的血流灌注情况。

机器人手术的一个主要缺点即为费用极其昂贵，外科机器人操作平台需要花费几十万美元，还有后续的维护费用。手术医生需要特殊培训。手术室空间需符合一定的要求，往往需要改造，以便于安装吊塔等设备。如果能证实机器人结肠手术确实能让患者受益，增加的手术费用也算“物有所值”。然而，目前尚没有机器人辅助结肠手术优于常规腹腔镜结肠手术的文献报道。多个研究证实机器人结肠手术和腹腔镜手术具有同等的优势，包括近期并发症和住院时间，但是前者费用的确昂贵[37-40]。有一些资料显示机器人辅助手术患者心功能保护较好[35]，然而发布随机对照试验的结果尚有待时日。ACOSOG Z6051试验微创手术组包括机器人辅助直肠切除术，ROLARR试验（机器人辅助直肠癌切除术vs 腹腔镜手术）的研究目的同样是明确机器人手术的优势所在[41]。无论如何，展望未来，今天的机器人操作平台和明天的操作平台必然有天壤之别。经肛门、单孔入路及更为精巧的手术器械必将进一步发展，使得临床实践更为方便实用，而且将来在住院医师培训过程中，必然具有一席之地。

六、围术期处理

腹腔镜结肠切除术后肠梗阻是常见并发症，虽然其定义不一，但主要是腹部手术后胃肠道功能恢复延迟，据估计处理此并发症每年需要14.6亿美元。迁延不愈的肠梗阻发生率大约为10%[42,43]，结肠切除术总费用增加15%[44]。Kehlet首次报道快速康复外科[45]可减少肠梗阻发生、缩短住院时间、降低并发症发生率。为改善患者的临床结局，需采取一系列措施，包括术前、术中和术后各阶段。大部分措施为：不使用鼻胃管和引流管、早期进食、减少麻醉镇痛药用量。已研制出新的药物以降低麻醉镇痛药导致肠梗阻的风险[42,46]。快速康复外科可减少腹腔镜结肠手术患者住院时间[47]。尽管微创外科技术不断改进，切口越来越小，NOSE应用越来越多，但术后肠梗阻依然是常见并发症，会延长住院时间。术者依然需要不断改进围术期处理策略，以进一步改善患者的临床结局。当从管理层面考虑住院费用和住院时间时，如果忽略其他与康复有关的重要因素，即使最先进的外科技术也难以获得患者和政府的认可。

七、医疗保健改革

美国的医疗保健系统目前颇不稳定。2010年，Obama总统签署《患者保护与评价医疗法案》（*Patient Protection and Affordable Care Act*，*PPACA*）[48]，这是自1965年以来医疗卫生系统发生的最大变化。尽管政治上的紧急政策和争议持续不断，但最高法院支持个人诉求的合法性，因此在未来几年，大量的*PPACA*贮备将用来影响医疗和外科的发展模式。一项最重要的*PPACA*效应即为增加美国人的医疗服务费用。法律层面通过各种途径确保*PPACA*的实施，包括保险费兑换、增加家属获益、强化医疗补助方案、对拒绝支付医疗保险者实施经济限制。随着老年人口的不断增加，更多的患者可自医疗保健服务系统获益，结直肠微创手术有可能急剧增加。抛弃传统的一次一付的医疗费补偿模式，将影响微创手术的发展。责任制医疗组织（accountable care organizations，ACOs）是一个以初级保健医生为中心的团体组织，承担患者的医疗保健任务[49]。理论上讲，在ACOs内部予以整合和合作将节省医疗费用。任何可能的费用节省均来自ACOs和医疗服务的高效运转，如此即可提高医疗服务的质量，又可并使利益最大化[50]。ACOs对外科医疗的影响程度尚有待观察。

微创结肠手术的扩展和高质量的理想手术方式相一致。尽管医疗费用有所增加（这源于设备费用），但住院时间和感染性并发症减少会相应降低医疗费用。ACOs推荐微创结直肠手术，但仅限于适宜的患者。

最后，恰如前述，腹腔镜结肠手术在乡村和较小规模的医院发展缓慢，主要是源于缺少训练良好的微创外科专家，但在上述区域确实存在微创外科发展的良好机遇。随着下一代外科医生进入劳动力市场，掌握各种微创手术的外科医生越来越多，腹腔镜结肠手术的开展必将日益增多。进一步的措施是增加普通外科医生的数量，指导他们到最需要的地方去施展才华。在医疗服务短缺的区域，*PPACA*将提供10%的奖金。另外，要为初级医疗保健医生和普通外科医生提供足够的住院医生培训岗位。

八、展望

- 将热情投入最新、最伟大的外科技术发展之中，全面理解该技术所包含的内容，熟知其工作原理，掌握其优越所在。
- 革新往往需要高额花费，术者务必对此予以充分认识。然而，尽管直接花费较高，但间接花费下降，患者、医院和健康服务系统均可受益。
- 尽管改善微创结直肠手术的临床结局往往集中于个体康复的各个方面，但总体而言尚有差别。从适宜的术前评估和术中处理方法到快速康复外科处理技术的进步，希望改善整个康复过程，降低医疗费用。
- 术者需要尽量降低并发症发生率并进一步改善患者的临床结局。

九、小结

在腹腔镜结肠手术开始后的第一个25年，该手术发生了翻天覆地的变化。一开始对其肿瘤学临床结局存有质疑，现在业已广泛接受此手术，和开放手术相比，微创手术可使患者明显获益且肿瘤学临床预后相同。更为有利的是，前瞻性临床研究业已彻底肯定了微创手术的优越性。腹腔镜结肠手术器械不断更新，确保手术更加高效和可靠。最近出现的机器人手术是工程学和医学相结合的成功典范，然而，其进一步的适应证还有待医疗卫生系统予以验证。将来的外科医生需要证明他们所采取的手术方式颇有价值，尽管机器人结肠手术并不优于目前技术成熟且费用低廉的腹腔镜结肠手术，但其技术优势不容忽视。最后，微创手术的适应证越来越多，而且外科医生目前依然在不断努力，以期将其进一步拓展。有限通道腹腔镜手术、NOSE和机器人手术令人振奋，存在的问题是这些技术能否大范围推广。“常规腹腔镜结肠手术” 的名称历时多年方被认可，因此有限通道腹腔镜手术和机器人手术肯定会面临更多挑战，费用及其应用价值是影响其得以进一步开展的重要因素，需要强有力的临床试验证实这两种技术优于标准腹腔镜手术。尽管预测将来具有不确定性，不争的事实是我们可以见证令人激动的快速发展时期，最后必将改善结直肠患者的临床结局。微创结直肠外科具有远大的美好前景，令人振奋，值得大力推广！

参考文献

[1] PHILLIPS E H, FRANKLIN M, CARROLL B J, et al. Laparoscopic colectomy[J]. Ann Surg, 1992, 216(6): 703–707.

[2] SPANER S J, WARNOCK G L. A brief history of endoscopy, laparoscopy, and laparoscopic surgery[J]. J Laparoendosc Adv Surg Tech A, 1997, 7(6): 369–373.

[3] WEXNER S D, COHEN S M. Port site metastases after laparoscopic colorectal surgery for cure of malignancy[J]. Br J Surg, 1995, 82(3): 295–298.

[4] Clinical Outcomes of Surgical Therapy Study Group. A comparison of laparoscopically assisted and open colectomy for colon cancer[J]. N Engl J Med, 2004, 350(20): 2050–2059.

[5] VELDKAMP R, KUHRY E, HOP W C, et al. Laparoscopic surgery versus open surgery for colon cancer: short–term outcomes of a randomised trial[J]. Lancet Oncol, 2005, 6(7): 477–484.

[6] GUILLOU P J, QUIRKE P, THORPE H, et al. Short–term endpoints of conventional versus laparoscopic–assisted surgery in patients with colorectal cancer (MRC CLASICC trial): multicentre, randomised controlled trial[J]. Lancet, 2005, 365(9472): 1718–1726.

[7] DOLAN J P, DIGGS B S, SHEPPARD B C, et al. Ten–year trend in the national volume of bile duct injuries requiring operative repair[J]. Surg Endosc, 2005, 19(7): 967–973.

[8] BARDAKCIOGLU O, KHAN A, ALDRIDGE C, et al. Growth of laparoscopic colectomy in the United States: analysis of regional and socioeconomic factors over time[J]. Ann Surg, 2013, 258(2): 270–274.

[9] SIMOROV A, SHALIGRAM A, SHOSTROM V, et al. Laparoscopic colon resection trends in utilization and rate of conversion to open procedure: a national database review of academic medical centers[J]. Ann Surg, 2012, 256(3): 462–468.

[10] BAIK S H, GINCHERMAN M, MUTCH M G, et al. Laparoscopic vs open resection for patients with rectal cancer: comparison of perioperative outcomes and long–term survival[J]. Dis Colon Rectum, 2011, 54(1): 6–14.

[11] MARCELLO P W, FLESHMAN J W, MILSOM J W, et al. Hand–assisted laparoscopic vs. laparoscopic colorectal surgery: a multicenter, prospective, randomized trial[J]. Dis Colon Rectum, 2008, 51(6): 818–826.

[12] MOLOO H, HAGGAR F, MARTEL G, et al. The adoption of laparoscopic colorectal surgery: a national survey of general surgeons[J]. Can J Surg, 2009, 52(6): 455–462.

[13] TOU S, MALIK A I, WEXNER S D, et al. Energy source instruments for laparoscopic colectomy[J]. Cochrane Database Syst Rev, 2011(5): CD007886.

[14] KRPATA D M, PONSKY T A. Needlescopic surgery: what's in the toolbox?[J]. Surg Endosc, 2013, 27(3): 1040–1044.

[15] FDA. Press Announcements—FDA permits marketing of a new device for abdominal surgery [EB/OL]. [2013-10-04]. http: //www.fda.gov/NewsEvents/Newsroom/PressAnnouncements/ ucm302561.htm.

[16] ROSS H, STEELE S, WHITEFORD M, et al. Early multi-institution experience with single-incision laparoscopic colectomy[J]. Dis Colon Rectum, 2011, 54(2): 187–192.

[17] LEBLANC F, MAKHIJA R, CHAMPAGNE B J, et al. Single incision laparoscopic total colectomy and proctocolectomy for benign disease: initial experience[J]. Colorectal Dis, 2011, 13(11): 1290–1293.

[18] FICHERA A, ZOCCALI M, FELICE C, et al. Total abdominal colectomy for refractory ulcerative colitis. Surgical treatment in evolution[J]. J Gastrointest Surg, 2011, 15(11): 1909–1916.

[19] UEMATSU D, AKIYAMA G, MAGISHI A, et al. Single-access laparoscopic left and right hemicolectomy combined with extracorporeal magnetic retraction[J]. Dis Colon Rectum, 2010, 53(6): 944–948.

[20] LEE S W, MILSOM J W, NASH G M. Single-incision versus multiport laparoscopic right and hand-assisted left colectomy: a case-matched comparison[J]. Dis Colon Rectum, 2011, 54(11): 1355–1361.

[21] UCCELLA S, CROMI A, BOGANI G, et al. Transvaginal specimen extraction at laparoscopy without concomitant hysterectomy: our experience and systematic review of the literature[J]. J Minim Invasive Gynecol, 2013, 20(5): 583–590.

[22] DOTAI T, COKER A M, ANTOZZI L, et al. Transgastric large-organ extraction: the initial human experience[J]. Surg Endosc, 2013, 27(2): 394–399.

[23] FRANKLIN JR M E, LIANG S, RUSSEK K. Natural orifice specimen extraction in laparoscopic colorectal surgery: transanal and transvaginal approaches[J]. Tech Coloproctology, 2013, 17 (Suppl 1): 63–67.

[24] DALLEMAGNE B, PERRETTA S, ALLEMANN P, et al. Transgastric cholecystectomy: from the laboratory to clinical implementation[J]. World J Gastrointest Surg, 2010, 2(6): 187–192.

[25] BUESS G, KIPFMÜLLER K, HACK D, et al. Technique of transanal endoscopic microsurgery[J]. Surg Endosc, 1988, 2(2): 71–75.

[26] SYLLA P. Current experience and future directions of completely NOTES colorectal resection[J]. World J Gastrointest Surg, 2010, 2(6): 193–198.

[27] STEELE S R, JOHNSON E K, CHAMPAGNE B, et al. Endoscopy and polyps-diagnostic and therapeutic advances in management[J]. World J Gastroenterol WJG, 2013, 19(27): 4277–4288.

[28] AGRAWAL D, CHAK A, CHAMPAGNE B J, et al. Endoscopic mucosal resection with full-thickness closure for difficult polyps: a prospective clinical trial[J]. Gastrointest Endosc, 2010, 71(6): 1082–1088.

[29] DALLEMAGNE B, MARESCAUX J. The ANUBIS™ project[J]. Minim Invasive Ther Allied Technol, 2010,

19(5): 257–261.

[30] JACOBS L K, SHAYANI V, SACKIER J M. Determination of the learning curve of the AESOP robot[J]. Surg Endosc, 1997, 11(1): 54–55.

[31] FRESCHI C, FERRARI V, MELFI F, et al. Technical review of the da Vinci surgical telemanipulator[J]. Int J Med Robot, 2012, 9(4): 396–406.

[32] DELANEY C P, LYNCH A C, SENAGORE A J, et al. Comparison of robotically performed and traditional laparoscopic colorectal surgery[J]. Dis Colon Rectum, 2003, 46(12): 1633–1639.

[33] RAGUPATHI M, RAMOS–VALADEZ D I, PEDRAZA R, et al. Roboticassisted single–incision laparoscopic partial cecectomy[J]. Int J Med Robot Comput Assist Surg MRCAS, 2010, 6(3): 362–367.

[34] PETERSON C Y, MCLEMORE E C, HORGAN S, et al. Technical aspects of robotic proctectomy[J]. Surg Laparosc Endosc Percutan Tech, 2012, 22(3): 189–193.

[35] D'ANNIBALE A, PERNAZZA G, MONSELLATO I, et al. Total mesorectal excision: a comparison of oncological and functional outcomes between robotic and laparoscopic surgery for rectal cancer[J]. Surg Endosc, 2013, 27(6): 1887–1895.

[36] KANG J, YOON K J, MIN B S, et al. The impact of robotic surgery for mid and low rectal cancer: a case–matched analysis of a 3–arm comparison—open, laparoscopic, and robotic surgery[J]. Ann Surg, 2013, 257(1): 95–101.

[37] PARK J S, CHOI G–S, PARK S Y, et al. Randomized clinical trial of robot–assisted versus standard laparoscopic right colectomy[J]. Br J Surg, 2012, 99(9): 1219–1226.

[38] DEUTSCH G B, SATHYANARAYANA S A, GUNABUSHANAM V, et al. Robotic vs. laparoscopic colorectal surgery: an institutional experience[J]. Surg Endosc, 2012, 26(4): 956–963.

[39] TYLER J A, FOX J P, DESAI M M, et al. Outcomes and costs associated with robotic colectomy in the minimally invasive era[J]. Dis Colon Rectum, 2013, 56(4): 458–466.

[40] FUNG A K–Y, ALY E H. Robotic colonic surgery: is it advisable to commence a new learning curve?[J]. Dis Colon Rectum, 2013, 56(6): 786–796.

[41] COLLINSON F J, JAYNE D G, PIGAZZI A, et al. An international, multicentre, prospective, randomised, controlled, unblinded, parallel–group trial of robotic–assisted versus standard laparoscopic surgery for the curative treatment of rectal cancer[J]. Int J Colorectal Dis, 2012, 27(2): 233–241.

[42] DELANEY C P, MARCELLO P W, SONODA T, et al. Gastrointestinal recovery after laparoscopic colectomy: results of a prospective, observational, multicenter study[J]. Surg Endosc, 2010, 24(3): 653–661.

[43] KRONBERG U, KIRAN R P, SOLIMAN M S M, et al. A characterization of factors determining postoperative ileus after laparoscopic colectomy enables the generation of a novel predictive score[J]. Ann Surg, 2011, 253(1): 78–81.

[44] IYER S, SAUNDERS W B, STEMKOWSKI S. Economic burden of postoperative ileus associated with colectomy in the United States[J]. J Manag Care Pharm JMCP, 2009, 15(6): 485–494.

[45] BASSE L, HJORT JAKOBSEN D, BILLESBØLLE P, et al. A clinical pathway to accelerate recovery after colonic resection[J]. Ann Surg, 2000, 232(1): 51–57.

[46] HARBAUGH C M, AL-HOLOU S N, BANDER T S, et al. A statewide, community-based assessment of alvimopan's effect on surgical outcomes[J]. Ann Surg, 2013, 257(3): 427–432.

[47] VLUG M S, WIND J, HOLLMANN M W, et al. Laparoscopy in combination with fast track multimodal management is the best perioperative strategy in patients undergoing colonic surgery: a randomized clinical trial (LAFA-study)[J]. Ann Surg, 2011, 254(6): 868–875.

[48] RANGEL C. H.R.3590—111th Congress (2009—2010)—Patient Protection and Affordable Care Act | Congress.gov | Library of Congress [EB/OL]. 2010 [2013-09-27]. http: //beta.congress.gov/bill/111th/house-bill/3590.

[49] BERWICK DM. Making good on ACOs' promise—the final rule for the medicare shared savings program[J]. N Engl J Med, 2011, 365(19): 1753–1756.

[50] MILLER D C, YE Z, GUST C, et al. Anticipating the effects of accountable care organizations for inpatient surgery[J]. JAMA Surg, 2013, 148(6): 549–554.